Pharmacology for Pharmacy

薬系薬理学書

編集

立川 英一
東京薬科大学 名誉教授

田野中 浩一
東京薬科大学 教授

弘瀬 雅教
特定医療法人仁泉会朝倉病院 副院長

南江堂

● 編　集

立川　英一	たちかわ　えいいち	東京薬科大学名誉教授
田野中浩一	たのなか　こういち	東京薬科大学薬学部教授
弘瀬　雅教	ひろせ　まさみち	特定医療法人仁泉会朝倉病院副院長

● 執　筆 （収載順）

吉江　幹浩	よしえ　みきひろ	東京薬科大学薬学部講師
藤野　裕道	ふじの　ひろみち	徳島大学薬学部教授
立川　英一	たちかわ　えいいち	東京薬科大学名誉教授
大熊　康修	おおくま　やすのぶ	元千葉科学大学薬学部教授
高木　教夫	たかぎ　のりお	東京薬科大学薬学部教授
阿部　和穂	あべ　かずほ	武蔵野大学薬学部教授
田村　和広	たむら　かずひろ	東京薬科大学薬学部教授
三部　　篤	さんべ　あつし	岩手医科大学薬学部教授
手塚　　優	てづか　ゆう	岩手医科大学薬学部
平野　俊彦	ひらの　としひこ	東京薬科大学名誉教授
斉藤　麻希	さいとう　まき	医療創生大学薬学部准教授
田野中浩一	たのなか　こういち	東京薬科大学薬学部教授
弘瀬　雅教	ひろせ　まさみち	特定医療法人仁泉会朝倉病院副院長
丸ノ内徹郎	まるのうち　てつろう	東京薬科大学薬学部
奈良場博昭	ならば　ひろあき	岩手医科大学薬学部教授
西谷　直之	にしや　なおゆき	岩手医科大学薬学部教授
奥　　裕介	おく　ゆうすけ	元岩手医科大学薬学部講師

序　文

　サイエンスは日々めざましく進歩している．それは薬学分野においても例外ではなく，新しい薬が絶えず誕生し，副作用の強い薬は新薬に取って代わられている．一方で，新たな薬理作用が明らかにされ臨床応用が拡大される薬物もある．薬学教育も変化している．2013年に「薬学教育モデル・コアカリキュラム（平成25年度改訂版）」（改訂コアカリ）が作成され，2015年4月より各大学で新しいカリキュラムが開始された．薬学教育はこれまで以上に臨床を重視する内容へとシフトした．

　このような背景のもと，改訂コアカリに準拠し，最新の知識を盛り込んだ新しい薬理学の教科書として本書を企画した．本書は，各専門分野にて第一線で活躍される先生方に，丁寧でわかりやすい解説をしていただいた"薬学生ならびに薬剤師のための薬理学書"である．

　薬理学は，"薬物の生体への作用"と"生体の薬物への作用"，すなわち"生体と薬物の相互作用"を習得する学問であり，薬学基礎と薬学臨床の架け橋となるきわめて重要な科目である．薬理学を理解するために必要となる基礎知識は多い．「形態学（解剖学）」で学ぶ生体の構造的基礎，「生化学」で学ぶ生体組成・代謝・エネルギー，「機能学（生理学）」で学ぶ正常な生体の働き，そして「病態生理学」で学ぶ異常となった生体の機能や形態である．そしてこれらを学習したうえで，『薬理学』では異常な機能を抑制したり，弱まった機能を高めたり，組織を修復したりして生体の働きを正常に戻す薬物の作用を学び，疾病治療のための薬物療法の基本を習得する．そのうえではじめて薬学臨床へと進むことができる．そのため薬理学の知識は，単に薬学基礎にとどまらず，臨床の各分野においても必須である．

　そこで本書では，薬理学の理解にかかせない「形態学」「機能学」「病態生理学」などの基礎知識を盛り込み，さらに改訂コアカリに記載されている疾患についても紙数の許す限り解説した．やや高度な内容や，重要ではあるものの解説の流れから立ち止まるような内容についてはコラムとしてまとめた．これにより，初学者からもう一度学び直したい薬剤師まで，すべての読者に役立つ教科書となったと自負している．本書を手に取った薬学生ならびに薬剤師の方々が薬理学への興味を一層深めていただければ，編者にとってこのうえない喜びである．

　最後に，本書を刊行するにあたって，多大なご尽力とご協力をいただいた(株)南江堂の岩﨑公希氏，北島詩織氏，飯島純子氏，横井信氏に心よりお礼を申し上げる．

平成30年6月

編者を代表して　立川　英一

目 次

第1部　総　論

1章　薬理学の基礎　　　　　　　　　　　　　　　　　　　　　　　　　　　吉江幹浩　3

- 1 薬理学とは　3
- 2 薬と薬理学の歴史　4
- 3 薬の開発　4
  - 3.1 基礎調査・研究　5
  - 3.2 非臨床試験（前臨床試験）　5
  - 3.3 臨床試験（治験）　5
  - 3.4 製造販売後調査　6

2章　薬物作用の基本　　　　　　　　　　　　　　　　　　　　　　　　　　　　　　　　7

- 1 薬物の作用様式（薬理作用）　　　藤野裕道　7
  - 1.1 薬物の用量と作用　7
  - 1.2 薬理作用の種類　11
  - 1.3 副作用と有害事象　12
  - 1.4 アゴニスト（作動薬）とアンタゴニスト（遮断薬）　13
  - 1.5 薬物の併用　22
  - 1.6 薬物アレルギー　23
- 2 細胞情報伝達系と受容体　24
  - 2.1 受容体とは　24
  - 2.2 受容体の種類　25
  - 2.3 受容体と情報伝達　28
  - 2.4 薬物受容体としての結合部位　34
- 3 薬物の作用に影響を与える生体の要因　　　　　　吉江幹浩　34
  - 3.1 性　別　35
  - 3.2 年　齢　35
  - 3.3 個体差　35
  - 3.4 人　種　35
  - 3.5 病的状態　36
  - 3.6 心理状態　36
- 4 薬物の生体内での動態（薬の運命）　37
  - 4.1 薬物の投与法　37
  - 4.2 薬物の吸収　39
  - 4.3 薬物の分布　39
  - 4.4 薬物の代謝　41
  - 4.5 薬物の排泄　42
- 5 薬物相互作用　43
  - 5.1 薬物相互作用とは　43
  - 5.2 吸収における相互作用　44
  - 5.3 分布における相互作用　44
  - 5.4 代謝における相互作用　45
  - 5.5 排泄における相互作用　45
  - 5.6 薬理作用に基づく相互作用　47
- 6 バイオ医薬品と分子標的薬　47
  - 6.1 バイオ医薬品と分子標的薬とは　47
  - 6.2 組換え体医薬品　48
  - 6.3 低分子型分子標的薬　48
  - 6.4 抗体型分子標的薬　50
- 7 薬理遺伝学　53
- 8 オータコイドと関連薬　　　立川英一　54
  - 8.1 オータコイドとは　54
  - 8.2 ヒスタミンと薬物　54
  - 8.3 セロトニンと薬物　61
  - 8.4 エイコサノイドと薬物　66
  - 8.5 レニン-アンギオテンシン系と薬物　72
  - 8.6 キニン類と薬物　78

第2部　薬物の作用

3章　自律神経系薬理　　　　　　　　　　　　　　　　　　　　　　　　　　立川英一　85

- 1 自律神経系の構造と機能　85
  - 1.1 自律神経系の構造　85
  - 1.2 自律神経系の機能　88
  - 1.3 ノルアドレナリンとアセチルコリンの代謝と遊離　89
  - 1.4 アドレナリン受容体とアセチルコリン受容体　93
- 2 交感神経に作用する薬物　96
  - 2.1 交感神経作動薬（交感神経興奮薬，アドレナリン作動薬）　96
  - 2.2 交感神経遮断薬（交感神経抑制薬，抗アドレナリン薬）　112

3	副交感神経系に作用する薬物	122
	3.1 副交感神経作動薬（副交感神経興奮薬，コリン作動薬）	123
	3.2 副交感神経遮断薬（副交感神経抑制薬，抗コリン薬，抗ムスカリン薬）	132
4	自律神経節に作用する薬物	138
	4.1 自律神経節興奮薬	138
	4.2 自律神経節遮断薬	140

4章　体性神経系薬理
大熊康修　141

1	神経筋接合部の構造と機能	141
	1.1 神経筋接合部の構造	141
	1.2 神経筋接合部の機能	142
	1.3 骨格筋収縮メカニズム	142
2	運動神経系に作用する薬物	143
	2.1 末梢性筋弛緩薬	143
	2.2 骨格筋の収縮に影響を与える毒素	147
3	感覚の伝導のしくみ	147
	3.1 知覚神経系の構造と機能	147
	3.2 感覚の伝わり方と興奮伝導	148
4	知覚神経系に作用する薬物	148
	4.1 局所麻酔薬の適応方法	148
	4.2 局所麻酔薬の薬理作用	148
	4.3 局所麻酔薬に対する神経の感受性	149
	4.4 局所麻酔薬の構造と分類	149
	4.5 局所麻酔薬と血管収縮薬の併用	152

5章　中枢神経系薬理
153

1	中枢神経系の構造と機能　　高木教夫	153
	1.1 中枢神経系の構造	153
	1.2 中枢神経系の機能	154
	1.3 中枢神経系神経伝達物質	159
2	全身麻酔薬	162
	2.1 全身麻酔薬の作用機序	162
	2.2 全身麻酔薬の麻酔経過と徴候	163
	2.3 吸入麻酔薬	164
	2.4 静脈麻酔薬	166
	2.5 麻酔補助薬	168
3	催眠薬	168
	3.1 催眠薬の選択	169
	3.2 ベンゾジアゼピン系催眠薬	169
	3.3 非ベンゾジアゼピン系催眠薬（超短時間型）	172
	3.4 バルビツール酸系催眠薬	173
	3.5 その他	173
4	向精神薬	175
	4.1 統合失調症治療薬	175
	4.2 抗不安薬	183
	4.3 気分障害治療薬	186
5	抗てんかん薬	191
	5.1 てんかん	191
	5.2 抗てんかん薬の作用機序	193
	5.3 抗てんかん薬	193
	5.4 抗てんかん薬の注意点	198
6	パーキンソン病治療薬	199
	6.1 錐体外路系とパーキンソン病の病態生理	199
	6.2 パーキンソン病治療薬	200
7	中枢性筋弛緩薬　　阿部和穂	206
	7.1 脊髄反射と腰肩痛の関係	206
	7.2 中枢性筋弛緩薬の評価に利用される薬理学実験	207
	7.3 中枢性筋弛緩薬	208
8	鎮痛薬	212
	8.1 痛みの基礎生理	213
	8.2 内因性オピオイドとオピオイド受容体	214
	8.3 麻薬性鎮痛薬および麻薬拮抗性鎮痛薬	216
	8.4 麻薬拮抗薬	227
	8.5 がん疼痛治療	229
	8.6 掻痒症治療薬	230
	8.7 神経障害性疼痛治療薬	231
9	アルコール類	233
	9.1 エチルアルコール（エタノール）	233
	9.2 アルコール依存症治療薬	234
10	中枢興奮薬	236
	10.1 主に大脳皮質に作用する薬物	237
	10.2 主に脳幹に作用する薬物	240
	10.3 主に脊髄に作用する薬物	242
11	脳循環改善薬・脳神経賦活薬と脳内出血の治療薬	243
	11.1 脳循環障害と後遺症	244
	11.2 脳循環改善薬	244
	11.3 脳神経賦活薬	246
	11.4 脳保護薬	248
12	抗認知症薬	250
	12.1 認知症	250
	12.2 アルツハイマー型認知症治療薬	251
13	片頭痛の治療薬	254
	13.1 慢性頭痛のなりたち	255
	13.2 片頭痛治療薬	256

6章　感覚器系薬理
田村和広　261

- 1　眼の構造と機能 …………………… 261
- 2　散瞳薬と縮瞳薬 …………………… 262
  - 2.1　散瞳薬 ………………………… 262
- 3　緑内障治療薬 ……………………… 263
  - 3.1　房水流出を促進する薬物 …… 264
  - 3.2　房水産生を阻害する薬物 …… 266
- 4　白内障治療薬 ……………………… 268
- 5　加齢黄斑変性治療薬 ……………… 268
  - 5.1　VEGF阻害薬 ………………… 269
  - 5.2　光線力学的治療用製剤 ……… 269
- 6　その他の点眼薬 …………………… 270
  - 6.1　角膜治療薬 …………………… 270
  - 6.2　血管収縮薬 …………………… 270
- 7　皮膚の構造と機能 ………………… 271
- 8　アトピー性皮膚炎治療 …………… 272
  - 8.1　炎症の抑制：抗炎症薬，免疫抑制薬 …… 272
  - 8.2　皮膚の保湿（スキンケア） … 273
- 9　皮膚真菌症治療薬 ………………… 273
  - 9.1　アゾール系抗真菌薬 ………… 274
  - 9.2　アリルアミン系抗真菌薬 …… 275
- 10　褥瘡治療薬 ………………………… 276
- 11　角化症・乾癬治療薬，尋常性白斑治療薬，その他の皮膚作用薬 …… 277
- 12　耳鼻の構造と機能 ………………… 278
- 13　めまいの治療薬 …………………… 279
  - 13.1　メニエール病治療薬 ………… 280
  - 13.2　動揺病治療薬 ………………… 281

7章　内分泌系薬理
283

- 1　内分泌系総論　三部　篤・手塚　優　283
  - 1.1　内分泌器官と産生ホルモン … 283
  - 1.2　ホルモンの作用機序 ………… 283
  - 1.3　ホルモン分泌の調節 ………… 285
  - 1.4　ホルモン分泌異常と疾患 …… 286
- 2　視床下部-下垂体ホルモンと薬物 … 287
  - 2.1　視床下部-下垂体の構造と機能 … 287
  - 2.2　視床下部ホルモン …………… 287
  - 2.3　下垂体から分泌されるホルモン … 291
- 3　甲状腺ホルモンと薬物 …………… 296
  - 3.1　甲状腺の構造と機能 ………… 296
  - 3.2　甲状腺ホルモンの合成 ……… 297
  - 3.3　甲状腺ホルモンの作用と作用機序 … 297
  - 3.4　甲状腺ホルモン関連薬 ……… 300
  - 3.5　抗甲状腺薬 …………………… 300
  - 3.6　その他の甲状腺機能亢進症治療薬 … 301
  - 3.7　カルシトニンと薬物 ………… 301
- 4　副甲状腺（上皮小体）ホルモンと薬物 … 302
  - 4.1　副甲状腺の構造と機能 ……… 302
  - 4.2　副甲状腺ホルモンの合成と分泌 … 302
  - 4.3　副甲状腺ホルモンの作用 …… 302
  - 4.4　副甲状腺ホルモン関連薬 …… 303
- 5　活性型ビタミンD_3誘導体 ……… 304
- 6　膵臓ホルモンと薬物 ……………… 305
  - 6.1　膵臓の構造と機能 …………… 305
  - 6.2　膵臓ホルモンの合成と分泌 … 305
  - 6.3　膵臓ホルモンの作用と関連疾患 … 307
  - 6.4　膵臓ホルモン関連薬 ………… 308
- 7　副腎ホルモンと薬物 ……………… 309
  - 7.1　副腎の構造と機能 …………… 309
  - 7.2　副腎ホルモンの合成 ………… 310
  - 7.3　糖質コルチコイドの合成と分泌 … 310
  - 7.4　糖質コルチコイドの作用と関連疾患 … 312
  - 7.5　糖質コルチコイド関連薬　田村和広　313
  - 7.6　鉱質コルチコイドの合成と分泌　三部　篤・手塚　優　318
  - 7.7　鉱質コルチコイドの作用と関連疾患 … 318
  - 7.8　鉱質コルチコイド関連薬　田村和広　318
  - 7.9　副腎皮質ホルモン生合成阻害薬 … 319
  - 7.10　副腎髄質ホルモンの作用　三部　篤・手塚　優　320
- 8　性ホルモンと薬物　田村和広　320
  - 8.1　女性ホルモンの合成，分泌と月経周期 … 321
  - 8.2　卵胞ホルモンの作用と関連薬 … 323
  - 8.3　抗エストロゲン薬 …………… 325
  - 8.4　黄体ホルモンの作用と関連薬 … 327
  - 8.5　男性ホルモンの作用と関連薬 … 331

8章　抗炎症薬と免疫抑制薬
平野俊彦　335

- 1　炎症の病態 ………………………… 335
- 2　抗炎症薬 …………………………… 335
  - 2.1　非ステロイド性抗炎症薬（NSAIDs） … 336
  - 2.2　代表的なNSAIDs …………… 337
  - 2.3　副腎皮質ステロイド（GC） … 341
  - 2.4　解熱鎮痛薬 …………………… 344
- 3　免疫と疾患 ………………………… 345
  - 3.1　自己免疫疾患 ………………… 346
  - 3.2　アレルギーのタイプと関連疾患 … 346
- 4　アレルギー治療薬 ………………… 347

4.1	ヒスタミン H_1 受容体遮断薬	348	
4.2	ケミカルメディエーター遊離抑制薬	349	
4.3	トロンボキサン A_2（TXA_2）合成阻害薬	350	
4.4	TXA_2 受容体遮断薬	350	
4.5	ロイコトリエン（LT）受容体遮断薬	351	
4.6	Th2 サイトカイン阻害薬	351	
5	免疫抑制薬	353	
5.1	代謝拮抗薬	353	
5.2	アルキル化薬	354	
5.3	リンパ球増殖抑制薬	355	
5.4	細胞増殖シグナル抑制薬	355	
5.5	カルシニューリン阻害薬（CNI）	355	
5.6	ヤヌスキナーゼ（JAK）阻害薬	358	
5.7	生物学的製剤	358	
6	免疫増強薬	359	
7	関節リウマチ治療薬	360	
7.1	関節リウマチについて	360	
7.2	関節リウマチ治療に用いられる薬物	360	
7.3	低分子抗リウマチ薬	361	
7.4	生物学的製剤	364	

9章　消化器系薬理　　斉藤麻希　367

1	消化器系の構造と機能	368	
1.1	口腔	368	
1.2	咽頭と食道	368	
1.3	胃	368	
1.4	小腸	369	
1.5	大腸	370	
1.6	肝臓	370	
1.7	膵臓	370	
1.8	胆嚢	371	
2	健胃・消化薬	371	
2.1	健胃薬・胃運動調整薬	371	
2.2	消化薬	373	
3	消化性潰瘍治療薬	373	
3.1	消化性潰瘍の概要	375	
3.2	制酸薬	375	
3.3	抗ペプシン薬	378	
3.4	胃酸分泌抑制薬	378	
3.5	胃粘膜防御因子増強薬	382	
4	催吐・制吐薬	383	
4.1	催吐薬	384	
4.2	制吐薬	384	
5	瀉下・止瀉薬	388	
5.1	瀉下薬（下剤）	388	
5.2	止瀉薬	391	
6	潰瘍性大腸炎およびクローン病の治療薬	395	
6.1	潰瘍性大腸炎およびクローン病の概要	395	
6.2	潰瘍性大腸炎およびクローン病治療薬	395	
7	過敏性腸症候群治療薬	398	
7.1	過敏性腸症候群の概要	398	
7.2	抗コリン薬	398	
7.3	腸運動調節薬（オピオイド受容体作動薬）	398	
7.4	セロトニン 5-HT_3 受容体遮断薬	399	
7.5	腸管内容物水分量調節薬	399	
7.6	グアニル酸シクラーゼ C（GC-C）受容体作動薬	400	
7.7	ベンゾジアゼピン系抗不安薬	400	
8	肝臓・胆道・膵臓に作用する薬物	401	
8.1	肝疾患治療薬	401	
8.2	胆道疾患治療薬	405	
8.3	膵疾患治療薬	406	

10章　呼吸器系薬理　　田野中浩一　409

1	呼吸器系の構造と機能	409	
2	鎮咳薬	411	
2.1	中枢性麻薬性鎮咳薬	411	
2.2	中枢性非麻薬性鎮咳薬	412	
3	去痰薬	414	
3.1	粘液溶解薬	414	
3.2	粘液修復薬	415	
3.3	粘膜潤滑薬	415	
3.4	気道分泌正常化薬	415	
4	気管支拡張薬	416	
4.1	気管支喘息治療薬	416	
4.2	慢性閉塞性肺疾患（COPD）治療薬	427	
5	呼吸興奮薬（呼吸刺激薬）	427	
6	肺線維症の治療に用いられる薬物	429	
7	その他の肺疾患に用いられる薬物	430	

11章　循環器系薬理　　433

1	循環器系の構造と機能　弘瀬雅教	433	
1.1	心臓の構造と機能	433	
1.2	血管の構造と機能	436	
1.3	血圧調節機構	438	

2	抗不整脈薬	439
2.1	不整脈の発生機序とその抑制機序	439
2.2	抗不整脈薬の分類と種類	442
3	心不全治療薬　　　　三部　篤・手塚　優	450
3.1	血液生化学検査における心不全マーカー	452
3.2	心不全の治療方針	452
3.3	レニン-アンギオテンシン-アルドステロン（RAA）系阻害薬	453
3.4	アドレナリンβ受容体遮断薬	455
3.5	強心薬	456
4	虚血性心疾患治療薬	461
4.1	心筋障害マーカー	462
4.2	虚血性心疾患の分類	463
4.3	虚血性心疾患の治療方針	465
4.4	虚血性心疾患の薬物治療	465
5	高血圧症治療薬　　　丸ノ内徹郎	473
5.1	高血圧症とは	473
5.2	血圧の調節	473
5.3	高血圧症治療薬（降圧薬）	474
6	低血圧症治療薬	489
6.1	低血圧症とは	489
6.2	低血圧症治療薬（昇圧薬）	490
7	末梢循環改善薬	492
7.1	末梢循環障害	492
7.2	末梢循環改善薬	492

12章　代謝系薬理　　　　　　　　　　　　　　　　田野中浩一　499

1	糖尿病治療薬	499
1.1	インスリン製剤	501
1.2	グルカゴン様ペプチド-1（GLP-1）受容体作動薬およびジペプチジルペプチダーゼIV（DPP-4）阻害薬	503
1.3	スルホニル尿素系薬物	504
1.4	速効型インスリン分泌促進薬	505
1.5	ビグアナイド系薬物	505
1.6	α-グルコシダーゼ阻害薬	507
1.7	インスリン抵抗性改善薬	507
1.8	選択的Na^+/グルコース輸送体2（SGLT2）阻害薬	508
1.9	糖尿病性神経障害治療薬	509
2	脂質異常症治療薬	510
2.1	HMG-CoA還元酵素阻害薬	512
2.2	フィブラート系薬物	514
2.3	ニコチン酸系薬物	515
2.4	コレステロール排出促進薬	516
2.5	前駆タンパク質変換酵素サブチリシン/ケキシン9（PCSK9）阻害薬	517
2.6	ミクロソームトリグリセリド輸送タンパク質（MTP）阻害薬	517
2.7	イオン交換樹脂	518
2.8	コレステロールトランスポーター阻害薬	519
2.9	その他の薬物	520
3	高尿酸血症・痛風治療薬	521
3.1	尿酸排泄促進薬	522
3.2	尿酸産生阻害薬	524
3.3	尿アルカリ化薬	525
3.4	痛風発作治療薬	525
3.5	抗炎症薬	526
3.6	その他の薬物	526
4	骨粗鬆症治療薬	526
4.1	ビスホスホネート系薬物	528
4.2	選択的エストロゲン受容体修飾薬（SERM）	529
4.3	カルシトニン製剤	531
4.4	副甲状腺ホルモン製剤	531
4.5	抗RANKL抗体（モノクローナル抗体）	532
4.6	ビタミンK関連薬物	532
4.7	フラボノイド系薬物	533
5	Ca^{2+}代謝異常に伴う骨組織での疾患の治療薬	534
5.1	ビタミンD関連薬物	534
5.2	タンパク質同化ステロイド薬	535
5.3	卵胞ホルモン薬	536

13章　泌尿器系薬理　　　　　　　　　　　　　　　弘瀬雅教　537

1	尿路系の構造と機能	537
1.1	腎小体の構造と機能	537
1.2	尿細管・集合管の構造と機能	538
1.3	蓄尿と排尿	540
2	腎臓に作用する薬物	541
2.1	利尿薬	542
3	膀胱の活動に作用する薬物	547
3.1	過活動膀胱および痙縮性膀胱治療薬	547
3.2	弛緩性膀胱および前立腺肥大症治療薬	549
4	急性，慢性腎不全治療薬	551
4.1	急性，慢性腎不全治療薬	551
5	ネフローゼ症候群治療薬	555
5.1	ネフローゼ症候群	555
5.2	ネフローゼ症候群の治療	555
5.3	ネフローゼ症候群治療薬	557
6	慢性腎臓病	557

7 糸球体腎炎 ... 557	9.4 出血性膀胱炎 ... 560
8 薬剤性腎障害 ... 558	10 腎盂腎炎 ... 561
9 膀胱炎 ... 559	10.1 急性腎盂腎炎 ... 561
9.1 急性膀胱炎 ... 560	10.2 慢性腎盂腎炎 ... 561
9.2 慢性膀胱炎 ... 560	11 尿路結石 ... 562
9.3 間質性膀胱炎 ... 560	

14章　血液系薬理
奈良場博昭　563

1 血液の生理 ... 563	3 止血薬 ... 577
2 貧血治療薬 ... 566	3.1 血液凝固系の生理 ... 577
2.1 貧血 ... 566	3.2 止血薬 ... 579
2.2 鉄欠乏性貧血およびその治療薬 ... 566	4 抗血栓薬 ... 582
2.3 巨赤芽球性貧血およびその治療薬 ... 568	4.1 血小板凝集と抗血小板薬 ... 582
2.4 溶血性貧血およびその治療薬 ... 570	4.2 血栓症と抗血液凝固薬 ... 589
2.5 腎性貧血およびその治療薬 ... 571	5 播種性血管内凝固症候群（DIC）および
2.6 鉄芽球性貧血およびその治療薬 ... 574	その治療薬 ... 600
2.7 再生不良性貧血およびその治療薬 ... 575	

15章　化学療法薬
603

1 化学療法薬の概要 ... 西谷直之　603	2.4 抗原虫・抗寄生虫薬 ... 641
2 感染症に作用する薬物 ... 奥　裕介　604	2.5 ワクチン・トキソイド・抗毒素 ... 645
2.1 抗菌薬 ... 604	3 抗悪性腫瘍薬 ... 西谷直之　646
2.2 抗ウイルス薬 ... 624	3.1 悪性腫瘍の病態と治療 ... 646
2.3 抗真菌薬 ... 638	3.2 抗悪性腫瘍薬 ... 647

16章　消毒薬
西谷直之　701

本書における薬学教育モデル・コアカリキュラム対応一覧 ... 705

索引 ... 710

第1部　総論

1章 薬理学の基礎

1 薬理学とは

　薬理学 pharmacology は，"生体と薬との間で起こる相互作用を研究する学問"であり，狭義では，薬が生体に作用するメカニズムを理解する学問である．その本質は，生体と薬との間で起こるさまざまな相互作用を個体，臓器，組織，細胞，分子のレベルで総合的に研究し，薬の開発（創薬）を通じて疾病に対する薬物治療の基盤を確立することにある．すなわち，薬理学は，薬の生体に対する作用（薬力学）と生体による薬への作用（薬物動態学）に大別される．薬による生体への作用を研究する学問が薬力学 pharmacodynamics（PD）であり，PD では薬が生体機能の修飾を介して起こす薬理作用を理解する．投与された薬は，時間の経過とともにその血中濃度が変化することから，生体側も薬に対して作用していることになる．この薬の体内動態（吸収，分布，代謝，排泄）を研究する学問が薬物動態学 pharmacokinetics（PK）である．PK は，新薬開発における適切な剤形の設計，薬物治療における薬物の投与方法の確立および薬物相互作用を理解するうえで重要な学問である．薬の作用の本質を明らかにするには，これら薬力学と薬物動態学の両面から薬を理解することが不可欠である．

　薬理学はさまざまな分野に細分される．薬理学の知識を基盤として臨床における薬物の適応理論と実践的な使用方法を研究する学問が臨床薬理学 clinical pharmacology である．薬の作用や体内動態は，年齢，性別，病態，併用する薬などによりさまざまな影響を受ける．臨床薬理学は，患者に対する薬物の適切な使用方法を確立し，有効かつ安全な薬物療法を提供することに主眼をおいた学問といえる．一方，ヒトゲノムの解読と遺伝子情報の解析が行えるようになり，個人（患者）ごとの遺伝的背景の違いが，薬の作用や副作用の出現頻度などに影響することも明らかにされている．この遺伝子情報の個人差による薬の作用の違いを研究する学問がゲノム薬理学 pharmacogenomics（PGx）であり，遺伝子の DNA 配列と薬の作用との関連性を研究する学問のことを薬理遺伝学という．これらの学問は，個々の患者を平均的な集団として捉えて一様に同じ薬物治療を行うのではなく，患者ごとに異なる最適な治療を提供する個別化医療（テーラメイドまたはオーダーメイド）を実現するうえできわめて重要である．

　薬には生体にとって望ましい作用だけでなく，有害な作用もある．この薬の毒性について，作用機序や解毒法などを研究する毒性学も広義では薬理学に含まれる．薬は，その用量，生体側の状態および併用する薬物などによって毒性を示すことがある．医療分野における毒性学は，薬の有害作用（反応）を研究することにより薬の適正使用に貢献する学問である．薬理学はこの他にも精神神経薬理学，循環薬理学，内分泌薬理学，免疫薬理学，分子薬理学，時間薬理学および薬理遺伝学のように研究対象とする器官あるいは分野の違いにより細分化されているものの，それらの本質は，各領域における生体と薬との間で起こる相互作用を中心とした学問にほかならない．

2 薬と薬理学の歴史

　人類は古来より経験則に基づいて，動植物や鉱物などの天然資源を薬として病気の治療に用いてきた．紀元前3000年頃のメソポタミア文明時代における粘土版や，紀元前1500年頃のエジプトの医学書『エベルス パピルス』にはすでに薬の性質に関する記載がある．古代中国には，365種の動植物および鉱物をまとめた書物の『神農本草経』がある．しかしながら，薬として用いていたものが，"どのように生体に作用するのか"を理解するまでには長い年月を要した．18世紀後半，ウィザーリング William Withering は，ジギタリスに利尿作用があることを発見した実験薬理学のパイオニアである．また19世紀はじめ，薬剤師のゼルチュルナー Friedrich Sertürner は，アヘンからモルヒネを単離し，その薬理作用を報告した．その後，薬用植物からストリキニーネ，カフェイン，ニコチン，アトロピン，パパベリン，コカインなどが次々と発見され，動物実験によりその薬理作用を明らかにする研究がはじまった．ベルナール Claude Bernard による矢毒の成分（クラーレ）の作用の解明は，その有名な例である．古来より南米では，獲物を麻痺させる矢毒を狩猟に用いていたが，ベルナールは，この矢毒の成分に骨格筋弛緩作用があることをカエルを用いた実験で実証した．

　さらに，近代薬理学の父と呼ばれるシュミーデベルグ Oswald Schmiedeberg は，ムスカリン（1869年）などの生体への反応を明らかにし，薬理学の古典書である『Outline of Pharmacology』を著した．わが国とのかかわりも深く，明治時代には，高橋順太郎とその門下生である林春雄や森島庫太がシュミーデベルグのもとで薬理学を学び，わが国の薬理学の礎を築いた．長井長義は，1885年に麻黄から有効成分であるエフェドリンを単離した．

　薬の作用メカニズムの解明には，19世紀後半における生理学および薬理学の発展が大きく貢献した．その後，生化学の急速な進歩により種々の神経伝達物質，ホルモン，ニューロペプチド，サイトカイン，オータコイドなどの生体内で機能を発揮する生理活性物質が同定された．1900年には，高峰譲吉らがウシの副腎からアドレナリンの結晶化に世界ではじめて成功し，1921年には，バンティング Frederick G. Banting らによってインスリンが発見された．エールリッヒ Paul Ehrlich は，秦佐八郎とともに梅毒治療薬サルバルサンを合成し，化学療法という概念を提唱した．その後，フレミング Alexander Fleming による抗生物質ペニシリンの発見で，感染症に対する薬物治療の道が開かれた．

　近代薬理学では，分子生物学における遺伝子工学技術の進歩により薬物が作用する受容体のクローニング，さらに受容体を介する細胞内情報伝達機構の解明が進み，分子レベルで疾患の病態や薬の作用が理解されるようになった．胃潰瘍治療薬のシメチジンの開発にもこの流れが大きく寄与し，インスリンのようなタンパク質製剤も実用化されている．さらに，抗体医薬品など標的分子に対して特異的に作用する分子標的薬が数多く開発されている．

3 薬の開発

　新薬の開発は，疾患に対する新たな予防・治療法および疾患の診断法を確立することができるため，医療の進歩に不可欠である．新薬の開発は，①基礎調査・研究，②非臨床試験（前臨床試験），③臨床試験（治験）の過程を経て行われる（図1-1）．新薬が上市されるためには，これらの調査・研究と試験を経たのち，規制当局による製造販売の審査を受けて，承認されなければならない．新薬として承認されるまでの道のりは長く，およそ10年以上の長い年月と数百億円も

の莫大な開発費用を必要とする．新薬の開発には，天然資源から薬となる有効成分を抽出する方法，ならびにヒトゲノム情報データベースを活用して疾患の発症原因となる遺伝子やタンパク質の情報を解析し，これらを標的として新薬を創製するゲノム創薬の方法がある．近年，開発される薬の性状も多様であり，組換え DNA 技術により製造される組換え体医薬品および創薬ターゲット分子に特異的に作用する抗体医薬品を含むバイオ医薬品などがある．

3.1 基礎調査・研究

新薬の開発では，基礎調査・基礎研究がはじめに行われる．どのような疾患を対象とした薬を開発するのか，医療的なニーズなどを考慮して開発すべき医薬品を決定する．ヒトゲノム情報などをもとに，対象疾患とその原因となる遺伝子やタンパク質などの情報を調査し，創薬ターゲット（標的）となりうる分子を広く探索する．創薬ターゲットに作用する医薬品開発の種となるシード化合物，さらにそれをベースにして十分な生物活性を示すリード化合物を，膨大な数の蓄積された化合物（化合物ライブラリーという）のなかから，ハイスループットスクリーニング high-throughput screening（HTS）などの手法を用いて選別する．さらに，近年では創薬ターゲット分子の立体構造や物理化学的な特性から，どの化合物がターゲットの活性部位に特異的に作用するのか，コンピューター上で予測する $in\ silico$ スクリーニングを用い，優れた候補薬物を選別する方法が主流となっている．これは，後述する分子標的薬の創製に用いられている．選別されたリード化合物は，さらにその安定性や予想される薬物動態などを改善するため，構造的な修飾などを施して最適化される．

3.2 非臨床試験（前臨床試験）

基礎調査・研究により選別・最適化された化合物は，ヒトを対象とした試験を行う前に，培養細胞などを用いた $in\ vitro$ 実験あるいは動物実験を主体とした非臨床試験（前臨床試験）でさらに選別される．非臨床試験は，薬理試験，薬物動態試験，毒性試験で構成され，それらの基準をクリアしたものが，次のステップへと進む．新薬の承認申請のためには，非臨床試験における動物実験などのデータの信頼性が確保されていなければならない．そのため，非臨床試験は，good laboratory practice（GLP）と呼ばれる「医薬品の非臨床試験の実施基準に関する省令」を遵守して行われる．

3.3 臨床試験（治験）

ヒトを対象として薬の有効性・安全性を調べることを一般的に臨床試験といい，新薬の候補を用いて厚生労働省の承認を得るために行う臨床試験を特に治験という．また，治験で評価される新薬の候補を治験薬という．

ヒトを対象とした臨床試験は，ヘルシンキ宣言を基本理念として試験に参加する被験者の人権や安全性を確保した倫理的な配慮のもと，科学的に行われなければならない．そのため治験は，そのルールともいうべき good clinical practice（GCP）と呼ばれる「医薬品の臨床試験の実施基準に関する省令」を遵守して実施される．

治験は以下に示す第Ⅰ相，第Ⅱ相および第Ⅲ相試験の 3 つのステージから成り（図 1-1），新薬として上市されるにはこれらすべての過程をクリアしなければならない．

第Ⅰ相試験（Phase Ⅰ）では，一般に少人数の健康な成人を対象として，治験薬の安全性や薬物動態などを調べる．なお，抗悪性腫瘍薬などの治験薬は，第Ⅰ相試験から患者が対象となるこ

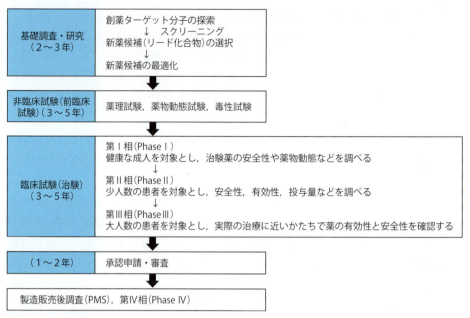

図1-1　新薬開発の流れ

とがある．

　第Ⅱ相試験（Phase Ⅱ）では，比較的少人数の患者を対象として，第Ⅰ相試験で安全性が確認された用量の範囲で，安全性，有効性，投与量などを調べる．第Ⅱ相の重要な目的は，第Ⅲ相で行われる試験の用法・用量を決定することである

　第Ⅲ相試験（Phase Ⅲ）では，大人数の患者を対象として，より詳細な治験薬の情報を収集し，実際の治療に近いかたちで薬の有効性と安全性を確認する．すなわち，治療上の有用性を確認し，医薬品として承認されるための根拠となるデータを得ることを意図している．

3.4　製造販売後調査 post marketing surveillance（PMS）

　新薬は，第Ⅲ相までの治験結果を受けて厚生労働省から承認され，はじめて市場に出る．製造販売後は治験時よりも大人数かつ，年齢や合併症などが異なるさまざまな患者が薬を使用することになるので，治験ではあらわれなかった薬の効果や副作用が発生する場合がある．そこで，承認後の薬においても製造販売業者等に対して再審査として製造販売後調査などが義務付けられている．市販後においても継続的に薬の有効性や安全性に関する情報を収集し，検証する必要がある．このための臨床試験を製造販売後臨床試験（第Ⅳ相試験：Phase Ⅳ）という．

2章 薬物作用の基本

　薬物は無作為に生体内の細胞に作用しているのではない．薬物の効果があらわれるためには，その薬物が細胞の特定の部位に結合することが必要となる．たとえばアスピリンは，シクロオキシゲナーゼと呼ばれる酵素のセリン残基をアセチル化し，不活性化する．シクロオキシゲナーゼは細胞膜のアラキドン酸を基質とし，プロスタグランジンに代謝する．プロスタグランジンは発熱や痛覚過敏を制御しているため，体温が上昇し痛みを生じる．アスピリンは，シクロオキシゲナーゼをアセチル化することで阻害する．発熱や痛みは，このプロスタグランジン生成抑制作用により抑えられる．このとき，シクロオキシゲナーゼは，アスピリンの薬物標的 drug target である．一部の例外はあるが，薬物標的のほとんどはタンパク質であり，それらは生理活性物質の受容体，酵素あるいはイオンチャネルなどである．

　すなわち，薬物分子は細胞の薬物標的に近づき結合し，それを化学的あるいは物理的に変化させることで，その細胞自身の機能を変化させる．この薬物による細胞の機能変化は，薬物作用と呼ばれる．本章では基本的な薬物の作用様式と，多くの薬物の標的となる受容体について概説する．

1　薬物の作用様式（薬理作用）

1.1　薬物の用量と作用

　薬理作用とは，薬物分子が薬物標的分子と化学的あるいは物理的な相互作用により，細胞や個体などで引き起こす生物的あるいは生理的な機能変化である．しかしながら，ほとんどの薬物標的分子は，本来生体が自身でつくり出す分子，たとえば神経伝達物質であるアセチルコリンなどの有機化合物，サイトカインであるインターロイキンなどのタンパク質，オータコイド（本章8 p 54 参照）であるプロスタグランジンなどの脂質と相互作用する．それにより，その細胞本来の生物的あるいは生理的な機能変化を通して，生体の記憶や免疫，そして炎症などをつかさどっている．これらの，生体が自身で制御する機能変化は，しばしば逸脱あるいは破綻して過剰に反応したり，または反応自体がなくなったり減弱したりする．その逸脱した機能を補正するために使用されるのが薬物である，と考えることができる．それはすなわち，薬物標的分子に対して生体分子と薬物は，化学的あるいは物理的に類似した性質の物質として作用しているからにほかならない．そのため，天然の植物や動物さらには鉱物由来の物質や，人工合成した化合物などの薬物とともに，生体分子が引き起こす機能的変化や反応も薬理作用と考えることができる．つまり以下に述べる薬理学とは，生体の内外の物質分子が，生体分子に作用することで引き起こされるさまざまなレベルでの機能的変化（＝薬理作用）を理解するための学問と，定義することができる．

1.1.1 親和性と有効性

薬物による薬理作用を理解するために，薬物により引き起こされる 2 つの重要なステップの違いを理解する必要がある．1 つは親和性 affinity を指標とした薬物の薬物標的への結合のしやすさであり，もう 1 つは有効性 efficacy を指標とした薬物により引き起こされる生体の機能的変化の大きさ，すなわち薬物応答による効果である．

この 2 つはしばしば混同されがちであるが，この 2 つのステップの間には無視できない隔たりがある．もちろん，薬物応答が引き起こされるためには，薬物は薬物標的に結合する必要がある．しかしながら，薬物が薬物標的に結合することが必ずしも効果を引き起こすとは限らない．つまり薬物の標的への結合が，直接的に効果に反映されない場合も存在する．薬物分子-薬物標的分子間の変化は，純粋に化学的あるいは物理的な変化であるため，たとえば同じ薬物標的を肝臓，心臓，あるいは腎臓などから採取して実験したとしても，同じ薬物による各臓器の薬物標的への結合性は変わらない．その結合性は，単に薬物の標的に対する親和性のみにより決定される．しかしながら，薬物による効果は，薬物分子-薬物標的分子の結合だけでは引き起こされない．その効果は，細胞や組織に依存した応答であり，たとえ同じ薬物を作用させたとしても，臓器によってその効果は異なることがある．すなわち，ある薬物のある薬物標的に対する親和性は常に同じであるが，その有効性は，常に同じになるとは限らないのである．

1.1.2 薬物標的と薬物受容体

この 2 つの違いを解説する前に，薬物標的 drug target と薬物受容体 drug receptor について整理する．薬物標的は，薬物分子が結合するあらゆる分子も含まれる．一方で，薬物受容体は，大きく分類して 4 つのタンパク質群に分類される．それらは①酵素，②トランスポーター（輸送タンパク質），③イオンチャネル，そして④狭義の受容体である．ここでいう狭義の受容体とは，一般的に細胞の表面に発現しており，生体物質と結合することで生理的な反応を引き起こす分子である．もちろん例外も存在し，核内受容体と呼ばれる分子などもあり，必ずしも細胞表面に発現しているわけではない．これらの受容体についての詳細は次節で解説するが，本書では単に受容体 receptor と表記した場合には，薬理学的に重要と考えられている薬物受容体として定義する．

1.1.3 薬物-受容体結合曲線と（薬物）濃度・用量-反応曲線

薬物と受容体との結合性を図示する場合，縦軸を薬物が結合している受容体の割合，すなわち受容体占有率とし，横軸に薬物濃度を対数目盛りでプロットする．それにより，S 字状（シグモイド）の薬物-受容体結合曲線 drug-receptor binding curve を得ることができる（図 2-1a）．また薬物と効果との関係性を図示する場合，縦軸は薬物応答により得られる効果あるいは反応率とし，横軸は薬物濃度の対数とする．それにより，前述の薬物-受容体結合曲線とよく似たシグモイド曲線が得られる．この曲線は，たとえば培養細胞を使用した系では，（薬物）濃度-反応曲線 concentration-response curve あるいは（薬物）濃度-効果曲線 concentration-effect curve（図 2-1b ①）と呼ばれる．またラットやマウス，ヒトなどの生体に薬物を投与することで得られる曲線の場合は，（薬物）用量-反応曲線 dose-response curve（図 2-1b ②）と区別して呼ぶ．

培養細胞系などにおいて薬物は，処理後すぐに受容体に作用し細胞応答を引き起こす．そのため薬物の濃度は，効果や反応に，ほぼ直接反映するので濃度-反応曲線となる．しかし，生体を用いた場合，その薬物は，受容体に到達する前に何らかの代謝や分解を受ける可能性があるため，得られた受容体の反応を引き起こすのに必要な薬物濃度を知ることができない．すなわち投

1 薬物の作用様式（薬理作用） **9**

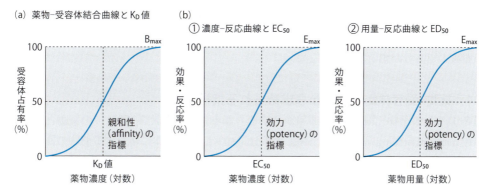

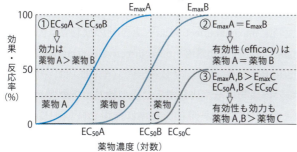

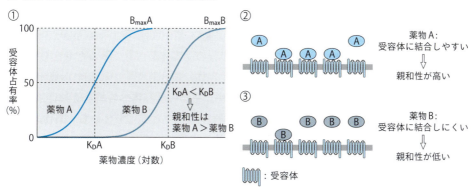

図 2-1　薬物-受容体結合曲線と濃度・用量-反応曲線
(c)
① 薬物 A の K_DA 値は，薬物 B の K_DB 値よりも小さい（親和性：薬物 A＞薬物 B）．なお，K_D 値は普遍的な定数である．
② 薬物 A は受容体に結合しやすい（親和性：大）
③ 薬物 B は受容体に結合しにくい（親和性：小）
(d)
① 薬物 A の $EC_{50}A$ は，薬物 B の $EC_{50}B$ よりも小さい（効力：薬物 A＞薬物 B）
② 薬物 A の $E_{max}A$ は，薬物 B の $E_{max}B$ と同じ（有効性：薬物 A＝薬物 B）
③ 薬物 A，B と比較して，薬物 C の $EC_{50}C$ は大きく，$E_{max}C$ は小さい．（効力・有効性とも：薬物 A，B＞薬物 C）
B_{max}：薬物が結合する最大の受容体数（100％），E_{max}：薬物が受容体を活性化することにより得られる最大効果（100％），K_D 値：半分の受容体（50％）に結合する薬物濃度（解離定数），EC_{50}：最大効果（E_{max}）の 50％が得られる薬物濃度（50％有効濃度），ED_{50}：最大効果の 50％が得られる薬物用量（50％有効用量）

与した薬物濃度と実際に応答を引き起こした薬物濃度が一致するとは限らない．そのため，投与した薬物の用量に対して反応をプロットする必要があり，用量-反応曲線となる．**図 2-1** の (a) と (b) のグラフは，互いに非常によく似ているが，それぞれが違う指標を示すことを目的としている．すなわち薬物-受容体結合曲線は前述した親和性（受容体への結合のしやすさ）の指標

を，濃度あるいは用量-反応曲線は有効性（反応の大きさ）あるいは効力 potency（反応の引き起こしやすさ）の指標をあらわしており，ある特殊な場合を除いて親和性と有効性あるいは効力を同じ曲線上であらわすことはできない．

1.1.4 薬物-受容体結合曲線から求められる指標

図 2-1（a）の薬物-受容体結合曲線から求められるのは，最大（100％）の薬物と結合する受容体数 maximal binding（B_{max}）と，B_{max} の半分（50％）の受容体に結合する薬物の濃度，すなわち解離定数（K_D 値）である（コラム 2-1「解離定数」参照）．薬物分子-薬物標的分子間の変化，すなわち結合は，純粋に化学的あるいは物理的な変化であるため，K_D 値は，ある薬物がある受容体に結合する場合の普遍的な数値となる．たとえば同じ受容体に対して 2 つの異なる薬物 A と B が作用する場合，K_DA 値と K_DB 値が求められる（図 2-1c ①）．K_D 値は B_{max} の半分の受容体を結合させるのに必要な薬物濃度に等しいため，K_DA 値が K_DB 値よりも小さかった場合，薬物 A は薬物 B よりも少ない濃度（量）で B_{max} の半分の受容体を占有できると考えられる（図 2-1c ②）．つまり，薬物 A のほうが薬物 B よりも受容体に結合しやすいことから親和性が高いといえる．このとき，培養細胞か生体かにかかわらず，薬物の受容体への結合それ自体は，たとえば pH などの条件を同じにすれば，化学的・物理的に同じである．すなわち，薬物-受容体結合曲線は原理的に同じになるため，薬物による受容体への親和性の指標である K_D 値は，濃度の単位を有する普遍的な定数として定義される．

1.1.5 濃度-反応曲線および用量-反応曲線から求められる指標

図 2-1（b）の濃度-反応曲線および用量-反応曲線から求められるものは，その薬物が受容体を活性化することにより得られる最大効果 maximal effect（E_{max}）と，その薬物により引き起こされる最大効果の 50％が得られる薬物濃度（50％有効濃度：50% effective concentration, EC_{50}），あるいは薬物用量（50％有効量：50% effective dose, ED_{50}）である．EC_{50} や ED_{50} は，効果や有効性を引き起こすのに必要な薬物濃度あるいは薬物用量を比較するための効力の指標であると考えることができる．つまり，2 つの異なる薬物 A と B が同じ受容体に作用して同程度の最大反応（E_{max}）を引き起こす場合，2 つの薬物の有効性は同程度であるということができる（図 2-1d ②：ED_{50} についても同様）．しかしながら，薬物 A の $EC_{50}A$ と薬物 B の $EC_{50}B$ を求めたとき，

> **Column 2-1　解離定数**
>
> 解離定数とは，化学的な解離と結合が平衡状態にある場合の平衡定数である．つまり薬物濃度を [D] で，受容体濃度を [R]，結合した薬物と受容体の濃度を [DR] としたときに，
>
> $$[DR] \Leftrightarrow [D] + [R]$$
>
> であらわされる解離反応の平衡定数である．この反応は化学平衡状態にあるため
>
> $$K_D = [D][R]/[DR]$$
>
> と表記される．このとき B_{max} の半分（50％）の受容体が薬物と結合していた場合，
>
> $$[R] = [DR]$$
>
> となるため，
>
> $$K_D = [D]$$
>
> となり，解離定数は B_{max} の半分（50％）の受容体が結合するときの薬物の濃度と等しくなることがわかる．

たとえば $EC_{50}A$ が $EC_{50}B$ よりも小さかった場合，薬物 A は薬物 B よりも低い濃度で E_{max} の 50% の反応を引き起こせると考えられる（図 2-1d ①）．つまり薬物 A のほうが薬物 B よりも効力が高いといえる．また薬物 C のような場合は，有効性だけではなく効力についても，薬物 A および B に比べて低いといえる（図 2-1d ③）．

1.2 薬理作用の種類

前項でみた通り，薬物の受容体への結合は，純粋に化学的あるいは物理的な変化である．しかしながら，それが引き起こす効果は，化学的あるいは物理的変化の集積・総体としての生物的・生理的な機能変化である．細胞の機能変化は，その細胞により構成される組織や器官，そして個

> **Column 2-2** K_D 値と EC_{50} あるいは ED_{50} は異なる指標である
>
> 薬物–受容体結合曲線で得られる親和性の指標は K_D 値であり，濃度・用量–反応曲線で得られる効力の指標は EC_{50} や ED_{50} である．これらは，それぞれ薬物による最大受容体占有率（B_{max}）の，あるいは最大効果（E_{max}）の，50% を与える薬物濃度である．
>
> では，なぜそれらの値を同じとみなすことができないのだろうか．もちろん，受容体の 100% が薬物と結合したときに最大の効果が得られ，受容体の 50% と結合した薬物による効果が最大効果の 50% だった場合には，K_D 値と EC_{50} あるいは ED_{50} は同じ値となる．しかしながら，薬物が受容体に結合することは反応の引き金でしかない．それに続くさまざまな細胞内分子の連続的な変化が，最終的に化学的あるいは物理的変化の集積・総体としての生物的・生理的な機能変化，すなわち薬物による効果としてあらわれる．つまり，すべての受容体に薬物が結合していたとしても，最大効果が得られない場合や，受容体のすべてに薬物が結合していなくても，最大効果が得られる場合が存在するためである．**コラム図**で示すように，薬物と受容体の結合は親和性によって決定され，薬物と受容体の効果は，親和性と効力から得られる有効性によって決定される．そのため，これら 2 つの指標と，それらを導き出す曲線を同じとみなすことはできない．

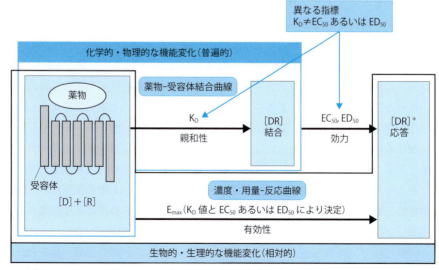

K_D 値と EC_{50} あるいは ED_{50}：親和性と効力は異なる指標
［D］：薬物濃度，［R］：受容体濃度，［DR］：結合した薬物と受容体の濃度，［DR］*：結合した薬物と受容体による応答

体レベルにまで拡大することもある．このように薬物により化学的・物理的変化が連続的に引き起こされあらわれてくる，細胞から個体までのさまざまなレベルでの生理的変化を，薬理作用と呼ぶ．そのため薬理作用という語句は，多くの意味をもつ．

たとえば，アスピリンによる発熱および頭痛の軽減は，解熱鎮痛作用としての薬理作用である．しかしながら，アスピリンを服用すると，しばしば胃粘膜障害作用の胃痛があらわれてくる．この胃粘膜障害作用も薬理作用であるが，治療効果の観点からは，解熱鎮痛の主作用に対する副作用とみなされる．一方，解熱作用は個体レベルで効果のみられる全身作用であるが，頭痛の場合，その鎮痛作用は頭部，胃粘膜障害作用は胃部に限られた局所作用である．この主作用と副作用，あるいは全身作用と局所作用も薬理作用の一部である．すなわち，薬の効果に対して，その主観，目的をどこにおくかにより薬理作用は多義的に表現される．たとえば時間軸を据えた場合には，薬の一過性作用（急性作用）と持続性作用（慢性作用），あるいは一次的作用（直接作用）と二次的作用（間接作用）とも表現される．しかしながら，薬物により引き起こされる多くの変化は機能面に焦点を当てているため，細胞，組織，器官そして個体レベルでのさまざまな機能を亢進させる興奮（刺激）作用と，それとは逆の作用である抑制作用を狭義の薬理作用として以下に解説する．

1.3 副作用と有害事象

16世紀のスイスにおいて，医師であり錬金術師でもあったパラケルスス Paracelsus が，「すべての薬物は毒であり，毒でないものはない．正しい用量の服用が，毒と治療薬を峻別する」と記したように，ほとんどの薬物は，その効果のなかに副作用や有害事象を内包している．たとえば，前述したアスピリンの治療効果としての解熱鎮痛作用とともに引き起こされる胃粘膜障害作用は，作用する場所は異なるものの，ともにシクロオキシゲナーゼの活性阻害による効果である．これは治療効果を得るのと同じ薬物標的・機序により引き起こされる有害事象 on-target adverse effect とみなせる（図 2-2a ①，③）．一方で抗ヒスタミン薬として知られるジフェンヒドラミンは，末梢のヒスタミン H_1 受容体を遮断することで，アレルギー反応を抑制する．しかしながら，中枢のヒスタミン H_1 受容体遮断による眠気に加えて（on-target adverse effect），ムスカリン性アセチルコリン受容体も同時に遮断してしまうため，心拍数の増加，口渇，便秘などの作用もあらわれる．この心拍数の増加などの作用は，本来の改善目的の作用部位・機序とは異なる部位で引き起こされる有害事象（off-target adverse effect）である（図 2-2a ②）．このジフェンヒドラミンの眠気などの副作用・有害事象を利用して，新しい治療薬として睡眠改善薬も開発された．視点を変えると副作用や有害事象は，新しい治療作用へと進展する場合もある．

副作用や有害事象は，単に作用点や投与用量の超過や不足により引き起こされるだけではなく，服用者の年齢や性別，あるいは持病などの有無，さらには併用する薬物やサプリメントなどによってもあらわれ方が異なってくる．治療効果を得るための服用量以上を与えることであらわれてくる薬理作用を，毒性（有害）作用 toxic effect，あるいは致死作用 lethal effect と呼ぶ．これらの毒性（有害）作用や致死作用も，それぞれの効果あるいは反応率を縦軸に，薬物用量を対数で横軸にプロットするとシグモイド曲線が得られ，ED_{50} と同様に TD_{50}（50%中毒量：50% toxic dose）や LD_{50}（50%致死量：50% lethal dose）を求めることができる（図 2-2b）．

臨床での投与では，治療効果があり，かつ副作用・有害事象が生じない薬物の用量あるいは濃度が望ましい．この用量を治療濃度域 therapeutic window あるいは安全域 safety margin と呼ぶ．安全域の指標として LD_{50}/ED_{50}，ある場合には TD_{50}/ED_{50} により求められる，治療係数 therapeu-

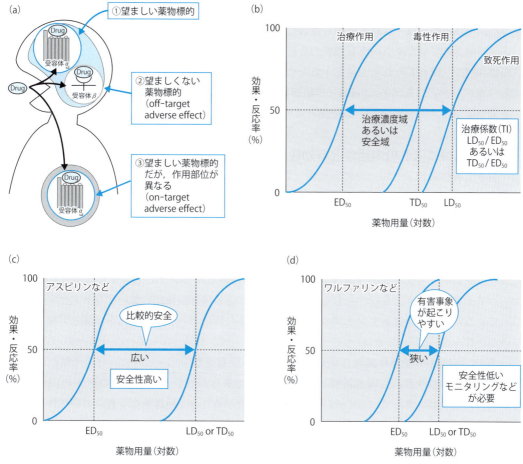

図 2-2 有害事象とその指標：TD$_{50}$ と LD$_{50}$
(a) 薬物と薬物標的（主作用と副作用・有害事象）
(b) 中毒量の指標 TD$_{50}$ と致死量の指標 LD$_{50}$ により求められる安全域や治療係数
(c) 安全域が広く，治療係数の大きい薬物（アスピリンなど）
(d) 安全域が狭く，治療係数の小さい薬物（ワルファリンなど）
ED$_{50}$：最大効果の 50％ が得られる薬物用量（50％有効用量），LD$_{50}$：投与した生物（動物・ヒト）の 50％ が死亡する薬物用量（50％致死量），TD$_{50}$：投与した生物（動物・ヒト）の 50％ が中毒症状を示す薬物用量（50％中毒量），安全域：治療効果があり，かつ副作用・有害事象が生じない薬物用量．治療濃度域とも呼ばれる．治療係数（TI）：LD$_{50}$/ED$_{50}$ あるいは TD$_{50}$/ED$_{50}$ により求められる値．大きいほど安全域が広い

tic index（TI）が使用される．この治療係数は，大きいほど治療濃度域あるいは安全域が広く，たとえばアスピリンなどは，比較的安全性が高い薬物と考えられる（図 2-2c）．また治療係数が小さい薬物は，治療濃度域や安全域が狭い．たとえば，ワルファリンなどは，治療に必要な用量を維持しつつ，有害事象が起こり得る用量を超えないように慎重に血中濃度をモニタリングする必要がある薬物とみなすことができる（図 2-2d）．すなわち TD$_{50}$ や LD$_{50}$ を求め，治療濃度域や安全域を決めることは，副作用や有害事象を生じさせない薬物の安全性を確保するうえで重要である．

1.4 アゴニスト（作動薬）とアンタゴニスト（遮断薬）

1.4.1 リガンド

薬物が作用を発揮するためには，薬物標的に結合する必要がある．そのなかで受容体に結合す

る物質を総称して**リガンド** ligand と呼ぶ．生体内の生理活性物質などは内因性リガンドと呼ばれるが，生体外から投与される薬物も外因性のリガンドとみなすことができる．内因性リガンドにより制御されていたタンパク質機能の破綻が病気の発症要因の一端と考えると，過剰となった作用の抑制や，減弱した作用を補完するために使用するのが薬物である．受容体の機能を亢進させるリガンドを**アゴニスト** agonist（作動薬あるいは刺激薬）と呼び，その機能を抑制させるものを**アンタゴニスト** antagonist（遮断薬）と呼ぶ．

1.4.2 アゴニストの内活性と有効性

ある受容体に結合して，その有効性（効果 effect）が最大（E_{max}：100%）になるリガンドは，**完全アゴニスト** full agonist と呼ばれる（図2-3 薬物A）．一方，受容体に結合しても，その有効性がまったくあらわれないリガンドは，**アンタゴニスト** antagonist と呼ばれる（図2-3 薬物E）．たとえば有効性が40%であるなど，100%の有効性を得られないリガンドを**部分アゴニスト** partial agonist と呼ぶ（図2-3 薬物B）．ところで30%の有効性を有する部分アゴニストは，70%の有効性を抑制する部分的なアンタゴニスト様作用のあるリガンドとも考えられる．しかしながら，アンタゴニストは有効性をもたない，ならびに受容体を活性化しないリガンドと定義付けられているため，見かけ上アンタゴニスト様作用が得られたとしても，それらは部分アゴニストとみなされる．

また，各薬物の受容体刺激作用の指標として，**固有活性** intrinsic activity（内活性）が用いられ，α であらわされる．固有活性 α の値は 0〜1 であらわされ，完全アゴニストの固有活性は $\alpha=1$，部分アゴニストでは $0<\alpha<1$ の値をとる（コラム2-3「絶対的な受容体の内活性，相対的な薬物・リガンドによる有効性」参照）．

受容体が活性化状態にあるか，不活性化状態にあるかの違いは，受容体のコンフォメーション（立体配座）の取り方によると考えられている．すなわち，リガンドが結合していない状態においても，受容体は"活性化"コンフォメーションと"不活性化"コンフォメーションの平衡状態にあると考えられており，いくつかの受容体はリガンドが結合していない場合にも恒常的に活性

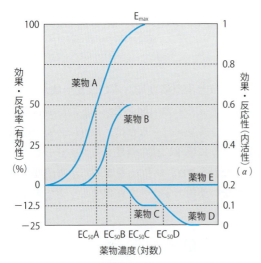

薬物	名称	効力	有効性	内活性
A	完全アゴニスト	高	100[*1]	1[*1]
B	部分アゴニスト	やや高	50	0.6
C	部分逆アゴニスト	やや低	−12.5	0.1
D	完全逆アゴニスト	低	−25	0[*2]
E	アンタゴニスト	なし	0[*3]	0.2

[*1] 完全アゴニストは，内活性が1，有効性が100%
[*2] 完全逆アゴニストは，内活性が0
[*3] アンタゴニストは，有効性が0%
それ以外は部分アゴニストとみなす．ただし部分アゴニストは，アンタゴニスト様作用をあらわす場合もあるが，定義上部分アンタゴニストとは呼ばない．

図2-3 アゴニスト（薬物A〜D）・アンタゴニスト（薬物E）の濃度-反応曲線と内活性と有効性
内活性：α（0〜1）で表される受容体の固有活性，有効性：百分率（%）で表される薬物により引き起こされる生体の機能的変化（薬物応答による効果）

化している．その恒常活性 basal activity を抑制するリガンドを逆アゴニスト inverse agonist と呼ぶ（図 2-3 薬物 C，D）．つまり，逆アゴニストは，活性化コンフォメーションにある受容体を不活性化コンフォメーションで安定化させる作用をもつ薬物，ということができる（コラム 2-3「絶対的な受容体の内活性，相対的な薬物・リガンドによる有効性」参照）．

Column 2-3 　絶対的な受容体の内活性，相対的な薬物・リガンドによる有効性

受容体の恒常活性が見出される前には，完全アンタゴニストにより受容体の活性は完全に抑制されると考えられていた．そのため，完全アンタゴニストにより受容体の内活性 α は 0 になるとされている．この考え方は恒常活性のない受容体については現在でもきわめて有用性の高い指標として使用されている．しかしながら，恒常活性している受容体に関しては，その内活性が 0 となるのは，受容体に完全逆アゴニスト full inverse agonist が作用した場合であることに注意が必要である（図 2-3 薬物 D）．

恒常活性がある受容体の場合，内活性を 0 とするリガンドは，アンタゴニストではない．そのためアンタゴニストは，恒常活性に変化を与えないリガンドであると考えることができる（すなわち有効性が 0 のリガンド）．ここで注意を要するのは，縦軸に内活性を用いてプロットした図より EC_{50} あるいは ED_{50} を求める場合である．なぜなら EC_{50} あるいは ED_{50} は，受容体の最大効果の 50％ではなく，薬物により引き起こされる最大効果の 50％であるためである．**コラム図**で示したように，もしその受容体の活性を，内活性をベースに用いてプロットした場合，薬物が結合していない状態でも，受容体は恒常的に 0.1（10％）の活性を有している．そのため，薬物によって引き起こされる反応は

$$1（100％）- 0.1（10％）= 0.9（90％）$$

となる．この場合，薬物により引き起こされる最大効果の 50％とは，0.9（90％）の半分，つまり 0.45（45％）となるため，EC_{50} あるいは ED_{50} は，受容体の恒常活性分の

$$0.1（10％）+ 薬物分 0.45（45％）= 0.55（55％）$$

となり，グラフの 0.55（55％）の効果が得られる薬物濃度となる（**コラム図**）．すなわち反応性に受容体の内活性を用いていた場合，EC_{50} および ED_{50} の正確な定義は，薬物により引き起こされる最大効果から，その受容体の恒常活性を差し引いた値の 50％の効果を与える薬物の濃度あるいは用量となる．一方，有効性を用いて反応性をプロットしていた場合，有効性はリガンドによって引き起こされる反応性を考慮しているので，恒常活性があったとしても，リガンドが結合していない受容体の有効性は 0 となる．そのため，アンタゴニストの有効性は 0 であり，逆アゴニストの有効性はマイナスの値となる（図 2-3 薬物 D，E 左縦軸，**コラム図** 左縦軸）．したがって濃度あるいは用量-反応曲線の縦軸の効果に，内活性をベースに用いているのか有効性を用いているのかへの注意が必要である．

ところで，一般的にこの内活性という概念は，あくまで受容体が理論的に得られうる絶対的な反応性である．すなわち前述の受容体の親和性と同様に，ある受容体に，あるリガンドが作用した場合に引き起こされる，ある効果を想定した概念である．そのため，内活性は心臓の受容体でも腎臓の受容体でも，同一のリガンドによって引き起こされる効果・反応性は同様であると仮定している．しかしながら，有効性はいくつかの同じ受容体群によって引き起こされる総体としての薬物・リガンドによる相対的な効果・反応率であり，さまざまな細胞内外の環境要因により異なる可能性があるため，同じ受容体群に同じリガンドを作用させても，その効果・反応率は，たとえば心臓と腎臓では異なる可能性があることにも注意したい．

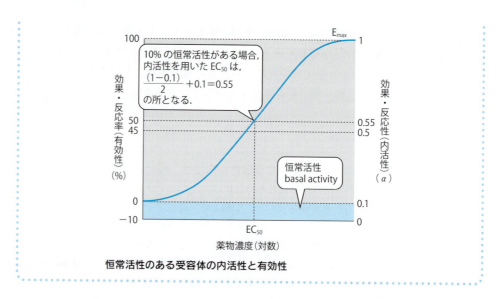

恒常活性のある受容体の内活性と有効性

1.4.3 アンタゴニスト

　リガンドが完全アゴニストであるのか，あるいは部分アゴニストであるのかは，そのアゴニストによって引き起こされる有効性や内活性の変化により決定付けられる．すなわち，リガンドの受容体への親和性がきわめて高くても，その有効性や内活性の変化が低ければ，それは部分アゴニストとして分類される．しかしながら，アンタゴニストの場合，受容体の恒常活性を変化させないとするそれ自体の性質上，有効性とは無関係に親和性によってのみ決定付けられる．前述したように親和性は純粋に化学的・物理的な指標であるため，どんなに親和性が低いアンタゴニストでも，その濃度を上げていくと必ず受容体の100％に結合する，つまり B_{max} を得ることができるはずである．つまり，アゴニストとは異なり，定義上部分アンタゴニストは存在しないことになる．受容体が活性化し有効性が生じるのは，受容体にアゴニストなどのリガンドが結合することで，受容体の構造（立体配座）receptor conformation が変化するためと考えられている．しかしながら，アンタゴニストは受容体に結合しても受容体の情報伝達系を変化させるために必要十分な構造変化を引き起こせない．それが受容体の有効性を得ることができない理由と考えられている．すなわち，アンタゴニストは有効性をもたず，かつ受容体への親和性，いわば結合作用のみを有するリガンドである．

　アンタゴニストは，主に4つの様式，すなわち競合的か非競合的か，あるいは可逆的か不可逆的かにより以下分類される：①可逆的競合的アンタゴニスト reversible competitive antagonist，②不可逆的競合的アンタゴニスト irreversible competitive antagonist，③可逆的非競合的アンタゴニスト reversible non-competitive antagonist，④不可逆的非競合的アンタゴニスト irreversible non-competitive antagonist．本項では，①を競合的アンタゴニスト competitive antagonist，②，③，④を非競合的アンタゴニスト non-competitive antagonist として大きく分類し，以下に解説する（図2-4）．

　1) 競合的アンタゴニスト：競合的アンタゴニストは最も一般的なアンタゴニストであり，主にアゴニストあるいは内因性リガンドと受容体上の同じ結合部位に可逆的に結合する．そのためアンタゴニストの濃度が上昇すると，受容体上でアゴニストあるいは内因性リガンドと競合する．その結果，それらのアゴニストは受容体に結合しにくくなり，効力を減弱させる（図2-5a）．また反対に，アゴニストや内因性のリガンドの濃度が上昇するにつれて，アンタゴニスト

は競合的に受容体から遊離するため，アンタゴニストによる抑制効果は減弱する．すなわち，アンタゴニストの存在下においてもアゴニストあるいは内因性リガンドの濃度を上昇させていけば，いつかはアゴニストなどが完全にアンタゴニストと置き換わる．その結果，競合的アンタゴニストが作用する受容体は，最大効果を得ることができる（図 2-5b）．しかしながら，アゴニストはアンタゴニストと競合するため，アンタゴニストが存在しない場合と同程度の有効性を得るために，より高濃度のアゴニストあるいは内因性リガンドが必要となり，効力の指標となる EC_{50} あるいは ED_{50} は大きくなる．そのため，濃度・用量-反応曲線は右にシフトする（図 2-5b）．

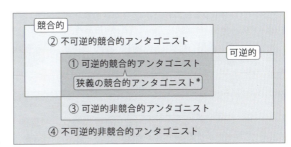

図 2-4　アンタゴニストの4つの分類
* それ以外は，非競合的アンタゴニストとみなす．

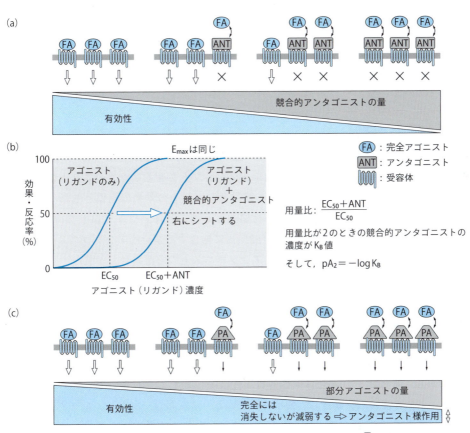

図 2-5　アンタゴニストの作用の違い
(a) 競合的アンタゴニストは完全アゴニストと競合することで受容体の有効性を減弱させる．
(b) 競合的アンタゴニストを作用させると，濃度-反応曲線は右にシフトする．
(c) 部分アゴニストは，完全アゴニストと競合しても有効性を完全には消失できない．
pA_2：濃度・用量-反応曲線を2倍右シフトさせる濃度の負対数（競合的アンタゴニストの固有の定数），K_B 値：B_{max} の半分の受容体（50%）に結合する競合的アンタゴニストの濃度（解離定数）

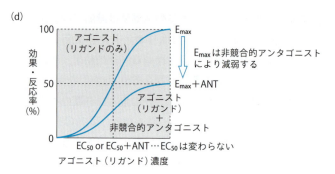

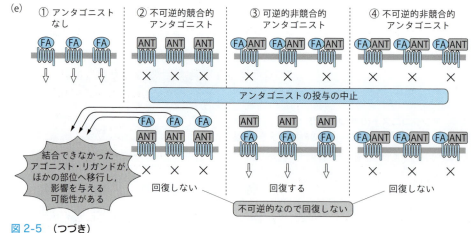

図 2-5 （つづき）
(d) 非競合的アンタゴニストにより E_{max} は減弱する．しかしながら，EC_{50} や ED_{50} は変わらない．
(e) アンタゴニストのタイプにより，生体に与える影響は異なる．

　アンタゴニストが存在する場合に，濃度・用量–反応曲線が何倍右シフトしたかを示す値を，**用量比** dose ratio と呼ぶ．一般的に，曲線を2倍右シフトさせるアンタゴニストの濃度の負対数は **pA$_2$ で，競合的アンタゴニストの固有の定数**として，その効果の指標とされる．pA$_2$ は $-\log K_B$ であらわされ，K_B は，前項「1.1.2 薬物標的と薬物受容体」やコラム 2-1「解離定数」で示した K_D 値と類似した B_{max} 半分の受容体（50％）に結合する競合的アンタゴニストの濃度，すなわち解離定数である（コラム 2-4「競合的アンタゴニストの解離定数」参照）．
　部分アゴニストは前述の通り，見かけ上のアンタゴニスト様作用をあらわすことがある．この作用機序は，競合的アンタゴニストと本質的には同じであると考えられるが，それでも受容体の有効性を部分的ではあるが生じさせることができるため，定義上アンタゴニストとはみなさない（**図 2-5c**）．たとえば，ブプレノルフィン buprenorphine はオピオイド μ 受容体（opioid μ receptor）の部分アゴニストであるため，その有効性は完全アゴニストであるモルヒネよりも低い．しかしながら，オピオイド μ 受容体への親和性はモルヒネよりも高いため，モルヒネなどによるオピオイド依存症の治療薬として使用されている．すなわち，ブプレノルフィンの部分アゴニスト活性により，オピオイド μ 受容体の遮断により生じる離脱症状を減弱させることができるため，依存症治療の継続が期待できる．
　2）非競合的アンタゴニスト：前述のように，非競合的アンタゴニストには，②不可逆的競合的アンタゴニスト，③可逆的非競合的アンタゴニスト，④不可逆的非競合的アンタゴニストがある．②のタイプは，受容体上でアゴニストや内因性リガンドが結合するのと同じ部位に，不可逆

的，あるいはきわめて解離しにくく結合する．③や④のタイプのアンタゴニストは，アゴニストなどの結合部位とは異なる場所に，それぞれ可逆的あるいは不可逆的に結合し，受容体の構造を変化させるなどにより，アゴニストによる有効性を減弱させる．

　これらの非競合的アンタゴニストは，アゴニストと競合しないため，アゴニストの濃度を上昇させても有効性が回復することはない．そのため非競合的アンタゴニストの濃度が上昇するにつれて，最大効果（E_{max}）は減弱する．一方，多くの非競合的アンタゴニストは，アゴニストや内因性リガンドの EC_{50} や ED_{50} を変えることはない（図 2-5d）．その理由として，非競合的アンタゴニストが結合していない受容体は，アンタゴニストの影響を受けないため，個々の受容体の有効性や EC_{50} あるいは ED_{50} が変わらないからである．しかしながら，アンタゴニストが結合している受容体は，アゴニストによる有効性を引き出せないため，（図 2-5d）で示したように，総体としての最大効果（E_{max}）は減弱する．

　これら3つのタイプの非競合的アンタゴニストは，薬物としての性質が本質的に大きく異なる．②と④のタイプの非競合的アンタゴニストは，不可逆的にアンタゴニストが受容体に結合し

> **Column 2-4　競合的アンタゴニストの解離定数**
>
> 　競合的アンタゴニスト濃度を［B］で，薬物受容体濃度を［R］，結合した競合的アンタゴニストと受容体の濃度を［BR］としたときに
>
> 　　　　　［BR］⇔［B］＋［R］
>
> であらわされる解離反応の平行定数である．この反応は化学平衡状態にあるため
>
> 　　　　　$K_B =$ ［B］［R］/［BR］
>
> とあらわされる．
>
> 　アンタゴニストは，有効性が0であるため効力をもちえない．そのため親和性の指標である K_B 値を有効性・効力をあらわす濃度・用量-反応曲線に落とし込む必要がある．このとき，用量比から1を引いた対数値を縦軸に，アンタゴニストの濃度の対数値を横軸にプロットしたシルド（シルト）プロット Schild plot から pA_2 値が求められる（**コラム図**）．pA_2 値は用量比が2であるときの値である．そのため，log (2-1) = 0，すなわち縦軸が0のときの横軸の値が pA_2 値となる．ただし，シルドプロットは，1つの受容体にアゴニスト（リガンド）とアンタゴニストが，1：1で競合している場合のみ pA_2 値を求めることができ，そのときプロットした直線の勾配は1となる．
>
> 　$pA_2 = -\log K_B$ は，$K_B = 10^{-pA_2}$ であるから pA_2 が大きいほど K_B の濃度は小さくなり，少ない濃度＝分子量で曲線を2倍右シフトさせることのできる，より効力のある競合的アンタゴニストということができる．
>
>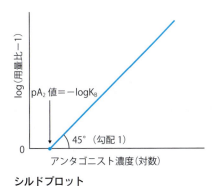
>
> **シルドプロット**

ている．そのため，アンタゴニストの投与を中止しても，受容体の作用が回復することはない．②のタイプは，アンタゴニストが受容体に結合している場合はアゴニストが結合することができない．そのため，結合していないアゴニストは受容体の周りに存在することが考えられる．一方，③と④のタイプのアンタゴニストは，アゴニストとは別の部位に結合するため，アゴニストもアンタゴニストとともに受容体に結合していることが考えられる．アゴニストや内因性リガンドが引き起こす作用の各非競合的アンタゴニストによる抑制は，一見同じようではある．しかしながら，それらを薬物として考えた場合に，②についてはアンタゴニストが結合した受容体の回復はなく，受容体に結合できなかったアゴニストや内因性のリガンドがほかの部位へと移行し，移行先の受容体と結合することによって生じる影響を考える必要がある（図2-5e ②）．③はアンタゴニストの投与を中止した場合，すぐにもとの状態に回復するのに対して（図2-5e ③），④はその受容体の回復は見込めず，アゴニストのほかの部位への影響も少ない（図2-5e ④）．このように時間軸を考慮した場合には，アンタゴニストのタイプにより，それぞれ異なる影響を生体に与える可能性にも注意したい．

1.4.4　予備受容体

完全アゴニストのなかには，すべての受容体を活性化しなくても，一部の受容体に結合するだけで最大効果（E_{max}）を与える場合がある．このとき，アゴニストが結合していない受容体は，パンクに備えたスペア・タイヤのような存在に例えられて，**予備受容体** spare receptor（**余剰受容体**）と呼ばれる．これは，本章「1.4.3　アンタゴニスト」の④のタイプの不可逆的非競合的アン

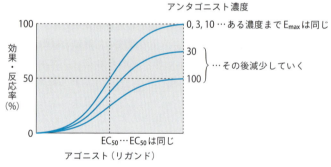

図2-6　スペア受容体が存在する場合
スペア受容体（余剰受容体）が存在すると，不可逆的非競合的アンタゴニストを作用させても E_{max} が得られる場合がある．

タゴニストを受容体に作用させても，ある種の完全アゴニストは最大効果（E_{max}）を引き起こすことがあることから，その存在の概念が考え出された（図2-6）．コラム2-2「K_D値とEC_{50}あるいはED_{50}は異なる指標である」で述べた親和性と，効力あるいは有効性が異なる尺度であることの一例である．

1.4.5 バイアス・アゴニスト

　受容体はアゴニストや内因性リガンドとの結合により，その構造を変化させ，次のタンパク質の機能的変化を引き起こすなどの受容体情報伝達系を活性化させ，有効性をあらわす．しかしながら，受容体はアゴニストやアンタゴニストとの結合により常にONかOFFとなる単純な構造変化を引き起こすわけではない．実際に部分アゴニストという概念で示されるように，受容体は結合するアゴニストの化学構造や立体配位などにより，いくつかの構造を取りうることがわかっている．そのため，ある部分アゴニストでは30％しか有効性が得られない，などの薬理作用があらわれる．

　受容体は常に1つの有効性しか示さないのではないことも，また明らかになってきた．すなわち，ある受容体は，あるリガンドに対して，①という情報伝達系と，②という情報伝達系を同時に活性化することがあり，ときには③という情報伝達系が遅れて活性化するなど，複数の有効性を同時に有する場合もある．上記の30％しか有効性が得られないとした部分アゴニストをAとすると，30％は①の系だけについての有効性であり，実際には②の系は60％の有効性を得ることができ，③の系では有効性が得られないという場合がありうるのである（図2-7 薬物A）．この場合，部分アゴニストAは，②の系に対して①の系よりもバイアスがかかっていることから，薬物Aは②の系への**バイアス・アゴニスト** biased agonist と呼ぶことができる．さらに③の系に対して薬物Aはアンタゴニストとして作用している．たとえば，薬物Bは，薬物Aの作用した同じ受容体に対して①の系を50％，②の系を－10％，③の系を100％活性化させるなど，バイアス性の度合いは，作用するリガンドによって異なる可能性がある．すなわち，これまでのONかOFFだけで考えられていた受容体の有効性の実態は，より複合的で階層的であることがわかってきた．上記の薬物Bは，①の系に対しては部分アゴニスト，②の系に対しては逆アゴニスト，そして③の系に対しては完全アゴニストであると分類できる（図2-7 薬物B）．このように受容体とリガンドとの関係性の詳細が解明されてきたため，リガンドの分類は，対象となる受容体のどの系に対する作用かを把握して評価する必要がある．

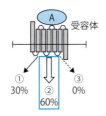
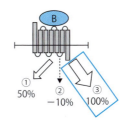

薬物Aは ①,②系への部分アゴニスト
　　　　③系へのアンタゴニスト
薬物Aは ②系へのバイアス・アゴニスト

薬物Bは ①系への部分アゴニスト
　　　　②系への逆アゴニスト
　　　　③系への完全アゴニスト
薬物Bは ③系へのバイアス・アゴニスト

図2-7　バイアス・アゴニストの概念

1.5 薬物の併用

1.5.1 アロステリック調節因子による薬力学的相互作用

薬物のなかには，一般的なアゴニストやアンタゴニストとは異なる作用様式で受容体の機能を変化させる場合もある．これらの薬物はアロステリック調節因子 allosteric modulator と呼ばれ，前項で解説した非競合的アンタゴニストの一部が含まれる．これらの薬物は，受容体のリガンド結合部位と同一の部位（オルソステリック部位 orthosteric site）には作用せず，別の部位（アロステリック部位 allosteric site）に結合することで，その受容体とリガンドとの親和性や有効性を変化させる（図2-8a）．すなわち，アロステリック調節因子とアゴニストを併用させると，その

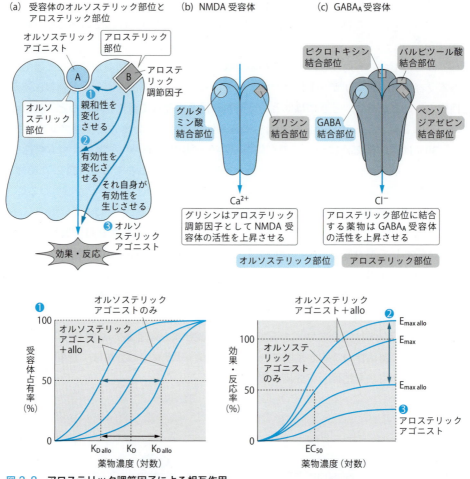

図2-8 アロステリック調節因子による相互作用
(a)
① アロステリック調節因子は，オルソステリックアゴニストの親和性を変化させる．
② アロステリック調節因子は，オルソステリックアゴニストの有効性を変化させる．
③ アロステリックアゴニストは，アロステリック部位に作用して有効性を生じさせる．
(b) グリシンはグルタミン酸 NMDA 受容体のアロステリック調節因子である．
(c) ベンゾジアゼピン，バルビツール酸，ピクロトキシンは，γ-アミノ酪酸 GABA$_A$ 受容体のアロステリック調節因子である．
オルソステリック部位：受容体のリガンド結合部位と同一の部位，アロステリック部位：受容体のリガンド結合部位とは別の部位，$E_{max\ allo}$：アロステリック調節因子の存在下で，薬物が受容体を活性化することにより得られる最大効果，$K_{D\ allo}$値：アロステリック調節因子の存在下で，半分の受容体（50％）に結合する薬物の濃度 allo：アロステリック調節因子

親和性や有効性が，併用しない場合と比べて正にも負にも大きく変化する場合がある（図 2-8a ①，②）．またアロステリック部位に結合する調節因子が，従来のオルソステリック部位に結合するアゴニスト（オルソステリックアゴニスト）の非存在下でも受容体に有効性をあらわす場合もある（アロステリックアゴニスト）（図 2-8a ③）．

記憶や学習に関与していると考えられている興奮性神経伝達物質としてのグルタミン酸が結合するグルタミン酸 NMDA 受容体は，同じく神経伝達物質としてのアミノ酸であるグリシンが結合していないとグルタミン酸によって活性化されない．しかしながら，グリシン自体がグルタミン酸 NMDA 受容体を活性化することはない（図 2-8b）．抑制性アミノ酸神経伝達物質としてのγ-アミノ酪酸 $GABA_A$ 受容体に，向精神薬であるベンゾジアゼピンなどが結合していると，受容体の活性が高いことも知られている（図 2-8c）．つまり，グリシンおよびベンゾジアゼピン系薬物は，それぞれの受容体のアロステリック部位に作用するため，内因性リガンドによる受容体の有効性を高めるアロステリック調節因子とみなすことができる．

アロステリック調節因子による機能変化は，多くの受容体でみつかってきている．このように，ある薬物を併用することにより，リガンドなどのほかの薬物による親和性や有効性あるいは効力を変化させる作用を，薬力学的相互作用と呼ぶ．

1.5.2 薬物動態学的相互作用

薬物の併用による相互作用として，薬力学的相互作用のほかに，薬物動態学的相互作用が知られている．これは，ある薬物の併用により，ほかの薬物の代謝や分布，吸収や排泄などの体内動態が変化する作用である．同時に処方された多くの薬物を服用するのが一般的になってきているため，薬物動態学的相互作用による変化を駆使することで，治療効果などを上げることも可能となる．その一方で，薬物の体内動態は個人差も大きく，予期せぬ作用により中毒などが引き起こされることや，薬効が消失することも起こりうる．このような変化は，薬物だけではなく，健康食品やハーブ類，グレープフルーツなどとの同時摂取によっても引き起こされる危険性があるため注意が必要である．治療効果が上がる例としては，高血圧症を改善するためのアンギオテンシン変換酵素（ACE）阻害薬と Ca^{2+} チャネル遮断薬の併用などがあげられる．有害事象としてはワルファリンと非ステロイド性抗炎症薬の併用による出血傾向の増加などがあげられる．

1.6 薬物アレルギー

薬物による有害事象として，副作用（本章 1.3 p 12 参照）や薬物動態学的相互作用による中毒症状（本章 1.5.2 p 23 参照）のほかに，薬物により引き起こされる過剰な免疫反応である薬物アレルギー drug allergy が知られている．薬物アレルギーがほかの有害事象と異なる点は，副作用や中毒症状は服用した薬物の量との相関関係が認められるのに対して，薬物アレルギーには量的な相関関係が認められないことである．主に皮膚や目のかゆみ，発疹などの軽度な症状がみられるが，気管支喘息による呼吸困難やアナフィラキシーショック anaphylactic shock による血圧低下など，重篤化する場合もある．薬物は，ハプテンとして生体内物質と作用することで抗原性が生じる．そのため，薬物アレルギーの多くは，薬物特異的な IgE 抗体産生を引き起こす即時的なⅠ型アレルギー反応と考えられている．目，口，外陰部などの粘膜に紅斑や水泡，びらんなどがみられる重篤なスティーブンス・ジョンソン症候群 Stevens-Johnson syndrome はⅢ型アレルギー反応に起因していると考えられている．原則として，はじめて服用した薬物によりアレルギー反応は起こらない．しかしながら，すでに構造が類似した薬物により感作が成立している場合，は

じめて服用する薬物でもアレルギー反応が引き起こされる場合があり，交差反応と呼ばれている．アレルゲンとして疑わしい薬物の投与の中止と，それぞれの症状による対症療法が主な治療法となる．さらに，原因を特定し代替薬物を選択することも必要となる．

皮膚症状として，播種状紅斑型薬疹，蕁麻疹，固定薬疹，光線過敏症，血清病様反応などがあげられる．さらに，多形滲出性紅斑からスティーブンス・ジョンソン症候群そして中毒性表皮壊死型薬疹への移行や，肝機能障害や腎障害を伴う重症型薬疹である薬剤性過敏症症候群なども知られている．アナフィラキシーショックは全身に起こる急性反応である．急激な血圧低下と呼吸困難に陥る，IgG が関与する I 型アレルギー反応である．ペニシリン系の抗生物質などの投与後数分で発症するペニシリン・ショック penicillin-induced shock がその代表例である．類似した症状として，アスピリンなどの非ステロイド性抗炎症薬などにより引き起こされるアナフィラキシー様の喘息であるアスピリン喘息 aspirin-induced asthma が知られている．しかしながら，アスピリン喘息は過剰な免疫反応ではなく，アスピリンなどの影響で過剰に産生されるロイコトリエンが引き起こす反応であり，アレルギー様反応 pseudo-allergic reaction と呼ばれている．薬物アレルギー反応と薬物アレルギー様反応は，ともに異常薬物反応 adverse drug reactions（ADRs）に分類される．

2 細胞情報伝達系と受容体

2.1 受容体とは

2.1.1 概念から実体へ

イギリスの薬理学者であったクラーク Alfred J. Clark は，1937 年の著書のなかで，「薬物により認められる，そのきわだった作用は，薬物が受容体 receptor と，非常に特異的なパターンで結合していると考えなければ説明がつかない」と記していることから，受容体の概念を最初に薬理学に取り入れた人物とされている．その後の薬理学は，薬物による作用を定量的に理解するために受容体という概念を受け入れ，受容体理論 receptor theory として発展させてきた．その草創期には，薬物の効果を決めるのは，薬物が受容体に結合する割合であると考えられていた．すなわち，その時代には，親和性と効力（および有効性）を同一視していたことになる．そのため，その当時の最大の疑問は，アゴニストもアンタゴニストも，ともに受容体に結合するのに，なぜアンタゴニストは効果を引き起こさないのかという点であった．この疑問は，1950 年代中頃にオランダのアリエンス Everhardus J. Ariëns とイギリスのスチーブンソン Robert P. Stephenson が部分アゴニストについての解説のなかで効力と有効性という概念をはじめて提唱し，親和性とは異なる指標であることを明確にしたことにより理解が進んだ．このとき，アンタゴニストとは受容体への親和性を有するが，有効性はあらわさないリガンドであると定義された．

1960 年代に薬物を放射ラベルすることが可能となると，概念としての受容体の存在を明らかにすべく，薬物と受容体の結合実験が開発されはじめた．今日では 1 日もかからないこの実験は，1970 年代から 1980 年代当時は 1 年を要して漸く測定できる程度の精度であった．その後，幾多の研究の積み重ねから，受容体はタンパク質あるいはタンパク質と脂質の複合体であることが予想され，薬物の結合は飽和することなども判明した．その頃から受容体の単離が成功し，精製されアミノ酸配列や構造についても理解が進みはじめた．1980 年代終わりに，受容体は恒常活性している場合があることが明らかとなり，逆アゴニストの存在も見出された．そして，1980

年代から1990年代に，さまざまな受容体の遺伝子がクローニングされ，クラークの時代から60年近くかけて，概念としての受容体は存在する実体であることが確認された．その一方で，実体としての受容体を捉えた場合，受容体理論では説明が難しい現象もわかりはじめてきた．

2.1.2　鍵と鍵穴モデルを超えて

受容体が概念であった頃から，主として以下の2つを比較することで，その分類が行われてきた．それらは，①受容体と薬物の解離定数K_D値や，競合的アンタゴニストの解離定数から求められるpA_2値の比較，②内因性リガンドやアゴニストにより引き起こされる有効性や効力の比較である．①は，受容体と薬物による純粋に化学的・物理的な作用により求められる受容体と薬物による固有の定数であり，②は，ある条件下で，異なるリガンドを作用させたときに得られる受容体の反応の大きさや，EC_{50}やED_{50}の比較による分類である．この①と②を組み合わせることで，受容体それぞれの差異を求めてきた．しかしながら，21世紀に入り，前述したアロステリック調節因子や，バイアス・リガンドの存在が明らかとなり，リガンドと受容体を鍵と鍵穴でたとえた単純なモデルでは説明しきれない現象もあらわれはじめた．すなわち，同じ受容体に同じリガンドを作用させても，アロステリック調節因子の有無で，K_D値やpA_2値が変わる場合，あるいはその受容体が2つの異なる情報伝達系を活性化させる場合，2つの異なるEC_{50}やED_{50}が得られることなどもわかってきた．さらに，アドレナリン$β_2$受容体 adrenergic $β_2$ receptor のように，リガンドが受容体に作用して得られる有効性は，経時的に，その種類も効果も変わることも見出された．

その一方で，多くの情報が得られた現在でも，実際に実験に使われている手法の多くは，受容体が概念であった頃とほとんど変わっていない．受容体理論は先人達の叡智により磨き上げられた洗練された理論であり，K_D値やpA_2値，EC_{50}やED_{50}を求めることで，受容体とリガンドの関係性を明らかにする作業は連綿と続いている．ただし，異なる点としては，かつてはある特定の状況や特定の瞬間の限定された状態での受容体像を想定し，いわばスチール写真を撮り，それを解析していたのに対して，現在は，いくつかの条件や時間軸も考慮した多面的な受容体像を構築しながら解析している点である．すなわち，多方面から取られたスチール写真を連続的に組み合わせた立体的な動画を作成し，それについて解析しているといえる．現在では，遺伝子配列からそれが受容体であろうことは予想がつくが，何に対してどのような反応をするのかも不明なオーファン（孤児）受容体 orphan receptor の存在も明らかになっている．ほとんどの薬物が，その効果をあらわすためには，受容体に結合することが最初のステップである限り，受容体は薬理学の核心の1つであることに変わりはない．

2.2　受容体の種類

受容体は，概念として想定されていた頃にはその反応性により分類されていた．単離・精製され，さらに遺伝子配列なども明らかとなった現在では，狭義の受容体として，主に以下の4種類に区分されている．

2.2.1　イオンチャネル内蔵型受容体 ionotropic receptors

リガンド開口型イオンチャネル受容体 ligand-gated ion channel receptors とも呼ばれる．このタイプの受容体の多くは，4つから5つのサブユニットから構成される．細胞表面の結合部位にリガンドが結合することで，それぞれのサブユニットの細胞膜貫通部分がずれるように変化する．

(a) イオンチャネル内蔵型受容体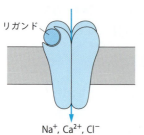

- ミリ秒単位での制御
- 4つか5つのサブユニットにより構成
- 神経細胞のON/OFFスイッチとして神経系を制御する
- ニコチン性アセチルコリン受容体, グルタミン酸NMDA受容体, γ-アミノ酪酸GABA$_A$受容体, セロトニン5-HT$_3$受容体など

(b) Gタンパク質共役型受容体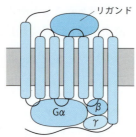

- 数秒〜数分単位での制御
- 7回膜貫通型受容体. 三量体Gタンパク質と共役
- 神経系から, 味・嗅・視覚まで生体内のさまざまな反応を調整・制御する
- 800種類ほど存在し, 多くの薬物のターゲット
- G$α_s$共役型:アドレナリン$β_2$受容体など
G$α_i$共役型:プロスタノイドEP$_3$受容体など
G$α_q$共役型:アセチルコリンM$_3$受容体など

(c) 酵素内蔵型およびその関連受容体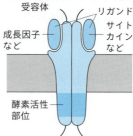

- 数時間単位での制御
《酵素内蔵型》
- チロシンキナーゼ型:上皮成長因子(EGF)受容体, 神経成長因子(NGF)受容体
- セリン/スレオニンキナーゼ型:形質転換成長因子(TGF)受容体⇒細胞の増殖, 分化や分裂を制御
《受容体自身に酵素活性がなく, 細胞質内の酵素を活性》
- チロシンキナーゼ活性:サイトカイン受容体[インターロイキン(IL)受容体, インターフェロン(IFN)受容体など]⇒炎症や免疫系の制御
グアニル酸シクラーゼ活性:心房性利尿ペプチド(ANP)受容体⇒利尿を促す

(d) 核内(細胞内)受容体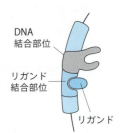

- 数時間〜数カ月単位での制御
- 細胞膜発現受容体ではない
- DNAと直接結合して転写活性を制御する
- 50種類ほど存在し, 10%程度の処方せん薬物のターゲット
- ホルモン受容体:グルココルチコイド受容体(リガンドはコルチゾール, コルチコステロンなど)など
- ペルオキシソーム増殖因子活性化受容(PPAR):リガンドは脂肪酸やプロスタグランジンなど
- シトクロムP450(CYP)誘導型受容体:構成的アンドロスタン受容体(CAR), アリル炭化水素受容体(AhR)など

図 2-9 受容体の4つの分類

　その構造変化により細胞膜に細孔(小さな穴)が形成され, そこを主にNa$^+$, Ca^{2+}そしてK$^+$の陽イオンあるいはCl$^-$の陰イオンが通過する. これらのイオンは, 通常状態ではその極性(電荷を有する)のため細胞膜を通過できない. これらの受容体は細胞の内外の電位差を生じさせるうえで重要な働きをしている. リガンドが結合した受容体を介して, イオンの流入あるいは流出が起こり, 電位差バランスが崩れることで細胞内情報伝達系は活性化する. イオンの流入出は, ミリ秒単位のきわめて速い活性化と抑制の制御が必要とされるため, このタイプの受容体はリガンドの結合により受容体自身が直接ONかOFFの構造を取り, ほかのタイプの受容体のような中間型の活性化形態は存在しない. つまり, 神経伝達物質をリガンドとした神経細胞の電気的な活性化や抑制による興奮作用や抑制作用などの調節に寄与している. その活性化状態は, アロステリック調節因子により制御される場合が多いこともわかってきている. 最初にクローニングされたアセチルコリンをリガンドとするニコチン性アセチルコリン受容体や, アロステリック調節因子により活性化が制御されているグルタミン酸をリガンドとするグルタミン酸NMDA受容体, γ-アミノ酪酸をリガンドとするγ-アミノ酪酸GABA$_A$受容体, あるいはセロトニンをリガンドとするセロトニン5-HT$_3$受容体など, 神経系の制御に重要な役割を果たしている受容体が多い(図2-9a).

2.2.2 Gタンパク質共役型受容体 G protein-coupled receptors（GPCR）

GPCRは，1つのポリペプチド鎖から構成され，αヘリックス鎖が7回細胞膜を貫通する構造（7回膜貫通型受容体）である．7つのαヘリックス鎖によって囲まれたポケット，あるいは細胞膜表面上の領域にリガンドが結合すると，受容体の構造が変化する．受容体の構造変化に伴い，細胞質側のドメインに，αβγの三量体サブユニットからなるGタンパク質 G proteinが作用（共役）する．活性化したGタンパク質のαサブユニットは，効果器 effectorの活性を変化させることで細胞内情報伝達系を活性化する．Gタンパク質はグアニンヌクレオチド結合タンパク質の略称であり，それ自身が酵素活性を有するグアノシン三リン酸（GTP）加水分解酵素（GTPアーゼ）である．受容体の活性化によりGαサブユニットと結合していたグアノシン二リン酸（GDP）は，GTPと交換される．それによりGαサブユニットは三量体から解離し，効果器に作用することで，その活性を変化させると考えられている．またGβγサブユニットも異なる効果器に作用すると考えられる．その後GαサブユニットのGTPはGTPアーゼの活性化により脱リン酸化されGDPに戻る．そしてGαサブユニットは，再びGβγサブユニットと会合し，受容体の活性化は収束する．受容体がまだ概念であった頃から，薬理学的にはその受容体に共役するGαサブユニットの型と，それが作用する効果器の違いにより，$G\alpha_s$，$G\alpha_i$，$G\alpha_q$ サブユニットを主軸とした，大きく3つのタイプに分類されている．しかしながら，現在は複数のGαサブユニットと共役する受容体の存在も知られている．

GPCRは，ヒトにおいてタンパク質をコードする遺伝子の1%以上を占める大きなファミリーを形成しており，約800種類が分類されている．これらの受容体は，神経伝達物質に反応するアドレナリン受容体やムスカリン性アセチルコリン受容体，炎症性生理活性物質に対応するプロスタグランジン（プロスタノイド）受容体，ホルモン受容体およびペプチド受容体に加え，嗅覚，味覚あるいは光を感知する受容体などきわめて多岐にわたるリガンドに反応する．また細胞の表面に作用する薬物の約半分，および市場での需要の高い薬物の約30%は，GPCRがターゲットである（図2-9b）．

2.2.3 酵素内蔵型およびその関連受容体 kinase-linked and related receptors

このタイプは，細胞外に大きなリガンド結合領域を有する1回膜貫通型受容体である．①細胞内領域にチロシンリン酸化酵素活性を有するチロシンキナーゼ型受容体 receptor tyrosine kinaseおよびセリン/スレオニンキナーゼ型受容体 receptor serine/threonine kinaseと，②受容体自身には酵素活性がなく，細胞内のチロシンキナーゼを活性化させるサイトカイン受容体 cytokine receptorに分類される．チロシンキナーゼ活性を有する受容体は，細胞の増殖，分化あるいは分裂を制御している．チロシンキナーゼ型受容体としては，上皮成長因子受容体 epidermal growth factor receptor（EGF受容体）や神経成長因子受容体 nerve growth factor receptor（NGF受容体），セリン/スレオニンキナーゼ型受容体として形質転換成長因子受容体 transforming growth factor receptor（TGF受容体）などがあげられる．サイトカイン受容体として，さまざまなインターロイキン受容体 interleukin receptor（IL受容体），インターフェロン受容体 interferon receptor（IFN受容体），コロニー刺激因子受容体 colony-stimulating factor receptor（CSF受容体）などが知られている．これらのサイトカイン受容体の多くは，炎症や免疫系の制御に寄与している．さらに，利尿を促す心房性利尿ペプチド受容体 atrial natriuretic peptide receptor（ANP受容体）は，細胞質内に内蔵するグアニル酸シクラーゼの活性化を介して作用をあらわす（図2-9c）．

2.2.4 核内（細胞内）受容体 nuclear receptor

上記の3タイプの受容体とは異なり，このタイプの受容体は細胞膜上に発現しておらず，細胞質あるいは核内に存在している．その多くは同一の遺伝子から遺伝子重複により進化したと考えられている．そのため共通した構造として，1つのポリペプチド鎖のアミノ末端側に，Zn^{2+} を介して DNA に結合するジンク・フィンガー・モチーフ zinc finger motif と，カルボキシ末端側にリガンド結合部位を有している．DNA と直接結合できることから，リガンド活性化型転写因子 ligand-activated transcription factor として自身が遺伝子発現を調節する．

このタイプの受容体の存在は1970年代からすでに知られていたが，タンパク質や遺伝子配列が明らかになるにつれて，1つのファミリーを形成する受容体群であることが明らかにされた．しかしながら，リガンドが不明であるオーファン受容体も多い．このタイプの受容体は大きく3つのグループに分けられる．1つは，コルチゾール cortisol やコルチコステロン corticosterone をリガンドとする糖質コルチコイド（グルココルチコイド）受容体 glucocorticoid receptor （GR）など内分泌系ホルモンの受容体である．たとえば，17β-エストラジオール 17β-estradiol の受容体であるエストロゲン受容体 estrogen receptor （ER）や，テストステロン testosterone の受容体であるアンドロゲン受容体 androgen receptor （AR）などが知られている．2つ目のグループは，脂肪酸やプロスタグランジンなどがリガンドであるペルオキシソーム増殖因子活性化受容体 peroxisome proliferator-activated receptor （PPAR）など脂質系生理活性物質の受容体あるいはビタミンA vitamin A の受容体であるレチノイン酸受容体 retinoic acid receptor （RAR）などがあげられる．さらに3つ目のグループとして，環境中の化学物質などの異物を認識し，それらを代謝するためのシトクロムP450 （CYP）酵素などを誘導する受容体群も知られている．構成的アンドロスタン受容体 constitutive androstane receptor （CAR），プレグナンX受容体 pregnane X receptor （PXR），そしてアリル炭化水素受容体 aryl hydrocarbon receptor （AhR）などである．これらの受容体はリガンドの特異性が低いので，多くの薬物と結合しCYPの発現を誘導する．そのため，薬物相互作用などの薬物動態を予測・モニタリングするために重要な受容体群であると考えられている．他の核内受容体とは異なり AhR は，DNA結合に塩基性ヘリックス・ループ・ヘリックス basic helix-loop-helix （bHLH）・モチーフを有する．そのため，その他の核内受容体とは進化的に異なる受容体であると考えられる．核内受容体は現在50種類程度の存在が確認されている小さな受容体ファミリーではあるが，医療用医薬品の約10%は，このタイプの受容体をターゲットとしている（図 2-9d）．

2.3 受容体と情報伝達

薬物や内因性リガンドが受容体と結合することで引き起こされる生物的・生理的な機能変化は，複数のタンパク質の機能変化の連鎖である．リガンドなどの受容体への結合から引き起こされる，最終的な応答までの一連の過程を，細胞内情報伝達系 intracellular signal transduction pathway と呼ぶ．それぞれの細胞における情報伝達系は，その細胞が属している組織や役割により，伝達方法やスピードが異なる．たとえば，前述したように，神経細胞はミリ秒単位での反応が必要であるが，ホルモンにより引き起こされる反応は，数時間～数日単位であらわれる．一般的に，これらの情報伝達系の性質や機構は，その引き金となる受容体の種類により規定される場合が多い．ここでは本章「2.2 受容体の種類」での受容体の分類に従い，その代表的な情報伝達系について概説する．

2.3.1 イオンチャネル内蔵型受容体情報伝達系 ionotropic receptors signal transduction pathway

このタイプの受容体の情報伝達系は，本章「2.2.1 イオンチャネル内蔵型受容体」で述べたように神経伝達物質をリガンドとした神経細胞の電気的な活性化や抑制による興奮作用や抑制作用あるいは筋細胞などの収縮の調節に寄与している．

たとえば，神経伝達物質であるアセチルコリンが神経細胞のニコチン性アセチルコリン受容体に作用した場合，イオンチャネルとしての受容体の構造が変化し，Na^+ が細胞内に流入する（図2-10a）．マイナスに荷電している細胞膜の内側に，プラスの電荷を有した Na^+ が流入してくると，細胞の内外で分極していた電位差が相殺される（図2-10a ①～③）．このように分極が取り除かれるため（分極状態から脱するため），イオンチャネル受容体周辺の細胞膜は**脱分極** depolarization する．電流は高いほうから低いほうへと流れるため，脱分極して電位差がゼロに近づいた細胞膜に，プラスに帯電している隣接した細胞膜から電荷が移動する（図2-10a ④）．それより隣接した細胞膜も電位差が小さくなり脱分極を引き起こす．この電荷が次々に隣接部に伝わる現象は，**興奮伝導**と呼ばれる．興奮伝導が神経細胞の末端まで伝わると，イオンチャネル内蔵型受容体と構造が類似した電位依存性カルシウムチャネルが細胞膜の電位差の変化により，その立体構造を変え，細胞内に Ca^{2+} を流入させる（図2-10a ⑤）．流入した Ca^{2+} が，小胞にあるシナプトタグミンと呼ばれるカルシウムセンサータンパク質と結合することで（図2-10a ⑥），神経細胞終末の神経伝達物質を貯蔵している小胞は細胞膜と融合する（図2-10a ⑦）．小胞内の神経伝達物質は神経細胞間のシナプスに放出され（図2-10a ⑧），神経伝達物質をリガンドとする，隣接した神経細胞のアセチルコリン受容体などに作用し，興奮作用を**伝達**する．このような情報伝達系は**電気化学的情報伝導** electrochemical transmission と呼ばれる（図2-10a）．

また神経細胞の活性抑制作用は，たとえば γ-アミノ酪酸 $GABA_A$ 受容体のように Cl^- などマイナスの電荷をもつイオンを細胞内に流入させるか（図2-10b ①），K^+ などのプラスの電荷をもつイオンを細胞外に流出させるなどにより，細胞内の電荷をよりマイナスに，細胞外をよりプラスに分極させる（過剰に分極させる）（図2-10b ②）．それにより神経細胞は**過分極** hyperpolarization し，興奮伝導が引き起こされにくくなる（図2-10b ③）．

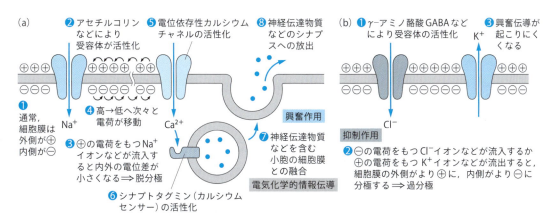

図2-10 イオンチャネル内蔵型受容体情報伝達系
(a) ニコチン性アセチルコリン受容体による神経細胞の脱分極（興奮作用）
(b) γ-アミノ酪酸 $GABA_A$ 受容体による神経細胞の過分極（抑制作用）

2.3.2 Gタンパク質共役型受容体情報伝達系 GPCR signal transduction pathways

前述したように，Gαサブユニットの型と作用する効果器の違いにより，その情報伝達系もG$α_s$，G$α_i$，G$α_q$サブユニットを主軸とした3つのグループに大きく分類される．また，4つ目のグループとしてG$α_{12}$やG$α_{13}$サブユニットによる情報伝達系も知られている．

1) 一般的・汎用的GPCR情報伝達系：G$α_s$，G$α_i$，G$α_q$の3つのグループのうちの1つ目は，G$α_s$型サブユニットの活性化を介した系であり，アデニル酸シクラーゼを活性化させ，サイクリックAMP cyclic adenosine monophosphate（cAMP）を産生させる（**図2-11a ①**）．G$α_s$サブユニットはコレラ毒素 cholera toxin 感受性であり，コレラ毒素が作用するとG$α_s$サブユニットは不可逆的にGTPアーゼ活性が失活し，cAMPの産生亢進が継続する．

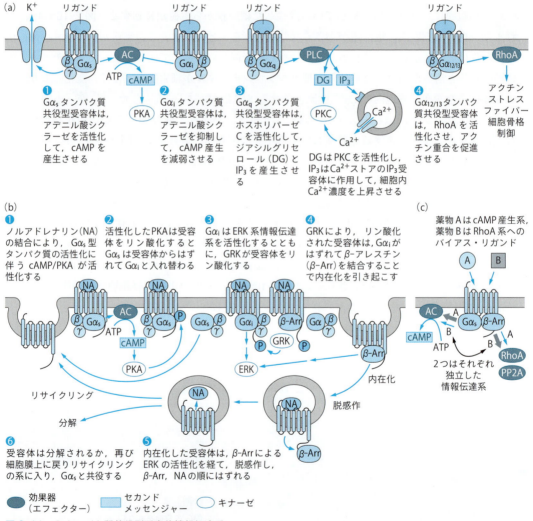

図2-11　Gタンパク質共役型受容体情報伝達系
(a) Gタンパク質を介した情報伝達系
(b) β-アレスチンを介したアドレナリン$β_2$受容体情報伝達系
(c) バイアス・リガンドによる情報伝達系のバイアス性

AC：アデニル酸シクラーゼ，DG：ジアシルグリセロール，ERK：細胞外シグナル制御キナーゼ，GRK：Gタンパク質共役型受容体キナーゼ，IP$_3$：イノシトール1, 4, 5三リン酸，NA：ノルアドレナリン，PKA：プロテインキナーゼA，PKC：プロテインキナーゼC，PLC：ホスホリパーゼC，PP2A：プロテインホスファターゼ2A，RhoA：Rhoファミリー低分子量Gタンパク質A，β-Arr：β-アレスチン

2つ目のGα$_i$サブユニットを介した情報伝達系は，Gα$_s$サブユニットとは反対にアデニル酸シクラーゼ活性を抑制することで，cAMP産生量を低下させる（図2-11a②）．**Gα$_i$サブユニットは百日咳毒素** pertussis toxin **感受性**であり，これによりGα$_i$サブユニットは非可逆的に不活性化され，アデニル酸シクラーゼの抑制が解除される．Gα$_s$サブユニットのsはアデニル酸シクラーゼに対してstimulatoryのsであり，Gα$_i$サブユニットのiはinhibitoryのiである．また，Gα$_i$サブユニットに性質が似た百日咳毒素感受性のGα$_o$サブユニット（o：other）も知られており，Gα$_{i/o}$サブユニットと一括りにして表記されることもある．

3つ目のタイプは**Gα$_q$サブユニット**を介した情報伝達系であり，リン脂質加水分解酵素である**ホスホリパーゼC** phospholipase C（PLC）を活性化させる（図2-11a③）．それにより，細胞膜のホスファチジルイノシトール4, 5 二リン酸（phosphatidylinositol 4, 5-bisphosphate：PI（4, 5）P$_2$，PIP$_2$）から，**イノシトール1, 4, 5 三リン酸**（inositol 1, 4, 5-triphosphate：I（1, 4, 5）P$_3$，IP$_3$）および**ジアシルグリセロール** diacylglycerol（DG）を産生させる．IP$_3$は細胞内の小胞体にあるイオンチャネル内蔵型**IP$_3$受容体**に作用し，細胞内Ca^{2+}濃度を上昇させる．Gα$_q$サブユニットのqが，なぜqになったかは不明であるが，sでもiでもない，「変な」という意味のqueerに由来するともいわれている．またGα$_q$サブユニットに性質が似たGα$_{11}$サブユニット（11番目に発見）も知られており，Gα$_{q/11}$サブユニットと一括りにして表記される場合もある．Gαサブユニットにより活性を制御されている効果器が産生するcAMPやIP$_3$，あるいはDGは，**セカンドメッセンジャー** second messenger と呼ばれ，**cAMP依存的プロテインキナーゼ** cAMP-dependent protein kinase（protein kinase A：PKA）やCa^{2+}依存的な**プロテインキナーゼC** protein kinase C（PKC）の活性をそれぞれ制御することで，細胞内情報伝達系を調節する．イオンチャネル内蔵型受容体がリガンド（ファーストメッセンジャー）により直接Ca^{2+}などの細胞内濃度を変化させるのに対して，GPCRではセカンドメッセンジャーを介してからCa^{2+}などの細胞内濃度を変化させる点が異なっている．そのため，通常GPCRによる反応は秒から分単位である．βγサブユニット複合体も，αサブユニットとは別に独自にK$^+$チャネルの活性化や，Ca^{2+}チャネルの抑制などの作用をあらわすことが知られているが，その詳細についてはαサブユニットほど明らかとはなっていない．

2）**それ以外のGPCR情報伝達系**：Gα$_{12}$，Gα$_{13}$サブユニットは一括りにGα$_{12/13}$サブユニットとも表記され，RhoAと呼ばれる細胞骨格の形成調節を担う**低分子量Gタンパク質** small G proteinを活性化する（図2-11a④）．GPCRの多くには三量体Gタンパク質とは別に，**Gタンパク質共役型受容体キナーゼG** protein-coupled receptor kinase（GRK）や**β-アレスチン**（β-arrestin）とも結合や会合することが知られている（図2-11b）．アドレナリンβ$_2$受容体をはじめ，一般的にリガンドにより活性化された受容体はGRKによりリン酸化される（図2-11b③，④）．受容体のリン酸化された部位にβ-アレスチンが結合することで，受容体は**内在化** internalization そして**脱感作** desensitization し，セカンドメッセンジャーによる情報伝達系を収束・減弱させる（図2-11b⑤）．一方，β-アレスチンは内在化した受容体を再び細胞膜上に移動させる**リサイクリング** recycling にもかかわっていると考えられている（図2-11b⑥）．

最近の研究により，β-アレスチンは，三量体Gタンパク質によるセカンドメッセンジャー系とは独立した情報伝達系を活性化することも明らかとなってきている（図2-11c）．それらは上記のRhoAや，脱リン酸化酵素であるプロテインホスファターゼ2A protein phosphatase 2A（PP2A）の活性化を介した系などである．リガンドにより，三量体Gタンパク質系よりもβ-アレスチン系を特異的に活性化するバイアス・リガンドの存在もわかってきた（図2-11c）．本章「1.4.5 バ

イアス・アゴニスト」で解説したように，どちらかの情報伝達系を特異的に活性化あるいは阻害するバイアス・アゴニスト biased agonist やバイアス・アンタゴニスト biased antagonist の探索は，これからの創薬にとって重要なテーマであると期待されている．

2.3.3 酵素内蔵型およびその関連受容体情報伝達系 kinase-linked and related receptors signal transduction pathways

チロシンキナーゼ活性などを有するこのタイプの受容体は，リガンドの結合により，2つの受容体が二量体（ダイマー）を形成し，チロシン残基を自己リン酸化する（図 2-12a ①）．自己リン酸化された受容体には，増殖因子受容体結合タンパク質 2 growth factor receptor bound protein 2（Grb2）などのアダプタータンパク質が結合する（図 2-12a ②）．アダプタータンパク質は，SH2 ドメイン（Src homology 2 domain）として知られるきわめてよく保存された 100 ほどのアミノ酸から構成される領域を有しており，そこを介してリン酸化された受容体のチロシン残基と結合する．この SH2 ドメインを有するタンパク質は，それ自身がキナーゼやホスファターゼなどの酵素である場合や，上記の Grb2 のように酵素活性を有しないものもあり，それぞれの結合する受容体に特異的である．受容体の多くは，細胞外シグナル制御キナーゼ extracellular signal regulated kinase（ERK）などのキナーゼが次々に活性化される細胞内情報伝達カスケードを介して最終的にそれぞれの受容体の活性化に応じた遺伝子発現を変化させる（図 2-12a ③，④）．

一方，サイトカイン受容体は，リガンドが結合すると，ヤヌスキナーゼ Janus kinase（JAK）と呼ばれるチロシンキナーゼと会合し，受容体自身をリン酸化させる（図 2-12b ①）．このとき受容体はダイマーを形成するあるいは最初からダイマーを形成しており，チロシンのリン酸化された部位において SH2 ドメインを有するシグナル伝達兼転写活性化因子 signal transducer and activator of transcription（STAT）と会合する（図 2-12b ②）．JAK が STAT のチロシン残基をリン酸化すると，リン酸化された STAT はダイマーを形成する．STAT ダイマーは，そのまま核内に移行

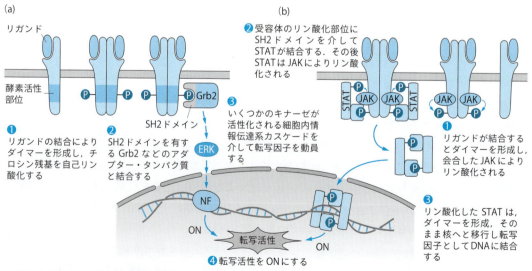

図 2-12　酵素内蔵型および関連受容体情報伝達系
(a) リン酸化酵素共役型受容体情報伝達系
(b) サイトカイン受容体情報伝達系
ERK：細胞外シグナル制御キナーゼ，Grb2：増殖因子受容体結合タンパク質2，JAK：ヤヌスキナーゼ，NF：核内因子，SH2：Src homology 2 domain，STAT：シグナル情報伝達兼転写活性化因子

し転写因子としてDNAに結合することで遺伝子発現を変化させる（図2-12b③，④）．

また，心房性利尿ペプチド（ANP）をリガンドとするナトリウム利尿ペプチド受容体natriuretic peptide receptor（NPR）は，チロシンキナーゼ活性を有する受容体と同様の構造であるが，チロシンキナーゼではなく，グアニル酸シクラーゼguanylate cyclaseドメインを有している．活性化によりサイクリックGMP（cyclic guanosine monophosphate：cGMP）を産生し，プロテインキナーゼG（protein kinase G：PKG）の活性化などを介して血管平滑筋を弛緩させ，降圧作用をあらわす．

2.3.4 核内受容体情報伝達系 nuclear receptor signal transduction pathways

本章「2.2.4 核内（細胞内）受容体」で述べたように，このタイプの受容体の多くは，ジンク・フィンガー・モチーフを有しており，DNAと直接結合することで遺伝子発現を調節する．そのため，その他のタイプの受容体にみられる細胞内情報伝達系に相当するのは，受容体自身の核内移行となる．糖質コルチコイド受容体など内分泌系ホルモンの受容体は，普段は細胞質に存在する（図2-13a）．コルチゾールなどのリガンドと作用することで同じ2つの受容体がホモ二量体（ホモダイマー）を形成し，核内に移行して転写因子として作用する．またCARやPXRも通常は細胞質に存在し，薬物や環境中の化学物質であるリガンドが結合することで，核内に移行する．脂肪酸などがリガンドであるPPARなどは通常核内に局在し，核内に移行したリガンドと結合する（図2-13b）．これらリガンドと結合したCARやPPARなどの受容体は核内でレチノイドX受容体retinoid X receptor（RXR）とヘテロ二量体（ヘテロダイマー）を形成し，遺伝子の転写を制御する．また，bHLHモチーフによりDNAと結合するAhRも通常は細胞質に局在し，薬物などのリガンドと結合することで核内に移行する（図2-13c）．核内では同じくbHLHモチーフを有するアリル炭化水素受容体核内輸送体aryl hydrocarbon receptor nuclear translocator（ARNT）あるいは低酸素誘導因子1β hypoxia-inducible factor 1β（HIF-1β）とヘテロダイマーを形成して転写を制御する．

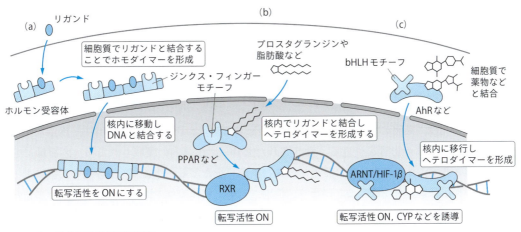

図2-13　核内受容体情報伝達系
(a) 内分泌系ホルモン受容体情報伝達系
(b) 脂質系生理活性物質受容体情報伝達系
(c) 薬物代謝酵素誘導系受容体情報伝達系
AhR：アリル炭化水素受容体，ARNT：アリル炭化水素受容体核内輸送体，bHLH：塩基性ヘリックス・ループ・ヘリックス，CYP：シトクロムP450，HIF-1β：低酸素誘導因子1β，PPAR：ペルオキシソーム増殖因子活性化受容体，RXR：レチノイドX受容体

2.4 薬物受容体としての結合部位

　前節でも述べた通り，薬物標的は薬物分子が結合する分子（タンパク質など）のことである．その受容体とは，酵素，トランスポーター（輸送タンパク質），イオンチャネルに狭義の受容体である．受容体は，リガンドとなる薬物と結合し，そのリガンド結合に応じて情報伝達系を活性化させる．たとえば，酵素と酵素共役型受容体との違いは，酵素はリガンドそのものが基質となり，リガンド自身が化学的変化や代謝を受けて別の物質に変換されるのに対して，受容体としての酵素共役型受容体はリガンドと結合し，酵素活性が亢進あるいは抑制されるが，リガンドそれ自身が変化することは基本的にはない*．

　本章「2.1 受容体とは」でも述べたように，概念としての薬物受容体のほとんどは，遺伝子がクローニングされることで実体としての受容体として認識・同定された．その一方で，概念としての薬物受容体のいくつかは，実体としては，それ自身が独立した受容体ではなく，ほかの受容体の一部として，その機能を調節する部位（アロステリック調節因子結合部位）であることも明らかとなった．本章「1.5.1 アロステリック調節因子による薬力学的相互作用」で述べたように，向精神薬であるベンゾジアゼピン系薬物は，抑制性アミノ酸神経伝達物質としてのγ-アミノ酪酸 $GABA_A$ 受容体に結合して，γ-アミノ酪酸 $GABA_A$ 受容体活性を高めることで，その作用をあらわす．すなわち，ベンゾジアゼピン系薬物の作用する受容体は，γ-アミノ酪酸 $GABA_A$ 受容体のベンゾジアゼピン結合部位であるが，その部位のことを慣習として**ベンゾジアゼピン受容体** benzodiazepine receptor と表記している場合も多くみられる（図 2-8c）．その他にも γ-アミノ酪酸 $GABA_A$ 受容体は，催眠薬・抗てんかん薬であるバルビツール酸，痙攣誘発薬であるピクロトキシンなどの受容体としての結合部位を有することも明らかとなっている（図 2-8c）．中枢におけるアミノ酸神経伝達物質としてのグリシンおよびグルタミン酸 NMDA 受容体（図 2-8b），高カルシウム血症治療薬のシナカルセトと**カルシウム感知受容体** Ca^{2+} sensing receptor なども同様である．さらに経口血糖降下薬スルホニル尿素 sulfonylurea も，ATP 感受性 K^+ チャネルのスルホニル尿素結合部位（スルホニル尿素受容体）に作用する．すなわち，ベンゾジアゼピンなど上記のリガンドに対する薬物受容体は，別のリガンドの受容体の一部である．そして，それらのリガンドの多くは，別のリガンドにより活性化される受容体の作用を調節する因子（アロステリック調節因子）であることもわかっている．

3 薬物の作用に影響を与える生体の要因

　薬物の作用は，薬物の性質（脂溶性，水溶性），適応方法（薬物の剤形，用法，用量）などの薬物側の要因により影響を受ける．投与された薬物は，生体内に吸収された後，各組織に分布し，代謝されて，体外に排泄される運命（薬物動態）をたどる．つまり，生体側の要因によっても薬物の作用は影響を受けることになり，性別，年齢，個体差，人種，病態の有無などによって薬物の効きめが異なることがある．そのため，薬物を有効かつ安全に使用するためには，これら薬物側の要因と生体側の要因を十分把握する必要がある．

---

* ただしロドプシンはシス型のレチナールがトランス形に変換されることから，リガンドを変化させる酵素と考えられなくもない．

3.1 性別

　性別により薬物の作用に差異が生じることがある．一般的に，女性は男性と比較して，薬物に対する感受性が高いとされる．薬物の代謝にかかわる酵素の活性には性差があることに加え，女性は男性と比べて体脂肪率が高く，脂溶性薬物の分布が影響を受けるためと考えられている．妊娠時には，糸球体濾過率が増加し，循環血漿量の増加とともに薬物濃度の低下が起こりやすくなる．さらに，妊娠時の薬物の投与は，胎児への影響を十分に考慮しなければならない．

3.2 年齢

　小児は，一般的に，成人と比較して薬物に対する感受性が高いとされる．これは，成人と比較して小児では，薬の吸収，分布，代謝および排泄にかかわる薬物動態機能に差がある，ならびに薬物の中枢への移行を制限する血液脳関門が十分に発達していないためである．小児では，成人に比べて体重あたりの臓器重量，体組織の組成，血流量，薬物代謝酵素の質や量が異なるので，小児を単に小さな成人として捉えるのではなく，小児に合わせた薬物投与が十分に考慮されなければならない．

　高齢者では，成人と比較すると一般的に薬物に対する反応が過敏であり，副作用の発現率も高い．これは，加齢とともに薬物動態機能が低下することが一因となっている．特に，重要な生理学的変化として，薬物吸収能の低下，分布容積の変化，肝代謝機能の低下，および腎排泄機能の低下がある．また高齢者では，胃腸管血流量の低下や胃内pHの上昇などによる薬物吸収の低下や，体内の筋肉・水分量の減少および体内脂肪の増加による脂溶性薬物の分布容量の増大が起こる．加えて，薬物の排泄機能も低下するため，薬物の作用が強くあらわれることがある．さらに，肝機能の低下に伴い，薬物代謝酵素活性の減弱および薬物の分布にかかわる血漿タンパク質量の減少も生じる．肝臓で代謝される薬物ならば，代謝機能の低下により薬物の血中濃度が上昇し，血漿タンパク質との結合率が高い薬物であれば，血漿タンパク質の減少により生体内で効果を示す遊離型の薬物量が相対的に増加することとなる．腎機能が低下すると，排泄経路が主に腎臓である薬物（腎排泄型薬物）は，排泄が遅延され，血中濃度が高く維持される．高齢になるにしたがって有病率も高くなるため，薬物作用に対する疾患の影響にも注意しなければならない．特に，高齢者は，多種類の薬物を服用しているため，薬物相互作用についても留意する必要がある．

3.3 個体差

　薬物の効果や副作用の発現には個体差が生じる．たとえ性別，年齢，人種などが同じであっても薬物の吸収，分布，代謝，排泄の薬物動態や薬物に対する感受性は個体間で異なる．薬物の作用における個体差には，遺伝的要因，生活習慣，体質，疾患の有無などが複合的に関与する．

3.4 人種

　同じヒトであっても，人種間で薬物の効果や副作用の出現に差異が観察されることがある．これには体格，体質，食生活，気候などの遺伝的背景や環境の違いが影響している．特に，薬物代謝酵素の人種間での差が大きく影響するとされる．

　遺伝的背景による人種差の典型例として，アルコールの作用の違いがある（図2-14）．一般的に欧米人と比較して，日本人がアルコール（酒）に弱いとされるのは，アルコール代謝にかかわる酵素活性に違いがあるためである．アルコールは，アルコール脱水素酵素（ADH）によりア

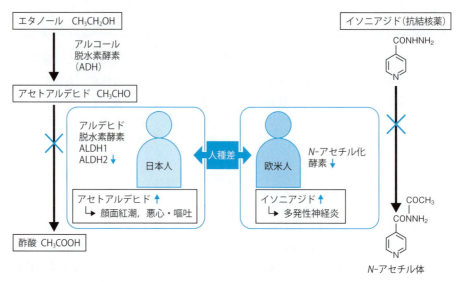

図 2-14 エタノールとイソニアジドの代謝における人種差

セトアルデヒドとなり，続いてアルデヒド脱水素酵素（ALDH）がアセトアルデヒドを酢酸へと酸化し，最終的には水と炭酸となる．飲酒によって起こる顔面紅潮，悪心および嘔吐の原因物質がアセトアルデヒドである．ALDH には，アルデヒドの濃度が高いときにゆっくりと酸化する ALDH1 とアルデヒド濃度が低いうちから酸化する ALDH2 が存在し，多くの日本人では，ALDH2 活性が低下あるいは欠失している．そのためアセトアルデヒドが代謝されにくく，蓄積されるため，顔面紅潮などの作用が強くあらわれることとなる．抗結核薬イソニアジドは，体内で N-アセチル化され不活性体となり尿中へと排泄される．このアセチル化酵素の活性にも人種差がある．欧米人では，その酵素活性の低い人の割合が高く，日本人ではその割合は低い．そのため日本人は，イソニアジドの副作用（多発性神経炎など）の発生頻度が欧米人よりも低い．

3.5 病的状態

疾患を有する患者では，健常者と比較して薬物効果に差異を生じることがある．特に薬物動態にかかわる臓器に疾患がある場合，その影響が顕著にあらわれる．薬物の代謝で重要な役割を担う肝臓の機能が疾患により低下すると，肝臓で代謝されることで活性を失う薬物が代謝されないため，その作用が強くあらわれる．腎疾患による機能の低下は，腎臓で排泄される薬物が排泄されにくくなり，生体に蓄積されるためその作用が強まる．また心疾患による心拍出量の低下は，薬物の分布に影響を与えることがある．

3.6 心理状態

心理状態も薬物の作用に影響する．薬理作用のない偽薬（**プラセボ** placebo）を投与されただけでも心理状態によっては有効作用があらわれ，症状が改善されることがある．この現象を**プラセボ効果** placebo effect という．その一方で，偽薬により症状が悪化したり，有害作用があらわれたりすることをノセボ効果 nocebo effect という．医薬品の開発過程では，新薬候補の有効性を科学的に証明するため，臨床試験において薬物の効果を評価するためプラセボの効果と比較することがある．このとき，薬物の効果を観察する医師と被治験者（患者）の両者がプラセボと薬物

のどちらが使用されているかわからないようにして行う試験を**二重盲検法** double blind test という．これは，プラセボ効果および医師による偏りや先入観を排除することにより，薬物の真の効果を評価する方法である．

4 薬物の生体内での動態（薬の運命）

投与された薬物は生体内において**吸収** absorption, **分布** distribution, **代謝** metabolism および**排泄** excretion という運命をたどる（図 2-15）．これを**薬物動態**といい，この 4 過程の頭文字から **ADME** と略される．一方，薬物の投与方法（投与経路）の違いにより薬物の作用部位，作用強度および作用があらわれるまでの時間が異なる．

4.1 薬物の投与法

4.1.1 経口投与 oral administration（per os : p.o.）

経口投与（内服）は，最も一般的かつ簡便な薬の投与方法で，錠剤，カプセル剤，散剤，液剤などが用いられる．経口投与された薬物の一部は胃から吸収されるが，大部分は小腸で吸収される．その後，血液中に入り，門脈を通って肝臓へ移行し，一部は代謝を受け，全身へと循環する（図 2-15）．薬物が全身に循環される前に肝臓で代謝を受けることを**初回通過効果** first-pass effect という．投与された薬物量に対し全身循環に入った薬物量の割合を**生体内利用率** bioavailability といい，初回通過効果の影響を強く受ける薬物はこの割合が低くなる．狭心症治療薬のニトログリセリンは，経口投与しても初回通過効果を受けるため作用がほとんどあらわれない．そこで，初回通過効果を回避することができる舌下錠や貼付剤による口腔内投与や経皮投与が用いられる．経口投与された薬物が初回通過効果の影響を強く受ける場合，どの程度の薬物が代謝されずに全身に循環されるのかを十分に考慮する必要がある．

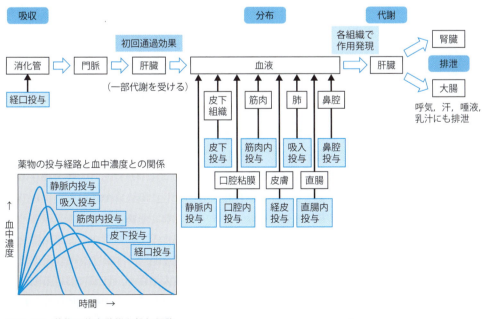

図 2-15 薬物の体内動態と投与経路

4.1.2 注射による投与

注射による投与は，経口投与に比べ簡便性の面で劣るが，肝臓を経由せずに薬物を全身循環へ送ることができるため初回通過効果を受けない．経口投与と比較して薬物の吸収速度が速く，作用発現までの時間が短い．注射による投与方法の代表的なものには皮下投与，筋肉内投与，静脈内投与などがあり，それぞれ以下に述べる特徴がある．注射液は，それ自体が生体内や投与部位の組織に対して余計な刺激を与え，障害を起こすことがないように浸透圧やpHなどが適切に調製されている．

1）皮下投与 subcutaneous injection（s.c.）：皮下に投与された薬物は，毛細血管から徐々に吸収されるため，筋肉内投与や静脈内投与に比べ吸収速度は劣るが，効果は持続的である．

2）筋肉内投与 intramuscular injection（i.m.）：筋肉組織には毛細血管が豊富に存在するため，筋肉内投与は皮下投与よりも薬物の吸収が速い．難水溶性薬物でも油性懸濁液にして投与することが可能である．

3）静脈内投与 intravenous injection（i.v.）：静脈内に薬物を直接投与するため，皮下投与や筋肉内投与に比べ作用の発現が速く，短時間で有効血中濃度まで薬物濃度を上昇させることができる．薬物の作用があらわれるまでの時間が短い反面，血中濃度の消失も速いため持続時間が短い．ほかの投与方法とは異なり生体への吸収について考慮する必要がない．

4）その他の注射による投与：上記以外にも動脈内投与，脊髄くも膜下腔内投与，腹腔内投与がある．動脈内投与は，ある特定の臓器や器官を標的として，その支配動脈に直接薬物を投与するための方法である．たとえば癌組織内に入り込む動脈を介して局所的に薬物を注入する場合などに用いられる．脊髄くも膜下腔内投与は，薬物を脳脊髄液が満たされたくも膜下腔に投与する方法であり，局所麻酔薬による下半身の麻酔に適応される．なお，脊椎の硬膜外腔に麻酔薬を投与することを硬膜外麻酔という．腹腔内投与は，動物によく用いられる投与方法であり，ほかの注射とは異なり初回通過効果を受ける．

4.1.3 その他の投与方法

1）口腔内投与 intra-oral administration：経口投与とは異なり，口腔粘膜の毛細血管から薬物を吸収させる方法である．薬効の発現が速やかであり，口腔粘膜から吸収された薬物は，門脈を経ずに直接全身循環に入るため，初回通過効果を回避することができる．前述の通り，ニトログリセリンのような初回通過効果を受ける薬物の投与経路として適応される（ニトログリセリン舌下錠）．歯と歯茎の間に挟んで使用するバッカル錠は，唾液により徐々に溶解後，口腔粘膜から吸収されて全身作用をあらわす．これらのほかに，口内炎に対する口腔粘膜への局所作用を目的としたトリアムシノロンアセトニド徐放性付着錠などもある．

2）吸入投与 inhalation administration：肺や気道粘膜から薬物を吸収させる方法である．肺胞は表面積が広く，毛細血管も多く存在するため，薬物の吸収は速やかである．吸入投与された薬物は，肝臓での初回通過効果は受けない．中枢作用を目的とした吸入麻酔薬のセボフルラン，局所作用を目的とした気管支喘息発作治療薬のサルブタモールなどがある．

3）鼻腔投与 intranasal administration：鼻腔の粘膜下に存在する毛細血管を介して薬物を吸収させる方法である．鼻腔粘膜は親水性薬物に対するバリア能が低く，4級アンモニウム塩や分子量が小さいペプチドも鼻腔から吸収される．直接全身循環へ入るため，肝臓における初回通過効果を受けない．点鼻薬には子宮内膜症や子宮筋腫治療薬のブセレリンや中枢性尿崩症治療薬のデスモプレシンのペプチド製剤のほか，アレルギー性鼻炎治療薬のフルチカゾンのように局所作用

を目的とした薬剤がある．

4）経皮投与 percutaneous administration：軟膏や貼付剤など，皮膚から薬物を吸収させる方法である．経皮投与では，薬物が皮膚表面の表皮から下層の真皮へと浸潤し，皮下組織の血管に吸収される．薬物の一部は汗腺あるいは毛嚢などの付属器官を介して吸収される．経皮投与では，薬物は直接体循環に入るため，初回通過効果を受けない．さらに，薬物の放出制御により血中濃度を一定期間維持することもできる．解熱鎮痛薬である貼付剤のジクロフェナクは局所作用を期待し，狭心症治療薬のニトログリセリンは，初回通過効果を回避して作用を持続させる目的で使用される．

5）直腸内投与 rectal administration：坐剤として肛門から挿入し，直腸粘膜から薬物を吸収させる方法である．吸収後は，肝臓における初回通過効果をほとんど受けないため，薬物の血中濃度を上げやすい利点がある．悪心や嘔吐，咳，意識障害などの理由で経口投与が困難な場合，坐剤による直腸内投与が用いられる．小児の発熱時に，解熱薬としてアセトアミノフェンが坐剤として頻用されている．

4.2 薬物の吸収

一般に薬の吸収とは，投与部位から脈管（血管，リンパ管）系へと移行することである．投与された薬物が生体内で吸収されるためには，まず，剤形の崩壊に続き，薬物が溶解されなければならない．溶解された薬物は主に小腸において吸収されるほか，胃や大腸でも吸収される．薬物の吸収には吸収部位での薬物の濃度，性状（分子量，イオン・分子型など），吸収部位の表面積などが影響する．薬物が血管に入るためには，まず腸管の上皮細胞や粘膜などの生体膜を通過しなければならない．脂溶性（分子型）薬物は，脂質二重層で構成される細胞膜を透過しやすいが，水溶性（イオン型）薬物は透過しにくい（図2-16）．そのため，胃内pHの変化など，生体内の環境が薬物の性状に変化を与えると，薬物の吸収にも影響が生じる．胃内容物や滞留時間などが変化することで，薬物の溶解や吸収率も変化する（本章5.2 p44参照）．さらに，同じ成分の薬物であっても投与方法や剤形などの違いで，その吸収率は異なる．

4.3 薬物の分布

吸収された薬物は全身循環に入った後，各組織に分布する．体内における薬物の分布は，生体膜の透過性，組織の特性，血流量，薬物と血漿タンパク質との結合などにより大きく変化する．脂溶性薬物は，水溶性薬物より生体膜を通過しやすく，また，脂肪組織への分布が速やかである．静脈麻酔薬のチアミラールは脂溶性が高いため，脳内で作用した後，速やかに脂肪組織に分

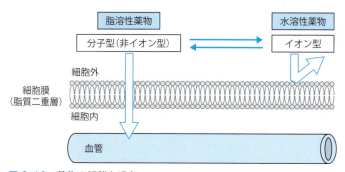

図2-16　薬物の解離と吸収

布する.そのため,作用の発現が一過性である.

4.3.1 血漿タンパク質との結合

多くの薬物は,血液内において血漿タンパク質［アルブミンや α_1-酸性糖タンパク質（AGP）など］とある一定の割合で結合して存在する.血中に存在する薬物のうち血漿タンパク質と結合した薬物は生体膜を通過することができず,その一方で,血漿タンパク質と結合していない遊離型の薬物は生体膜を通過することができる（図2-17）.血漿タンパク質との結合率が高い薬物は,ほとんどが血漿中に留まるため,分布容積が小さい.一方,結合率が低い薬物は,組織への移行性が高くなり,分布容積が大きくなる.血漿タンパク質結合型薬物と遊離型薬物の割合が変化すると,薬物の作用発現に影響が出ることが予想される（本章5.3 p 44参照）.

4.3.2 組織関門による薬物の分布の制御

生体内には物理的な薬物の移行障壁（関門）により組織を保護する機構がある.すなわち,この関門により薬物の組織移行が制限されることがある.代表的な関門としては血液脳関門,血液脳脊髄液関門,血液精巣関門および血液胎盤関門がある.

1）血液脳関門：末梢と中枢神経系との間には,血液脳関門 blood-brain barrier（BBB）が存在する.BBBは,脳内の毛細血管内皮細胞,ペリサイト pericyte およびアストロサイト astrocyte で構成されている（図2-18）.脳の毛細血管では,他の毛細血管とは異なり,血管内皮細胞が密着結合（タイトジャンクション tight junction）することにより強固に連結しているため,物質透過性が乏しく,脳内への物質の移行が厳格に制限される.その一方,脳に必要なグルコースやアミノ酸は,脳毛細血管内皮細胞の輸送体（トランスポーター）を介して脳内へ移行する.血管内へ物質を排出するP糖タンパク質（P glycoprotein）などの薬物の排出にかかわるトランスポーターも存在し,薬物の脳移行を妨げる一助を担っている.一般的に脂溶性の高い薬物は,BBBを通過することができるため中枢作用を発揮するが,脂溶性の低い薬物,イオン型薬物（4級アンモニウム化合物など）,血漿タンパク質結合型薬物や高分子量の薬物は,この関門により移行が妨げられるため,中枢作用があらわれにくい.薬物の中枢作用を期待する場合には血液脳関門を通過させる必要があり,逆に,末梢作用のみを期待したい場合にはこの関門を通過させないことが重要である.

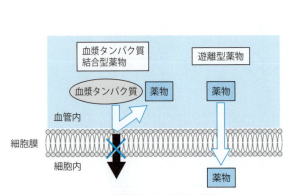

図2-17 血漿タンパク質結合型・遊離型薬物

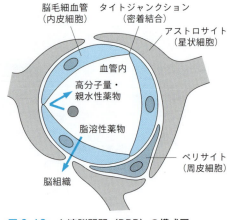

図2-18 血液脳関門（BBB）の模式図

2）血液脳脊髄液関門：血液脳脊髄液関門 blood-cerebrospinal fluid barrier（BCSFB）は，脳脊髄液が産生される脳室内の脈絡叢（側脳室，第三脳室，第四脳室）に存在する血液と脳脊髄液との間の関門である．

3）血液精巣関門：精巣の精細管には，精子となるさまざまな分化段階の精細胞とその分化を支持するセルトリ細胞が存在する．血液精巣関門 blood-testis barrier は，セルトリ細胞が密着結合したものであり，精子形成に適した微小環境を提供している．

4）血液胎盤関門：妊娠時に形成される胎盤では，母体の血液を介して胎児へと物質交換が行われる．胎盤内では，母体血と胎児血が直接交じり合うことはなく隔てられており，母体血が満たされた絨毛間腔において胎児血が循環する絨毛と呼ばれる組織を介して物質交換がなされる．これが，血液胎盤関門 blood-placenta barrier である．血液胎盤関門は，BBB ほど厳密な障壁ではないため，妊娠時に薬物を服用する際には，母体から胎児への薬物の移行に注意が必要である．

4.4 薬物の代謝

吸収された薬物は，薬理作用を発揮した後，排泄されやすいように生体内で代謝を受ける．基本的に水溶性薬物は，未変化体のまま体外へ排泄されるが，脂溶性薬物は，主に肝臓の薬物代謝酵素に加え，腎臓，肺，消化管あるいは血漿などの酵素により水溶性（極性）化合物へと変換されて排泄される．生体内で受ける薬物の代謝様式には酸化，還元および加水分解の第 1 相反応と抱合の第 2 相反応がある．

4.4.1 薬物代謝酵素

薬物の代謝では，主に肝臓に存在するシトクロム cytochrome P450（CYP）がきわめて重要な役割を担う．CYP には，約 50 種類の分子種が存在しており，多くの薬物が CYP による代謝を受ける（表 2-1）．しかしながら，CYP の基質特異性は低く，薬物などによる酵素阻害や酵素誘導が起こることがあるため，薬物相互作用を生じる原因となる（本章 5.4 p 45 参照）．薬物代謝において CYP は，第 1 相反応である酸化・還元反応に関与する．CYP などにより生成された代謝産物は，グルクロン酸抱合，硫酸抱合，グルタチオン抱合，アセチル抱合およびアミノ酸抱合などの第 2 相反応を受け，水溶性代謝物として尿中あるいは胆汁中へ排泄される．

4.4.2 抱合反応

グルクロン酸抱合は，肝臓に存在するグルクロン酸転移酵素により，薬物にグルクロン酸を付加することで水溶性化合物へと変換する反応である．麻薬性鎮痛薬のモルヒネは，グルクロン酸抱合を受けて代謝される．硫酸抱合は，硫酸転移酵素によりフェノール類などを有する薬物と無機硫酸塩との反応であり，生成された硫酸エステルは，極性が高いため，尿中に排泄される．アセトアミノフェンなどが硫酸抱合を受ける．グルタチオン抱合は，グルタチオン-S 転移酵素によるグルタチオンの転移反応である．アセチル抱合は，N-アセチル転移酵素によるアセチル化反応であり，アミノ酸抱合は，グルタミンやグリシンなどのアミノ酸を薬物に抱合する反応である．

薬物はほとんどの場合，代謝により不活性体となり体外へと排泄されるが，代謝を受けて活性体となり作用を発現する薬物（プロドラッグ）もある．解熱鎮痛薬のロキソプロフェンは，胃腸障害の副作用を軽減するためのプロドラッグであり，服用後，代謝を受けて活性体となり作用を発現する．副作用の軽減だけでなく，薬物の吸収性，作用の持続化，特定部位での作用の選択性の向上を目的としたプロドラッグである．一方，特定部位では活性を有するが，速やかに代謝さ

表 2-1　シトクロム P450（CYP）により代謝される薬物

分子種	分類	薬物
CYP1A2	抗うつ薬 キサンチン系薬物 抗炎症薬 β受容体遮断薬 抗不整脈薬	イミプラミン，アミトリプチリン テオフィリン，カフェイン，テオブロミン フェナセチン プロプラノロール リドカイン
CYP2C9	経口糖尿病薬 抗てんかん薬 抗炎症薬 抗血液凝固薬	トルブタミド フェニトイン ピロキシカム，ジクロフェナク，ナプロキセン，イブプロフェン ワルファリン
CYP2C19	プロトンポンプ阻害薬 抗てんかん薬 抗不安薬 抗うつ薬 β受容体遮断薬	オメプラゾール，ランソプラゾール，ラベプラゾール フェニトイン ジアゼパム イミプラミン，アミトリプチリン プロプラノロール
CYP2D6	抗うつ薬 麻薬性鎮痛薬 抗精神病薬 抗不整脈薬 β受容体遮断薬	イミプラミン，アミトリプチリン コデイン，デキストロメトルファン フルフェナジン，ハロペリドール，オンダンセトロン プロパフェノン プロプラノロール，メトプロロール
CYP2E1		エタノール
CYP3A4	Ca^{2+} チャネル遮断薬 抗不整脈薬 プロトンポンプ阻害薬 ベンゾジアゼピン系薬物 抗うつ薬 抗てんかん薬 マクロライド系抗生物質 免疫抑制薬 ホルモン・ステロイド	ニフェジピン，ジルチアゼム，ベラパミル リドカイン，キニジン，アミオダロン，プロパフェノン，ジソピラミド オメプラゾール，ランソプラゾール ジアゼパム，ミダゾラム，トリアゾラム イミプラミン，アミトリプチリン カルバマゼピン，ゾニサミド エリスロマイシン，クラリスロマイシン シクロスポリン テストステロン，コルチゾール，プロゲステロン，タモキシフェン

れて不活化するあるいは活性が低くなる薬物があり，これを アンテドラッグ という．外用性ステロイド薬のプレドニゾロン吉草酸エステル酢酸エステルは，皮膚で作用を発揮した後，生体内で代謝されるアンテドラッグである．

4.5 薬物の排泄

体内の薬物は，未変化体や代謝物として主に腎臓から尿中へ，または，肝臓から胆汁中へと排泄される．この他に，肺，汗腺，乳腺および毛髪などにも薬物が排泄される．

4.5.1 腎排泄

腎臓は，薬物の排泄経路のなかで特に重要な臓器である．腎臓における薬物の排泄には，糸球体濾過，尿細管分泌および尿細管再吸収（図 2-19）が関与する．

1）糸球体濾過：糸球体では，毎分約 100 mL の血漿が濾過される（原尿）．この濾過速度を 糸球体濾過速度 glomerular filtration rate（GFR）という．水分やミネラル，分子量 5,000 程度以下の低分子物質などが限外濾過される．したがって，血漿タンパク質と結合した薬物は糸球体で濾過されず，血漿タンパク質と結合していない遊離型のみが濾過される．

2）尿細管分泌：近位尿細管には血漿から尿細管へ薬物を分泌する機構が存在する．尿酸や酸性非ステロイド性抗炎症薬などの有機酸は，有機アニオントランスポーターを介して輸送され，

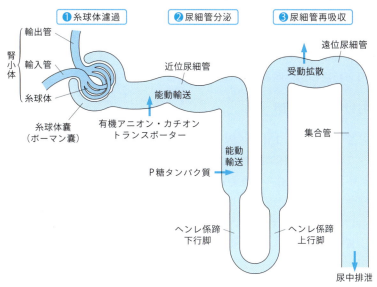

図 2-19　腎臓における薬物の排泄機構

　プロカインアミドなどの有機塩基は，有機カチオントランスポーターを介して血漿中から尿細管内へ輸送される．また，強心配糖体のジゴキシンなどの薬物は，P糖タンパク質と呼ばれるトランスポーターにより尿細管へ分泌される．

　3）尿細管再吸収：糸球体では毎分約 100 mL の水分が濾過される一方，近位尿細管と遠位尿細管で受動的に再吸収されるため，尿として最終的に体外に排泄される水分は毎分 1 mL 程度である．すなわち，原尿の約 99% は再吸収されている．糸球体で濾過され，尿細管分泌により尿細管へ排泄された薬物のうち，脂溶性の高い（分子型の）薬物は，尿中に排泄されずに受動的に再吸収される．そのため，薬物の再吸収はその尿中の pH による影響を受ける．たとえば，弱酸性薬物は，尿細管中の pH が低いほど分子型が増加するため再吸収を受けやすくなり，pH が上昇するとイオン型が増えるため再吸収量が減少する．

4.5.2　胆汁中への排泄・腸肝循環

　分子量が 300 以上の薬物，極性官能基と疎水性官能基を有する薬物は，胆汁中に排泄されやすい．グルクロン酸抱合などを受けた薬物は，能動的輸送を介して胆汁中に排泄される．一方，胆汁中に分泌された薬物が腸管から再吸収され，肝臓に戻ることがある．これを腸肝循環という．肝臓で代謝され生成されたグルクロン酸抱合体は一般的に胆汁排泄されやすいが，極性が高いため小腸から吸収されにくい．しかしながら，腸内細菌のもつ β-グルクロニダーゼによって加水分解を受けると脂溶性が増し，抱合された薬物が再吸収される．ジギタリスなどは腸肝循環を受けることにより，その作用が持続する．

5　薬物相互作用

5.1　薬物相互作用とは

　薬物相互作用とは，併用された薬物同士が互いの作用に干渉し，それぞれの薬効を変化させる

ことである．薬物相互作用には，薬物の吸収，分布，代謝，排泄といった薬物動態において生じるもの（薬物動態学的相互作用）と薬理作用において生じるもの［薬力（理）学的相互作用］とがある．薬物の生体への作用と生体が薬物に与える作用を理解することで薬物相互作用を予測し，それに起因した副作用を回避することができる．

5.2 吸収における相互作用

薬物の吸収に影響を与える生体側の因子として消化管内のpHおよび消化管の蠕動運動の変化がある．ヒスタミンH_2受容体遮断薬およびプロトンポンプ阻害薬は，胃酸の分泌を抑制するため胃内pHを上昇させる．これらの薬物とテトラサイクリン系抗生物質などの弱酸性薬物を併用すると弱酸性薬物のイオン型の割合が増加するため，薬物の吸収が低下する．一方，塩基性薬物を併用した場合には，その吸収が増加する．酸性下で溶解する薬物は，胃内のpHが低いほど吸収が促進され，胃内で分解されやすい薬物は，pHが低いほど吸収が低下する．

一般的に，消化管の蠕動運動の亢進により薬物の消化管における吸収は増加し，蠕動運動が抑制されると吸収は低下する．ドパミンD_2受容体遮断薬のメトクロプラミドは，消化管の蠕動運動を促進するため，免疫抑制薬のシクロスポリンとの併用でシクロスポリンの吸収が顕著に促進され，血中濃度が上昇する．蠕動運動を抑制する抗コリン薬やモルヒネなどの麻薬性鎮痛薬は，胃内排出速度を遅くするため，小腸での薬物吸収を遅延させる．

消化管内で複数の薬物が直接結合して複合体を形成あるいは吸着されてしまうことで，薬物の吸収が阻害されることがある．テトラサイクリン系やニューキノロン系の抗生物質は，鉄，カルシウム，アルミニウムやマグネシウムイオンと難溶性のキレートを形成し，これら抗生物質の吸収効率が低下する．脂質異常症治療薬のコレスチラミンは，陰イオン交換樹脂であり，胆汁酸の吸着を目的として使用され，胆汁酸だけでなくワルファリンやジゴキシンなどの薬物も吸着するので，それらの吸収が妨げられる．

5.3 分布における相互作用

5.3.1 血漿タンパク質結合による相互作用

血中において多くの薬物は，主にアルブミンやα_1-酸性糖タンパク質（AGP）などの血漿タンパク質とある一定の割合で結合して存在する．一般的には，血漿タンパク質と結合していない遊離型の薬物が作用をあらわす．酸性薬物の多くはアルブミンと，塩基性薬物はアルブミンのほかにAGPやリポタンパク質と結合する．薬物と血漿タンパク質の結合は可逆的であり，血漿タンパク質と親和性が高い薬物ほど結合率が高い．**表2-2**は，薬物の血漿タンパク質結合率を示す．

表2-2 薬物の血漿タンパク質結合率

薬物カテゴリー	薬物名	血漿タンパク質結合率（%）
経口抗凝固薬	ワルファリン	97%
非ステロイド性抗炎症薬	アスピリン	75〜90%
	インドメタシン	90%
	イブプロフェン	99%
	ロキソプロフェン	97%
	ピロキシカム	99%
スルホニル尿素系糖尿病治療薬	グリベンクラミド	99%
	トルブタミド	89〜100%
関節リウマチ治療薬	メトトレキサート	50〜70%

血漿タンパク質との結合率が高く，また安全域が狭いワルファリンやスルホニル尿素系糖尿病治療薬と，血漿タンパク質との結合率が高い非ステロイド性抗炎症薬や酸性薬物などと併用すると，血漿タンパク質の取り合いが起こり，どちらか一方の薬物の遊離型の割合が増加し，作用が増強される可能性がある．

5.4 代謝における相互作用

5.4.1 シトクロム P450（CYP）を介した相互作用

　薬物の主要な代謝臓器である肝臓での薬物代謝は，肝血流量および代謝酵素量・活性によって調節されている．薬物の代謝経路では，前述の通り基質特異性の低いCYPがきわめて重要な役割を担う．**表 2-1** に示すように多くの薬物がCYPによる代謝を受けるため，薬物などによりCYPの活性が阻害あるいはCYPの酵素誘導が起こると代謝へ影響する．

　ヒトにおいて薬物代謝に関与するCYP分子種だけで20種以上のCYPが知られており，主な分子種としてCYP1A2，CYP2C9，CYP2C19，CYP2D6，CYP3A4の5種がある．これらのCYPで95％以上のCYPを介する薬物代謝を説明できるとされる．CYPを阻害する薬物類とCYPを誘導する薬物や要因を**表 2-3** に示す．

　1）CYP の阻害により生じる薬物相互作用：表 2-3 に示すように，薬物によってはCYPの活性を阻害するものがある．CYPを阻害する薬物とCYPにより代謝される薬物が併用されると，併用薬の代謝が遅延し，その血中濃度を上昇させる．ヒスタミンH_2受容体遮断薬のシメチジンは，先に述べた胃酸分泌の抑制による吸収の変動だけでなく，CYP3A4やCYP2D6を特に阻害するため，CYPの基質であるベンゾジアゼピン系薬物（ジアゼパムなど），抗てんかん薬（カルバマゼピンなど），三環系抗うつ薬（イミプラミンなど），アドレナリンβ受容体遮断薬（プロプラノロールなど）およびCa^{2+}チャネル遮断薬（ニフェジピンなど）などさまざまな薬物の作用が増強される危険性がある．

　薬物だけでなく，グレープフルーツなどに存在するフラノクマリン類は，CYP3A4を阻害するため，CYP3A4により代謝されるCa^{2+}チャネル遮断薬などをグレープフルーツジュースと一緒に服用すると薬の血中濃度が増加することがある．

　2）CYP の誘導により生じる薬物相互作用：薬物によってはCYPの酵素誘導を起こすため，酵素誘導されたCYPで代謝される薬物を併用すると，併用薬がより速やかに分解されてしまうことがある．抗てんかん薬のフェノバルビタールおよびうつ症状や不安障害の改善に用いられるセントジョーンズワート（ハーブ）にはCYP誘導作用があるため，誘導されるCYPで代謝される薬物との併用時には，併用薬の作用が減弱されるので注意が必要である．

5.5 排泄における相互作用

　体内の薬物は，未変化体あるいは代謝物となって主に腎臓から尿中へ，また一部は，肝臓から胆汁中へと排泄される．腎臓における薬物の排泄には糸球体濾過，尿細管分泌，尿細管再吸収が関与するため，これらの過程において薬物相互作用が生じると薬効に影響が出る．

　1）受動的再吸収における相互作用：腎臓では，薬物の再吸収過程も薬物相互作用を生じる原因となる．弱酸性や弱塩基性の薬物は尿細管で受動的に再吸収されるため，非イオン型のほうがイオン型より吸収されやすい．したがって，尿のpHを上昇させる炭酸水素ナトリウムおよびアセタゾラミドは，塩基性薬物の再吸収量を増加させ，血中濃度を上昇させる．

　2）能動的分泌における相互作用：尿細管分泌には，担体を介した輸送系として有機アニオン

表 2-3 シトクロム P450（CYP）を阻害または誘導する薬物・要因

阻害される分子種	分 類	CYP を阻害する薬物等	誘導される分子種	分 類	CYP を阻害する薬物等
CYP1A2	ニューキノロン系抗生物質	エノキサシン シプロフロキサシン ピペミド酸	CYP1A2	生活習慣	喫煙
	抗うつ薬（SSRI）	フルボキサミン		ハーブ	セントジョーンズワート
	ヒスタミン H_2 受容体遮断薬	シメチジン			
CYP2B			CYP2B	バルビツール酸誘導体	フェノバルビタール
CYP2C9	アゾール系抗真菌薬	ミコナゾール フルコナゾール	CYP2C9	抗結核薬	リファンピシン
	尿酸排泄薬	ベンズブロマロン		抗てんかん薬	カルバマゼピン フェニトイン
CYP2C19	抗結核薬	イソニアジド	CYP2C19	抗結核薬	リファンピシン
	プロトンポンプ阻害薬	オメプラゾール			
	抗不整脈薬	アミオダロン			
	ヒスタミン H_2 受容体遮断薬	シメチジン		バルビツール酸誘導体	フェノバルビタール
	抗うつ薬（SSRI）	フルボキサミン パロキセチン			
CYP2D6	抗不整脈薬	キニジン, アミオダロン	CYP2D6		
	抗精神病薬	ハロペリドール クロルプロマジン			
	ヒスタミン H_2 受容体遮断薬	シメチジン			
CYP2E1	嫌酒薬	ジスルフィラム	CYP2E1	生活習慣	アルコール
CYP3A4	マクロライド系抗生物質	エリスロマイシン クラリスロマイシン	CYP3A4	抗結核薬	リファンピシン
	アゾール系抗真菌薬	イトラコナゾール ミコナゾール フルコナゾール		抗てんかん薬	カルバマゼピン フェニトイン
	ヒスタミン H_2 受容体遮断薬	シメチジン			
	ホルモン製剤	エチニルエストラジオール ノルエチステロン ダナゾール		バルビツール酸誘導体	フェノバルビタール
	Ca^{2+} チャネル遮断薬	ジルチアゼム ベラパミル		プロトンポンプ阻害薬	オメプラゾール ランソプラゾール
	抗結核薬	イソニアジド			
	免疫抑制薬	タクロリムス シクロスポリン		抗炎症薬	デキサメタゾン
	HIV プロテアーゼ阻害薬	リトナビル インジナビル			
	抗パーキンソン病薬	ブロモクリプチン		ハーブ	セントジョーンズワート
	果実	グレープフルーツ			

輸送系と有機カチオン輸送系が存在する．そのため，腎臓の尿細管分泌を抑制する薬物は，併用した薬物の排泄を遅延させ，血中半減期を延長させる．プロベネシドは酸性薬物の分泌機構を阻害するため，ペニシリン系抗生物質（弱酸性）の腎臓における排泄を遅延させる．これは，ペニシリン系抗生物質の血中濃度維持のために用いられた，臨床上の有益な相互作用の代表例である．しかしながら，プロベネシドをクロルプロパミド，非ステロイド性抗炎症薬あるいはメトトレキサートと併用すると，これらの薬物の排泄を遅延させてしまうため注意が必要である．

腎臓におけるジゴキシンの排泄機構には，尿細管上皮細胞の P 糖タンパク質を介した能動輸

送が関与する．キニジンおよびベラパミルは，この輸送系を阻害するため，ジゴキシンとの併用によりジゴキシンの腎排泄能を低下させ，薬物の作用を持続させる．

5.6 薬理作用に基づく相互作用

薬理作用に基づく相互作用とは，2種類以上の薬物を併用した際に起こりうる効果のことを意味する．個々の薬物を使用したときと比較して，併用したときに薬物の効果が増強される場合を協力作用といい，それとは逆に効果が減弱される場合を拮抗作用という（本章 1.4.1 p 13, 1.5 p 22 参照）．

5.6.1 特定の受容体，標的器官における相互作用

受容体における相互作用には，併用により作用が増強される場合と，反対に減弱・消失する場合がある．薬物の作用点が同一で類似の薬理作用をもつ薬物を併用すると，一般にその効果は相加的となり，主作用または副作用が増強される．アルコール，睡眠薬，抗不安薬，抗精神病薬，抗うつ薬あるいは抗ヒスタミン薬などの中枢神経抑制作用をもつ薬物を併用した場合，中枢抑制作用が増強される．三環系抗うつ薬，フェノチアジン系薬物および一部のパーキンソン病治療薬はいずれも抗コリン作用を有するため，これらの薬物を併用すると，口渇およびせん妄など抗コリン作用に基づく副作用があらわれる．

作用点が異なる場合であっても，併用した薬の作用が増強または拮抗することがある．うっ血性心不全の治療に用いられるチアジド系利尿薬とジギタリス製剤の併用は，チアジド系利尿薬により低カリウム血症が生じると，ジギタリスに対する心筋 Na^+,K^+-ATPase の感受性が増し，ジギタリスの中毒症状（不整脈）があらわれやすくなる．これとは逆に，K^+ 保持性利尿薬（スピロノラクトンおよびトリアムテレン）は，高カリウム血症を発症することがあるため，ジギタリスの強心作用を弱めることがある．MAO 阻害薬とレボドパを併用すると，レボドパの代謝産物であるドパミンおよびノルアドレナリンの代謝分解（異化）が阻害されるため，レボドパの作用を増強する．この併用療法がパーキンソン病に応用されている．

5.6.2 細胞内情報伝達を介した薬物相互作用

併用した薬物の作用点が異なる場合でも，その細胞内シグナル伝達機構において，併用薬の作用が共通すると薬効に影響が出ることがある．気管支喘息治療薬のアドレナリン β_2 受容体作動薬とテオフィリンは，しばしば併用される．両薬物は作用点が異なるが，気管支平滑筋細胞内の cAMP 含量を高める点で共通しているので，併用による気管支平滑筋弛緩作用への相乗効果が期待できる．ホスホジエステラーゼ 5 阻害薬のシルデナフィルは cGMP の分解を阻害する．一酸化窒素供与薬（ニトログリセリン，亜硝酸アミルおよび硝酸イソソルビドなど）は，グアニル酸シクラーゼを刺激して cGMP 量を増加させるため，これらの薬物とシルデナフィルとの併用投与は過度の血管拡張を生じることがあり，併用禁忌とされている．

6 バイオ医薬品と分子標的薬

6.1 バイオ医薬品と分子標的薬とは

バイオ医薬品とは，広義では生物由来の材料を用いて製造される医薬品およびバイオテクノロ

ジー biotechnology を応用して製造される医薬品の総称である．有効成分がタンパク質に由来するもの（成長ホルモン，インスリン製剤，抗体製剤など）あるいは哺乳類細胞，ウイルス，バクテリアなどの生物によって生産される物質（インターフェロン，エリスロポエチンなど）がこれに該当する．狭義では，遺伝子組換え技術などのバイオテクノロジーを利用して製造される医薬品を意味する．バイオ医薬品は，低分子化合物と比較して，一般的に分子量が大きくかつ構造も複雑である．

分子標的薬とは，疾患の発症や進展に関与する特定の分子を標的としてその機能を制御する薬物の総称である．たとえば，細胞分裂過程に作用する従来の抗悪性腫瘍薬は，腫瘍細胞だけでなく，正常細胞の細胞分裂にも影響を与えてしまうが，分子標的薬は，腫瘍細胞だけに発現している分子や異常に亢進している細胞内シグナル伝達分子などを標的とするため，腫瘍細胞への特異性が高く，抗腫瘍効果が期待できる．分子標的薬には，後述の低分子型分子標的薬や抗体型分子標的薬などがある．

6.2 組換え体医薬品

組換え体医薬品とは，組換え DNA 技術を応用して製造される医薬品のことである．すなわち生体内に存在するホルモン，サイトカインおよび酵素などのペプチドやタンパク質を組換え DNA 技術で製造した医薬品である．世界初の組換え体医薬品は，1982 年に開発されたヒトインスリン（糖尿病治療薬）である．その後，インターフェロン，成長ホルモンおよびエリスロポエチンなどが開発された．生理活性を有するペプチドやタンパク質だけでなく，ワクチンや抗体も重要な組換え体医薬品である．組換え DNA 技術を応用した創薬の利点として，生体内で産生されるタンパク質とは異なるアミノ酸残基で置換することにより，生体内タンパク質よりも作用の持続性や特異性なども向上させることができる．

6.3 低分子型分子標的薬

低分子型分子標的薬は，後述の抗体型分子標的薬に比べて分子量が小さいため，細胞内で作用することができる．抗体型分子標的薬が注射剤であるのに対し，低分子型分子標的薬の多くは経口剤として服用できる．

現在使用されている低分子型分子標的薬の多くは，タンパク質リン酸化酵素（プロテインキナーゼ：protein kinase）を標的とするキナーゼ阻害薬である．プロテインキナーゼは，アミノ酸のセリン残基，スレオニン残基，チロシン残基を主にリン酸化する．その割合は，セリン残基が約 90％，スレオニン残基が約 10％であり，チロシン残基はわずか 0.05％程度である．しかしながら，チロシンキナーゼ tyrosine kinase は，細胞増殖などにおいて生物学的に重要な役割を担うため，がん細胞の治療標的分子として多数の薬が開発されている．代表的な低分子型分子標的薬を示す（表 2-4）．

チロシンキナーゼ阻害薬の名称には，その語尾に -チニブ（tinib）が付いている．チロシンキナーゼ阻害薬の標的には，上皮成長因子受容体（EGFR），ヒト EGFR2（HER2），血管内皮細胞増殖因子受容体（VEGFR），血小板由来増殖因子受容体（PDGFR）などの受容体型チロシンキナーゼのほか，非受容体チロシンキナーゼとして，BCR-ABL および EML-未分化リンパ腫キナーゼ anaplastic lymphoma kinase（ALK）などの融合遺伝子産物，ヤヌスキナーゼ Janus kinase（JAK）などがある．なお，複数のチロシンキナーゼを阻害する薬物をマルチキナーゼ阻害薬という．チロシンキナーゼは，アデノシン三リン酸（ATP）が ATP 結合部位に結合することでそ

表 2-4　代表的な低分子型分子標的薬

分類	薬物名		標的分子	主要な適応疾患
受容体型チロシンキナーゼ阻害薬	ゲフィチニブ	gefitinib	EGFR	非小細胞肺癌
	エルロチニブ	erlotinib		非小細胞肺癌，膵癌
	オシメルチニブ	osimertinib		非小細胞肺癌
	アファチニブ	afatinib		非小細胞肺癌
	ラパチニブ	lapatinib	EGFR, HER2	乳癌
	アキシチニブ	axitinib	VEGFR-1, 2, 3	腎細胞癌
融合遺伝子産物チロシンキナーゼ阻害薬	イマチニブ	imatinib	BCR-ABL, PDGFR, KIT	CML，Ph（+）ALL など
	ニロチニブ	nilotinib		CML
	ダサチニブ	dasatinib	BCR-ABL, PDGFR-β, KIT, Src ファミリーチロシンキナーゼ（SFK）など	CML，Ph（+）ALL
	ボスチニブ	bosutinib	BCR-ABL	CML
	クリゾチニブ	crizotinib	ALK, HGFR など	非小細胞肺癌
	セリチニブ	ceritinib	EML4-ALK	
	アレクチニブ	alectinib	EML4-ALK	
マルチキナーゼ阻害薬	ソラフェニブ	sorafenib	VEGFR, PDGFR, KIT, FLT-3, c-Raf, B-Raf	腎細胞癌，幹細胞癌
	スニチニブ	sunitinib	VEGFR-1, 2, 3, PDGFR-α, β, c-KIT	消化管間質腫瘍，腎細胞癌など
	アキシチニブ	axitinib	VEGFR-1, 2, 3, PDGFR-α, β, c-KIT	腎細胞癌
	パゾパニブ	pazopanib	VEGFR-1, 2, 3, PDGFR-α, β, c-KIT	悪性軟部腫瘍，腎細胞癌
	レンバチニブ	lenvatinib	VEGFR1, 2, 3, FGFR1, 2, 3, 4, PDGFR-α, KIT など	甲状腺癌
	ニンテダニブ	nintedanib	PDGFR-α, β, FGFR-1, 2, 3, VEGFR	特発性肺線維症
BTK 阻害薬	イブルチニブ	ibrutinib	BTK	CLL など
Raf キナーゼ阻害薬	（ソラフェニブ）	（sorafenib）	B-Raf	悪性黒色腫
	ベムラフェニブ	vemurafenib		
MEK 阻害薬	トラメチニブ	trametinib	MEK	悪性黒色腫
mTOR 阻害薬	エベロリムス	everolimus	mTOR	腎細胞癌，心・腎移植時の免疫抑制など
	テムシロリムス	temsirolimus		腎細胞癌
JAK 阻害薬	トファシチニブ	tofacitinib	JAK	関節リウマチ
	ルキソリチニブ	ruxolitinib		骨髄線維症など
プロテアソーム阻害薬	ボルテゾミブ	bortezomib	プロテアソーム	MM
	カルフィルゾミブ	carfilzomib		

ALK：EML4-未分化リンパ腫キナーゼ，BTK 阻害薬：ブルトン型チロシンキナーゼ阻害薬，CLL：慢性リンパ性白血病，CML：慢性骨髄性白血病，EGFR：上皮成長因子受容体，HER2：ヒト EGFR2，HGFR：肝細胞増殖因子受容体，JAK 阻害薬：ヤヌスキナーゼ Janus kinase 阻害薬，MEK 阻害薬：mitogen-activated protein kinase（extracellular signal-regulated kinase）阻害薬，MM：多発性骨髄腫，mTOR 阻害薬：mammalian target of rapamycin セリン・スレオニンキナーゼ阻害薬，PDGFR：血小板由来増殖因子受容体，Ph（+）ALL：フィラデルフィア染色体陽性リンパ性白血病，VEGFR：血管内皮細胞増殖因子受容体

のリン酸残基を用いて基質をリン酸化する．低分子型分子標的薬のゲフィチニブは，EGFR のチロシンキナーゼの ATP 結合部位の構造に合わせてデザインされており，この部位で ATP と競合することにより，基質のリン酸化に引き続くシグナル伝達を阻害する．一方，プロテインキナーゼの活性部位とは異なる部位に結合してその酵素活性を抑制するアロステリック効果を示す薬物もある．この他に，mitogen-activated protein kinase/extracellular signal-regulated kinase（MEK）阻害薬（extracellular signal-regulated kinase ともいう），Raf キナーゼ阻害薬 mammalian target of rapamycin（mTOR），セリン・スレオニンキナーゼ阻害薬，ブルトン型チロシンキナーゼ（BTK）阻害薬，プロテアソーム阻害薬などがある．

このように，低分子型分子標的薬のターゲットは非常に多岐にわたる．病態の発症機序に関す

る研究の進歩に伴い，新たな標的分子の候補は今後も増えていくことが確実である．なお，それぞれの低分子型分子標的薬の詳細については，各章の説明を参照されたい．

6.4 抗体型分子標的薬

抗体は，免疫グロブリン immunoglobulin とも呼ばれ，生体内に細菌やウイルスなどの外来異物が侵入した際に，これらと結合して排除するために体内で産生される糖タンパク質である．生体防御に重要な免疫機能の一部を担っている．抗体の基本構造は，標的である抗原との結合に関与する可変領域と定常領域で構成され，2本の重鎖 heavy chain と 2本の軽鎖 light chain が結合している（図2-20）．Fab 領域 fragment, antigen binding の先端部分で抗原と結合する．Fab 領域の先端はさまざまな抗原と結合するためにそのアミノ酸配列がきわめて多様であることから，可変領域と呼ばれる．これ以外の部分は比較的アミノ酸配列が保たれているため，定常領域と呼ばれる．Fc 領域 fragment, crystallizable は，免疫担当細胞に認識される部分であり，抗原（細胞など）が結合した抗体を Fc 領域を介して免疫担当細胞が攻撃する機構（抗体依存性細胞傷害作用：ADCC）などが知られており，癌に対する抗体医薬品の作用機序として重要である（後述）．このように抗体型分子標的薬（抗体医薬品）は，抗体による抗原への特異的な結合を利用している．たとえば，正常細胞ではなく，がん細胞に特異的に発現している分子や疾患発症時に過剰に産生され，かつ病態の悪化に関与する分子を標的とし，それらに特異的に結合することで，その分子を介した作用を抑制する薬物である．以下にその特徴を示す．

6.4.1 抗体医薬品の特徴

抗体医薬品の特徴は，標的分子への特異性が高いことである．しかしながら，低分子型分子標的薬に比べ，分子量が大きいので，細胞膜を通過できず，抗体医薬品の標的分子は細胞外に限られる．抗体医薬品は，タンパク質であるため経口投与では分解されるので，投与方法は点滴や注射に限られる．

現在までに承認されている抗体型分子標的薬は，免疫グロブリンの5つのクラス（IgG，IgM，IgD，IgE，IgA）のうち，すべて IgG 由来の配列を有する．抗体の由来遺伝子から，主に①マウス抗体，②キメラ型抗体，③ヒト化抗体，④完全ヒト抗体の4種に分類される（図2-21）．ヒトにマウス抗体を高頻度で投与すると，抗体に対する抗体産生が起こり，アナフィラキシー反応が起こりやすい．投与したマウス抗体を排除する機構（中和抗体産生）が働くことで，半減期が短いといった問題点も生じる．そこで，この免疫原性を低減し，血中濃度の維持を可能にする技術としてマウス抗体の一部あるいはすべてをヒト抗体由来配列に置換したキメラ型抗体，ヒト化抗

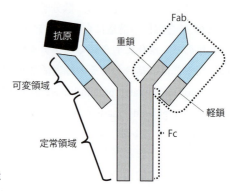

図 2-20 抗体の構造

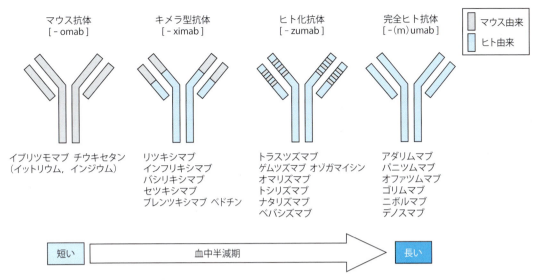

図 2-21　抗体医薬品の種類と特徴

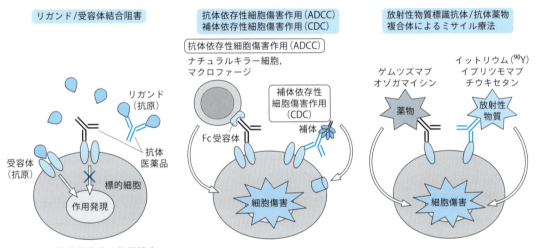

図 2-22　抗体医薬品の作用機序

体ならびに完全ヒト抗体が開発された．

　抗体型分子標的薬の一般名には，共通して語尾に-マブ（mab）の名称が付いている．また，抗体の種類を表す名称も付けられている（図 2-21）．接尾辞として，マウス抗体には-オマブ（omab），キメラ型抗体には-キシマブ（ximab），ヒト化抗体には-ズマブ（zumab），完全ヒト抗体には-ウマブ（⟨m⟩umab）が付く．代表的な抗体型分子標的薬を表 2-5 に示す．

6.4.2　抗体医薬品の作用機序

　抗体医薬品の作用機序は，主に標的分子（抗原）に結合することにより抗原を捕捉・中和し抗原の作用を阻害することである（図 2-22）．標的分子（抗原）がサイトカインなどの可溶性分子であれば，抗体との結合により標的分子の受容体への結合が阻害される．標的分子が受容体の場合，その受容体へのリガンドの結合を妨害して，受容体を介するシグナル伝達を阻害する．さらに，抗体医薬品のなかには，細胞表面に存在する標的分子と抗体が結合して，Fc 受容体を活性化

表 2-5 代表的な抗体型分子標的薬

抗体の種類	薬物名		標的分子	主要な適応疾患
マウス抗体	イブリツモマブ チウキセタン	ibritumomab tiuxetan	CD20	^{90}Y：B 細胞性非ホジキンリンパ腫 ^{111}In：イブリツモマブ チウキセタン集積部位の確認
キメラ型抗体	リツキシマブ	rituximab	CD20	B 細胞性非ホジキンリンパ腫
	バシリキシマブ	basiliximab	CD25	腎臓移植後の急性拒絶反応
	インフリキシマブ	infliximab	TNF-α	関節リウマチ
	セツキシマブ	cetuximab	EGFR	結腸・直腸癌，頭頸部癌
	ブレンツキシマブ ベドチン	brentuximab vedotin	CD30	ホジキンリンパ腫，未分化大細胞リンパ腫
ヒト化抗体	パリビズマブ	palivizumab	RS ウイルス	RS ウイルス感染による重篤な下気道疾患の発症抑制
	トラスツズマブ	trastuzumab	HER2	HER2 陽性の乳癌，治癒切除不能な進行・再発の胃癌
	ゲムツズマブ オゾガマイシン	gemtuzumab ozogamicin	CD33	急性骨髄性白血病
	アレムツズマブ	alemtuzumab	CD52	B 細胞性慢性リンパ性白血病
	オマリズマブ	omalizumab	IgE	気管支喘息
	ベバシズマブ	bevacizumab	VEGF	結腸・直腸癌，非小細胞肺癌，卵巣癌など
	ナタリズマブ	natalizumab	α4 インテグリン	多発性硬化症
	トシリズマブ	tocilizumab	IL-6 受容体	関節リウマチ，キャッスルマン病
	ラニビズマブ	ranibizumab	VEGF-A	加齢黄斑変性症
	エクリズマブ	eculizumab	補体（C5）	発作性夜間ヘモグロビン尿症における溶血抑制
	セルトリズマブ ペゴル	certolizumab pegol	TNF-α	関節リウマチ
	モガムリズマブ	mogamulizumab	CCR4	CCR4 陽性の成人 T 細胞白血病リンパ腫
	ペルツズマブ	pertuzumab	HER2	HER2 陽性の手術不能または再発乳癌
	トラスツズマブ エムタンシン	trastuzumab emtansine	HER2	HER2 陽性の手術不能または再発乳癌
完全ヒト抗体	アダリムマブ	adalimumab	TNF-α	関節リウマチ
	パニツムマブ	panitumumab	EGFR	結腸・直腸癌
	ゴリムマブ	golimumab	TNF-α	関節リウマチ
	ウステキヌマブ	ustekinumab	IL-12/23	尋常性乾癬，関節症性乾癬，クローン病の維持療法
	カナキヌマブ	canakinumab	IL-1β	クリオピリン関連周期性症候群
	デノスマブ	denosumab	RANKL	骨病変，骨粗鬆症
	オファツムマブ	ofatumumab	CD20	慢性リンパ性白血病
	イピリムマブ	ipilimumab	CTLA-4	悪性黒色腫
	ラムシルマブ	ramucirumab	VEGFR2	胃癌
	ニボルマブ	nivolumab	PD-1	悪性黒色腫
	セクキヌマブ	secukinumab	IL-17-A	尋常性乾癬，関節症性乾癬

CD：cluster of differentiation，TNF-α：腫瘍壊死因子 α，IL：インターロイキン，EGFR：上皮成長因子受容体，HER2：ヒト EGFR2，VEGF：血管内皮細胞増殖因子，CCR4：C-C ケモカイン受容体，RANKL：NF-κB 活性化受容体リガンド，CTLA-4：細胞傷害性 T リンパ球抗原 4，VEGFR：VEGF 受容体，PD-1：プログラム細胞死タンパク質 1

し，標的細胞を傷害する抗体依存性細胞傷害作用 antibody-dependent cellular cytotoxicity（ADCC）および抗体が補体と結合することにより標的細胞を傷害する補体依存性細胞傷害作用 complement-dependent cytotoxicity（CDC）を示すものがある．抗体に抗悪性腫瘍薬のオゾガマイシンやモノメチルアウリスタチン E ならびに放射性物質イットリウム（^{90}Y）を結合させ，標的分子を

発現する細胞を特異的に攻撃させるミサイル型抗体と呼ばれる抗体医薬品もある．

7 薬理遺伝学

ヒトゲノムの解読とともに遺伝子情報の解析が急速に進展し，疾患に関連した遺伝子が明らかとなっている．さらに個人ごとの遺伝子配列の違いが疾患の発症や薬物治療の効果・副作用の出現と関係することも解明されてきた．遺伝的背景による薬の作用の違いについて研究する学問がゲノム薬理学 pharmacogenomics（PGx）であり，"薬物応答と関連するDNAおよびRNAの特性の変異に関する研究"と定義されている．ゲノム薬理学のなかでも"薬物応答と関連するDNA配列の変異に関する研究"と定義されるのが薬理遺伝学 pharmacogenetics（PGt）である．

ヒトのゲノム情報データベースを用いて，疾患の発症原因となる遺伝子やその遺伝子からつくり出されるタンパク質の情報を解析することで，そのタンパク質に特異的に作用する化合物や抗体が開発されれば，特定の疾患に対する特異的な治療へと結び付く．この戦略に基づいて行う新薬開発をゲノム創薬という．

個人ごとの遺伝子配列の違い（人口の1％以上の頻度でみられる遺伝子の変異）を遺伝子多型といい，ほかのDNA塩基と置き換わる"置換"，塩基が欠如する"欠失"，ほかの塩基が入り込む"挿入"などがある．特に多い遺伝子多型として，1つの塩基だけが異なる塩基に置換された一塩基多型 single nucleotide polymorphism（SNP）がある．SNPにより生じるアミノ酸の変化は，タンパク質の機能的な異常を引き起こすことがある．特に薬物代謝にかかわる酵素をコードする遺伝子変異が原因となり，薬物の作用や副作用の出現が変化することがある．その例として抗悪性腫瘍薬のイリノテカンがある．イリノテカンは，プロドラッグであり生体内でカルボキシルエステラーゼによる加水分解を受けて活性型（SN-38）となり，薬理作用を発現する．SN-38は，

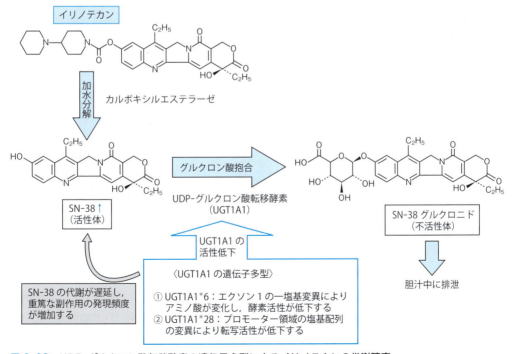

図 2-23 UDP-グルクロン酸転移酵素の遺伝子多型によるイリノテカンの代謝障害

UDP-グルクロン酸転移酵素（UGT1A1）によるグルクロン酸抱合を受けて不活性体となり排泄されるが，イリノテカンの代謝にかかわる UGT1A1 には，遺伝子多型が報告されており，特定の遺伝子多型をもつ患者では，UGT1A1 による代謝活性能が低いため，SN-38 の代謝が遅延してしまい重篤な副作用があらわれることがある（図 2-23）．現在，副作用の出現リスクの軽減を目的として，イリノテカンを使用する前に UGT1A1 の遺伝子多型を判定することが認められている．このように PGx や PGt は，個別の患者に対して最適な薬を選択し，最適な用法と用量で投与する個別化医療 personalized medicine を提供する．

8 オータコイドと関連薬

オータコイドとは，さまざまな生理機能の発現ならびに疾患の発症や病態に関与する生理活性物質の一群である．そのため，オータコイドやオータコイドの作用を発揮するまたは抑制する化合物が，薬物として疾病の治療に用いられているので，オータコイドの生理および薬理作用を理解することは，薬物療法を行うにあたって非常に重要である．

8.1 オータコイドとは

オータコイド autocoid は局所ホルモンともいわれ，局所で合成され，その近傍で作用するオートクリンあるいはパラクリンの作用様式（図 2-24）を有する生理活性物質の総称である．ギリシャ語で，オータコイドの auto は"自己"，coid は"医薬品"または"物質"をあらわし，オータコイドは自己を調節する物質と理解できる．オータコイドには，ヒスタミン，セロトニン，エイコサノイド，アンギオテンシン，キニン，一酸化窒素（NO），サイトカイン，ケモカイン，成長因子などが含まれる．一方で，ヒスタミンやセロトニンは神経伝達物質でもあり，アンギオテンシンやブラジキニンは血液中でも生成され，遠位の器官に作用することができる．このように，現在のオータコイドの定義は曖昧なものとなっている．ここでは，オータコイドとしてヒスタミン，セロトニン，エイコサノイド，アンギオテンシン，キニンを取りあげ，解説する．

8.2 ヒスタミンと薬物

8.2.1 ヒスタミンの歴史

ヒスタミン histamine は生理活性が明らかにされる前からすでに合成されていた（1907 年）．そ

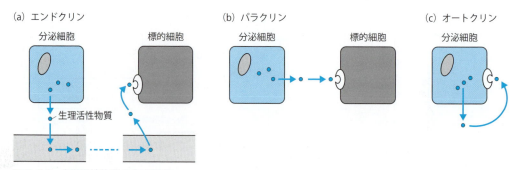

図 2-24 **生理活性物質の作用機序**
生理活性物質の作用様式には，エンドクリン（a），パラクリン（b）およびオートクリン（c）の 3 種類が存在する．エンドクリンはホルモンの作用様式で，細胞から分泌された後，血液で運ばれ遠位の器官に作用する．一方，パラクリンは成長因子の作用様式で，細胞から分泌された後，近傍の器官に作用する．これが産生細胞自身に作用する様式がオートクリンである．

の後，デール Henry Dale とレイドロー Patrick P. Laidlaw により麦角アルカロイド中の成分として分離され（1910 年），続いてベスト Best らが肝臓や肺の試料からヒスタミンを単離し，多くの哺乳動物組織の成分であることを明らかにした．ギリシャ語の *histos*（組織）からヒスタミンと名付けられた．

8.2.2 ヒスタミンの分布

ヒスタミンは動物，植物および細菌など広く生物界に分布する．哺乳動物の組織において，ヒスタミンは大部分が肥満細胞（マスト細胞 mast cell），好塩基球，エンテロクロマフィン様細胞［腸クロム親和性様細胞 enterochromaffin-like（ECL）cell］に存在し，ごくわずかに中枢神経やマクロファージなどに含まれる．また，脳脊髄液にも多く存在する．脳や胃腺では非肥満細胞性ヒスタミンの割合は約 50% 前後で，脳ではヒスタミン作動性神経，胃腺では ECL 細胞に存在する．一方，肺，気管支の粘膜や皮膚においては，97% 以上が肥満細胞性ヒスタミンであり，腸管粘膜においてもヒスタミン濃度がかなり高い．

中枢のヒスタミン作動性神経では，後部視床下部の結節乳頭核に細胞体が存在し，大脳皮質，海馬，視床，延髄や小脳などに神経線維が分布する．

8.2.3 ヒスタミンの生合成と分解

ヒスタミンは L-ヒスチジン脱炭酸酵素によって，アミノ酸の L-ヒスチジンから生成され，分泌顆粒内にヘパリンやプロテアーゼまたはコンドロイチン硫酸プロテオグリカンと結合し，貯蔵される（図 2-25, 26）．

ヒスタミンの分解には 2 つの経路がある．そのなかで主要な経路はヒスタミンのメチル化である．この経路では，ヒスタミンは体内に広く分布しているヒスタミン-N-メチル転移酵素によって，ヒスタミンのイミダゾール環の N 位にメチル化が起こり N-メチルヒスタミンとなり，次にモノアミン酸化酵素（MAO）B またはジアミン酸化酵素（DAO），続いてアルデヒド脱水素酵素により酸化されて N-メチルイミダゾールアルデヒドを経て，N-メチルイミダゾール酢酸となる．一方，もう 1 つがヒスタミンの酸化経路である．この経路では，ヒスタミンが DAO によって酸化的脱アミノ化を受け，さらにアルデヒド脱水素酵素によってイミダゾール酢酸となる．次にイミダゾール酢酸ホスホリボシル転移酵素によってホスホリボシルイミダゾール酢酸になり，さらに脱リン酸化されて最終的にリボシルイミダゾール酢酸となる．これらの代謝物にはほとんど活性がなく，尿中に排出される．

8.2.4 ヒスタミンの遊離

各組織からのヒスタミン遊離は，基本的には同じような細胞内情報伝達過程を経て行われているが，最初の刺激とそれを感受する受容体はそれぞれの組織で異なり，合目的的に行われる．

肥満細胞や好塩基球のヒスタミンは，抗原-IgE 抗体複合体の刺激によって遊離され，I 型アレルギーにおいて中心的な役割を担う．ECL 細胞のヒスタミンはガストリンやアセチルコリンの刺激によって遊離され，壁細胞からの胃酸分泌に重要な役割を担っている．一方，中枢神経系のヒスタミン作動性神経のヒスタミンは種々の神経伝達物質の刺激を介して遊離され，ヒスタミン自身も神経伝達物質遊離の修飾物質として働き，さまざまな中枢機能に関与する．

ここでは肥満細胞（好塩基球）からのヒスタミン遊離機構について述べる（図 2-26）．抗原が IgE 分子と架橋し，肥満細胞膜上の Fcε 受容体に結合して受容体を刺激する．これが src 関連チ

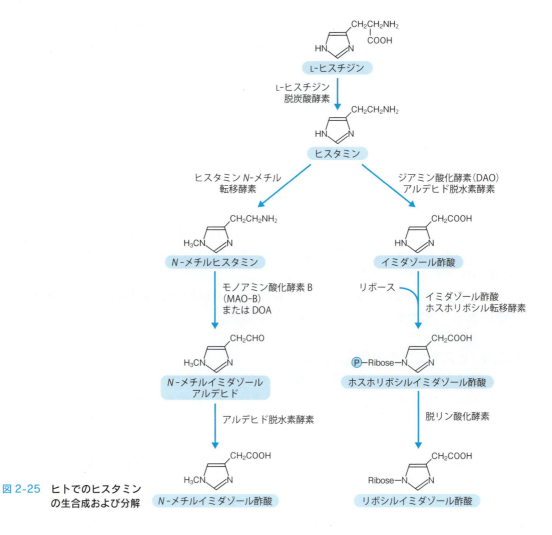

図 2-25 ヒトでのヒスタミンの生合成および分解

ロシンキナーゼの Lyn と Syk を活性し，シグナル伝達が開始され，ヒスタミンがプロスタグランジンやロイコトリエンなどほかのケミカルメディエーターとともに遊離される．この他，モルヒネ，サクシニルコリンやバンコマイシンなどの薬物および摩擦や寒冷などの物理的刺激も直接ヒスタミンを遊離させる．

8.2.5 ヒスタミン受容体

ヒスタミン受容体には，4種類の受容体サブタイプの H_1, H_2, H_3, H_4 が存在する．いずれの受容体もクローニングにより同定されており，Gタンパク質共役型である．ヒスタミン H_1 受容体（以下この節では H_1 受容体と記述）は $G_{q/11}$ タンパク質，ヒスタミン H_2 受容体（以下この節では H_2 受容体と記述）は G_s タンパク質，ヒスタミン H_3 と H_4 受容体は $G_{i/o}$ タンパク質と共役している．H_1 と H_2 受容体の生体内分布を表 2-6 に示す．

8.2.6 ヒスタミンの生理作用と薬理作用

ヒスタミンは重要な生理的役割を担っている（表 2-6）．アレルギー反応ならびに胃酸分泌に関与し，また中枢神経の伝達物質として働いている．生体にヒスタミンを静脈投与すると，各器官が反応する．

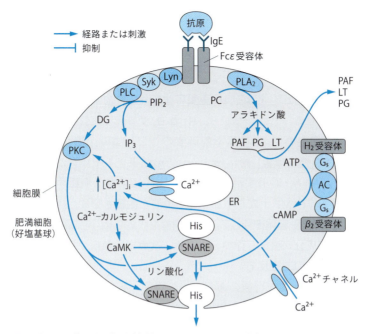

図 2-26 肥満細胞（好塩基球）からのヒスタミン遊離

抗原-IgE 抗体複合体が Fcε 受容体に結合して刺激すると，チロシンキナーゼの Lyn と Syk，それに続く PLC の活性化が進行し，PIP_2 から DG と IP_3 が生成される．これにより ER からの Ca^{2+} 遊離，または細胞外からの Ca^{2+} 流入を介して，細胞内 $[Ca^{2+}]_i$ が増加する．この結果，CaMK や PKC が活性され，顆粒膜と細胞膜の SNARE タンパク質のリン酸化が起こり，両者膜の融合によってヒスタミンが開口放出される．この放出を H_2 受容体や $β_2$ 受容体刺激は抑制する．

AC：アデニル酸シクラーゼ，$β_2$ 受容体：アドレナリン $β_2$ 受容体，$[Ca^{2+}]_i$：細胞内遊離 Ca^{2+} 濃度，CaMK：カルモジュリン/Ca^{2+} プロテインキナーゼ，DG：ジアシルグリセロール，ER：粗面小胞体（Ca^{2+} 貯蔵部位），G_s：GTP 結合タンパク質 s，H_2 受容体：ヒスタミン H_2 受容体，His：ヒスタミン，IP_3：イノシトール三リン酸，LT：ロイコトリエン，PAF：血小板活性化因子，PC：ホスファチジルコリン，PG：プロスタグランジン，PIP_2：ホスファチジルイノシトール 3，4 二リン酸，PKC：プロテインキナーゼ C，PLC：ホスホリパーゼ C，SNARE：soluble N-ethylmaleimide-sensitive factor attachment protein receptors

表 2-6 ヒスタミンの受容体サブタイプ，情報伝達と作用

サブタイプ	アミノ酸数	G タンパク質	細胞内情報伝達	分布	生理・薬理作用
H_1	487	$G_{q/11}$	IP_3/DG↑，Ca^{2+}↑	気管支，腸管平滑筋	収縮
				血管内皮細胞	NO 産生→血管拡張→血圧低下 収縮→血管透過性亢進
				心臓	房室伝導速度遅延
				副腎髄質	カテコールアミン遊離促進
				知覚神経	痛み，かゆみ
				中枢神経（視床下部）	覚醒，食欲低下
H_2	359	G_s	cAMP↑	胃壁細胞	胃酸分泌促進
				心房・心室筋 洞房結節	Ca^{2+} 流入促進，収縮力増加 自発的脱分極促進，心拍数増加
				血管平滑筋	弛緩
				肥満細胞	ヒスタミン遊離抑制

DG：ジアシルグリセロール，IP_3：イノシトール三リン酸
↑：生成増加

1) **平滑筋**：ヒスタミンは H$_1$ 受容体を介して気管支平滑筋を収縮させる．アレルギー性気管支喘息を誘発するケミカルメディエーターの1つである．腸管や子宮平滑筋に対しては，作用が一定しておらず，また作用してもその効果は弱い．膀胱，尿管，虹彩など他の平滑筋にはほとんど影響しない．

2) **血管**：ヒスタミンは H$_1$ および H$_2$ 両受容体を介して血管を拡張させる．この結果，ヒスタミンは血圧を低下させる．しかしながら，H$_1$ と H$_2$ 受容体で血管拡張の作用様式は異なる．ヒスタミンは血管内皮細胞の H$_1$ 受容体を刺激することにより，細胞内 Ca^{2+} 濃度を増加させ，eNOS（血管内皮型 NO 合成酵素）を活性する．その結果アルギニンから NO が遊離され，血管平滑筋を弛緩させる．一方，血管平滑筋に存在する H$_2$ 受容体を刺激することにより，アデニル酸シクラーゼを活性し，cAMP 生成を増加させ平滑筋を弛緩させる．

また血管内皮細胞の H$_1$ 受容体を介して，内皮細胞を収縮させ，毛細血管の透過性を亢進させる．このため血管外に血漿成分が流出し浮腫を生じる．皮膚では膨疹や蕁麻疹となってあらわれる．

◆**ルイス（ヒスタミン）の三重反応**

ヒスタミンを皮下注射すると特徴のある3つの現象があらわれる．これをルイス（ヒスタミン）の三重反応という．①注射部位の周囲（2～3 mm）に局所の発赤（局所的な毛細血管の拡張，2～3秒後に出現し，約1分で最大），②発赤の範囲を越えて1 cmほどの潮紅（発赤拡張）（知覚神経刺激による軸索反射を介した血管拡張，よりゆっくりと出現），③発赤と同じ部位に膨張（浮腫）（血管の透過性亢進，注射の1～2分後）を生じる．

3) **心臓**：ヒスタミンは H$_2$ 受容体を介して cAMP を上昇させ，Ca^{2+} 流入を促進し，心筋収縮力ならびに洞房結節における脱分極を亢進して心拍数を増加させる．これには直接作用のほかに血圧低下に対する反射と副腎髄質からのカテコールアミン分泌も関与している．一方，H$_1$ 受容体の刺激は房室伝導速度を遅延させ，心機能に抑制的に働く．

4) **胃**：ヒスタミンは壁細胞の H$_2$ 受容体を刺激し，壁細胞から大量の胃酸分泌を起こす．またペプシンや内因子の分泌も促進する．

5) **副腎髄質**：高濃度のヒスタミンは H$_1$ 受容体を介して副腎髄質からのカテコールアミン分泌を促進する．

6) **知覚神経**：ヒスタミンは知覚神経終末の H$_1$ 受容体を刺激して，疼痛やかゆみを起こす．

7) **中枢神経**：中枢のヒスタミン作動性神経は睡眠-覚醒の調節，サーカディアンリズム，摂食リズムなどにかかわっている．

8.2.7 薬物

ヒスタミン受容体遮断薬が治療薬として用いられる．H$_1$ 受容体遮断薬が主に抗アレルギー薬として，H$_2$ 受容体遮断薬が抗消化性潰瘍薬として臨床で使用される．

A ヒスタミン H$_1$ 受容体遮断薬

狭義では，H$_1$ 受容体遮断薬は抗ヒスタミン薬と呼ばれ，①第1世代（古典的）抗ヒスタミン薬（表2-7），②第2世代（非鎮静性）抗ヒスタミン薬（表2-8），③抗アレルギー性 H$_1$ 受容体遮断薬（表2-9）に分類される．抗アレルギー薬は第2世代抗ヒスタミン薬として分類される場合もある（10章 4.1.7 p 424 参照）．

アレルギー疾患，また薬物によってはパーキンソニズム，動揺病，気管支喘息などに適応される．

8 オータコイドと関連薬

表2-7 第1世代抗ヒスタミン薬（H₁受容体遮断薬）

薬物	ジフェンヒドラミン diphenhydramine，ジメンヒドリナート dimenhydrinate，クロルフェニラミン chlorpheniramine，プロメタジン promethazine，シプロヘプタジン cyproheptadine，クレマスチン clemastine，アリメマジン alimemazine
作用	① H₁受容体遮断作用（末梢）：ヒスタミンによるアレルギー反応（毛細血管透過性亢進による膨疹や浮腫，知覚神経末端刺激によるかゆみ，血管拡張）を抑制 　H₁受容体遮断作用（中枢）：鎮静作用や眠気 ② 抗コリン作用：唾液分泌抑制（口渇），気道乾燥感，視調節障害（遠方視），便秘，排尿抑制 ③ 制吐作用：内耳から延髄嘔吐中枢の経路におけるムスカリン性ACh受容体を遮断するので，動揺病（乗り物酔い）の予防やメニエール（Ménière）症候群での嘔吐を抑制 ④ 局所麻酔作用：かゆみの抑制に寄与（プロメタジン：ヒスタミン受容体遮断よりも数倍高い濃度が必要）
適応	① アレルギー性疾患：アレルギー性皮膚疾患（蕁麻疹，湿疹，掻痒症など），アレルギー性や急性鼻炎，花粉症の症状緩和 ② 動揺病（ジフェンヒドラミン，ジメンヒドリナート，プロメタジン） ③ メニエール症候群（ジフェンヒドラミン，ジメンヒドリナート） ④ パーキンソン病（プロメタジン）
副作用	倦怠感，眠気，口渇，尿閉，悪心
禁忌	緑内障，前立腺肥大などの下部尿路の閉塞性疾患など
特徴	① 抗コリン作用と中枢抑制作用が強い ② ジメンヒドリナートはジフェンヒドラミンの8-クロルテオフィリンで動揺病やメニエール症候群に適応 ③ プロメタジンはフェノチアジン誘導体で抗コリン作用が強く，アレルギー性疾患ばかりでなく，振戦麻痺やパーキンソニズムに適応 ④ シプロヘプタジンは抗セロトニン作用が強い

表2-8 第2世代（非鎮静性）抗ヒスタミン薬（H₁受容体遮断薬）

薬物	メキタジン mequitazine，フェキソフェナジン fexofenadine，オロパタジン olopatadine，エピナスチン epinastine，エバスチン ebastine，セチリジン cetirizine
作用	① H₁受容体遮断作用 ② 抗ロイコトリエン作用 ③ 肥満細胞からのヒスタミンやロイコトリエン遊離抑制作用 ④ 中枢抑制作用と抗コリン作用は弱い
適応	アレルギー性疾患，気管支喘息の発作予防（メキタジン，エピナスチン），しかし発作は軽減しない
副作用	眠気を起こしにくい，肝機能障害

表2-9 抗アレルギー性H₁受容体遮断薬

薬物	ケトチフェン ketotifen，アゼラスチン aselastine，オキサトミド oxatomide
作用	① H₁受容体遮断作用 ② 抗ロイコトリエン作用 ③ 肥満細胞からのヒスタミンやロイコトリエン遊離抑制作用 ④ 中枢抑制作用は強い ⑤ 抗コリン作用は弱い
適応	アレルギー性疾患，気管支喘息の発作予防
副作用	眠気をもよおすので注意，肝機能障害

第1世代抗ヒスタミン薬（H₁受容体遮断薬）

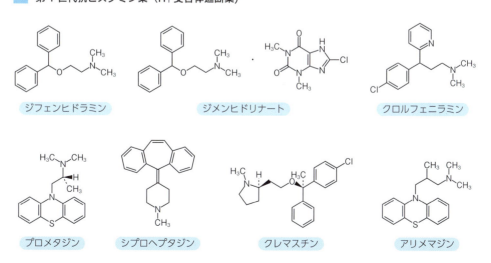

ジフェンヒドラミン　　ジメンヒドリナート　　クロルフェニラミン

プロメタジン　　シプロヘプタジン　　クレマスチン　　アリメマジン

第2世代（非鎮静性）抗ヒスタミン薬と抗アレルギー性 H_1 受容体遮断薬

メキタジン　　　　フェキソフェナジン　　　　オロパタジン

エピナスチン　　　　エバスチン　　　　セチリジン

ケトチフェン　　　　アゼラスチン　　　　オキサトミド

B　ヒスタミン H_2 受容体遮断薬

消化性潰瘍，逆流性食道炎，急性・慢性胃炎，ゾリンジャー・エリソン（Zollinger-Ellison）症候群などに適応される（表2-10）．

表2-10　H_2 受容体遮断薬

薬物	シメチジン cimetidine，ラニチジン ranitidine，ファモチジン famotidine，ニザチジン nizatidine，ロキサチジン酢酸エステル roxatidine acetate，ラフチジン lafutidine
作用	H_2 受容体遮断により，胃酸分泌抑制
適応	消化性潰瘍，逆流性食道炎，急性・慢性胃炎，ゾリンジャー・エリソン症候群*，麻酔前投薬（ラフチジン，ロキサチジン酢酸エステル）
副作用	血小板減少症，無顆粒球症，汎血球減少症，女性化乳房と乳汁分泌など

*ゾリンジャー・エリソン症候群：主に膵ランゲルハンス島におけるガストリン産生腫瘍から多量のガストリンが分泌され，胃酸過剰分泌が生じ，難治性，再発性潰瘍が発生する．

H₂ 受容体遮断薬

シメチジン ラニチジン ファモチジン

ニザチジン ロキサチジン酢酸エステル

ラフチジン

8.3 セロトニンと薬物

セロトニン serotonin はインドールアルキルアミンで，エンテロクロマフィン細胞（腸クロム親和性細胞）や血小板に存在しオータコイドとして，また中枢神経系の伝達物質として多様な生理機能を発揮する．さらに松果体では，メラトニンの前駆物質としての役割を担っている．

8.3.1 セロトニンの歴史

Vittorio Erspamer は 1930 年代にインドール化合物が腸粘膜，血小板さらに中枢神経系に存在することを明らかにし，それを単離した．その後，ページ Irvine H. Page らは凝集した血小板から放出される血管収縮物質を発見し，それをセロトニンと名付けた．このセロトニンは Erspamer によって単離されたインドール化合物と同一物質であることが証明された．これまでにセロトニンのさまざまな生物活性ならびに多数の受容体が明らかにされてきた．

8.3.2 セロトニンの分布

セロトニンの化学名は 5-ヒドロキシトリプタミン 5-hydroxytryptamine（5-HT）でインドール骨格を有するアミンである．動物や植物など広く生物界に分布し，サソリ，スズメバチやイラクサなどの毒液中にも含まれる．ヒトでは，胃腸管粘膜のエンテロクロマフィン細胞（約 90%）（胃幽門部から大腸，特に下部消化管），血小板（約 8〜9%）（血液中のセロトニンを取り込む），松果体（約 1〜2%）および中枢神経（縫線核にあるセロトニン作動性神経が大脳皮質，辺縁系，基底核ならびに視床下部，延髄，脊髄に分布）に含まれる．

8.3.3 セロトニンの合成と分解

セロトニンは必須アミノ酸の L-トリプトファンから 2 段階の反応で合成される．トリプトファンがトリプトファン水酸化酵素によって 5-ヒドロキシトリプトファンに，続いて芳香族 L-アミノ酸脱炭酸酵素によってセロトニンに変換される（図 2-27）．生成されたセロトニンは小胞モ

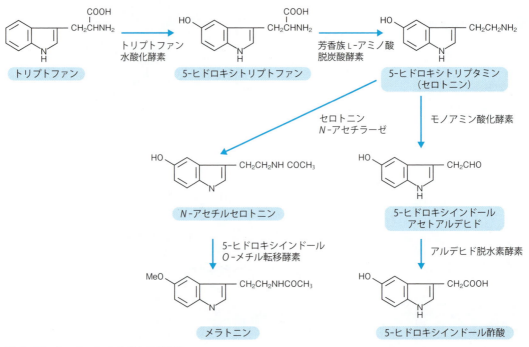

図 2-27　セロトニンの合成と分解経路

ノアミントランスポーターによって顆粒球内に取り込まれ貯蔵される．トリプトファン水酸化酵素は腸管，松果体，脾臓，胸腺や中枢神経に存在する．中枢とそれ以外の末梢組織のトリプトファン水酸化酵素はアイソザイムである．芳香族 L-アミノ酸脱炭酸酵素は，L-DOPA 脱炭酸酵素と同一である．血小板にはセロトニン合成能はなく，血液中のセロトニンを取り込み貯蔵する．

セロトニンの主な分解経路はモノアミン酸化酵素（特に MAO-A，p 90 参照）による酸化的脱アミノ化である．MAO により 5-ヒドロキシインドールアセトアルデヒドが生成され，さらにアルデヒド脱水素酵素によって 5-ヒドロキシインドール酢酸に変換されて尿中に排泄される．

松果体では，セロトニンにセロトニン N-アセチラーゼが作用し，N-アセチルセロトニンが生成され，これに 5-ヒドロキシインドール O-メチル転移酵素が働き，メラトニンが生成される．メラトニンは松果体のホルモンとして分泌され，メラトニン MT_1 と MT_2 受容体に作用し，睡眠やサーカディアンリズムを調節していると考えられる．メラトニン受容体作動薬のラメルテオン ramelteon が不眠における入眠困難の改善に用いられる．

8.3.4　セロトニンの遊離

神経終末のセロトニンは神経興奮に伴う細胞内への Ca^{2+} 流入によって開口放出される．また神経終末には，セロトニン $5\text{-}HT_{1B}$ と $5\text{-}HT_{1D}$ 受容体が存在し，これらの自己受容体を介してセロトニン遊離が抑制される．エンテロクロマフィン細胞のセロトニンは腸内が食べ物などの内容物で伸展された際の機械刺激や迷走神経刺激によって Ca^{2+} 依存性に遊離され，各種セロトニン受容体を介して胃腸機能を調節する．一方，血小板のセロトニンは損傷を受けた内皮細胞などに血小板が接触すると，血液凝固因子などとともに遊離され，血小板セロトニン $5\text{-}HT_{2A}$ 受容体を介して血小板凝集およびそれに続いて血液凝固を生じる（表 2-11）．

表 2-11 主な 5-HT の受容体サブタイプ，情報伝達と作用

受容体サブタイプ	分　布	細胞内情報伝達	生理・薬理作用
5-HT$_{1A}$	脳（縫線核，海馬）	cAMP↓　　　（G$_i$） K$^+$ チャネル↑	細胞体，樹状突起の自己受容体 神経機能の抑制
5-HT$_{1B}$	脳（黒質，海馬）		神経終末の自己受容体 神経機能の抑制
5-HT$_{1D}$	脳（黒質，淡蒼球，基底核），脳血管		神経終末の自己受容体 神経機能の抑制，脳血管収縮
5-HT$_{1E}$ 5-HT$_{1F}$	脳 脳	cAMP↓　　　（G$_i$）	—
5-HT$_{2A}$	大脳皮質，血小板，胃腸平滑筋	IP$_3$/DG↑　　（G$_q$）	神経活動興奮，胃腸平滑筋収縮，血小板凝集
5-HT$_{2B}$	胃底部，大脳皮質		胃腸平滑筋収縮
5-HT$_{2C}$	脈絡叢，脳（海馬，延髄）		脳脊髄液分泌
5-HT$_3$	脳（延髄最後野），末梢神経系（自律神経系，知覚神経系），胃腸平滑筋	陽イオンチャネル↑	嘔吐，神経活動興奮，胃腸平滑筋収縮
5-HT$_4$	脳（中脳，海馬），胃腸管神経叢（神経細胞，平滑筋）	cAMP↑　　　（G$_s$）	神経活動興奮，胃腸管運動亢進
5-HT$_{5A}$	脳（海馬）	cAMP↓　　　（G$_i$）	—
5-HT$_6$	脳（線条体，大脳皮質）	cAMP↑　　　（G$_s$）	—
5-HT$_7$	脳（視床，視床下部），胃腸管		

5-HT$_{1P}$ や 5-HT$_{5B}$ 受容体も存在する．
DG：ジアシルグリセロール，IP$_3$：イノシトール三リン酸，↑：生成または開口促進，↓：生成抑制

8.3.5 セロトニン受容体と作用

　セロトニンは標的器官のセロトニン受容体に結合して，生理ならびに薬理反応を引き起こす．現在，セロトニン受容体は薬理学的解析と cDNA クローニングから 15 種が明らかにされている．セロトニン 5-HT$_{1, 2, 4〜7}$ 受容体はすべて G タンパク質共役型で，セロトニン 5-HT$_3$ 受容体（以下この節ではセロトニン 5-HT 受容体を 5-HT 受容体と記述する）のみが 4 回膜貫通部位をもつサブユニットからなる五量体のイオンチャネル内蔵型である（表 2-11）．

　1）セロトニン 5-HT$_1$ 受容体：5-HT$_1$ 受容体の 5 種のサブタイプ（5-HT$_{1A, 1B, 1D, 1E, 1F}$）はすべて G$_i$ タンパク質と共役しており，アデニル酸シクラーゼ活性を抑制し，cAMP 生成を抑える．また 5-HT$_{1A, 1B, 1D}$ 受容体は受容体作動性 K$^+$ チャネルを活性化する．これらの作用の結果，細胞膜を過分極させ，神経興奮を抑制する．5-HT$_{1A}$ 受容体は縫線核の細胞体に存在する自己受容体でセロトニン作動性神経活動を抑制する．5-HT$_{1B, 1D}$ 受容体は神経終末に存在し，抑制性の自己受容体である．5-HT$_{1A, 1B, 1D}$ 受容体はほかの神経伝達物質の遊離も抑制する．5-HT$_{1E, 1F}$ 受容体の機能の詳細については，明らかとなっていない（5-HT$_{1P}$ 受容体も存在する）．

　2）セロトニン 5-HT$_2$ 受容体：5-HT$_2$ 受容体には，5-HT$_{2A, 2B, 2C}$ の 3 種のサブタイプがあり，すべて G$_q$ タンパク質と共役している．5-HT$_{2A}$ 受容体は前頭前野や頭頂葉，また知覚野などの大脳皮質に分布し，興奮性に働いている．一方，血小板や胃腸平滑筋にも密に存在し，血小板凝集や平滑筋収縮に関与している．5-HT$_{2B}$ 受容体は胃底部に高濃度に存在し，胃腸平滑筋の収縮にかかわり，また中枢神経系にも豊富に発現している．5-HT$_{2C}$ 受容体は脳や脈絡叢に高密度に存在しており，脊髄液産生ならびに摂食や感情に影響する．

　3）セロトニン 5-HT$_3$ 受容体：5-HT$_3$ 受容体はモノアミン受容体のなかで唯一のイオンチャネル内蔵型受容体である．受容体が刺激を受けるとチャネルが開き，陽イオン（Na$^+$）が通過し，急速に脱分極が生じる．知覚神経や胃腸平滑筋の副交感神経などの末梢神経に存在する．中枢神経系では，延髄最後野の嘔吐中枢である化学受容器引金帯 chemoreceptor triger zone（CTZ）に存

在し，胃腸管の受容体とともに嘔吐や胃腸管の運動に関与している．

   4）セロトニン 5-HT$_{4,6,7}$ 受容体：5-HT$_{4,6,7}$ 受容体はいずれも G$_s$ タンパク質共役型である．5-HT$_4$ 受容体は広く生体内に分布しており，中枢神経系では中脳および海馬に，末梢組織では，胃腸管神経叢の神経細胞と平滑筋や分泌細胞で発現している．胃腸管の 5-HT$_4$ 受容体が刺激されると胃液分泌ならびに蠕動運動反射が促進する．なお，5-HT$_{6,7}$ 受容体については，選択的な作用薬がないため，その役割についてはあまり明らかとなっていない．

   5）セロトニン 5-HT$_5$ 受容体：5-HT$_5$ 受容体は 2 つのサブタイプ 5-HT$_{5A, 5B}$ 受容体がクローニングされ，5-HT$_{5A}$ 受容体は G$_i$ タンパク質と共役していることが示されている．

8.3.6　セロトニンの作用

セロトニンは生体内に広く分布している多種類のセロトニン受容体のサブタイプに作用するので，中枢神経系や末梢器官において多彩な機能を発現する（表 2-11）．

表 2-12　セロトニン関連薬

受容体タイプ	作用様式	薬物	適応と特徴
5-HT$_{1A}$	作動薬	タンドスピロン tandospirone	抗不安薬：心身症における身体症候ならびに抑うつ，不安，焦燥，睡眠障害，神経症における抑うつ，恐怖
5-HT$_{1B}$, 5-HT$_{1D}$	作動薬	スマトリプタン sumatriptan ゾルミトリプタン zolmitriptan エレトリプタン eletriptan リザトリプタン rizatriptan ナラトリプタン naratriptan	片頭痛・群発頭痛治療薬（脳血管収縮） （5 章 13.2 p 258 参照）
5-HT$_{2A}$	遮断薬	リスペリドン risperidone ペロスピロン perospirone	統合失調症：陽性陰性症状に効果，ドパミン D$_2$ 受容体遮断作用も有する．セロトニン・ドパミンアンタゴニスト（SDA*^{1}）（5 章 4.1.4 p 180 参照）
	遮断薬	クエチアピン quetiapine	統合失調症，多元受容体標的化向精神病薬（MARTA*^{2}）（5 章 4.1.4 p 181 参照）
	遮断薬	オランザピン olanzapine	統合失調症，双極性障害における躁状態およびうつ症状の改善，MARTA（5 章 4.1.4 p 180 参照）
	遮断薬	シプロヘプタジン cyproheptadine	アレルギー性疾患（H$_1$ 受容体遮断薬）
	遮断薬	サルポグレラート sarpogrelate	抗血小板作用，血管収縮抑制作用：慢性動脈閉塞症に伴う潰瘍，疼痛および冷感等の虚血性諸症状の改善
5-HT$_3$	遮断薬	グラニセトロン granisetron オンダンセトロン ondansetron アザセトロン azasetron インジセトロン indisetron パロノセトロン palonosetron	抗悪性腫瘍薬投与や放射線療法に伴う嘔吐の抑制
	遮断薬	ラモセトロン ramosetron	下痢型過敏性腸症候群（少量） 抗悪性腫瘍薬投与や放射線療法に伴う嘔吐の抑制
5-HT$_4$	作動薬	モサプリド mosapride	消化管運動促進薬：消化管内在神経叢に存在する 5-HT$_4$ 受容体を刺激し，アセチルコリン（ACh）遊離を増大
セロトニントランスポーター	阻害薬	フルボキサミン fluvoxamine パロキセチン paroxetine セルトラリン sertraline エスシタロプラム escitalopram	うつ病：セロトニン選択的再取り込み阻害薬（SSRI*^{3}）（5 章 4.3.1 p 188 参照）
セロトニン・ノルアドレナリントランスポーター	阻害薬	ミルナシプラン milnacipran デュロキセチン duloxetine	うつ病：セロトニン・ノルアドレナリン再取り込み阻害薬（SNRI*^{4}）（5 章 4.3.1 p 189 参照）

*^{1} SDA : serotonin dopamine antagonist, *^{2} MARTA : multi-acting receptor targeted antipsychotics, *^{3} SSRI : selective serotonin reuptake inhibitor, *^{4} SNRI : serotonin noradorenaline reuptake inhibitor

8.3.7 薬物

セロトニン受容体の作動薬と遮断薬がさまざまな疾患の治療に適応される（表2-12）．シナプス間隙に遊離されたセロトニンは，セロトニントランスポーターによって神経終末へ取り込まれ，再利用される．このセロトニントランスポーターを阻害する薬物がうつ病の治療に用いられる．

セロトニン関連薬

タンドスピロン　　スマトリプタン　　ゾルミトリプタン

エレトリプタン　　リザトリプタン　　ナラトリプタン

リスペリドン　　ペロスピロン

クエチアピン　　オランザピン　　シプロヘプタジン　　サルポグレラート

グラニセトロン　　オンダンセトロン　　アザセトロン

インジセトロン　　パロノセトロン　　ラモセトロン

モサプリド　　フルボキサミン　　パロキセチン

セルトラリン　　エスシタロプラム　　ミルナシプラン　　デュロキセチン

8.4 エイコサノイドと薬物

　エイコサノイド eicosanoid は炭素数 20 個の不飽和脂肪酸より生成される**プロスタグランジン**，**トロンボキサン**ならびに**ロイコトリエン**などの生理活性物質の総称であり，ギリシャ語の *eikosi*（20）から由来して名付けられている．細胞が刺激を受けると細胞膜で炭素 20 個の脂肪酸（アラキドン酸が多い）が遊離され，種々の酵素によりエイコサノイドに変換される．生成されたエイコサノイドは細胞外に放出され，近傍や自身の細胞に作用して多彩な効果を発揮する．

8.4.1 エイコサノイドの歴史

　プロスタグランジン prostaglandin（**PG**）は精液や副生殖腺分泌液中の活性物質として 1930 年代に発見された．前立腺 prostate gland 由来であると考えられ，prostaglandin と命名されたが，実際には精嚢腺由来であった．現在では体内のさまざまな部位で生成されることが明らかとなっている．その後，種々の生理活性を有するプロスタグランジンやトロンボキサン（プロスタノイド）が発見された．一方，**ロイコトリエン** leukotriene（**LT**）は白血球 leukocyte において，アラキドン酸から 3 つの共役した 2 重結合（triene）をもつ一連の代謝物として生成されることが 1970 年代に明らかにされた．

8.4.2 エイコサノイドの合成と分解

　1）**プロスタグランジンの合成**：プロスタグランジンは細胞が刺激を受けることで活性化された**ホスホリパーゼ（PL）**A_2 によって，細胞膜の構成成分のホスファチジルコリンから遊離され

たエイコサポリエン酸（炭素数20個の不飽和脂肪酸）から生成される．エイコサポリエン酸には，エイコサトリエン酸（化学構造内に2重結合3個），アラキドン酸（エイコサテトラエン酸，2重結合4個）およびエイコサペンタエン酸（2重結合5個）が存在するが，普段の食事から摂取されるエイコサポリエン酸は大半がアラキドン酸である．そのためアラキドン酸から産生されるプロスタグランジンが生理的に重要であり，生理活性が強い．

アラキドン酸にシクロオキシゲナーゼ（COX）が働くと2ステップの反応でPGG$_2$を経てPGH$_2$が生成される．生成されたPGH$_2$は各種のプロスタグランジン合成酵素により，PGI$_2$，PGD$_2$，PGE$_2$，PGF$_{2\alpha}$ならびにトロンボキサン（TX）A$_2$に変換される（図2-28）．これらのプロスタグランジン類を総称してプロスタノイドと呼ぶ．プロスタノイドは生理反応ばかりでなく，病態にも関与している．COXには，2つのアイソザイムとしてCOX-1とCOX-2が存在する．COX-1はほとんどの細胞で恒常的に発現している構成型酵素であり，COX-2はサイトカインや増殖因子などの刺激で発現する誘導型の酵素である．非ステロイド性抗炎症薬（NSAIDs）の作用点がCOXで，COX活性を阻害することによって抗炎症作用をあらわす．

2）ロイコトリエンの合成：アラキドン酸に5-リポキシゲナーゼが働くと2段階の反応で5-ヒドロペルオキシエイコサテトラエン酸（5-HPETE）を経てLTA$_4$が産生される（図2-29）．その次にLTA$_4$が基点となり，LTB$_4$ならびにグルタチオンの付加を6位に受けたLTC$_4$となる．

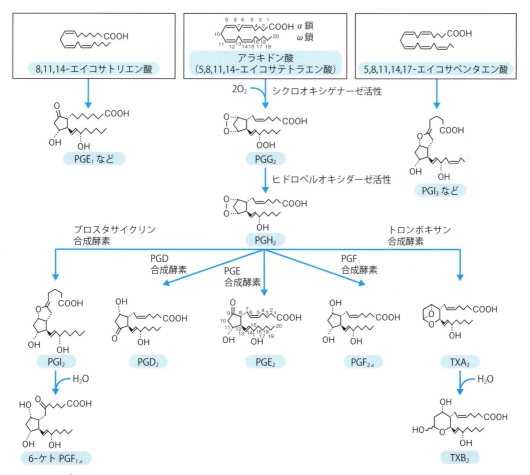

図2-28　プロスタノイドの生合成
PG：プロスタグランジン，TX：トロンボキサン

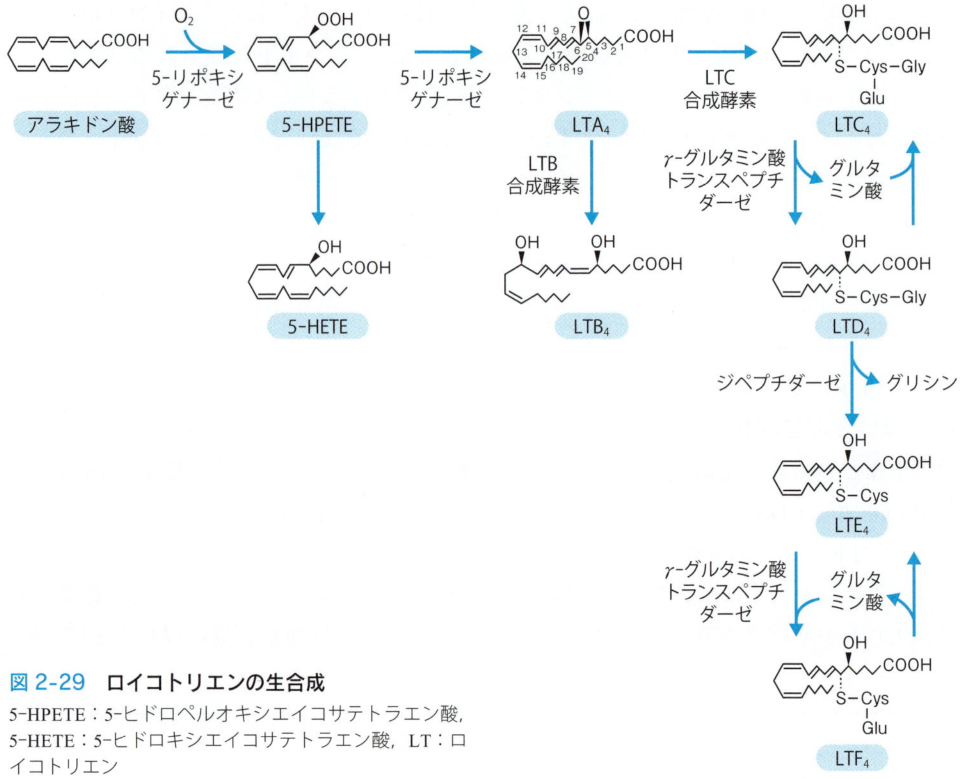

図 2-29　ロイコトリエンの生合成
5-HPETE：5-ヒドロペルオキシエイコサテトラエン酸，
5-HETE：5-ヒドロキシエイコサテトラエン酸，LT：ロイコトリエン

LTC$_4$ はグルタミン酸が遊離して LTD$_4$，さらにグリシンが遊離して LTE$_4$ となる．ロイコトリエンは肥満細胞，顆粒球および単球などで合成され，炎症やアレルギーの発症にかかわる．LTC$_4$，LTD$_4$ および LTE$_4$ は以前，アナフィラキシー遅延反応物質 slow-reacting substance of anaphylaxis（SRS-A）として知られていた．

3）エイコサノイドの分解：エイコサノイドは速やかに不活化される．そのため作用は産生局所に留まり，全身にはほとんど及ばない．

プロスタグランジンは 15 位の水酸基の脱水素によるケトンへの酸化と，13 位と 14 位の 2 重結合の還元による飽和で不活化される．脂肪酸の β 酸化と ω 酸化によっても不活化される．TXA$_2$ と PGI$_2$ は非酵素的に分解され，それぞれ不活性体の TXB$_2$ と 6-ケト PGF$_{1\alpha}$ になる．さらに両代謝物は酵素的に分解される（図 2-28）．

LTB$_4$ は好中球の膜結合 P450 によって代謝され，20-カルボキシ LTB$_4$ となり不活化される．またほかの組織では，12-オキシ LTB$_4$ に変換，代謝される．LTD$_4$ は LTE$_4$ と LTF$_4$ となり尿中に排泄される（図 2-29）．

8.4.3　エイコサノイド受容体

エイコサノイドは細胞膜上の G タンパク質共役型のエイコサノイド受容体を介して作用を発現する（表 2-13）．

1）プロスタノイド受容体：プロスタノイド受容体には，PGD$_2$，PGE$_2$，PGF$_{2\alpha}$，PGI$_2$ と TXA$_2$ に対するそれぞれ特異的なプロスタノイド DP，EP，FP，IP および TP 受容体が存在する．さらにプロスタノイド DP 受容体には，DP$_1$ と DP$_2$ 受容体，プロスタノイド EP 受容体には，EP$_{1\sim 4}$

表 2-13 エイコサノイドの受容体，情報伝達と作用

エイコサノイド	受容体	細胞内情報伝達	生理・薬理作用
PGD$_2$	DP$_1$	cAMP ↑ （G$_s$）	血管拡張，血小板凝集抑制，気管支平滑筋収縮（TP 受容体），睡眠誘発
	DP$_2$	cAMP ↓ （G$_i$）	
PGE$_2$	EP$_1$	IP$_3$/DG ↑ （G$_q$）	気管支平滑筋収縮，胃腸平滑筋収縮
	EP$_2$	cAMP ↑ （G$_s$）	気管支拡張，血管拡張
	EP$_3$	cAMP ↑ （G$_s$） cAMP ↓ （G$_i$） IP$_3$/DG ↑ （G$_q$）	腸管平滑筋収縮，胃酸分泌抑制，胃粘液分泌促進，神経伝達物質遊離抑制，発熱，知覚神経の感受性増大，子宮平滑筋収縮
	EP$_4$	cAMP ↑ （G$_s$）	骨吸収，免疫抑制
PGF$_{2\alpha}$	FP	IP$_3$/DG ↑ （G$_q$）	子宮平滑筋収縮，気管支平滑筋収縮，眼圧低下
PGI$_2$	IP	cAMP ↑ （G$_s$）	血管拡張，気管支拡張，血小板凝集抑制，胃酸分泌抑制，胃粘液分泌促進，知覚神経の感受性増大
TXA$_2$	TP	IP$_3$/DG ↑ （G$_q$） cAMP ↓ （G$_i$）	気管支平滑筋収縮，血管収縮，血小板凝集
LTB$_4$*	BLT$_1$	IP$_3$/DG ↑	白血球遊走促進と活性化
	BLT$_2$	cAMP ↓	不明
LTC$_4$, LTD$_4$ (LTE$_4$)	CysLT$_1$	IP$_3$/DG ↑ （G$_q$）	気管支収縮，血管透過性亢進
	CysLT$_2$	IP$_3$/DGM ↑ （G$_q$）	不明

* LTB$_4$ の受容体については，G タンパク質の種類は不明
DG：ジアシルグリセロール，G：GTP 結合タンパク質，IP$_3$：イノシトール三リン酸
↑：生成増加，↓：生成抑制

受容体のサブタイプが同定されている．それぞれのプロスタグランジンはかなり高濃度（10 倍以上）になると，ほかのプロスタノイド受容体にも作用する．プロスタノイド受容体は生体内では局在しており，G$_s$，G$_i$ または G$_q$ タンパク質を介して細胞内へ情報を伝達し，機能を発現する．

2) **ロイコトリエン受容体**：ロイコトリエン受容体には，LTB$_4$，LTD$_4$ ならびに LTC$_4$ と LTD$_4$ に対するそれぞれ BLT, CysLT$_1$ ならびに CysLT$_2$ 受容体が存在する．さらに BLT は BLT$_1$ と BLT$_2$ 受容体のサブタイプが同定されている．ロイコトリエン受容体は生体内で不均一に分布し，G$_i$ あるいは G$_q$ タンパク質を介して生体機能を発揮する．

8.4.4 エイコサノイドの作用

エイコサノイドはそれぞれの受容体を介してほとんどの器官に作用し，多彩な効果を発揮する．多くの生理機能の発現にかかわるだけでなく炎症のメディエーターとして，また炎症の修飾因子として働いている（表 2-13）．

8.4.5 薬　物

エイコサノイドはさまざまな作用を有しているので，薬物への応用が検討されている．しかしながら，体内で速やかに分解されてしまうため作用時間が短いことおよび多彩な作用のゆえ，副作用が出現しやすいことなどで，臨床への応用は制限される．その一方で，エイコサノイドの作用を抑制する薬物が抗炎症薬を中心に開発され，疾病の治療に用いられる（表 2-14）．それらはエイコサノイド合成阻害薬，エイコサノイド受容体遮断薬およびプロスタグランジン受容体作動薬に分類される．

表 2-14　エイコサノイド関連薬

		薬 物	作 用	適 応
エイコサノイド合成阻害薬	PLA$_2$ 阻害薬	ステロイド性抗炎症薬 プレドニゾロン prednisolone デキサメタゾン dexamethasone など	炎症や免疫反応を惹起するさまざまな因子の産生を抑制（PLA$_2$ や COX など）する．	疾患に伴う炎症，免疫異常が原因の疾患や臓器移植における拒絶反応
	COX 阻害薬	非ステロイド性抗炎症薬（NSAIDs） アスピリン aspirin インドメタシン indometacin セレコキシブ celecoxib など	COX を阻害して，プロスタグランジンの生成を抑制する．セレコキシブは COX-2 に選択性がある．	各種炎症や内臓痛，体性痛などの疼痛
	TXA$_2$ 合成酵素阻害薬	オザグレル ozagrel	TXA$_2$ 合成酵素を阻害して TXA$_2$ の生成を抑制する．	気管支喘息（オザグレル），くも膜下出血後の脳血管およびこれに伴う脳虚血症状の改善（オザグレルナトリウム）
	5-リポキシゲナーゼ阻害薬	オキサトミド oxatomide	5-リポキシゲナーゼを阻害してロイコトリエンの生成を抑制する．ケミカルメディエーターの遊離抑制や抗ケミカルメディエーター作用も有する．	アレルギー性鼻炎，蕁麻疹，皮膚搔痒症，湿疹など
エイコサノイド受容体遮断薬	TXA$_2$ 受容体遮断薬	セラトロダスト seratrodast	TXA$_2$ 受容体に結合して TXA$_2$ の作用を遮断する．	気管支喘息
		ラマトロバン ramatroban		アレルギー性鼻炎
	LT 受容体遮断薬	モンテルカスト montelukast プランルカスト pranlukast	ロイコトリエン受容体に選択的に結合して，LT の作用を遮断する．	気管支喘息，アレルギー性鼻炎
プロスタグランジン受容体作動薬	PGF$_{2\alpha}$	ジノプロスト dinoprost	子宮収縮作用	妊娠末期における陣痛促進
	PGE$_1$ 誘導体	ゲメプロスト gemeprost		妊娠中期における治療的流産
	PGE$_2$	ジノプロストン dinoprostone		妊娠末期における陣痛促進
	PGE$_1$ 誘導体 PGI$_2$ 誘導体	リマプロスト limaprost	血管拡張や血小板機能抑制作用	閉塞性血栓血管炎に伴う潰瘍，疼痛および冷感などの虚血性諸症状の改善など
		ベラプロスト beraprost		慢性動脈閉塞症に伴う潰瘍，疼痛および冷感の改善，肺動脈高血圧症
	PGE$_1$ 誘導体	ミソプロストール misoprostol	胃酸分泌抑制作用と胃粘膜保護作用	非ステロイド性抗炎症薬の長期投与の際に起こる胃潰瘍，十二指腸潰瘍
	PGF$_{2\alpha}$ 誘導体	イソプロピルウノプロストン isopropyl unoprostone	線維柱体-シュレム管流出経路とぶどう膜強膜流出経路から眼房水の流出を促進する．	緑内障，高眼圧症
		ラタノプロスト latanoprost	ぶどう膜強膜流出経路から眼房水の流出を促進する．	
		トラボプロスト travoprost		
		タフルプロスト tafluprost		
		ビマトプロスト bimatoprost		

PL：ホスホリパーゼ，COX：シクロオキシゲナーゼ，TX：トロンボキサン

エイコサノイド関連薬

プレドニゾロン　　　デキサメタゾン　　　アスピリン　　　インドメタシン

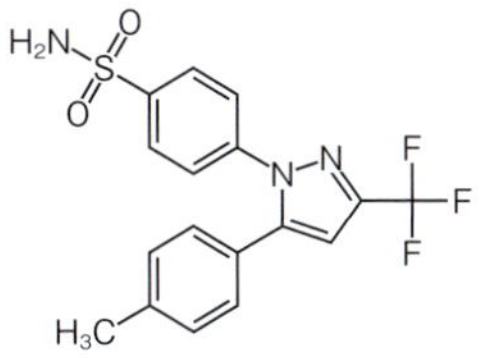

8 オータコイドと関連薬

セレコキシブ

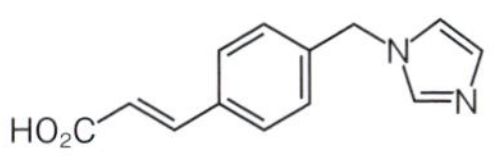

オザグレル

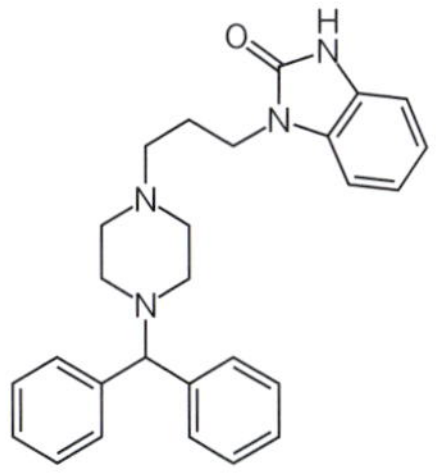

オキサトミド

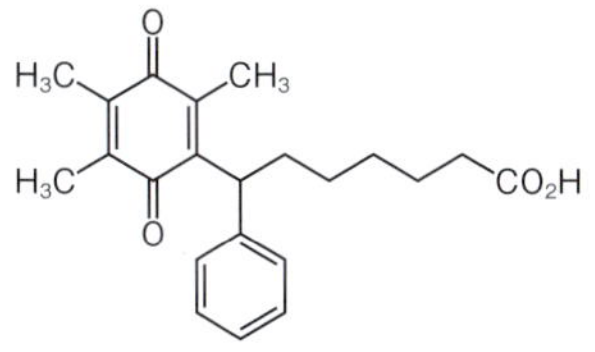

セラトロダスト

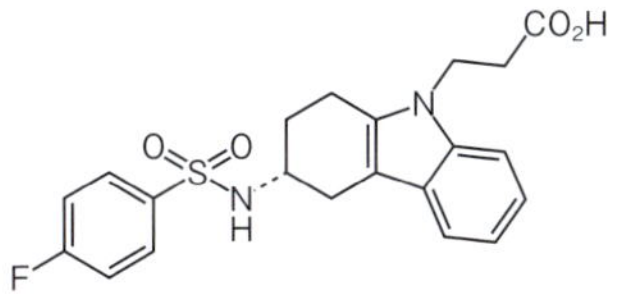

ラマトロバン

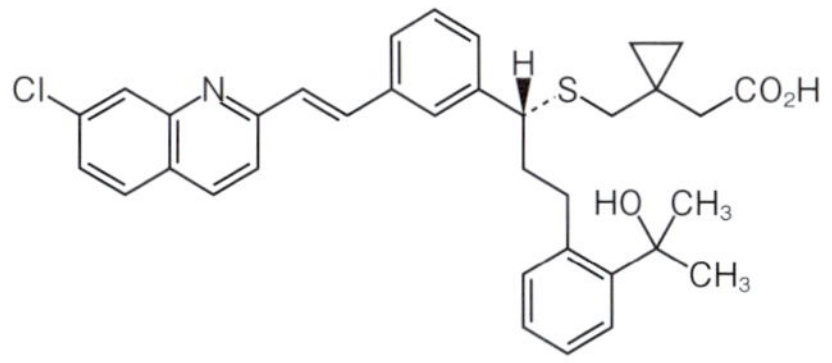

モンテルカスト

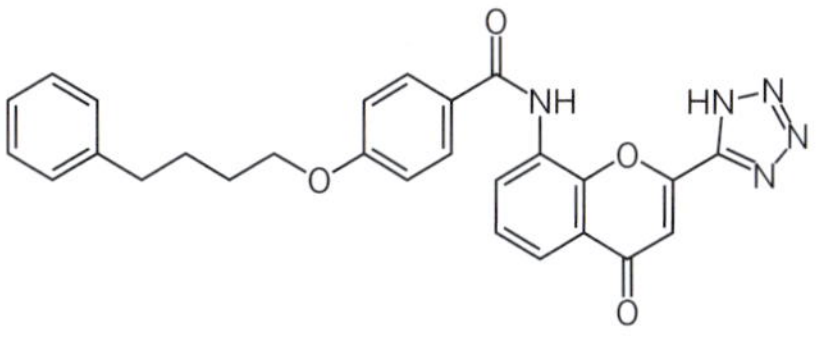

プランルカスト

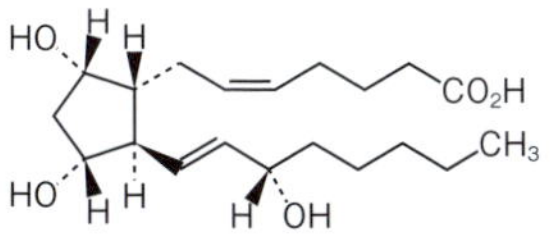

ジノプロスト

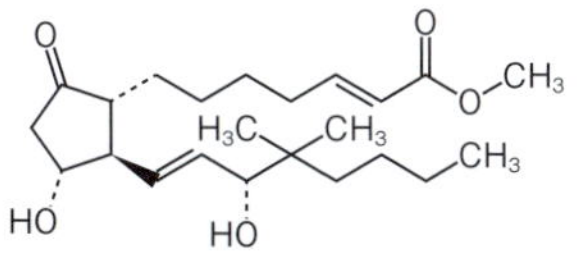

ゲメプロスト

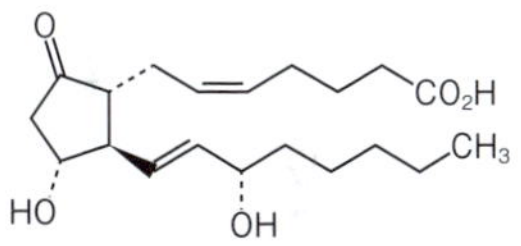

ジノプロストン

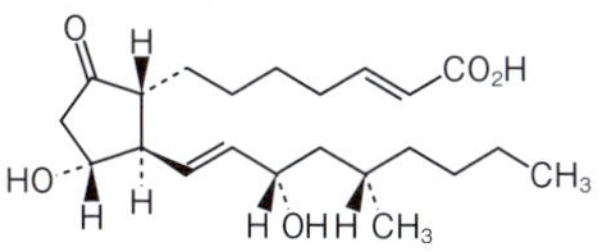

リマプロスト

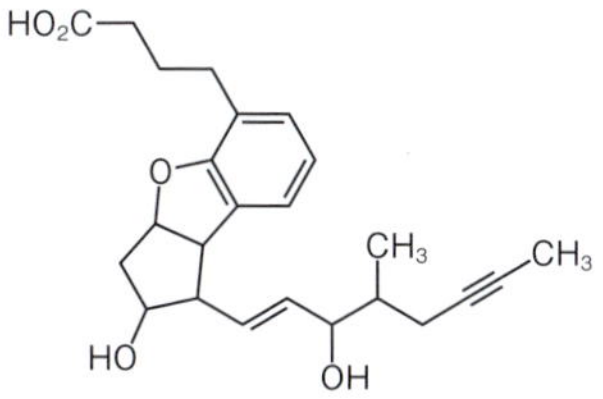

ベラプロスト

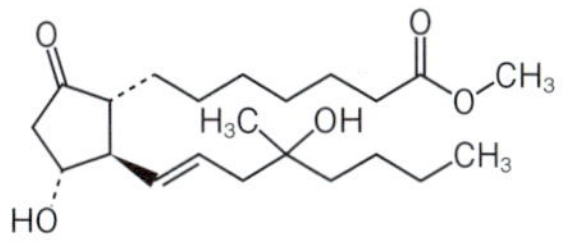

ミソプロストール

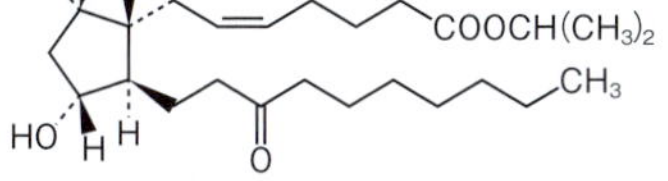

イソプロピルウノプロストン

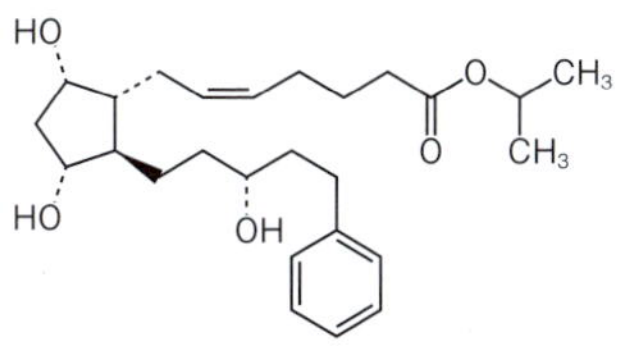

ラタノプロスト

トラボプロスト　　　　　タフルプロスト　　　　　ビマトプロスト

8.5 レニン-アンギオテンシン系と薬物

　レニン-アンギオテンシン系はアンギオテンシンⅡ angiotensin Ⅱを産生する経路である．アンギオテンシンⅡは生理活性ペプチドで血管平滑筋の収縮やアルドステロン分泌を介して血圧を上昇させ，血圧調節を行う．細胞の遊走亢進と増殖・肥大ならびに細胞外マトリックスの増大を介して組織の構造的保護にも働く．しかしながら，これらの作用が過剰になると高血圧症や心肥大ならびに血管の肥厚などの病態を誘発する．そのため，アンギオテンシンⅡの産生あるいはその受容体機能を抑制する薬物は，高血圧症などの治療に用いられる．

8.5.1　アンギオテンシンの歴史

　1898年にレニンが昇圧物質としてウサギの腎臓の抽出液からみつけられた．それは，血漿中のタンパク質を基質として昇圧ペプチドの産生を触媒する酵素であることが1940年にわかった．一方，その昇圧ペプチドについては，2つのグループが研究を行い，それぞれハイパーテンシン hypertensinとアンギオトニン angiotoninと命名した．その後，1958年にアンギオテンシン angiotensinと名称が統一され，血漿中の基質がアンギオテンシノーゲンと名付けられた．アンギオテンシンには2種類あり，それらはそれぞれアミノ酸残基10個からなるアンギオテンシンⅠとアミノ酸残基8個からなるアンギオテンシンⅡである．アンギオテンシンⅡはペプチド分解酵素のアンギオテンシン変換酵素 angiotensin converting enzyme（ACE）により，アンギオテンシンⅠのアミノ酸残基2個が切断されることで，強力な活性型となることが明らかにされた．

8.5.2　アンギオテンシンの産生系

　生成部位によって2つのレニン-アンギオテンシン系が存在する．血行性と局所（組織）のレニン-アンギオテンシン系である．

　1）血行性レニン-アンギオテンシン系：主に肝臓で産生されたアンギオテンシノーゲン（アミノ酸残基452個）が血液に移行し，腎臓の傍糸球体細胞から血中に分泌されたレニン（アスパルチルプロテアーゼ）によって，アミノ末端の第10残基と第11残基間のペプチド結合部分が切断され，アンギオテンシンⅠ（アミノ酸残基10個）に変換される（図2-30，31）．アンギオテンシンⅠの活性はアンギオテンシンⅡの1％以下である．アンギオテンシンⅠに血管内皮細胞膜上や血中に存在するアンギオテンシン変換酵素（ACE）が働き，C末端アミノ酸の2個が切り出され，アンギオテンシンⅡ（アミノ酸残基8個）が生成される．さらに，アンギオテンシンⅡはアミノペプチダーゼによってアンギオテンシンⅢ（アミノ酸残基7個）およびアンギオテンシンⅣ（アミノ酸残基6個）となる．これらのアンギオテンシンはアンギオテンシンⅡの不活化体と考えられていたが，最近，生理活性を示すことが報告されている．ACEはブラジキニン（p 78参照）やほかの数種のペプチドを不活性化する酵素（キニナーゼⅡ）でもある．

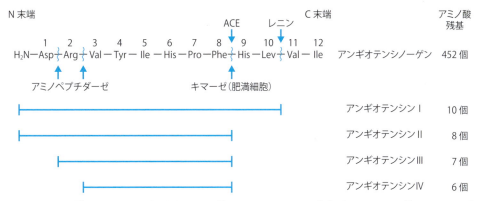

図2-30　アンギオテンシノーゲンからのアンギオテンシンⅠ～Ⅳの産生（レニン-アンギオテンシン系）
ACE：アンギオテンシン変換酵素

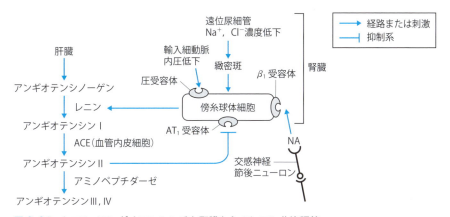

図2-31　レニン-アンギオテンシン系と腎臓からのレニン分泌調節
ACE：アンギオテンシン変換酵素，AT_1受容体：アンギオテンシンAT_1受容体，$β_1$受容体：アドレナリン$β_1$受容体，NA：ノルアドレナリン

2）**局所（組織）レニン-アンギオテンシン系**：心臓，脳，腎臓，副腎，血管などの局所組織内では，血行性レニン-アンギオテンシン系とは独立してレニン-アンギオテンシン系が存在し，これらの組織の機能や形態，また病態にかかわっていると考えられる．肥満細胞では，<u>キマーゼ</u>がACEの代わりにアンギオテンシンⅠからⅡへの変換にかかわる．

3）**レニン分泌の調節機構**：傍糸球体細胞からのレニン分泌は次のように合目的的に調節されている（図2-31）．レニン分泌は傍糸球体細胞において，①遠位尿細管内のNa^+とCl^-濃度の低下による緻密斑からの刺激，②輸入細動脈内圧の低下による圧受容体刺激，③交感神経節後ニューロンから遊離されたノルアドレナリンによるアドレナリン$β_1$受容体刺激により増加する．一方，生成されたアンギオテンシンⅡは傍糸球体細胞のアンギオテンシンAT_1受容体を介してレニン分泌を抑制する（負のフィードバック機構）．

8.5.3　アンギオテンシンⅡ受容体と作用

アンギオテンシンⅡは<u>アンギオテンシン受容体</u>に特異的に結合し，機能を発現する．この受容体には，アンギオテンシンⅡで知られている大部分の生理活性を仲介する<u>アンギオテンシンⅡ AT_1受容体</u>と，機能的には不明であるが，アンギオテンシンⅡ AT_1受容体を介する多くの作用に拮抗すると考えられる<u>アンギオテンシンⅡ AT_2受容体</u>が存在する（表2-15）．両受容体サブ

表 2-15　アンギオテンシンⅡ受容体サブタイプと機能

受容体	AT₁	AT₂
アミノ酸残基	359　　　（相同配列 34%）	363
親和性	アンギオテンシンⅡ＞Ⅲ	アンギオテンシンⅡ＝Ⅲ
情報伝達系	G_q, G_i, $G_{12/13}$	G_i, 非Gタンパク質
機　能	血管収縮 副腎：アルドステロン，カテコールアミン分泌 交感神経節後ニューロン：ノルアドレナリン遊離 心筋肥大，血管肥厚 腎：レニン分泌抑制	血管拡張 心筋肥大抑制 血管肥厚抑制

G：GTP結合タンパク質

タイプはともにGタンパク質共役型である．アンギオテンシンⅡ AT₁ 受容体はいくつかの異なるGタンパク質と共役しており，それらは G_q，G_i や $G_{12/13}$ で，大部分の細胞では G_q タンパク質である．一方，アンギオテンシンⅡ AT₂ 受容体のシグナル伝達系についての詳細はよく理解されていないが，Gタンパク質を介した経路とそれとは別の経路もあるらしい．

アンギオテンシンⅡはアンギオテンシンⅡ AT₁ 受容体の刺激を介して血管収縮，副腎皮質からのアルドステロン分泌，副腎髄質からのカテコールアミン分泌，交感神経節後ニューロンからのノルアドレナリン遊離を生じる．これらの結果，血圧が上昇する．また血管平滑筋細胞，心筋細胞および線維芽細胞の遊走亢進や増殖（過形成）ならびに細胞外マトリックスの増加による心筋肥大や血管肥厚などを生じ，生理機能や病態に深く関与している．

アンギオテンシンⅡ AT₂ 受容体の刺激は血管を拡張，血圧を低下させ，また心血管系組織の増殖を抑制する．

8.5.4　薬　物

レニン-アンギオテンシン-アルドステロン系の抑制薬が臨床に用いられる．それらは ACE 阻害薬，アンギオテンシンⅡ受容体遮断薬 angiotensin receptor blocker（ARB）ならびにレニン阻害薬で，主に高血圧症の治療に適応される．

A　アンギオテンシン変換酵素（ACE）阻害薬

アンギオテンシンⅠからアンギオテンシンⅡへの変換を触媒する ACE を阻害し，アンギオテンシンⅡ産生を抑制する．血管を拡張し，腎臓での Na^+ 再吸収を抑えて血圧を下げる．最初の経口阻害薬はカプトプリルである．多くの ACE 阻害薬はエステル型のプロドラッグで，それ自身は活性体の 1/1,000〜1/100 程度の阻害活性である．本態性高血圧症や腎性高血圧症など種々の高血圧症の治療に用いられ，高血圧症に優れた効果を発揮する．さらに，エナラプリル，リシノプリルは慢性心不全の治療にも用いられ，イミダプリルはⅠ型糖尿病に伴う糖尿病性腎症にも適応をもつ（表 2-16）．

ACE 阻害薬はキニナーゼⅡ（ACE）を阻害するのでブラジキニン濃度を上げ，さらにそれに伴いプロスタグランジンも生成されるので，乾性の咳（空咳）が 5〜20% の患者に誘発される．なお，腎機能の正常な患者では問題はないが，腎不全や糖尿病患者，また K^+ 保持性利尿薬，アドレナリンβ受容体遮断薬や非ステロイド性抗炎症薬（NSAIDs）を使用している患者では，高カリウム血症を起こすことがある．

表 2-16 ACE 阻害薬

薬物名	作用と特徴	適応	副作用	備考
カプトプリル captopril	ACE を阻害して，アンギオテンシンIIの生成を抑制することにより血管拡張。また，アルドステロン分泌を抑制し，Na^+再吸収抑制	本態性高血圧症，腎性高血圧症，悪性高血圧，腎血管性高血圧症	血管浮腫，無顆粒球症，急性腎不全，高カリウム血症，狭心症，うっ血性心不全，アナフィラキシー様症状，皮膚粘膜眼症候群，膵炎，発疹，肝障害，咳	禁忌：血管浮腫，妊婦 短時間作用型 ACE（キニナーゼII）阻害はブラジキニンの分解を抑制
エナラプリル enalapril	加水分解により活性代謝物ジアシド体となり，ACE を阻害	本態性高血圧症，腎性高血圧症，腎血管性高血圧症，慢性心不全（軽症～中等症）	血管浮腫，無顆粒球症，急性腎不全，高カリウム血症，狭心症，うっ血性心不全，アナフィラキシー様症状，皮膚粘膜眼症候群，膵炎，発疹，肝障害，咳，ショック，間質性肺炎，中毒性表皮壊死症，めまい，低血圧	禁忌：血管浮腫，妊婦 プロドラッグ．前負荷および後負荷の軽減によって心機能を改善
アラセプリル alacepril	デアセチルアラセプリルとカプトプリルに代謝され，持続的なACE 阻害作用	本態性高血圧症，腎性高血圧症	血管浮腫，無顆粒球症，天疱瘡様症状，高カリウム血症，発疹，咳	禁忌：血管浮腫，妊婦 代謝物のデアセチルアラセプリルも降圧作用の持続性に関与
デラプリル delapril	活性代謝物が作用	本態性高血圧症，腎性高血圧症，腎血管性高血圧症	血管浮腫，急性腎不全，高カリウム血症，過敏症，動悸，咳	禁忌：血管浮腫，妊婦 脂溶性を高めることにより血管壁に移行しやすい．ACE 阻害作用が強い．
シラザプリル cilazapril	活性代謝物シラザプリラートによる ACE を阻害	高血圧症	血管浮腫，急性腎不全，高カリウム血症，膵炎，咳	禁忌：血管浮腫，妊婦 プロドラッグ．持続的な効果．プロスタグランジン（血管拡張性）産生促進作用あり．
リシノプリル lisinopril		高血圧症，慢性心不全（軽症～中等症）	血管浮腫，急性腎不全，高カリウム血症，皮膚粘膜眼症候群，中毒性表皮壊死症，天疱瘡様症状，溶血性貧血，血小板減少症，肝障害，咳	禁忌：血管浮腫，妊婦 24 時間安定した降圧効果（1日1回投与）
ベナゼプリル benazepril	活性代謝物ベナゼプリラートが ACE を阻害	高血圧症	デラプリルと同様，肝障害，無顆粒球症，膵炎	禁忌：血管浮腫，妊婦 プロドラッグ．24 時間安定した降圧効果（1日1回投与）
イミダプリル imidapril	活性代謝物イミダプリラートが ACE を阻害	高血圧症，腎実質性高血圧症，I型糖尿病に伴う糖尿病性腎症	デラプリルと同様，紅皮症，皮膚粘膜眼症候群，天疱瘡様症状，発疹	禁忌：血管浮腫，妊婦 プロドラッグ．効果は持続的（1日1回投与）
テモカプリル temocapril	活性代謝物テモカプリラートが ACE を阻害	高血圧症，腎実質性高血圧症，腎血管性高血圧症	血管浮腫，肝障害，高カリウム血症，天疱瘡様症状，咳，発疹	禁忌：血管浮腫，妊婦 プロドラッグ．効果は持続的（1日1回投与）
キナプリル quinapril	活性代謝物キナプリラートが ACE を阻害	高血圧症	血管浮腫，急性腎不全，膵炎，高カリウム血症，咳，肝障害，悪心・嘔吐，動悸，発疹	禁忌：血管浮腫，妊婦 プロドラッグ．持続的効果（1日1回投与）
トランドラプリル trandolapril	活性代謝物トランドラプリラートが ACE を阻害	高血圧症	膵炎，血管浮腫，腎障害悪化，高カリウム血症，横紋筋融解症，肝障害，咳，発疹，貧血，動悸，悪心・嘔吐	禁忌：血管浮腫，妊婦 プロドラッグ．組織 ACE に親和性が高く，持続的に阻害（1日1回投与）
ペリンドプリル perindopril	活性代謝物ペリンドプリラートが ACE を阻害		血管浮腫，急性腎不全，高カリウム血症，咳，発疹，低血圧，悪心	禁忌：血管浮腫，妊婦 プロドラッグ．持続的効果（1日1回投与）．血管リモデリングの改善作用により心肥大を抑制

ACE：アンギオテンシン変換酵素

ACE 阻害薬

カプトプリル　エナラプリル　アラセプリル
デラプリル　シラザプリル　リシノプリル
ベナゼプリル　イミダプリル　テモカプリル
キナプリル　トランドラプリル　ペリンドプリル

B　アンギオテンシンII受容体遮断薬（ARB）

　ARBはアンギオテンシンII AT_1 受容体にアンギオテンシンII AT_2 受容体よりもかなり高い親和性で結合し（10,000倍以上），それを遮断する．アンギオテンシンII AT_1 受容体を介した生体反応を消失させる．そのため高血圧症の治療に有益な薬物である．最初に開発されたARBはロサルタンで，その後さらに6つのARBが用いられている（表2-17）．またロサルタンは2型糖尿病の糖尿病性腎症，カンデサルタン シレキセチルは慢性心不全にも適応がある．ARBがACE阻害薬と異なる点は，①キマーゼによって生成されるアンギオテンシンIIの作用も抑制する，②アンギオテンシンIIのアンギオテンシン AT_2 受容体への作用を妨げない，③ブラジキニンの分解を抑制しない，などである．しかしながら，これらの薬理学的な違いが治療効果に顕著に反映されるかは不明である．

表 2-17　ARB

薬物名	作用と特徴	適応	副作用	備考
ロサルタン losartan	ロサルタンおよびその代謝物カルボン酸体がいずれも AT₁ 受容体を特異的に遮断	高血圧症，2型糖尿病の糖尿病性腎症	ショック，アナフィラキシー様症状，低血糖，血管浮腫，急性・劇症肝炎，腎不全，失神，横紋筋融解症，高カリウム血症，不整脈	禁忌：妊婦，重篤な肝障害 腎輸出細動脈を選択的に拡張させ，糸球体への過剰負荷を改善．尿中タンパク質排泄および腎組織障害を抑制
カンデサルタン シレキセチル candesartan cilexetil	カンデサルタンのプロドラッグ．活性代謝物カンデサルタンが AT₁ 受容体を遮断	高血圧症，腎実質性高血圧症，慢性心不全（ACE 阻害薬の投与が適切でない場合）	血管浮腫，ショック，失神，急性腎不全，高カリウム血症，肝障害，無顆粒球症，横紋筋融解症，間質性肺炎，低血糖	禁忌：妊婦 プロドラッグ．AT₁ 受容体を介した副腎でのアルドステロン遊離抑制も降圧作用に寄与
バルサルタン valsartan	選択的 AT₁ 受容体遮断薬	高血圧症	血管浮腫，肝炎，腎不全，高カリウム血症，ショック，失神，無顆粒球症，間質性肺炎，低血糖，横紋筋融解症	禁忌：妊婦 AT₁ 受容体を介した副腎でのアルドステロン遊離抑制も降圧作用に寄与
テルミサルタン telmisartan	選択的 AT₁ 受容体遮断薬		血管浮腫，高カリウム血症，腎障害，ショック，失神，肝障害，低血糖，アナフィラキシー様症状，間質性肺炎，横紋筋融解症	禁忌：妊婦，胆汁分泌がきわめて悪い，または重篤な肝障害．AT₁ 受容体との親和性は高く，作用は持続的
オルメサルタン メドキソミル olmesartan medoxomil	活性代謝物オルメサルタンが選択的に AT₁ 受容体を遮断		血管浮腫，腎不全，高カリウム血症，ショック，失神，肝障害，低血糖，アナフィラキシー様症状，間質性肺炎，横紋筋融解症	禁忌：妊婦 プロドラッグ
イルベサルタン irbesartan	選択的 AT₁ 受容体遮断薬		血管浮腫，高カリウム血症，ショック，失神，腎不全，肝障害，低血糖，横紋筋融解症	禁忌：妊婦 長時間作用型
アジルサルタン azilsartan	選択的 AT₁ 受容体遮断薬		血管浮腫，ショック，失神，意識消失，急性腎不全，高カリウム血症，肝機能障害	禁忌：妊婦

AT₁ 受容体：アンギオテンシン II AT₁ 受容体

ARB

ロサルタン　　　カンデサルタン シレキセチル　　　バルサルタン

テルミサルタン　　オルメサルタン メドキソミル　　イルベサルタン　　アジルサルタン

C　レニン阻害薬

アリスキレン aliskiren はレニン-アンギオテンシン系の起点であるレニンを選択的に阻害し，アンギオテンシノーゲンからアンギオテンシン I への変換を抑え，アンギオテンシン I と II の血中濃度を低下させ，持続的な降圧効果を示す（図 2-31）．高血圧症に用いられる．副作用として高カリウム血症，血管浮腫などがある．

レニン阻害薬

アリスキレン

8.6　キニン類と薬物

キニン類の主要なものはブラジキニンとカリジンであり，前者がアミノ酸残基 9 個，後者がアミノ酸残基 10 個からなる生理活性ペプチドである．それらの分解物のなかにも生理活性を示すものがある．主に炎症反応への関与ならびに血管や腸管，気管支平滑筋に対する作用が知られている．

8.6.1　キニン類の歴史

1920～1930 年代にわたって，ドイツのフライ Emil K. Frey，クラウト Heinrich Kraut とヴェルレ Evgen Werle はヒト尿中に血圧降下物質が存在することをみつけ，この物質が血漿や膵臓にも豊富に存在することから，ギリシャ語の膵臓 kallikreas から名をとり，カリクレイン kallikrein と名付けた．カリクレインは血漿中にある不活性な前駆体から降圧や回腸収縮活性を有する物質を産生する酵素であることがわかり，この産生物質をカリジン kallidin と命名した．一方，ブラジルのシルバ Mavricio Rocha e Silva とベラルド Wilson T. Beraldo ら（1949 年）はトリプシンやある種のヘビ毒が血漿グロブリンに作用して生成された物質が腸管収縮や血圧を降下させることを見出した．ゆっくりと（*bradys*）収縮させる，動く（*kinein*）物質の意味で，ブラジキニン bradykinin と名付けた．その後 1960 年には，ブラジキニンの構造が，すぐにカリジンの構造も決定され，類似のペプチドであることが明らかとなった．

8.6.2 キニン類の合成と分解

1) ブラジキニンとカリジンの合成：アミノ酸残基9個からなるブラジキニンと10個からなるカリジンはタンパク質分解酵素のカリクレインによって，キニノーゲンから生成される（**図 2-32**）．カリクレインは血漿カリクレインと組織（腺性）カリクレインに分けられる．一方，キニノーゲンには，高分子量キニノーゲンと低分子量キニノーゲンの2種があり，ともに肝臓で産生され，血漿と組織液中に存在する．血漿カリクレイン-キニン（高分子量キニノーゲン）系と組織カリクレイン-キニン（低分子量カリクレイン）系はそれぞれ独立しており，異なった機序で活性化され，キニン類を産生する．

血漿カリクレイン-キニン系では，血漿カリクレイン（分子量 88 kDa）は不活性型のプレカリクレインとして循環血液中に存在し，血液凝固因子XIIa（ハーゲマン（Hageman）因子）によって活性化され，高分子キニノーゲンを基質としてブラジキニンを産生する．

組織カリクレイン-キニン系では，組織カリクレイン（分子量 99 kDa）はプレプロカリクレインとして，腺組織（唾液，前立腺，涙腺，汗腺，膵臓），腎尿細管，気管支壁，血管壁および腸管壁など多くの上皮細胞や分泌細胞で合成され，プロカリクレインを経て，カリクレインとなる．組織カリクレインは低分子量キニノーゲンを基質としてカリジンを生成する．さらにカリジンはアミノペプチダーゼによって，N末端のリジンが除かれブラジキニンに変換される．

2) ブラジキニンの分解：キニン類は血液中できわめて速やかに分解され，その半減期は約15秒である．さらに肺を1回循環すると，キニン類の80～90%は分解される．ヒトでは，ブラジキニンは**キニナーゼI（カルボキシペプチダーゼMとN）**と**キニナーゼII**により分解され，それぞれ［des-Arg⁹］ブラジキニンと［des-Phe⁸-Arg⁹］ブラジキニンとなる（**図 2-32**）．両者はさらにキニナーゼIIによって分解され不活性ペプチドとなる．［des-Arg⁹］ブラジキニンはブラジキニン受容体サブタイプのB_1受容体に作用する．**キニナーゼIIはACEと同一酵素**である．そのため，ACE阻害薬はブラジキニンの作用を増強することになり，この薬物の副作用（空咳など）

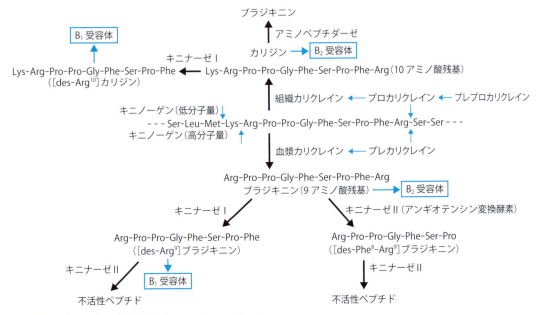

図 2-32　キニンの生成経路（カリクレイン-キニン系）
B_1受容体：ブラジキニンB_1受容体，B_2受容体：ブラジキニンB_2受容体

8.6.3 ブラジキニン受容体

ブラジキニン受容体はGタンパク質共役型で，ブラジキニンB_1とB_2受容体の2つのサブタイプが存在する（表2-18）．ブラジキニンやカリジンは通常においては，ブラジキニンB_2受容体に作用し，生理機能を発揮する．ブラジキニンB_1受容体は普段の発現量が少なく，組織障害が生じた際により多く発現する．［des-Arg^9］ブラジキニンならびに［des-Arg^{10}］カリジンはB_2受容体にはほとんど作用しないが，ブラジキニンB_1受容体に高い親和性を有している．両受容体は$G_{q/11}$ならびにG_iタンパク質と共役しており，刺激を受けるとそれぞれホスホリパーゼC（PLC）とホスホリパーゼA_2（PLA_2）の活性化を介して，イノシトール三リン酸（IP_3）とジアシルグリセロール（DG）を生成ならびにアラキドン酸を生成し，細胞内情報伝達を活性化する．

8.6.4 キニン類の作用

ブラジキニンやカリジンはブラジキニンB_2受容体に作用し，気管支，腸管と子宮平滑筋を収縮させる（表2-18）．この反応には種差がある．血管では内皮細胞のブラジキニンB_2受容体に作用し，NOを遊離させ，血管を拡張，血管透過性を亢進して炎症反応に関与する．腎臓では，血流量を増加させ，また尿細管でのNa^+再吸収を強く抑制する．一方，知覚神経終末の侵害受容器を刺激し，生理活性物質のなかでは最も強い発痛作用を示す．この作用はPGE_2やPGI_2によって増強される．急性の痛みはブラジキニンB_2受容体，慢性の痛みはブラジキニンB_1受容体を介すると考えられる．

8.6.5 薬物

ガベキサート gabexate，ナファモスタット nafamostat やカモスタット camostat がカリクレイン阻害作用を有するタンパク質分解酵素阻害薬で，膵炎や播種性血管内血液凝固症候群（DIC）などに適応される（表2-19）．しかしながら，これらの薬物はカリクレインに選択的ではなく，トリプシンなどほかのタンパク質分解酵素も阻害する．またヒト尿から分離された糖タンパク質のウリナスタチン ulinastatin もトリプシンなどの膵酵素を阻害するので，膵炎の治療に用いられる．

表2-18 ブラジキニンの受容体，情報伝達と作用

受容体	作動薬	分布	細胞内情報伝達	生理作用
B_1	［des-Arg^9］ブラジキニン ［des-Arg^{10}］カリジン ≫ ブラジキニン	炎症部位や障害組織で発現誘導 知覚神経終末	IP_3/DG ↑ （$G_{q/11}$） PLA_2/アラキドン酸↑（G_i）	炎症反応に関与 知覚神経を刺激して発痛（慢性）
B_2	ブラジキニン カリジン ≫ ［des-Arg^9］ブラジキニン	腺組織（膵臓，唾液腺，涙腺など），気管支，腸管，子宮平滑筋，血管内皮細胞，腎尿細管，知覚神経終末など多くの細胞で常在型として発現	IP_3/DG ↑ （$G_{q/11}$） PLA_2/アラキドン酸↑（G_i）	気管支，腸管，子宮平滑筋収縮（種差あり） 血管内皮細胞からのNOやPGI$_2$, PGE_2遊離促進による血管拡張と血管透過性亢進 腎尿細管でのNa$^+$再吸収抑制と腎血流量増加 知覚神経を刺激して強力な発痛作用（急性），痛みはPGE_2やPGI_2によって増強

DG：ジアシルグリセロール，IP_3：イノシトール三リン酸，PLA_2：ホスホリパーゼA_2，G：GTP結合タンパク質
↑：生成増加，≫：強度

表 2-19　カリクレイン阻害薬

分類	薬物名	作用と特徴	適応	備考
タンパク質分解酵素阻害薬	ガベキサート	非ペプチド系．トリプシン，カリクレインを阻害するとともに，オッディ Oddi 括約筋に対して弛緩作用を示す．また，血液凝固系に対しても阻害作用を有し，トロンビンおよび第X因子を阻害するとともに，血小板凝集をも抑制する．	急性膵炎，慢性再発性膵炎の急性増悪期，術後の急性膵炎，DIC	ほかの薬剤と併用すると，分解や白濁など配合変化を起こしやすい．注射
	ナファモスタット	非ペプチド系．トリプシン，カリクレイン，プラスミン，トロンビンなどを強力かつ選択的に阻害し，PLA$_2$ にも阻害作用を示す．また血漿において，キニン生成を抑制する．	急性膵炎，慢性再発性膵炎の急性増悪期，術後の急性膵炎，DIC	ほかの薬剤と併用すると，分解や白濁など配合変化を起こしやすい．注射
	カモスタット	非ペプタイド系．トリプシン，カリクレイン，プラスミン，トロンビン，C$_1$ エステラーゼなどに対して強い阻害作用を示す．	慢性膵炎における急性症状の寛解，術後逆流性食道炎	経口投与可能

PLA$_2$：ホスホリパーゼ A$_2$，DIC：播種性血管内血液凝固症候群

カリクレイン阻害薬

ガベキサート

ナファモスタット

カモスタット

第 2 部　薬物の作用

第2章　薬物の作用

3章 自律神経系薬理

　ヒトは生体を維持するため，さまざまな生理機能を営んでいる．すなわち食物を摂取，消化し，そして栄養素として，水分などとともに消化管から吸収し，血液ならびにリンパに移行させる．さらに，栄養素と酸素を血液とともに心臓の拍動によって全身に循環させ，各細胞に運び，細胞成分や活動のためのエネルギーに変換する．また生体活動の結果生じた二酸化炭素や老廃物を細胞から血液へ排出し，腎臓で濾過して尿として排泄する．これらの生体機能はすべて自動的に調節されており，その中枢は主に視床下部にある．この視床下部からの情報を末梢組織に伝え，生命活動を支えているのが自律神経系である．一方，生体は気温の変化や精神的ストレスなどの外界からの刺激に対し，体の状態を一定に保とうとする働き（ホメオスタシスまたは生体の恒常性）がある．このホメオスタシスを維持する重要な体の機構も自律神経系が仲介している．自律神経系は交感神経系と副交感神経系からなり，互いに車のアクセルとブレーキのような関係にある．そのためこのバランスの乱れはさまざまな疾病を生じる原因となる．自律神経系に作用する薬物は交感神経系機能や副交感神経系機能に影響を与えるので，循環器系，消化器系および呼吸器系などをはじめとする各種疾患の治療薬として用いられる．

1　自律神経系の構造と機能

1.1　自律神経系の構造

　自律神経系は遠心性の末梢神経系の1つで，交感神経系と副交感神経系からなり（図3-1），内臓をはじめとして，汗腺，瞳孔の筋肉，唾液腺，分泌腺などに広く分布する（図3-2）．さらにこれに求心性の内臓知覚神経系を自律神経系に加える場合もある．自律神経系の中枢は視床下部で体内・外の情報を処理し，生体の恒常性を維持する．自律神経系は中枢から末梢に分布するまでに2本の神経からなり，そのシナプス部分を自律神経節と呼び，中枢側が節前ニューロン（線維），末梢側が節後ニューロン（線維）になる（図3-3）．交感神経系の節前ニューロンは脊髄神経で，胸神経（T1～T12）と腰神経（L1～L3），副交感神経系の節前ニューロンは脳神経と脊髄神経で，それぞれ動眼神経（Ⅲ），顔面神経（Ⅶ），舌咽神経（Ⅸ），迷走神経（Ⅹ）と仙骨

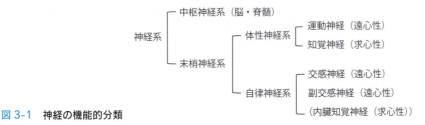

図3-1　神経の機能的分類

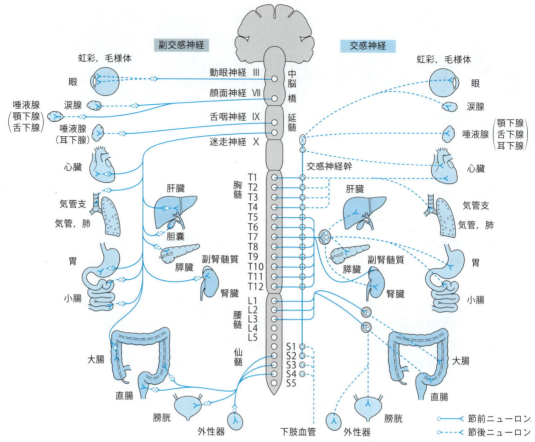

図 3-2　交感神経と副交感神経の支配

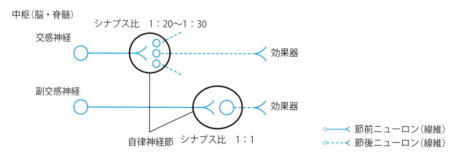

図 3-3　交感神経と副交感神経

神経（S2〜S4）である（**表 3-1**，**図 3-2**）．両神経はほぼ同じ臓器（効果器）に分布しており（神経二重支配），一般に両者は拮抗して支配下の臓器に情報を伝える（**表 3-2**，**図 3-2**）．

　交感神経では，節前線維が短く，節後線維が長く，1 つの節前ニューロンは多くの節後ニューロンに接続する（**表 3-1**，**図 3-3**）．副交感神経ではこの逆で，節前線維が長く，節後線維が短く，そのため自律神経節が臓器・組織の近くか，臓器内にある．また 1 つの節前ニューロンが接続する節後ニューロンの数も少ない．両神経とも節前線維は有髄神経で，節後線維は無髄神経である．

表 3-1 交感神経と副交感神経の構造の比較

	交感神経	副交感神経
節前ニューロン（線維）	胸神経［胸髄（T1〜T12）］，腰神経［腰髄（L1〜L3）］ 有髄神経で短い	脳神経（Ⅲ，Ⅶ，Ⅸ，Ⅹ），仙骨神経［仙髄（S2〜S4）］ 有髄神経で長い
節後ニューロン（線維）	無髄神経で長い	無髄神経で短い
自律神経節	効果器から離れている シナプス比は大きい（1：20〜1：30）	効果器に近いか，効果器のなか シナプス比は小さい（1：1）

表 3-2 自律神経興奮に対する主要器官の応答

器官		交感神経		副交感神経	
		受容体の種類	反応	受容体の種類	反応
眼	瞳孔散大筋	α_1	収縮（散瞳）	—	—
	瞳孔括約筋（虹彩括約筋）	—	—	M_3, M_2	収縮（縮瞳）
	毛様体筋	β_2	弛緩（遠方視）	M_3, M_2	収縮（近接視）
	涙腺	α	分泌（＋）	M_3, M_2	分泌（＋＋＋）
心臓	洞房結節	$\beta_1 > \beta_2$	心拍数増加	$M_2 \gg M_3$	心拍数減少
	房室結節	$\beta_1 > \beta_2$	自動能と伝導速度の増加	$M_2 \gg M_3$	伝導速度減少，房室ブロック
	心房筋	$\beta_1 > \beta_2$	収縮力と伝導速度の増加	$M_2 \gg M_3$	収縮力の減少と活動電位持続時間の短縮
	ヒス束-プルキンエ線維	$\beta_1 > \beta_2$	自動能と伝導速度の増加	—	—
	心室筋	$\beta_1 > \beta_2$	収縮力と伝導速度の増加	$M_2 \gg M_3$	収縮力のわずかな減少
血管	脳	α_1	収縮（わずか）		（神経支配なし）
	皮膚・粘膜	α_1, α_2	収縮	—	—
	骨格筋	$\beta_2 \gg \alpha_1$	拡張	—	—
	冠血管	$\beta_2 > \alpha_1, \alpha_2$	拡張	—	—
	肺	$\alpha_1 > \beta_2$	収縮（わずか）	—	—
	腹部内臓	$\alpha_1 \gg \beta_2$	収縮	—	—
	腎臓	$\alpha_1, \alpha_2 = \beta_1, \beta_2$	収縮と拡張	—	—
血管内皮		—	—	M_3	（神経支配なし） NO 合成促進→血管拡張
肺	気管，気管支平滑筋	β_2	弛緩	$M_2 = M_3$	収縮
	気管支分泌腺	α_1	分泌減少	M_3, M_2	分泌増加
		β_2	分泌増加		
胃	運動と緊張	$\alpha_1, \alpha_2, \beta_1, \beta_2$	減少	$M_2 = M_3$	増大
	括約筋	α_1	収縮	M_3, M_2	弛緩
	分泌	α_2	抑制	M_3, M_2	促進
腸	運動と緊張	$\alpha_1, \alpha_2, \beta_1, \beta_2$	減少	M_3, M_2	増大
	括約筋	α_1	収縮	M_3, M_2	弛緩
	分泌	α_2	抑制	M_3, M_2	促進
胆嚢		β_2	弛緩	M	収縮
腎臓	レニン分泌	$\beta_1 > \alpha_1$	増加＞抑制	—	—
膀胱	排尿筋	β_2, β_3	弛緩	$M_3 > M_2$	収縮
	三角筋と括約筋	α_1	収縮	$M_3 > M_2$	弛緩
尿管	運動と緊張	α_1	増大	M	増大（？）

表 3-2 (つづき)

器官		交感神経		副交感神経	
		受容体の種類	反応	受容体の種類	反応
子宮	妊娠	α_1	収縮	M	複雑
		β_2	弛緩		
	非妊娠	β_2	弛緩		
性器	射精	α_1	誘発	―	―
	勃起	―	―	M_3	誘発
皮膚	汗腺	α_1	局所分泌		
		M_3, M_2	全身の分泌（交感神経節後ニューロンがコリン作動性神経のため）		
	立毛筋	α_1	収縮	―	―
副腎髄質		ニコチン性 N_N（交感神経節前ニューロンが支配）	カテコールアミン分泌促進	―	―
代謝	肝臓	β_2, α_1	グリコーゲン分解と糖新生促進	―	―
	脂肪細胞	$\alpha_1, \beta_1, \beta_3$	脂肪分解促進	―	―
	骨格筋	β_2	グリコーゲン分解と K^+ 取り込み促進	―	―
膵臓	腺分泌	α	減少	M_3, M_2	促進
	β 細胞	α_2	分泌抑制	―	―
		β_2	分泌促進		
唾液腺分泌		α_1	促進（少量，粘稠）	M_3, M_2	促進（多量，希薄）
骨格筋		β_2	収縮力増大 振戦	―	―

1.2 自律神経系の機能

　通常，交感神経系は生体を活動的な状態に導き，エネルギーをつくり消費する方向，副交感神経系は生体を平穏な状態に保ち，エネルギーを保存する方向に働いている（表3-2）．交感神経系の活動時をたとえると，ヒトが相手と戦う状態である．周りの状況がよくみえるように瞳孔を開き，すばやく動けるように骨格筋へ血液を供給するため，骨格筋の血管を拡張させ，心臓の働きを強め，それ以外の血管を収縮させる．さらに糖の分解を促進してエネルギーに変え，体内へ酸素を大量に取り入れるため気管支を拡張させ，空気を肺へ送り込む．また立毛筋を収縮させ発汗を起こす．このとき消化管機能は抑制されている．その結果，闘争や逃走行動が可能となる（図3-4）．一方，副交感神経系の活動時をたとえると，体がリラックスした状態である．消化管運動と消化液の分泌を盛んにし，食物を消化吸収して栄養源およびエネルギー源として貯蔵する．瞳孔を縮小して外界の光の入力を抑え，心拍数の増加を抑制する．その一方で膀胱や直腸を刺激して排泄を促す．このように基本的には，交感神経系と副交感神経系の働きは拮抗しており，外界からの刺激に適切に対応して生体機能のバランスを保ち，生体の恒常性を維持する．

　交感神経と副交感神経の節前ニューロン終末の神経伝達物質はともにアセチルコリン（ACh）で，交感神経節後ニューロンと副交感神経節後ニューロン終末の神経伝達物質はそれぞれノルアドレナリン（NA）とアセチルコリンである（図3-5）．アセチルコリンを伝達物質としている神経をコリン作動性神経，ノルアドレナリンを伝達物質としている神経をアドレナリン作動性神経と呼ぶ．したがって，両神経の節前ニューロンと副交感神経節後ニューロンはコリン作動性神経

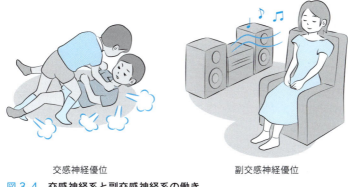

図 3-4　交感神経系と副交感神経系の働き

図 3-5　末梢神経の神経伝達物質による分類

交感神経節前ニューロン（線維）と副交感神経節前・節後ニューロンはコリン作動性神経，交感神経節後ニューロンはアドレナリン作動性神経である．例外として，汗腺を支配している交感神経節後ニューロンはコリン作動性神経である．副腎髄質には，交感神経節前ニューロンが分布し，節前ニューロンからのアセチルコリン（ACh）の刺激によって副腎髄質からアドレナリン（Ad）やノルアドレナリン（NA）などのカテコールアミンが血液へ分泌される．このように副腎髄質は交感神経節後ニューロンに相当する．運動神経は中枢から末梢まで1本の神経からなり，コリン作動性神経である．

○―――＜：節前ニューロン（線維），○----＜：節後ニューロン（線維）

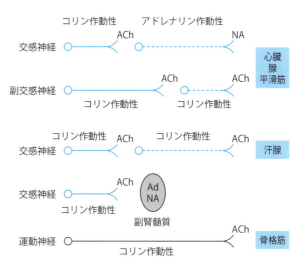

であり，交感神経節後ニューロンはアドレナリン作動性神経である．例外として，汗腺に分布する交感神経節後ニューロンは神経伝達物質がアセチルコリンであるためコリン作動性である．

1.3　ノルアドレナリンとアセチルコリンの代謝と遊離

1.3.1　ノルアドレナリン（カテコールアミン）の生合成

ノルアドレナリンはアミノ酸のチロシンから合成される（図 3-6）．L-チロシンにチロシン水酸化酵素が働くとチロシンの4位が水酸化され L-3,4-ジヒドロキシフェニルアラニン（L-DOPA）となり，これが L-DOPA 脱炭酸酵素（L-芳香族アミノ酸脱炭酸酵素）によりドパミン（DA）に変換される．次に，ドパミンはドパミン β-水酸化酵素（DBH）によってノルアドレナリンとなり，シナプス小胞に貯蔵される．中枢神経系や副腎髄質では，フェニルエタノールアミン N-メチル転移酵素が存在し，ノルアドレナリンはさらにアドレナリン（Ad）へと変換される．ドパミン，ノルアドレナリンおよびアドレナリンなどを総称してカテコールアミン（CA）という．いずれのカテコールアミンも生理活性を有する．また，L-DOPA（レボドパ）はパーキンソン（Parkinson）病の治療に用いられる（5 章 6.2 p 200 参照）．カテコールアミン生合成過程において，チロシン水酸化酵素が律速酵素でノルアドレナリンやアドレナリンによって阻害（フィードバック阻害）を受け，活性が調節され，生成されるカテコールアミン量がコントロールされている．

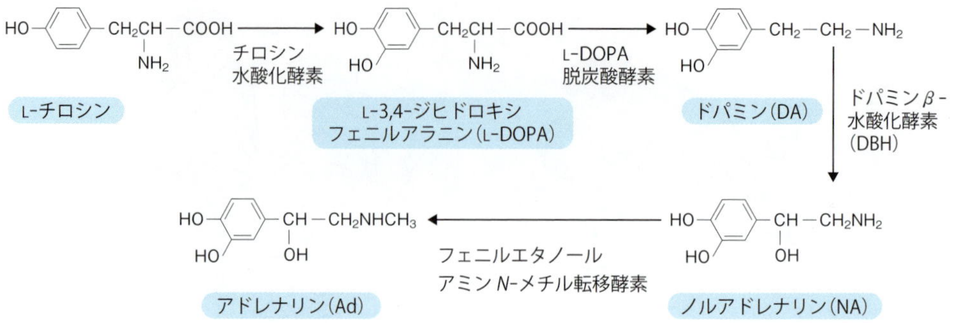

図 3-6　カテコールアミンの生合成

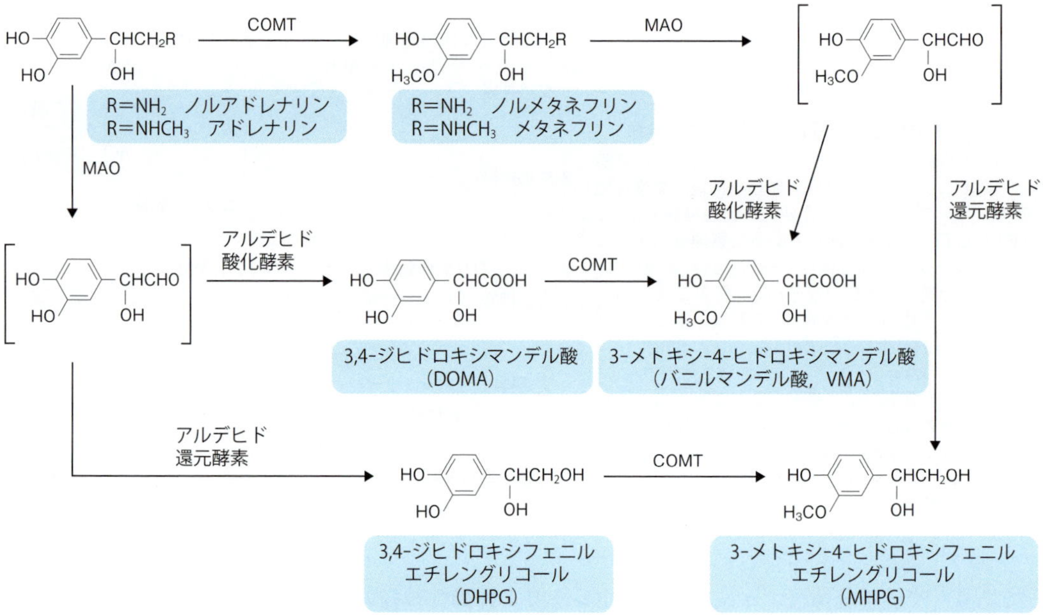

図 3-7　ノルアドレナリンおよびアドレナリンの分解
COMT：カテコール O-メチル転移酵素，MAO：モノアミン酸化酵素

1.3.2　ノルアドレナリン（カテコールアミン）の分解

　ノルアドレナリンをはじめとするカテコールアミンは基本的には 2 つの酵素，**モノアミン酸化酵素**（MAO：芳香族アミンなどを酸化する酵素）*1 と**カテコール O-メチル転移酵素**［COMT：カテコール基の 3 位または 4 位の水酸基（特にメタ位（3 位）の水酸基）をメトオキシ（メチル）化する酵素］*2 により，異化（代謝）され，このいずれかの酵素によって代謝されることで，活性を消失する（**図 3-7，8**）．カテコールアミンは，MAO によってアルデヒド化合物に変

---

*1 モノアミン酸化酵素（MAO）：第 1 級直鎖アミンと芳香族アミンならびに第 2 級，第 3 級モノアミンを基質として，酸化的脱アミノ反応を触媒する酵素である．主に細胞内のミトコンドリア内膜に存在する．ヒト MAO には MAO_A と MAO_B の 2 種類のアイソザイムがあり，MAO_A はノルアドレナリン，アドレナリンやセロトニンを，MAO_B はドパミンやヒスタミンを基質とする．MAO_A はクロルジリンで，MAO_B は**セレギリン**で選択的に阻害される．セレギリンはパーキンソン病の治療薬または補助薬として利用される（p 204 参照）．

*2 カテコール O-メチル転移酵素（COMT）：カテコール核をもつドパミン，ノルアドレナリン，アドレナリンなどのカテコールアミンを基質として，3 位または 4 位のヒドロキシ基をメトオキシ化する酵素である．生体内の組織に広く分布し，特に肝臓や腎臓に豊富に存在する．可溶性画分と膜画分の両方に存在するが，主に細胞外に存在する．この酵素阻害薬の**エンタカポン**は，パーキンソン病治療の補助薬として利用される（p 204 参照）．

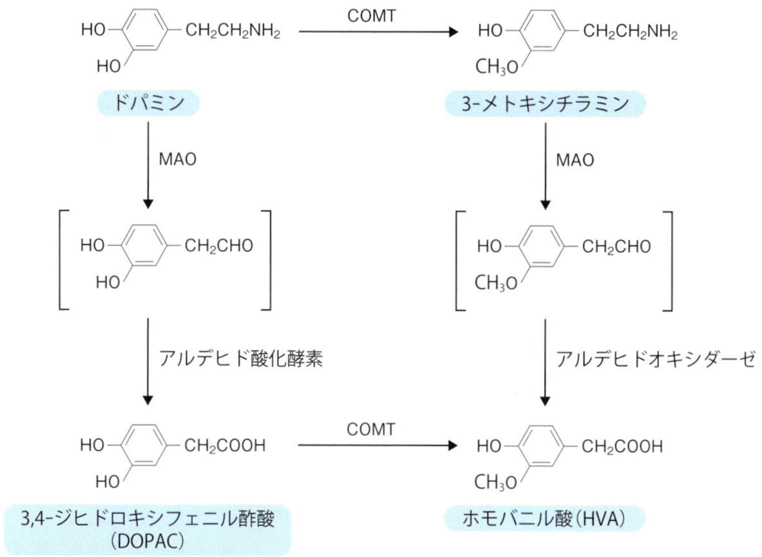

図 3-8　ドパミンの分解

換され，続いてアルデヒド酸化酵素が触媒し，ノルアドレナリンの場合はカルボン酸化合物の 3,4-ジヒドロキシマンデル酸（DOMA）となる．一方，COMT はカテコールアミンの 3 位の水酸基をメチル化し，ノルアドレナリンからはノルメタネフリンが生成する．ノルアドレナリンは最終的に，MAO と COMT によって，3-メトキシ-4-ヒドロキシマンデル酸（バニルマンデル酸，VMA）となる（図 3-7）．アルデヒド化合物にアルデヒド還元酵素が作用すると，最終的に 3-メトキシ-4-ヒドロキシフェニルエチレングリコール（MHPG）が生成する．ドパミンやアドレナリンも同様に代謝され，それぞれホモバニル酸（HVA）と VMA か MHPG となる（図 3-7，8）．

神経から遊離された内因性のノルアドレナリン作用の終息は末梢神経においては，神経終末への再取り込みが主要な機構で，MAO や COMT の関与は少ない（図 3-9）．中枢神経系では，MAO による代謝が重要になる．

1.3.3　ノルアドレナリンの遊離と再取り込み

アドレナリン作動性神経終末に興奮が伝導し到達すると細胞膜にある電位感受性 Ca^{2+} チャネルが開き，細胞内へ Ca^{2+} が流入する．この Ca^{2+} が分泌装置に作用するとノルアドレナリンを貯蔵しているシナプス小胞が細胞膜と融合し，ノルアドレナリンがシナプス間隙に遊離される（開口放出，エキソサイトーシス）．遊離されたノルアドレナリンはシナプス後膜のアドレナリン α ならびに β 受容体に作用し，臓器の交感神経興奮反応を引き起こす（図 3-9）．

作用の終了したノルアドレナリンおよびシナプス間隙の受容体に結合しなかったノルアドレナリンは，神経終末（シナプス前膜）に存在するノルアドレナリントランスポーター（モノアミントランスポーター）によって，能動的に神経に再取り込みされる．取り込まれたノルアドレナリンはシナプス小胞のモノアミントランスポーター vesicular monoamine transporter（VMAT）によって小胞に取り込まれ再利用されるか，ミトコンドリアの MAO によって代謝される．末梢では，神経終末から遊離されたノルアドレナリンや投与されたノルアドレナリン（カテコールアミン）の不活性化には，この再取り込み機構が代謝酵素（MAO や COMT）による代謝よりも主要な役割を担っている．

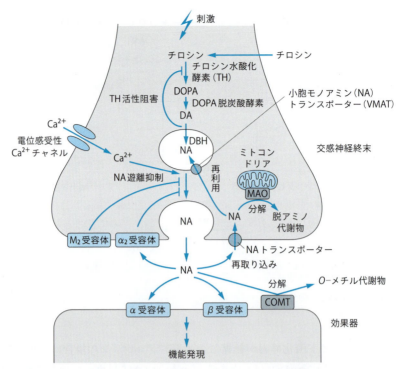

図 3-9　アドレナリン作動神経におけるノルアドレナリンの動態
COMT：カテコール O-メチル転移酵素，DOPA：L-ジヒドロキシフェニルアラニン，DA：ドパミン，DBH：ドパミン β-水酸化酵素，MAO：モノアミン酸化酵素，NA：ノルアドレナリン，VMAT：vesicular monoamine transporter，⊣：抑制

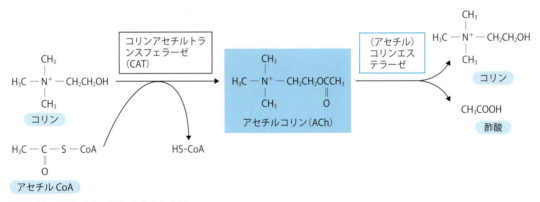

図 3-10　アセチルコリンの合成と分解

　遊離されたノルアドレナリンはシナプス後膜のアドレナリン α_2 受容体に作用し，ノルアドレナリン遊離を抑制する．このようにノルアドレナリンは自らノルアドレナリン遊離を調節している（自己調節，負のフィードバック）（図 3-9）．

1.3.4　アセチルコリンの生合成と遊離

　アセチルコリンはコリンとアセチル CoA を基質として，コリンアセチルトランスフェラーゼ（CAT）の触媒作用により神経終末で合成される（図 3-10, 11）．合成されたアセチルコリンはシナプス小胞に刺激が到達するまで貯蔵される．シナプス小胞へのアセチルコリンの取り込みは

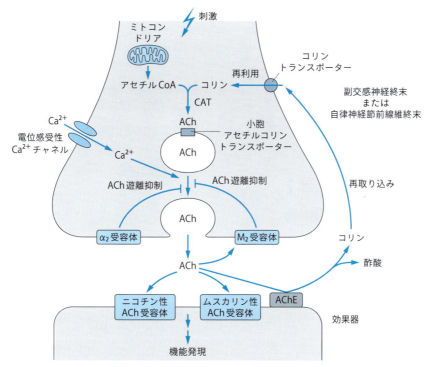

図 3-11　コリン作動性神経におけるアセチルコリンの動態
ACh：アセチルコリン，AChE：アセチルコリンエステラーゼ，CAT：コリンアセチルトランスフェラーゼ，⊣：抑制

小胞膜に存在する小胞アセチルコリントランスポーターによって行われる．アセチルコリン合成の律速段階は細胞外コリンの神経終末への取り込みで，これは細胞膜のコリントランスポーターによって行われる．コリン作動性神経終末に刺激が伝導すると細胞膜の電位感受性 Ca^{2+} チャネルが開き，細胞内へ Ca^{2+} が流入し，分泌装置に作用する．その結果，シナプス小胞と細胞膜が融合し，開口放出（エキソサイトーシス）によって小胞内のアセチルコリンが細胞外へ放出される．放出されたアセチルコリンはムスカリン性またはニコチン性アセチルコリン受容体に結合し，生体反応を発現する．

1.3.5　アセチルコリンの分解

受容体に結合し役割を果たしたアセチルコリンは速やかにシナプス後膜に存在するアセチルコリンエステラーゼ（AChE）によってコリンと酢酸に分解される（図 3-10, 11）．分解されたコリンはただちにコリントランスポーターによって神経終末に取り込まれアセチルコリンに再利用される．アセチルコリンエステラーゼはコリンエステラーゼとも呼ばれるが，これにはブチルコリンエステラーゼや血清コリンエステラーゼなども含まれる．

1.4　アドレナリン受容体とアセチルコリン受容体

交感神経節後線維終末から遊離されたノルアドレナリンはシナプス後膜（効果器）のアドレナリン受容体に結合し，細胞内情報伝達を経て生理機能を発揮する（図 3-9, 12, 13）（2 章 2.3 p 28 参照）．この遊離されたノルアドレナリンは神経終末（シナプス前膜）のアドレナリン $α_2$ 受容体に作用し，自らノルアドレナリン遊離を調節する［自己（オート）受容体］．アールキスト

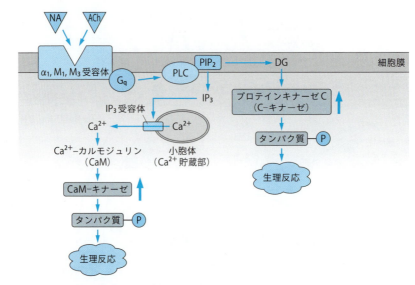

図 3-12　アドレナリン α_1 受容体，アセチルコリン M_1，M_3 受容体を介した細胞内情報伝達

ACh：アセチルコリン，プロテインキナーゼ C：Ca^{2+}/ホスホリピッド依存性タンパク質リン酸化酵素，CaM-キナーゼ：Ca^{2+}/カルモジュリン依存性タンパク質リン酸化酵素，DG：ジアシルグリセロール，IP_3：イノシトール三リン酸，NA：ノルアドレナリン，P：リン酸化，PIP_2：ホスファチジルイノシトール 4,5-二リン酸，PLC：ホスホリパーゼ C

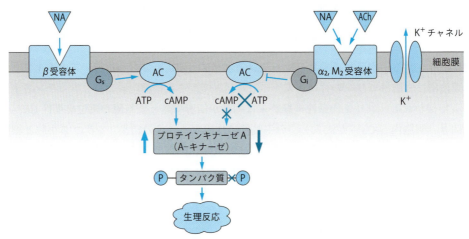

図 3-13　アドレナリン α_2 受容体と β 受容体を介した細胞内情報伝達

プロテインキナーゼ A：cAMP 依存性タンパク質リン酸化酵素，AC：アデニル酸シクラーゼ，cAMP：サイクリック AMP，NA：ノルアドレナリン，P：リン酸化
⊣：抑制

　Raymond P. Ahlquist（1948 年）はアドレナリン受容体には 2 種類あることを提唱し，血管収縮や瞳孔散大筋収縮などに関与する受容体を**アドレナリン α 受容体**，血管拡張や気管支筋拡張などに関与する受容体を**アドレナリン β 受容体**と名付けた．アドレナリン α 受容体を介する反応を **α 作用**，アドレナリン β 受容体を介する反応を **β 作用**という．その後，アドレナリン α 受容体は **α_1 と α_2 受容体のサブタイプ**に，アドレナリン β 受容体は **β_1 と β_2 受容体のサブタイプ**に，作動薬と遮断薬の結合実験の結果から分類された．さらにこれらのサブタイプは遺伝子クローニングなどによって，アドレナリン α 受容体は α_{1A}，α_{1B}，α_{1D}，α_{2A}，α_{2B}，α_{2C}，**アドレナリン β**

受容体は β_1, β_2, β_3 に区別される（以下この章では，アドレナリン α 受容体ならびにアドレナリン β 受容体をそれぞれ α 受容体ならびに β 受容体と省略して記述する）．

　副交感神経節前線維と節後線維終末から遊離されたアセチルコリンはシナプス後膜（神経や効果器）のアセチルコリン受容体に結合し，細胞内情報伝達を経て生理機能を発現する（図3-11，12，13）（2章2.2 p25，2.3 p28 参照）．遊離されたアセチルコリンはノルアドレナリンと同様にシナプス前膜のアセチルコリン M_2 受容体にも作用し，アセチルコリン遊離を自己調節する．アセチルコリン受容体には，ベニテングダケに含まれるアルカロイドであるムスカリンが作動薬となるムスカリン性アセチルコリン受容体とタバコに含まれるアルカロイドであるニコチンが作動薬となるニコチン性アセチルコリン受容体（以下この章では，ムスカリン性アセチルコリン受容体をムスカリン性受容体，ニコチン性アセチルコリン受容体をニコチン性受容体と省略して記述する）の2種類に大別される．それぞれの受容体を介する反応をムスカリン様作用とニコチン様作用という．さらにニコチン性受容体は神経型（N_N）と筋肉型（N_M）のサブタイプに分類される．これとは別に中枢神経型のニコチン性受容体も存在する．一方，ムスカリン性受容体は M_1，M_2，M_3 のサブタイプに分類される．さらに M_4 や M_5 のサブタイプも存在するが，現在のところ詳細な生理機能については不明な点が多い．

1.4.1 アドレナリン受容体

　1）アドレナリン α_1 受容体：シナプス後膜の受容体で，交感神経支配臓器と脳に存在する．さらに α_1 受容体は α_{1A}，α_{1B}，ならびに α_{1D} に分類される．α_1 受容体が刺激されると G_q タンパク質を介してホスホリパーゼC（PLC）が活性化され，ホスファチジルイノシトール4,5 二リン酸（PIP_2）を加水分解し，イノシトール三リン酸（IP_3）とジアシルグリセロール（DG）を生成する［ホスファチジルイノシトール（PI）代謝回転の活性化］．IP_3 は粗面小胞体からの Ca^{2+} 遊離を促進し，遊離された Ca^{2+} がカルモジュリンと結合してCaM-キナーゼ（Ca^{2+}/カルモジュリン依存性タンパク質リン酸化酵素）を活性化する．一方，DGはプロテインキナーゼC（Ca^{2+}/ホスホリピッド依存性タンパク質リン酸化酵素）を活性化する．活性化された両キナーゼが細胞内の機能タンパク質をリン酸化することにより α_1 作用があらわれる（図3-12）（2章2.3.2 p30 参照）．

　2）アドレナリン α_2 受容体：シナプス前膜の受容体で，交感神経節後線維終末からのノルアドレナリン遊離を抑制するネガティブ（負の）フィードバック機構に関与している．最近，血管平滑筋（収縮），血小板（凝集），脂肪組織や膵ランゲルハンス島 β 細胞（インスリン分泌抑制）などに存在し，機能していることが明らかにされている．α_2 受容体が刺激されると G_i タンパク質を介してアデニル酸シクラーゼ活性が抑制され，cAMPの生成が減少する．この結果プロテインキナーゼA（cAMP依存性タンパク質リン酸化酵素）の活性化が抑制される．これにより α_2 作用があらわれる（図3-13）（2章2.3.2 p30 参照）．

　3）アドレナリン β 受容体：β（β_1，β_2，β_3）受容体が刺激されると G_s タンパク質を介してアデニル酸シクラーゼが活性化され，cAMPの生成が増加する．cAMPはプロテインキナーゼAを活性化し，細胞内の機能タンパク質をリン酸化する．これにより β 作用があらわれる（図3-13）（2章2.3.2 p30 参照）．

1.4.2 アセチルコリン受容体

　1）ムスカリン性アセチルコリン受容体（ムスカリン性受容体）：ムスカリン性受容体をコードするcDNAのクローニングから M_1 から M_5 までの5つのサブタイプが同定されているが，薬

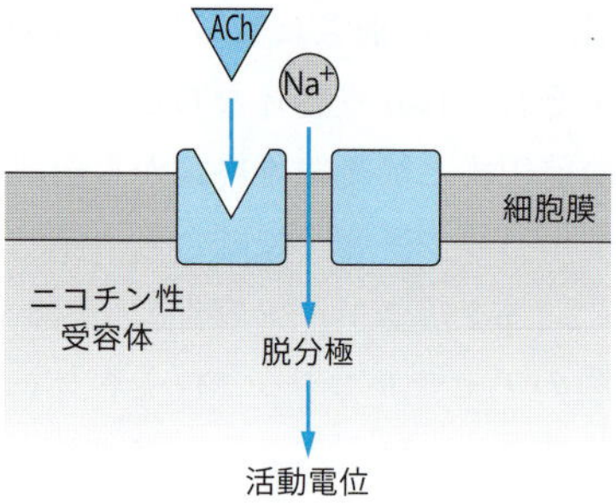

図3-14 ニコチン性受容体を介した細胞内情報伝達
ACh：アセチルコリン

理学的には，M_1，M_2およびM_3受容体が重要である．

M_1受容体は中枢神経系や自律神経節，M_2受容体は心臓，M_3受容体は平滑筋，分泌腺や血管内皮細胞，そしてM_4とM_5受容体は中枢神経系に主に分布している．最近M_2受容体は平滑筋などにも存在していることが明らかにされている（表3-2）．M_1，M_3とM_5受容体はG_qタンパク質と共役しており，PI代謝回転の活性化を介して生理機能を発現する（図3-12）．M_2とM_4受容体はG_iやG_oタンパク質と共役しており，アデニル酸シクラーゼ活性抑制ならびにK^+チャネル活性化を介して生理機能を発現する（図3-13）（11章1.2.2 p 437参照）．

2）ニコチン性アセチルコリン受容体（ニコチン性受容体）：ニコチン性受容体には，N_NとN_Mのサブタイプがあり，N_N受容体は自律神経節，副腎髄質に存在し，N_M受容体は神経筋接合部（骨格筋）に存在する．いずれの受容体もイオンチャネル内蔵型で，陽イオンに選択性があり，特にNa^+を透過させる．受容体が刺激を受けるとNa^+が細胞内に流入し，細胞膜に活動電位が生じ，情報が伝達される（図3-14）（2章2.3.1 p 29参照）．

2　交感神経系に作用する薬物

交感神経系に作用する薬物には，交感神経系が興奮したときの機能発現と同じ作用を発揮する交感神経作動薬（交感神経興奮薬，アドレナリン作動薬ともいう）とその機能発現を抑える交感神経遮断薬（交感神経抑制薬，抗アドレナリン薬ともいう）がある．

2.1　交感神経作動薬（交感神経興奮薬，アドレナリン作動薬）

交感神経興奮薬，交感神経刺激薬またはアドレナリン作動薬ともいわれる．作用様式によって，大きく3種類に分類される．アドレナリン受容体に結合し作用する直接型，交感神経終末からのノルアドレナリン遊離を介して作用する間接型および両者の作用を併せもつ混合型である（表3-3）．

2.1.1　交感神経作動薬の構造と活性

交感神経作動薬としての活性と化学構造との間に次の関連がある．
① 基本構造はフェニルエチルアミンである（図3-15a）．
② ベンゼン環とアミノ基の間に炭素原子が2個存在する場合に最も活性が強い（図3-15a〜f）．
③ ベンゼン環の3，4位に水酸基が付くと活性が最大となる（図3-15b，d〜f）．
④ ベンゼン環に置換基をもたないアミン類は末梢作用をあらわさない用量で強力な中枢興奮作用をあらわす（図3-15c）．

表 3-3 交感神経作動薬（アドレナリン作動薬）

分類		受容体	薬物名	特徴	適応
直接型	α, β受容体作動薬	α, β	アドレナリン		急性の血圧低下やアナフィラキシーに対する補助治療，局所麻酔時の作用延長など
			ノルアドレナリン		各種疾患もしくは状態に伴う急性低血圧またはショック時の補助治療
			ドブタミン	ドパミンに構造類似	急性循環不全における心収縮力増強
			エチレフリン		本態性低血圧など
			ジピベフリン	アドレナリンのプロドラッグ	開放隅角緑内障，高眼圧症（線維柱帯路からの眼房水流出促進）
			ドロキシドパ	ノルアドレナリンのプロドラッグ	パーキンソン病のすくみ足など
	α受容体作動薬	α₁	フェニレフリン		急性低血圧，ショック時の補充療法，散瞳など
			ミドドリン		本態性低血圧，起立性低血圧
			ナファゾリン	閉塞隅角緑内障に禁忌 α₂受容体にも作用する	表在性充血，上気道の諸疾患の充血・うっ血など
		α₂	クロニジン		高血圧症（本態性高血圧症，腎性高血圧症）
			アプラクロニジン	クロニジン誘導体	眼手術や術後の眼圧上昇防止
			ブリモニジン	クロニジン誘導体	緑内障，高眼圧症
			グアナベンズ		本態性高血圧症
			メチルドパ	活性体のα-メチルノルアドレナリンに代謝	高血圧症，悪性高血圧
			チザニジン		筋弛緩など
	β受容体作動薬	β₁, β₂	イソプレナリン（イソプロテレノール）		高度の徐脈（特にアダムス・ストークス症候群における発作防止），心筋梗塞や細菌内毒素などによる急性心不全，気管支喘息の重症発作時，気管支痙攣の寛解，内耳障害に基づくめまいなど
			イソクスプリン		末梢循環障害，切迫流産，早産，頭部外傷による随伴症状，月経困難など
		β₁	デノパミン		慢性心不全
		β₂	サルブタモール テルブタリン トリメトキノール プロカテロール ツロブテロール フェノテロール		気管支喘息，気管支炎など
			クレンブテロール		気管支喘息と腹圧性失禁など
			サルメテロール	作用発現が遅い，持続作用	気管支喘息（急性症状を軽減させない），慢性閉塞性肺疾患
			ホルモテロール	作用時間が長い	慢性閉塞性肺疾患
			インダカテロール		
			リトドリン	子宮平滑筋弛緩	切迫早産・流産
		β₃	ミラベグロン		過活動膀胱
混合型			ドパミン	ドパミンのプロドラッグ α, β₁, D₁, D₂受容体刺激作用	心原性ショック，出血性ショックなど
			ドカルパミン		
			エフェドリン	α, β₁, β₂受容体へ作用	気管支喘息など
			メチルエフェドリン		
間接型			チラミン		―
			アンフェタミン		―
			メタンフェタミン		ナルコレプシー，各種昏睡など

表 3-3 (つづき)

分類	受容体	薬物名	特徴	適応
その他		アメジニウム	ノルアドレナリンの再取り込み阻害と MAO 阻害	本態性低血圧, 起立性低血圧, 透析施行時の血圧低下の改善

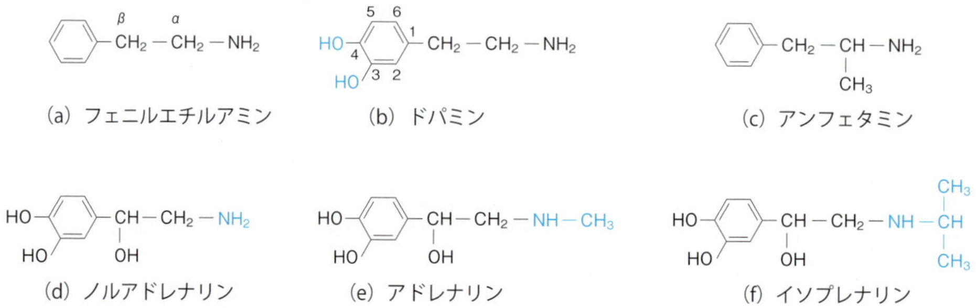

(a) フェニルエチルアミン
(b) ドパミン
(c) アンフェタミン
(d) ノルアドレナリン
(e) アドレナリン
(f) イソプレナリン

図 3-15 交感神経作動薬の構造と活性
活性発現に重要な部位を色文字で示す.

⑤ベンゼン環に水酸基を欠くアドレナリン作動薬は消化管から吸収され, COMT による不活性化を受けない (図 3-15a, c).

⑥アミノ基に置換基のないノルアドレナリンなどは α 受容体に対する作用が強い (図 3-15d). 一方, メチル基の付いたアドレナリン (図 3-15e) やイソプロピル基が付いたイソプレナリン (図 3-15f) などは β 受容体に対する作用が強くなる.

⑦3 級アミンは活性が消失する.

2.1.2 直接型交感神経作動薬

α 受容体と β 受容体に結合し, 作用を発揮する. ①α 受容体と β 受容体両方に作用する薬物, ②α 受容体か β 受容体のいずれかに作用する選択性のある薬物, ③さらにそれぞれの受容体のサブタイプに作用する, より選択性の高い薬物, に分類される (表 3-3).

A アドレナリン α, β 受容体作動薬 (表 3-3)

アドレナリン adrenaline (Ad):高峰とアルドリッチ T. B. Aldrich (1901 年) により副腎髄質から分離されたホルモンである. 副腎髄質ホルモンであるカテコールアミンの約 90% を占める. その他, 中枢神経系の神経伝達物質でもある. 交感神経が興奮したときの生体反応ときわめて類似した作用を示すが, 交感神経終末の伝達物質であるノルアドレナリンよりも β_2 作用が強いという相異がみられる. α 受容体と β 受容体への作用は強く, そのため標的組織の反応は複雑である. エピネフリン epinephrine とも呼ばれる.

[薬理作用] (表 3-2)

①循環器系に対する作用:心筋や洞結節など刺激伝導系の β_1 受容体に直接作用し, 心収縮力を増大 (陽性変力作用), 心拍数を増加 (陽性変時作用) させ心拍出量を高める. 血管に対しては, 血管 (床) ごとに反応性 (α 受容体と β 受容体の分布の優位性) が異なり, これが血液の有効な配分につながる. 皮膚や粘膜の血管は α_1 受容体刺激により

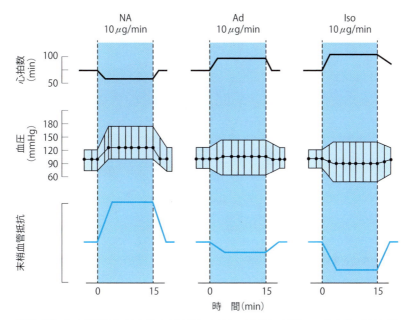

図 3-16　ヒト循環系に対するノルアドレナリン，アドレナリン，イソプレナリン静脈注射の効果（10〜20 μg/min）

ノルアドレナリン（NA）：α作用により血管抵抗が増大し，収縮期圧と拡張期圧はともに上昇する．平均血圧が上昇すると，迷走神経を介する反射により心拍数の減少が起こる．
アドレナリン（Ad）：少量の Ad では β 作用のみがあらわれ，心拍数の増加と血圧の低下がみられる．大量の Ad では β 作用に α 作用が加わり，収縮期圧は上昇するが拡張期圧がやや低下するため，平均血圧はわずかに上昇する．
イソプレナリン（Iso）：β_1 作用により心拍数，心拍出量が増大し，収縮期圧は上昇する．β_2 作用により骨格筋や内臓血管の拡張により拡張期圧は低下し，平均血圧は低下する．
[Brunton L, Chabner B, Knollman B：Goodman and Gilman's the Pharmacological Basis of Therapeutics, 12th Edition, McGraw-Hill books, 2011]

図 3-17　アドレナリン α 受容体遮断薬によるアドレナリン作用の血圧反転（イヌ）

アドレナリンの α 受容体刺激による血管収縮（血圧上昇）が α 受容体遮断薬のフェントラミンで抑制される．しかし，アドレナリンの β 受容体刺激による血管拡張（血圧低下）はフェントラミンで抑制されない．

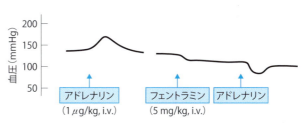

収縮する．一方，骨格筋の血管や冠血管は β_2 受容体刺激により弛緩するが，これは β_2 受容体刺激による血管拡張が α_1 受容体刺激による血管収縮を上回るからである．心臓と血管に対する作用の結果，収縮期血圧は上昇し，拡張期血圧は若干低下するが，収縮期血圧の増加が拡張期血圧の低下に勝るため，平均血圧は上昇し，昇圧効果が得られる（図 3-16）．

　フェントラミンなどの α 受容体遮断薬を前投与し，次にアドレナリンを投与すると，血圧上昇（α 作用）が消失し，血圧下降（β 作用）だけがあらわれる．この現象をアドレナリンの血圧反転という（図 3-17）．

② 平滑筋に対する作用：胃腸平滑筋は α，β 受容体刺激により一般的に弛緩する．腸管の緊張と自発性収縮は抑制されるが，各括約筋は α_1 受容体を介して収縮する．子宮平

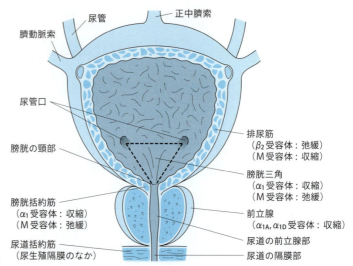

図 3-18　男性の膀胱と受容体

滑筋に対しては，性周期，妊娠状態および用量によって反応が異なる．妊娠末期や出産時には β_2 受容体を介して緊張および収縮を抑制する［ヒトの子宮筋片（妊娠および非妊娠とも）では，α_1 受容体を介して収縮］．膀胱に対しては，β_2 受容体を刺激して排尿筋を弛緩させる一方，膀胱三角筋と括約筋を α_1 受容体の刺激を介して収縮させる（図3-18）．

③ 呼吸器系に対する作用：β_2 受容体を刺激して気管支平滑筋を弛緩させる．この作用は気管支喘息や気管支収縮が顕著な場合に強くあらわれる．肥満細胞からのヒスタミンやケミカルメディエーターの遊離は β_2 受容体刺激で抑制される（2 章 8.2 p 57 参照）．

④ 中枢神経系に対する作用：水溶性が高いので血液脳関門を通過しないため，通常の用量では中枢作用を示さない．中枢神経系では，アドレナリンは神経伝達物質として働いている．アドレナリン含有神経が延髄外側網様体に存在し，青斑核，視床，視床下部などへ分布する．しかしながら，その生理的意義については不明である．

⑤ 代謝系への作用：インスリン分泌を抑制する．インスリン分泌は膵ランゲルハンス島 β 細胞の β_2 受容体刺激によって促進され，α_2 受容体を介して抑制される．アドレナリンは分泌抑制が優位である．グルカゴン分泌は α 細胞の β_2 受容体を介して促進される．グルコースの末梢組織への取り込みを，インスリン分泌の抑制を介した間接作用と骨格筋への直接作用で抑制する．肝臓や骨格筋でのグリコーゲン分解を主に β_2 受容体（α_1 受容体も関与）刺激で促進する．脂肪組織では，主に β_3 受容体（β_1 や α_1 受容体も関与）を介してトリグリセリドリパーゼを活性化し，中性脂肪を分解して血中遊離脂肪酸濃度を上昇させる．

⑥ 眼に対する作用：交感神経興奮は α_1 受容体を介して瞳孔散大筋を収縮させ，散瞳を起こすが，アドレナリンを点眼しても起こらない．また，毛様体筋を β_2 受容体刺激を介して弛緩させる（遠方視）．

［適　応］
・気管支喘息や百日咳による気管支痙攣
・各種疾患もしくは状態に伴う急性低血圧またはショック時の補助治療，ハチ毒，食物および薬物などに起因するアナフィラキシー反応に対する補助治療

・局所麻酔時の作用延長
・手術時の局所出血の予防と治療
・心停止の補助治療
・虹彩毛様体炎時における虹彩癒着の防止
・開放隅角緑内障，高眼圧症（アドレナリンのプロドラッグのジピベフリン dipivefrine を使用する．狭隅角や前房が浅いなど眼圧上昇の素因がある患者には，急性閉塞隅角緑内障の発作を起こすことがあるので禁忌となる（6章 3.1.4 p 264 参照））

[副作用] 呼吸困難，肺水腫，また頻脈，不整脈，心悸亢進，胸内苦悶などがあらわれ心停止を起こすことがある．大量あるいは頻回投与すると頭痛，不安，めまい，振戦，悪心，嘔吐，過敏症などがあらわれることがある．点眼や結膜下注射で眼瞼や結膜の異常があらわれる場合もある．過剰投与によって引き起こされるのは狭心症，心筋梗塞，心室性不整脈である．

[相互作用] ブチロフェノン系，フェノチアジン系やイミノジベンジル系などの抗精神病薬との併用は，低血圧（α 受容体遮断による）があらわれることがあるので禁忌である．血糖降下薬の作用を減弱する（血糖上昇作用による）．

[体内動態] 消化管で分解され，肝臓で抱合や酸化を受け代謝されるため，経口投与では無効である．皮下，筋肉内あるいは静脈内注射で用いられ，交感神経細胞内に取り込まれる．あるいは組織内で主として MAO と COMT によって速やかに代謝・不活化され，その大部分がメタネフリン，そのグルクロン酸および硫酸抱合体，VMA などの代謝物として尿中に排泄される（図 3-7）．

ノルアドレナリン noradrenaline（NA）：哺乳動物の交感神経節後線維終末ならびに中枢神経系の神経伝達物質である．ヒト副腎髄質のカテコールアミンの 10〜20％を占める．アドレナリンとの化学構造上の違いはアミノ基に結合しているメチル基が欠けている点である．ノルエピネフリン norepinephrine とも呼ばれる．

[薬理作用] ノルアドレナリンは α 受容体に強く作用するが，β_2 受容体に対する作用はかなり弱い．β_1 受容体に対する作用はアドレナリンと同等であるが，α 受容体に対する作用はアドレナリンに比べると若干弱い．

① 循環器系に対する作用：血管の α 受容体を刺激して血管収縮を起こすので，末梢血管抵抗性を増大させる．収縮期および拡張期血圧を上昇，平均血圧も増大させる（図 3-16）．この強い血圧上昇による代償性の迷走神経を介した反射性心抑制のため，心拍数は減少する．ただし心収縮力を増強するので，1 回心拍出量は増加する．腎臓など，内臓の血流量は減少するが，冠血流量は通常増加する．

ノルアドレナリンは骨格筋の血管を収縮させるので，α 受容体遮断薬はノルアドレナリンの昇圧作用を消失させるが，ノルアドレナリンは β_2 受容体への作用が弱いので，血圧低下を生じる（血圧反転）ことはない．

② その他の作用：ヒトでは，循環器系以外の作用は顕著ではない．大量投与で，高血糖などの代謝作用を示す．

[適 応] 血圧上昇あるいは血圧維持の目的で，各種疾患・状態に伴う急性低血圧またはショック時の補助治療に用いられる．

[副作用] 副作用はアドレナリンに類似しているが，昇圧作用は強い．そのため過剰投与の場合には，重篤な高血圧を生じることがあるので，注意が必要である．静脈内投与

の際には，血管からノルアドレナリンが漏れて局所の虚血性壊死を起こさないように注意する．過度の血圧上昇や注入部位に循環障害が生じた場合にはフェントラミンの投与で改善される．

[体内動態] 経口投与では無効で，皮下注射でも吸収されにくい．MAO と COMT によって主に代謝される．

ドブタミン dobutamine：ドパミンに構造が類似しており，アミノ基上に立体障害の大きな芳香族置換基を有している．β_1作動薬に分類されることもあるが，αとβ受容体刺激作用を有するので，α, β作動薬である．

[薬理作用] 心臓のβ_1受容体を刺激して心機能亢進作用を示し，心筋の収縮力と心拍出量を増加させる．イソプレナリンに比べると変時作用よりも変力作用が強い．末梢血管抵抗は比較的一定である．これはα受容体を介する血管収縮とβ_2受容体を介する血管拡張が釣り合うためである．

[適 応] 急性循環不全における心収縮力増強に用いられる．

[副作用] 投与中に血圧上昇と心拍数増加がみられることがある．その際は注入速度を落とす必要がある．

[体内動態] 血中薬物濃度の半減期は約4分である．

エチレフリン etilefrine

[薬理作用] α作用とβ作用を有する．心収縮力を増強させ拍出量を増加させる．血圧も上昇させる．作用は3〜4時間持続し，経口投与が可能である．

[適 応] 本態性低血圧，症候性低血圧，起立性低血圧や網膜動脈の血行障害に用いられる．また急性低血圧やショック時の補助治療に用いられる．

ジピベフリン dipivefrine：アドレナリンのプロドラッグであり，角膜透過性が高いので開放隅角緑内障や高眼圧症に用いられる（6章3.1.4 p 264 参照）．

ドロキシドパ droxidopa：ノルアドレナリンのプロドラッグで，体内でノルアドレナリンに変換され作用する．血液脳関門を通過して脳内に移行し，減少した脳内ノルアドレナリン量を回復させる．パーキンソン病におけるすくみ足や立ちくらみの改善また起立性低血圧などに用いられる（5章6.2 p 204 参照）．

■ アドレナリンα, β受容体作動薬

アドレナリン

ノルアドレナリン

ドブタミン

エチレフリン

ジピベフリン

ドロキシドパ

B アドレナリンα受容体作動薬（表3-3）

1) アドレナリンα_1受容体作動薬：これらの薬物の臨床応用は限られており，起立性低血圧，ショックに有効である．フェニレフリン，ミドドリンとナファゾリンがある．

フェニレフリン phenylephrine

[薬理作用]　選択的α_1受容体作動薬で，強いα_1作用を有し，高い濃度では，β受容体にも作用する．アドレナリンのベンゼン環の4位の水酸基を欠く構造である．血管のα_1受容体を刺激し，血管を収縮させるので，収縮期血圧と拡張期血圧の両方が上昇する．COMTによる分解やアドレナリン作動性神経終末への再取り込みを受けないので，作用時間がアドレナリンよりも持続性である（6章 2.1.1 p 262 参照）．

[適　応]　診断または治療を目的とする散瞳や急性低血圧またはショック時の補助治療，発作性上室頻拍，局所麻酔時の作用延長のために用いられる．

ミドドリン midodrine

[薬理作用]　選択的α_1受容体作動薬で，デスグリミドドリン（活性体）のプロドラッグである．経口投与でも効果を示し，活性体の血漿中濃度は投与後約1時間でピークとなり，半減期はミドドリンで約2時間，デスグリミドドリンで約4時間である．動脈と静脈の収縮が血圧上昇に寄与している．

[適　応]　本態性低血圧と起立性低血圧に用いられる．

ナファゾリン naphazoline

[薬理作用]　主に血管平滑筋のα_1受容体に直接作用して血管を収縮させる．α_2受容体にも作用する．末梢血管収縮作用はアドレナリンより強い．

[適　応]　点鼻薬として上気道の諸疾患による充血・うっ血，また上部気道粘膜の表面麻酔時における局所麻酔の効力持続時間の延長，さらに点眼薬として表在性充血に用いられる．

2) 選択的アドレナリンα_2受容体作動薬：主として高血圧症の治療に使用される．クロニジンは鼻づまりの治療薬として開発されたが，その際，血圧低下作用が認められた．血圧低下作用は中枢神経系の心臓血管中枢（延髄の脳幹部）のα_2受容体を刺激することにより，中枢からの出力を抑え，交感神経活動を抑制する．また眼房水の産生を抑制する作用があり，ブリモニジンが点眼薬として緑内障の治療に用いられる．

クロニジン clonidine

[薬理作用]　クロニジンは血圧を低下させる．その機序は完全には理解されていないが，一部は，前述したように交感神経中枢のα_2受容体の活性化によると考えられる．またクロニジンが中枢神経系に広く分布しているイミダゾリンI_1受容体に作用している可能性も示されている．しかしながら，α_{2A}受容体ノックアウトマウスでは，クロニジンの作用が消失することから，I_1とα_2受容体が協力して血管運動を調節しており，クロニジンがそれにかかわって降圧作用を示しているとも考えられる．さらに一部は，交感神経終末からのノルアドレナリン遊離を前シナプス性α_2受容体刺激を介して抑制し（図3-9），降圧作用を示していると考えられている．

[適　応]　各種高血圧症（本態性高血圧症，腎性高血圧症）に用いられる．

[副作用]　口渇と鎮静が少なくとも半数の患者に認められる．徐脈や陰萎（勃起障害）がみられることもある．

[体内動態]　経口投与でよく吸収される．生物学的利用率は100％に近く，血漿中濃度

のピークと最大の降圧作用は投与後，1～3時間で認められる．半減期は約10時間である．

アプラクロニジン　apraclonidine

[薬理作用]　クロニジン誘導体である．血液脳関門を通過しない．α_2 受容体に比較的選択性が高い．眼房水の産生を抑制し，眼圧を低下させるために局所に適応される．

[適応]　アルゴンレーザー線維柱帯形成術，アルゴンレーザー虹彩切開術や Nd：ヤグ［Nd（neodium）：YAG（yttrium aluminium garnet）］レーザー後嚢切開術後に生じる眼圧上昇の防止に用いられる．

ブリモニジン　brimonidine

[薬理作用]　クロニジン誘導体である．眼房水の産生抑制およびぶどう膜強膜流出路からの流出促進により眼圧を低下させる．β 受容体遮断薬のチモロールに匹敵する眼圧低下作用を有する（6章 3.2.2 p 266 参照）．

[適応]　プロスタグランジン関連薬や β 受容体遮断薬などのほかの緑内障治療薬で効果が不十分な場合または副作用などで使用できない場合に緑内障や高眼圧症に用いられる．

[副作用]　アプラクロニジンと異なり，血液脳関門を通過するので，血圧低下や鎮静を生じる．

グアナベンズ　guanabenz

[薬理作用]　クロニジンと同様な作用機序で血圧を低下させる．

[適応]　本態性高血圧症に用いられる．

[副作用]　クロニジンと同様に口渇や鎮静などの作用を有する．

メチルドパ　methyldopa

[薬理作用]　中枢神経組織で α-メチルノルアドレナリンに代謝され，クロニジンと同様の作用機序で中枢性 α_2 受容体を刺激し，血圧を低下させると考えられる．α-メチルノルアドレナリンは，ノルアドレナリンの代わりの偽神経伝達物質となり，ノルアドレナリンよりも作用が弱いので，血管収縮反応を低下させる．さらに L-芳香族アミノ酸脱炭酸酵素を阻害し，カテコールアミンやセロトニンなどの組織内濃度を低下させる作用も有している．

[適応]　高血圧症（本態性，腎性など），悪性高血圧に用いられる．

チザニジン　tizanidine（5章 7.3 p 211 参照）

[薬理作用]　中枢性の α_2 受容体刺激効果を有し，脊髄および脊髄上位中枢に働いて，固縮寛解作用，脊髄反射抑制作用などの筋緊張緩和作用および疼痛緩和作用を示す．

[適応]　筋弛緩薬として頸肩腕症候群や腰痛症に用いられる．また脳血管障害，痙性脊髄麻痺，頸部脊椎症，脳性（小児）麻痺，外傷後後遺症（脊髄損傷，頭部外傷），脊髄小脳変性症，多発性硬化症，筋萎縮性側索硬化症による痙性麻痺にも適応される．

■ アドレナリン α 受容体作動薬

フェニレフリン　　　ミドドリン　　　ナファゾリン　　　クロニジン

アプラクロニジン　ブリモニジン　グアナベンズ　メチルドパ　チザニジン

C　アドレナリンβ受容体作動薬（表3-3）

主に喘息や慢性閉塞性肺疾患（COPD）*の際の気管支収縮を抑制するために用いられる．この他に早産防止，ショックの際の心臓停止の処置，外科手術後あるいは心筋梗塞による急性心不全の短期的な処置に適応がある．

当初は気管支拡張薬としてアドレナリンが使用されていたが，1940年代にβ受容体に選択的な作動薬であるイソプレナリン，さらに選択的 β_1 と β_2 受容体作動薬が開発された．

1）非選択的アドレナリンβ受容体作動薬

イソプレナリン isoprenaline（イソプロテレノール isoproterenol）：強力な非選択的β受容体作動薬で，α受容体に対する親和性はきわめて低い．このため心機能亢進作用ならびに気管支，血管および消化管などの平滑筋弛緩作用が強く認められる．

［薬理作用］　静脈内持続投与した際，骨格筋，腎臓および腸間膜の血管を拡張させ，末梢血管抵抗性を減少させる．拡張期血圧は低下するが，収縮期血圧は変化しないか，上昇する．このため平均血圧は通常低下する．心拍出量は陽性変力作用と変時作用のため増加する（図3-16）．実験動物では，大量投与すると心筋壊死を起こすことがある．筋緊張が高い状態であれば，ほとんどすべての平滑筋を弛緩させる．この作用は気管支と消化管平滑筋で最も強くあらわれる．

［適　応］　アダムス・ストークス症候群（徐脈型）の発作時（高度の徐脈，心停止を含む）あるいは発作反復時，心筋梗塞や細菌内毒素などによる急性心不全，手術後の低心拍出量症候群，気管支喘息の重症発作時に用いられる．また気管支喘息，急性気管支炎，慢性気管支炎，気管支拡張症，肺気腫に基づく気管支痙攣の寛解に用いられる．さらに内耳障害に基づくめまいにも有効である．

［体内動態］　非経口的に，または吸入として投与した場合によく吸収される．主として肝臓あるいはほかの組織のCOMTによって代謝される．MAOでは比較的分解されにくい．作用の持続時間はアドレナリンより長いが短時間である．

イソクスプリン isoxsuprine：子宮収縮の抑制や月経困難また頭部外傷後遺症や末梢循環障害に用いられる．

2）選択的アドレナリンβ_1受容体作動薬

デノパミンが選択的 β_1 受容体作動薬である．なお，ドブタミンはα受容体作用も有するので，α，β作動薬としてここでは扱う（本章 p 102 参照）．

デノパミン denopamine

［薬理作用］　心臓の β_1 受容体に選択的に作用し，心収縮力を増強する．心拍数や血圧への影響は少ない．経口投与で用いられる．

［適　応］　慢性心不全に用いられる．

3）選択的アドレナリンβ_2受容体作動薬（表3-3, 4）

喘息やCOPDの治療の際に，β受容体

---

* chronic obstructive pulmonary disease（COPD）：慢性閉塞性肺疾患．慢性気管支炎や肺気腫を指す．

表 3-4　選択的アドレナリン β_2 受容体作動薬の分類

世代	受容体選択性	薬物名	作用	適応	副作用
第1世代	$\beta_1 < \beta_2$, $\alpha \fallingdotseq 0$	トリメトキノール	第1世代，第2世代，第3世代と新しくなるにしたがって，β_2作用の選択性が高まり，作用時間も長くなる．	気管支喘息，慢性気管支炎など	心悸亢進，高血圧，振戦，悪心，嘔吐，頭痛など．また，頻回投与によってβ受容体数の減少を引き起こし，効力が低下する（耐性）．
第2世代	$\beta_1 < \beta_2$, $\alpha \fallingdotseq 0$（持続性）	サルブタモール テルブタリン			
第3世代	$\beta_1 \ll \beta_2$, $\alpha \fallingdotseq 0$（持続性）	ホルモテロール ツロブテロール フェノテロール プロカテロール サルメテロール インダカテロール クレンブテロール*			
—	$\beta_1 < \beta_2$	リトドリン	子宮平滑筋のβ_2受容体に選択性が高く，子宮筋弛緩作用を有する．	切迫流産・早産の防止	

* クレンブテロールは腹圧性尿失禁にも用いられる．

作動薬の投与で問題となるのが，心臓のβ_1受容体への刺激である．この作用のため，心疾患を罹患している患者への使用には注意が必要となる．そこでβ_2受容体に比較的高い親和性を有する薬物が開発された．しかしながら，その選択性は，相対的なものであり，高用量になるとβ_2受容体への選択性は低くなる．**選択的β_2受容体作動薬は気管支，子宮，血管平滑筋を弛緩させる．**

肺のβ_2受容体への作用の選択性を高めるもう1つの方法は，吸入で薬物を投与することである．この方法は気管支のβ_2受容体を効果的に活性化し，肺以外の全身の薬物濃度を低く抑えることができる．吸入による治療効果は急速であり，数分であらわれる．これに比べ経口投与の効果は数時間かかることもある．

喘息とCOPDの治療において，β_2受容体作動薬は気管支平滑筋を弛緩させることで治療効果を発揮する．この他に，肺の肥満細胞からのヒスタミンやロイコトリエン遊離をβ_2受容体を介して抑制する作用を有しており，これも気管支疾患治療に寄与していると考えられる．

β_2受容体作動薬は第1世代から第3世代に分類される（**表3-4**）（10章 4.1.1 p 417 参照）．第1世代薬はトリメトキノール，第2世代薬はサルブタモールとテルブタリン，第3世代薬はホルモテロール，フェノテロール，プロカテロール，サルメテロール，インダカテロール，ツロブテロールやクレンブテロールである．新しい世代の薬物ほどβ_2受容体への選択性が高くなる．一般的に有害作用は低いが，β_1やβ_2受容体への作用を介して心拍数増加，血中のグルコース濃度増加，振戦（骨格筋）の誘発，低カリウム血症を生じることがある．この他に流産や早産また末梢循環障害などの治療に用いられるリトドリンがある．さらに選択的β_2受容体作動薬には，長時間作用型のビランテロールやオロダテロールがあるが，これらは抗コリン薬と併用してCOPDの治療に用いられる．

(a) 第1世代薬

トリメトキノール trimetoquinol：作用時間が短く，β_2受容体への選択性はあまり高くない．気管支喘息，慢性気管支炎，塵肺症などの疾患の気道閉塞性障害に基づく諸症状の緩和に用いられる．

(b) 第2世代薬

テルブタリン terbutaline

［薬理作用］　レゾルチノール環を含んでおり，COMTによるメチル化の基質とならない．経口投与や皮下注射で用いる．経口投与では効果発現まで1～2時間遅延を生じる．

2～3 時間で血中濃度がほぼ最大となり，持続する．

[適　応]　気管支喘息，慢性気管支炎，喘息性気管支炎，気管支拡張症，肺気腫などの気道閉塞性障害に基づく呼吸困難などの諸症状の寛解に用いられる．

🏷 **サルブタモール** salbutamol：吸入として用いることもできる．

(c) 第 3 世代薬

🏷 **ホルモテロール** formoterol

[薬理作用]　吸入によって数分で著明な気管支拡張を生じ，最大で 12 時間持続する．脂溶性が高く，細胞膜の脂質二重層に入り込み，しだいに拡散して β_2 受容体を刺激し続けるためである．ほかの選択的 β_2 受容体作動薬に比べてもきわめて持続時間が長い．

[適　応]　COPD（慢性気管支炎，肺気腫）の気道閉塞性障害に基づく諸症状の寛解に用いられる（気管支喘息へ適応はない）．

[体内動態]　主としてグルクロン酸抱合を受ける．

🏷 **フェノテロール** fenoterol

[薬理作用]　吸入後ただちに気管支拡張作用が発現し，通常 8 時間以上持続する．

[適　応]　気管支喘息，COPD，塵肺症などの気道閉塞性障害に基づく呼吸困難など諸症状の寛解に適応される．

🏷 **プロカテロール** procaterol

[薬理作用]　吸入後すぐに気管支拡張作用があらわれ，サルブタモールより長い持続時間を示す．

[適　応]　フェノテロールと同様．

🏷 **サルメテロール** salmeterol

[薬理作用]　β_2 受容体への選択性はかなり高く COPD 治療において，イプラトロピウム（抗コリン薬）と同程度に有効である．脂溶性が非常に高く，12 時間以上作用が持続する．β_2 受容体内の特異的な部位に結合するため，持続作用を示す．ただし，速効性ではないので，気管支喘息の急性症状を軽減させる薬物ではない．

[適　応]　フェノテロールと同様．

[体内動態]　主として肝臓の CYP3A4 で代謝される．

🏷 **インダカテロール** indacaterol

[薬理作用]　喘息と COPD の治療のために開発された長時間型で，1 日 1 回の吸入で強力な β_2 受容体刺激作用を示す．サルメテロールやホルモテロールよりも作用時間がさらに長い．

[適　応]　COPD の気道閉塞性障害に基づく諸症状の寛解（気管支喘息へ適応はない）に用いられる．

[相互作用]　P 糖タンパク質（Pgp）の基質であることから，本剤の薬物動態は CYP3A4 または Pgp を阻害する薬剤により影響を受ける．

[体内動態]　主に CYP3A4 で代謝される．

🏷 **クレンブテロール** clenbuterol，**ツロブテロール** tulobuterol：気管支喘息に適応．クレンブテロールは，膀胱排尿筋弛緩作用もあるので，腹圧性尿失禁にも適応される．

(d) その他

🏷 **リトドリン** ritodrine：子宮弛緩薬として開発された．子宮平滑筋の β_2 受容体に作用し，子宮筋を弛緩させる．緊急に治療を必要とする切迫流産・早産の防止には注射で用いられる．

◆選択的アドレナリン β_2 作動薬の副作用

β 受容体を介した過剰刺激の結果生じる．心悸亢進，動悸や頻脈がある．これは β_1 受容体刺激を介して生じるもので，ほとんどは比較的軽い症状であるが，循環器疾患をもつ患者に対しては重篤な症状を引き起こす場合があり，注意する必要がある．吸入で投与することにより，有害作用を減らすことができる．

また，骨格筋の β_2 受容体刺激による手指の振戦が起こる．少量から開始し，しだいに増量することによって振戦を最小限に抑えることができる（耐性が生じるため）．また情緒不安や不眠などの精神神経症状を生じることがある．

血漿中ブドウ糖，乳酸，遊離脂肪酸の濃度を上昇，K^+ 濃度を低下させる．低カリウム血症は心疾患のある患者，特にジゴキシンや利尿薬の投与患者では注意する必要がある．また糖尿病患者では高血糖が悪化することがある．横紋筋融解症があらわれることもある．

4）選択的アドレナリン β_3 受容体作動薬

💊 **ミラベグロン** mirabegron

［薬理作用］　膀胱平滑筋の β_3 受容体を刺激し，膀胱を弛緩させることにより，尿の蓄積機能を高める．

［適　応］　過活動膀胱における尿意切迫感，頻尿および切迫性尿失禁に用いられる．

［副作用］　動物実験で精嚢，前立腺および子宮の重量低下または萎縮などの生殖系への影響が認められる．

■ アドレナリン β 受容体作動薬

イソプレナリン

イソクスプリン

デノパミン

トリメトキノール

テルブタリン

サルブタモール

ホルモテロール

フェノテロール

プロカテロール

サルメテロール

インダカテロール

ツロブテロール

クレンブテロール

リトドリン

ミラベグロン

2.1.3　混合型交感神経作動薬（表3-3）

🔹 **ドパミン** dopamine：ノルアドレナリンの前駆体で中枢神経系伝達物質であり，末梢では，近位尿細管の上皮細胞で合成され，利尿およびNa^+排泄促進に働いている．カテコールアミンであり，経口投与できない．

［薬理作用］　低用量では，血管のドパミンD_1受容体，特に腎臓，腸管間膜，冠血管に作用し，血管の拡張を生じる．その結果，腎血流量増加による糸球体濾過量の増加およびNa^+排泄の増加を生じ，利尿作用があらわれる．

　中等量では，直接β_1受容体に作用し，心筋の陽性変力作用を生じる．またアドレナリン作動性神経からノルアドレナリンを遊離させる間接作用を有し，これも心機能亢進へ寄与している．イソプレナリンほど顕著な頻脈は起こさず，収縮期血圧と脈圧を上昇させるが，拡張期血圧はわずかに上昇させる程度である．少量ないし中等量では全末梢血管抵抗性を変化させない．高用量では，血管のα_1受容体を刺激し，血管収縮を生じる．

　以上の理由により，重篤なうっ血性心不全のような腎機能低下を伴う低心拍出量状態を管理するうえで，適切な薬理学的効果を発揮する．

［適　応］　心原性ショックや出血性ショックの急性循環不全に用いられる．また無尿，乏尿や利尿薬で利尿が得られない場合，脈拍数の増加した場合やほかの強心・昇圧薬により副作用が認められる場合の急性循環不全状態に適応される．

［副作用］　麻痺性イレウス，悪心，嘔吐，頻脈，不整脈および末梢血管収縮が認められることがある．注入中に大量のドパミンが周辺組織に漏れると虚血性の壊死，痂皮形成が生じることがある．MAO阻害薬や三環系抗うつ薬を投与されている患者に投与する場合には，用量の調節が重要である．

［禁　忌］　褐色細胞腫（カテコールアミンを過剰に産生する腫瘍であるため悪化のおそれがある）

ドカルパミン docarpamine

[薬理作用] ドパミンのカテコール基およびアミノ基を保護した化学構造を有する．経口投与できる．ドパミンのプロドラッグであるためドパミンの初回通過効果が軽減され，効率的に血漿中遊離型ドパミン濃度を上昇させる．

[適応] ドパミンやドブタミンなどの少量静脈内持続点滴療法からの離脱が困難な循環不全で，経口剤への早期離脱を必要とする場合に用いられる．

エフェドリン ephedrine

麻黄 *Ephedra vulgaris* から長井長義（1885年）によって単離された混合型の交感神経作動薬である．構造内にカテコール部分をもたないので，経口投与で有効である．

[薬理作用] **αとβ受容体を刺激して交感神経興奮作用**を示す．アドレナリンよりも作用は弱い．心拍数と心拍出量を増加し，末梢血管抵抗性を上昇させ，その結果，通常，血圧は上昇する．膀胱底部の平滑筋を弛緩させ，排尿に対する抵抗性を増大させ，**気管支を拡張**させる．これらの作用には交感神経終末からのノルアドレナリン遊離が一部関与している．血液脳関門を通過するので，強力な中枢神経興奮作用を有する．エフェドリンを頻回投与すると血圧上昇反応などが**タキフィラキシー*** を起こす．MAOやCOMTによって分解されないので，**経口投与**が可能で，効果は投与後数時間持続する．

[適応] 喘息患者の気管支拡張薬として使用されていたが，ほかの有効な薬物の出現で大幅に使用は減少した．気管支喘息，喘息性（様）気管支炎，感冒，急性気管支炎，慢性気管支炎，肺結核，上気道炎（咽喉頭炎，鼻カタル）が原因の咳嗽や鼻粘膜の充血・腫脹などに用いられる．

[体内動態] 大部分が未変化体で尿中へ排泄される．

メチルエフェドリン methylephedrine

[薬理作用] エフェドリンと同様に気管支拡張と中枢興奮作用を示す．エフェドリンに比べ気管支筋弛緩作用が強く，その他の末梢作用は弱い．

[適応] 気管支喘息，喘息性（様）気管支炎，感冒，急性気管支炎，慢性気管支炎，肺結核，上気道炎（咽喉頭炎，鼻カタル）が原因の咳嗽のほかに，蕁麻疹，湿疹に用いられる．

2.1.4 間接型交感神経作動薬

アンフェタミン amphetamine，メタンフェタミン methamphetamine

間接型交感神経作動薬で，**交感神経節後線維終末からのノルアドレナリン遊離を介してαとβ受容体を刺激**し，作用を発現するとともに**強力な中枢興奮作用**を示す．これらの作用には神経終末とシナプス小胞のVMAT抑制ならびにMAO活性阻害も関与する．経口投与で効果を示し，その作用は数時間持続する．覚醒アミンとも呼ばれ，「覚せい剤取締法」で取り扱いが規制されている．メタンフェタミンは中枢作用がアンフェタミンよりも強く，末梢作用は弱いので，これを利用して臨床に用いられる（5章10.1 p238参照）．

---

* タキフィラキシー：短時間の反復投与によって耐性（しだいにその薬物の効果が弱くなり，初期と同じ効力を発現させるためには，より大量に用いなければならなくなること）が生じることをタキフィラキシーという．これは頻回刺激による交感神経終末のノルアドレナリンの枯渇による．アンフェタミンやエフェドリンなどの間接型作用を有する交感神経作動薬で起こりやすい．

［薬理作用］
① 循環器系に対する作用：収縮期と拡張期血圧を上昇させるが，心拍数は迷走神経反射により減少する．大量投与により不整脈が生じる．治療量では，心拍出量には影響しない．
② 平滑筋に対する作用：膀胱括約筋を強く収縮させる（図 3-18）．消化管に対しては，腸管の運動が活発なときには，これを弛緩させ，すでに弛緩しているときには収縮させる．一方，子宮に対しても反応は一定ではなく，通常は緊張を高める．
③ 中枢神経系に対する作用：大脳皮質と網様体賦活化系を刺激して中枢を強く興奮させ，さまざまな薬物による中枢抑制に拮抗する．

視床下部の摂食中枢に働き，食欲を減少させる．呼吸中枢を刺激して呼吸を興奮させる．ただし健常者にはあらわれにくく，薬物などにより抑制されている状態であらわれる．

ヒトにおける精神作用には個人差があり，そのときの精神，身体状態と性格によって異なった作用があらわれる．覚醒，疲労感減退，積極性，集中力の上昇を伴う気分の高揚，多幸感，運動および言語活動の増大，多弁などである．表面上は作業能率の上昇を伴うがミスが増加する．持続的な使用また大量の服用で，抑うつ状態および疲労が後で出現する．頭痛，心悸亢進，めまい，興奮，精神錯乱，不安，せん妄，不眠，疲労も経験する．

［適　応］　メタンフェタミンはナルコレプシー，各種の昏睡，嗜眠，もうろう状態，インスリンショック，うつ病，うつ状態，統合失調症の遅鈍症，手術中・手術後の虚脱状態からの回復促進および麻酔からの覚醒促進，麻酔薬，睡眠薬の急性中毒の改善に用いられる．

［依存症と耐性］　連用により，精神的依存と耐性を生じる．

チラミン tyramine：交感神経終末のモノアミントランスポーターによって取り込まれ，シナプス小胞からのノルアドレナリンを遊離させ，交感神経刺激作用を発揮する．チーズ，赤ワインや酵母に含まれる．通常これらの食品を多量に摂取しても問題はないが，セレギリンなどの MAO（特に MAO_B）阻害薬を服用していると，チラミンの分解が抑制されるため高血圧発作を起こすことがある．短時間反復投与によりタキフィラキシーを起こす．臨床では使用されない．

2.1.5　その他

アメジニウム amezinium：ノルアドレナリンと競合して神経終末に取り込まれ，ノルアドレナリンの神経終末への再取り込みを阻害するとともに，MAO を阻害してノルアドレナリンの不活性化を抑制し，交感神経機能を亢進させる．本態性低血圧や起立性低血圧などに適応される．

混合型と間接型アドレナリン受容体作動薬

ドパミン　　　　ドカルパミン　　　　エフェドリン

メチルエフェドリン　アンフェタミン　メタンフェタミン

チラミン　アメジニウム

2.2　交感神経遮断薬（交感神経抑制薬，抗アドレナリン薬）

　交感神経抑制薬または抗アドレナリン薬ともいわれる．大別するとアドレナリン受容体遮断薬とアドレナリン作動性神経遮断薬に分類される（表3-5）．

　アドレナリン受容体遮断薬はノルアドレナリンやアドレナリンおよび交感神経作動薬のαとβ受容体への結合を抑制する薬物で，ほとんどの薬物が競合的遮断薬である．αとβ受容体をともに遮断する薬物，α受容体あるいはβ受容体のみを遮断する薬物，さらにサブタイプのα_1受容体を選択的に遮断する薬物，同様にβ_1受容体を選択的に遮断する薬物がある．一方，アドレナリン作動性神経遮断薬は神経終末のノルアドレナリン遊離量を減少させる，あるいは枯渇させる薬物である．いずれの遮断薬も循環器系に対する作用が特に重要となる．

2.2.1　アドレナリン受容体遮断薬

A　アドレナリンα受容体遮断薬（αブロッカー，アドレナリンα受容体拮抗薬）

　α_1とα_2受容体を抑制する非選択的α受容体遮断薬，α_1受容体を抑制する選択的α_1受容体遮断薬，さらにα_{1B}受容体よりもα_{1A}とα_{1D}受容体に選択性の高い薬物に分類される．その他に，選択的α_2受容体遮断薬がある．

1）非選択的アドレナリンα受容体遮断薬

　　［薬理作用］

　　① 血管と血圧に対する作用：内因性カテコールアミンと交感神経作動薬によるα_1受容体刺激を遮断して血管収縮を抑制し，血圧を低下させる．一方で，交感神経終末のα_2受容体拮抗により，ノルアドレナリン遊離を促進し，心臓や傍糸球体細胞のβ受容体（レニン分泌）が刺激され，血圧上昇が起こるのでα_1受容体拮抗作用が多少相殺される．また心機能亢進による頻脈も認められる．

　　② 前立腺肥大に対する作用：前立腺と下方尿道組織に存在するα_1受容体に拮抗することにより，平滑筋を弛緩させ，尿放出の抵抗性を弱め，前立腺肥大に伴う排尿困難を改善する．泌尿器系組織には，主にα_{1A}やα_{1D}受容体が，血管には主にα_{1B}受容体が発現しているので，α_{1B}受容体よりもα_{1A}やα_{1D}受容体に選択性遮断作用のある薬物は血圧に影響せずに，前立腺肥大による排尿障害を改善することができる（図3-18）．

　　(a) 麦角アルカロイド ergot alkaloids：麦角はライ麦などのイネ科植物に寄生するバッカク菌（カビ）の菌核で，多くのアルカロイドを含む．麦角アルカロイドはα受容体，ドパミン受容体，セロトニン受容体に作動薬および遮断薬として作用するばかりでなく，直接血管や子宮を収縮するため，薬理作用は多彩である．代表的な麦角アルカロイドはエルゴタミン，エルゴメトリ

表 3-5 交感神経遮断薬の分類

分類	受容体	薬物名	特徴	適応
アドレナリン受容体遮断薬	α受容体遮断薬（αブロッカー）	麦角アルカロイド エルゴタミン（ジヒドロエルゴタミン）	血管を直接収縮（部分アゴニスト/アンタゴニスト）	ジヒドロエルゴタミン：片頭痛，起立性低血圧（販売中止，2017年3月）
	α	エルゴトキシン（ジヒドロエルゴトキシン）	限局した血管収縮作用，全体として血管運動中枢抑制	ジヒドロエルゴトキシン：頭部外傷後後遺症，高血圧症（販売中止，2017年3月）
		エルゴメトリン メチルエルゴメトリン	子宮収縮作用，α受容体遮断作用はきわめて弱い	胎盤娩出前後，弛緩性出血，帝王切開術，流産における子宮収縮の促進ならびに子宮出血の予防や治療
		フェントラミン		褐色細胞腫の診断や術後，術中の血圧調節
	α₁	プラゾシン		本態性高血圧症，腎性高血圧症，前立腺肥大に伴う排尿障害
		ブナゾシン		本態性高血圧症，腎性高血圧症，褐色細胞腫による高血圧症，高血圧症を示す褐色細胞腫の治療（第1選択薬），ほかの治療薬で効果不十分な場合の緑内障，高眼圧症（ぶどう膜強膜からの眼房水流出促進）
		テラゾシン		本態性高血圧症，腎性高血圧症，褐色細胞腫による高血圧症，前立腺肥大に伴う排尿障害，神経因性膀胱に伴う排尿困難（ウラピジル）
		ウラピジル		
		ドキサゾシン		高血圧症，褐色細胞腫による高血圧症
		タムスロシン（α₁A，α₁D）		前立腺肥大に伴う排尿障害
		ナフトピジル（α₁D）		
		シロドシン（α₁A）	射精障害が高頻度	
	α₂	ヨヒンビン		―
	β受容体遮断薬（βブロッカー）	プロプラノロール	禁忌：気管支喘息，高度徐脈，房室ブロック，うっ血性心不全，安静型狭心症	本態性高血圧症，狭心症，不整脈（各種）など
		ピンドロール		本態性高血圧症，狭心症，不整脈（洞性頻脈）
		ニプラジロール		本態性高血圧症，狭心症，緑内障，高眼圧症
	β	チモロール		緑内障，高眼圧症
		カルテオロール		本態性高血圧症，狭心症，不整脈，ファロー四徴に伴うチアノーゼ発作，緑内障，高眼圧症（房水産生抑制）
		ブフェトロール		狭心症，洞性頻脈
		ナドロール		本態性高血圧症，狭心症，頻脈性不整脈
		アルプレノロール		狭心症，頻脈性不整脈
		ソタロール		ほかの抗不整脈薬が使用できないか，無効の生命に危険のある再発性不整脈
	β₁	アテノロール		本態性高血圧症，狭心症，不整脈（各種）
		メトプロロール		
		アセブトロール		
		ビソプロロール		本態性高血圧症，狭心症，不整脈（心室性期外収縮），虚血性心疾患または拡張型心筋症に基づく慢性心不全
		セリプロロール		本態性高血圧症，腎実質性高血圧症，狭心症
		ベタキソロール		本態性高血圧症，腎実質性高血圧症，狭心症
		ランジオロール		各種不整脈
		エスモロール		各種不整脈

表 3-5 （つづき）

分類	受容体	薬物名	特徴	適応
アドレナリン受容体遮断薬	β受容体遮断薬（βブロッカー）	$β_2$	ブトキサミン		—
			ラベタロール		本態性高血圧症，褐色細胞腫による高血圧症
		$α, β$	アモスラロール		本態性高血圧症，褐色細胞腫による高血圧症
			カルベジロール		本態性高血圧症，腎実質性高血圧症，狭心症，虚血性心疾患または拡張型心筋症に基づく慢性心不全，頻脈性心房細動
			アロチノロール		本態性高血圧症，狭心症，頻脈性不整脈，本態性振戦
			ベバントロール		高血圧症
			レボブノロール		緑内障，高眼圧症
アドレナリン作動性神経遮断薬			グアネチジン		—
			レセルピン		高血圧症（本態性，腎性等），悪性高血圧（ほかの降圧薬と併用する），フェノチアジン系薬物の使用困難な統合失調症
			ブレチリウム		—

表 3-6 麦角アルカロイドの分類と作用

麦角アルカロイド	α受容体遮断	血管収縮	子宮収縮	適応
エルゴタミン	○	◎	○	片頭痛など（無水カフェインとイソプロピルアンチピリンとの配合剤）
ジヒドロエルゴタミン	○	○	△	片頭痛，起立性低血圧（販売中止，2017 年 3 月）
エルゴメトリン メチルエルゴメトリン	△	○	◎	子宮収縮の促進 子宮出血の予防と治療
エルゴトキシン	○	○	○	—
ジヒドロエルゴトキシン	◎	△	△	頭部外傷後遺症，高血圧症，末梢循環障害（販売中止，2017 年 3 月）

◎：強い作用，○：中程度の作用，△：弱い作用

ン，エルゴトキシンで，エルゴトキシンはエルゴコルニン，エルゴクリスチン，エルゴクリプチンの混合物である（表 3-6）．この他，麦角アルカロイド誘導体のブロモクリプチンはドパミンD_2受容体作動薬として作用するので，血中プロラクチン低下，成長ホルモン分泌抑制，抗パーキンソン病作用がある（5 章 6.2 p 203 参照）．

エルゴタミン ergotamine，**ジヒドロエルゴタミン** dihydroergotamine：エルゴタミンはα受容体の部分作動薬であり，遮断薬である（5 章 13.2 p 258 参照）．アドレナリンα受容体を介して血管や子宮の収縮を抑制するが，エルゴタミン自体は血管や子宮平滑筋を直接収縮させる．血管収縮作用が子宮収縮作用より強い．一方，エルゴタミンをジヒドロ化したジヒドロエルゴタミンもα受容体の部分作動薬であり，動脈よりも静脈に作用し，血管を収縮させる．またセロトニン 5-HT_{1D} 受容体刺激作用を有していると考えられる．

エルゴメトリン ergometrine，**メチルエルゴメトリン** methylergometrine
［薬理作用］エルゴメトリンやメチルエルゴメトリンはα受容体への作用が弱く，平滑筋に対する直接作用が強い．特に血管より子宮平滑筋を強く収縮させる．
［適応］子宮収縮の促進ならびに子宮出血の予防や治療に用いられる．

エルゴトキシン ergotoxine，**ジヒドロエルゴトキシン** dihydroergotoxine
［薬理作用］エルゴトキシンはα受容体遮断作用と平滑筋収縮作用を示す．一方，エルゴトキシンをジヒドロ化したジヒドロエルゴトキシンは，エルゴトキシンに比べ平滑筋への直接作用が弱く，α受容体遮断作用が強い．

- フェントラミン phentolamine：麦角アルカロイドを除けば非選択性 α 受容体遮断薬の唯一の薬物で，褐色細胞腫の診断と術前，術中の血圧の調節に用いられる．

2）選択的アドレナリン α_1 受容体遮断薬（アドレナリン α_1 受容体拮抗薬）

- プラゾシン prazosin

    [薬理作用] 選択的 α_1 受容体遮断薬の原型で，α_1 受容体に対する親和性は α_2 受容体に比べきわめて高く，カテコールアミンによる血管収縮を抑制し，血圧を低下させる．したがって交感神経終末からの α_2 受容体遮断によるノルアドレナリン遊離を起こさないので，心拍数や心拍出量に影響しない（図3-9）．α 受容体のサブタイプの α_{1A}，α_{1B} および α_{1D} 受容体に対しては同等に作用する．ホスホジエステラーゼ阻害薬として合成されたため，その作用も有している．

    [適 応] 本態性高血圧症，腎性高血圧症ならびに前立腺肥大に伴う排尿障害に用いられる．

- テラゾシン terazosin

    [薬理作用] プラゾシンのアナログで，効力はプラゾシンよりも弱い．α 受容体のサブタイプの $\alpha_{1A, 1B, 1D}$ 受容体に対しては同等に作用する．

    [適 応] 本態性高血圧症，腎性高血圧症，褐色細胞腫による高血圧症ならびに前立腺肥大に伴う排尿障害に用いられる．

- ドキサゾシン doxazosin

    [薬理作用] プラゾシンのアナログである．α_1 受容体サブタイプに対する選択性はないが，α_1 受容体に高い選択性がある．

    [適 応] 高血圧症と褐色細胞腫による高血圧症に用いられる．

- ブナゾシン bunazosin

    [薬理作用と適応] 本態性高血圧症，腎性高血圧症，褐色細胞腫による高血圧症，高血圧症を示す褐色細胞腫の治療に用いられる．さらに点眼により毛様体の α_1 受容体遮断を介してぶどう膜強膜流出路からの眼房水流出を促進するので，ほかの緑内障治療薬で効果が不十分な緑内障や高眼圧症にも適応がある．

- ウラピジル urapidil

    [薬理作用] プラゾシンと化学構造的に異なり，中枢に対する作用も有する．

    [適 応] 本態性高血圧症，腎性高血圧症，褐色細胞腫による高血圧症ならびに前立腺肥大に伴う排尿障害と神経因性膀胱に伴う排尿困難に用いられる．

- タムスロシン tamsulosin

    [薬理作用] ベンゼンスルホナミド誘導体である．選択的 α_1 受容体遮断薬で α_{1B} 受容体よりも α_{1A} と α_{1D} 受容体に親和性が高い．そのため血圧には影響しない．

    [適 応] 前立腺肥大に伴う排尿障害に適応される．

- シロドシン silodosin

    [薬理作用] α_{1B} 受容体よりも α_{1A} 受容体に親和性が高い．そのため血圧に対する作用は弱いが，起立性低血圧を生じる場合がある．また高頻度で射精障害が起こりやすい．

    [適 応] 前立腺肥大に伴う排尿障害に用いられる．

- ナフトピジル naftopidil

    [薬理作用] α_{1D} 受容体に対して選択性をもつ．

    [適 応] 前立腺肥大に伴う排尿障害に適応される．

3）選択的アドレナリン α_2 受容体遮断薬

ヨヒンビン yohimbine：アフリカの樹木ヨヒンベノキ *Corynanthe yohimbe* の樹皮に含まれるアルカロイドである．選択的 α_2 受容体遮断薬であるが，臨床では使用されない．

アドレナリン α 受容体遮断薬

エルゴタミン

エルゴメトリン，メチルエルゴメトリン
エルゴメトリン：R＝H
メチルエルゴメトリン：R＝CH₃

フェントラミン

プラゾシン

テラゾシン

ドキサゾシン

ブナゾシン

ウラピジル

タムスロシン

シロドシン

ナフトピジル

B　アドレナリン β 受容体遮断薬（β ブロッカー，アドレナリン β 受容体拮抗薬）（表3-5, 7）

アドレナリン，ノルアドレナリンおよび β 受容体作動薬の β 受容体への結合を抑制する競合的遮断薬である．最初に開発された β 受容体遮断薬はイソプレナリンの構造を修飾したジクロ

ロイソプレナリン dichloroisoprenaline（DCI）である．しかしながら，DCI は β 受容体を拮抗する作用のほかに強い β 受容体を刺激する作用（内因性交感神経刺激作用，ISA）[*1] を有する部分作動薬であったため，治療には用いられなかった．その後，プロプラノロールが登場し，高血圧症の治療に用いられるようになり，さらに β 受容体が β_1 と β_2 受容体に分類されると，それぞれに選択性をもつ遮断薬が開発された．β_1 受容体遮断薬は主に高血圧症，虚血性心疾患，うっ血性心不全，不整脈，緑内障などの治療に用いられるが，β_2 受容体遮断薬（ブトキサミン）は臨床には適応されない．β 受容体遮断に加え，α_1 受容体に拮抗する α, β 受容体遮断薬も開発され，循環器系疾患などの治療に用いられている．β 受容体作用薬（作動薬と遮断薬）は α 受容体作用薬よりも化学構造間の類似性はかなり高い（それぞれの構造式を参照）．

　β 受容体遮断薬は以下の性質の有無や効力によって，分類される（表 3-7）．①β_1 および β_2 受容体に対する親和性（相対的），②α 受容体の遮断作用，③内因性交感神経刺激作用（部分作動薬）intrinsic sympathomimetic activity（ISA）[*1]，④膜安定化作用 membrane stabilizing action（MSA）[*2]，⑤血管拡張作用，⑥脂溶性

表 3-7　アドレナリン β 受容体遮断薬の分類

分類	薬物	ISA	MSA	脂溶性	その他の作用	適応 高血圧症	狭心症	(頻脈性)不整脈	慢性心不全	緑内障(高眼圧症)	その他
非選択的(β_1, β_2)遮断薬	プロプラノロール	(−)	(+)	高		○	○	○			片頭痛発作発症の抑制
	ブフェトロール	(−)	(+)				○	○			
	ナドロール	(−)	(−)	低		○	○	○			
	チモロール	(−)	(−)	低〜中			○	○		○	
	アルプレノロール	(+)	(+)				○	○			
	カルテオロール	(+)	(−)	低	NO 生成，β_2 受容体作動性	○	○	○		○	チアノーゼ
	ピンドロール	(+)	(±)	低		○	○	○			
	ニプラジロール	(−)	(−)		NO 生成	○	○			○	
	ソタロール*	(−)	(−)					○			
β_1 選択的遮断薬	アテノロール	(−)	(−)	低		○	○	○			
	ビソプロロール	(−)	(−)	低		○	○	○	○		
	ベタキソロール	(−)	(+)	中	Ca^{2+} チャネル遮断	○	○			○	
	メトプロロール	(−)	(±)	中		○	○	○			
	ランジオロール	(−)	(−)					○			
	アセブトロール	(+)	(+)	低		○	○	○			
	エスモロール	(+)	(+)	低				○			
	セリプロロール	(+)	(−)	低	NO 生成，β_2 受容体作動性	○	○				
α, β 遮断薬	アモスラロール	(+)	?			○					
	アロチノロール	(−)	(−)			○	○	○			本態性振戦
	カルベジロール	(−)	(+)		Ca^{2+} チャネル遮断，抗酸化	○	○		○		
	ラベタロール	(−)	(+)			○					
	ベバントロール	(−)	(+)		Ca^{2+} チャネル遮断	○					
	レボブノロール	(−)	(−)							○	

* ソタロールは第 3 群の抗不整脈薬である．
ISA：内因性交感神経刺激作用，MSA：膜安定化作用

[*1] 内因性交感神経刺激作用（ISA）：β 受容体刺激作用のことである．この作用を有する β 受容体遮断薬は通常，内因性のカテコールアミンや β 受容体作動薬による効果に拮抗するが，これらの刺激作用が存在しないか弱い場合には，反対に β 受容体を弱いながら刺激する．このため過度の心機能の抑制を防ぐと考えられる．
[*2] 膜安定化作用（MSA）：局所麻酔作用やキニジン様作用（抗不整脈作用）のことである．

[薬理作用] β受容体遮断薬の薬理作用は交感神経系興奮時のβ受容体を介した器官の応答から判断することができる．ただし，通常では，副交感神経系が優位であるので，たとえば安静時の心臓に対しては，β受容体遮断薬は比較的弱い影響しか及ぼさないが，運動やストレス時のように交感神経系の活動が活発なときには強く影響し，心機能を抑制する．

① 循環器系に対する作用：高血圧症や心筋梗塞などの循環器系疾患を有する患者と健常者に対する作用を区別する必要がある．心臓に対しては，心筋や刺激伝導系の$β_1$受容体に作用し，心拍数と心筋収縮力を減少させる．そのため心機能を抑制するが，その反面，心臓の負担を軽減し，酸素消費量を減少させる．短期投与では，末梢血管抵抗性が血管の$β_2$受容体の遮断と代償性反射による交感神経活動亢進（遊離されたノルアドレナリンが血管の$α_1$受容体を刺激）を介して増加する．ラベタロールやカルベジロールなどの$α_1$受容体遮断作用をもつβ受容体遮断薬は，このノルアドレナリンの作用を打ち消すことができる．長期投与で，末梢血管抵抗性は減少するが，作用機序の詳細は不明である（血圧低下）．腎臓の傍糸球体細胞の$β_1$受容体を遮断し，レニン分泌を抑制する．一方，β受容体遮断薬のMSAが治療用量で起こるかは明らかとされていない．

このように，高血圧症患者の末梢血管抵抗性を減少させ，血圧を低下させるが，健常者の血圧には影響しない．この作用機序は不明であるが，交感神経終末からのノルアドレナリン遊離抑制，中枢神経のβ受容体遮断，あるいはその他の因子による血管拡張作用（NO産生，$α_1$受容体遮断，Ca^{2+}流入抑制，K^+チャネル開口，$β_2$受容体活性化，抗酸化作用など）が関与していると考えられる．しかしながら，レニン分泌の抑制によるものではないと思われる．

② 呼吸器系に対する作用：気管支平滑筋の$β_2$受容体を遮断するので，β受容体刺激による気管支の拡張を抑制する．このため，気管支喘息や慢性閉塞性肺疾患（COPD）（p 105参照）の患者への投与は禁忌である．このような場合には，$β_1$受容体に選択性のある薬物を使用するが，これらの薬物の$β_1$受容体選択性があまり高くないので，慎重に使用されるべきである．健常者の気管支平滑筋には，ほとんど影響しない．

③ 眼に対する作用：毛様体上皮細胞の$β_2$受容体が刺激されると眼房水産生量が増加する．β受容体遮断薬はこの房水産生を抑制することにより，緑内障や高眼圧症の治療に用いられる．

④ 代謝に対する作用：カテコールアミンによる糖代謝や脂肪分解の亢進（主に$β_2$受容体刺激）を低下させる．グリコーゲンの分解を抑制するので，Ⅰ型糖尿病患者の低血糖からの回復が遅れる．その場合には，選択的$β_1$受容体遮断薬を使用する．低血糖時に遊離されるカテコールアミン分泌を抑えるので，振戦，頻脈，いらだちなどの自覚を鈍らせる．また低血糖の自覚症状も出現しにくくするので血糖値に注意する．中性脂肪分解を抑止し，遊離脂肪酸放出を減少させる．

⑤ その他の作用：カテコールアミンによる肥満細胞からのヒスタミン遊離を抑制する．

[適　応] 高血圧症，狭心症，不整脈，慢性心不全（虚血性心疾患または拡張型心筋症に基づく場合），また緑内障（高眼圧症）などに用いられる．しかしながら，適応はそれぞれのβ受容体遮断薬によって異なる（**表3-5，7**）．

[副作用] β受容体遮断に起因した副作用である．

代償性心不全，急性心筋梗塞や心肥大のある患者への投与は心不全の危険性がある．

その一方で，長期投与が心不全患者の延命につながり，一部のβ受容体遮断薬には慢性心不全への適応がある．徐脈を起こすので，徐脈性不整脈患者には禁忌である．さらに四肢冷感なども起こる．長期投与後に服用を突然中止すると，狭心症や血圧上昇などの悪化を招く．これは長期使用によるβ受容体の感受性が高まったため（受容体のアップレギュレーション*）と考えられるので，突然中止したりせずに徐々に減量していく必要がある（レセルピン，本章2.2.2 p 121 参照）．

$β_2$ 受容体遮断により気管支平滑筋が収縮するため，気管支喘息の患者には禁忌である．低血糖を起こしやすい糖尿病患者にも，十分に注意する．この場合には選択的 $β_1$ 受容体遮断薬を利用する．過剰投与により，低血圧，徐脈，房室伝導時間延長，QRS 間の延長，痙攣，抑うつ，低血糖，気管支痙攣などが生じる．

[禁　忌] 非選択的β受容体遮断薬は気管支喘息や気管支痙攣のおそれのある患者（誘発または悪化させる）．糖尿病性や代謝性アシドーシスのある患者（アシドーシスによる心筋収縮力の抑制を増強）．高度の徐脈，房室や洞房ブロックまた洞不全症候群のある患者など．

[薬物相互作用] プロプラノロールはリザトリプタン（5 章 13.2 p 258 参照）の作用を増強する可能性があるので併用は禁忌である．相互作用のメカニズムは不明であるが，プロプラノロールがリザトリプタンの代謝を阻害している可能性がある．

1）非選択的アドレナリンβ受容体遮断薬（表3-5，7）

プロプラノロール propranolol，ブフェトロール bufetolol，ナドロール nadolol，チモロール timolol，アルプレノロール alprenolol，カルテオロール carteolol，ピンドロール pindolol，ニプラジロール nipradilol，ソタロール sotalol：プロプラノロールが非選択的β受容体遮断薬の原型である．β受容体刺激作用を遮断する．そのため心機能亢進，血管拡張（特に骨格筋），平滑筋弛緩，グリコーゲン分解や中性脂肪分解の促進などが抑制される．

高血圧症，狭心症，不整脈と緑内障の治療に用いられる．かつては，抗高血圧薬として盛んに用いられたが，最近では，単独で用いられる機会は少なくなった．カルテオロール，ニプラジロールやチモロールは緑内障の治療にも用いられる．チモロールは点眼薬として緑内障の治療，ソタロールは不整脈の治療にのみ用いられる．ニプラジロールはニトログリセリン様の血管拡張作用も有している．

非選択的アドレナリンβ受容体遮断薬

プロプラノロール　　　ブフェトロール　　　ナドロール

---

* 受容体のアップレギュレーション up regulation：受容体が長時間刺激を受けず，遮断された状態が続くと代償的に受容体数が増える．これを受容体のアップレギュレーションといい，この状態で作動薬を作用させると通常よりも過度の反応（過感受性）が起こる．

チモロール　　アルプレノロール　　カルテオロール

ピンドロール　　ニプラジロール　　ソタロール

2) 選択的アドレナリン β_1 受容体遮断薬（表3-5, 7）

アテノロール atenolol, ビソプロロール bisoprolol, ベタキソロール betaxolol, メトプロロール metoprolol, ランジオロール landiolol, アセブトロール acebutolol, エスモロール esmolol, セリプロロール celiprolol：治療で用いられる β 受容体遮断作用は β_1 受容体の遮断である。β_2 受容体の遮断は気管支収縮を生じ，これが副作用や禁忌の原因となるため，β_1 受容体に選択的に拮抗する多数の薬物が開発された．しかしながら，その選択性は相対的なものであり，非常に高いというわけではないので，気管支喘息やCOPD患者に対しては，慎重に投与する必要がある．

　ビソプロロールは高血圧症，狭心症，不整脈などの循環器系疾患に加えて，虚血性心疾患または拡張型心筋症に基づく慢性心不全の治療にも用いられる．一方，β_2 受容体を選択的に遮断する薬物はブトキサミンであるが，治療には用いられない．

選択的アドレナリン β_1 受容体遮断薬

アテノロール　　ビソプロロール

ベタキソロール　　メトプロロール

ランジオロール　　アセブトロール

エスモロール　　　　　　　　　セリプロロール

3) アドレナリン α, β 受容体遮断薬（表 3-5，7）

🔹 **アモスラロール** amosulalol, **アロチノロール** arotinolol, **カルベジロール** carvedilol, **ラベタロール** labetalol, **ベバントロール** bevantolol, **レボブノロール** levobunolol：α_1 と β 受容体の両方を遮断する薬物である．従来の β 受容体遮断薬は代償性反射による交感神経系を興奮させるため，血管の α_1 受容体を介する反応が高まり，血管収縮があらわれ，血圧維持に働く．これが β 受容体遮断薬の降圧作用に拮抗する（11 章 5.3.4B p 485 参照）．この拮抗作用を起こさない α_1 受容体遮断作用をもつ薬物が開発された．アモスラロール（$\alpha_1:\beta = 1:1$）以外はいずれも β 受容体遮断作用が α_1 受容体遮断作用よりも強い．カルベジロールは虚血性心疾患または拡張型心筋症に基づく慢性心不全の治療にも用いられる．レボブノロールは緑内障と高眼圧症のみに適応される．

▎**アドレナリン α, β 受容体遮断薬**

アモスラロール　　　　　アロチノロール　　　　　カルベジロール

ラベタロール　　　　　ベバントロール　　　　　レボブノロール

2.2.2 アドレナリン作動性神経遮断薬

交感神経節後線維終末からのノルアドレナリン遊離を抑制する薬物で，作用機構の違いによって 2 つに分類される．1 つはシナプス小胞内へのノルアドレナリンの取り込みを阻止することにより小胞内のノルアドレナリンを枯渇させ，間接的に交感神経終末からのノルアドレナリンの遊離を抑制する薬物，もう 1 つは神経終末からのノルアドレナリンの遊離を抑制する薬物である（表 3-5）．

🔹 **レセルピン** reserpine：キョウチクトウ科のインド蛇木 *Rauwolfia serpentina* の根から得られるアルカロイドの 1 つである．インド蛇木はヒマラヤ山中に生育し，その根はインドで古くから毒蛇に咬まれた際の治療薬として用いられ，多くのアルカロイドを含んでいる．

　　［薬理作用］　交感神経終末のシナプス小胞のノルアドレナリンを枯渇させる．レセルピンがシナプス小胞のノルアドレナリンを枯渇させるのは，小胞モノアミントランスポーター（VMAT）に結合し，阻害することによってノルアドレナリンのシナプス小胞への

取り込みが抑制されるからである（図3-9）．シナプス小胞外に残ったノルアドレナリンはミトコンドリアのMAOによって速やかに代謝され，不活性化される．レセルピンはノルアドレナリンだけでなく，ほかのモノアミンであるドパミンやアドレナリンなどのカテコールアミンおよびセロトニンのシナプス小胞への取り込みも阻害する．したがって，レセルピンの阻害効果は中枢神経系のドパミン，ノルアドレナリン，セロトニン作動性神経ならびに副腎髄質に及ぶ．レセルピンがモノアミンを枯渇させるためにはある程度の時間がかかるので，効果発現には数日を要する．交感神経系や中枢神経系のアドレナリン，ドパミン，セロトニン作動性神経および副腎髄質からのカテコールアミンやセロトニン遊離を抑制するので，それらの神経の支配器官ならびに効果器の反応が抑制される．

　高血圧症の治療に用いられてきたが，新しい優れた降圧薬の出現によって，使用頻度は大幅に減っている．

[適　応]　本態性高血圧症，腎性高血圧症，悪性高血圧（ほかの降圧薬と併用），またフェノチアジン系薬物の使用困難な統合失調症に用いられる．

[副作用]　うつ状態が起こり，自殺に至るような重篤な場合もある．また眠気，性欲減退，錐体外路系症状などの精神神経症状や副交感神経系が相対的に優位となるため，徐脈，胃潰瘍，下痢なども生じる．

[禁　忌]　うつ病やうつ状態（重篤なうつ状態があらわれる），また消化性潰瘍や消化性大腸炎など．

[過感受性]　レセルピンを処置した動物では，間接型作用薬のチラミンの作用は失われるが，直接型作用薬のノルアドレナリンやアドレナリンの作用は増強される．これはレセルピンにより交感神経終末のノルアドレナリンが枯渇し，神経伝達が低下した結果，効果器のアドレナリン受容体が増加したことによる（受容体のアップレギュレーション，本章 p 119参照）．これを過感受性 supersensitivity という．

● グアネチジン guanethidine，ブレチリウム bretylium：交感神経終末からノルアドレナリンの遊離を抑制する薬物である．臨床には用いられない．

■ アドレナリン作動性神経遮断薬

レセルピン　　　　　グアネチジン　　　　ブレチリウム

3　副交感神経系に作用する薬物

副交感神経系が興奮したときの機能発現と同じ作用を発揮する副交感神経作動薬（副交感神経興奮薬，コリン作動薬）とその機能発現を抑える副交感神経遮断薬（副交感神経抑制薬，抗コリ

ン薬，抗ムスカリン薬）がある．

3.1 副交感神経作動薬（副交感神経興奮薬，コリン作動薬）

広義には コリン作動薬 ともいわれる．作用様式によって，2種類に分類される．それらは，①アセチルコリン（ACh）受容体（ムスカリン性受容体とニコチン性受容体）に直接結合して作用する 直接型コリン作動薬 と，②コリンエステラーゼを阻害し，神経終末から遊離されたアセチルコリンの分解を抑制することで，シナプス間隙に蓄積したアセチルコリンが受容体に作用する 間接型コリン作動薬 である．

3.1.1 直接型コリン作動薬

ムスカリン性受容体とニコチン性受容体を直接刺激する薬物である．ムスカリン性受容体は，ⅰ副交感神経節後ニューロンが支配している効果器，ⅱ自律神経節，ⅲ血管の内皮細胞（コリン作動神経の支配はほとんどない），ⅳ中枢神経の大脳，海馬，線条体，視床などに分布している．一方，ニコチン性受容体は，ⅰ神経筋接合部，ⅱ自律神経節，ⅲ副腎髄質，ⅳ中枢神経系に分布している．ムスカリン性受容体とニコチン性受容体刺激を介してあらわれる器官の反応をそれぞれ ムスカリン様作用 と ニコチン様作用 という．薬物のムスカリン様作用には，器官選択性がある．

直接型コリン作動薬には，アセチルコリンをはじめとしたコリンエステル類と，天然コリン作動性アルカロイド（ムスカリン，ピロカルピン）がある．

A コリンエステル類（表3-8）

 アセチルコリン acetylcholine（ACh）：アセチルコリンは自律神経節前ニューロン終末，副交感神経節後ニューロン終末（一部汗腺に分布している交感神経節後ニューロン終末），運動神経終末ならびに中枢神経系において伝達物質として働いている．内在性アセチルコリンはアセチルコリンエステラーゼとブチルコリンエステラーゼによって，素早く加水分解される（本章 p 93 参照）．このことから，アセチルコリンは全身的な治療にはほとんど使用されない．

アセチルコリンを少量静脈投与した際に，通常次の作用が急速かつ一過性にあらわれる．

表3-8 コリンエステル類の分類と作用

	ムスカリン様作用	ニコチン様作用	ChE感受性	適応	投与法
アセチルコリン	++	++	+++	麻酔後の腸管麻痺，円形脱毛症など	注射
メタコリン	++	+	+	気道過敏性検査	吸入
カルバコール	+++	+++	−	なし	−
ベタネコール	+++	−	−	手術，分娩後の腸管麻痺，排尿困難など	経口
アクラトニウム	強い	?	あり	慢性胃炎，胆道ジスキネジー，消化管手術後の嘔吐，食欲不振など	経口
カルプロニウム（コリンエステル類似化合物）	+	?	−	脱毛症，乾性脂漏など	外用

ChE：コリンエステラーゼ

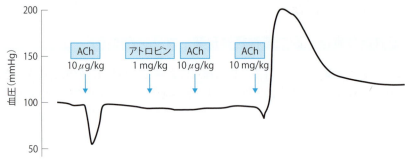

図 3-19　アセチルコリン（ACh）の血圧反転
低用量のアセチルコリン（ACh：10 μg/kg）を静脈内投与すると，血圧が下降する（ムスカリン様作用の心拍数減少と末梢血管の拡張による）．抗コリン薬のアトロピン（1 mg/kg）投与後，同量の ACh（10 μg/kg）を投与しても血圧は低下しない（ムスカリン性受容体の遮断による）．しかしこの条件で，高用量の ACh（10 mg/kg）を投与すると，血圧が上昇する（ニコチン様作用による交感神経節刺激による節後線維終末からのノルアドレナリン遊離と副腎髄質からのアドレナリン分泌促進およびムスカリン性受容体遮断による）．これを ACh の血圧反転という．

（a）末梢組織に対する作用（表 3-2）

① 循環器系に対する作用：末梢血管を拡張させ，血圧を低下させる．これはアセチルコリンが血管内皮細胞の M_3 受容体刺激を介して一酸化窒素（NO）合成酵素を活性化し，L-アルギニンからの NO 産生を促進することによる（コリン作動性神経の支配はない）．NO はグアニル酸シクラーゼを活性化し，GTP から cGMP 生成を高め，cGMP 依存性プロテインキナーゼ（プロテインキナーゼ G）を活性化する．このキナーゼが機能性タンパク質をリン酸化することによって，血管が拡張する．これに対して血管内皮細胞が存在しない血管平滑筋では，M_3 受容体の直接刺激は血管を収縮させる．

　心拍数を減少（陰性変時作用），房室結節における伝導速度を減少（陰性変導作用），心筋収縮力を減少（陰性変力作用）させる．これらの作用には，心臓の M_2 受容体を介したアデニル酸シクラーゼ活性の抑制，K^+ チャネルの活性化ならびに交感神経終末の M_2 受容体（M_3 受容体も）を介したノルアドレナリン遊離の抑制が関与している（図 3-11，13）．

　あらかじめ抗コリン薬のアトロピンで前処置してムスカリン性受容体を遮断したのち，高用量のアセチルコリンを静脈内投与すると血圧が上昇する．これはアセチルコリンのニコチン性受容体（自律神経節と副腎髄質）への作用があらわれた結果で，アセチルコリンの血圧反転という（図 3-19）．

② 呼吸器系に対する作用：気管支平滑筋のムスカリン性受容体を介して筋の緊張と収縮，気道分泌を促進する．

③ 泌尿器系に対する作用：膀胱排尿筋の M_3＞M_2 受容体を介して筋の収縮，排尿圧を上昇させる．一方，M_3 受容体を介して括約筋と三角筋を弛緩させ排尿を促進する（図 3-18）．また尿管の蠕動運動を生じる．

④ 消化器系に対する作用：胃と腸の M_2 と M_3 受容体を介して緊張を上昇，収縮の振幅を増大，消化液などの分泌を増加させる．

⑤ その他：M_3 受容体を介して涙腺，鼻咽頭，唾液腺，汗腺からの分泌を促進する．M_3 受容体を介して瞳孔括約筋と毛様体筋を収縮する．このため縮瞳と近視性の調節麻痺が起こる．

（b）中枢神経系に対する作用

中枢神経系には，ムスカリン性受容体の 5 つのサブタイプ（$M_{1\sim5}$ 受容体）がすべて存在する．しかしながら，アセチルコリンは血液脳関門を通過しないの

で，アセチルコリンを静脈内投与しても中枢作用を示さない．

[適応] 麻酔後の腸管麻痺，消化管機能低下のみられる急性胃拡張，円形脱毛症に注射で用いられる．

1) **合成コリンエステル類**：アセチルコリンは速やかにコリンエステラーゼによって分解されるので，作用が一過性であること，またムスカリン性とニコチン性受容体や器官に対する選択性が低いことなどから，使用が制限される．そこでこれらの点を改善したコリンエステルが開発された．合成コリンエステルと呼ばれ，メタコリン，カルバコール，ベタネコール，アクラトニウム，カルプロニウム（アセチルコリン類似構造を有するが，コリンエステルではない）がある（表 3-8）．

- **メタコリン** methacholine：アセチルコリンの β メチル誘導体で，アセチルコリンと作用時間や臓器選択性が異なる．コリンエステラーゼに抵抗性を示すが完全ではない．循環器系に対する作用が顕著であり，一部ニコチン様作用を有する．臨床には用いられない．

- **カルバコール** carbacol：非置換型のカルバモイルエステルで，コリンエステラーゼにほぼ完全に抵抗性を示す．また自律神経節で強いニコチン様作用をあらわす．臨床には用いられない．

- **ベタネコール** bethanechol：カルバコールの β メチル誘導体で，コリンエステラーゼにほぼ完全に抵抗性を示す．その一方で，ニコチン様作用は示さない．消化管や膀胱に強い作用を示すので，慢性胃炎，迷走神経切断後や手術後および分娩後の腸管麻痺，麻痺性イレウスなどの消化管機能低下，手術後，分娩後および神経因性膀胱などの低緊張性膀胱による排尿困難に経口投与で適応される．

- **アクラトニウム** aclatonium：ムスカリン性受容体に直接作用する．慢性胃炎，胆道ジスキネジーや消化管手術後の悪心・嘔吐，食欲不振に経口で用いられる．抗コリンエステラーゼ薬によって作用が増強されることがあるので注意が必要である．

- **カルプロニウム** carpronium：アセチルコリン類似の 4 級アンモニウム化合物であるが，コリンエステルではない．アセチルコリンよりも弱いムスカリン様作用とコリンエステラーゼに抵抗性を示す．各種脱毛症，乾性脂漏，尋常性白斑に外用で局所に用いられる．

2) **その他合成コリン作動薬**

- **セビメリン** cevimeline：ムスカリン性受容体に直接作用する．特に涙腺や唾液腺の M_3 受容体に高い親和性を有している．唾液腺を刺激して，唾液分泌を促進させる．シェーグレン（Sjögren）症候群*患者の口腔乾燥症状の改善に適応される．

B 天然コリン作動性アルカロイド

代表的なものにムスカリンとピロカルピンがある．コリンエステラーゼにより分解されないので，作用は持続的である．

- **ムスカリン** muscarine：ベニテングダケ *Amantia muscarina* に含まれるアルカロイドで，ムスカリン性受容体の名前の由来となっている．ムスカリン性受容体に作用し，ニコチン性受容体にはほとんど作用しない．臨床への適応はない．

- **ピロカルピン** pilocarpine：南米の低木ヤボランジ *Pilocarpus jaborandi* の小葉に含まれるア

---

* シェーグレン症候群：乾燥性角膜炎，口腔乾燥症，慢性関節リウマチやその他結合組織疾患を主要症状とする症候群で，自己免疫疾患である．涙腺，唾液腺などの外分泌腺にリンパ球が浸潤し，腺組織破壊が起こり，涙腺や唾液の分泌が低下する．

ルカロイドで，昔からその葉を咀嚼すると流涎を起こすことが原住民の間で知られていた．ムスカリン様作用が顕著であり，ニコチン様作用はほとんどない．眼，消化管，膀胱，腺分泌に対する作用が強い．瞳孔括約筋や毛様体筋を収縮させるので，縮瞳，眼圧低下，近視性調節麻痺を生じ，胃，腸，膀胱，気管支平滑筋を収縮させ，腺分泌を亢進させる．また唾液分泌や発汗を起こす．

このため，点眼薬として緑内障[*1]の治療や診断または治療を目的とする縮瞳に用いられる．さらに頭頸部の放射線治療に伴う口腔乾燥とシェーグレン症候群患者の口腔乾燥の症状改善にも利用される．

［吸収，分布，排泄］ ムスカリンとコリンエステル類は4級アミンで，経口投与ではほとんど吸収されない．コリンエステルは急速に腎臓から排泄され，作用は短時間である．ピロカルピンは3級アミンで，速やかに吸収され，血液脳関門を通過し，中枢作用を発揮する．

［禁　忌］ 喘息，慢性閉塞性肺疾患，尿管・消化管閉塞，消化性潰瘍，虚血性心疾患，パーキンソン病，てんかん，甲状腺機能亢進症（不整脈を起こす可能性）など

［副作用］ 下痢，腹部の痙攣，悪心・嘔吐，その他の消化管副作用，膀胱の圧迫感覚，眼調節困難などがある．

直接型コリン作動薬

アセチルコリン　　メタコリン　　カルバコール

ベタネコール　　カルプロニウム　　アクラトニウム

セビメリン　　ムスカリン　　ピロカルピン

3.1.2 抗コリンエステラーゼ薬（コリンエステラーゼ阻害薬，間接型コリン作動薬）

（アセチル）コリンエステラーゼ［(A) ChE］[*2]に結合して阻害する薬物を抗コリンエステラ

[*1] 緑内障：正常眼圧を超えて眼圧が上昇し，視神経が障害され，視野などの視神経に異常を起こす病態をいう．

[*2] （アセチル）コリンエステラーゼ［(A) ChE］：コリンエステル類を分解する酵素で，大きく血清コリンエステラーゼ（偽性コリンエステラーゼ，ブチルコリンエステラーゼ）とアセチルコリンエステラーゼ（真性コリンエステラーゼ）に分類される．前者は血液や肝臓に多く存在し，アセチルコリンよりもブチルコリンに親和性が高い．一方，後者はアセチルコリンに親和性がきわめて高く，コリン作動性神経終末やシナプス後膜に存在する．

ーゼ薬［抗（A）ChE 薬またはコリンエステラーゼ阻害薬］といい，間接型コリン作動薬である．コリンエステラーゼ阻害薬とも呼ばれ，コリン作動性神経終末と支配器官との間にアセチルコリンを蓄積させ，支配器官のムスカリン性受容体やニコチン性受容体を強く刺激して効果を発揮する．コリンエステラーゼは生物界に広く存在するため，治療薬としてばかりでなく，毒物として農業における殺虫剤や神経毒をもつ化学兵器としても利用される．抗コリンエステラーゼ薬はコリンエステラーゼへの結合様式によって可逆的阻害薬と非可逆的阻害薬に分類され，前者が治療薬として，後者が殺虫剤などとして用いられる．可逆的阻害薬のなかで血液脳関門を通過し中枢神経に移行する薬物は，アルツハイマー病の治療に適応される（5 章 12.2 p 251）．

　フィゾスチグミン physostigmine はエゼリンともいわれ，西アフリカに生息する多年生植物 *Physostigma venenosum* Balfour の種子であるカラバル豆から得られたアルカロイドである．カラバル豆は原住民の間で，魔術を試すための毒物として使用されていた．このアルカロイドは 3 級アミン化合物であるため，血液脳関門を移行し中枢作用を示す．そのためフィゾスチグミンの構造と活性をもとにして，4 級アンモニウム化合物のネオスチグミン neostigmine が 1931 年に合成され，消化管に対する刺激作用が治療に用いられた．その後，重症筋無力症の対症療法に有効であることも明らかにされた．

　一方，1854 年に有機リン化合物で強力な抗コリンエステラーゼ薬のテトラエチルピロリン酸が合成された．その後の研究において，農薬（殺虫剤）として開発されたのが有機リン化合物のパラチオン parathion やマラソン malathon（マラチオン malathion）（リン酸化イオウ）である．さらに化学兵器用物質の開発に目が向けられ，神経毒ガスのサリン sarin，ソマン soman，タブン tabun がドイツ政府によって極秘に合成された．ミリグラム以下の用量で実験動物を死亡させる強い毒性が，武器として戦争やテロ攻撃に使用されてきた．

　また 1950 年代に一連の芳香族カルバメート化合物が合成され，強力な抗コリンエステラーゼ作用を有し，昆虫に選択的に毒性があるので，殺虫剤として用いられている．

　　　［作用機序］　抗コリンエステラーゼ薬はその作用機序により，①エドロホニウム，②ネオスチグミン，③有機リン化合物の 3 つのグループに分類される．

　　　コリンエステラーゼの複数の領域が阻害薬の結合部位を形成しており，アセチルコリンの 4 級アンモニウム基を電気的に引きつける陰イオン部とアシル基の炭素と反応するエステル部（活性部位）から構成されている（図 3-20a）．

　　　エドロホニウム edrophonium のような阻害薬はエステル部位に作用するが，作用時間は短く，活性中心部位への結合は可逆性である（図 3-20c）．一方，ドネペジル donepezil のような可逆的な阻害薬はエステル部に高い親和性でより強く結合する．

　　　フィゾスチグミンやネオスチグミンのようにカルバモイルエステル結合をもつ阻害薬はコリンエステラーゼにより加水分解されるが，アセチルコリンに比べはるかに遅い．生理的 pH で両者は陽イオンで，アセチルコリン（図 3-20b）と同じように基質となり，活性中心のセリンに結合し，カルバモイル化酵素を生じる．カルバモイル化酵素はアセチル化酵素に比べて，はるかに安定であり（図 3-20d），カルバモイル化薬による酵素阻害の持続時間は 3〜4 時間である．

　　　ジイソプロピルフルオロホスフェート diisopropyl fluorophosphate（DFP）やサリンなどの有機リン化合物は酵素をリン酸化し，その結果生じるリン酸化セリンは非常に安定であるため，酵素の再生には数時間を要するか，あるいは酵素活性の再生は認められない．酵素活性の再生は新しい酵素の合成に依存する（図 3-20e）．これによって可逆性

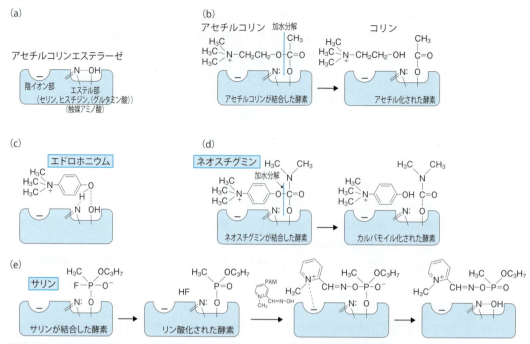

図 3-20　アセチルコリンエステラーゼによるアセチルコリンの分解と阻害薬の作用機序
(a) アセチルコリンエステラーゼの構造
(b) アセチルコリンエステラーゼによるアセチルコリンの分解
(c) 可逆的コリンエステラーゼ阻害薬（エドロホニウム）の作用機序．エドロホニウムの酵素への作用時間は短い．
(d) 可逆的コリンエステラーゼ阻害薬（ネオスチグミン）の作用機序．酵素がカルバモイル化され，阻害される．カルバモイル化酵素からのジメチルカルバモイル基の遊離は遅い．
(e) 非可逆的コリンエステラーゼ阻害薬（サリン）の作用機序．酵素がリン酸化され，この結合が非可逆的に続く．PAM によってリン酸基が解離し，酵素が賦活化される（解毒）．

と非可逆性が決定される．

[薬理作用]　抗コリンエステラーゼ薬は以下の作用を有する．①自律神経の効果器におけるムスカリン性受容体の刺激作用，②自律神経節と骨格筋におけるニコチン性受容体の刺激作用と，場合によっては刺激に続いて起こる抑制あるいは麻痺作用，③中枢神経系におけるアセチルコリン受容体の刺激作用と，場合によっては刺激に続いて起こる抑制作用である．

4級アンモニウム化合物はほとんど消化管から吸収されない．また，通常の用量では血液脳関門を通過しないので中枢作用を示さない．優先的に骨格筋の神経筋接合部に作用し，自律神経系支配の効果器や自律神経神経節への作用は比較的弱い．一方，脂溶性の高い薬物は経口投与でよく吸収され，末梢および中枢性コリン作動性神経の支配器官に広範囲に影響を与える．皮膚を通してよく吸収され，揮発性の薬物は呼吸から入り，容易に肺胞膜を通過する．

治療上，重要な抗コリンエステラーゼ薬の作用部位は中枢神経系，眼，消化器系，神経筋接合部である．その他の作用は副作用となる（表 3-9）．
①眼に対する作用：結膜に用いると結膜うっ血，瞳孔括約筋の収縮（瞳孔縮小），毛様体筋の収縮（近視性の調節麻痺）を起こす．縮瞳は数分であらわれ，数時間～数日続く．眼圧が上昇している場合には眼房水の流出が促進されるので眼圧は低下する．
②消化器系に対する作用：ネオスチグミンは胃の収縮を高めて，胃酸の分泌を促進さ

表 3-9 可逆的抗コリンエステラーゼ薬の性質

薬物名	構造	作用時間	投与経路	適応				
				腸管麻痺	排尿困難	緑内障	重症筋無力症（検査）	認知症
ネオスチグミン	4級アンモニウム	中	経口，注射	○	○		○	
ジスチグミン	4級アンモニウム	長	経口，点眼		○	○	○	
ピリドスチグミン	4級アンモニウム	中	経口				○	
アンベノニウム	4級アンモニウム	中	経口				○	
エドロホニウム	4級アンモニウム	短	注射				○（検査・診断）	
ドネペジル	3級アミン	長	経口					○
リバスチグミン	3級アミン	中	パッチ					○
ガランタミン	3級アミン	中	経口					○

せる．食道下部の緊張と蠕動運動を増加させる．**小腸や大腸の運動を増大**させる．

③ 神経筋接合部に対する作用：最初に骨格筋のニコチン性受容体が刺激され，**筋の攣縮**があらわれる．その後ニコチン性受容体の刺激が続くと脱分極性遮断となり，筋力の低下を起こし，重症筋無力症と似た症状［コリン（作動）性クリーゼ］（本章 p 130 参照）になる場合がある．スキサメトニウムなどの脱分極性筋弛緩薬は，これを増悪させる．

④ 泌尿器系に対する作用：**膀胱の排尿筋の収縮を促進**する．

⑤ 循環器系に対する作用：循環器系に対する作用は複雑であるが，基本的に心臓では徐脈と心拍出量の減少，血管では拡張があらわれ，血圧が低下する．

⑥ 中枢神経系に対する作用：有機リン化合物のように血液脳関門を通過する薬物は，脳のアセチルコリン受容体に作用し，不安，振戦，運動失調，言語障害，さらに作用が強くあらわれると，精神錯乱，全身痙攣，チェーン-ストークス Cheyne-Stokes 呼吸，昏睡および中枢性呼吸麻痺などを起こす．

ドネペジルは脳内でアセチルコリンエステラーゼをコリンエステラーゼより強く阻害し，**認知症の進行を抑制する**．

⑦ その他の部位に対する作用：副交感神経節後ニューロンによって支配される分泌腺（気管支，涙腺，汗，唾液，腸管，膵臓の房状腺細胞）からの分泌を増大させる．

［適　応］　薬物によって適応が異なる（表 3-9）．

・重症筋無力症とその診断
・慢性胃炎，手術後および分娩後の腸管麻痺と弛緩性便秘症などの消化管機能低下
・手術後および分娩後の排尿困難
・緑内障
・アルツハイマー Alzheimer 型認知症およびレビー Lewy 小体型認知症における認知症症状の進行抑制

［副作用］　4級アンモニウムの抗コリンエステラーゼ薬の副作用には，唾液分泌過剰，不整脈，血圧下降，悪心，腹部痛，下痢，気管支収縮などがある．3級アミンの可逆的抗コリンエステラーゼ薬には，不安，不眠などの精神障害やめまい，頭痛などの中枢神経系への障害が加わる．

［中　毒］　抗コリンエステラーゼ薬の過剰投与は強いムスカリン様作用とニコチン様作

用のため，コリン（作動）性クリーゼ[*1]を誘発する場合がある．ムスカリン様作用として，縮瞳，発汗，唾液分泌，流涙，腸管運動，気管支収縮の亢進が，ニコチン様作用として骨格筋の攣縮，疲労および麻痺，さらに呼吸困難が起こる．

抗コリンエステラーゼ薬で治療中の重症筋無力症では，筋無力症性クリーゼ[*2]との鑑別に注意が必要である．エドロホニウム投与後に筋力低下が悪化すれば，コリン作動性クリーゼである．解毒薬としてアトロピンを用いる．

非可逆的抗コリンエステラーゼ薬の有機リン化合物はいずれも毒性が非常に強く，臨床では用いられないが，一部殺虫剤として使用される．殺虫剤としては，パラチオンやマラソン（マラチオン），神経毒ガスとして，サリン[*3]，ソマン，タブンなどがある．脂溶性がきわめて高く，血液脳関門を容易に通過し中枢作用をあらわし，呼吸器や皮膚からも吸収されやすい．コリンエステラーゼを非可逆的にリン酸化し阻害するため，新しい酵素が合成されるまで阻害が続く．重篤なムスカリン様作用とニコチン様作用が症状としてあらわれる．1回の急性曝露によって死に至るまでの時間は，化合物の種類，量，投与経路などの因子によって決定され，おおむね5〜24時間以内で，死因は呼吸麻痺である．

◆**有機リン化合物中毒による解毒**

ピリジン-2-アルドキシムメチルクロリド pyridine-2-aldozxime methyl chloride（プラリドキシム pralidoxime；PAM）が，有機リン中毒の解毒に用いられる．PAMのピペリジン核の部分がコリンエステラーゼの陰イオン部と結合し，ヒドロキシアミン部分でリン酸と結合してコリンエステラーゼからリン酸基を引き離す．これによって，コリンエステラーゼ活性が再生し，解毒作用があらわれる（**図3-20d**）．アトロピンも有機リン化合物により増加したアセチルコリンの過剰なムスカリン様作用を遮断するので，解毒薬として用いられる．

A 可逆的抗コリンエステラーゼ薬

1）4級アンモニウム化合物

ネオスチグミン neostigmine, **ジスチグミン** distigmine, **ピリドスチグミン** pyridostigmine, **アンベノニウム** ambenonium, **エドロホニウム** edrophonium：いずれも4級アンモニウム構造を有し，類似の薬理作用を示す．経口投与でも用いられるが，消化管から吸収されにくく，血液脳関門を通過しない．重症筋無力症，術後や分娩後の腸管麻痺，排尿困難などに用いられる（**表3-9**）．

ジスチグミンは眼の毛様体筋を収縮させるので，線維柱帯間隙が拡大し，シュレム管からの眼房水流出が促進される．この結果，眼圧が低下するので緑内障の治療に点眼薬として用いられる．

エドロホニウムは作用時間が短いので，重症筋無力症の検査・診断に使用される．

2）3級アミン化合物

ドネペジル donepezil, **リバスチグミン** rivastigmine, **ガランタミン** galantamine：いずれも3級アミン構造を有し，容易に血液脳関門を通過して，中枢作用をあらわす．アセチルコリ

[*1] コリン作動性クリーゼ：重症筋無力症の治療に使用した抗コリンエステラーゼ薬の効果が過剰になってあらわれる場合で，全身の脱力と易疲労性の増悪状態となり，筋線維束攣縮としばしば呼吸麻痺が生じる．
[*2] 筋無力症性クリーゼ：重症筋無力症で急激に症状が悪化し，呼吸筋障害や嚥下障害が出現し，生命危機をきたす状態をいう．
[*3] 1995年に地下鉄サリン事件で使用された．

ンエステラーゼを阻害し，末梢組織に多く存在する偽性コリンエステラーゼへの阻害作用は弱い．このため，末梢でのムスカリン様作用とニコチン様作用はあまり強くない．

ドネペジルはアルツハイマー型認知症およびレビー小体型認知症における認知症症状の進行抑制に，リバスチグミンとガランタミンは軽度および中等度のアルツハイマー型認知症における認知症症状の進行の抑制に用いられる．ドネペジルとガランタミンは経口投与で，リバスチグミンはパッチで使用される．

■ 間接型コリン作動薬（抗コリンエステラーゼ薬）

フィゾスチグミン　ネオスチグミン　ジスチグミン

ピリドスチグミン　アンベノニウム　エドロホニウム

ドネペジル　リバスチグミン　ガランタミン

B 非可逆的抗コリンエステラーゼ薬
本章 p 127，130 を参照

■ 抗コリンエステラーゼ薬の有機リン化合物（農薬や化学兵器）

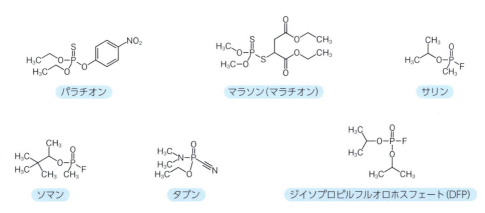

パラチオン　マラソン(マラチオン)　サリン

ソマン　タブン　ジイソプロピルフルオロホスフェート(DFP)

3.2 副交感神経遮断薬（副交感神経抑制薬，抗コリン薬，抗ムスカリン薬）

　副交感神経節後ニューロン支配を受けている平滑筋，心臓および腺細胞などの効果器や自律神経節ならびに中枢神経系におけるムスカリン性受容体にアセチルコリンが結合するのを競合的に遮断する薬物を，副交感神経遮断薬という．抗コリン薬または抗ムスカリン薬とも呼ばれる．ニコチン性受容体に対する遮断効果は示さないが，4級アンモニウム化合物には，ニコチン性受容体の遮断活性を有するものもある．

　抗コリン薬は副交感神経興奮効果を遮断するので，自律神経の拮抗二重支配を受けている器官では交感神経興奮効果があらわれる．代表的な薬物は，ベラドンナアルカロイドのアトロピンatropineで，古くからさまざまな疾患の治療に用いられてきた．しかしながら，中枢作用を示すこと，ならびに臓器選択性が低いことから，これらを改善した多くの合成抗コリン薬が開発された．抗コリン薬は，ベラドンナアルカロイド，スコポラミンの半合成誘導体，合成アトロピン類似薬に分類される．

3.2.1 ベラドンナアルカロイド

　アトロピンとスコポラミンはベラドンナ *Atropa belladonna*（ナス科 Solanaceae）のアルカロイドであり，古代インダス文明において数世紀の間，治療に使用されてきた．ベラドンナのほかにも同じナス科のチョウセンアサガオ *Datura stramonium*，ヒヨス *Hyoscyamus niger* やハシリドコロ *Scopolia japonica* に含まれる．その活性成分は *l*-ヒヨスチンと *l*-ヒヨスチアミンであり，それぞれの *d*-体は活性が低い．*l*-ヒヨスチンがスコポラミンであり，アトロピンは *l*-ヒヨスチアミンが抽出過程でラセミ体の *dl*-ヒヨスチアミンになったものである（表3-10）．

表 3-10　アトロピンとスコポラミンの薬理作用

	アトロピン	スコポラミン
由来	ナス科のベラドンナ，チョウセンアサガオ，ヒヨス，ハシリドコロに含まれるアルカロイドである．	
化学構造	*dl*-ヒヨスチアミン	*l*-ヒヨスチン
末梢作用	① 循環器系：頻脈（洞房結節の M_2 受容体遮断） ② 呼吸器系：気管支拡張（気管支平滑筋のムスカリン性受容体遮断）気道分泌抑制 ③ 消化器系：消化管運動抑制と緊張低下，胆嚢を弛緩，消化液と唾液分泌抑制 ④ 眼　　　：散瞳（瞳孔括約筋弛緩），遠心性調節麻痺と眼圧上昇（毛様体筋弛緩） ⑤ 泌尿器系：膀胱の排尿筋と尿管を弛緩 ⑥ 汗腺　　：発汗の抑制，潮紅	
中枢作用	治療量では中枢作用は示さない．大量では，不穏，焦燥感，幻覚，せん妄などの中枢興奮作用，さらに高用量では，中枢抑制作用があらわれ，麻痺，昏睡，呼吸不全となる．	治療量で鎮静，傾眠などの中枢抑制作用を示し，大量では呼吸を麻痺させる．
臨床応用	・消化性潰瘍における分泌や運動亢進 ・胃腸の痙攣性疼痛，痙攣性便秘 ・胆管・尿管の疝痛 ・有機リン中毒，コリン作動薬による中毒 ・迷走神経性徐脈や房室伝導障害 ・夜尿症 ・非薬物性パーキンソニズム ・麻酔前投薬 ・診断または治療を目的とする散瞳と調節麻痺	・麻酔前投薬 ・特発性および脳炎後パーキンソニズム
副作用	散瞳，視調節障害，口渇，嚥下障害，便秘，排尿障害，頭痛，認知障害，幻覚と興奮（アトロピン），心機能亢進，呼吸器障害など	
禁忌	緑内障，前立腺肥大による排尿障害，麻痺性イレウス	

インドでは，チョウセンアサガオの根や葉を燃やし，その煙を吸引して喘息の治療に使用していた．

 アトロピン atropine，**スコポラミン** scopolamine

[薬理作用] アトロピンとスコポラミンは抗コリン薬の原型であり，これらの薬理作用を理解することで，ほかの抗コリン薬の薬理作用や臨床適応に応用することができる．
① 循環器系に対する作用：心臓では洞房結節の M_2 受容体に拮抗するので，心拍数を増加させ，頻脈となる．一方，コリン作動薬による血管拡張や血圧低下を打ち消すが，アトロピンを単独で投与した場合には血圧，心拍出量には影響しない．
② 呼吸器系に対する作用：健常者に対して，気管支のムスカリン性受容体を遮断して気管支拡張を生じ，気管支分泌を減少させる．この反応は呼吸器疾患の患者で，顕著にあらわれる．
　鼻腔，唾液，咽頭の分泌を抑制し，口腔や気道の粘膜を乾燥させる．感冒やアレルギー性鼻炎の鼻漏を減らすために応用することも可能である．
③ 消化器系に対する作用：消化管のムスカリン性受容体を遮断して消化管運動や消化液分泌を抑制する．唾液分泌も抑制する（前述）．
④ 眼に対する作用：虹彩の瞳孔括約筋や水晶体の毛様体筋のムスカリン性受容体を遮断して弛緩させるので，散瞳や調節麻痺（遠心性）ならびに眼圧上昇を生じる．
⑤ 平滑筋に対する作用：尿管と膀胱の排尿筋のムスカリン性受容体を遮断して，収縮と緊張と振幅を減少させる．この効果量は唾液分泌や涙液分泌を抑制する量よりも多い．また胆嚢と胆道を軽度に弛緩させる．
⑥ 汗腺と体温に対する作用：汗腺からの汗の分泌を抑制するので，皮膚が乾燥する（潮紅）．
⑦ 中枢神経系に対する作用：アトロピンとスコポラミンでは作用がかなり異なる．アトロピンは治療用量では，中枢作用はわずかである．中毒用量のアトロピンは中枢興奮作用が顕著となり，不穏，焦燥感，発揚，幻覚，せん妄を起こす．さらに高用量では，刺激に続いて抑制を起こし，麻痺や昏睡，その後循環器障害や呼吸不全を起こす．
　スコポラミンは低用量で中枢抑制作用を示す．症状としては，傾眠状態，健忘，疲労感などがある．また内耳の前庭気管から脳幹の嘔吐中枢に至るまでの経路を遮断する．

[適　応]
　〈アトロピン〉消化性潰瘍における分泌や運動亢進，胃腸の痙攣性疼痛，痙攣性便秘，胆管・尿管の疝痛，有機リン中毒およびコリン作動薬による中毒，迷走神経性徐脈や房室伝導障害，夜尿症，非薬物性パーキンソニズム（パーキンソン症候群），麻酔前投薬，診断または治療を目的とする散瞳と調節麻痺
　〈スコポラミン〉麻酔前投薬，特発性および脳炎後パーキンソニズム

[副作用] ムスカリン性受容体遮断によって起こる反応から予想できる．散瞳，視調節障害，口渇，嚥下障害，便秘，排尿障害，頭痛，認知障害，幻覚と興奮（アトロピン），心機能亢進，呼吸器障害などである．

[禁　忌] 緑内障，前立腺肥大による排尿障害，麻痺性イレウスである．

[吸収，分布，排泄] ベラドンナアルカロイドとその3級アミン合成化合物は消化管から急速に吸収されるが，抗コリン薬の4級アンモニウム化合物は容易に血液脳関門や眼の結膜を通過しない．アトロピン（2 mg）を筋注するとアトロピンの血液中の半減期

は3～8時間である．24時間以内に尿中に85%排泄され，排泄量の約半分は未変化体で，1/3が未知の代謝物であり，トロパ酸は2%以下である．

3.2.2 スコポラミンの半合成誘導体

ブチルスコポラミン butylscopolamine，**N-メチルスコポラミン** N-methylscopolamine

［薬理作用］　副交感神経節後線維終末でアセチルコリンと競合的にムスカリン性受容体を遮断し，強い抗コリン作用を示す．いずれも4級アンモニウム化合物で，中枢作用を示さない．

［適　応］　ブチルスコポラミンはさまざまな消化器系の臓器平滑筋の疾患における痙攣ならびに運動機能亢進に，N-メチルスコポラミンは胃・十二指腸潰瘍や胃炎の痙攣性疼痛に用いられる（9章 8.2.1 p 405 参照）．

［禁　忌］　緑内障，前立腺肥大による排尿障害，重篤な心疾患，麻痺性イレウスである．

3.2.3 合成アトロピン類似薬

A 散瞳薬

シクロペントラート cyclopentolate，**トロピカミド** tropicamide（表3-11）

［薬理作用］　ともに3級アミン化合物で，結膜の透過性がよく，散瞳の発現が速い．持続時間は短く，そのなかでもトロピカミドがシクロペントラートよりも短い（6章 2.1.2 p 262 参照）．

［適　応］　診断または治療を目的とする散瞳や調節麻痺に用いられる．

［副作用］　眼圧上昇，頻脈，口渇や一過性の幻覚，情動錯乱などがある．

［禁　忌］　緑内障や高眼圧

B 鎮痙薬

鎮痙薬とは，消化管，泌尿器系などの内臓平滑筋の痙縮を抑制することにより，痙縮に伴う疼痛など諸症状を抑える薬物のことである．広くは，気管支や子宮などの平滑筋の痙縮に作用する薬物も含めることもある．ここでは狭義の意味で用いる．

プロパンテリン propantheline，**メペンゾラート** mepenzolate，**ブトロピウム** butropium，**チメピジウム** timepidium，**チキジウム** tiquizium（表3-11）：ブチルスコポラミンやN-メチルスコポラミンも鎮痙薬である．

［薬理作用］　4級アンモニウム化合物で，血液脳関門を通過しないので，中枢作用を示さない．メペンゾラートは下部消化管に選択性が高い（9章 7.2 p 398 参照）．

［適　応］　薬物によって若干適応が異なるが，胃・十二指腸潰瘍，胃炎，過敏性大腸症，膵炎，胆嚢・胆道疾患などにおける分泌，運動亢進ならびに疼痛に用いられる．また夜尿症や遺尿症，多汗症，尿路結石症にも適応される．メペンゾラートは過敏性大腸症に用いられる．

C 消化性潰瘍治療薬

ほかの抗コリン薬も消化性潰瘍の治療に用いられるが，ピレンゼピンはこの関連疾患だけに使用される抗コリン薬である（表3-11）．

表 3-11 合成アトロピン類似薬

分類	抗コリン薬	構造	特徴	適応
散瞳薬	シクロペントラート トロピカミド	3級アミン	結膜透過性がよく，作用発現が速い．持続時間は短く，さらにトロピカミドはより短い．瞳孔括約筋と毛様体筋を弛緩	診断または治療を目的とする散瞳や調節麻痺
鎮痙薬	プロパンテリン ブトロピウム チメピジウム チキジウム	4級アンモニウム	消化管，胆管，尿管など平滑筋を弛緩	胃・十二指腸潰瘍，胃炎，過敏性大腸症，膵炎，胆嚢・胆道疾患などにおける分泌や運動亢進ならびに疼痛など
	ブチルスコポラミン N-メチルスコポラミン		スコポラミンの半合成誘導体	
	メペンゾラート		下部消化管に選択的に作用	過敏性大腸症
消化性潰瘍治療薬	ピレンゼピン	3級アミン	副交感神経の節後ニューロンの細胞体とエンテロクロマフィン様細胞のM_1受容体を選択的に遮断した結果，胃壁細胞からの酸分泌抑制	急性・慢性胃炎，胃・十二指腸潰瘍
抗パーキンソン病薬	トリヘキシフェニジル プロフェナミン ビペリデン ピロヘプチン マザチコール	3級アミン	中枢の線条体でのアセチルコリンの作用を抑制	パーキンソン病，パーキンソン症候群
気管支拡張薬	イプラトロピウム オキシトロピウム チオトロピウム	4級アンモニウム	気管支平滑筋の収縮を抑制し，気管支を拡張 チオトロピウム，グリコピロニウム，ウメクリジニウムは長時間作動型	気管支喘息やCOPDによる呼吸困難など
	グリコピロニウム ウメクリジニウム			COPD
頻尿治療薬	オキシブチニン プロピベリン	3級アミン	膀胱平滑筋（排尿筋）の弛緩	神経因性膀胱や過活動膀胱による頻尿，尿意切迫感，尿失禁など
	トルテロジン フェソテロジン ソリフェナシン イミダフェナシン			過活動膀胱による頻尿，尿意切迫感，尿失禁など
流産・早産治療薬	ピペリドレート	3級アミン	子宮，腸管の平滑筋やオッディ括約筋の弛緩	切迫流産・早産，胃・十二指腸潰瘍，胆石症などの痙攣性疼痛

ピレンゼピン pirenzepine

[薬理作用] 3環系構造を有する薬物で，M_1受容体に選択性がある．3級アミン化合物であるが，脂溶性が低いので，中枢への移行が限定される．副交感神経節後ニューロンの細胞体とエンテロクロマフィン様（腸管クロム親和性様：ECL）細胞のM_1受容体に選択的に作用し，遮断することにより，副交感神経節後神経線維終末とECL細胞からのアセチルコリンとヒスタミン，それぞれの遊離を抑制する．結果的に壁細胞からの胃酸分泌が低下する（9章 3.4.1 p 378 参照）．M_2やM_3受容体への影響は少ないので，緑内障，前立腺肥大症，心疾患の患者への投与も可能で禁忌ではないが，慎重に使用する必要がある．

[適応] 急性胃炎，慢性胃炎の急性増悪期や胃潰瘍，十二指腸潰瘍に用いられる．

[副作用] 口渇や便秘，心悸亢進，排尿困難，無顆粒球症など

D 抗パーキンソン病薬

トリヘキシフェニジル trihexyphenidyl, **プロフェナミン** profenamine, **ビペリデン** biperiden, **ピロヘプチン** piroheptine, **マザチコール** mazaticol（表 3-11）

［薬理作用］ パーキンソン病やパーキンソン症候群では，線条体でのドパミン作動性神経とコリン作動性神経機能の拮抗バランスが相対的にコリン作動性に傾いている．抗コリン薬でそのバランスの補正を行うことにより，パーキンソン病症状を改善する．末梢作用はアトロピンよりも弱い（5 章 6.2F p 204 参照）．

［適　応］ 向精神薬投与によるパーキンソニズム，ジスキネジア，アカシジア，特発性パーキンソニズムに用いられる．

［副作用］ 悪性症候群など

［禁　忌］ 緑内障，重症筋無力症，前立腺肥大などの尿路閉塞疾患

E 気管支拡張薬

イプラトロピウム ipratropium, **オキシトロピウム** oxitropium, **チオトロピウム** tiotropium, **グリコピロニウム** glycopyrronium, **ウメクリジニウム** umeclidinium：吸入で用いられる（表 3-11）．

［薬理作用］ 気管支平滑筋の M_3 受容体を遮断することにより，気管支平滑筋を弛緩させ気管支拡張作用を示す．イプラトロピウムとオキシトロピウムの効果は吸入後 30〜90 分であらわれ，4〜6 時間持続する．一方，チオトロピウム，グリコピロニウムやウメクリジニウムの効果発現はイプラトロピウムより遅いが，効果は 24 時間持続するため，1 日 1 回の投与である．長時間作動型抗コリン薬 long acting antimuscarinic agent（LAMA）と呼ばれる（10 章 4.1.5 p 423 参照）．

［適　応］ 気管支喘息や COPD による呼吸困難などの症状に用いられる．グリコピロニウムとウメクリジニウムは COPD のみに適応がある．

［禁　忌］ 緑内障，前立腺肥大に伴う排尿障害

F 頻尿治療薬

オキシブチニン oxybutynin, **プロピベリン** propiverine, **トルテロジン** tolterodine, **フェソテロジン** fesoterodine, **ソリフェナシン** solifenacin, **イミダフェナシン** imidafenacin：頻尿治療薬を神経性膀胱治療薬（オキシブチニン，プロピベリン）と過活動膀胱治療薬（オキシブチニン，トルテロジン，フェソテロジン，ソリフェナシン，イミダフェナシン）に分類することもある（表 3-11）（13 章 3.1 p 547 参照）．

［薬理作用］ 膀胱平滑筋（排尿筋）のムスカリン性受容体を遮断し，排尿筋の収縮を抑制する（図 3-18）．ソリフェナシンは比較的 M_3 受容体に選択性があり，CYP3A4 により代謝される．トルテロジンは CYP2D6 により代謝を受け，5-hydroxymethyltolterodine（5-HMT）となる．5-HMT ももとの化合物と同じ程度の活性をもつ．またフェソテロジンは 5-HMT に素早く代謝され，効果を発揮するプロドラッグである．

［適　応］ 神経因性膀胱における頻尿や尿失禁また過活動膀胱における尿意切迫感，頻尿および切迫性尿失禁に用いられる．

［禁　忌］ 排尿困難・尿閉塞，緑内障，重篤な心疾患，麻痺性イレウス，重症筋無力症など

G 流産・早産治療薬

3級アミンであるピペリドレートがある（表3-9）．

ピペリドレート piperidolate

[薬理作用] 子宮平滑筋，腸管平滑筋やオッディ Oddi 括約筋のムスカリン性受容体を遮断し，それぞれの平滑筋を弛緩させる（7章 8.4.5 p 330 参照）．

[適 応] 切迫流産・早産における諸症状の改善や胃・十二指腸潰瘍，胆石症などによる痙攣性疼痛に用いられる．

[禁 忌] 緑内障，前立腺肥大による排尿障害，重篤な心疾患，麻痺性イレウスなど．

抗コリン薬

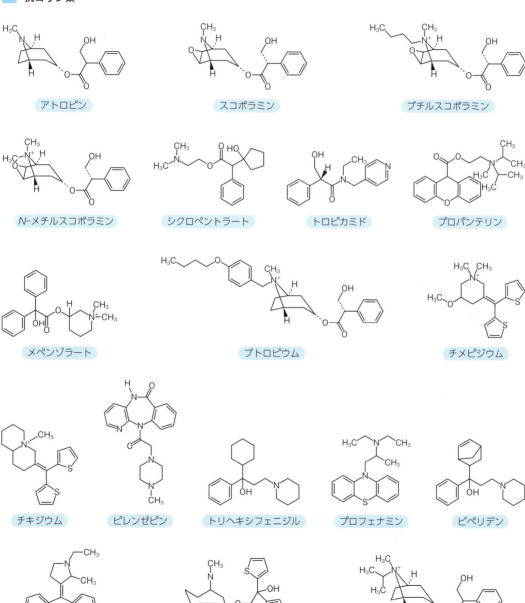

オキシトロピウム　　　　　チオトロピウム　　　　　グリコピロニウム

ウメクリジニウム　　　　　オキシブチニン　　　　　プロピベリン

トルテロジン　　　　　　　フェソテロジン　　　　　ソリフェナシン

イミダフェナシン　　　　　ピペリドレート

4 自律神経節に作用する薬物

　自律神経節には，交感神経節と副交感神経節の2つがあり，両神経節とも節前線維終末から遊離されたアセチルコリンが節後ニューロン細胞体の N_N 受容体に作用することで，節後線維に情報を伝達する．自律神経節に作用する薬物はこれらのニコチン性受容体に作用する薬物で，受容体を刺激する自律神経節作動薬（節興奮薬）とブロックする自律神経節遮断薬の2種類がある．多くの器官は交感神経と副交感神経の拮抗的二重支配を受けているが，通常の状態では，いずれかの神経が優勢に働いている（自律神経支配の優位性）（**表3-12**）．血管と汗腺に対しては交感神経が，それ以外の器官に対しては副交感神経が優位性をもっている．自律神経節に作用する薬物の器官に及ぼす効果はこの優位性によって決まり，優位性のある神経節により強く効果があらわれる．一方，自律神経節作用薬は副腎髄質の細胞膜に存在する N_N 受容体にも作用し，カテコールアミン（アドレナリンやノルアドレナリン）の分泌に影響を与える．

4.1 自律神経節興奮薬

　自律神経節の N_N 受容体に作用し，節後ニューロンを興奮させる薬物をいう．また，副腎髄質の N_N 受容体にも作用し，カテコールアミンを分泌させる．その他，ニコチン性受容体が分布し

表 3-12　自律神経支配の優位性と節遮断効果

優　位	器　官	節遮断効果
交感神経	血管 汗腺（コリン作動性）	血管拡張（血圧低下） 分泌減少
副交感神経	心臓 瞳孔（括約筋） 毛様体 気管支 消化管 膀胱 唾液腺	心拍数増加（頻脈） 瞳孔括約筋弛緩（散瞳） 毛様体筋弛緩（眼圧上昇，遠視性調節麻痺） 気管支平滑筋弛緩（気管支拡張） 消化管平滑筋緊張・運動低下（便秘） 膀胱平滑筋弛緩・緊張低下（排尿困難，尿貯留） 分泌低下（口渇）

ている骨格筋や中枢神経系にも作用する．代表的な節興奮薬として，ニコチン，ジメチルフェニルピペラジニウム（DMPP）とテトラメチルアンモニウム（TMA）がある．

　ニコチン nicotine：タバコ（*Nicotiana tabacum*）の葉に2〜8％含まれるアルカロイドで，ニコチン性受容体の名前の由来となっている．口腔，胃，気道および皮膚から容易に吸収され，血液脳関門や胎盤を通過する．母乳にも移行する．ニコチンは毒性が強く，疾病治療の目的には使用されないが，たばこに含まれているため医学上重要である．

　［薬理作用］　ニコチンは，低用量では神経節を興奮させるが，高用量では興奮後遮断する．これは高濃度のニコチンが自律神経節のN_N受容体を持続的に脱分極させ，新たな刺激に対して受容体が反応できなくなった結果である．そのため脱分極性節遮断薬とも呼ばれる（本章 p 129 参照）．

① 自律神経節に対する作用：循環器系に対しては，血管を収縮（交感神経優位）し，血圧を上昇させるが，その後低下させる．心拍数を減少（副交感神経優位）させ，その後増加させる．これらの循環器系への作用には，副腎髄質から分泌されるカテコールアミンもかかわっている．

　内臓平滑筋に対しては，消化管，子宮，膀胱の収縮や運動を亢進させ，消化液，また唾液や気管支からの分泌を促進させる．のちに，これらの反応は抑制される．

② 骨格筋に対する作用：神経筋接合物のN_M受容体を刺激し，骨格筋を収縮させるが，その後弛緩（麻痺）させる．

③ 中枢神経に対する作用：中枢神経を興奮させ，のちに抑制する．特に呼吸中枢や頸動脈洞と大動脈弓の化学受容器を刺激して，呼吸を促進させる．大量では抑制される．嘔吐中枢を刺激して嘔吐を起こす．

　［中　毒］

　① 急性中毒：小児がたばこを誤飲したり，ニコチンを含む殺虫剤を摂取したりすると中毒による事故が発生している．成人での致死量は約 60 mg である．最初に悪心，流涎，次に嘔吐，腹痛，下痢，冷汗，頭痛，めまい，聴覚や視覚障害，精神錯乱，脱力感が起こる．血圧上昇，呼吸興奮を起こすが，さらに中毒が進行すると，血圧低下，呼吸困難，痙攣をきたす．呼吸筋の麻痺により死亡する場合もある．治療は対症療法となる．嘔吐を誘発させ，胃内を洗浄する．

　② 慢性中毒：たばこの常用によって起こり，心臓の刺激伝導系の障害，冠状血管や末梢血管の収縮による循環障害，血圧上昇，気管支炎などを生じる．ニコチンは精神依存，身体依存や耐性を形成するため，禁煙を始めると，いらだち，不安，集中力低下，

疲労感，眠気，食欲増進，不眠，心拍数減少，頭痛，便秘などの退薬症候があらわれる．

[適　応]　禁煙の補助薬で貼付薬として用いられる．ニコチン依存者の経口禁煙補助薬として，バレニクリン varenicline も用いられる．バレニクリンは神経型ニコチン性 $\alpha_4\beta_2$ 受容体の部分作動薬である．大脳辺縁系に存在するニコチン性 $\alpha_4\beta_2$ 受容体を介するドパミン遊離がニコチン依存性に関係していると考えられ，この受容体にバレニクリンが作用することにより，禁煙によるニコチン（たばこ）渇望が緩和される．

[体内動態]　粘膜（口腔，気道，消化管）や皮膚からよく吸収され，肝臓で主に分解され，一部は未変化のまま尿とともに排泄される．汗，母乳，唾液中にも移行する．

ジメチルフェニルピペラジニウム dimethylphenylpiperazinium （DMPP），
テトラメチルアンモニウム tetramethylammonium （TMA）：DMPP と TMA は，4 級アンモニウム化合物で中枢作用を示さない．現在，治療には用いられていない．

自律神経節興奮薬と関連薬

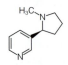

4.2　自律神経節遮断薬

ヘキサメトニウム hexamethonium, **トリメタファン** trimetaphan, **テトラエチルアンモニウム** tetraethylammonium, **ニコチン** nicotine：自律神経節の N_N 受容体に作用し，節後ニューロンにおける化学伝達を遮断し，アセチルコチンや節興奮薬に拮抗する薬物をいう．各器官であらわれる効果は，その器官を支配している交感神経と副交感神経の優位性によって決定される（**表 3-12**）．大きく競合的遮断薬と脱分極性遮断薬に分けられる．前者にはヘキサメトニウム，トリメタファン，テトラエチルアンモニウムなど，後者にはニコチンがある．

自律神経節遮断薬

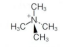
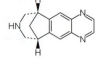

4章　体性神経系薬理

　末梢神経系は，自律神経系（3章「自律神経系薬理」参照）と体性神経系に大別される．体性神経系は，運動神経（遠心性）と知覚神経（求心性）からなる．本章では，①神経筋接合部の構造と機能および運動神経の神経伝達物質であるアセチルコリン受容体とその機能について，②骨格筋の収縮過程を遮断する末梢性筋弛緩薬について，③皮膚の触覚・圧覚・痛覚の情報を脳に伝える神経（一次知覚神経という）の情報伝導を遮断して，痛みを軽減・消失させる局所麻酔薬について学ぶ．

1　神経筋接合部の構造と機能

　運動神経は脊髄前角に神経細胞体をもち，脳の運動野から筋肉を動かす情報を，効果器である骨格筋に伝える．運動神経と筋肉が接する特殊な構造を，神経筋接合部 neuromuscular junction と呼び，神経伝達物質としてアセチルコリン（ACh）が神経伝達を担っている（図4-1）．

1.1　神経筋接合部の構造

　脊髄前角に神経細胞体をもつ運動神経は，脊髄前根から軸索を伸ばして筋を直接支配する．有髄神経である運動神経の末端部は軸索を失い，骨格筋の筋線維膜が肥厚した構造の終板にシナプスを形成している．これを神経筋接合部という．神経終末部に対応したくぼみがあり，その底には接合部ひだと呼ばれる陥没がある．この構造により，シナプス後膜の表面積が大きくなり，受容体数を増大させていることから，神経伝達の効率を高める構造となっている．ここでのニコチン性アセチルコリン受容体は筋肉型のアセチルコリン N_M 受容体である．一方，自律神経節や中枢神経系におけるニコチン性アセチルコリン受容体は神経型（N_N）であり，筋肉型とは区別され，それぞれの受容体を遮断する薬物が異なる（図4-2）．

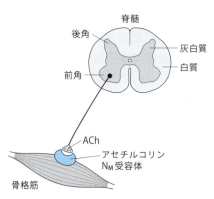

図4-1　脊髄から筋肉までの運動神経
ACh：アセチルコリン

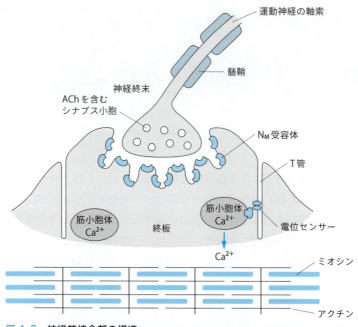

図 4-2　神経筋接合部の構造
ACh：アセチルコリン，N_M 受容体：アセチルコリン N_M 受容体

1.2　神経筋接合部の機能

　活動電位が運動神経の終末部（神経筋接合部）に達すると，アセチルコリンが遊離される．遊離されたアセチルコリンは，終板接合部ひだに存在する Na^+ チャネル内蔵型受容体であるアセチルコリン N_M 受容体に結合する．その結果，Na^+ が細胞内に流入し，終板に脱分極を発生させ（終板電位），終板電位が一定の閾値を超えると活動電位が発生する（**図 4-3**）．

1.3　骨格筋収縮メカニズム

　筋細胞膜に生じた活動電位は，T管系を通って細胞内部に伝導される．T管膜に存在するジヒドロピリジン（DHP）受容体の電位センサーによって受容され，DHP受容体が変形する．変形によってDHP受容体細胞内ループが近接する筋小胞体上にあるリアノジン受容体（Ca^{2+} 放出チャネル）に接触し，リアノジン受容体チャネルを開口させて，筋小胞体から Ca^{2+} が筋細胞の細胞質内に放出される（筋小胞体には高濃度の Ca^{2+} が局在している）．筋細胞内で増加した Ca^{2+} がトロポニンCに結合すると収縮タンパク質であるアクチンとミオシンの滑り込み（スライディング）がはじまり，筋収縮が生じる（**図 4-3**）．これらの筋細胞膜に生じた興奮から筋収縮に至る一連の過程を**興奮-収縮連関**という．神経終末部から遊離され，受容体に結合したアセチルコリンは，終板上のコリンエステラーゼにより速やかに分解され，骨格筋は次の神経刺激に対し反応できる状態となる．

　一方，再分極により Ca^{2+} の放出が止まると，Ca^{2+} が再び筋小胞体内に取り込まれる［筋小胞体の膜には Ca^{2+} ポンプ（Ca^{2+}-ATPase）が存在し，エネルギー依存的に筋小胞体に Ca^{2+} を能動輸送する］．その結果，細胞質の Ca^{2+} 濃度が低下し，トロポニンCに結合していた Ca^{2+} が解離し，アクチンとミオシンの相互作用が解除され，筋は弛緩する．

2 運動神経系に作用する薬物

2.1 末梢性筋弛緩薬

2.1.1 神経筋接合部遮断薬

A 競合的遮断薬 *d*-ツボクラリン，ベクロニウム，ロクロニウム

19世紀中旬，ベルナール Claude Bernard は，南米の先住民が矢毒として用いていた「クラーレ」（各種植物の混合物）が神経-筋の伝達を阻害することにより，筋弛緩作用を示すことを明らかにした．その最も作用が強いものがツボクラリンである（現在，臨床では使用されていない）．

競合的遮断薬は，アセチルコリン N_M 受容体を競合的に遮断することで，Na^+ イオン流入を抑制し，筋線維における終板電位（活動電位）の発生を抑制する．その結果，筋弛緩作用を示す．したがって，競合的遮断薬は，運動神経の刺激による活動電位およびアセチルコリン投与による活動電位の発生と筋収縮を抑制する（図4-3 ①，図4-4）．

ネオスチグミンなどのコリンエステラーゼ阻害薬の存在下では，競合的遮断薬による筋弛緩作用は減弱する（競合するアセチルコリン量が増加するため）．

一方，競合的遮断薬は，興奮-収縮連関には影響しないため，筋肉の直接刺激による筋収縮を抑制しない．

🔎 ***d*-ツボクラリン** *d*-tubocurarine：クラーレの樹皮から単離されたアルカロイドである．

[薬理作用] **骨格筋弛緩作用**：静脈注射後まず，眼，手足，頸部，四肢，体幹，さらに肋間筋，横隔膜が弛緩する．

[適 応] 現在，臨床では使用されていない．

[副作用] **ヒスタミン遊離作用**：*d*-ツボクラリンには肥満細胞からのヒスタミン遊離作用があり，血圧下降，気管支痙攣，唾液分泌の増加をきたす．

自律神経節遮断作用：臨床用量でも自律神経節，副腎髄質の神経伝達遮断作用を有する

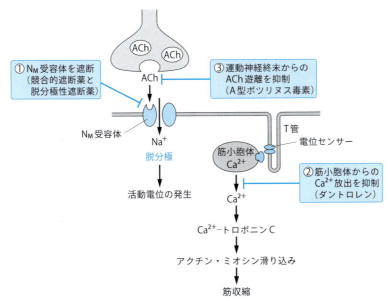

図4-3 神経筋接合部の機能と筋収縮および筋弛緩作用を生じる薬物の作用機序
ACh：アセチルコリン，N_M 受容体：アセチルコリン N_M 受容体

図 4-4 筋弛緩薬の作用様式の相違

運動神経と骨格筋がつながった標本において，運動神経を電気刺激したとき（▲）の，終板電位および筋収縮（張力）に及ぼす筋弛緩薬の作用様式を示す．

(a) 薬物無処置の場合には，運動神経を電気刺激すると終板の活動電位およびそれに続く筋収縮が生じる．競合的遮断薬であるd-ツボクラリンを処置した後，運動神経を電気刺激すると，アセチルコリン遊離は生じるが，d-ツボクラリンによりアセチルコリンN_M受容体が遮断されるため，終板の活動電位が抑制され，筋収縮も生じない．

(b) 脱分極性遮断薬のスキサメトニウムを適用すると，最初にアセチルコリンと同様に終板上のアセチルコリンN_M受容体を活性化し，Na^+イオン流入をきたし膜を脱分極させるが，アセチルコリンと異なり，膜の脱分極は持続的である．この持続的脱分極状態では，次の神経刺激に対する反応性を失っている（第Ⅰ相）．

その後，終板電位はもとの状態に回復するが，神経刺激に対してアセチルコリンN_M受容体は反応性を失っており，筋弛緩状態が続く（第Ⅱ相）．

したがってその後，運動神経を電気刺激すると，アセチルコリン遊離は生じるが，スキサメトニウムによりアセチルコリンN_M受容体は反応性を失っているため，終板の活動電位は抑制され，筋収縮も生じない．

(c) 筋小胞体からのCa^{2+}遊離を抑制するダントロレンを処置後，運動神経を電気刺激すると，アセチルコリン遊離が生じ，アセチルコリンN_M受容体が刺激され，終板の活動電位は発生するが，次の過程である筋小胞体からのCa^{2+}遊離がダントロレンにより抑制されるため，その後の興奮-収縮連関が抑制され筋収縮は生じない（したがって，ダントロレンは神経ではなく，筋肉を直接刺激して生じる筋収縮も抑制することができる）．

神経筋接合部における，神経終末部からのアセチルコリン遊離を抑制するA型ボツリヌス毒を処置後，運動神経を電気刺激すると，アセチルコリン遊離が抑制されるため，アセチルコリンN_M受容体は刺激されず，終板の活動電位および筋収縮は生じない．

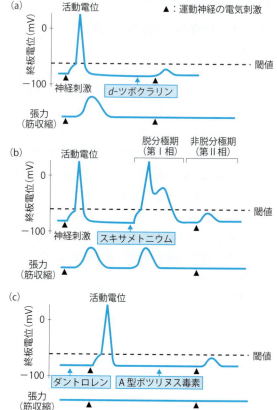

が，神経筋接合部における作用より弱い．

● **ベクロニウム** vecuronium：ステロイド骨格を有する．
　［薬理作用］　**骨格筋弛緩作用**：d-ツボクラリンより強力である．作用発現時間は2～3分，持続時間は約30分である．
　［適　応］　麻酔時および気管挿入時の筋弛緩
　［副作用］　ヒスタミン遊離作用，自律神経節遮断作用はほとんどない．

● **ロクロニウム** rocuronium：ステロイド骨格を有する．
　［薬理作用］　**骨格筋弛緩作用**：作用発現時間が約1分半と短いため，麻酔時の筋弛緩のほか，短時間での処置が必要な気管挿管時の筋弛緩に用いられる．ヒスタミン遊離作用，自律神経節遮断作用はほとんどない．
　［適　応］　麻酔時および気管挿入時の筋弛緩

B　競合的筋弛緩薬の拮抗薬

競合的遮断薬の過量による呼吸麻痺（呼吸筋の弛緩作用）に対する解毒薬として，あるいは筋弛緩状態からの回復としてネオスチグミンを用いる（コリンエステラーゼ阻害により，アセチルコリン量が増加するため，競合的遮断薬の効果は減弱する）．一方，コリンエステラーゼ阻害薬

は副作用として，副交感神経刺激作用を生じる．

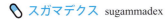 スガマデクス sugammadex

［薬理作用］　近年開発されたスガマデクスは，競合的筋弛緩薬を取り込むような包接という直接結合により1：1の複合体を形成し，筋弛緩薬の作用を不活性化する，新しいタイプの拮抗薬である．深い筋弛緩状態からも速やかに回復することが可能である．従来のコリンエステラーゼ阻害薬に比較し，作用発現が早く副作用も少ない．アセチルコリンが増加しないため，アセチルコリン作用に対する対策は必要としない．アミノステロイド系筋弛緩薬（ロクロニウム，ベクロニウム）に有効で，特にロクロニウムに対する特異性が高い．

［適　応］　ロクロニウムあるいはベクロニウムによる筋弛緩状態からの回復

C　脱分極性遮断薬

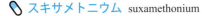 スキサメトニウム suxamethonium

［薬理作用］　神経筋接合部における神経伝達では，アセチルコリンによる受容体活性化は非常に短い．その理由はアセチルコリンがアセチルコリンエステラーゼにより，速やかに分解されるからである．その後すぐに，膜電位は数ミリ秒で再分極し，次の神経刺激に反応できるようになる．

　一方，脱分極性遮断薬は，最初にアセチルコリンと同様に終板上のアセチルコリンN_M受容体を活性化し，Na^+流入を起こし膜を脱分極させるが，アセチルコリンと異なり膜の持続的脱分極を起こす．その理由は，スキサメトニウムはコリンエステラーゼに少なからず抵抗性があり，受容体近傍に長く留まるからである．この持続的脱分極状態では，次の神経刺激に対する反応性を失っていることから，アセチルコリンが受容体に結合しても，神経–筋の伝達は遮断されて，活動電位が発生せず筋肉は弛緩する（第Ⅰ相）．

　その後，終板電位はもとの状態に回復するが，神経刺激に対して受容体は反応性を失っており，筋弛緩状態が続く（第Ⅱ相）．この状態は，受容体の脱感作と類似している．したがって，脱分極性遮断薬は，運動神経の刺激による活動電位，およびアセチルコリン投与による活動電位発生と筋収縮を抑制する（図4-3 ①，図4-4b）．一方，脱分極性遮断薬は，興奮–収縮連関には影響しないため，筋肉の直接刺激による筋収縮に対しては抑制しない．

［適　応］　麻酔時および気管内挿管時・骨折脱臼の整復時・喉頭痙攣の筋弛緩，精神神経科における電撃療法時の筋弛緩，腹部腫瘍診断時

［薬物相互作用］　スキサメトニウムはアセチルコリンが2つ結合した構造であり，コリンエステラーゼにより分解される．したがって，コリンエステラーゼ阻害薬の併用は，スキサメトニウムの分解を阻害するので，スキサメトニウムの筋弛緩作用が増強される．

2.1.2　骨格筋直接作用薬

ダントロレン dantrolene

［薬理作用］　筋小胞体からのCa^{2+}の遊離を抑制することで，骨格筋の興奮–収縮連関を直接抑制する［筋小胞体膜上に存在するリアノジン受容体（Ca^{2+}放出チャネル）を

遮断し，筋小胞体からの Ca^{2+} の遊離を抑制する]．したがって，運動神経刺激による筋の終板活動電位は発生するが，筋収縮は生じない（図4-3②，図4-4c）．

さらに，**筋に対する直接の電気刺激による筋収縮もダントロレンで抑制される**．これは，筋に対する直接の電気刺激は，筋小胞体からの Ca^{2+} の遊離を生じて筋収縮を起こすからである．

[**適　応**] 麻酔時における悪性高熱症および悪性症候群に静注で用いられる．痙性麻痺や全身こむら返り病にも適応される．

[**副作用**] 呼吸不全など

◆**悪性高熱症**：全身麻酔薬などの麻酔関連薬によって骨格筋における代謝が異常に亢進することで生じる．高熱と筋硬直がみられ死に至る場合がある．骨格筋内の Ca^{2+} 貯蔵庫である筋小胞体からの Ca^{2+} 放出が異常に増加し，筋収縮と発熱を起こす．ハロタンとスキサメトニウムの組み合わせで発症した例が多い．

◆**悪性症候群**：ハロペリドールなどの抗精神病薬による重篤な副作用で，高熱，筋硬直，発汗，振戦，頻脈，嚥下困難等の症状を特徴とし，死に至る場合がある．悪性高熱症と症状が類似し，両者ともダントロレンにより治療されるが，別の疾患である．

末梢性筋弛緩薬

d-ツボクラリン　　　ベクロニウム　　　ロクロニウム

スガマデクス

スキサメトニウム　　　　　　　　　　　ダントロレンナトリウム

2.2 骨格筋の収縮に影響を与える毒素

◆ **A型ボツリヌス毒素** boturinus toxin type A：グラム陰性桿菌の外毒素（分子量約15万のタンパク質）で食中毒の原因となる．

［薬理作用］　神経筋接合部における神経終末部からのアセチルコリン遊離を抑制することにより，神経伝達を抑制することで筋弛緩作用を示す（神経終末部における神経伝達物質の開口分泌に関与するタンパク質SNAP25を切断し，その機能を障害することでアセチルコリン遊離が抑制される）．したがって，運動神経電気刺激による終板活動電位発生を抑え，筋の収縮を抑制する（図4-3③，図4-4c）．

［適　応］　眼瞼痙攣，片側顔面痙攣，痙性斜頸などに，筋注で用いる．

◆ **B型ボツリヌス毒素** boturinus toxin type B

［薬理作用］　薬理作用はA型ボツリヌス毒素と同様であるが，開口分泌に関与するタンパク質シナプトブレビンを切断することで，アセチルコリン遊離を阻害し筋弛緩作用を示す．

［適　応］　痙性斜頸に筋注で用いる．

3 感覚の伝導のしくみ

3.1 知覚神経系の構造と機能

知覚神経（体性感覚）は，一次知覚神経の皮膚や組織などに存在する受容器が，熱・機械的刺激・化学物質により刺激されて興奮する．一次知覚神経は後根神経節に細胞体をもつ双極性の神経である．その一方の末端は，末梢の皮膚などの受容器に終わり，他端は脊髄後角に入力する．続いて，情報は二次神経に伝達され，反対側に交叉し大脳皮質の体性感覚野に投射される（図4-5）．

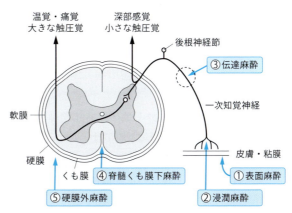

図4-5　感覚の伝達と局所麻酔薬の適応方法

3.2 感覚の伝わり方と興奮伝導

一次知覚神経末端の受容器が刺激されて活動電位を生じると，神経軸索上に存在する電位依存性 Na^+ チャネルが開口し，神経細胞内に Na^+ の流入をきたして軸索が脱分極する．この興奮がさらに隣接部位の電位依存性 Na^+ チャネル開口をきたし，興奮は軸索上を伝わる（興奮の伝導と呼ばれる）．興奮伝導の速度は，神経線維が太いほど速く，また有髄神経ほど速い．局所麻酔薬の効果においては，細い神経線維ほど速く麻酔され，太い神経線維は効果発現まで時間を要する．

4 知覚神経系に作用する薬物

局所麻酔薬は，投与部位局所において，末梢知覚神経の伝導を抑制して痛覚を抑制する．作用機序は，神経線維に存在する電位依存性 Na^+ チャネルに細胞の内側から作用し，これを抑制し，Na^+ の流入を阻害することによる．

4.1 局所麻酔薬の適応方法（図 4-5）

① 表面麻酔：皮膚や粘膜の表面に塗布することで，知覚神経の伝導を抑制する．プロカインなど極性の高いものは，組織浸透性が低いので用いられない．内視鏡挿入時や小手術（眼科，耳鼻咽喉科など）の際に用いる．

② 浸潤麻酔：薬物を直接組織に注入し，末梢の神経末端まで到達して知覚神経麻痺を生じさせる．アドレナリンなどの血管収縮薬が併用され，これにより作用を強め，作用時間も延長される．歯科における抜歯などの処置，小手術（眼科，耳鼻咽喉科など）の際に用いる．手術部位を囲むように複数箇所薬物を注入することも多い．

③ 伝達麻酔：脊髄から出た神経幹，神経叢，神経節の周囲に薬物を注入し，知覚神経の伝導を抑制する．三叉神経，舌咽神経，肋間神経，坐骨神経，腋窩部腕神経叢などのブロックに用いられる．

④ 脊髄くも膜下麻酔（腰椎麻酔）：薬液を腰椎のくも膜下腔に注入し，神経根を麻痺させる．腰椎（L3〜L4 あるいは L4〜L5）に注入するので，腰椎麻酔とも呼ばれる．薬物の種類，注入部位，薬物量，比重，体位などにより麻酔の範囲が決まる．下腹部や下肢の広範囲を麻酔できることから，現在でもよく使われる麻酔法の1つである．

⑤ 硬膜外麻酔：硬膜外腔に薬液を注入して，脊髄神経を麻痺させる．細いカテーテルを留置して硬膜外腔に行う（熟練を要する）．脊髄くも膜下麻酔に比べ，麻酔の効きは弱いが，髄膜炎を起こしにくい．薬物投与用のカテーテルを留置するため，術後も継続して局所麻酔薬や鎮痛薬の投与が可能である．

4.2 局所麻酔薬の薬理作用

末梢に適用した局所麻酔薬は，末梢知覚神経の伝導を遮断し，知覚を抑制し，痛覚を遮断する．局所麻酔薬は，神経伝導を抑制するので，知覚のほか，運動神経および自律神経の神経伝導も遮断する．

［作用機序］　神経の電位依存性 Na^+ チャネルを遮断．

局所麻酔薬は，非イオン型で細胞膜を通過し，細胞内で解離したイオン型が細胞の内側から

Na^+ チャネルを遮断する．この結果，神経の興奮を伝導する活動電位の発生が抑えられ，知覚神経および運動神経の伝導が遮断される．局所麻酔薬は塩基性なので，胃や炎症部位のように細胞外液が酸性であると，非イオン型が減少するため，薬効が低下する（図 4-6）．なお，オキセサゼインは，強酸性下でも局所麻酔作用を示し，胃潰瘍などに伴う疼痛を緩和する．

4.3 局所麻酔薬に対する神経の感受性

局所麻酔薬に対し，神経軸索の直径が細い神経のほうが太い神経よりも抑制されやすい．また，無髄神経のほうが有髄神経よりも抑制されやすい．したがって，運動神経よりも知覚神経のほうが抑制されやすい．局所麻酔薬は，神経伝導における共通の Na^+ チャネルを遮断するため，知覚神経のほか，運動神経や自律神経の伝導も抑制する．

4.4 局所麻酔薬の構造と分類（図 4-7）

局所麻酔薬は芳香環，アルキル鎖および 3 級アミン構造をもち，芳香環とアルキル鎖の結合様式により，①エステル型あるいは②アミド型に分類される．どちらもアミン構造を有するため弱塩基性であり，酸性条件下ではイオン型となりやすい．

4.4.1 エステル型局所麻酔薬

エステル型の局所麻酔薬は，血液中・組織中のエステラーゼにより加水分解されやすいため，作用時間は短い．代謝物によりアレルギー反応を引き起こすことがある．

- コカイン cocaine：コカの葉に含まれる天然アルカロイドで，エステル型である．南米の先住民族はコカの葉を服用すると高揚感が得られることを経験則で知っていた．

    ［薬理作用］コカインは，単独で血管収縮作用を示し，局所麻酔時間が持続する．これは，交感神経終末モノアミントランスポーターを抑制し，ノルアドレナリンの再取り込みを阻害して，シナプス間隙のノルアドレナリン量を増加させ，交感神経作用を増強するためである．このため，末梢血管収縮の結果，コカインが局所に留まり局所麻酔効果が持続する（コカインの場合，血管収縮薬の併用は必要ない）．

    コカインは中枢作用があり，服用すると疲労感の消失や高揚感など興奮作用があらわれる（中枢神経でのドパミン取り込み抑制による）．摂取量が多いと幻覚や錯乱をきたし，連用により精神的依存を起こしやすい（麻薬に指定されている）．

    ［適 応］表面麻酔のみに適応される（浸潤性が高いこと，全身症状としての毒性も高く，麻薬に指定されている）．

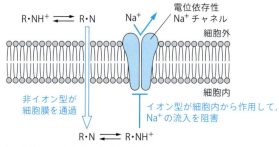

図 4-6　局所麻酔薬の作用機序　　　　　図 4-7　局所麻酔薬の構造と分類

- **プロカイン** procaine
  - [薬理作用] 効力および毒性がコカインと比較し弱い．
  - [適 応] 浸透性が弱いため表面麻酔では用いられない．浸潤麻酔，伝達麻酔，脊髄くも膜下麻酔，硬膜外麻酔で用いられる．
- **オキシブプロカイン** oxybuprocaine
  - [薬理作用] プロカインに比べ，浸透性が高い．即効性がある．
  - [適 応] 表面麻酔として点眼で用いられる．
- **テトラカイン** tetracaine
  - [薬理作用] 効力および毒性がプロカインよりも強く，分解も遅いため持続時間が長い．
  - [適 応] すべての適応方法（表面麻酔，浸潤麻酔，伝達麻酔，脊髄くも膜下麻酔，硬膜外麻酔）に用いられる．
- **アミノ安息香酸エチル** ethyl aminobenzoate（**ベンゾカイン** benzocaine）：水に難溶である．
  - [適 応] 内服では，胃炎，胃潰瘍における疼痛・嘔吐に用いられる．外用軟膏として搔痒，外傷熱傷に用いられる

4.4.2 アミド型局所麻酔薬

アミド型の局所麻酔薬は，血液中・組織中のエステラーゼにより加水分解されにくいため，作用時間は長い．

- **リドカイン** lidocaine
  - [薬理作用] プロカインに比べ即効性で，効力も強く持続時間も長い．エステル型局所麻酔薬に過敏反応を示す患者にも適応可能であり，安全性も高いため広く使用されている．
  - [適 応] すべての適応方法（表面麻酔，浸潤麻酔，伝達麻酔，脊髄くも膜下麻酔，硬膜外麻酔）で用いられる．抗不整脈薬としても使用される．
- **ジブカイン** dibucaine
  - [薬理作用] 作用が最も強い局所麻酔薬であるが，炎症などの毒性も強い．
  - [適 応] すべての適応方法（表面麻酔，浸潤麻酔，伝達麻酔，脊髄くも膜下麻酔，硬膜外麻酔）で用いられる．
- **ブピバカイン** bupivacaine
  - [薬理作用] リドカインに類似するが，作用が強く，より持続的である．運動神経よりも知覚神経が麻酔されやすく，分娩後や術後の鎮痛にも用いられる．
  - [適 応] 伝達麻酔，脊髄くも膜下麻酔，硬膜外麻酔で用いられる．
- **レボブピバカイン** levobupivacaine
  - [薬理作用] ブピバカインの $S(-)$-異性体で長時間作用型である．ブピバカインと同等の効力，作用は持続的であるが，ブピバカインに比し心血管系や中枢神経系への副作用が少ない．
  - [適 応] 伝達麻酔，硬膜外麻酔で用いられる．
- **メピバカイン** mepivacaine
  - [薬理作用] リドカインと同様．
  - [適 応] 浸透性が低いので表面麻酔には用いられない．浸潤麻酔，伝達麻酔，硬膜外

表 4-1 局所麻酔薬の適応方法

	①表面麻酔	②浸潤麻酔	③伝達麻酔	④脊髄くも膜下麻酔	⑤硬膜外麻酔	その他
コカイン	●					
プロカイン		●	●	●	●	
テトラカイン	●	●	●	●	●	
リドカイン	●	●	●	●	●	
ジブカイン	●	●		●		
ブピバカイン			●	●	●	
レボブピバカイン			●		●	
メピバカイン		●			●	
ロピバカイン			●		●	
オキシブプロカイン	●					眼科
プロピトカイン		●	●			歯科
アミノ安息香酸エチル（ベンゾカイン）	●（内服・軟膏）					
オキセサゼイン	●（内服）					

注）実際の適応については，薬液濃度により適応が異なる場合がある．

麻酔で用いられる．

ロピバカイン ropivacaine

［薬理作用］ ブピバカインと同等の効力であり，作用は持続的であるが，ブピバカインよりも心臓への毒性は低い．

［適　応］ 伝達麻酔，硬膜外麻酔で用いられる．

プロピトカイン propitocaine

［薬理作用］ リドカインと同様．

［適　応］ 浸潤麻酔，伝達麻酔で用いられる．歯科領域で用いられるほか，リドカインとプロピトカインとの1：1の合剤は，クリーム剤として，皮膚レーザー照射療法時の疼痛緩和に用いられる．

オキセサゼイン oxethazaine

［薬理作用］ 酸性下でも局所麻酔効果を発揮するため，胃においても有効である．

［適　応］ 食道炎，胃炎，胃・十二指腸潰瘍，過敏性大腸炎に伴う疼痛・酸症状・悪心などに適応される．ガストリンの遊離を抑制し，二次的に胃酸分泌を抑制する．内服にて用いられるが，口内にしびれを残さないようにするため，速やかに飲むよう注意が必要である（表4-1）．

■ 局所麻酔薬

コカイン　　　プロカイン　　　オキシブプロカイン

テトラカイン　リドカイン　ジブカイン

ブピバカイン　レボブピバカイン　メピバカイン

ロピバカイン　プロピトカイン　オキセサゼイン

4.5　局所麻酔薬と血管収縮薬の併用

　局所麻酔薬は局所投与において，神経伝導を抑制する．したがって，薬物が局所の血管から吸収されることで効果を失う．そこで，血管収縮薬としてアドレナリンなどを併用する．その効果は，

① 局所麻酔効果の作用時間の延長（血管収縮のため，薬物の血管への吸収が抑制され，薬物がより長時間局所に留まる）．

② 全身への毒性作用の軽減（血管収縮のため，薬物の血管への吸収が抑制され，薬物の血中濃度上昇が軽減される）．

③ 手術部位における出血抑制効果（血管収縮のため）．

　ただし，局所の血流が低下するので，壊死しやすい末端組織（手足の指，陰茎など）における血管収縮薬の併用は注意が必要である．

5章 中枢神経系薬理

運動，感覚，感情，認知などの複雑な機能を統合する中枢として，脳や脊髄の働きは毎日，刻一刻と繊細に調整され営まれている．それらの基盤は，神経細胞が形成するシナプスでの化学的・電気的シグナル伝達と構造的・機能的に協働するグリア細胞や脳血管の多様な機能から成り立っている．シナプス前細胞から放出される各種神経伝達物質は，それぞれに応じたシナプス後細胞のイオンチャネル型やGタンパク質共役型受容体などに作用することで，さまざまな細胞応答を引き起こす．中枢神経系疾患は，以上のような緻密な機能に破綻をきたした結果発症するため，それらの理解と対応（治療）はより複雑になるのはいうまでもない．

中枢神経系に作用する薬物は主に受容体，イオンチャネル，トランスポーターを標的としている．複雑な中枢神経系機能は，脳内に張り巡らされた神経ネットワークによるもので，同じ神経伝達物質や細胞内シグナルを利用しているとしても，それら投射経路により機能が異なる．したがって，薬物の標的が定められたとしても，どのネットワークに存在する標的かで発現する作用が異なってくることもある．すなわち，種々の神経回路網とその機能の把握は疾患の理解に留まらず，薬物の作用と副作用を理解するうえでも重要である．

1 中枢神経系の構造と機能

1.1 中枢神経系の構造（図 5-1）

中枢神経系は脳と脊髄から構成され，主に運動，感覚，感情，認知などの生体のさまざまな機能の統合と反射機能を担っている．中枢神経系は外胚葉から分化した神経管から発生し，その前部から前脳，中部から中脳，後部から菱脳が形成される．前脳は終脳および間脳から構成され，終脳が高度に発達したものが左右の大脳半球である．菱脳の腹側に橋と延髄，背側に小脳が発達

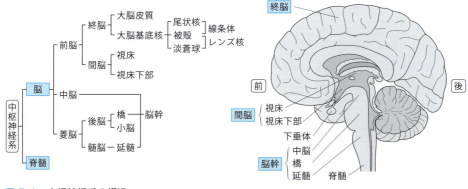

図 5-1　中枢神経系の構造

し，髄脳（延髄）の後部に脊髄が形成される．これら中枢神経系は脳脊髄液中に浮かび保護されている．中枢神経系を構成する細胞は，神経細胞，グリア細胞に大別され，グリア細胞は，さらにアストロサイト，オリゴデンドロサイト，ミクログリアに分類され，神経細胞を物理的および機能的に支持している．

1.2 中枢神経系の機能

中枢神経系機能は，上記細胞群が協働しながら，さらに特殊なバリア機構をもつ脳血管機能とともに発揮される．数多くの神経伝達物質作動性神経が緻密にネットワークを形成し，神経伝達物質受容体の多様性を駆使しながら，複雑な高次中枢機能をかたちづくっている．その一方で，複雑さゆえに，いまだに構造と機能の側面からも未解明の部分が存在する．

1.2.1 大　脳 cerebrum

左右の大脳半球から構成され，高度な機能的役割を担う大脳皮質，一方，情動，本能および記憶などにかかわる大脳辺縁系，そして運動の調節にかかわる大脳基底核に大別される．

1) 大脳皮質 cerebral cortex（図 5-2）：大脳皮質は，動物の進化に伴い出現した新皮質と古い古皮質に区別される．発生学的に古い古皮質は大脳半球の内側部に存在し脳梁を取り囲んでいる．なお，これ以降記述する大脳皮質は新皮質を指す．大脳皮質は灰白質からなる6層構造を形成し，層によって神経細胞の種類や密度が異なっている．また，大脳皮質には，高次の脳機能や運動機能にかかわる前頭葉，聴覚などにかかわる側頭葉，視覚などにかかわる後頭葉，体性感覚などにかかわる頭頂葉の4つの領域に加え，種々の機能が統合して高次機能を発揮する連合野が存在する．連合野はヒトで最も発達しているとされ，たとえば前頭連合野では判断，思考，創造性，行動や感情の抑制などをつかさどる．

2) 大脳辺縁系 cerebral limbic system（図 5-3）：中隔核，乳頭体，帯状回，海馬傍回，海馬，扁桃体などを含み，快，不快，怒り，恐れ，喜怒哀楽などの原始的情動行動や食欲，性欲などの本能的行動に関与していると考えられている．海馬およびその周辺の部位は記憶の形成過程，特に記憶の一次保管場所としての重要な役割を担っている．

3) 大脳基底核 cerebral basal ganglia（図 5-4）：大脳半球の深部に存在する神経核群（灰白質）で，解剖学的に狭義の大脳基底核は尾状核 nucleus caudatus，被殻 putamen，淡蒼球 globus pallidus の3つの核を指す．発生学的に同じ細胞群が内包によって隔てられた尾状核と被殻は線条体 corpus striatum と呼ばれ，被殻と淡蒼球はレンズ状を呈するためレンズ核 nucleus letiformis と

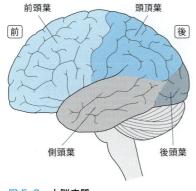

図 5-2　大脳皮質

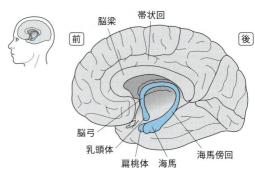

図 5-3　大脳辺縁系

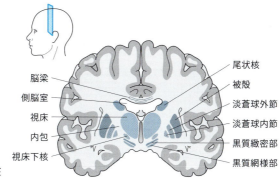

図 5-4 大脳基底核

呼ばれる．機能的，構造的に密接に関連する間脳の視床下核や中脳の黒質 substantia nigra を含めて広義の大脳基底核と呼ばれることもある．大脳基底核は大脳皮質から投射される錐体外路系の神経線維を受け，視床とともにループ回路を形成し，運動機能の調節にかかわっている．いわゆる錐体外路系不随意運動に重要な役割を果たしており，黒質-線条体ドパミン作動性神経の変性・脱落で発症するパーキンソン Parkinson 病や黒質-線条体の GABA 作動性神経の変性障害と考えられているハンチントン病の病態に深くかかわっている．

1.2.2 間　脳 diencephalon

間脳は視床と視床下部から成り，大脳半球の中心部，すなわち大脳基底核と中脳との間に存在する．視床の上後部（視床上部）には松果体 pineal body が，視床下部からは下垂体 pituitary gland が突き出すように存在する．

1）視　床 thalamus：第三脳室の両側に位置する卵形の灰白質（中枢神経系最大）で，多数の神経核からなる．視床は，①下位中枢から嗅覚以外のすべての感覚情報を集約して大脳皮質に投射する中継核，②小脳や大脳基底核と連絡をとり大脳皮質の運動領に投射する中継核，③脳幹網様体賦活系と大脳皮質とを連絡する中継核として重要な役割を果たしている．

2）視床下部 hypothalamus：視床の前下方，第三脳室前下底に位置し，その後下方には乳頭体が存在する．乳頭体の前方に向けて灰白隆起および漏斗（視床下部），その下方先端に下垂体が突き出すように存在する．形態学的に多くの神経核群から構成され，主なものとして視索上核 supraoptic nucleus，室傍核 paraventricular nucleus，背内側核，腹内側核，弓状核，乳頭体核などがある．

視床下部は，自律神経系の高位中枢として，また下垂体前葉・後葉ホルモンの分泌調節にかかわり，生命活動の根幹である種々の生体内部環境の調節に中心的な役割を果たしている．呼吸機能，心臓機能，血管運動などを統合し自律神経機能を調節しており，これらを総括する中枢は大脳皮質，辺縁系，扁桃体など，さらに上位に位置する．

前視床下部には熱放散中枢（コリン作動性），後視床下部には熱産生中枢（アドレナリン作動性）があり，これらの発熱・放熱機能で体温平衡が保持されている．

外側視床下部には摂食（空腹）中枢が，視床下部腹内側核には満腹中枢が存在する．グルコースは摂食中枢活動を抑制する一方，遊離脂肪酸はその活動を促進させる．満腹中枢活動はグルコースにより促進され，遊離脂肪酸によって抑制される．外側視床下部には浸透圧受容器も存在し，飲中枢としての機能を果たす一方で，情動行動や本能行動の発現にかかわると考えられている．

視床下部は下垂体門脈と呼ばれる特殊な血管系で下垂体前葉と連絡している．視床下部神経細

胞で合成された視床下部ホルモンは，下垂体門脈を介して前葉細胞を刺激し，その刺激により下垂体前葉ホルモンが分泌される．視索上核と室傍核にはバソプレシン（抗利尿ホルモン，antidiuretic hormone：ADH）とオキシトシン含有細胞（合成細胞）が存在する．これらホルモンは，下垂体後葉へ軸索を介して運搬され，下垂体後葉の神経終末より分泌される．

1.2.3 脳　幹 brain stem

大脳半球と脊髄の間に位置し，一般的に中脳，橋および延髄からなる（間脳を含める場合もある）．主に脳幹で神経線維が出入りする脳神経は，頭頸部の運動や感覚機能に関与する末梢神経系である．第Ⅰ脳神経から第Ⅻ脳神経まで左右12対あり，第Ⅲ脳神経（動眼神経）から第Ⅻ脳神経（舌下神経）までの脳神経核は，脳幹（中脳・橋・延髄）に存在する．一方，第Ⅰ脳神経（嗅神経）と第Ⅱ脳神経（視神経）は明瞭な神経核をもたず，胎生期に脳と脊髄と同じく神経管から発生するため，中枢神経系に属するといえる．

1）中　脳 mesencephalon, mid-brain：間脳と橋の間に位置し，背側に中脳蓋（四丘体：左右一対の上丘および下丘からなる）が，腹側に広義の大脳脚があり，そのなかに第三脳室と第四脳室を結ぶ中脳水道が通っている．広義の大脳脚の背内側部は被蓋により覆われ，中脳被蓋とも呼ばれる．その中央には赤核，黒質および中脳水道の近くには動眼神経核（Ⅲ）が位置する．

2）橋 pons：中脳と延髄の間に位置している．腹側に隆起しており，多数の神経回路の通路となっている．橋の下部では第四脳室付近の網様体を囲むようにして三叉神経脊髄路（Ⅴ），前庭神経核（Ⅷ），外転神経核（Ⅵ），顔面神経核（Ⅶ）が存在する．

3）延　髄 medulla oblongata：橋と脊髄との間に位置している．舌咽神経核（Ⅸ），迷走神経背側核（Ⅹ），舌下神経核（Ⅻ），孤束核などの脳神経核が存在し，嚥下，嘔吐などの反射中枢も存在する．呼吸，心臓循環などの生命維持に重要な調節中枢が存在する．薬物・化学物質などによる嘔吐は，延髄第四脳室付近に位置する化学受容器引金帯 chemoreceptor trigger zone（CTZ）を介して延髄嘔吐中枢へ伝えられ起こる．

◆脳幹網様体賦活系 brainstem reticular activating system（RAS）：脳幹網様体は，脳幹の中心部に位置し，神経線維と側枝が混在する部分である．末梢からの感覚経路は，主に大脳皮質に投射し刺激している（特殊視床投射系）．末梢からの感覚経路の一部は，脳幹網様体と視床を中継して大脳皮質に広汎に投射している（非特殊視床投射系）．大脳皮質を覚醒状態に維持する視床を含めたこれら神経経路を上行性網様体賦活系と呼ぶ．

1.2.4 小　脳 cerebllum

脳幹の背側部に位置し，前葉，後葉，片葉小節葉（あるいは，小脳半球，小脳虫部，片葉小節葉）に区分される．小脳皮質は約1 cmの灰白質で外側から分子層，プルキンエ細胞層，顆粒細胞層と呼ばれる3層からなる．内部を形成する白質にはプルキンエ細胞の軸索が分布し，小脳核，前庭核などの神経細胞の線維とシナプス結合している．

小脳は脊髄や延髄ならびに内耳の前庭，視床，大脳基底核，大脳皮質の運動領などと入出力をしているほか，末梢の筋，腱，関節などから神経線維を受けている．その主な機能は四肢や体幹の随意運動の協調的な調節と姿勢（平衡）の保持や眼球運動の調節である．

1.2.5 脊　髄 spinal cord

脊髄は脳と末梢神経を結ぶ伝導路であり，脊柱管のなかにある円柱状の神経組織である．脊髄

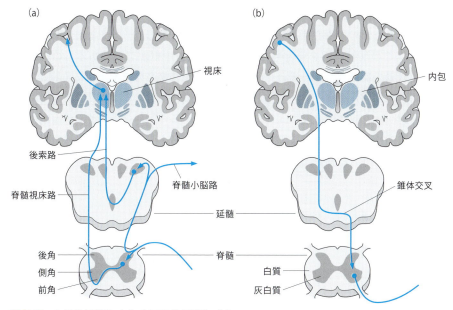

図 5-5　上行性伝導路（a）と下行性伝導路（b）

は頸髄，胸髄，腰髄，仙髄に分けられ，頭部の下方にある脊髄からは 31 対の脊髄神経 spinal nerve［頸神経 cervical nerve（C1〜8），胸神経 thoracic nerve（T1〜12），腰神経 lumbar nerve（L1〜5），仙骨神経 sacralis nerve（S1〜5），尾骨神経 coccygeus nerve（C0）］がそれぞれ対応する椎間孔から出ている．

　脊髄を水平断面で観察すると，中心には脳脊髄液で満たされている中心管があり，その周囲をH字状の灰白質，その回りを白質が取り囲んでいる．灰白質の前方を前角，後方への突出部を後角といい，その間を側角という．前角には運動神経細胞が存在し，ここから運動神経線維が骨格筋に達している．後角は一次知覚神経の軸索からなり，末梢の感覚を入力している．側角には交感神経節前神経細胞が多く存在している．したがって，前根は運動性（下行性伝導路），後根は知覚性（上行性伝導路）の線維によって構成される．

　さまざまな情報を末梢から中枢へと伝える上行性伝導路および中枢から末梢へ伝える下行性伝導路の伝導経路としての機能と反射中枢としての機能を有する（図 5-5）．

　1）上行性伝導路：温度感覚，痛覚（皮膚，筋，腱，関節および内臓）および一部の触覚や圧覚などを伝える経路を脊髄視床路と呼び，皮膚の触覚，圧覚の一部，筋・腱・関節からの深部感覚を伝える経路を後索路と呼ぶ．筋，腱および皮膚からの感覚刺激を小脳へ伝える経路を脊髄小脳路と呼ぶ（図 5-5a）．

　2）下行性伝導路：大脳皮質運動領野（4 野），前運動野（6 野），体性感覚野などから発し，下行した大部分の神経線維は延髄の錐体で錐体交叉して反対側に軸索を伸ばす（図 5-5b）．この脊髄側索を下行する神経線維は外側皮質脊髄路（脊髄側索路）と呼ばれ，対側四肢の随意運動をつかさどる．錐体交叉せずそのまま脊髄前索を下行する一部の神経線維は前皮質脊髄路（脊髄前索路）と呼ばれる．これら 2 つの経路を総じて皮質脊髄路と呼ぶ．外側および内側前庭脊髄路からなる前庭脊髄路は，姿勢反射に関与する．橋の網様体から発し，同側の前索を下行する経路と，延髄の網様体から発し，神経交叉をする線維としない線維がともに下行し，屈筋と伸筋の運動ニューロンに抑制的に作用する経路がある．これらは，網様体脊髄路と呼ばれる．

3）脊髄反射中枢：ある刺激が感覚器（受容器）を介して求心性神経に伝わり，それが中枢神経系に到達するとただちに遠心性神経を介して無意識に支配器官（効果器）に影響を及ぼすことを反射という．この反射経路を<u>反射弓</u>と呼び，その反射中枢が脊髄であるものを<u>脊髄反射</u>と呼ぶ．体性反射は効果器が骨格筋の場合，内臓反射は自律神経系の支配下にある臓器で起こる場合を指す．求心性（知覚）神経と遠心性（運動）神経の間に1個のシナプスを有する場合の反射を<u>単シナプス反射</u>，一方複数の介在ニューロンを介して起こる反射を<u>多シナプス反射</u>と呼ぶ．骨格筋の緊張は主に多シナプス反射により保持されている．ストリキニーネ（脊髄興奮薬）は脊髄反射の抑制系に抑制を与える結果，骨格筋を異常に興奮させる．

> **Column 5-1　伸張反射と屈曲反射**
>
> 膝蓋腱反射は伸張反射 stretch reflex の好例である．一方，屈曲反射 flexion reflex は，侵害刺激（通常は疼痛刺激）を深部組織（皮膚や皮下組織および筋肉，関節など）に加えると同側の膝，股などの屈筋が反射的に収縮する反射を指し，典型的な多シナプス反射である．
>
>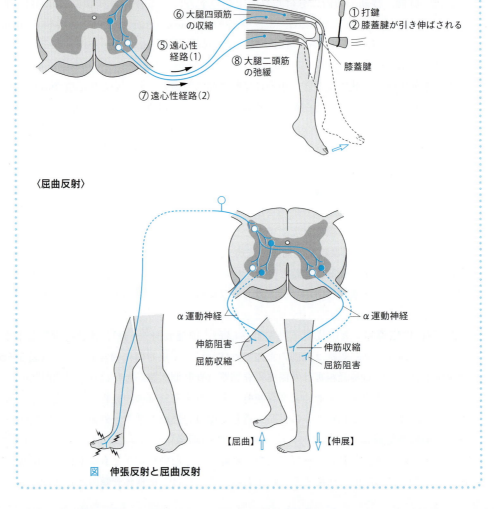
>
> **図　伸張反射と屈曲反射**

1.3 中枢神経系神経伝達物質

中枢神経系に作用する薬物は，神経伝達物質によるシナプス伝達を修飾し，中枢機能に影響を及ぼすものである．表 5-1 に，主要な中枢神経系神経伝達物質を示す．

1.3.1 アセチルコリン（ACh）

中枢神経系におけるアセチルコリン acetylcholine（ACh）の合成，貯蔵，放出および代謝過程は，末梢のそれらと基本的に同じである．中枢神経系における ACh 受容体もニコチン性 ACh 受容体とムスカリン性 ACh 受容体に大別される．ニコチン性 ACh 受容体は五量体のイオンチャネル内蔵型であるが，脳内の主たる ACh 受容体は M_1 型のムスカリン性 ACh 受容体である．

コリン作動性神経は脳内に広く分布しており，大部分が皮質下にある．マイネルト Meynert 基底核と隣接する諸核からは，主に扁桃核や大脳皮質に投射している．この神経系の変性は，アルツハイマー Alzheimer 病に関連していると考えられている．中隔海馬核のコリン作動性神経は海馬に投射しており，記憶と関係している．コリン作動性神経には介在ニューロンが存在するが，なかでも線条体には多くの介在ニューロンが存在している．この線条体では，ドパミンとの相対的バランスのもとに，錐体外路系不随意運動が調節されている．

表 5-1 中枢神経系神経伝達物質

			神経伝達物質	主な分布	主要な作用
			アセチルコリン（ACh）	マイネルト基底核-皮質	学習・短期記憶
				中隔-海馬系	
				線条体介在ニューロン	錐体外路系運動
アミン類	モノアミン	カテコールアミン	ドパミン（DA）	黒質-線条体系	運動の調整に関連（錐体外路運動系）
				中脳-辺縁系/中脳-皮質系	行動や情動に関連
				隆起部-下垂体系	下垂体ホルモン分泌の調節
			ノルアドレナリン（NA）	青斑核-皮質系	覚醒，気分，血圧調節
				橋・延髄-脊髄	
				脳幹-橋・延髄-視床下部系	
		インドールアミン	セロトニン（5-HT）	縫線核-皮質	幻覚・行動の変化，睡眠・覚醒，体温調節，摂食行動，中枢性嘔吐
				縫線核-海馬・大脳辺縁系	
				縫線核-大脳基底核	
				縫線核-視床下部	
				縫線核-小脳・延髄・脊髄	
			ヒスタミン	視床下部（隆起乳頭体核）	覚醒，摂食，摂水，体温調節
中枢神経系アミノ酸	興奮性アミノ酸		L-グルタミン酸	中枢神経系で広範な分布	興奮性神経伝達
					神経可塑性
					種々の病態における神経細胞死
	抑制性アミノ酸		γ-アミノ酪酸（GABA）	中枢神経系で広範な分布	抑制性神経伝達
				線条体-黒質系	錐体外路系運動
			グリシン	脳幹・脊髄	抑制性神経伝達
プリン類			ATP・アデノシン	中枢神経系で広範な分布	速い興奮性シナプス後電位（ATP）
					中枢抑制作用（アデノシン）
神経ペプチド			オレキシン	視床下部外側野で産生	モノアミン神経系に作用し覚醒保持に働く
ホルモン			メラトニン	松果体で合成・分泌	視交叉上核の体内時計中枢に作用し睡眠導入などに働く

1.3.2 モノアミン monoamine

脳内にはドパミン作動性（脳内分布率：約50%），アドレナリン作動性［ノルアドレナリン含有（約40%）とアドレナリン含有（約5〜10%）神経］，セロトニン作動性，ヒスタミン作動性の4種のモノアミン作動性神経が存在する．

1) カテコールアミン catecholamine

🔖 **ドパミン dopamine，ノルアドレナリン noradrenaline，アドレナリン adrenaline：ドパミン作動性神経**の細胞体は主に中脳に位置し，錐体外路系の運動機能や精神活動において，重要な神経系である．主に3つの投射経路が存在する（図5-8, p175 参照）．

① **黒質-線条体系**は，運動機能と密接に関係しており，この経路の変性はパーキンソン病症状のような錐体外路系障害を引き起こす．

② **中脳-辺縁系，中脳-皮質系**は，辺縁系皮質や，特に側坐核や扁桃核に投射しており，行動と情動に関係があると考えられている．抗精神病薬の標的は，この部位に存在するドパミン D_2 受容体である．

③ **隆起部-下垂体系**は，視床下部腹側部の細胞体から正中隆起と下垂体に投射している．この隆起部-下垂体系でのドパミンは，プロラクチン遊離抑制ホルモンとされる．

ドパミン受容体は D_1〜D_5 まで5つのサブタイプで構成されており，D_1 と D_5 はアデニル酸シクラーゼの活性化に，D_2〜D_4 はアデニル酸シクラーゼの抑制に関与している．中枢神経系疾患に寄与する主なドパミン受容体のサブタイプは，ドパミン D_2 受容体である．

ノルアドレナリン含有神経の細胞体は，主に橋と延髄に細胞体が位置しており，特に青斑核の細胞集団は最大で，大脳皮質，海馬，小脳など広範囲にわたり投射している．青斑核の近くにある橋と延髄からも，小脳や脊髄に投射している．脳幹の腹側に細胞体が存在するアドレナリン含有神経は，橋，延髄，視床下部に投射しているが，その機能は不明である．

2) セロトニン serotonin（5-hydroxytryptamine：5-HT）：セロトニン作動性神経の細胞体は，脳幹の縫線核内に位置し，皮質，海馬，大脳基底核，大脳辺縁系，視床下部，脊髄に投射している．セロトニン作動性神経の機能として，多くの役割が示唆されている．種々の薬物に対する反応から，幻覚や行動の変化，睡眠と覚醒，体温調節，摂食行動，うつ病の症状，あるいは中枢性の嘔吐作用に関連すると考えられている．これら中枢神経系で関与する主なセロトニン受容体サブタイプは，$5-HT_{1A}$，$5-HT_{1B}$，$5-HT_{1C}$，$5-HT_{1D}$，$5-HT_{2A}$，$5-HT_3$ などである．

3) ヒスタミン histamine：ヒスタミン含有神経細胞体は，視床下部の隆起乳頭体核に位置し，脳の広範囲に軸索を投射している．ヒスタミン受容体のサブタイプは H_1，H_2，H_3 に分類され，ヒスタミン H_1 および H_2 受容体は，それぞれ G_q タンパク質および G_s タンパク質と共役している．ヒスタミン H_3 受容体はシナプス前に存在し，ヒスタミンの分泌を抑制している．中枢神経系のヒスタミン作動性神経は，覚醒，摂食，摂水，体温調節などに関係すると示唆されている．

1.3.3 中枢神経系アミノ酸

グルタミン酸，アスパラギン酸，ホモシステイン酸は，主要な興奮性神経伝達物質であり，中枢神経系の広範囲にわたり分布している．一方，γ-アミノ酪酸 γ-aminobutyric acid（GABA），グリシンなどは，中枢神経系における抑制性神経伝達物質である．

1) L-グルタミン酸 L-glutamic acid（L-glutamate）：グルタミン酸は，中枢神経系に広く分布

し，末梢神経系と比較すると中枢神経系では高濃度に存在する．興奮性神経伝達物質であるとともに，代謝の中間体および神経伝達物質 GABA などの中間体としても重要である．グルタミン酸受容体は中枢神経系での興奮性伝達に重要な役割を果たしている．その受容体は，イオンチャネル型グルタミン酸受容体と代謝型グルタミン酸受容体 metabotropic glutamate receptor（mGluR：Gタンパク質共役型）に大別される．イオンチャネル型には，主に Na^+ および K^+ を透過させる α-amino-3-hydroxy-5-methyl-4-isoxazole propionic acid（AMPA）受容体とカイニン酸受容体および主に Na^+，K^+ および Ca^{2+} を透過させる N-メチル-D-アスパラギン酸 N-methyl-D-aspartate（NMDA）受容体が存在する．一方，代謝型は，共役するGタンパク質などの薬理学的特性により，グループⅠ～Ⅲに分類される．グループⅠは，G_q タンパク質に共役する mGluR1 および mGluR5，グループⅡは，G_i タンパク質に共役する mGluR2 および mGluR3，グループⅢは，G_i タンパク質に共役する mGluR4，6，7 および mGluR8 がある．グルタミン酸とその受容体は，記憶や学習の基礎過程であるシナプス可塑性において重要な役割を果たしている．一方，受容体の過剰な刺激により神経細胞の変性や細胞死が惹起されたり，正常な神経伝達がマスクされ，記憶・学習能の障害が起きる．イオンチャネル型グルタミン酸受容体の1つのグルタミン酸 NMDA 受容体の拮抗薬は，アルツハイマー型認知症の治療薬として用いられている．

　2）γ-アミノ酪酸　γ-aminobutyric acid（GABA）：中枢神経系に高濃度に存在する GABA は，ビタミン B_6（ピリドキサールリン酸）を補酵素とするグルタミン酸脱炭酸酵素 glutamate decarboxylase（GAD）により生合成され，GABA トランスアミナーゼによる脱アミノ化反応で代謝される．GABA は，中枢神経系での抑制性伝達に，重要な役割を果たしている．その受容体には，γ-アミノ酪酸 $GABA_A$ と $GABA_B$ 受容体の2種のサブタイプがある．

　γ-アミノ酪酸 $GABA_A$ 受容体は，イオンチャネル内蔵型受容体で，Cl^- を選択的に透過させ，細胞膜の過分極を引き起こす．これは，ビククリンでブロックされる．γ-アミノ酪酸 $GABA_A$ 受容体は，α，β，γサブユニットからなる五量体構造を形成し，GABA はβサブユニットに結合すると考えられている．GABA が受容体と結合すると，Cl^- の細胞内への透過性が上昇する．ベンゾジアゼピン系薬物は，単独でγ-アミノ酪酸 $GABA_A$ 受容体内蔵型の Cl^- チャネルを開口しないが，GABA による開口頻度を増加させる．ベンゾジアゼピン系薬物の結合部位はαサブユニットに位置し，αサブユニットはさらに $α_1$～$α_6$ に分類される．γ-アミノ酪酸 $GABA_A$ 受容体が $α_1$ サブユニットを含む場合には $ω_1$ 受容体，$α_2$，$α_3$，$α_5$ を含む場合には $ω_2$ 受容体と呼ばれ，$ω_1$ 受容体は鎮静・催眠作用に関与し，$ω_2$ 受容体は抗不安作用や筋弛緩作用に関与するとされている．バルビツール酸系薬物は，GABA およびベンゾジアゼピン系薬物とは異なる部位に結合し，高濃度では直接 Cl^- チャネルを開口させると考えられている．ピクロトキシンや吸入麻酔薬などが結合するほかの部位も存在する．

　γ-アミノ酪酸 $GABA_B$ 受容体はアデニル酸シクラーゼを抑制するGタンパク質共役型で，K^+ チャネルを開口させると考えられる．アゴニストとしてバクロフェンが存在するが，ビククリンではブロックされない．

　3）グリシン　glycine：グリシンは，脳幹と脊髄に存在し，特に脊髄の灰白質に高濃度存在している．脊髄の介在細胞の神経終末から抑制性神経伝達物質として分泌され，運動ニューロンのグリシン受容体に作用して抑制性シナプス後電位を発生させる．グリシン受容体は，γ-アミノ酪酸 $GABA_A$ 受容体と同様に Cl^- の透過性を増大させ，グリシンによるシナプス後抑制はストリキニーネで拮抗される．

1.3.4 プリン類

中枢神経系においてATPおよびアデノシンは神経伝達物質として機能している．ATPはシナプス小胞に貯蔵され開口分泌で遊離する．高濃度のATPは興奮毒性をあらわすが，迅速に保護作用を有するアデノシンへ変換される．中枢神経系のATPはP_2受容体に作用する．P_{2X}受容体は陽イオンチャネル内蔵型で興奮作用を，P_{2Y}受容体はGタンパク質共役型で抑制作用を有する．アデノシン受容体サブタイプのA_1, A_{2A}, A_{2B}, A_3はGタンパク質共役型で抑制作用を有する．

1.3.5 メラトニン

メラトニンは松果体で産生・分泌されるホルモンで，メラトニン受容体の刺激を介して体内時計中枢の機能発現に寄与している．メラトニン受容体は，視床下部の視交叉上核に存在し，G_iタンパク質に共役したメラトニンMT_1およびMT_2受容体がある．メラトニンMT_1受容体の刺激は，神経発火の抑制や体温下降作用などにより睡眠を誘発すると考えられる．メラトニンMT_2受容体の刺激は，概日リズムの位相を変動させ体内時計の同調を促進する．

1.3.6 オレキシン

神経ペプチドのオレキシンは，視床下部外側野に存在する神経細胞で産生され，その軸索は小脳を除く脳の広範囲に投射している．脳幹（中脳・橋・延髄）のモノアミン作動性神経やコリン作動性神経などに投射し，覚醒保持や覚醒・睡眠機構の制御に関与している．一方，視床下部内の神経核に作用し，摂食行動の適切な制御にも働いている．オレキシン受容体は，G_qタンパク質に共役するオレキシン1（OX_1）受容体と，G_qとG_iタンパク質に共役するオレキシン2（OX_2）受容体がある．

2 全身麻酔薬

全身麻酔薬は，吸入麻酔薬と静脈麻酔薬に大別され，その特殊な応用例として，神経遮断性鎮痛や神経遮断性麻酔がある．主に外科の手術時に患者の意識を低下させ，疼痛刺激などの生体反応を最小限に抑えるために用いられる．末梢知覚神経の刺激伝導を遮断する局所麻酔薬とは異なり，全身麻酔薬は中枢神経系全般に作用する．手術中および手術後の生理的状態に影響を及ぼさない薬物群であることは重要である．手術時の疼痛刺激や不安・恐怖心の消失・防止のため，全身麻酔薬の効果は主に3つの要素，意識の消失，無痛，筋弛緩（脊髄反射の消失）から構成される．ただし，これらの効果を得るために全身麻酔薬の単独使用に頼るよりも，鎮痛薬や筋弛緩薬などが併用されている．さらに，導入や回復は速く，手術中における全身麻酔の深度は容易に調節できなければならない．通常，全身麻酔の導入に静脈麻酔薬が用いられるが，現在最も一般的な投与経路は吸入麻酔である．

2.1 全身麻酔薬の作用機序

全身麻酔薬は，中枢神経系での主にシナプスにおける神経伝達を広範囲にわたり抑制する．感受性が高い脳部位は，中脳網様体および視床と考えられ，それらの抑制によって上述した意識の消失，無痛，筋弛緩の効果があらわれるとされる．特に，脳幹の上行性網様体賦活系をより強く抑制し（麻酔状態は主に脳幹網様体賦活系の抑制），側頭葉，後頭葉，前頭葉の一部で活性低下が顕著にあらわれていると報告されている．全身麻酔薬は，一般的に①大脳皮質，②視床内感覚

系，③大脳辺縁系，④視床下部，⑤脊髄，⑥延髄の順で抑制されると理解されている（不規則的下行性麻痺）．

　全身麻酔薬の作用機序に対してはいくつかの考えが提唱されているが，十分に解明されていない．薬物が有する麻酔の強度と脂溶性が関連するため，全身麻酔薬の作用点は細胞膜と示唆されてきた．現在は，特定のタンパク質（イオンチャネル）の機能変化などに起因すると考えられている．主な標的タンパク質（イオンチャネル）として，γ-アミノ酪酸 GABA$_A$ 受容体，グルタミン酸 NMDA 受容体および K$^+$ チャネルがあげられている．

　① γ-アミノ酪酸 GABA$_A$ 受容体：抑制性神経伝達に関与する γ-アミノ酪酸 GABA$_A$ 受容体に結合し，GABA の作用を増強すると考えられている．γ-アミノ酪酸 GABA$_A$ 受容体は，後述する静脈麻酔薬の主な作用点であり，薬物が結合すると Cl$^-$ の細胞内流入量を増加させ，細胞膜の過分極を引き起こす．

　② グルタミン酸 NMDA 受容体：ある種の静脈麻酔薬は，興奮性神経伝達に関与するイオンチャネル型グルタミン酸受容体の1つグルタミン酸 NMDA 受容体のイオンチャネル機能を抑制する．

　③ K$^+$ チャネル：低濃度の吸入麻酔薬は，K$^+$ チャネルを活性化し，細胞膜の興奮を抑制する．

2.2　全身麻酔薬の麻酔経過と徴候

　全身麻酔の経過や臨床的徴候は，薬物の種類や併用薬の影響により必ずしも同一ではないが，一般的にエーテル麻酔を基準とした4段階に区分されている（表 5-2）．

○第1期　無痛期（誘導期）：薬物が大脳皮質の知覚，統合領に作用し，意識が消失するまでの時期である．意識の低下と痛覚がかなり減弱するため短時間の小手術が可能である．

○第2期　興奮期：薬物の作用点は大脳皮質の運動領に達し，意識が消失する．脳内の抑制性中枢が抑制されることにより，興奮や反射の亢進などの不随意運動があらわれる．また，呼吸は不規則になり，骨格筋緊張の増大，散瞳などが発現する．全身麻酔薬として，手術に不適切なこの第2期が短い薬物が望ましい．

○第3期　手術期：薬物は脊髄に達し，4相に区分されている．

　　第1～2相：骨格筋が軽度～中程度まで弛緩し，反射機能は消失する．呼吸，脈拍，血圧は安定している．

　　第3相：骨格筋弛緩反応は強く，散瞳，頻脈，降圧，体温低下が観察される．通常，全身麻酔は第3相までである．

　　第4相：横隔膜の運動停止，肋間筋が麻痺するまでの時期で，血圧下降作用が著明となる．

表 5-2　麻酔経過と主な作用部位・特徴

麻酔期	作用部位	痛覚	意識	筋緊張	血圧	呼吸	脈拍	瞳孔	反射	特徴
第1期 無痛期（導入期）	大脳皮質 知覚，統合領	鈍麻	正常 混濁	正常	正常	正常	正常	正常	正常	痛覚鈍麻
第2期 興奮期	大脳皮質 運動領，抑制性中枢	消失	消失	上昇	上昇	不規則	頻脈	散大	正常	見かけの興奮状態
第3期 手術期	間脳・中脳→脊髄	消失	消失	低下 弛緩	正常～ 下降	正常	正常	正常～ 散大	消失	多シナプス反射抑制 →筋弛緩
第4期 延髄抑制期	延髄	消失	消失	低下 弛緩	下降	麻痺	低下	散大	消失	呼吸麻痺，血圧下降

青い線で囲まれた箇所：見かけの興奮状態をあらわす，青い箇所：麻酔経過をあらわす

○第4期　延髄抑制期：薬物の効果は延髄に達し，延髄機能である呼吸・循環中枢を抑制し自発呼吸停止，循環不全，瞳孔散大をきたし，死に至る．

2.3　吸入麻酔薬 inhalation anesthetics（表 5-3）

　吸入麻酔薬は，揮発性液体とガス性の2種類に分類される．揮発性液体は気化装置で気化させ，両者ともにガスとして吸入させる．最小肺胞内濃度 minimum alveolar concentration（MAC）は切開などの外科的刺激に対し，50％の対象（患者など）に不動化（屈曲反射などの逃避反応の抑制）を起こす吸入麻酔薬の最小肺胞内濃度（V/V％，通常 ED_{50} を示す）である．この値が小さいほど，麻酔作用が強い．

　異なる2つの相に対する溶解度は分配係数としてあらわされる．平衡状態での2相における麻酔薬の濃度比が分配係数である．吸入麻酔薬の導入と回復速度を規定する重要な因子の1つとして血液/ガス分配係数があり，この係数が小さいことは，麻酔薬の血液への溶解度が低く，吸入麻酔薬の導入と回復速度が速いことを意味する．

- ハロタン halothane：不燃性液体のハロゲン化吸入麻酔薬である．
  [薬理作用]　麻酔作用は強いが，鎮痛および気道粘膜刺激作用はない．骨格筋を弛緩させ，非脱分極性筋弛緩薬の作用を増強させるが，ほかの吸入麻酔薬と比べると筋弛緩作用は弱い．
  [適　応]　全身麻酔の導入と維持
  [副作用]　心筋のカテコールアミンに対する感受性を高めるため，麻酔中のカテコールアミン使用は重篤な不整脈（心室性頻脈や心室細動など）を起こす危険性がある．まれではあるが，全身麻酔薬のなかでも特にハロタンに対して遺伝的に感受性の高い患者において，高熱を伴う致死的な悪性高熱症を引き起こすことがある．悪性高熱症は，ほとんどの症例でリアノジン受容体の欠損（常染色体優性遺伝）が認められる．悪性高熱症に対する薬物治療には，ダントロレンが用いられる．ハロタンの代謝産物であるトリフルオロ酢酸がタンパク質と複合体を形成し，免疫学的機序により肝毒性（ハロタン肝炎）を引き起こすことが認められている．心筋抑制による心拍出量の低下および強力な脳血流の増加による頭蓋内圧亢進作用を有する．
  [体内動態]　生体内代謝率は，20〜45％と高く，ほとんどが尿中に排泄される．
- イソフルラン isoflurane：ハロゲン化エーテル系の吸入麻酔薬である．
  [薬理作用]　上行性網様体賦活系の抑制により麻酔作用を発揮すると考えられている．冠血管の拡張作用が強い．心筋のカテコールアミンに対する感受性増強作用は，ハロタンと比較して軽度である．

表 5-3　吸入麻酔薬の特徴

吸入麻酔薬		血液/ガス分配係数	MAC (v/v %)	代謝を受ける割合 (%)	肝障害	不整脈	心筋のカテコールアミンに対する感受性
揮発性液体	ハロタン	2.3	0.78	20	++	++	++
	イソフルラン	1.3	1.4	0.2	+	−	+
	セボフルラン	0.63	1.71	2	+	−	+
	デスフルラン	0.42	6.0	0.02	±	−	+
ガス性	亜酸化窒素	0.47	105	0.002	−	−	−

[適　応]　全身麻酔の導入と維持
[副作用]　悪性高熱症，気道粘膜刺激作用など
[体内動態]　平均約 92％の未変化体が手術患者の呼気中から排泄され，生体内代謝率はきわめて低い．

● セボフルラン　sevoflurane：ハロゲン化エーテル系で不燃性の吸入麻酔薬である．
[薬理作用]　中枢神経系を可逆的に抑制し，意識の喪失や鎮痛作用，筋弛緩作用などを有する．血液/ガス分配係数が小さく，麻酔の導入，回復が速く，麻酔の深度を容易に調節できる．
[適　応]　全身麻酔の導入と維持
[副作用]　悪性高熱症，横紋筋融解症，ショック，アナフィラキシーなど

● デスフルラン　desflurane：ハロゲン化エーテル系吸入麻酔薬である．
[薬理作用]　中脳網様体などの上行性網様態賦活系を抑制すると考えられる．MAC は 6％と高く，血液/ガス分配係数が約 0.4 と小さい．麻酔の導入，回復はきわめて速い．
[適　応]　全身麻酔の維持（気道刺激性が強く，6％以上で咳，気管支痙攣などを起こす可能性がある．そのため，全身麻酔の維持のみに使用し，基本的に導入には用いない）．
[副作用]　悪性高熱症，高カリウム血症，重篤な不整脈，横紋筋融解現象，アナフィラキシー，肝機能障害，咽頭痙攣など

● 亜酸化窒素　nitrousoxide（笑気）：室温で，無色無臭のガスで空気より 1.53 倍重い．助燃性であるが，引火性・爆発性はない．
[薬理作用]　中脳網様体などの上行性網様体賦活系を抑制すると考えられる．**鎮静・催眠作用は弱いが，意識低下を起こさない低濃度でも痛覚抑制作用（20％濃度以上で）を有する．**MAC は 105％（N_2O の 80％以上の濃度で）と大きい．強い鎮痛作用をもつため，ほかの全身麻酔薬と併用して用いられる．交感神経の興奮作用を有し，血中ノルアドレナリン濃度を上昇させる．
[適　応]　全身麻酔の導入と維持：酸素と併用し，50〜70％の濃度で麻酔を維持するが，原則としてほかの吸入麻酔薬と併用する．高濃度の使用で酸素欠乏症を起こす危険性があるため，酸素の吸気中濃度を必ず 20％以上に保つ．歯科外来などで，亜酸化窒素と酸素の混合気体を用い，軽い全身麻酔状態で抜歯などの処置を行うことができる．
[副作用]　ビタミン B_{12} の不活化を引き起こし，メチオニン合成酵素，DNA・タンパク質合成が抑制され，骨髄機能の減弱により，貧血や白血球減少症を起こす可能性がある．覚醒時に悪心・嘔吐があらわれることがある．

■ 吸入麻酔薬

ハロタン　　イソフルラン　　セボフルラン　　デスフルラン　　亜酸化窒素

2.4 静脈麻酔薬 intravenous anesthetics（表5-4）

チオペンタール thiopental sodium，**チアミラール** thiamylal sodium：**超短時間作用型バルビツール酸誘導体**．吸湿性が強く，水にきわめて溶けやすい．

[薬理作用] γ-アミノ酪酸 GABA_A 受容体に結合して，GABA の作用を増強し，Cl^- チャネルの開口時間を延長させる．Cl^- の細胞内流入により細胞膜は過分極し鎮静・催眠作用を引き起こす．高濃度では，直接 Cl^- チャネルを開口すると考えられている．鎮痛作用はほとんどない．

[適 応] 全身麻酔の導入，短時間手術の全身麻酔の維持

[副作用] 血管拡張作用のため血圧下降，用量依存的な心筋収縮力の抑制作用などを有する．

[体内動態] 脂溶性がきわめて高いため，血液脳関門を容易に通過できる．そのため，投与開始から効果発現までの時間は速い（約20秒以内に意識が消失し，5〜10分間持続する）．血流量の多い脳，肝臓，腎臓などにまず到達し，その後，徐々に筋肉や血流量の低い体脂肪へと分布する．肝臓で代謝され，尿中あるいは胆汁中に排泄される．

プロポフォール propofol：イソプロピルフェノール誘導体の静脈麻酔薬である．非水溶性のため，脂肪乳剤（ロイシン含有エマルジョン）に溶解して用いられる．

[薬理作用] γ-アミノ酪酸 GABA_A 受容体-Cl^- チャネル複合体に結合し，GABA の作用を増強し，Cl^- チャネルを開口させる．催眠導入は1分以内とされる．催眠・鎮静作用および抗不安作用を有するが，鎮痛作用，筋弛緩作用はない．

[適 応] 全身麻酔の導入（就眠量 2.0〜2.5 mg/kg），**持続点滴による全身麻酔の維持**，局所麻酔あるいは検査時の鎮静や集中治療における鎮静に用いられる．血圧低下に注意を要する（チオペンタールより強い）．全身麻酔の維持に使用するときは，通常，酸素・亜酸化窒素混合ガスと鎮痛薬を併用する．

[副作用] 血圧低下作用はチオペンタールより強い．この作用は，主として脳幹の血管運動中枢の抑制と考えられる．呼吸抑制もチオペンタールより強いとされる．脳代謝，脳血流および脳圧を減少させる．一方，代謝性アシドーシス，横紋筋融解症，高カリウム血症，急性心不全を伴う心筋症などの臨床症状を呈するプロポフォール症候群が注目されている．この症候群は，ミトコンドリアの障害により遊離脂肪酸代謝不全により発症すると考えられている．人工呼吸中，特に痙攣抑制や頭蓋内圧低下目的で使用されるとき，問題となる．特に小児では，人工呼吸中の鎮静目的でのプロポフォール投与は禁忌である．脂肪乳剤に溶解しているため，静脈内投与時の疼痛がみられる．

表5-4 静脈麻酔薬の特徴

静脈麻酔薬	作用点	備 考
チオペンタール	γ-アミノ酪酸 GABA_A 受容体バルビツール酸結合部位	脂溶性が高く，単回投与の場合，作用発現および持続時間が短い
チアミラール		
プロポフォール		全身麻酔の導入および維持にも用いられる
ミダゾラム	γ-アミノ酪酸 GABA_A 受容体ベンゾジアゼピン結合部位	全身麻酔の導入および維持にも用いられる
ケタミン	グルタミン酸 NMDA 受容体	強い鎮痛作用を有する
ドロペリドール	ドパミン D_2 受容体など	神経遮断性麻酔で鎮痛薬（フェンタニル）と併用する

[体内動態]　大部分が肝臓でグルクロン酸あるいは硫酸抱合を受けて，腎臓より排泄される．

● **ケタミン** ketamine：フェンサイクリジン誘導体．麻薬に指定されている．
　[薬理作用]　イオンチャネル型グルタミン酸受容体のNMDA受容体に対して拮抗作用を有する．チオペンタールより導入時間はやや長い．新皮質・視床の機能を抑制する一方で，大脳辺縁系を活性化することから解離性麻酔薬と呼ばれる．皮膚，筋肉などの体性神経系の疼痛に対する鎮痛作用が強い．
　[適　応]　手術，検査および処置時の全身麻酔および吸入麻酔の導入
　[副作用]　急性心不全，呼吸抑制，痙攣など．また麻酔からの回復期に不快な夢や幻覚を生じる場合がある．
　[禁　忌]　全身血圧および心拍数が増加するため，高血圧患者には禁忌である．痙攣発作の既往歴のある患者は痙攣誘発の危険性があるので禁忌である．

● **ドロペリドール** droperidol：ブチロフェノン系神経遮断薬．
　[薬理作用]　ハロペリドールの約15倍，クロルプロマジンの約200倍の鎮静作用を有する．
　[適　応]　鎮痛薬のフェンタニルと併用すること［神経遮断性鎮痛（NLA）］により，呼びかけには応答可能な状態で小手術（無痛状態）が可能である（本章 8.3 p 222 参照）．フェンタニルとの併用により手術，検査および処置時の全身麻酔，ならびに局所麻酔の補助，単独投与による麻酔前投薬
　[副作用]　血圧下降，不整脈，期外収縮，QT延長など

● **ミダゾラム** midazolam：ベンゾジアゼピン系薬物．
　[薬理作用]　ベンゾジアゼピン受容体（γ-アミノ酪酸 $GABA_A$ 受容体）に作用し，GABAの作用を増強させる．
　[適　応]　麻酔前投薬，全身麻酔の導入および維持，集中治療における人工呼吸中の鎮静，歯科・口腔外科領域における手術および処置時の鎮静
　[副作用]　精神的，身体的依存症，呼吸抑制，アナフィラキシーショック，心停止，心室性頻脈，悪性症候群など

■ 静脈麻酔薬

チオペンタールナトリウム　　チアミラールナトリウム　　プロポフォール

ケタミン　　ドロペリドール　　ミダゾラム

2.5 麻酔補助薬

全身麻酔薬の使用時に，使用する麻酔薬の種類や患者の状況などを考慮して，以下の薬物を併用する．①ベンゾジアゼピン系薬物（麻酔導入前の抗不安や鎮静の目的），②フェンタニルやレミフェンタニルなどの鎮痛薬（痛覚閾値の上昇の目的），③抗コリン薬（副交感神経抑制による反射性除脈の抑制および気道の粘液分泌増大の抑制の目的），④骨格筋弛緩薬など．①，②や③などを麻酔前投薬ともいう．

3 催眠薬

睡眠は脳波のパターンでノンレム non-rapid eye movement（non-REM）睡眠とレム（REM）睡眠の2種に大別される．睡眠に入るとまずノンレム睡眠（徐波睡眠 slow wave sleep）が出現する（図5-6）．ノンレム睡眠では，急速眼球運動を伴わず，紡錘波や高振幅徐波（δ波）がみられる．睡眠深度から4相に分類される．第1相の入眠期ではα波が徐々に減少し，低振幅徐波（θ波）がみられ，第2相の浅眠期では，瘤波や紡錘波がみられる．第3相の睡眠期では紡錘波に高振幅徐波（δ波）が混在し，第4相の深睡眠期では高振幅徐波（δ波）が多くみられる（図5-6）．

次に，レム睡眠（速波睡眠 fast wave sleep）があらわれる．急速な眼球運動を伴い，脳波は覚醒時にみられる低振幅波のパターンを示し，夢体験が高率にあらわれる．これら睡眠段階は一晩約90分周期で繰り返される．レム睡眠は，全睡眠時間の約20～30％（成人）を占める．一方，新生児では約50％を占めるといわれている．

睡眠障害は，身体疾患や精神疾患等で引き起こされるが，原因となる疾患が特定できない場合でも起こりうる．催眠薬は，正常の睡眠と類似した中枢神経系の抑制状態を起こす薬物である．現在用いられている催眠薬は，化学構造からベンゾジアゼピン系，非ベンゾジアゼピン系，バルビツール酸系およびその他に分類される．ベンゾジアゼピン系は鎮静作用，催眠作用を有し，現在主に使用されている催眠薬である．バルビツール酸系と比べ依存性などの副作用が生じにくく，汎用されている．

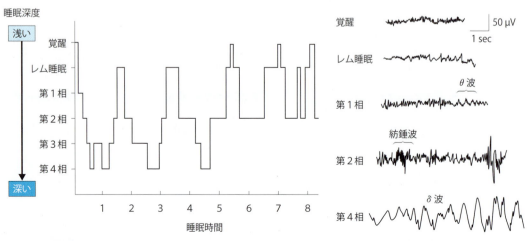

図5-6　睡眠時の各段階と脳波

表 5-5 催眠薬の分類

分　類	作用時間	薬物名	作用点（作用）
非ベンゾジアゼピン系	超短時間作用型	ゾピクロン，ゾルピデム，エスゾピクロン	γ-アミノ酪酸 $GABA_A$ 受容体ベンゾジアゼピン結合部位 （GABA による受容体機能増強→Cl^- チャネル開口）
ベンゾジアゼピン系	超短時間作用型	トリアゾラム，ミダゾラム	
	短時間作用型	リルマザホン，ロルメタゼパム，ブロチゾラム，エチゾラム	
	中時間作用型	ニトラゼパム，エスタゾラム，フルニトラゼパム，クアゼパム，ニメタゼパム	
	長時間作用型	ハロキサゾラム，フルラゼパム	
バルビツール酸系	中時間作用型	ペントバルビタール，セコバルビタール，アモバルビタール	γ-アミノ酪酸 $GABA_A$ 受容体バルビツール酸結合部位（Cl^- チャネル開口）
	長時間作用型	バルビタール	
その他	超短時間作用型	ラメルテオン	メラトニン MT_1 および MT_2 受容体（アゴニスト）
	短時間作用型	スボレキサント	オレキシン OX_1 および OX_2 受容体（アンタゴニスト）
	超短時間作用型	抱水クロラール	トリクロルエタノールによる催眠作用
	短時間作用型	トリクロホスナトリウム	
	短時間作用型	ブロモバレリル尿素	血中に遊離された Br^- による体内 Cl^- との置換
	超短時間作用型	デクスメデトミジン	アドレナリン $α_2$ 受容体（アゴニスト）

3.1 催眠薬の選択（表 5-5）

催眠薬は，不眠の症状に応じて使用される．すなわち，寝付きが悪い入眠障害型には就眠薬（速効で短時間作用薬），入眠してもすぐ覚醒する熟眠障害型に用いられるのは熟眠薬（睡眠持続時間の比較的長い薬物），早朝や夜中に覚醒し，覚醒後入眠できない早期覚醒型に用いるのは，遅効・持続性催眠薬である．

3.2 ベンゾジアゼピン系催眠薬

3.2.1 ベンゾジアゼピン系催眠薬の作用機序

ベンゾジアゼピン系催眠薬は，大脳皮質，大脳辺縁系（扁桃体と海馬），視床下部などに存在する γ-アミノ酪酸 $GABA_A$ 受容体のベンゾジアゼピン結合部位（GABA 結合部位とは異なる）に結合し，GABA の作用（抑制性の GABA 神経系機能）を増強する．

1) γ-アミノ酪酸 $GABA_A$ 受容体（図 5-7）：中枢神経系 γ-アミノ酪酸 $GABA_A$ 受容体は，$α$，$β$ サブユニットをそれぞれ 2 つ，$γ$ サブユニットを 1 つ有し，五量体構造によって Cl^- チャネルを形成している．$α_1$ サブユニットを含む $ω_1$ 受容体の刺激は鎮静・催眠作用に関与し，$α_2$，$α_3$ あるいは $α_5$ を含む $ω_2$ 受容体の刺激は抗不安作用や筋弛緩作用に関与するとされている（本章 1.3.3 p 161 参照）．

3.2.2 ベンゾジアゼピン系催眠薬の副作用

ベンゾジアゼピン系催眠薬は，過量投与による昏睡や呼吸抑制などの急性毒性は少ないものの，特有の副作用を有する．

① 前向性健忘 anterograde amnesia：服薬後から就寝前までの，あるいは中途覚醒時の行動や言

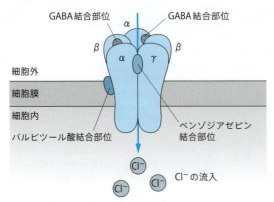
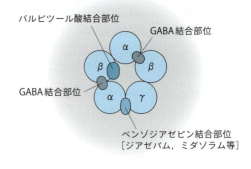

図 5-7　GABA_A 受容体と催眠薬の作用点

動を記憶していない．ベンゾジアゼピン系薬物で共通してみられる症状で，作用が強く，半減期の短いものはほかの催眠薬よりも起こりやすい．用量依存的で高用量になるほどあらわれやすく，アルコールとの併用でも起こりやすい．

　② **依存，離脱症状**（退薬症候）：長期投与で精神・身体依存が形成される場合がある．大量服用または服用中止により，痙攣発作，不眠，不安，幻覚，妄想などの退薬症候があらわれることがある．短時間作用型で起こりやすい．

　③ **反跳性不眠** rebound insomnia：投与を中止した後に治療開始前よりも強い不眠症状があらわれ，不安，痙攣などが出現する場合もある．

　④ **持ち越し効果** hangover：翌朝まで効果が持続し，日中の眠気，ふらつき，倦怠感などが生じる．長時間作用型で起こりやすい．高齢者の使用に注意する．

　⑤ **筋弛緩作用**：ふらつきなどがみられ，高齢者の転倒の原因にもなる．

　ベンゾジアゼピン系催眠薬はほかの催眠薬と比較し，過量投与による昏睡や呼吸抑制などの毒性が少なく，比較的安全である．高用量あるいはアルコールとの併用による過度の鎮静および重篤な呼吸抑制には，**ベンゾジアゼピン受容体遮断薬のフルマゼニル** flumazenil を用いる．

■ **ベンゾジアゼピン受容体遮断薬**

［フルマゼニル］

3.2.3　主なベンゾジアゼピン系催眠薬

ベンゾジアゼピン系催眠薬は半減期の長さにより分類されている．

A　超短時間作用型：血中半減期約 6 時間以内

● **トリアゾラム** triazolam：トリアゾール環をもつ．睡眠作用は強力である．

　［適　応］　不眠症，麻酔前投薬

[禁　忌]　急性狭隅角緑内障の患者には，抗コリン作用を有するため，眼内圧上昇の危険性があり，禁忌である．また，重症筋無力症の患者には，筋弛緩作用を有するため，重症筋無力症の症状を悪化させる可能性があり，禁忌である．
　　　[併用禁忌]　イトラコナゾールやフルコナゾール（トリアゾール系抗真菌薬：CYP3A の基質または阻害剤となる薬物），HIV プロテアーゼ阻害薬（インジナビルなど）やエファビレンツ，テラプレビルを投与中の患者には，本剤の肝代謝阻害が起こり作用増強の報告があるため，併用禁忌である．

　🔖 ミダゾラム　midazolam
　　　[適　応]　麻酔前投薬，全身麻酔の導入と維持，集中治療室における人工呼吸中の鎮静，歯科・口腔外科領域における手術および処置時の鎮静
　　　[禁　忌]　トリアゾラムと同様．
　　　[併用禁忌]　リトナビルなどの HIV プロテアーゼ阻害薬やエファビレンツなどの HIV 逆転写酵素阻害薬は，本剤の肝臓での代謝阻害を引き起こし，血中濃度を上昇させるとの報告がある．

B　短時間作用型：血中半減期 12 時間前後
　🔖 リルマザホン　rilmazafone，ロルメタゼパム　lormetazepam，ブロチゾラム　brotizolam，エチゾラム　etizolam
　　　[適　応]　不眠症，麻酔前投薬．ロルメタゼパムは不眠症のみ．エチゾラムは，神経症などにおける不安，緊張，抑うつ，神経衰弱症状，睡眠障害に用いられる．
　　　[禁　忌]　トリアゾラムと同様．
　　　[相互作用]　モノアミン酸化酵素（MAO）阻害薬は鎮静作用を増強することがある．ロルメタゼパムは，四環系抗うつ薬のマプロチリンの中枢抑制作用とダントロレンの筋弛緩作用を増強することがある（併用注意）．ブロチゾラムは，イトラコナゾール，シメチジンなどの併用で，本剤の肝代謝を阻害し，血中濃度を上昇させるとの報告がある．

C　中時間作用型：血中半減期 24 時間前後
　🔖 ニトラゼパム　nitrazepam，エスタゾラム　estazolam，フルニトラゼパム　flunitrazepam，クアゼパム　quazepam，ニメタゼパム　nimetazepam
　　　[適　応]　不眠症，麻酔前投薬．ニトラゼパムは，異型小発作群（点頭てんかん，ミオクローヌス発作，失立発作など）および焦点性発作（焦点性痙攣発作，精神運動発作，自律神経発作など）にも用いられる．ニメタゼパムは不眠症のみ．フルニトラゼパムは，全身麻酔の導入と局所麻酔時の鎮静にも用いられる．
　　　[副作用]　長期間連用すると身体依存を生じる結果，中止後に退薬症候を起こすことがある．高齢者では体内蓄積を起こす可能性がある．クアゼパムは ω_1 受容体に作用する特徴があり，筋弛緩作用を有さない．
　　　[禁　忌]　急性閉塞隅角緑内障，重症筋無力症など．
　　　[原則禁忌]　肺性心，肺気腫，気管支喘息および脳血管障害の急性期などで呼吸機能が高度に低下している場合は炭酸ガスナルコーシスを起こしやすい．

D 長時間作用型：最大血中半減期約4日（活性代謝産物を生成する）

🔹 **ハロキサゾラム** haloxazolam，**フルラゼパム** flurazepam

［適　応］　不眠症，麻酔前投薬（フルラゼパム）

ベンゾジアゼピン系催眠薬

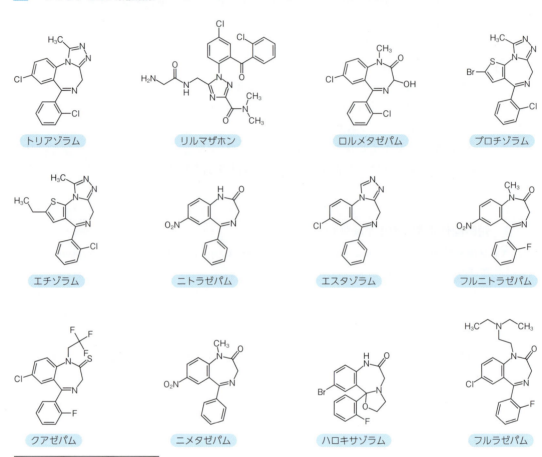

ミダゾラムは「静注麻酔薬」を参照

3.3 非ベンゾジアゼピン系催眠薬（超短時間型）

🔹 **ゾピクロン** zopiclone，**ゾルピデム** zolpidem，**エスゾピクロン** eszopiclone

［薬理作用］　化学構造はシクロピロロン系でベンゾジアゼピンと異なるものの，γ-アミノ酪酸$GABA_A$受容体のベンゾジアゼピン結合部位に結合し作用を発揮する．超短時間型催眠薬に分類され，レム睡眠には影響を与えない．ゾルピデムは，ω_1受容体に対して選択性が高いため筋弛緩作用の発現が弱い．エスゾピクロンは，ゾピクロンの(S)-エナンチオマーであり，ゾピクロンの薬理活性の大部分を有する．

［適　応］　不眠症（ゾピクロン，ゾルピデム，エスゾピクロン）および麻酔前投薬（ゾピクロン）．なお，統合失調症および躁うつ病に伴う不眠症にはゾルピデムの有効性は期待できない．

［副作用］　服用後にもうろう状態，睡眠随伴症状（夢遊症状など）があらわれることがある．また，入眠までの，あるいは中途覚醒時のことを記憶していないことがある．

[禁　忌]　重症筋無力症は，筋弛緩作用により悪化するおそれがある．急性狭隅角緑内障は抗コリン作用による眼圧上昇を起こし，症状を悪化させるおそれがある．

非ベンゾジアゼピン系催眠薬

| ゾピクロン | ゾルピデム | エスゾピクロン |

3.4　バルビツール酸系催眠薬

ペントバルビタール pentobarbital，**セコバルビタール** secobarbital，
アモバルビタール amobarbital，**バルビタール** barbital：ペントバルビタール，セコバルビタール，アモバルビタールは中時間作用型，バルビタールは長時間作用型である．

[薬理作用]　γ-アミノ酪酸 $GABA_A$ 受容体上のバルビツール酸誘導体結合部位（ピクロトキシン結合部位）に結合して，GABA 様作用ないし GABA の作用を増強する．現在，鎮静・催眠薬としてはベンゾジアゼピン系薬物の使用がほとんどであり，ほかのバルビツール酸系は，静脈麻酔薬，抗てんかん薬として用いられる．

[適　応]　不眠症，麻酔前投薬，不安緊張状態の鎮静など

[副作用]　過剰量の服用により呼吸抑制，血圧低下，体温低下，昏睡などが発現し，呼吸麻痺で死亡する場合がある．催眠薬中毒による呼吸抑制には，呼吸中枢に直接作用する呼吸興奮薬ジモルホラミン（本章 10.2 p 241 参照）を用いる．特にフェノバルビタールの慢性投与は肝薬物代謝酵素を誘導するため，併用薬物との相互作用に注意を要する．さらに，本剤の耐性があらわれ，精神的，身体的依存性の発現は問題となる．

バルビツール酸系催眠薬

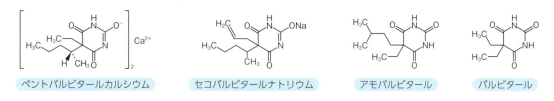

| ペントバルビタールカルシウム | セコバルビタールナトリウム | アモバルビタール | バルビタール |

3.5　その他

ラメルテオン ramelteon

[薬理作用]　松果体から分泌されるメラトニンは，視交叉上核に存在するメラトニン（MT_1 と MT_2）受容体を刺激し，概日リズムを調整している．ラメルテオンはメラトニン MT_1 および MT_2 受容体のアゴニストで，睡眠-覚醒リズムに働きかけ，鎮静作用や抗不安作用によらない睡眠作用を発揮する．ベンゾジアゼピン系でみられる筋弛緩作用，前向性健忘，反跳性不眠あるいは依存症などの副作用は，作用機序の違いからほと

ど観察されない．

[適応] 不眠症における入眠困難の改善

[副作用] アナフィラキシーなど

スボレキサント suvorexant

[薬理作用] オレキシン OX_1 および OX_2 受容体の遮断作用を有する．覚醒促進作用を有するオレキシン A および B（神経ペプチドと呼ばれる）が，オレキシン（OX_1 および OX_2）受容体への結合を可逆的に阻害することで，脳を覚醒状態から睡眠状態へ移行させ，睡眠を誘発すると考えられる．

[適応] 不眠症

抱水クロラール chloral hydrate
生体内で活性物質のトリクロロエタノールに変化し，中枢抑制，催眠および抗痙攣作用を発揮するが，抱水クロラール自身にも中枢抑制作用がある．投与直後の作用は抱水クロラール自身の作用とされる．連用により，依存性を生じることがある．

ブロモバレリル尿素 bromovalerylurea
催眠，鎮静作用の発現は速いが，持続時間は短い．連用により，薬物依存性が生じることがある．適応は不眠症，不安緊張状態の鎮静である．

トリクロホスナトリウム triclofos sodium
生体内で活性物質のトリクロルエタノールに変化し，催眠作用があらわれる．不眠症および脳波，心電図検査などに用いられる．乳児に対しては成人と比べ薬剤感受性が高いため，少量から投与を開始するなど慎重に投与する．

デクスメデトミジン dexmedetomidine

[薬理作用] メデトミジンの活性右旋体（D体）で，選択性の高い中枢性アドレナリン α_2 受容体作動薬である．青斑核や脊髄のアドレナリン α_2 受容体に作用し，鎮静および抗不安作用を示すが，健忘作用は弱い．青斑核や脊髄，末梢神経のアドレナリン α_2 受容体に作用して鎮痛効果も示すとされる．中枢性交感神経抑制，副交感神経亢進，末梢血管拡張作用により，徐脈，血圧低下を示す．

[適応] 集中治療室における人工呼吸中および離脱後の鎮静，局所麻酔下における非挿管での手術および処置時の鎮静

[副作用] 低血圧

その他の催眠薬

ラメルテオン

スボレキサント

抱水クロラール

ブロムワレリル尿素

トリクロホスナトリウム

デクスメデトミジン

4 向精神薬

向精神薬は，中枢神経系に作用し，特に精神機能に影響を及ぼす薬物の総称である．すなわち，統合失調症治療薬，抗不安薬，抗うつ薬や気分安定薬などの気分障害治療薬，精神異常発動薬などに分類される．

4.1 統合失調症治療薬

4.1.1 統合失調症の病態

統合失調症の多くは，若年者に発症し，慢性に経過する．主要な臨床症候は，陽性症状（興奮，幻覚，妄想）と陰性症状（自発性減少，無関心，感情消失）である．急性期には，妄想，幻覚，思考障害，異常行動などの陽性症状があらわれ，その後慢性化すると，感情の平板化，会話が乏しくなる，関心の消失などの陰性症状が発現し二層性を呈する．

病因は明らかになっていないものの，中枢神経系の神経伝達機能を修飾する薬物が統合失調症の症状（陽性症状や陰性症状）を改善する．こういった臨床症状の改善効果と薬物の薬理学的視点から特定の神経系の異常が病態に関与していると考えられている．その主たる神経系は，ドパミン神経系とグルタミン酸神経系である．

1) ドパミン神経系：ドパミン受容体拮抗作用を有する薬物が統合失調症治療薬の陽性症状を改善することから，ドパミン神経系が病態に深く関与していると示唆されている．特にドパミン D_2 受容体の遮断効果と臨床上の症状改善効果との間に強い相関関係が存在する．この相関は，定型抗精神病薬とも称されているドパミン D_2 受容体遮断薬によく当てはまる．

脳内ドパミン神経系には黒質-線条体系，中脳-辺縁系および大脳皮質系，隆起-漏斗系などがある（図5-8）．このうち統合失調症治療薬の陽性症状改善作用に密接に関与するのは中脳-辺縁系のドパミン D_2 受容体の遮断作用と考えられる．一方，錐体外路系遮断によるパーキンソンParkinson病様症状（筋強剛，振戦，無動，異常姿勢，歩行障害），アカシジア（正座不能），ジストニア（痙攣性斜頸，顔面および頸部の攣縮，眼球回転発作など），遅発性ジスキネジアなどは，黒質-線条体経路における線条体のドパミン D_2 受容体遮断作用による．隆起-漏斗系の下垂体前葉ドパミン D_2 受容体遮断作用により，高プロラクチン血症および乳漏症などの内分泌系作用が発現する．さらに，延髄最後野にある化学受容器引金帯（CTZ）のドパミン D_2 受容体の遮断により制吐作用を示す．

2) グルタミン酸神経系：フェンシクリジンやケタミンは，グルタミン酸受容体の1つNMDA

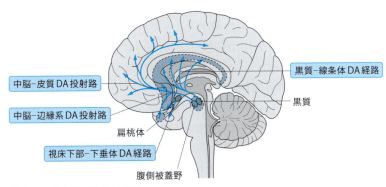

図5-8 脳内ドパミン神経系

受容体の遮断薬として作用する．これらの薬物は，統合失調症の陽性症状および陰性症状を惹起することから，グルタミン酸神経系の障害が統合失調症発症の1つの要因と考えられている．げっ歯類などを用いて統合失調症患者の病態を反映することは難しいが，グルタミン酸NMDA受容体のGluN1サブユニットの発現量を減少させた遺伝子改変マウスでは，常同行動の増加や社会的相互関係行動の減少が観察される．さらに，これらの現象は統合失調症治療薬で改善されると報告されている．

3）その他の神経系：セロトニン5-HT$_2$受容体のアゴニストであるLSDが幻覚作用を引き起こすことから，セロトニン神経系も統合失調症の病態形成にかかわっていることが示唆されている．現在使用されている統合失調症治療薬にはドパミンD$_2$受容体拮抗作用に加えてセロトニン5-HT$_2$受容体拮抗作用を有するものがある．

4.1.2　統合失調症治療薬の分類

統合失調症治療として従来用いられてきた薬物群は**定型抗精神病薬**と呼ばれ，もう1つの薬物群は**非定型抗精神病薬**と呼ばれる．両者の明確な定義はないが，少なくとも非定型抗精神病薬は錐体外路系の運動機能障害の副作用発現が少なく，陽性症状だけでなく陰性症状も改善する．非定型抗精神病薬はドパミンD$_2$受容体遮断作用に加え，セロトニン5-HT$_{2A}$受容体遮断作用を有する．

4.1.3　統合失調症治療薬の作用機序

1）ドパミンD$_2$受容体遮断作用：統合失調症治療薬の陽性症状の改善作用には，中脳-辺縁系のドパミンD$_2$受容体の遮断作用が密接に関与すると考えられる．

一方，パーキンソン病様症状，アカシジア，急性ジストニア，遅発性ジスキネジアなどの錐体外路系の神経症状は，黒質-線条体経路における線条体のドパミンD$_2$受容体遮断作用により発現し，高プロラクチン血症や乳漏症などの内分泌系作用は，隆起-漏斗系における下垂体前葉のドパミンD$_2$受容体遮断作用により発現する．延髄最後野にある化学受容器引金帯（CTZ）のドパミンD$_2$受容体が遮断されると制吐作用を示す．

2）セロトニン5-HT$_{2A}$受容体遮断作用：ドパミンD$_2$受容体遮断作用に加えて，強いセロトニン5-HT$_{2A}$受容体遮断作用を有する薬物群［セロトニン・ドパミンアンタゴニスト（SDA）］は陽性症状だけでなく陰性症状も改善する．線条体ドパミン作動性神経終末に存在するセロトニン5-HT$_{2A}$受容体は，ドパミンの遊離を抑制する．したがって，セロトニン5-HT$_{2A}$受容体遮断作用を介して線条体のドパミン遊離を増大させるため（遊離抑制の抑制），黒質-線条体系ドパミンD$_2$受容体遮断による錐体外路症状を軽減すると考えられる．さらに，セロトニン5-HT$_{2A}$受容体を遮断することによって中脳-大脳皮質系のドパミンやグルタミン酸の放出を亢進させ陰性症状を改善しているとも考えられる．なお，選択的セロトニン5-HT$_2$受容体遮断薬は，抗精神病作用を発揮しないとされている．その他，食欲亢進や肥満の発現に関与していると考えられている．

3）ムスカリン性ACh受容体遮断作用：末梢ムスカリン性ACh受容体の遮断により，口渇，かすみ目，尿貯留，便秘，尿閉などが生じる．中枢ムスカリン性ACh受容体遮断により，認知障害やせん妄が発現することがある．一方，線条体での抗ムスカリン作用は，薬物性パーキンソン症候群の錐体外路系副作用に対し有効と考えられる．

4）アドレナリンα$_1$受容体遮断作用：中枢神経系アドレナリンα$_1$受容体遮断作用は鎮静効果に関与する．起立性低血圧や反射性頻脈，過鎮静などの副作用発現の原因となる．

5) **ヒスタミン H_1 受容体遮断作用**：多くの抗精神病薬はヒスタミン H_1 受容体遮断作用を有している．鎮静作用や眠気に関与する．食欲亢進による体重増加に関与していることも考えられている．体重増加にはセロトニン 5-HT_{2C} 受容体遮断作用も関与していると考えられる．

4.1.4 主な統合失調症治療薬（表5-6）
A フェノチアジン誘導体

フェノチアジン誘導体は三環構造をもち，側鎖が脂肪属系の代表的な薬物はクロルプロマジンである．アドレナリン $α_1$，ドパミン D_2，ヒスタミン H_1，セロトニン 5-HT_2 およびムスカリン性 ACh 受容体の遮断作用を有する．側鎖がピペラジン系の代用的な薬物はフルフェナジンやペルフェナジンであり，ドパミン D_2 受容体遮断作用が強く，錐体外路症状が発現しやすい．側鎖がピペリジン系の薬物にはプロペリシアジンがある．

🔹 **クロルプロマジン** chlorpromazine

［薬理作用］
① 中枢作用
・中脳-辺縁系のドパミン D_2 受容体遮断により，幻覚，妄想，思考障害などの統合失

表5-6 統合失調症治療薬

分類	力価	誘導体	薬物	特徴
定型抗精神病薬	高力価群	ブチロフェノン誘導体	ハロペリドール，スピペロン，チミペロン	ドパミン D_2 受容体遮断作用が強い
		フェノチアジン誘導体	フルフェナジン，ペルフェナジン，プロクロルペラジン	
		ベンズアミド誘導体	ネモナプリド	
	低力価群	フェノチアジン誘導体	クロルプロマジン，レボメプロマジン	強い鎮静・催眠作用を要するが，急性錐体外路症状の発現を避けたい場合に使う 自律神経系・循環器系・代謝系に対する副作用が起こりやすいので，漸増投与が必要
		ブチロフェノン誘導体	フロロピパミド	
	中間・異型群	フェノチアジン誘導体	プロペリシアジン	（*）非定型に分類される場合がある
		チエピン誘導体	ゾテピン（*）	
		イミノベンジル誘導体	クロカプラミン，モサプラミン	
		ブチロフェノン系薬物	ブロムペリドール，ピモジド	
		インドール系薬物	オキシペルチン	
		ベンズアミド誘導体	スルピリド（*），スルトプリド	
	持効型	4週持効型	ハロペリドールデカン酸エステル，フルフェナジンデカン酸エステル，パリペリドンパルミチン酸エステル	アドヒアランス不良例の維持療法 拒薬者の治療
非定型抗精神病薬	セロトニン・ドパミンアンタゴニスト（SDA）	ベンゾイソキサゾール誘導体	リスペリドン	定型と比較して錐体外路系副作用・鎮静作用・自律神経系作用が少ない 双極性障害に適応する薬物もある
		ベンゾイソチアゾール誘導体	ペロスピロン	
		シクロオクタピリジン骨格	ブロナンセリン	
		ベンゾイソキサゾール骨格	パリペリドン	
	クロザピン類似化合物	ベンゾチアゼピン誘導体	クエチアピン	
		チエノベンゾジアゼピン誘導体	オランザピン	
		ジベンゾジアゼピン誘導体	クロザピン	
		ジベンゾオキセピノピロール化合物	アセナピン	
	ドパミン受容体部分アゴニスト	ジヒドロキノリン誘導体	アリピプラゾール	

調症陽性症状の発現を抑制する．効果発現には数週間を要するが耐性はない．
・青斑核や視床下部のアドレナリン $α_1$ およびヒスタミン H_1 受容体の遮断作用により，強い鎮静効果があらわれる．麻酔薬，催眠薬，筋弛緩薬，鎮痛薬の作用を増強する．効果は速やかにあらわれるが，耐性も早く生じる．
・CTZのドパミン D_2 受容体を遮断して嘔吐を抑制する．ドパミン受容体作動薬のブロモクリプチンやアポモルヒネの催吐作用に拮抗するが，乗り物酔いには無効である．
・下垂体前葉のドパミン D_2 受容体の遮断により，プロラクチン放出抑制ホルモン（ドパミン）の作用が抑制され，プロラクチンの分泌が促進する（高プロラクチン血症，乳漏症）．また，下垂体後葉ホルモンのバソプレシン（ADH）の不適切な分泌・分泌調節機能の障害により，抗利尿ホルモン不適合分泌症候群（SIADH）が発現する．その症候として，水分の過剰貯留による低ナトリウム血症や低浸透圧血症，高張尿を引き起こし，痙攣や意識障害を引き起こすことがある．
・視床下部の体温調節中枢に作用して低温状態で正常体温を下降させる．
② 末梢作用
・**アドレナリン $α_1$ 受容体の遮断作用**により起立性低血圧，反射性頻脈を起こす．
・**抗ムスカリン作用も有するため**，瞳孔括約筋が弛緩し，狭隅角性眼圧上昇を起こして，緑内障を悪化させる．消化器系機能（胃液分泌，消化管運動）の抑制や排尿障害もみられる．
・中枢および末梢のアドレナリン $α_1$ 受容体遮断作用により，起立性低血圧や反射性頻脈を起こす．

[適 応] 統合失調症，躁病，神経症における不安・緊張，抑うつ，悪心・嘔吐，破傷風に伴う痙攣，麻酔前投薬，人工冬眠，催眠・鎮静・鎮痛薬の効力増強などに用いられる．

[副作用] 線条体ドパミン D_2 受容体の遮断作用により，線条体コリン作動性神経機能の亢進が生じ，錐体外路系症状（パーキンソン病様症状，急性ジストニアおよびアカシジア）が発現する．治療には，抗コリン性パーキンソン病治療薬のビペリデンやトリヘキシフェニジルが用いられる．
・大量投与で**悪性症候群**を発症することがある．体温の急激で持続的な上昇，昏睡，脱水，筋固縮，痙攣，精神錯乱などを生じ，死に至ることがある．投薬を中止し，輸液や冷却で全身管理を行う．薬物治療には骨格筋弛緩薬ダントロレンが用いられる．
・長期投与（数ヵ月～数年）により，錐体外路症状の1つである遅発性ジスキネジアを誘発し，投薬を中止しても非可逆的に症状が持続する．初期症状の舌の異常運動にはじまり，口周囲に限局する反復性の不随意運動を呈する．長期間にわたるドパミン D_2 受容体遮断作用により線条体ドパミン D_2 受容体の過感受性とムスカリン性ACh受容体の感受性低下などが原因と考えられているが，有効な治療法は確立されていない．
・下垂体後葉ホルモンであるバソプレシンの分泌不適合により，低浸透圧血症を伴う低ナトリウム血症，高張尿などの病態を呈するSIADHが生じる．
・その他，高プロラクチン血症，乳漏症があり，治療にはドパミン受容体作動薬のブロモクリプチンが用いられる．また，自律神経症状や内分泌・代謝障害，血液障害（白血球・顆粒球減少症，血小板減少性紫斑病等）などがある．

[相互作用] バルビツール酸誘導体や麻酔薬，モルヒネ様鎮痛薬，降圧薬，抗コリン作

用薬との併用で相互に作用を増強する．

B　ブチロフェノン誘導体
ペチジンの誘導体として開発された．強力なドパミン D_2 受容体遮断作用を有する．

💊 ハロペリドール haloperidol，スピペロン spiperone，チミペロン timiperone，ピパンペロン（フロロピパミド floropipamide），ブロムペリドール bromperidol，ピモジド pimozide：ハロペリドールは，フェノチアジン系（クロルプロマジン）より鎮静作用は弱いが，強力なドパミン D_2 受容体遮断作用を有するため抗精神病作用が強い．その一方で錐体外路系障害は生じやすい．抗アポモルヒネ作用（CTZ でのドパミン D_2 受容体遮断作用）により，強力な制吐作用を示す．抗アドレナリン作用，抗コリン作用，抗ヒスタミン作用，抗セロトニン作用は，クロルプロマジンと比較すると弱い．

スピペロンは，ドパミン D_2 およびセロトニン 5-HT_2 受容体に強い親和性をもつとされている．ブロムペリドールは，効果発現が速い．ピモジドは，ドパミン D_2 およびセロトニン 5-HT_{2A} 受容体遮断作用を有する．ハロペリドールと同等もしくはやや強い効果をもち，作用持続はクロルプロマジンやハロペリドールと比較し長い．

💊 ハロペリドールデカン酸エステル haloperidol decanoate，フルフェナジンデカン酸エステル fluphenazine decanoate：それ自体では薬効を示さない．筋肉内注射後徐々に血中に放出され速やかに加水分解され，ハロペリドールあるいはフルフェナジンに変換される．持効性製剤（4 週間隔で筋肉内注射）である．

C　イミノベンジル誘導体
💊 クロカプラミン clocapramine，モサプラミン mosapramine：抗セロトニンや抗アポモルヒネ作用が強い．自発運動の抑制，麻酔増強，馴化，条件回避，抗アドレナリン作用はクロルプロマジンより弱い．クロカプラミンは，クロルプロマジン様作用を示し，精神運動性興奮や幻覚妄想に効果を示す．モサプラミンは，ドパミン D_2 およびセロトニン 5-HT_{2A} 受容体の遮断作用を有し，陽性および陰性症状を改善する．

D　チエピン誘導体
💊 ゾテピン zotepine：ドパミン D_2 およびセロトニン 5-HT_{2A} 受容体の遮断作用を有し，統合失調症の陽性および陰性症状に有効とされる．その他，躁病に対する有効性も報告されている．

E　ベンズアミド誘導体
💊 スルピリド sulpiride，スルトプリド sultopride，ネモナプリド nemonapride
　　[薬理作用]　比較的選択性の高いドパミン D_2 受容体遮断作用を有し，300〜600 mg/日で統合失調症治療薬として用いられる．中等量（150〜300 mg/日）では，うつ病の症状改善にも用いられる．末梢のドパミン D_2 様受容体遮断作用が強く，低用量では末梢ドパミン D_2 様受容体遮断作用を介する ACh 遊離を促進し，胃運動亢進（胃・十二指腸潰瘍薬として 150 mg/日）に用いられる．血中プロラクチン濃度の上昇作用が強い．スルトプリドは血中半減期が短く，ネモナプリドは高力価で，血中半減期が短い．
　　[副作用]　薬物性パーキンソン症候群や間脳の内分泌機能調節異常（ゴナドトロピン分

泌およびプロラクチン分泌異常）に起因すると考えられている乳汁分泌，女性化乳房，月経異常，射精不能などが生じることがある．スルトプリドは錐体外路症状が多く，自律神経症状が少ない．

F　セロトニン・ドパミンアンタゴニスト serotonin dopamine antagonists（SDA）

ドパミン D_2 受容体拮抗作用とセロトニン 5-HT_{2A} 受容体拮抗作用を有し，陽性および陰性症状に有効である（2章 8.3.7 p 65 参照）．

- リスペリドン risperidone，ペロスピロン perospirone，ブロナンセリン blonanserin，パリペリドン paliperidone，パリペリドンパルミチン酸エステル paliperidone palmitate：ベンゾイソキサゾール誘導体のリスペリドンは，セロトニン 5-HT_{2A} 受容体の拮抗作用を有するため，錐体外路症状（パーキンソン病様症状）が軽度であると考えられている．ペロスピロンは，ベンゾイソチアゾール骨格をもつ SDA である．ブロナンセリンは，ドパミン D_2 受容体への結合親和性がセロトニン 5-HT_{2A} 受容体のそれより高い．錐体外路症状や眠気，低血圧，体重増加などの副作用発現は少ないとされている．パリペリドンは，リスペリドンの主活性代謝物である．また，パリペリドンパルミチン酸エステルは三角筋内に投与する．

G　ドパミン受容体部分作動薬

- アリピプラゾール aripiprazole：ドパミン D_2 受容体に対し部分アゴニスト作用を有する．ドパミン作動性神経伝達が過剰活動状態の場合には，ドパミン D_2 受容体遮断薬として作用し，低下している場合には，ドパミン D_2 受容体作動薬として作用する．そのため，ドパミン・システムスタビライザー（DSS）と呼ばれている．一方，セロトニン 5-HT_{1A} 受容体の部分アゴニスト作用およびセロトニン 5-HT_{2A} 受容体アンタゴニスト作用を有し，陽性および陰性症状に有効で錐体外路症状の発現が少ない．血中プロラクチン濃度の上昇が少ないとされている．糖尿病性ケトアシドーシス，糖尿病性昏睡など重大な副作用が発現する可能性があるため，投与中は高血糖の徴候・症状に注意する．アドレナリン投与中は禁忌である．

H　多元受容体標的抗精神病薬 multi-acting receptor-targeting antipsychotics（MARTA）
（2章 8.3.7 p 65 参照）

- オランザピン olanzapine

　［薬理作用］　チエノベンゾジアゼピン骨格を有し，ドパミン D_2，D_3 および D_4 受容体，セロトニン 5-HT_{2A}，5-HT_{2B} および 5-HT_{2C} 受容体，アドレナリン α_1 受容体およびヒスタミン H_1 受容体へ同程度の遮断作用を有する．中脳から辺縁系に投射するドパミン作動性神経に選択的に作用すると考えられている．統合失調症の陽性および陰性症状，認知障害，不安症状，うつ症状に対する効果を有し，錐体外路系症状は少ない．大脳皮質前頭前野におけるドパミンとノルアドレナリンの遊離増加やグルタミン酸神経系の伝達障害の回復作用をもつとされている．

　［適　応］　統合失調症，双極性障害における躁症状およびうつ症状の改善

　［副作用］　著しい血糖上昇により，糖尿病性ケトアシドーシス，糖尿病性昏睡などの死亡に至ることもある重大な副作用が発現するおそれがある．

- クエチアピン quetiapine：ベンゾチアゼピン構造を有し，ドパミン D_1，D_2 受容体，セロトニン 5-HT_1 および 5-HT_2 受容体，ヒスタミン H_1 受容体，アドレナリン α_1 および α_2 受容体に親和性を示す．ドパミン D_2 受容体と比較して，セロトニン 5-HT_2 受容体に対する親和性が高い．種々の受容体に親和性がある．適応は統合失調症である．陽性および陰性症状を改善し，錐体外路系症状の発現が少ない．オランザピンと同じく，著しい血糖上昇により，糖尿病性ケトアシドーシス，糖尿病性昏睡などの重大な副作用をあらわすおそれがある．

- クロザピン clozapine

    ［薬理作用］ 抗精神病作用はドパミン D_2 受容体遮断作用に依存しない中脳-辺縁系ドパミン神経系に対する選択的な抑制作用と考えられる．すなわち，ドパミン D_2 受容体に対する親和性は，ほかと比較しきわめて弱いが，その他にドパミン D_4 受容体，アドレナリン α_1 受容体，ヒスタミン H_1 受容体，アセチルコリン M_1 受容体などに高い親和性を有する．

    ［適　応］ 治療抵抗性統合失調症：ほかの抗精神病薬治療に抵抗性を示す統合失調症の患者にのみ投与

    ［副作用］ 無顆粒球症，心筋炎，心筋症

- アセナピン asenapine：ドパミン D_2 受容体拮抗作用とセロトニン 5-HT_{2A} 受容体拮抗作用を有し，陽性および陰性症状，認知機能障害の改善に寄与する．セロトニン 5-HT_{1A} 受容体刺激作用，セロトニン 5-$HT_{2C, 6, 7}$ 受容体拮抗作用を有する．

統合失調症治療薬

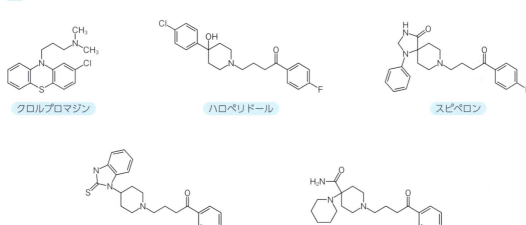

ハロペリドールデカン酸エステル　　フルフェナジンデカン酸エステル

クロカプラミン　　モサプラミン　　ゾテピン

スルピリド　　スルトプリド　　ネモナプリド

リスペリドン　　ペロスピロン　　ブロナンセリン

パリペリドン　　パリペリドンパルミチン酸エステル

アリピプラゾール

オランザピン　　　クエチアピン　　　クロザピン　　　アセナピン

4.2 抗不安薬

4.2.1 神経症の病態生理

不安は，特定の対象が存在しない漠然としたおそれを主たる症状とし，その不安に対する病的で持続的な防御機構が働くと自律神経系の身体症状があらわれ，神経症となる．脳に器質的変化は認められない．臨床的に分類される不安障害には，全般性不安障害，パニック障害，強迫性障害，広場恐怖症，社会不安障害，心的外傷後ストレス障害（PTSD）などがある．

全般性不安障害：特定の原因が存在する不安ではなく，さまざまな出来事に対する過剰で持続的な不安．強い不安発作はない．

パニック障害：突然強い反復性の不安に陥り，強烈な精神的・身体的症状が出現する．動悸やめまい，息苦しさ，吐き気，ふるえなどの多岐にわたる症状が急激にあらわれる．

強迫性障害：反復する脅迫思考と脅迫行為があらわれる．

広場恐怖症：パニック発作時に容易に助けを求められない，または逃げられないような場所や状況に対する強い不安．

社会不安障害：知らない人に注目される恐怖，恥ずかしい思いをするかもしれない状況に対する不安など．

PTSD（post traumatic stress disorder：心的外傷後ステレス障害）：過去の強い不安や恐怖の体験を思い出すことによって引き起こされる不安やその体験を回避する行動．

抗不安薬は錐体外路系，自律神経系および認識知覚過程に顕著な影響を与えず，不安状態（手術時などの不安や緊張も含む）を軽減あるいは除去する薬物である．主なものはベンゾジアゼピン系薬物であり，その作用機序はγ-アミノ酪酸 GABA$_A$ 受容体機能亢進である．そのなかで抗不安作用の強いものが抗不安薬として用いられている．非ベンゾジアゼピン系として，セロトニン神経伝達系を修飾する薬物群（セロトニン 5-HT$_{1A}$ 受容体作動薬，セロトニントランスポーター阻害薬など）がある．ジフェニルメタン誘導体のヒドロキシジンもある．

4.2.2 主な抗不安薬

A　ベンゾジアゼピン系抗不安薬（表 5-7）

1) 短時間型（6 時間以下）

    エチゾラム etizolam, クロチアゼパム clotiazepam, フルタゾラム flutazolam

2) 中時間型（6-24 時間）

    アルプラゾラム alprazolam, ロラゼパム lorazepam, フルジアゼパム fludiazepam, ブロマゼパム bromazepam

3) 長時間型（24 時間以上）

    メキサゾラム mexazolam, ジアゼパム diazepam, クロキサゾラム cloxazolam, クロルジアゼポキシド chlordiazepoxide, オキサゾラム oxazolam, メダゼパム medazepam,

表 5-7 抗不安薬の分類

ベンゾジアゼピン系抗不安薬		
作用時間	用量力価	薬物
短時間型 (6時間以内)	高力価	エチゾラム
	低力価	クロチアゼパム,フルタゾラム
中時間型 (12〜24時間以内)	高力価	アルプラゾラム,ロラゼパム,フルジアゼパム
	中力価	ブロマゼパム
長時間型 (24時間以上)	中力価	ジアゼパム,クロキサゾラム
	低力価	クロルジアゼポキシド,メダゼパム,クロラゼプ酸
超長時間型 (90時間以上)	高力価	フルトプラゼパム,ロフラゼプ酸エチル,メキサゾラム
	低力価	オキサゾラム

非ベンゾジアゼピン系抗不安薬	
作用機序	薬物
セロトニン 5-HT$_{1A}$ 受容体刺激作用	タンドスピロン
抗アレルギー性抗不安薬	ヒドロキシジン

選択的セロトニン再取り込み阻害薬(SSRI)	
適応する不安障害	薬物
パニック障害	パロキセチン,セルトラリン
強迫性障害	パロキセチン,フルボキサミン
社会不安障害	パロキセチン,フルボキサミン
PTSD	パロキセチン,セルトラリン

PTSD:心的外傷後ストレス障害

クロラゼプ酸 clorazepate, **プラゼパム** prazepam, **フルトプラゼパム** flutoprazepam, **ロフラゼプ酸エチル** ethyl loflazepate

[薬理作用] ベンゾジアゼピン誘導体は,GABAの存在下にγ-アミノ酪酸GABA$_A$受容体のベンゾジアゼピン結合部位に結合し,γ-アミノ酪酸GABA$_A$受容体機能を増強する(Cl$^-$の細胞内流入増大により神経細胞膜の過分極を起こす).ベンゾジアゼピン系は,効果発現が速く,比較的安全性が高いので,長期漫然服用になりやすく,連用により精神的・身体的依存を生じる.薬理作用として以下の作用を有する.

ベンゾジアゼピン受容体は大脳皮質,大脳辺縁系および間脳に多く分布している.

①主に大脳辺縁系(扁桃体,海馬など)および視床下部に作用し,抗不安作用,静穏馴化作用をあらわす.

②大脳皮質や海馬・扁桃体で痙攣閾値の上昇作用を有する(ほとんどすべての発作型に有効で,特にてんかん重積症にジアゼパムが応用される).

③筋弛緩作用:脊髄介在ニューロンのシナプス前抑制を増強し,興奮性線維の抑制を介して,筋弛緩作用を発揮する(多シナプス反射の抑制).

④脳幹網様体などに作用し,鎮静・催眠作用を発揮する.

各薬物の薬理作用は,その強弱や持続性の点で異なるため,それらの特徴を基盤として抗不安薬,催眠薬,抗痙攣薬,筋弛緩薬として用いられる.一般的に,短時間型は睡眠導入薬として,長時間型は抗不安薬,催眠薬,抗痙攣薬として用いられる.

[適 応]
・神経症やうつ病における不安・緊張・抑うつ,睡眠障害
・心身症(胃,十二指腸潰瘍,高血圧症,自律神経失調症,更年期障害,腰痛症,頸肩腕症候群)における身体症候ならびに不安,緊張,抑うつ

・麻酔前投薬などに用いられる．
・パニック障害に対して，短時間型を頓服で用い，全般性不安障害には，長期型のベンゾジアゼピン誘導体を用いる．

[副作用] 眠気，ふらつき，倦怠感などが起きることがある．高齢者ではせん妄や過鎮静および筋弛緩による転倒などが起きやすい．突然服用中止による離脱症状（不安の増強，攻撃，興奮，錯乱）がみられる．長期投与によって耐性や依存性が生じうる（バルビツール酸誘導体より頻度は少ない）．ベンゾジアゼピン系抗不安薬による過度の鎮静の解除および呼吸抑制の改善にはベンゾジアゼピンと類似の構造をもち，ベンゾジアゼピン受容体拮抗作用を有するフルマゼニル flumazenil が用いられる．

[禁　忌] 重症筋無力症，急性狭隅角緑内障

[薬物動態] 血中半減期の違いにより作用持続時間に差がみられる．主に肝臓で代謝される．長時間型の尿中主代謝物は，主に脱メチル化，脱アミノおよび水酸化体に代謝され，さらにグルクロン酸抱合される．長時間型は，加齢や肝・腎機能障害により排泄が遅れ，体内に蓄積される可能性がある．短時間型や中時間型は，主に直接グルクロン酸抱合体（比較的に加齢や肝障害の影響を受けにくい）となり尿中に排泄される．

B 非ベンゾジアゼピン系抗不安薬

タンドスピロン tandospirone：セロトニン 5-HT$_{1A}$ 受容体作動薬である（2章 8.3.7 p 65 参照）．海馬，外側中隔および縫線核のセロトニン 5-HT$_{1A}$ 受容体の刺激に伴い，G$_i$ タンパク質を介したアデニル酸シクラーゼ活性を抑制する．その後 cAMP の産生抑制，K$^+$ チャネルの開口促進により神経活動を抑制すると考えられている．鎮静・催眠作用は少なく，中枢性の筋弛緩作用や健忘作用はほとんど示さない．

ヒドロキシジン hydroxyzine：抗ヒスタミン薬と類似構造を有する抗アレルギー性抗不安薬である．視床・視床下部・大脳辺縁系に作用し，鎮静作用を示すとされる（ジフェニルメタン誘導体）．抗ヒスタミン作用による，強力な抗アレルギー作用を示すので，蕁麻疹，皮膚疾患に伴うかゆみ症に用いられる．乗り物酔いにも用いられる．眠気，口渇などの副作用が認められる．

C 選択的セロトニン再取り込み阻害薬 selective serotonin reuptake inhibitor（SSRI）

臨床上の経験から，抗うつ薬が不安障害を改善する可能性が示されている．特に，中枢神経系のセロトニン神経が不安の病態に関与すると考えられており，SSRI の臨床的な有用性が確立されている．薬理作用などは，本章「4.3.1 C 選択的セロトニン再取り込み阻害薬」p 188 を参照．

[適　応] 表 5-7 を参照

抗不安薬

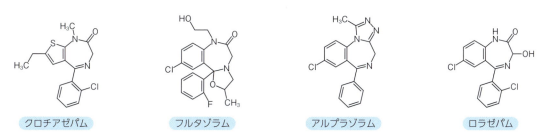

クロチアゼパム　　フルタゾラム　　アルプラゾラム　　ロラゼパム

フルジアゼパム　ブロマゼパム　ジアゼパム　オキサゾラム　フルトプラゼパム

ロフラゼプ酸エチル　タンドスピロン　ヒドロキシジン

4.3 気分障害治療薬

気分障害は気分の抑制あるいは気分の高揚を特徴とする．躁状態では，気分爽快，多弁・多動，誇大妄想などの異常な気分の高揚が認められ，うつ病性障害では，抑うつ気分，悲哀感，興味の喪失および精神運動減退などが認められる．

うつ状態のみ（あるいは頻度は低いが躁状態だけ）あらわれる単極性うつ病（あるいは単極性躁病）と，うつ病と躁病を繰り返す双極性感情障害（双極性うつ病）がある．

うつ病の発症メカニズムに関しては，モノアミン仮説や神経栄養因子，神経可塑性などの要因が考えられているが，その全貌は明らかになっていない．

4.3.1 抗うつ薬 antidepressant drugs

うつ病性障害に用いられる薬物であり，三環系および四環系抗うつ薬などがある．うつ病の神経化学的要因として脳内モノアミン量の変化が考えられているが，MAO阻害薬は，肝障害のため使用されなくなり，三環系および四環系の抗うつ薬，さらに選択的セロトニン再取り込み阻害薬（SSRI）やセロトニン・ノルアドレナリン再取り込み阻害薬（SNRI）などが用いられている（表5-8，図5-9）．

A 三環系抗うつ薬

［薬理作用］

急性効果：脳内のモノアミン（ノルアドレナリン，セロトニン）の再取り込み阻害により，シナプス間隙のモノアミン濃度を増加させる．これらの阻害作用は薬物投与後数時間で発現するが，抗うつ薬としての臨床効果は，2〜4週間の連続投与を要する．

慢性効果：長期投与によるモノアミン受容体やセロトニン自己受容体のダウンレギュレーション down regulation や神経新生の促進などが抗うつ作用の発現に関与すると考えられているが，議論となっている．

鎮静作用が強いものは，うつ病患者の不眠の初期治療にも有効である．

［副作用］　末梢性抗コリン作用による口渇，便秘，排尿障害，眼圧上昇（緑内障の増悪），瞳孔調節障害，発汗などが発現する．アドレナリンα_1受容体遮断作用による起立

表5-8 抗うつ薬の分類

			薬物	特徴
モノアミン再取り込み阻害薬	三環系	5-HT系＞NA系 3級アミン	イミプラミン	・神経終末でのモノアミン（5-HT, NA）の再取り込み阻害 　→シナプス間隙のモノアミン量増加 ・再取り込み阻害作用はただちに発現するが，臨床効果の発現には2〜4週間かかる ・副作用として，抗コリン作用（口渇，排尿困難，便秘，眼内圧上昇），循環器系（頻脈，起立性低血圧など），アドレナリンα_1受容体遮断作用，抗ヒスタミン作用，悪性症候群 ・緑内障に禁忌
			クロミプラミン	
			ロフェプラミン	
			アミトリプチリン	
			ドスレピン	
			トリミプラミン	
		NA系＞5-HT系 2級アミン	ノルトリプチリン	
			アモキサピン	
	四環系		マプロチリン	・NA再取り込み阻害作用 ・てんかんなどの痙攣性疾患または既往歴のある患者には禁忌
	非三環系		トラゾドン	・5-HT再取り込み阻害作用 ・活性代謝物がセロトニン5-HT$_{1B}$受容体の部分アゴニスト ・活性代謝物がセロトニン5-HT$_{2A}$受容体のアンタゴニスト ・眠気があるが，抗コリン作用，心毒性などの副作用が少ない ・精神賦活作用より抗不安・鎮静作用が強いとされる
	選択的5-HT再取り込み阻害	SSRI	フルボキサミン	・抗コリン作用による副作用が少ない ・うつ病，パニック障害，強迫性障害，不安に効果あり ・半減期長く，長期投与可能な安全な抗うつ薬
			パロキセチン	
			セルトラリン	
			エスシタロプラム	
	5-HT・NA再取り込み阻害	SNRI	ミルナシプラン	・従来の抗うつ薬やSSRIと比べて抗うつ作用の効果発現が速く，副作用が少ない ・ベンラファキシンは弱いDA再取り込み阻害作用を有する
			デュロキセチン	
			ベンラファキシン	
シナプス前アドレナリンα_2受容体遮断薬	四環系		ミアンセリン	・シナプス前のアドレナリンα_2受容体を遮断し，NAの遊離を増強 ・抗ヒスタミン作用強い（ヒスタミンH$_1$受容体遮断作用）
			セチプチリン	・5-HTやNAの再取り込み阻害作用は弱い

5-HT：セロトニン，NA：ノルアドレナリン，DA：ドパミン，SSRI：選択的セロトニン再取り込み阻害薬，SNRI：セロトニン，ノルアドレナリン再取り込み阻害薬

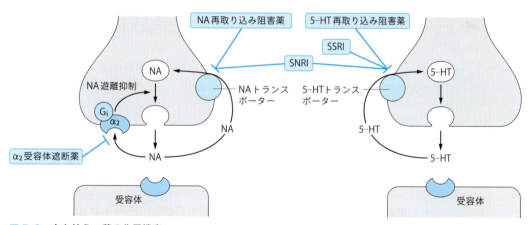

図5-9 主な抗うつ薬の作用機序
5-HT：セロトニン，NA：ノルアドレナリン，α_2：アドレナリンα_2受容体

性低血圧などが起こる．過量では，QT延長を伴う心室性不整脈を起こす可能性がある．中枢神経系に対して眠気や鎮静（抗ヒスタミンH$_1$作用），振戦，集中力の低下，精神運動機能の低下が認められ，せん妄が起こることがある．

　［禁　忌］　緑内障，心筋梗塞の回復の初期，MAO阻害薬との併用．
　［相互作用］　MAO阻害薬および中枢興奮薬は抗うつ薬の副作用も増強する．フェノチ

アジン系統合失調症治療薬は，抗コリン性および抗アドレナリン性の副作用を増強する．

1) 3級アミン

💊 イミプラミン imipramine，クロミプラミン clomipramine，ロフェプラミン lofepramine，アミトリプチリン amitriptyline：ジベンズアゼピン誘導体として分類されるイミプラミン，クロミプラミン，ロフェプラミンは，モノアミン（ノルアドレナリンおよびセロトニン）の非選択的な再取り込み阻害による抗うつ作用が主作用であり，第1世代三環系抗うつ薬である（下記ノルトリプチリンも含む）．ほかに鎮静作用も有する．アミトリプチリンは，生体内で脱メチル化されてノルトリプチリンになる．イミプラミンは低用量で遺尿症，アミトリプチリンは夜尿症に用いられる．

💊 ドスレピン dosulepin，トリミプラミン trimipramine：ドスレピンはノルアドレナリン，セロトニン，ドパミンの再取り込み阻害作用がある．トリミプラミンの抗うつ作用，抗痙攣作用，抗ヒスタミン作用は，イミプラミンと同程度とされる．

2) 2級アミン

💊 ノルトリプチリン nortriptyline，アモキサピン amoxapine：アモキサピンは，主にノルアドレナリンの再取り込みを阻害する（セロトニンの再取り込み阻害作用に比べ強い）．第2世代三環系抗うつ薬と呼ばれ，第1世代と比較し抗コリン作用が弱く，血中半減期が短く速効性である．まれにドパミン受容体遮断作用による急性の錐体外路障害や長期の連用による遅発性ジスキネジアが起こるとされるが，受容体遮断作用による副作用発現は3級アミンに比べて弱い．

B 四環系抗うつ薬・非三環系

💊 マプロチリン maprotiline，トラゾドン trazodone：マプロチリンは，最初の四環系抗うつ薬であり，その抗うつ作用は速効性で，主としてノルアドレナリン再取り込み阻害作用である．セロトニン再取り込み阻害作用および中枢性抗コリン作用がない点は，三環系抗うつ薬と異なる．半減期が長く1日1回投与で有効である．食欲亢進作用や眠気を誘発する（食欲不振，不眠に有効とされる）．

　　トリアゾロピリジン誘導体のトラゾドンは，弱いセロトニン再取り込み阻害作用を有する．眠気が強いが，抗コリン作用はほとんどない．

C 選択的セロトニン再取り込み阻害薬 selective serotonin reuptake inhibitor（SSRI）

💊 フルボキサミン fluvoxamine，パロキセチン paroxetine，セルトラリン sertraline，エスシタロプラム escitalopram

［薬理作用］　セロトニントランスポーターの機能を抑制し，神経終末へのセロトニン再取り込みを選択的に阻害する（2章 8.3.7 p 65 参照）．特に，エスシタロプラムは，セロトニントランスポーターに高い親和性を有し，ノルアドレナリンやドパミンの再取り込み阻害作用はない．反復投与により，神経終末の自己受容体（セロトニン 5-HT_2 受容体）のダウンレギュレーションを引き起こし，シナプス間隙のセロトニン量を増加させる．

［適　応］　うつ病およびうつ状態．半減期が長く，長期投与可能で安全な抗うつ薬である．不安障害（本章 4.2.2C p 185 参照）

［副作用］　消化器症状，セロトニン症候群（異常発汗，緊張，体温低下などの自律神経

失調や振戦，筋痙攣などの体性神経系，錯乱，興奮，せん妄など），悪性症候群，SIADH（エスシタロプラム）などがある．一方，抗コリン性の副作用や心血管系への影響が少ない．

［禁　忌］　QT 延長のある患者（エスシタロプラム）

［相互作用］　薬物代謝酵素 CYP2D などを阻害するため，併用薬に注意を要する．

D　セロトニン・ノルアドレナリン再取り込み阻害薬 serotonin-noradrenaline reuptake inhibitor（**SNRI**）

💊 **ミルナシプラン** milnacipran, **デュロキセチン** duloxetine, **ベンラファキシン** venlafaxine

［薬理作用］　セロトニンおよびノルアドレナリンの神経終末への再取り込みを阻害する（2 章 8.3.7 p 65 参照）．三環系，四環系抗うつ薬や SSRI と比較し効果の発現が速く，副作用が少ないとされる．

［適　応］　うつ病・うつ状態（ミルナシプラン，デュロキセチン，ベンラファキシン），糖尿病性神経障害に伴う疼痛（デュロキセチン）

E　シナプス前アドレナリン α_2 受容体遮断薬

💊 **ミアンセリン** mianserine, **セチプチリン** setiptiline：**四環系化合物**である．**シナプス前アドレナリン α_2 受容体遮断作用**によるノルアドレナリン遊離増強作用が抗うつ効果の発揮に関与すると考えられる．セロトニンやノルアドレナリンの再取り込み阻害作用が弱い点は三環系抗うつ薬と異なるが，イミプラミンと同程度の抗うつ作用をもち，速効性であるとされる．ミアンセリンは，ヒスタミン H_1 受容体に高親和性があり，眠気が強い．抗アドレナリン α_1 や抗セロトニン 5-HT_2 作用もあるが，抗コリン作用による副作用が少なく，心血管系への副作用も少ないとされる．食欲亢進作用がある．

F　ノルアドレナリン作動性・特異的セロトニン作動性抗うつ薬 noradrenergic and specific serotonergic antidepressant（**NaSSA**）

💊 **ミルタザピン** mirtazapine：ノルアドレナリン作動性神経終末のアドレナリン α_2 自己受容

■ 抗うつ薬

イミプラミン　　クロミプラミン　　ロフェプラミン　　アミトリプチリン

ドスレピン　　トリミプラミン　　ノルトリプチリン　　アモキサピン

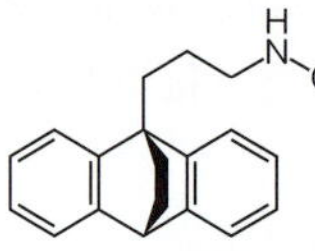

マプロチリン 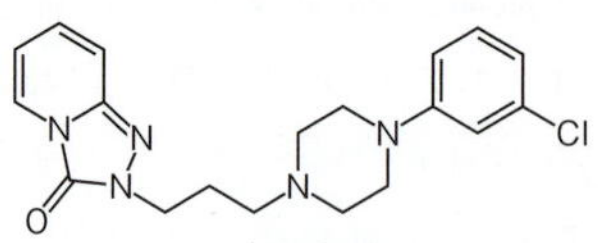　　　トラゾドン

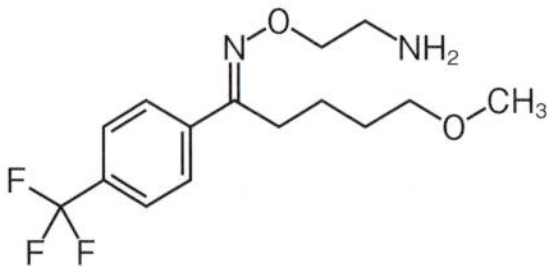

フルボキサミン 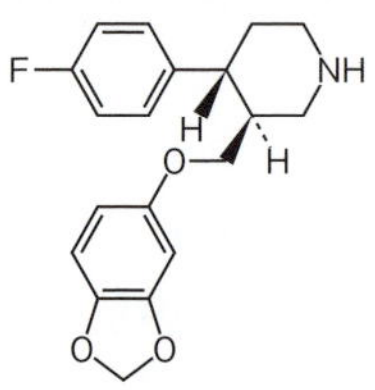　　パロキセチン 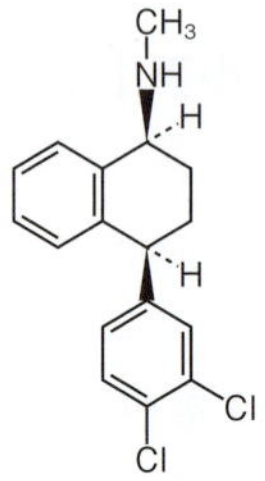　　セルトラリン 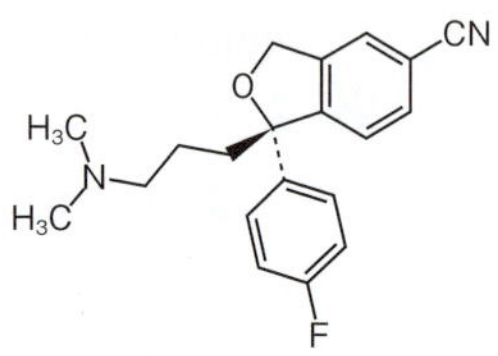　　エスシタロプラム

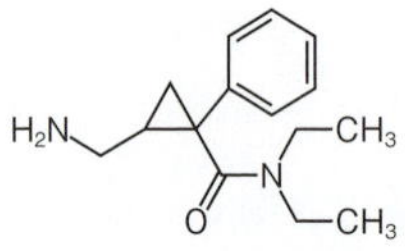

ミルナシプラン 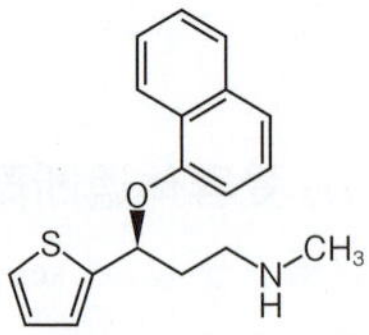　　デュロキセチン 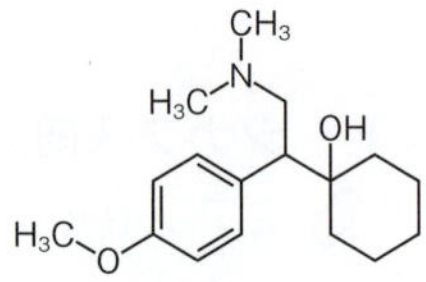　　ベンラファキシン

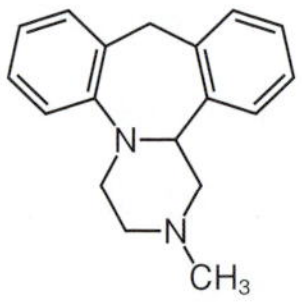

ミアンセリン 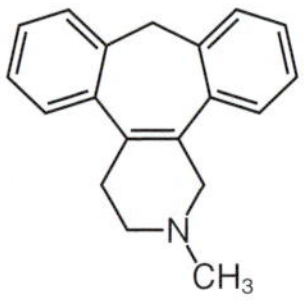　　セチプチリン 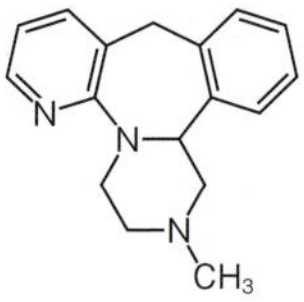　　ミルタザピン

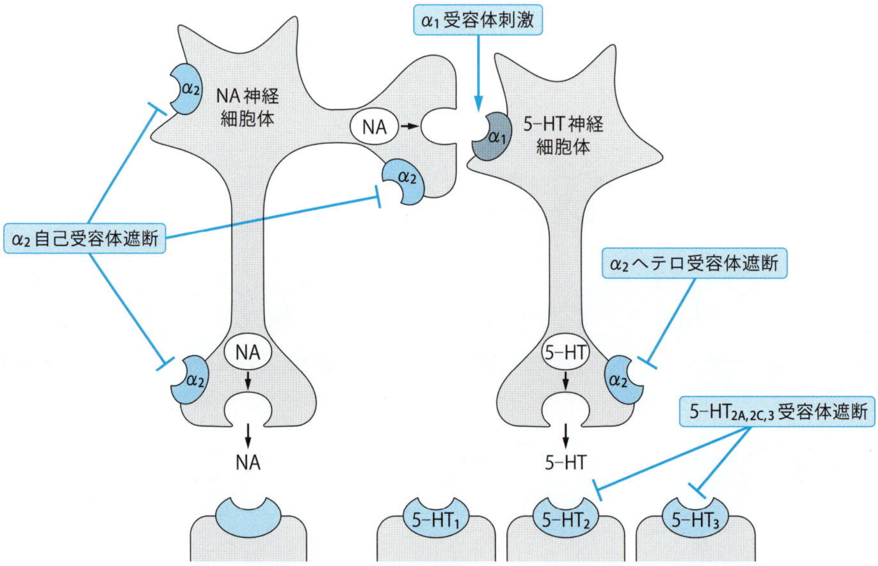

図5-10　NaSSAの作用機序
$α_1$：アドレナリン$α_1$受容体，$α_2$：アドレナリン$α_2$受容体，NA：ノルアドレナリン，5-HT：セロトニン

体およびセロトニン作動性神経終末のアドレナリン α_2 ヘテロ受容体に対し拮抗作用を示し，それぞれノルアドレナリンおよびセロトニンの神経伝達を増強する．セロトニン 5-HT_{2A}，5-HT_{2C} および 5-HT_3 受容体拮抗作用も有する（**図 5-10**）．鎮静・催眠作用は強い．

4.3.2　気分安定薬（抗躁薬）

双極性感情障害の治療と再発予防に有効な薬物である．代表的な治療薬として炭酸リチウムがある．ほかに抗てんかん薬のカルバマゼピン，バルプロ酸，ラモトリギンも有効である．急性期には，ハロペリドール，スルピリド，ゾテピンなどと併用される．

🔹 炭酸リチウム lithium carbonate

［薬理作用］　Li^+ の抗躁作用発現機構は不明な点が多い．仮説として，①イノシトール一リン酸分解酵素（IMPase）の阻害による細胞内イノシトールの減少（PI 代謝回転の抑制），②ノルアドレナリン，セロトニン，ドパミンの遊離抑制や取り込み促進作用，③グリコーゲンシンターゼキナーゼ-3β（GSK-3β）の阻害などが考えられている．これら多くの作用が複合的に関連して効果を発揮していると考えられる．

　意識水準を低下させることなく躁状態を改善し，睡眠異常も調節される．抗精神病作用，鎮静作用，錐体外路系作用はなく，健常者にはほとんど中枢作用をあらわさない．

［適　応］　躁病および躁うつ病の躁状態

［副作用］　振戦，腎症状（口渇，多尿，浮腫），甲状腺機能低下，胃腸症状（食欲不振，悪心，嘔吐），不整脈などがある．重症になると，意識障害，痙攣，急性腎不全，昏睡などをきたす．心臓奇形があるため，妊婦または妊娠している可能性の婦人には禁忌である．腎障害患者は，Li^+ の体内貯留を起こしやすいため禁忌となる．

［薬物動態］　消化管からよく吸収され，投与後約 1 週間で効果があらわれるが，定常状態になるためには数週間必要とされている．治療域・**安全域が狭い**ので，治療薬物モニタリングを行う．有効血中濃度は 0.4〜1.2 mEq/L で，血中濃度が 1.5 mEq/L を超えると中毒症状があらわれる．3 mEq/L 以上になると錯乱と運動障害にはじまり，昏睡，痙攣と続き死に至るとされる．

［相互作用］　Li^+ は血漿タンパク質と結合せず，糸球体で容易に濾過され，Na^+ と同じ能動輸送系で近位尿細管より再吸収される．Na^+ の枯渇は近位尿細管での Li^+ の再吸収を増加し，Li^+ の排泄を阻害する．したがって，チアジド系利尿薬やループ利尿薬，NSAIDs などは，Li^+ の作用を増大させるので併用注意である．

5　抗てんかん薬

5.1　てんかん

　てんかんの特徴は発作の発現であるが，その発生機序の詳細はいまだ不明な点もある．現在，脳内の特定の神経細胞群で高頻度放電が生じ，局所的な異常興奮と，その異常興奮が脳内に拡大して起こると考えられている．症状は，異常興奮が起こる脳部位やその関連領域に依存し，不随意の筋収縮や自律神経興奮，しばしば気分や行動にも影響を及ぼすものがある．

　通常，意識障害を伴いながら突発性で短時間の痙攣発作を引き起こす．痙攣を伴わず意識消失のみを起こすもの，あるいは意識障害を伴わないものもある．

表 5-9 てんかんの分類

分類		痙攣	意識消失	症状
部分発作	単純部分発作 （皮質焦点発作）	＋ （部分的）	―	大脳皮質障害部位（焦点）に限定された筋の痙攣を起こす 身体の一部の発作，身体感覚発作，自律神経発作等がある
	複雑部分発作 （精神運動発作）	＋ （部分的）	― （意識障害）	痙攣は部分的で運動障害と意識障害（消失はない）が発作性に発現する 音をたてながらの咀嚼運動，衣類をいじるなどの自動症
	二次性全般化発作			単純部分発作，複雑部分発作から全身痙攣発作に進展
全般発作	欠神発作	―	＋	数秒間の意識消失を主症状とし，痙攣を伴わない（小児に多い） 一点を凝視，会話・動作中断
	ミオクロニー発作	＋	―	意識は正常に保たれる（軽度な意識障害） 四肢，体幹屈筋群の対称性の瞬間的攣縮
	強直間代発作	＋	＋	突然意識障害，呼吸停止，咬舌，尿失禁，初期叫声 全身の強直性痙攣→間代性痙攣→発作後睡眠→正常状態
	強直発作	＋	＋	突然の体軸性の強直
	間代発作	＋	＋	筋の収縮・弛緩を交互に繰り返す
	脱力発作	―	＋	筋緊張低下と意識消失が同時に起こり倒れ込む 小児の点頭てんかんなど

5.1.1 てんかんの分類

てんかんは，臨床的に部分発作と全般発作の2種に大別される（表5-9）．

1) 部分発作：部分発作では，局所的に神経細胞が過剰興奮し，その症状は焦点部位，またはその関連領域に応じて不随意的な筋の収縮（運動発作），異常感覚（体性感覚発作），腹痛・悪心・発汗などの自律神経発作などを呈する．これらは，単純部分発作と呼ばれ，通常神経細胞の興奮は1側の大脳皮質に限局し，発作中の意識は保たれる．一方，主に側頭葉に焦点を有する複雑部分発作（精神運動発作）は，痙攣は起こらないが発作中の意識障害を伴い，その間の記憶が欠如したまま回復に至る．症状としては，音をたてながらの咀嚼運動，舌なめずり，衣類をいじるなどの自動症を呈する．

2) 全般発作：全般発作では，上位脳幹網様体を含む両側大脳半球全般に神経細胞の異常興奮が起こり，発作初期には意識消失が起こる．強直間代発作と欠神発作（小発作）に大別され，その他にミオクロニー発作や脱力発作（失立発作）を呈するレノックス-ガストー症候群がある（本章 p197参照）．強直間代発作では，不随意的な叫び声をあげ意識が消失し，全身の筋肉が強直し後弓反張（弓なりの姿勢）を呈することもある．この強直期には呼吸停止，瞳孔散大，チアノーゼなどを呈し，間代発作では筋の収縮・弛緩を繰り返すため四肢の屈曲・伸展を呈する．失禁や流涎もしばしば起こる．発作後は，意識消失のまま睡眠またはもうろう状態となることが多く，数分後に回復する．

欠神発作では，突然意識が消失し，それまでの作業や会話を突然中断し，数秒一点を凝視したりするが，痙攣は伴わない．その後突然回復し，作業や会話などを再開する．欠神発作の間の脳波パターンは，特徴的な周期的興奮を呈する．この周期的な興奮は，大脳皮質と視床の間の振動性フィードバックによるものと考えられており，視床ニューロンのCa^{2+}チャネルに依存し発現しているとされている．

ミオクロニー発作では，突然瞬間的な筋攣縮が1つまたは複数箇所で起こる．軽度の意識障害が伴うこともある．光刺激により誘発されやすく，小児期までに好発する．

レノックス-ガストー症候群では，強直発作，ミオクロニー発作，脱力発作など多彩なてんかん発作を呈し，発作によりしばしば転倒し怪我が絶えない．精神運動発達遅滞を伴う．

3) てんかん重積症：痙攣発作が長時間に及ぶ．発作から完全に意識が回復しないまま，次の

発作があらわれる状態で，緊急の薬物治療を要する．

5.1.2 抗てんかん薬のスクリーニングのためのモデル

強直性痙攣は，動物へのストリキニーネ（本章 10.3 p 242 参照）投与で反射性痙攣として起こる．頭部や耳・眼に電撃を与え，痙攣を誘発する最大電撃痙攣法も強直間代発作に類似した症状を呈する．ペンテトラゾール（本章 10.2 p 242 参照）の投与は，欠神発作に類似した症状を呈する．また，振戦はトレモリンの投与により誘発される．

5.2 抗てんかん薬の作用機序

抗てんかん薬は，脳内の局所的な神経細胞の興奮とその拡大を抑制する薬物，抑制性神経伝達系を増強する薬物である（表5-10）．

5.2.1 神経細胞膜のイオン透過性を抑制して神経細胞の興奮や神経伝達物質の放出を抑制

頻度依存性に神経細胞（発火頻度が高い神経細胞）の電位依存性 Na^+ チャネルを不活化し，活動電位の発生を抑制する．また，わずかな脱分極で活性化される T 型 Ca^{2+} チャネル（低閾値活性型 Ca^{2+} チャネル）やシナプス前に存在する高閾値活性型 Ca^{2+} チャネルの抑制を介して神経細胞内への Ca^{2+} 流入を阻害し，神経細胞の興奮抑制や神経伝達物質の放出を抑制する．さらに，電位依存性 K^+ チャネルを特異的に活性化させ K^+ 透過性を変化させる薬物もある．

5.2.2 γ-アミノ酪酸 $GABA_A$ 受容体機能を促進して抑制性神経伝達を増強

γ-アミノ酪酸 $GABA_A$ 受容体のバルビツレート受容体［ピクロトキシン（本章 10.2 p 241）結合部位］あるいはベンゾジアゼピン受容体に結合し GABA の作用を増強する．または，GABA トランスアミナーゼを阻害することで，GABA の分解が抑制され，脳内 GABA 量を増加させる．

5.3 抗てんかん薬（表5-10）

A　Na^+ チャネルに作用する薬物

フェニトイン phenytoin（ジフェニルヒダントイン），**ホスフェニトイン** fosphenytoin, **エトトイン** ethotoin

［薬理作用］不活性化状態の Na^+ チャネルに作用し，不活性状態からの回復を妨げ，活動電位を発生できる機能的なチャネル数を減少させる．すなわち Na^+ の膜透過性を抑制する．持続性の高頻度発火を選択的に阻害するので，発火頻度が高いほど抑制効果が強く，てんかん発作時の興奮を阻害する一方，正常時の発火は必要以上に阻害しない．ホスフェニトインは，生体内のアルカリホスファターゼにより活性代謝物（フェニトイン）に加水分解されるプロドラッグである．局所の発作を抑制するとともに，神経細胞の興奮の伝播も抑制するので，二次性全般発作にも有効とされる．

［適　応］欠神発作以外のてんかんに有効で，ミオクローヌス発作には効果がない．欠神発作は悪化させる．てんかん重積状態（フェニトインおよびホスフェニトイン）

［副作用］小脳前庭症状（運動失調，眼球震とう，めまい），結合組織症状（歯肉の過形成），血液障害［薬物代謝障害（葉酸吸収の低下）に伴う巨赤芽球貧血など］，異所性発毛症（アンドロゲン分泌上昇によると考えられている多毛症），ビタミン障害（ビタ

表 5-10 抗てんかん薬の分類

薬　物	電位依存性 Na⁺チャネル抑制	電位依存性 Ca²⁺チャネル抑制	T型 Ca²⁺チャネル抑制	GABA機能増強	Glu遊離阻害	炭酸脱水酵素阻害	部分発作	欠神発作	ミオクロニー発作	強直間代発作	てんかん重積症	(2)	(3)	(4)	(5)
Na⁺チャネルに作用する薬物															
フェニトイン	○	○					○	―		○	○(注射剤)				
ホスフェニトイン	○	○					フェニトイン経口投与時の一時的代替療法				○(静注)				
エトトイン	○	○								○					
カルバマゼピン(7)	○	○			○					○					
ラモトリギン(8)	○	○			○		○	○		○				○	○
トピラマート	○	○		○	○	○				○					
バルプロ酸ナトリウム(9)	○		○	○(11)			○	○	○	○					
オクスカルバゼピン	○										○				
ラコサミド	○						○				○				
Ca²⁺チャネルに作用する薬物															
エトスクシミド			○					○	○		○				
ガバペンチン		○		○							○				
GABA_A 受容体に作用する薬物															
バルビツール酸誘導体															
フェノバルビタール(10)	○	○		○			○			○	○(1)				
プリミドン	○	○		○			○			○					
ベンゾジアゼピン誘導体															
ジアゼパム	○			○							○(静注)				
クロナゼパム	○			○				○	○		○				
クロバザム	○			○			○	○	○	○					
ニトラゼパム				○			○	○	○	○					
ミダゾラム				○							○(静注)				
その他															
ペランパネル	AMPA型グルタミン酸受容体非競合的拮抗作用												○	○	
レベチラセタム	シナプス小胞タンパク質2A（SV2A）に結合			○	○									○	
アセタゾラミド				○		○				○					
スチリペントール				○(11)						(6)					
ルフィナミド	Na⁺チャネル不活性化状態を延長														○
ゾニサミド	発作活動の伝播過程の遮断，てんかん原性焦点の抑制など						○	○(非定型)		○					
スルチアム						○	○								
アセチルフェネトライド	最大電撃痙攣およびペンテトラゾール痙攣に対する抑制作用（ラット，マウス）						○			○					

(1) フェノバルビタールナトリウム（静注）
(2) 脱力発作（点頭てんかんなど）
(3) ほかの抗てんかん薬で十分な効果が得られない部分発作（二次性全般化発作含む）
(4) ほかの抗てんかん薬で十分な効果が得られない強直間代発作
(5) レノックス・ガストー症候群
(6) ドラベ症候群における間代発作または強直間代発作に対するクロバザムおよびバルプロ酸との併用
(7) 躁病および躁うつ病の躁状態の治療，統合失調症の興奮状態，三叉神経痛
(8) 双極性障害における気分エピソードの再発・再燃抑制
(9) 躁病および躁うつ病の躁状態の治療，片頭痛発作の発症抑制
(10) 不眠症，新生児痙攣（フェノバルビタールナトリウム）
(11) GABA トランスアミナーゼ阻害
GABA：γ-アミノ酪酸，Glu：グルタミン酸

ミンD代謝障害による骨軟化症や低カルシウム血症）など

カルバマゼピン carbamazepine, ラモトリギン lamotrigine

[薬理作用] カルバマゼピンおよびラモトリギンは，フェニトインと同様に Na^+ チャネルを頻度依存的かつ電位依存的に抑制することで神経細胞膜の脱分極を抑制し，グルタミン酸などの興奮性神経伝達物質の遊離を抑制すると考えられている．カルバマゼピンは，三環系抗うつ薬と構造が類似しているため作用が関連する．

[適 応] 〈ラモトリギン〉ほかのてんかん薬で十分な効果が認められないてんかん患者の部分発作，強直間代発作に対する抗てんかん薬との併用療法．単純および複雑部分発作，強直間代発作および欠神発作にも有効である．双極性障害における気分エピソードの再発・再燃も抑制する．〈カルバマゼピン〉躁うつ病の躁状態，統合失調症の興奮状態，三叉神経痛にも用いられる．

[副作用] 鎮静，視覚障害（複視，めまいなど），過敏反応，運動失調など．

トピラマート topiramate

[薬理作用] 電位依存性 Na^+ チャネルの抑制作用，電位依存性 L 型 Ca^{2+} チャネル抑制作用，グルタミン酸 AMPA 受容体機能抑制作用，GABA 存在下での γ-アミノ酪酸 $GABA_A$ 受容体機能増強作用，炭酸脱水酵素阻害作用

[適 応] ほかのてんかん薬で十分な効果が認められないてんかん患者の部分発作（二次性全般化発作を含む）に対する抗てんかん薬との併用療法

バルプロ酸ナトリウム sodium valproate

[薬理作用] **GABAトランスアミナーゼの阻害作用**により抑制性シナプスでのGABA量が増加し，GABA作動性の抑制性神経伝達を増強する．Na^+ チャネルの抑制作用，T型 Ca^{2+} チャネル抑制作用も有する．

[適 応] 各種てんかんに有効である．特に**欠神発作（小発作）に有効**であり，小発作に大発作が混在する場合の第1選択薬である．**双極性障害の躁状態**にも用いられる．

[副作用] 重篤な肝障害を起こすことがある．振戦，運動失調，体重増加，高アンモニア血症など

B Ca^{2+} チャネルに作用する薬物

エトスクシミド ethosuximide, トリメタジオン trimethadione

[薬理作用] **視床-大脳皮質における低閾値（T型） Ca^{2+} 電流を遮断**する．すなわち，視床ニューロンに発現している Ca^{2+} チャネルに依存する周期性の興奮を抑制する．トリメタジオンの作用に類似し，ペンテトラゾールで誘発される間代性痙攣に拮抗する（ラット）．

[適 応] 〈エトスクシミド〉**欠神発作（小発作）**（第1選択薬），ミオクロニー発作，点頭てんかん．

[副作用] 悪心，食欲不振，皮膚粘膜眼症候群，全身性エリテマトーデス様症状（発熱，紅斑，筋肉痛，関節痛，リンパ節腫脹など），再生不良性貧血など．

ガバペンチン gabapentin

[薬理作用] 前シナプスに存在する電位依存性 Ca^{2+} チャネルの $α_2δ$ サブユニットに結合し，Ca^{2+} の流入を抑制する．その結果，興奮性神経伝達物質の遊離が抑制される．脳内GABA量の増加作用，GABAトランスポーター活性化作用などにより，GABA作

動性神経系の亢進作用を有するとされる．

[適 応] ほかのてんかん薬で十分な効果が認められないてんかん患者の部分発作（二次性全般化発作を含む）に対する抗てんかん薬との併用療法．

[体内動態] ほかの多くの抗てんかん薬は肝臓で代謝されるが，ガバペンチンは腎排泄型である．

C γ-アミノ酪酸 $GABA_A$ 受容体に作用する薬物

1）バルビツール酸誘導体

フェノバルビタール phenobarbital, **プリミドン** primidone

[薬理作用] 鎮静催眠効果よりも低用量で抗痙攣作用をあらわす．γ-アミノ酪酸 $GABA_A$ 受容体のバルビツレート結合部位に結合し，Cl^- チャネルの開口を促進する．プリミドンは，生体内でフェノバルビタールとフェニルエチルマロンアミド（PEMA）の活性代謝産物を生成する．

[適 応] 強直間代発作，部分発作に有効で，小発作には無効である．

[副作用] 鎮静，眠気，ふらつき，めまい，眼球振とう，運動失調

[相互作用] 肝薬物代謝酵素（CYP3A）を誘導するため，多剤併用には注意を要する．

2）ベンゾジアゼピン誘導体

ジアゼパム diazepam, **クロナゼパム** clonazepam, **クロバザム** clobazam, **ニトラゼパム** nitrazepam

[薬理作用] γ-アミノ酪酸 $GABA_A$ 受容体のベンゾジアゼピン受容体に結合し，GABAによるγ-アミノ酪酸 $GABA_A$ 受容体の機能（Cl^- の細胞内への流入）を増強する．

[適 応] ジアゼパムは，静注によりてんかんの重積状態を中断，改善する（てんかん重積症の第1選択薬）．クロナゼパム，クロバザム，ニトラゼパムは，ミオクロニー発作および欠神発作に有効である．

D その他

レベチラセタム levetiracetam

[薬理作用] 神経終末内のシナプス小胞タンパク質 SV2A との結合，N型 Ca^{2+} チャネルの阻害，細胞内 Ca^{2+} 遊離の抑制，GABA およびグリシン作動性電流に対するアロステリック阻害の抑制，神経細胞間の過剰な同期化の抑制などが確認されている．

[適 応] てんかん患者の部分発作（二次性全般化発作を含む）．ほかのてんかん薬で十分な効果が認められないてんかん患者の強直間代発作に対する抗てんかん薬との併用療法．

ゾニサミド zonisamide：ウレイド構造をもたず，スルホンアミド基を有するが炭酸脱水酵素阻害作用は弱い．Na^+ チャネルの阻害と考えられている．強直間代発作と部分発作に有効である．長い血中半減期（60〜80時間）を有し，一部は未修飾のまま，一部はグルクロン酸代謝物として排泄される．過敏症，眠気などがあらわれうる．

アセタゾラミド acetazolamide：炭酸脱水酵素阻害作用を有する．体内の酸塩基平衡に影響を及ぼし，中枢神経系での異常な興奮を抑制すると考えられている．強直間代発作と部分発作に対して，ほかのてんかん薬が効果不十分である場合用いられる．その他，緑内障，呼吸性アシドーシス，心性浮腫，肝性浮腫，メニエール病や睡眠時無呼吸症候群などに適

応される.

- スルチアム sultiame：精神運動発作に有効である．電撃痙攣およびペンテトラゾール痙攣試験において有効性が示されている．腎不全や過敏症が副作用としてあらわれる．
- アセチルフェネトライド acetylpheneturide：強直間代発作，焦点発作，精神運動発作，自律神経発作に有効である．ペンテトラゾール痙攣を強く抑制する．副作用として再生不良性貧血がある．
- スチリペントール stiripentol

    [薬理作用] GABA取り込み阻害作用，GABAトランスアミナーゼ活性低下作用，脳内GABA量の増加作用およびγ-アミノ酪酸$GABA_A$受容体に対する促進性アロステリック調節作用などにより，GABA作動性神経伝達を亢進する．α_3あるいはδサブユニットを有するγ-アミノ酪酸$GABA_A$受容体（本章3.2.1 p169参照）に，より強い活性を示す．

    [適　応] クロバザムおよびバルプロ酸ナトリウムで十分な効果が認められないドラベ症候群患者における間代発作または強直間代発作に対するクロバザムおよびバルプロ酸ナトリウムとの併用療法

◆ドラベ症候群 Dravet syndrome

全身強直間代発作や半身性間代発作が生後1年以内の正常な乳児に発症する．発熱や入浴により誘発され，1歳を過ぎるとさまざまな発作を伴い，発達遅滞や運動失調，筋緊張低下，多動などが出現する．

- ルフィナミド rufinamide

    [薬理作用] 電位依存性Na^+チャネルの不活性化状態からの回復を遅延させる．Na^+依存性活動電位の高頻度発火を抑制する作用を有する．

    [適　応] ほかの抗てんかん薬で十分な効果が認められないレノックス-ガストー症候群における強直発作および脱力発作に対する抗てんかん薬との併用療法

◆レノックス-ガストー症候群 Lennox-Gastaut syndrome

乳児期から小児期に発症する難治性てんかんの1つで，非定型欠神発作，脱力発作，ミオクロニー発作など多彩なてんかん発作が生じる．器質性の脳障害を原因とする場合が多く，知的障害を伴う．脱力発作などにより突然倒れ，頭や顔に怪我を負うことも多い．

- ガバペンチン エナカルビル gabapentin enacarbil

    [薬理作用] 体内で速やかに加水分解され，活性代謝物のガバペンチンを生成するプロドラッグである．ガバペンチンのレストレスレッグス（むずむず脚）症候群に対する作用機序の詳細は不明であるが，電位依存性Ca^{2+}チャネルの$\alpha_2\delta$サブユニットに結合することにより，前シナプスでのCa^{2+}の細胞内流入を抑制し，興奮性神経伝達物質の遊離を抑制するとされている．

    [適　応] 中等度から高度の突発性レストレスレッグス症候群（下肢静止不能症候群）

◆レストレスレッグス症候群 restless legs syndrome（むずむず脚症候群）

主として睡眠時や安静時に下肢の不快な耐え難い異常感覚を生じ，下肢を動かさずにはいられない衝動を特徴とする．これにより，入眠障害と中途覚醒後の再入眠を困難にする．突発性と二次性（神経疾患，鉄欠乏，腎不全，妊娠等）に大別される．

- ペランパネル perampanel

    [薬理作用] 主にシナプス後膜に存在するグルタミン酸AMPA受容体を選択的に，かつ非競合的に拮抗する．

[適 応] ほかの抗てんかん薬で十分な効果が認められないてんかん患者の部分発作（二次性全般発作を含む），強直間代発作に対する抗てんかん薬との併用療法

- **ビガバトリン** vigabatrin：GABA トランスアミナーゼを阻害し，脳内の GABA 量を増加させる．点頭てんかんに有効である．
- **ラコサミド** lacosamide：電位依存性の Na^+ チャネルの緩徐な不活性化を促進し，過興奮状態にある神経細胞膜を安定化させる．ほかの抗てんかん薬で十分な効果が認められないてんかん患者の部分発作（二次性全般発作を含む）に対する抗てんかん薬との併用療法および部分発作（二次性全般化発作を含む）に対する単剤療法で用いられる．
- **オクスカルバゼピン** oxcarbazepine：本剤と主代謝物（10-monohydroxy derivative：MHD）による電位依存性の Na^+ チャネルの遮断，K^+ チャネルとの相互作用と高電位活性化 Ca^{2+} 電流の抑制などが抗痙攣作用に寄与する．ほかの抗てんかん薬で十分な効果が認められないてんかん患者の部分発作（二次性全般発作を含む）に対する抗てんかん薬との併用療法で用いられる．

5.4 抗てんかん薬の注意点

服用初期には，神経細胞系への影響により，眠気やだるさがあらわれる．長期にわたる抗てんかん薬の服用で，白血球減少や貧血などの骨髄抑制や葉酸の吸収阻害を生じることがある．フェニトインは，歯肉肥厚などの特有の症状が出現する．加えて，多くの抗てんかん薬は肝代謝されるので，薬物相互作用の点で注意が必要である．さらに，治療領域が狭いものもあるため，治療薬物モニタリングによる血中薬物濃度の監視が重要である．催奇形性も報告されている．薬物に対するアレルギー反応では，スティーブンス・ジョンソン Stevens-Johnson 症候群などの皮膚症状と薬剤性 SLE（systemic lupus erythematosus：全身性紅斑性狼瘡）などがある．

抗てんかん薬

フェニトイン　ホスフェニトインナトリウム　エトトイン　カルバマゼピン　ラモトリギン

トピラマート　バルプロ酸ナトリウム　エトスクシミド　トリメタジオン　ガバペンチン

フェノバルビタール　プリミドン　クロナゼパム　クロバザム

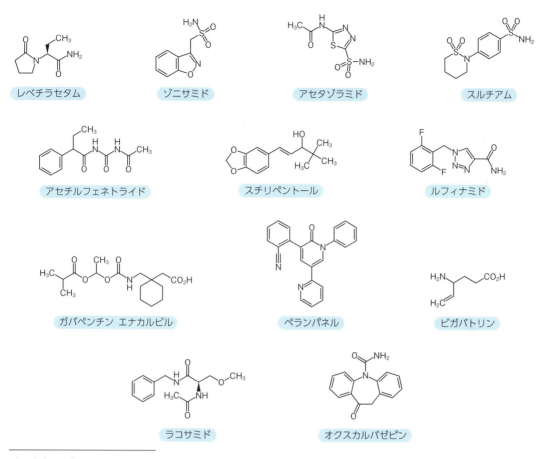

ジアゼパムは「抗不安薬」を，ニトラゼパムは「ベンゾジアゼピン系催眠薬」を参照

6 パーキンソン病治療薬

6.1 錐体外路系とパーキンソン病の病態生理

　姿勢の維持や筋の緊張など，無意識の骨格筋運動は不随意運動と呼ばれ，錐体外路系を介して行われている．この錐体外路系は，線条体（尾状核，被殻），淡蒼球，視床下核（視床），黒質（中脳）などから構成される大脳基底核を指し，大脳皮質と視床の間に位置する（図5-11）．

　主な神経回路として，中脳の黒質緻密層から線条体に投射するドパミン作動性神経，線条体から淡蒼球外節に投射するGABA作動性神経，線条体内のアセチルコリン作動性神経などがある．

　パーキンソン病は黒質緻密層から線条体に投射するドパミン作動性神経（ドパミン産生細胞）が変性する錐体外路系神経の変性疾患である．そのため，不随意運動障害すなわち安静時振戦，無動，筋固縮，姿勢反射障害の四大症状が特徴である．パーキンソン病では線条体のドパミン含量が著しく減少し，線条体内の神経伝達物質アセチルコリンとの相対的バランスが崩れ，種々の症状発現にかかわると考えられている．また，パーキンソン病ではドパミン神経の変性だけでなく，青斑核から発するノルアドレナリン作動性神経，縫線核から発するセロトニン作動性神経などにも変性をきたし，脳内のノルアドレナリン含量やセロトニン含量も減少することが知られている．

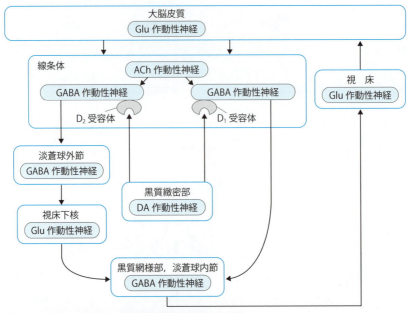

図 5-11　錐体外路系と大脳基底核の入力路と出力路

6.2　パーキンソン病治療薬

　パーキンソン病の主たる病態は，中脳の黒質から線条体に投射するドパミン作動性神経の変性である．その結果，投射先の線条体でドパミン不足を引き起こすため，線条体でのコリン作動性神経機能が相対的に亢進する．さらに，ノルアドレナリンの低下も観察される．慢性期症状ではすくみ現象が出現し，その症状には後述のドロキシドパ（ノルアドレナリンの補充目的）が有効とされる．
　主な治療目標として以下のものがあげられる（表5-11）．
　① 欠乏状態にあるドパミンの補充（ドパミン前駆体，ドパミン受容体作動薬，ドパミン遊離促進薬，ドパミン分解酵素阻害薬）
　② 相対的に機能が亢進しているコリン作動性神経系の抑制（中枢性アセチルコリン受容体遮断薬）
　③ 欠乏状態にあるノルアドレナリンの補充（ノルアドレナリン前駆体）である．
　この他に，GABA作動性神経の過剰興奮を抑制するアデノシン A_{2A} 受容体阻害薬がある．

A　ドパミン前駆体

 レボドパ levodopa（L-DOPA）

　　　［薬理作用］　第一義的にドパミンの補充が必要となるが，ドパミンは血液脳関門（BBB）を通過できないため，その全身投与では効果が得られない．ドパミンの前駆体であるレボドパはBBBを通過し，脳内の芳香族L-アミノ酸脱炭酸酵素によりドパミンに生合成される（3章1.3.1 p89 参照）．筋固縮に対し最も効果が期待でき，次いで無動に有効とされている．単独では末梢の芳香族L-アミノ酸脱炭酸酵素により，ほとんど（95％以上）代謝されるため，大量投与が必要となる（脳への移行量は服用量の1％以下と少ない）．
　　　末梢の芳香族L-アミノ酸脱炭酸酵素を阻害するために，カルビドパ carbidopa あるい

表 5-11　パーキンソン病治療薬の分類

分類		薬物	特徴
ドパミン前駆体		レボドパ	カルビドパやベンセラジド（芳香族 L-アミノ酸脱炭酸酵素阻害薬）との併用で作用増強 ピリドキシン（VB$_6$）と併用すると末梢 AADC による脱炭酸が促進され効果減弱
ドパミン受容体作動薬	麦角アルカロイド	ブロモクリプチン	ドパミン D$_2$ 受容体刺激作用
		ペルゴリド	脳内でのレボドパからドパミンへの変換能力が低下している患者でも有効
		カベルゴリン	
	非麦角系	タリペキソール	レボドパ療法の wearing-off 現象や on-off 現象を改善
		プラミペキソール	パーキンソン病の主要症状を改善し，wearing-off 現象に対して改善効果あり
		ロピニロール	構造およびドパミン D$_2$/D$_3$ 受容体の親和性がドパミンと類似し，ジスキネジアや幻覚の発現が少ないのが特徴
		ロチゴチン	すべてのドパミン（D$_1$～D$_5$）受容体に対してアゴニスト活性を有する
		アポモルヒネ	ドパミン D$_1$ 様および D$_2$ 様受容体作動薬であり，線条体において当該受容体を刺激することによりパーキンソン病における運動機能障害に対して改善効果を示す
ドパミン遊離促進薬		アマンタジン	線条体ドパミン作動性神経終末でのドパミン放出促進作用
MAO 阻害薬		セレギリン	MAO$_B$ を特異的非可逆的に阻害
COMT 阻害薬		エンタカポン	主に末梢においてレボドパの代謝を抑制し，その血中濃度と脳内移行を高める レボドパ＋DCI 合剤と併用
中枢性アセチルコリン受容体遮断薬		トリヘキシフェニジル	末梢抗コリン作用は弱い 振戦と筋固縮に有効 抗精神病薬（ドパミン受容体遮断薬）による薬物性パーキンソン症候群に有効
		ビペリデン	
		プロフェナミン	
		ピロヘプチン	
		マザチコール	
ノルアドレナリン前駆体		ドロキシドパ	中枢内で芳香族アミノ酸脱炭酸酵素によってノルアドレナリンに代謝される パーキンソン病やその他の原因による無動症，特にすくみ現象に有効
レボドパ作用増強薬		ゾニサミド	レボドパの作用増強および延長効果
アデノシン A$_{2A}$ 受容体遮断薬		イストラデフィリン	GABA 作動性神経の過剰興奮を抑制

MAO：モノアミン酸化酵素，COMT：カテコールアミン O-メチル転移酵素，DCI：末梢性芳香族 L-アミノ酸脱炭酸酵素阻害薬

はベンセラジド benserazide が用いられる［末梢性芳香族 L-アミノ酸脱炭酸酵素阻害薬 peripheral aromatic L-amino acid decarboxylase inhibitors（DCI）］．これらは，BBB を通過しないため，脳内の芳香族 L-アミノ酸脱炭酸酵素には影響を及ぼさずに，末梢の本酵素のみを阻害する（図 5-12）．レボドパとの併用（配合剤）により，末梢でのレボドパの代謝が阻害される．そのため，レボドパの必要量は減少し，同時に脳へのレボドパ移行量が増加する．後述する末梢での副作用（悪心，嘔吐，不整脈など）も軽減できる．一方，中枢性副作用（精神症状と神経症状）は，レボドパ単独投与より出現しやすい．ビタミン B$_6$ は，芳香族 L-アミノ酸脱炭酸酵素の補酵素である．レボドパと DCI を併用することで，ビタミン B$_6$ による末梢でのレボドパの代謝促進作用も低下する．

◆レボドパの長期治療における問題

治療は長期に及ぶため，以下のような諸問題が出現しやすい．①次第に薬物の効果持続時間が短くなり，投与間隔を短くしないと症状が悪化するような wearing-off 現象，②薬物を投与する時間に関係なく突然症状が悪化したり，良くなったりする on-off 現象，③症状の日内変動が生じる up-down 現象のような効果の不安定現象．

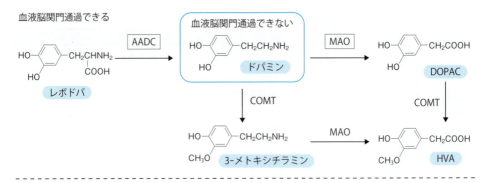

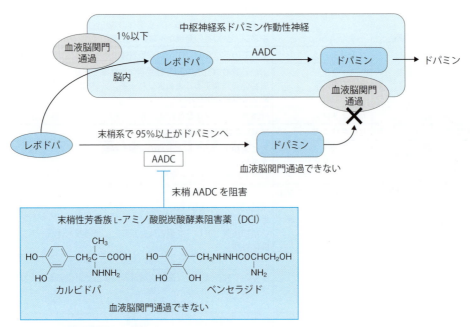

図 5-12　血液脳関門とレボドパ
AADC：芳香族 L-アミノ酸脱炭酸酵素 aromatic L-amino acid decarboxylase，MAO：モノアミン酸化酵素，COMT：カテコール O-メチル転移酵素，DOPAC：3,4-ジヒドロキシフェニル酢酸 3,4-dihydroxyphenylacetic acid，HVA：ホモバニル酸 homovanilic acid

　これらの対応として，1 回投与量を低減し投与間隔を短縮することや，単剤頻回投与への変更，ドパミン受容体作動薬などと併用することで調整する．

[副作用]

① 第四脳室底の CTZ に存在するドパミン受容体の刺激により，悪心，嘔吐，食欲不振などの消化器系副作用があらわれる．ドパミン D_2 受容体遮断薬（ドンペリドン）で嘔吐は抑制される．

② 起立性低血圧，心悸亢進，不整脈などの循環器系副作用があらわれる．これらはアドレナリン β 受容体遮断薬（プロプラノロール）で抑制される．

③ 興奮，不穏，不眠，高齢者や精神病歴のある患者では，幻覚，妄想，不眠，躁うつ状態などの精神症状のあらわれる可能性がある．パーキンソン病患者では，ドパミン神経の変性に起因するドパミン受容体の感受性が増大しており，レボドパの服用により線条体のドパミン受容体が過剰に反応し，顔面，首，四肢の舞踏病運動または不随意運動（ジスキネジア）を引き起こすとされる．この場合，レボドパ用量の減量処置を必要とする．

B　ドパミン受容体作動薬

1）麦角アルカロイド

ブロモクリプチン bromocriptine, **ペルゴリド** pergolide, **カベルゴリン** cabergoline

［薬理作用］　ドパミン受容体を直接刺激する外因性のアゴニストで，ドパミン欠乏を補う（3章2.2.1 p114参照）．これらドパミン D_2 受容体作動薬は，麦角アルカロイド誘導体で，作用は持続性である．レボドパより抗パーキンソン病作用は弱いが，抗コリン薬やアマンタジンよりも錐体外路系障害に対し，良好な改善効果を有する．レボドパ投与が不適な患者やレボドパ長期投与による wearing-off や on-off 現象を生じた症例が適応となる．下垂体前葉のドパミン D_2 受容体を刺激し，プロラクチンの分泌を抑制する．生理的乳汁分泌あるいは病態時の乳汁漏出も抑制する．さらに，健常者では成長ホルモン（GH）分泌を促進するが，末端肥大症および下垂体性巨人症患者で起こる過剰な GH 分泌を抑制する．

［適　応］　パーキンソン病（特にレボドパが有効でない患者），高プロラクチン血症性排卵障害，乳汁漏出症，末端肥大症，下垂体性巨人症に用いられる．

［副作用］　めまい，悪心・嘔吐，血圧低下，幻覚，胃・十二指腸潰瘍の悪化などが起こることがある．また，ドパミン受容体作動薬に共通した副作用として悪性症候群がある．

2）非麦角系

タリペキソール talipexole, **プラミペキソール** pramipexole, **ロピニロール** ropinirole, **ロチゴチン** rotigotine：これらは，レボドパより半減期が長く効果が持続するため，レボドパ長期治療における wearing-off 現象や on-off 現象に対する改善効果がある．プラミペキソールは，ドパミン D_2 受容体ファミリー（D_2, D_3, D_4）に対して強い親和性をもつ．タリペキソール（アゼピン誘導体），プラミペキソール（ベンゾチアゾール誘導体）およびロピニロールは，麦角アルカロイドに特有の副作用発現（食欲低下をはじめとした消化器症状など）が少ない．ジスキネジアや幻覚などの副作用発現も少ない．一方，特徴的な副作用として眠気が起こりやすく，前兆のない突発性睡眠の報告がある．そのため，車の運転や危険作業に従事させないように注意を要する．

ロチゴチン（貼付剤）およびプラミペキソールは，パーキンソン病のほかに中等度から高度の特発性レストレスレッグス症候群（下肢静止不能症候群）に用いられる．

3）皮下注射薬

アポモルヒネ apomorphine

［薬理作用］　ドパミン D_1 様および D_2 様受容体のアゴニストである．線条体のドパミン受容体を刺激しパーキンソン病における運動機能障害に対して改善効果を示す．

［適　応］　パーキンソン病における off 症状の改善（レボドパ含有製剤の頻回投与およびほかのパーキンソン病治療薬の増量などを行っても十分な効果が得られない場合）

C　ドパミン遊離促進薬

アマンタジン amantadine：A 型インフルエンザウイルス感染症の予防および治療薬として使われる抗ウイルス薬である．これまで，黒質-線条体系のドパミン作動性神経からのドパミン放出促進作用が抗パーキンソン病薬としての機序と考えられてきたが，治療量では脳内ドパミン代謝物濃度に変化がないとされている．病態初期やレボドパ誘発性のジスキネジアに対して有効であるとの報告があり，この効果はグルタミン酸 NMDA 受容体の拮

抗作用によるものと考えられている（本章 11.3 p 247 参照）．

［副作用］　悪性症候群，意識障害，精神症状などがあらわれることがある．パーキンソン病のほかに，脳梗塞後遺症に伴う意欲・自発性低下の改善の目的に用いられる．

D　モノアミン酸化酵素 monoamine oxidase（MAO）阻害薬

セレギリン selegiline：モノアミン酸化酵素 monoamine oxidase（MAO）には A 型と B 型の 2 つのサブタイプが存在する．ノルアドレナリンおよびセロトニンは MAO_A によって，ドパミンは MAO_B によって分解される（3 章 1.3.2 p 90 参照）．セレギリンは MAO_B を選択的に阻害し，線条体のドパミン作動性神経シナプスでのドパミン量を増加させる．レボドパとの併用により，レボドパ用量の減少やレボドパの効果持続時間の延長が可能となるが，不随意運動を発現あるいは増強する可能性もある．治療量では MAO_B に選択的であり，非特異的な MAO 阻害薬でみられる致死的な高血圧などの副作用は出現しないが，用量の増加により MAO_B に対する選択性が失われ，重大な副作用発現につながるとされている．

E　カテコール O-メチル転移酵素 catechol O-methyltransferase（COMT）阻害薬

エンタカポン entacapone：レボドパと DCI の合剤と併用し，レボドパから 3-O-メチルドパへの代謝経路を阻害することで，レボドパの脳内移行効率を上げる（3 章 1.3.2 p 90 参照）．すなわち，エンタカポンは中枢神経系のドパミン代謝も阻害するが，その主たる作用機序は末梢 COMT の阻害によるレボドパ代謝の抑制と考えられている．レボドパの作用持続時間を延長する作用およびレボドパ長期投与におけるパーキンソン病症状の日内変動（wearing-off 現象）を改善する作用を有する．

［副作用］　レボドパ作用の増強による不随意運動発現（ジスキネジア）や肝臓 COMT 阻害に起因する肝障害などがある．

F　中枢性アセチルコリン受容体遮断薬

トリヘキシフェニジル trihexyphenidyl，ビペリデン biperiden，プロフェナミン profenamine，ピロヘプチン piroheptine，マザチコール mazaticol：線条体内には介在ニューロンとしてコリン作動性神経が存在する（図 5-11）．線条体ドパミン欠乏により相対的に亢進するコリン作動性神経の興奮を抑制する．特に，振戦と筋固縮に有効である．末梢作用が弱く，中枢性アセチルコリン受容体遮断薬であるトリヘキシフェニジルやビペリデンが中心的薬物である．統合失調症薬（ドパミン受容体遮断薬）による薬物性パーキンソン症候群に効果がある（3 章 3.2.3D p 136 参照）．

［副作用］　末梢性のムスカリン性 ACh 受容体遮断により，副交感神経遮断症状があらわれる．高齢者における中枢性のムスカリン性 ACh 受容体遮断により，認知機能障害などをあらわすことがある．

G　ノルアドレナリン前駆体

ドロキシドパ droxidopa：ノルアドレナリンの前駆体で，血液脳関門を通過できる．中枢内でドパ脱炭酸酵素によりノルアドレナリンに変換され，効果を発揮する．欠乏しているノルアドレナリンが補充されると考えられている．パーキンソン病慢性期におけるすくみ

足や立ちくらみに有効とされる（3 章 2.1.2 p 102 参照）．

H　レボドパ作用増強薬

ゾニサミド zonisamide：レボドパ投与時の線条体細胞外液中のドパミンレベル上昇を増強すると考えられている．その機序として，MAO_B の阻害によるドパミン代謝回転の抑制およびドパミン放出促進作用などを有し，レボドパの作用を増強および延長効果を示すと考えられる．

I　アデノシン A_{2A} 受容体遮断薬

イストラデフィリン istradefylline

［薬理作用］　線条体の中型有棘神経細胞 medium spiny neuron（MSN）は GABA 作動性神経であり，ドパミン（抑制系）とアデノシン（興奮系）により制御されている．パーキンソン病でのドパミン欠乏に伴い，MSN に対するアデノシンの制御（興奮系）が優位になる．その結果，MSN の抑制系神経（GABA 作動性神経）の活動が高まり，運動機能の低下が引き起こされる．イストラデフィリンは，アデノシン A_{2A} 受容体遮断薬であり，線条体および淡蒼球で当該受容体を遮断することにより，アデノシンとドパミンの崩れたバランスを是正し，パーキンソン病の運動機能低下に対する治療効果を発現する．

［適応］　レボドパ含有製剤で，治療中のパーキンソン病における wearing-off 現象の改善

■ パーキンソン病治療薬

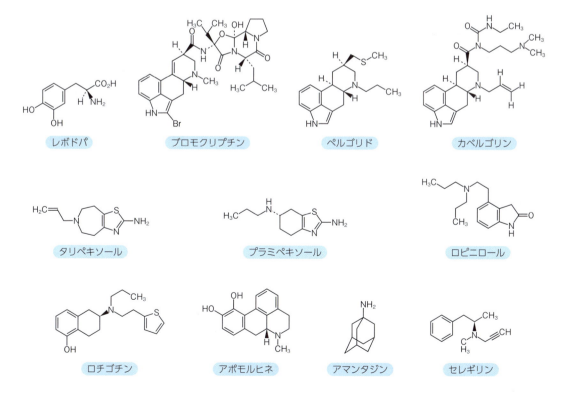

エンタカポン

トリヘキシフェニジル

ビペリデン

ドロキシドパ

イストラデフィリン

7 中枢性筋弛緩薬

骨格筋を弛緩させる筋弛緩薬には，末梢性筋弛緩薬と中枢性筋弛緩薬がある．末梢性筋弛緩薬は，主に神経筋接合部に作用し，運動神経から骨格筋への神経伝達を遮断するので，随意運動を抑制する．一方，中枢性筋弛緩薬は，神経筋接合部には作用せず，随意運動は抑制しないが，不随意的な骨格筋の緊張を緩和させる．骨格筋の緊張は，末梢神経だけでなく中枢神経機構によって調節されており，特に脊髄反射が重要な役割を果たす．中枢性筋弛緩薬は，主に脊髄反射を抑制することによって骨格筋の緊張を緩和するため，痙性麻痺や腰痛症，肩関節周囲炎などにおける局所性筋緊張亢進に用いられる．

7.1 脊髄反射と腰肩痛の関係

筋緊張を一定に保つ仕組みとして，脊髄反射機構がある．脊髄後角から骨格筋に至る運動神経線維には，直径の太い α 線維と，細い γ 線維がある．α 線維はα運動ニューロンの軸索，γ 線維はγ運動ニューロンの軸索に相当する．α 線維は骨格筋細胞（錘外筋線維）を支配して，骨格筋収縮を直接引き起こす．典型的な随意運動は，大脳新皮質の運動野からの指令が，錐体路を経由してα運動ニューロンに伝えられることによって起こる．一方，γ 線維は，骨格筋ではなく，骨格筋内にある筋紡錘の両端部（錘内筋線維）に投射している．γ 運動ニューロンは，錐体路以外の中枢神経系（錐体外路）からの入力を受けて，筋紡錘の感度を上げる役割を果たす．

筋紡錘は骨格筋組織内にあり，骨格筋の長さを検知する役割を果たす．具体的には，骨格筋が弛緩して筋長が伸びた場合に筋紡錘が反応する．筋紡錘の中央部には，脊髄後根神経節にある感覚ニューロンの末梢軸索末端に相当するⅠa 群線維が巻き付いており，筋肉が引き伸ばされたことを筋紡錘が検知すると，Ⅰa 群線維にインパルス（活動電位）が発生する．感覚ニューロンの中枢軸索は，後根から脊髄内に入っているため，Ⅰa 群線維のインパルスは，感覚ニューロンを介して脊髄に伝えられる．

脊髄反射には，単シナプス経路と多シナプス経路がある．単シナプス経路の場合は，感覚ニューロンからの情報が α 運動ニューロンに直接伝えられて，骨格筋収縮が引き起こされる．多シナプス経路では，感覚情報が，脊髄内の介在ニューロンに伝えられたのちに，運動ニューロンに伝えられる（図5-13）．介在ニューロンには興奮性と抑制性のものがあり，複雑な脊髄反射を構成している．

(a) 単シナプス反射と多シナプス反射　　　(b) 錐体外路とγループ

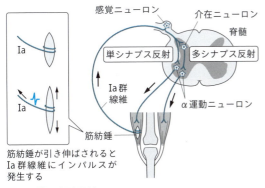
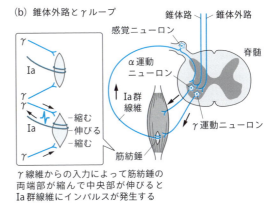

筋紡錘が引き伸ばされると Ia 群線維にインパルスが発生する

γ線維からの入力によって筋紡錘の両端部が縮んで中央部が伸びると Ia 群線維にインパルスが発生する

図 5-13　脊髄反射

　脊髄反射は，上位中枢からの調節も受けている．特に**錐体外路系**からの入力を受けてγ運動ニューロンが興奮すると，筋紡錘の両端部にある錘内筋線維が収縮することによって筋紡錘の中央部が伸展される．その結果，Ia 群線維→α運動ニューロン→骨格筋と興奮が伝わり，脊髄反射が起こりやすくなる．この経路を**γループ**という．γループは筋緊張を高める役割を果たす（図 5-13）．

　腰痛，肩こりなどは，骨格筋や内臓の疾患（たとえば悪性腫瘍）に伴って起こることがあるので軽視せず，診断によって原因を明らかにすることが必要である．重大な疾患でなくても，日常的な疲労によっても起こりうる．たとえば，ぎっくり腰は，疲労した骨格筋に急激に大きな負荷がかかったときに筋肉が硬直して起こると考えられている．筋硬直が続くと，血行不良が生じて神経が傷害されたり，生体防御機構としての発痛物質の産生により痛みが発生する．痛覚情報が脊髄に入力されると脊髄反射が起こり，筋硬直を悪化させる悪循環に陥る．痛みを抑えるには鎮痛薬が有効な場合があるが，根本的な解決にはならない．筋緊張の亢進が明らかな場合には，脊髄反射を抑制する中枢性筋弛緩薬が有効である．

　中枢性筋弛緩薬の適応となる症状には次のようなものがある．

- **腰背痛症**：腰や背部に痛みを感じる状態．
- **頸肩腕症候群**：首（頸部）から肩・上背部・腕などにかけて，こり・痛み・しびれなどがある状態．
- **肩関節周囲炎**（いわゆる五十肩）：肩関節が痛み，動きが制限（拘縮）されスムーズに動かせなくなり，肩関節と周辺組織に炎症が起こった状態．
- **変形性脊椎症**：頭を支える頸椎が変形した状態で，頸部の痛みや肩こりを伴う．
- **椎間板ヘルニア**：脊柱の椎間板がこわれて内部の髄核が突出した神経組織を圧迫した状態で，痛みやしびれ感を伴う．
- **痙性麻痺**：骨格筋が硬直して手足が動かなくなった状態．脳性麻痺，脊髄損傷，脳血管障害，頭部外傷などが原因で起こる．

7.2　中枢性筋弛緩薬の評価に利用される薬理学実験

　実際に薬物を投与した際に筋弛緩作用があらわれるかどうかを評価する行動実験として，傾斜板法，回転棒法，金網懸垂法，垂直棒降下試験などがある．動物に薬物を投与して，懸垂力，握力，運動機能および筋反射の変化を調べ，筋弛緩作用の指標とする．

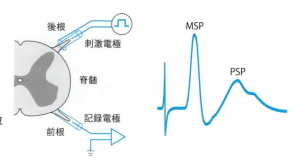

図 5-14 脊髄における単および多シナプス反射電位の測定

MSP：単シナプス反射電位，PSP：多シナプス反射電位

　脊髄における単シナプス反射および多シナプス反射に対する作用を調べるには，麻酔あるいは無麻酔動物や摘出脊髄標本を用いた電気生理学実験が行われる．脊髄の後根を電気刺激し，対応する前根から脊髄反射電位を記録すると，<u>単シナプス反射電位</u> monosynaptic reflex potential（MSP）と<u>多シナプス反射電位</u> polysynaptic reflex potential（PSP）が記録できる（図 5-14）．薬物を与えたときに MSP と PSP がどのように変化するかを解析すれば，単シナプス反射と多シナプス反射に対する作用を評価することができる．

　下肢に屈筋反射を起こすような侵害刺激が片側の肢に加わったとき，刺激と反対側の肢に伸展運動が現れる反射を，<u>交叉性伸展反射</u>という．この反射は多シナプス性に起こるので，多シナプス反射に対する薬物効果を評価するのに利用される．具体的には，麻酔した動物（ヒヨコやラット）において，片側の腓骨神経に電気刺激を与えたときの反対側の下肢の動きなどを測定し，薬物投与の効果を調べる．

　脳幹から脊髄に至る下行性の神経系は，脊髄のα運動ニューロンおよびγ運動ニューロンに対して促進性や抑制性の影響を及ぼし，身体の体重を支えられるように四肢の筋緊張を調節するのに重要な役割を果たしている．動物の脳を中脳の上丘と下丘の間で切断すると，抑制性の神経路が切断され，主に脳幹網様体と前庭神経核にはじまる促進系が優位になるため，四肢の伸筋と頸筋などの緊張が高まり，四肢を硬く伸ばし頸を立てた姿勢で固まってしまう．倒されると自分で起き上がることができなくなる．この状態を<u>上丘-下丘間除脳固縮</u>と呼ぶ．γ運動ニューロンの活動が高まり，γループ（筋紡錘→Ⅰa群線維→α運動ニューロン）を介して脊髄反射が亢進するために起こるので，<u>γ-固縮</u> γ-rigidity とも呼ばれ，脊髄後根を切断すると消失する（γループの求心路が切断されるため）．一方，動物の両側頸動脈および脳底動脈を橋と延髄の境界部で結紮して血流を止めると，小脳の前葉，橋の大部分および大脳機能が損なわれ，固縮が起こる．この状態を<u>貧血性除脳固縮</u>と呼ぶ．この固縮は，脊髄後根の切断では消失しないが，迷路破壊および前庭神経切断によって消失し，小脳前葉の切除で強くなるので，迷路→前庭神経核が下行性にα運動ニューロン活動を促し，これを小脳前葉が抑制していると考えられる．これらの調節が損なわれると，γ系を介さず直接α運動ニューロンの活動が亢進されることによって固縮が起こるので，<u>α-固縮</u>（α-rigidity）とも呼ばれる．γ-固縮ならびにα-固縮は，脊髄反射機構の解明や，骨格筋の異常緊張モデルとして中枢性筋弛緩薬の薬理学的解析に利用される．

7.3　中枢性筋弛緩薬

　1946 年に，<u>メフェネシン</u>が，神経筋接合部には作用せず中枢性に骨格筋を弛緩させることが発見された．しかしながら，メフェネシンは，速やかに代謝されて尿中排泄されるため，作用持続時間が非常に短いうえ，静脈内注射で溶血を生じるという問題があった．そこで，前述のよう

な薬理学実験による探索研究が行われ，さまざまなタイプの中枢性筋弛緩薬が開発された．

　向精神薬のベンゾジアゼピン系薬物にも，中枢性筋弛緩作用が認められる．ベンゾジアゼピン結合部位に作用してγ-アミノ酪酸 $GABA_A$ 受容体の機能を亢進し（本章 3.2 p 169 参照），シナプス前抑制機構（p 242 参照）を促進することによって脊髄反射を抑制する．催眠薬，抗不安薬，抗てんかん薬として用いた場合には，筋弛緩作用が副作用となるが，筋緊張がみられる患者には筋弛緩目的で使用することができ，一部のベンゾジアゼピン系薬物は筋緊張に対する適応をもつ．

メトカルバモール methocarbamol：メフェネシンと同じプロパンジオール構造をもつ誘導体のなかから，中枢性筋弛緩作用を示しながら溶血作用がほとんどない化合物として，**グアイフェネシン**が見出された．さらにグアイフェネシンより作用持続時間の長い筋弛緩薬として，グアイフェネシンのカルバミン酸エステルであるメトカルバモールが見出された．メトカルバモール自体と，体内で代謝産物として生成するグアイフェネシンの両方が筋弛緩作用を示す．一般用医薬品（大分類：精神神経用薬）としても認められており，肩こり・腰痛・筋肉痛に用いられる．

　［薬理作用］　主に脊髄における**多シナプス反射経路の介在ニューロンを抑制**して，骨格筋の異常緊張を寛解する．脊髄反射を抑制する用量で，上位の脳機能に対する作用は示さない．

　［適　応］　運動器疾患に伴う有痛性痙縮（腰背痛症，頸肩腕症候群，肩関節周囲炎，変形性脊椎症など）

　［副作用］　眠気，めまい，発疹，搔痒感，悪心・嘔吐，胃部不快感など

クロルフェネシンカルバミン酸エステル chlorphenesin carbamate：メフェネシン類縁のプロパンジオール誘導体のなかから，メトカルバモールより低用量かつ作用持続時間の長い中枢性筋弛緩薬として見出された．経口投与した場合に大部分が未変化体のグルクロン酸抱合体として排泄されることと，本化合物自体が in vitro で脊髄反射抑制作用を示すことから，クロルフェネシンではなく，クロルフェネシンカルバミン酸エステルとして薬効を示すと考えられる．なお，化粧品に添加されるクロルフェネシンは，抗菌薬として用いられている．

　［薬理作用］　詳細な機序は不明であるが，脊髄の**多シナプス反射経路における介在ニューロンを選択的に抑制**する．加えて，**膜安定化作用**により，脊髄におけるαおよびγ運動ニューロンの興奮性を低下させ，筋紡錘活動も低下させる．両作用が協力的に働き，筋弛緩効果が発現すると考えられている．

　［適　応］　腰背痛症，変形性脊椎症，椎間板ヘルニア，脊椎分離・すべり症，脊椎骨粗鬆症，頸肩腕症候群など運動器疾患に伴う有痛性痙縮

　［副作用］　重大な副作用：ショック，中毒性表皮壊死症［ライエル（Lyell）症候群］
　　　　　　その他：眠気，めまい，ふらつき，吐き気，腹痛，発疹など

エペリゾン eperisone：β-アミノケトン（β-アミノプロピオフェノン）誘導体から見出された．高い薬理活性と広い安全域が確認されている．

　［薬理作用］　脊髄における**多シナプス反射および単シナプス反射を抑制**するとともに，γ運動ニューロンに投射する脳幹からの**下行性経路を遮断**する．さらに，**Ⅰa群線維の活動を低下**させることにより脊髄反射を抑制する作用や，**Ca^{2+}チャネル遮断**および**交感神経遮断**により血管を拡張させて筋組織等の血流を改善する作用も有する．これらの作用が協力的に働き，筋弛緩効果が発現すると考えられている．

[適　応]
・頸肩腕症候群，肩関節周囲炎，腰痛症による筋緊張状態の改善
・脳血管障害，痙性脊髄麻痺，頸部脊椎症，術後後遺症（脳・脊髄腫瘍を含む），外傷後遺症（脊髄損傷，頭部外傷），筋萎縮性側索硬化症，脳性小児麻痺，脊髄小脳変性症，脊髄血管障害，スモン（SMON），その他の脳脊髄疾患による痙性麻痺

[副作用]　重大な副作用：ショック，アナフィラキシー様症状，中毒性表皮壊死融解症 toxic epidermal necrolysis（TEN），皮膚粘膜眼症候群［スティーブンス・ジョンソン Stevens-Johnson 症候群（SJS）］
　　その他：眠気，ふらつき，脱力感，食欲不振，吐き気，発疹，かゆみ

🔹 **バクロフェン** baclofen：中枢神経系の抑制性神経伝達物質であるγ-アミノ酪酸（GABA）は血液脳関門などを比較的透過しにくく，臨床上の使用には制約があった．そこで，血液脳関門を比較的容易に通過するような種々のGABA誘導体が合成され，それらの中枢抑制作用が調べられた結果，中枢性筋弛緩薬としてバクロフェンが見出された．

[薬理作用]　選択的にγ-アミノ酪酸 $GABA_B$ 受容体を刺激する．γ-アミノ酪酸 $GABA_B$ 受容体は，シナプス前終末およびシナプス後細胞に分布し，Gタンパク質を介して Ca^{2+} チャネルや K^+ チャネルと共役している．バクロフェンによってシナプス前膜のγ-アミノ酪酸 $GABA_B$ 受容体が刺激されると，Ca^{2+} チャネルが抑制され，神経伝達物質の放出が減少する．シナプス後膜のγ-アミノ酪酸 $GABA_B$ 受容体が刺激されると，K^+ チャネルの活性化により膜の過分極が生じ，神経の過活動が抑制される．これらの作用を通して，脊髄の多シナプス反射および単シナプス反射を抑制するとともに，γ運動ニューロンの活性を低下させることによって，筋弛緩作用を発揮すると考えられている．

[適　応]　脳血管障害，脳性（小児）麻痺，痙性脊髄麻痺，脊髄血管障害，頸部脊椎症，後縦靱帯骨化症，多発性硬化症，筋萎縮性側索硬化症，脊髄小脳変性症，外傷後遺症（脊髄損傷，頭部外傷），術後後遺症（脳・脊髄腫瘍を含む），その他の脳性疾患，その他のミエロパチーによる痙性麻痺

[副作用]　重大な副作用：意識障害・呼吸抑制，依存性（幻覚・錯乱などの発現が報告され，精神依存形成につながるおそれがある）
　　その他：眠気，頭痛，抑うつ，しびれ，痙攣，ふらつき，脱力感，筋力低下，食欲不振，悪心・嘔吐，下痢，便秘，尿失禁，排尿困難など

🔹 **アフロクアロン** afloqualone：非バルビツレート系催眠薬として見出されたメタクアロンは，キナゾリノン構造を有し，γ-アミノ酪酸 $GABA_A$ 受容体のバルビツレート結合部位・ベンゾジアゼピン結合部位・神経ステロイド結合部位のいずれとも異なるアロステリック部位に結合して，γ-アミノ酪酸 $GABA_A$ 受容体機能を増強する．メタクアロンと類縁のキナゾリノン系化合物から，中枢性筋弛緩薬としてアフロクアロンが見出された．

[薬理作用]　アフロクアロンは，メタクアロンと同様にγ-アミノ酪酸 $GABA_A$ 受容体のアロステリック調節薬として作用し，鎮静作用と中枢性筋弛緩作用を示す．脊髄および脳幹網様体に作用して，多シナプス反射および単シナプス反射を抑制し，筋弛緩効果を生じる．

[適　応]
・頸肩腕症候群，腰痛症における筋緊張状態の改善

・脳血管障害，脳性麻痺，痙性脊髄麻痺，脊髄血管障害，頸部脊椎症，後縦靱帯骨化症，多発性硬化症，筋萎縮性側索硬化症，脊髄小脳変性症，外傷後遺症（脊髄損傷，頭部外傷），術後後遺症（脳・脊髄腫瘍を含む），その他の脳脊髄疾患による痙性麻痺

［副作用］　ふらつき，眠気（弱いながらも鎮静作用があるため），脱力感，食欲不振，悪心・嘔吐，かゆみ，発疹など

感光性のために，皮膚炎などの皮膚疾患があらわれることがある．

🔹 **チザニジン** tizanidine：イミダゾリン誘導体の研究過程で，比較的選択的にアドレナリン α_2 受容体を刺激する薬物としてクロニジンが見出されたのをきっかけに，同系統でより α_2 選択性の高い薬物がつくられた（3章2.1.2 p 104参照）．イミダゾリン誘導体のうち，中枢作用の強いチザニジンは，中枢性筋弛緩薬として応用された．

［薬理作用］　選択的にアドレナリン α_2 受容体を刺激する．α_2/α_1 選択性はクロニジンと同程度である．運動系の脊髄反射は，脳幹から脊髄に投射する下行性ノルアドレナリン作動性神経によって促進的に調節されるが，チザニジンは，自己受容体として機能するアドレナリン α_2 受容体を刺激することによりノルアドレナリンの遊離を抑制する．

［適　応］

・頸肩腕症候群，腰痛症による筋緊張状態の改善

・脳血管障害，痙性脊髄麻痺，頸部脊椎症，脳性（小児）麻痺，外傷後遺症（脊髄損傷，頭部外傷），脊髄小脳変性症，多発性硬化症，筋萎縮性側索硬化症による痙性麻痺

［副作用］　重大な副作用：ショック，急激な血圧低下，心不全，呼吸障害，肝炎・肝機能障害・黄疸

その他：血圧低下（クロニジンと同じ機序で，中枢性の交感神経抑制による血圧低下を起こす），眠気・めまい（中枢抑制作用による），頭痛，ふらつき，脱力感，倦怠感，食欲不振，吐き気，口渇，発疹，かゆみなど

［禁　忌］　重篤な肝障害のある患者，フルボキサミンまたはシプロフロキサシンを投与中の患者

🔹 **クロルゾキサゾン** chlorzoxazone：もともとベンズイミダゾール誘導体がストリキニーネ誘発痙攣に拮抗することが実験的に知られていたが，臨床的に実用化されるに至らなかった．代わって探索されたベンゾオキサゾール（ベンゾキサゾール）誘導体系から中枢性筋弛緩薬としてクロルゾキサゾンが見出された．一般用医薬品（大分類：精神神経用薬）としても使用されている．

［薬理作用］　詳細な作用機序は不明であるが，脊髄の介在ニューロンに作用し，多シナプス反射路を抑制して筋弛緩作用を示すと考えられている．

［適　応］　運動器疾患に伴う有痛性痙縮（腰背痛症，頸肩腕症候群，肩関節周囲炎，変形性脊椎症など）

［副作用］　眠気，めまい，ふらつき，吐き気など

🔹 **プリジノール** pridinol：ピペリジンプロピルアルコールの誘導体に強い鎮痙作用があることが見出されたことをきっかけに，同誘導体の1つとしてプリジノールがつくられた．

［薬理作用］　詳細な作用機序は不明であるが，作用部位は，大脳皮質，脳幹網様体，延髄および脊髄などの中枢神経系から，骨格筋に至る末梢神経系に及ぶ．

中枢神経系に対する作用としては，動物の各種痙攣モデル（電撃痙攣，ペンテトラゾール痙攣，ストリキニーネ痙攣，ニコチン痙攣）において抗痙攣作用が認められている．

電気刺激による交叉性伸展反射も抑制する．

　末梢神経系に対しては，骨格筋の痙攣を抑制する作用や，腸管および気管支平滑筋の収縮反応を抑制する作用が報告されている．

［適　応］　運動器疾患に伴う有痛性痙縮（腰背痛症，頸肩腕症候群，肩関節周囲炎，変形性脊椎症など）

［副作用］　眠気，めまい，ふらつき，吐き気など

💊 ジアゼパム diazepam，エチゾラム etizolam：代表的なベンゾジアゼピン系薬物．構造式は p 172，186，薬理作用については本章「3.2 ベンゾジアゼピン系催眠薬」p 169 参照．

［適　応］　神経症，うつ病，心身症の症状に対する適応に加え，中枢性筋弛緩作用に関連して
〈ジアゼパム〉脳脊髄疾患に伴う筋痙攣・疼痛における筋緊張の軽減
〈エチゾラム〉頸椎症，腰痛症，筋収縮性頭痛における筋緊張
に適応がある．

中枢性筋弛緩薬

メフェネシン　　グアイフェネシン　　メトカルバモール

クロルフェネシンカルバミン酸エステル　　エペリゾン

GABA　　バクロフェン　　アフロクアロン　　チザニジン

クロルゾキサゾン　　プリジノール

8　鎮痛薬

　痛み（＝疼痛）は，時間経過により急性疼痛と慢性疼痛に分けられる．怪我や火傷，病気などに伴って一時的に起こる急性疼痛は，生体に危害が及んだことを知らせてくれる警告系としての

機能を果たし，生体防御のために必要であり，治療が必要になることは比較的少ない．しかしながら，痛みの原因がなかなか治らないか，原因がなくなっても痛みが続くような慢性疼痛は，耐え難い苦痛となって日常生活に支障をきたすようになるため，それを除去するための治療が必要になる．鎮痛薬は，意識喪失を起こさず，かつ触覚などのほかの諸感覚に影響を与えない用量で選択的に痛みを抑制する薬物で，代表的なものに広義の解熱鎮痛薬［非ステロイド性抗炎症薬 non-steroidal anti-inflammatory drugs（NSAIDs）やアセトアミノフェンを含む（非オピオイド鎮痛薬ともいわれる）］と麻薬性鎮痛薬*（オピオイド鎮痛薬ともいわれる）がある．NSAIDsやアセトアミノフェン（8章2 p 335参照）は，頭痛，歯痛，咽頭通など炎症に伴う痛みには有効であるが，内臓痛，骨折痛，がん疼痛への効果は期待できない．一方，麻薬性鎮痛薬は痛覚に関与する中枢神経機構に作用し，一部の例外を除きほとんどすべての痛みを抑制することができる．外科手術の麻酔や，がん疼痛の緩和に欠かせない．神経障害性疼痛は，神経の損傷やそれに伴う機能異常により起こる痛みで，既存の鎮痛薬では治療が困難なため，作用機序の異なる新しい治療薬が求められている．

本項では，麻薬性鎮痛薬と神経障害性疼痛治療薬を中心に解説する．

8.1 痛みの基礎生理

痛みを受容する一次痛覚ニューロンは，脊髄後根神経節にあって2本の軸索を末梢と中枢に伸ばしている（図5-15）．末梢端で検知された情報は，活動電位となって軸索上を伝播する．一次痛覚ニューロンの中枢側軸索は，後根から脊髄内へと入り，脊髄後角の二次痛覚ニューロンとシナプスを形成する．シナプス伝達の結果，二次痛覚ニューロンに伝えられた情報は，反対側の前側索を上行し，直接視床の中継核を経由して大脳皮質知覚領へと伝えられるか，延髄網様体-中脳水道周囲灰白質-視床下部-大脳辺縁系へと伝達され，最終的に「痛み」として知覚される．このように痛みの受容から知覚に至る求心路を上行性痛覚伝導系という．なお，頸部より上の痛み（頭痛，歯痛，顔面痛など）は，三叉神経により受容され，延髄から視床，大脳皮質知覚領へと伝えられる．

さらに，痛みのレベルは内因性の機構により抑制的制御を受けている．中脳水道周囲灰白質から延髄へ下行性に投射があり，延髄の大縫線核からはセロトニン作動性神経が，延髄の傍巨大細胞網様核からノルアドレナリン作動性神経がそれぞれ脊髄後角に投射し，一次痛覚ニューロンから二次痛覚ニューロンへの伝達をシナプス前機構あるいはシナプス後機構により抑制している．この遠心路を下行性痛覚抑制系と呼び，過剰な痛みを除くための仕組みとして働くと考えられる．

慢性疼痛の成因は，大きく分けて3つある．第1に，外傷や疾病によって体の組織が損傷され，なかなか回復しないときにその損傷部位で炎症が起こり，それが原因で痛みが続く場合である．損傷部位では，ブラジキニン，セロトニン，ヒスタミンなどの発痛物質によって侵害受容器が刺激されるとともに，プロスタグランジン類（特にプロスタグランジン E_2）がその発痛作用を増強する．このような痛みを侵害受容性疼痛 nociceptive pain という．関連する疾患として，

---

* 「麻薬」はもともと「痲薬」（「痲」は「しびれる」という意味の漢字）と記され，使用すると神経がしびれて感覚が鈍くなったり意識が薄れて眠くなる薬のことを指す．しかしながら，「麻薬及び向精神薬取締法」で乱用の危険が高い薬物の分類として「麻薬」という用語が使用されるようになった．そのため現在では薬効とは必ずしも関係なく法律で規制対象となっているかどうかで，麻薬と非麻薬に分けられることが多い．以下の説明中でも，「麻薬」は単なる法律上の分類であることに留意されたい．

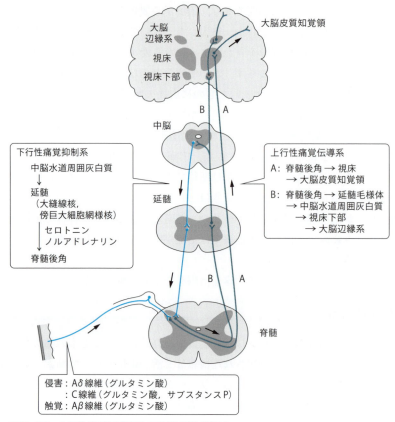

図 5-15　上行性痛覚伝導系と下行性痛覚抑制系

肩関節周囲炎（いわゆる五十肩）や腱鞘炎，関節リウマチ，頭痛，歯痛などがある．第2に，侵害受容器の刺激ではなく，末梢神経あるいは中枢神経の損傷や機能障害に起因する痛みを**神経障害性疼痛** neuropathic pain という．神経障害に伴って，末梢神経および中枢神経が過敏になり，異常な興奮によって痛みが生じる．関連する疾患には，帯状疱疹後神経痛，有痛性糖尿病性神経障害，坐骨神経痛，三叉神経痛，脳卒中後疼痛などがある．第3は，痛みの原因となる損傷や疾患がないケースで，心理的・社会的ストレスや筋肉の過剰な緊張に伴うことが多いため，**非器質的疼痛**または**心因性疼痛**という．線維筋痛症はその代表例で，わずかな刺激でも痛みを感じ，環境の変化や肉体的・精神的ストレスなどによって悪化しやすい．慢性疼痛では，長期にわたるストレスによって，下行性痛覚抑制系の働きが低下したり，脳の病変により知覚の異常が生じていると考えられている．

8.2　内因性オピオイドとオピオイド受容体

　麻薬性鎮痛薬の歴史は，人類がアヘンに出会ったことにはじまる．ケシ *Papaver somniferum* の未熟な実（いわゆるケシ坊主）に傷をつけて得られる白い乳液を乾燥させたものが**アヘン** opium（阿片）であり，紀元前の人々はアヘンを催眠薬として用いていたという記録がある．その後，アヘンには中枢神経抑制作用があることが明らかとなり，医薬品として麻酔および鎮痛に用いられるようになった．アヘンからは**モルヒネ**，**コデイン**などの有効成分が精製され，オピエート opiate と総称される．有機化学の進歩に伴い，モルヒネやコデインを原料として，より強力な作用を示す類似化合物が合成された．その代表例がヘロイン（3,6-ジアセチルモルヒネ）である．

当初は咳止めの薬として発売されたが，あまりにも有害なため，使用禁止となった．オピエートとその類似化合物を**オピオイド** opioid と総称するが，オピオイドには「**連用**によって**依存性**が起こる」という問題があり，乱用を防ぐために「麻薬」として規制が必要になった．

オピオイドの作用機序が研究されるうち，生体内にはオピオイドの作用点として特異的な受容体，すなわち**オピオイド受容体**が存在することが明らかとなった．次いで，オピオイド受容体に結合する生体内物質として，**メチオニンエンケファリン**，**ロイシンエンケファリン**，**β-エンドルフィン**，**ダイノルフィン**などが単離・同定された．これらの物質はペプチドだったので**内因性オピオイドペプチド**と総称される．モルヒネと内因性オピオイドペプチドの化学構造は一見しただけではまったく違うように思えるが，内因性オピオイドペプチドは共通してN端アミノ酸がチロシンであり，モルヒネと類似した部分構造になっている（**図 5-16**）．

これまでの研究から，オピオイド受容体をコードする遺伝子は3種類あることが明らかにされ，μ，δ，κ というサブタイプ名が付けられている．内因性オピオイドペプチドのうち，エンドルフィンはオピオイド μ 受容体，エンケファリンはオピオイド δ 受容体，ダイノルフィンはオピオイド κ 受容体に選択的に結合する．オピオイド μ，δ および κ 受容体は，すべて GTP 結合タンパク質と共役する7回膜貫通型受容体で，多くの場合 $G_{i/o}$ タンパク質を介して cAMP 産生の低下，Ca^{2+} チャネルの遮断，K^+ チャネルの活性化などを引き起こし，神経伝達物質の遊離を抑制したり，神経細胞の興奮性を低下させたりする．薬理学的性質の違いなどから，オピオイド μ 受容体は μ_1 および μ_2 受容体，オピオイド δ 受容体は δ_1 および δ_2 受容体，オピオイド κ 受容体は κ_1，κ_2，κ_3 受容体などのサブタイプ分類も提唱されている．

受容体の分布の違いなどを反映して，受容体刺激によって生じる薬理効果は異なる（**表 5-12**）．中枢神経活動（興奮）に対しては，いずれのオピオイド受容体も抑制的に作用し，**鎮静作用**があらわれる．痛みに対しても，強さに差はあるものの，いずれの受容体刺激も，抑制的に作用し，**鎮痛作用**をもたらす．消化管運動に対しても，強さに差はあるものの，いずれの受容体刺激も抑制的に作用し，**便秘**を引き起こす．しかしながら，**情動に対しては，オピオイド μ 受容体と κ 受容体は相反する**．オピオイド μ 受容体の刺激は**多幸感**（中脳-辺縁系における**ドパミン遊離の促進**）を生じ**薬物依存性**につながるが，オピオイド κ 受容体の刺激は**不快感・嫌悪感**（中脳-辺縁系における**ドパミン遊離の抑制**）を生じ，**薬物嫌悪性**をもたらす．呼吸に対しては，オピオイド μ 受容体刺激は強い抑制作用をもたらすが，オピオイド δ および κ 受容体刺激による抑制作用は弱い．かゆみに関しては，オピオイド μ 受容体刺激は促進的に作用し，オピオイド κ 受容体刺激は抑制的に作用する．さらにサブタイプ別の役割も研究され，オピオイド μ 受容体のうち，鎮痛には μ_1 受容体が，依存性，呼吸抑制，便秘には μ_2 受容体が関与すると考えられている．

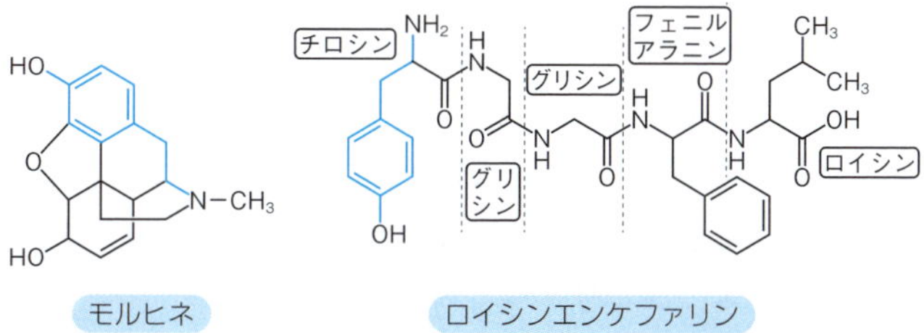

図 5-16 モルヒネとロイシンエンケファリンの化学構造
青線部分が共通した構造であることに注目

表 5-12　オピオイド受容体サブタイプと活性化されたときにあらわれる効果

	μ受容体	δ受容体	κ受容体
中枢神経活動（興奮）	鎮静	鎮静	鎮静
痛み	抑制	抑制	抑制
消化管運動	抑制	抑制	抑制
情動	陶酔感・多幸感の発現→薬物依存性		不快感・嫌悪感の発現→薬物嫌悪性
呼吸	抑制	影響少ない	影響少ない
かゆみ	促進		抑制

　こうした受容体の機能解析は，有効性と安全性の高い薬物の開発につながっている．たとえば，オピオイドκ受容体アゴニストは，依存性を生じない鎮痛薬，あるいは薬物依存症治療薬になりうると期待されている．止痒薬としてのオピオイドκ受容体アゴニストの有用性も注目されている．

8.3　麻薬性鎮痛薬および麻薬拮抗性鎮痛薬

　モルヒネは主にオピオイドμ受容体を刺激して強い鎮痛作用を示すが，オピオイドμ受容体刺激により陶酔感・多幸感をもたらし薬物依存を生じるため，麻薬として規制される．モルヒネと同様な薬理作用ならびに規制区分の鎮痛薬を，**麻薬性鎮痛薬**（または**オピオイド鎮痛薬**）と総称する．これに対して，オピオイドμ受容体に対する作用が弱く，併用するとモルヒネの鎮痛作用に拮抗するが，単独で鎮痛作用を発揮する薬物があり，**麻薬拮抗性鎮痛薬**と総称される．麻薬拮抗性鎮痛薬は，依存を生じにくく，規制区分上，麻薬ではない．

　🔹**モルヒネ** morphine：アヘンの約10％を占める有効成分として単離された．図 5-17 に示したように，化学構造の特徴から，フェナントレン誘導体またはベンジルイソキノリン誘導体に分類される．強力な鎮痛作用を示し，その後多く見出された麻薬性鎮痛薬の原型となった．**依存を生じやすく，麻薬に指定されている**．

　　［薬理作用］　**オピオイドμ受容体の完全アゴニスト**であり，次のような多彩な薬理作用を発揮する．その作用のほとんどがオピオイドμ受容体を介して発現する．

　　　(a) 中枢作用

　　① 鎮痛作用：オピオイドμ受容体を刺激して，**上行性痛覚伝導系**（脊髄における感覚ニューロンの痛覚伝達，視床や大脳皮質知覚領などの脳内痛覚情報伝達経路）**の抑制**，ならびに**下行性痛覚抑制系**（中脳水道周囲灰白質，延髄網様体細胞および大縫線核）**の賦活化**によって，**強い鎮痛作用**を示す．

　　　弱いながらオピオイドδおよびκ受容体も刺激する．不可逆的オピオイドμ受容体遮断薬によってオピオイドμ受容体が完全に遮断された動物にモルヒネを投与すると，オピオイドδおよびκ受容体を介した鎮痛作用が認められるが，依存性はほとんど発現しないと報告されている．

　　　モルヒネ自体にも鎮痛作用があるが，代謝産物の1つであるモルヒネ-6-グルクロン酸抱合体がオピオイド受容体に対してモルヒネより高い親和性を有し，経口投与されたモルヒネの鎮痛効果に一部寄与すると考えられている．

　　② 鎮咳作用：**延髄の咳中枢を抑制**することにより，**鎮咳作用**を示す．オピオイドμ受容体は，μ_1 と μ_2 のサブタイプに分類されるが，鎮咳作用は主にオピオイドμ_2受容体刺

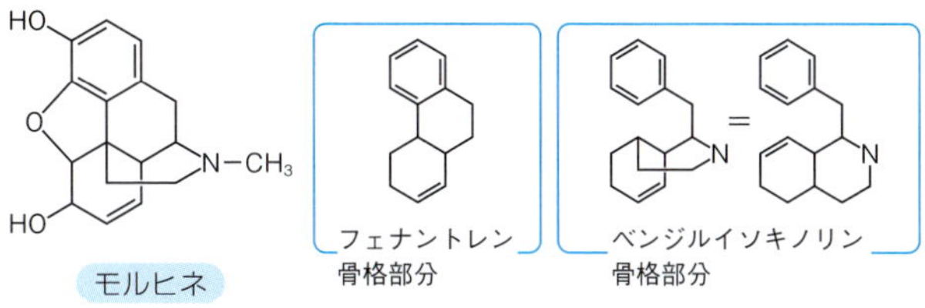

図 5-17　モルヒネの化学構造

激を介して発現すると考えられている.
③ 呼吸抑制作用：オピオイド μ₂ 受容体刺激により，延髄の呼吸中枢を抑制する．急性中毒の死因となる.
④ 催吐作用：延髄の化学受容器引金帯（CTZ）のオピオイド μ 受容体が刺激されるとドパミン遊離が促進され，ドパミン D₂ 受容体を介して嘔吐中枢が刺激される．また，前庭器のオピオイド μ 受容体が刺激されるとヒスタミン遊離が起き，ヒスタミンがCTZ および嘔吐中枢を刺激する．さらに，後述するように，消化管蠕動運動が抑制されて，胃内容物の停滞が起こることによっても吐き気が催される．悪心・嘔吐は，モルヒネの投与初期や増量時に起こることが多いが，耐性を生じ，数日以内に症状が治まってくることが多い.
⑤ 縮瞳作用：中脳の動眼神経核を刺激し，動眼神経中の副交感神経興奮を介して瞳孔括約筋を収縮させ，縮瞳を起こす．このためモルヒネの縮瞳作用は，点眼では起こらず，アトロピンなどの抗コリン薬で拮抗される．ただし，ネコ，マウス，ウマでは散瞳が起こる.
⑥ 脊髄反射亢進作用：脊髄反射を亢進する作用があり，マウスではモルヒネ投与により尾が S 字状にあがる症状がみられる（Straub の挙尾反応）.

（b）末梢作用

① 消化管運動抑制作用：オピオイド μ 受容体刺激を介して，腸管神経叢でのアセチルコリン遊離を抑制し，腸管壁からのセロトニン遊離を促進する．アセチルコリン遊離の抑制は，蠕動運動の低下をもたらし，セロトニン遊離の促進は，セロトニン 5-HT₂ 受容体刺激により消化管緊張を亢進させる．その結果，便秘が起こる．オピオイド μ 受容体サブタイプのうち，特に μ₂ 受容体が便秘に関係すると考えられている.

　鎮痛目的の場合には，便秘が副作用となるが，下痢を伴う患者に対しては止瀉薬として用いる（便秘を主作用とみなす）こともできる.
② 胆汁分泌抑制作用：オッディ Oddi 括約筋を収縮し，十二指腸への胆汁排出を減少させる.
③ その他
・膀胱括約筋を収縮させ，尿閉を起こす.
・ヒスタミン遊離を促進させる作用があり，発赤，気管支収縮，かゆみを誘発する.

［適　応］
・激しい疼痛時における鎮痛・鎮静
・激しい咳嗽発作における鎮咳
・激しい下痢症状の改善および手術後などの腸管蠕動運動の抑制
・麻酔前投薬，麻酔の補助

・中等度から高度の疼痛を伴う各種がんにおける鎮痛

［副作用］
・上記の薬理作用に基づき，便秘，悪心・嘔吐，眠気が起こりやすい．
・急性中毒時には，呼吸中枢抑制により，チェーン-ストークス Cheyne-Stokes 呼吸（1回換気量が増加したのち，次第に 1 回換気量が減少する呼吸が繰り返される状態．交代性無呼吸とも呼ばれる）があらわれ，呼吸困難で死に至る．呼吸抑制に対しては，人工呼吸とともに麻薬拮抗薬のレバロルファンやナロキソンが投与される．呼吸興奮薬のジモルホラミンは，痙攣を誘発するので，用いてはならない．
・連用で著しい耐性を生じる．鎮痛，鎮咳，呼吸抑制などの中枢抑制作用は耐性を生じやすい．便秘，縮瞳は耐性を生じない．
・陶酔感・多幸感をもたらすことと，連用により耐性が生じると期待した効果が得られないことから使用を続けると精神的依存が高まり，さらに身体的依存が生じる．身体的依存が形成された場合は，連用の急激な中止やナロキソンなどの麻薬拮抗薬の投与により，離脱症状（退薬症候または禁断症状ともいう）として激しい下痢，ふるえ，流涎，欠伸，くしゃみなどがあらわれる．
・がん疼痛患者では依存が起こりにくい（本章 8.5 p 229 参照）．適正量を長期にわたり治療に用いても，精神的依存は臨床上問題とならない．
・新生児・乳児，高齢者は呼吸抑制が強く出やすいので，注意が必要．

［禁　忌］　重篤な呼吸抑制，気管支喘息発作中，重篤な肝障害，慢性肺疾患に続発する心不全，痙攣状態（てんかん重積症，破傷風，ストリキニーネ中毒），急性アルコール中毒，出血性大腸炎の患者

［体内動態］　水溶性が高いため，ゆっくり効果が発現し，半減期も長い．経口されたモルヒネは主に小腸から吸収される．生体内利用率は 20〜30% 程度．吸収後，門脈を通り，肝臓でグルクロン酸抱合を受け，モルヒネ-3-グルクロニド（M-3-G）とモルヒネ-6-グルクロニド（M-6-G）などに代謝される．M-3-G は不活性で，M-6-G はモルヒネより強い鎮痛作用を有する．傾眠，悪心・嘔吐，呼吸抑制などの副作用は，主にM-6-G の作用によると考えられている．腎機能低下時には M-6-G が蓄積して種々の副作用が発現しやすくなる．

コデイン codeine：アヘンから見出されたモルヒネ類似のベンジルイソキノリン誘導体であり，アヘン中の含有量は 0.7〜2.5% 程度と少ない（10 章 2.1 p 411 参照）．麻薬に指定されている．コデイン服用による鎮痛効果はモルヒネの 1/6 くらいと弱く，WHO 除痛ラダーの第 2 段階で用いられる弱オピオイドの第 1 選択薬とされている（本章 8.5 p 229 参照）．

［薬理作用］　コデインは，構造がモルヒネに類似するが，オピオイド受容体への親和性がきわめて低い．モルヒネがオピオイド受容体に結合するには，フェノール性水酸基および平板な周辺構造と塩基性窒素が重要であるが，コデインではメトキシ基が受容体への結合を阻害するためである．投与されたコデインが鎮痛作用を発揮するには，生体内で脱メチル化され，フェノール性アルカロイドに変換される必要がある．具体的には，生体内の代謝過程で肝代謝酵素 CYP2D6 により脱メチル化を受けて，約 10% がモルヒネに変換され，さらにグルクロン酸抱合を受けて生成する M-6-G がオピオイド µ 受容体を刺激して，モルヒネと同様の鎮痛効果を発揮する．日本人の約 0.7% は CYP2D6 活

性が低く（poor metabolizer），モルヒネがほとんど生成されないため，鎮痛効果があらわれない．約 80％のコデインは，直接グルクロン酸抱合を受けてコデイン-6-グルクロニドとなるが，オピオイド受容体への親和性が弱く，鎮痛効果への寄与はわずかである．

咳中枢抑制作用や消化管運動抑制作用を有するので，鎮咳薬や止瀉薬としても用いられる（鎮咳薬：10 章 2 p 411，止瀉薬：9 章 5.2 p 391 参照）．鎮咳作用はコデインそのものの薬理作用と考えられている．

［適　応］
・各種呼吸器疾患における鎮咳・鎮痛
・疼痛時における鎮痛
・激しい下痢症状

［副作用］　オピオイド μ 受容体刺激に関連した副作用は，モルヒネと同じ．

［禁　忌］　モルヒネと同様および 12 歳未満の小児（2019 年から）

［体内動態］　CYP2D6 の活性が過剰である患者においては，活性代謝物であるモルヒネが体内に蓄積しやすく，呼吸抑制などの副作用リスクが高くなる．

ジヒドロコデイン dihydrocodeine：コデインを還元して 1911 年にはじめて合成され，現在まで鎮咳薬として広く用いられている（10 章 2.1 p 411 参照）．弱いながらも鎮痛作用があり，WHO 3 段階除痛ラダーの第 2 段階で用いられる弱オピオイドの代替薬に位置付けられているが，実際に鎮痛目的で使用されることは少ない．依存性はモルヒネより少ないが，麻薬に指定されている．

［薬理作用］　オピオイド μ 受容体を刺激して効果を発揮する．オピオイド δ および κ 受容体にはほとんど作用しない．延髄の咳中枢に作用し，コデインより強い（約 2 倍）鎮咳作用を示す．鎮痛作用は，モルヒネより弱い（約 1/3）が，コデインより強い（約 2 倍）．呼吸抑制作用は，モルヒネより弱く，コデインと同等．腸管蠕動運動を抑制して，止瀉作用を示す．

コデインと同じくメトキシ基が含まれているため，ジヒドロコデイン自体のオピオイド μ 受容体に対する親和性は低く，コデインと同等かやや高い程度である．CYP2D6 による脱メチル化を受けて生成される代謝物ジヒドロモルヒネと，さらにグルクロン酸抱合を受けて生成されるジヒドロモルヒネ-6-グルクロニドは，オピオイド μ 受容体に対してジヒドロモルヒネより約 100 倍高い親和性をもつが，経口投与されたジヒドロコデインの約 30％が未変化体のまま尿中排泄され，ジヒドロモルヒネとジヒドロモルヒネ-6-グルクロニドの割合は 1％前後であるので，未変化体と代謝物の両方が薬効に関係している可能性がある．

［適　応］
・各種呼吸疾患における鎮咳・鎮静
・疼痛時における鎮痛
・激しい下痢症状の改善

［副作用］　オピオイド μ 受容体刺激に関連した副作用は，モルヒネと同じ．

［禁　忌］　コデインと同様

［体内動態］　CYP2D6 の活性が過剰である患者においては，ジヒドロモルヒネの血中濃度が通常より高くなるおそれがある．

オキシコドン oxycodone：テバインを原料として合成された半合成麻薬性鎮痛薬．テバイ

ンは，アヘン中に微量含まれるほか，アヘンからモルヒネやコデインを精製する過程で生じる成分である．ハカマオニゲシ Papaver bracteatum はモルヒネを含まないが，テバインを比較的多く含むので，麻薬原料植物に指定されている．海外では当初，オキシコドンは，アセトアミノフェンやアスピリンなどとの配合剤として発売されたため，弱オピオイドと位置付けられていたが，のちに単独でモルヒネより強い鎮痛効果を示すことが明らかとなり，強オピオイドに分類されている．経口投与時の生体利用率が高く，鎮痛効力はモルヒネの1.5〜2倍である．WHO 3段階除痛ラダーにおいて，低用量のオキシコドンは第2段階で用いられ，高用量は第3段階でも用いられる（表5-13，p 230 参照）．

あるオピオイドで副作用が強く発現したために鎮痛のコントロールが難しくなった場合，ほかのオピオイドに切り替える療法をオピオイドローテーションと呼び，わが国ではモルヒネ徐放剤，オキシコドン徐放剤，経皮吸収型フェンタニル貼付剤の3剤が用いられる．

[薬理作用]　オピオイドμ受容体を刺激して，強い鎮痛作用を示す．

　　コデインと同じくメトキシ基が含まれているため，オキシコドン自体のオピオイドμ受容体への親和性は低い．オキシコドンがCYP2D6によって脱メチル化されて生成される代謝物オキシモルフォンは，オキシコドンの約14倍の鎮痛作用を有するが，ごく微量しか生成されないため，経口投与されたオキシコドンの鎮痛効果には，オキシコドン自体の寄与が大きいと考えられている．

[適　応]　中等度から高度の疼痛を伴う各種がんにおける鎮痛

[副作用]

・モルヒネと同様に，悪心・嘔吐，便秘，鎮静，呼吸抑制を生じる．ただし重篤な呼吸抑制は起こしにくい．

・モルヒネにみられるような腎機能障害患者での傾眠が問題になることは少ないので，オキシコドンはモルヒネに比べて腎機能障害をもつ患者には使いやすいとされている．

・オキシコドンはモルヒネよりも幻覚の出現頻度が低いと報告されているため，モルヒネ投与時に幻覚を伴うせん妄がある場合はオキシコドンへの変更が勧められる．

[禁　忌]　モルヒネと同様

ペチジン pethidine：別名をメペリジン meperidine という．1939年に合成され，1941年にドイツで発売開始された第1号の完全合成麻薬．モルヒネの化学構造を簡略化したフェニルピペリジン構造が基本骨格となっている．ペチジンがモルヒネと類似の鎮痛作用を示したことから，「鎮痛作用発現には N-メチルフェニルピペリジン構造が重要である」という知見が得られた．

[薬理作用]　主にオピオイドμ受容体を刺激することにより中枢性の鎮痛作用を示す．その効果はモルヒネの1/6〜1/10と弱く，持続時間も2〜4時間と短い．

　　化学構造がアトロピンに類似しており，末梢作用として，アトロピン様ならびにパパベリン様の鎮痙作用を有するので，特に胆道の痙縮や腎疝痛などに有効である．電位依存性 Na^+ チャネルを遮断して，局所麻酔作用も示す．

　　体温低下時に体がガタガタふるえる生理現象をシバリング shivering という．骨格筋をランダムに動かすことで熱産生を増加する体温調節機構の1つであるが，手術後に全身麻酔から覚醒したときに起こることがあり，術後シバリングと呼ぶ．術後の患者にとっては，不快であるだけでなく，酸素消費量を増大させ術後の体に大きな負担となる．ペチジンは，術後シバリングを抑えるのに有効である．この効果にはオピオイドκ受容体

の活性化が関係していると考えられている．
［適　応］
・激しい疼痛時における鎮痛，鎮静，鎮痙
・麻酔前投薬
・麻酔の補助
・無痛分娩
＊保険適用外であるが，術後シバリングの抑制にも用いられる．

［副作用］　モルヒネに比べ，尿閉・便秘発現作用などは弱く，呼吸抑制，禁断症状は軽度である．

　長期間投与すると代謝産物のノルペチジン（ノルメペリジン）が蓄積する結果，中枢興奮性が高まり，不安，ミオクローヌス，振戦，痙攣が生じることがある．したがって，持続的ながん疼痛の治療には向かず，急性痛の治療に短期間（2～3日間）使用するのに有用である．

［禁　忌］　モルヒネと同様

［体内動態］　モルヒネと異なり胎盤関門を通過しないため，妊婦への使用が認められている．産科では，無痛分娩の第1選択薬として用いられる．

［その他］　ペチジンの合成過程で不純物として生じるMPTP（1-methyl-4-phenyl-1,2,3,6-tetrahydropyridine）は，ドパミン作動性神経毒として作用し，パーキンソン症候群を引き起こすことが知られている．

ペチジン　　　　　MPTP

メサドン methadone：外科手術で簡便に使用できる低習慣性の鎮痛薬が探索され，1937年にドイツで合成された．基本骨格のフェニルヘプチルアミンは，ペチジンに含まれるフェニルピペリジン骨格のピペリジン環が開裂した構造とみなすことができる．1947年に米国で導入されたが，当初はオピオイド依存の治療薬として用いられた．安価で，半減期が長く比較的乱用されにくいことから，モルヒネやヘロイン（ジアセチルモルヒネ）の依存患者に対してメサドンを代わりに使用することで，オピオイド依存から脱却することが可能となった．近年は，グルタミン酸NMDA受容体遮断作用を併せもつことなどが明らかとなり，鎮痛薬としての有用性が注目されるようになった．安価なので，WHOの必須医薬品リストに含まれている．麻薬に指定されている．

［薬理作用］　メサドンは，ラセミ混合物であり，L型異性体のほうがオピオイドμ受容体を刺激することにより，モルヒネと同程度の鎮痛作用を示す．D型異性体は，グルタミン酸NMDA受容体チャネル遮断薬として作用する．グルタミン酸NMDA受容体は神経障害性疼痛の発現やオピオイド耐性の形成に関与しているため，神経障害性疼痛の治療や，オピオイド耐性と痛覚過敏の回復にも有効である．

［適　応］　ほかの強オピオイド鎮痛薬で治療困難な下記疾患における鎮痛
・中等度から高度の疼痛を伴う各種がん

［副作用］　呼吸抑制，耐性，依存性などを生じるが，モルヒネより弱い．

[禁　忌]
・重篤な呼吸抑制のある患者，重篤な慢性閉塞性肺疾患の患者
・気管支喘息発作中の患者
・麻痺性イレウスの患者
・急性アルコール中毒の患者
・出血性大腸炎の患者

[体内動態]
・活性代謝物が存在せず，腎機能低下状態でも使用できる．
・主として肝代謝酵素 CYP3A4，CYP2B6 および一部 CYP2C8，CYP2C9，CYP2C19，CYP2D6 で代謝されるため，ほかの薬物との相互作用を受けやすい．

フェンタニル fentanyl：1960 年にベルギーで合成された．ペチジンのフェニルピペリジン構造が改変されたアニリドピペリジン構造を基本骨格としている．臨床では，手術麻酔のみならず，緩和医療領域におけるがん疼痛に対する鎮痛薬として広く用いられている．依存性があり，麻薬に指定されている．前述の通り（オキシコドンの項，p 219 参照），オピオイドローテーションに用いられる．

[薬理作用]　オピオイド μ 受容体に対する親和性がモルヒネより高く，強力なオピオイド μ 受容体アゴニストとして作用する．オピオイド δ および κ 受容体に対してもアゴニストとして作用するが，親和性が低い．選択的にオピオイド μ 受容体を刺激して，強力な鎮痛作用を発揮すると考えられる．その効力はモルヒネの 50〜100 倍高い．

[適　応]
① 貼付剤：非オピオイド鎮痛薬および弱オピオイド鎮痛薬で治療困難な下記疾患における鎮痛（ただし，ほかのオピオイド鎮痛薬から切り替えて使用する場合に限る）
・中等度から高度の疼痛を伴う各種がんにおける鎮痛
・中等度から高度の慢性疼痛における鎮痛
② 注　射
・全身麻酔，全身麻酔における鎮痛
・局所麻酔における鎮痛の補助
・激しい疼痛（術後疼痛，癌性疼痛など）に対する鎮痛

[副作用]
・モルヒネと同様に，呼吸抑制，徐脈などを生じる．便秘や悪心・嘔吐，傾眠などの副作用はモルヒネより少ない．
・便秘が起こりにくいのは，便秘に関与するオピオイド μ_2 よりも μ_1 受容体への選択性が高いためと考えられている．
・モルヒネにみられるヒスタミン遊離作用がないため，血圧低下作用が緩やかなうえ，心抑制作用はない．このため血行動態が不安定な患者にも使用しやすい．

[禁　忌]　注射の場合は，痙攣発作の既往歴のある患者，喘息患者などへの投与が禁忌となっているが，貼付剤の場合は禁忌ではない．

[体内動態]
・モルヒネに比べ，脂溶性が高く代謝産物に活性がないという特徴がある．
・内服では無効．腸管から吸収された直後の肝初回通過効果でほとんどすべてが代謝されて活性を失うため．

・注射の場合，速やかに脳へ移行して鎮痛作用を発現し，作用持続時間は短い．
・貼付剤の場合，皮膚組織に対する浸透性に優れ，持続的な鎮痛効果が得られる．

[その他] ドロペリドールとの合剤[ドロペリドール：フェンタニル（50：1）]は神経遮断性鎮痛 neuroleptanalgesia（強力な神経遮断薬と鎮痛薬を静脈内に投与して患者の意識を残したまま周囲にまったく無関心な状態と無痛を得る方法で，術者との応答を保ちながら手術が可能となる）に用いられる（本章 2.4 p 167 参照）．

🔹 **レミフェンタニル** remifentanil：個々の必要に応じて数種類の鎮痛薬，鎮静薬および筋弛緩薬を組み合わせて行う全身麻酔をバランス麻酔という．バランス麻酔用の鎮痛薬には迅速な鎮痛作用の発現と消失が求められるが，モルヒネやフェンタニルは消失が遅く，用量調節が困難であった．この問題点を克服するために，鎮痛作用が速やかに消失するような分子設計が検討され，レミフェンタニルが見出された．フェンタニルと類似のアニリドピペリジン誘導体で，非特異的エステラーゼによる加水分解を受けやすいメチルエステル基が導入されている．依存性があり，麻薬に指定されている．

[薬理作用] 選択的にオピオイドμ受容体を刺激して，フェンタニルと同等の強力な鎮痛作用を発揮する．

[適 応] 全身麻酔の導入および維持における鎮痛

[副作用] オピオイドμ受容体を介した作用はモルヒネと基本的に同じであるが，短時間しか作用しないので，副作用は比較的少ない．

重大な副作用：筋硬直，換気困難，呼吸停止・呼吸抑制，血圧低下，徐脈，心不全・心停止，ショック・アナフィラキシー様症状，全身痙攣

その他：悪心・嘔吐，悪寒

レミフェンタニルは優れた麻酔薬であるが，術後シバリングと術後疼痛が問題となっている．嘔吐を伴うほどの激しい疼痛が術直後から出現し，麻酔中の体温低下による悪寒やシバリングが強くあらわれることがある．術後シバリングを抑えるためには，前述のペチジンが用いられる．

[体内動態] 静脈内投与後，血液脳関門を通過して，速やかに（約1分）作用を発現する．血液および組織中の非特異的コリンエステラーゼによって速やかに加水分解され，分解産物のレミフェンタニル酸は作用が弱いので，効果の消失が速い（5〜10分）．このため，静脈内への持続投与速度を調節することで，手術の状況に応じた痛みのコントロールが比較的容易にできる．また，脂溶性が低く蓄積されないので，長時間投与後も呼吸抑制などの遅発性の副作用が起こりにくい．

🔹 **ブプレノルフィン** buprenorphin：強力な鎮痛効果をもちながら，不快な精神刺激作用を示さない化合物の探索が行われ，1966年に見出された．モルヒネと類似のモルフィナン構造を基本骨格としている．依存性形成が比較的起こりにくく，麻薬には指定されていない．麻薬拮抗性鎮痛薬に分類される．

[薬理作用] オピオイド受容体サブタイプに対する選択性は低く，オピオイドμ，δ，κ受容体のいずれに対しても部分作動薬として作用する．結合親和性はμ＞δ≒κの順で，内活性（アゴニスト活性）についてはδ＞μ＞κの順である．オピオイドμ受容体に対するアゴニスト作用をモルヒネと比べると，親和性はモルヒネより高いが，アゴニスト活性が低い．「オピオイドδ受容体に対する完全アゴニスト」「オピオイドκ受容体に対する遮断薬」と記述した成書もあるが，実際にはオピオイドδ受容体に対するアゴニス

ト活性は80％に満たず，オピオイドκ受容体に対するアゴニスト活性は50％を超えるという報告もあり，「サブタイプによってアゴニスト活性に多少の差がある（δ＞μ＞κ）部分アゴニスト」と理解するのが正しい．

オピオイド受容体を刺激して，中枢神経系の痛覚伝導系の抑制により鎮痛作用を発揮する．その効力はモルヒネの25～50倍高く，より少ない用量で鎮痛効果を示す．また，オピオイド受容体に対して親和性はモルヒネより高いものの部分的にしか刺激しないため，モルヒネと併用した場合に競合してモルヒネの鎮痛効果を弱めたり，モルヒネ依存者に離脱症状を引き起こす．さらに，オピオイド受容体に対する親和性が高いことに加え，脂溶性も高いので，受容体からの解離が遅く，持続的な作用（約6～9時間）を示す．作用が発現した後に麻薬拮抗薬のナロキソンを投与しても，容易に拮抗されない．

なお，部分アゴニストなので，天井効果（ある程度の量以上に投与量を増やしても薬効が頭打ちになること）を有するが，最近の臨床データによれば，鎮痛作用に関しては天井効果がなく，増量によって十分な効果が認められる．その一方で，呼吸抑制などの副作用に関しては天井効果があり，増量しても発現しにくいと報告されている．この特徴は，ブプレノルフィンがオピオイドμ，δ，κ受容体のいずれも刺激して強い鎮痛効果を発揮する一方で，オピオイドμ受容体の部分的刺激だけでは呼吸抑制が起こりにくいと考えることができる．

［適応］
・術後，各種がん，心筋梗塞症における鎮痛
・麻酔補助

［副作用］悪心・嘔吐，便秘，眠気などを生じるが，部分アゴニストであるため，用量を上げても天井効果により副作用が出にくい

［禁忌］
・重篤な呼吸抑制状態および肺機能障害のある患者
・重篤な肝機能障害のある患者
・頭部傷害，脳に病変のある場合で，意識混濁が危惧される患者
・頭蓋内圧上昇の患者

ペンタゾシン pentazocine：モルヒネなどの麻薬性鎮痛薬にみられる副作用や依存性を少なくする目的で開発された麻薬拮抗性鎮痛薬．1958年に米国で合成され，わが国では1970年に販売開始された．モルフィナンから1つの炭素環がなくなったベンゾモルファン構造を基本骨格としている．強力な鎮痛作用を示すが，依存性形成が起こりにくく，麻薬には指定されていない．

［薬理作用］オピオイドμ受容体とオピオイドκ受容体に対する親和性がほぼ同程度で，オピオイドδ受容体に対する親和性は弱い．内活性に関しては，オピオイドμ受容体に対して部分アゴニストとして作用し，オピオイドκ受容体に対して完全アゴニストとして作用する．したがって，主にオピオイドκ受容体の刺激を介して，痛覚伝導系の抑制により鎮痛作用を発揮すると考えられている．その効力はモルヒネの1/2程度である．

オピオイドμ受容体に対する作用をモルヒネと比べると，親和性がモルヒネよりやや低く，アゴニスト活性が部分的であるため，麻薬拮抗性はそれほど強くないが，モルヒネ依存者に投与すると離脱症状が引き起こされる．

［適　応］
・各種がん，術後，心筋梗塞，胃・十二指腸潰瘍，腎・尿路結石，閉塞性動脈炎，胃・尿管・膀胱検査器具使用時における鎮痛
・麻酔前投薬および麻酔補助

［副作用］　重大な副作用：ショック・アナフィラキシー様症状，呼吸抑制，依存性，中毒性表皮壊死症，無顆粒球症，神経原性筋障害，痙攣
　　その他：眠気，めまい，悪心・嘔吐など

［禁　忌］
・重篤な呼吸抑制状態にある患者および全身状態が著しく悪化している患者
・頭部傷害がある患者または頭蓋内圧が上昇している患者

エプタゾシン eptazocine：わが国で開発されたペンタゾシン類似の麻薬拮抗性鎮痛薬である．ペンタゾシンのベンゾモルファン構造中のピペリジン環を7員環に変えたベンザゾニン（ベンズアゾニン）誘導体である．強力な鎮痛作用を示すが，依存性形成が比較的起こりにくく，麻薬には指定されていない．

［薬理作用］　オピオイドκ受容体にはアゴニスト，オピオイドμ受容体にはアンタゴニストとして作用する．オピオイドκ受容体の刺激により，大縫線核から脊髄後角シナプスへの下行性抑制経路を介して鎮痛作用を示す．鎮痛効果はペンタゾシンとほぼ同等である．呼吸抑制作用はペンタゾシンの1/3程度で，モルヒネにみられるような持続性ではなく，投与直後の一過性のものである．

［適　応］　各種がん，術後における鎮痛

［副作用］　重大な副作用：ショック，呼吸抑制・胸部圧迫感，依存性（モルヒネに比べると弱いが注意は必要）
　　その他：めまい，ふらつき，悪心・嘔吐（モルヒネに比べると少ない）

［禁　忌］　重篤な呼吸抑制状態にある患者（呼吸抑制作用により，呼吸機能を悪化させるおそれがある），頭部傷害がある患者または頭蓋内圧が上昇している患者（頭蓋内圧を上昇させるおそれがある）

トラマドール tramadol：モルヒネよりも依存性の弱い鎮痛薬の探索研究から見出されたフェノールエーテル系化合物で，1962年ドイツで合成された．フェニルプロピルアミン系とみなすこともできる．依存形成が比較的起こりにくく，麻薬には指定されていない．鎮痛作用はあまり強くなく，モルヒネの1/5程度．WHO 3段階除痛ラダーでは第2段階で用いられる弱オピオイドに分類されている（表5-13，p 230参照）．

［薬理作用］　トラマドールはラセミ体で，同量の（+）体と（−）体からなる．また，ヒトでは肝代謝酵素のCYP2D6による脱メチル化を受け，（+）-および（−）-M1（O-デメチルトラマドール）に変換され，これら4つは異なった薬理活性を示す．
　　トラマドール自体は，コデインと同じくメトキシ基が含まれているため，オピオイドμ受容体に対する親和性が弱く，オピオイドδおよびκ受容体に対する親和性も非常に弱いので，オピオイド受容体を介した鎮痛効果はほとんどないが，ノルアドレナリンとセロトニンの再取り込み阻害作用を示す．（+）-トラマドールはセロトニン再取り込み阻害作用が強く，（−）-トラマドールはノルアドレナリン再取り込み阻害作用が強い．下行性痛覚抑制系にはノルアドレナリン作動性神経とセロトニン作動性神経が含まれており，ノルアドレナリンとセロトニンの再取り込み阻害は，下行性痛覚抑制系を賦活

し，鎮痛効果につながる．一方，脱メチル化された代謝物のM1は，トラマドールよりもオピオイド受容体に対する親和性が高く，部分作動薬として作用する．特に（＋）-M1のオピオイドμ受容体に対する親和性は，モルヒネより弱いが，コデインよりも強い．なお，（−）-M1は，トラマドールと同程度のノルアドレナリン再取り込み阻害作用を有する．トラマドールのモノアミン再取り込み阻害作用は三環系抗うつ薬・SSRI・SNRIに比べると弱く，活性代謝物M1のオピオイド受容体刺激作用はモルヒネに比べ弱いが，両作用の組み合わせによって強い鎮痛効果が発揮されると考えられている．

［適 応］
・非オピオイド鎮痛薬で治療困難な疼痛を伴う各種がんや慢性疼痛における鎮痛
〈トラマドールとアセトアミノフェンの配合剤〉
・非がん性慢性疼痛における鎮痛
・抜歯後の疼痛

［副作用］　重大な副作用：ショック・アナフィラキシー，呼吸抑制，痙攣，依存性（モルヒネより弱いが注意は必要），意識消失

　　その他：悪心・嘔吐，眠気，めまい，頭痛

　消化管運動抑制作用が弱く，オッディ括約筋の収縮作用も弱いので，消化管のがん患者の使用に適している．

［禁 忌］
・アルコール，睡眠薬，鎮痛薬，オピオイド鎮痛薬または向精神薬による急性中毒患者
・MAO阻害薬を投与中の患者，または投与中止後14日以内の患者
・治療により十分な管理がされていないてんかん患者
・12歳未満の小児（2019年から）

タペンタドール tapentadol：トラマドールを改良してつくられた鎮痛薬である．トラマドールは肝代謝酵素CYP2D6により生成される活性代謝物が薬効の一部を担うため，CYP2D6の変動の影響を受けやすい．これに対してタペンタドールは，1つの分子でオピオイドμ受容体刺激とモノアミン再取り込みの両作用を発揮するので，安定した効果が期待される．また，セロトニン再取り込み阻害作用を減らすため，ラセミ体ではなく1つの鏡像異性体だけからなる．オピオイドμ受容体刺激作用が強く，麻薬に指定されている．WHO除痛ラダーの第3段階で，経口可能な強オピオイドとして貴重な選択肢となっている（表5-13，p 230参照）．

［薬理作用］　トラマドールとは異なりメトキシ基がないので，タペンタドール自体がオピオイドμ受容体刺激作用を示し，加えてノルアドレナリン再取り込み阻害作用を併せもつことで，強い鎮痛効果を示す．セロトニン再取り込みの阻害は，あまり鎮痛効果にはつながらないうえ，セロトニン症候群の原因となったり，神経障害性疼痛をかえって悪化させることがあるため，ラセミ体ではなく，ノルアドレナリン再取り込み阻害作用の強い鏡像異性体のみが採用された．

［適 応］　中等度から高度の疼痛を伴う各種がんにおける鎮痛

［副作用］　重大な副作用：呼吸抑制，アナフィラキシー，依存性，痙攣，錯乱状態・せん妄

　　その他：悪心・嘔吐，めまい，眠気，頭痛など

　モルヒネに比べると副作用の発生頻度が少なく弱い．

[禁　忌]
・重篤な呼吸抑制のある患者，重篤な慢性閉塞性肺疾患の患者
・気管支喘息発作中の患者
・麻痺性イレウスの患者
・アルコール，睡眠薬，中枢性鎮痛薬，または向精神薬による急性中毒患者
・出血性大腸炎の患者
・MAO阻害薬を投与中の患者および投与中止後14日以内の患者

［体内動態］　肝代謝を受けることなく作用を発揮するので，肝代謝酵素活性の変動の影響を受けにくい．中枢神経系への移行性も高い．

麻薬性鎮痛薬および麻薬拮抗性鎮痛薬

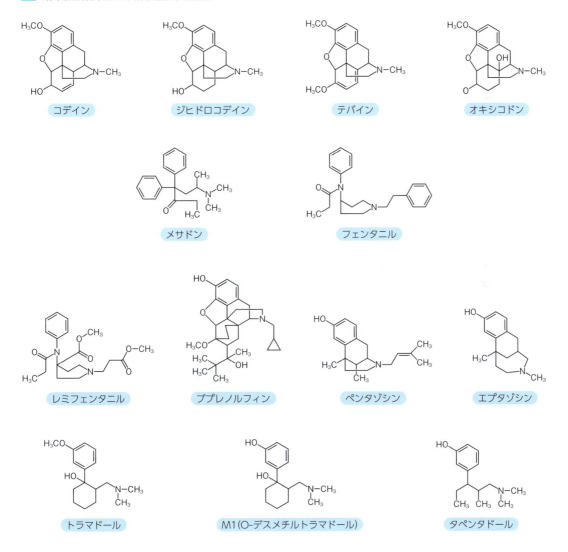

8.4　麻薬拮抗薬

　依存性の少ない鎮痛薬の開発を目指して，多くのモルヒネ類似化合物が研究されるうち，1942年に米国で合成されたナロルフィンという薬物に興味深い薬理作用が発見された．それ自身に弱

い鎮痛効果がありながら，モルヒネの中枢抑制作用に拮抗することが明らかとなり，前述の麻薬拮抗性鎮痛薬が開発されるヒントを与えるとともに，より純粋な麻薬拮抗薬がつくられることとなった．麻薬拮抗薬は，麻薬性鎮痛薬の急性中毒（特に呼吸麻痺）に対する解毒薬として欠かせない医薬品となっている．なお，麻薬拮抗薬は，あくまでモルヒネなどの麻薬によって生じた呼吸抑制に拮抗するだけで，何らかの病因による呼吸抑制やバルビツール酸誘導体などの中枢抑制薬投与で生じた呼吸抑制には無効である．

レバロルファン levallorphan：モルヒネと同じモルフィナン骨格を有し，麻薬拮抗作用を示すことが見出された．ナロルフィンよりも不快感などの副作用が少ないため，ナロキソンが発見されるまでは広く用いられてきた．

［薬理作用］　強力なオピオイド μ 受容体アンタゴニストであるが，オピオイド κ 受容体アゴニスト作用もあるので，明確な麻薬拮抗薬ではない．

単独で鎮痛作用はほとんど認められない．適量を用いれば，麻薬性鎮痛薬の鎮痛作用を減弱させることなく，呼吸抑制を寛解できる．効果は1〜2分で発現し，2〜5時間持続する．

［適　応］　麻薬による呼吸抑制に対する拮抗

［副作用］　モルヒネより弱いが，単独で呼吸抑制を起こすことがある．

［禁　忌］

・呼吸抑制が緩徐な患者（無効）

・バルビツール系薬物などの非麻薬性中枢神経抑制薬または病的原因による呼吸抑制のある患者（無効）

・麻薬依存患者（禁断症状を起こすことがある）

ナロキソン naloxone：1963年に合成されたモルフィナン系の麻薬拮抗薬．麻薬による呼吸抑制や意識障害に対する拮抗効果が非常に強いことが認められ，現在まで広く用いられている．

［薬理作用］　選択的にオピオイド μ 受容体を遮断する．オピオイド受容体に対する親和性はモルヒネより強い．単独で鎮痛も多幸感も引き起こさず，麻薬性鎮痛薬の作用に拮抗する．モルヒネによる呼吸抑制に対する拮抗作用は，レバロルファンより約3倍強力である．また，モルヒネの鎮痛作用に対する拮抗よりも，呼吸抑制に対する拮抗のほうが2〜3倍強力である．適量を用いれば，麻薬性鎮痛薬の鎮痛作用を減弱させることなく，呼吸抑制を寛解できる．

［適　応］　麻薬による呼吸抑制ならびに覚醒遅延の改善

［副作用］　重大な副作用：肺水腫

その他：麻薬による抑制が急激に拮抗された場合に，血圧上昇，頻脈，悪心・嘔吐などがあらわれることがある．

［禁　忌］　バルビツール系薬物などの非麻薬性中枢神経抑制薬または病的原因による呼吸抑制のある患者

［体内動態］

・ナロキソンは，非経口投与では強力な麻薬拮抗作用を示すが，経口投与では肝臓の初回通過効果により速やかに代謝されるため効果がない．

・ペチジンとナロキソンの配合剤が販売されている．もともとペチジンの経口剤が販売されていたが，錠剤を水に溶かして注射するという乱用が問題となったために，その解

決策として開発されたものである．ナロキソンは麻薬拮抗薬なので，非経口的にペチジンとナロキソンを同時投与するとペチジンの薬理効果があらわれないが，経口的に同時投与した場合は，肝初回通過効果によりナロキソンが失活し，ペチジンだけの薬効があらわれるという原理である．

・注射した場合でも，血中半減期がフェンタニルやモルヒネなどに比べて著しく短いため，麻薬による呼吸抑制がいったん回復した後で呼吸抑制が再発することがある．投与してから少なくとも1時間は注意深く患者を観察し，必要に応じて繰り返し投与する必要がある．

■ 麻薬拮抗薬

レバロルファン　　　ナロキソン

8.5 がん疼痛治療

がん疼痛（がん性疼痛ともいう）は，がん患者に生じる苦痛のすべてを指し，がん自体が直接の原因となる痛み，がん治療に伴う痛み，がんに関連した痛み，がん患者に併発したがんに関連しない疾患による痛みなどのすべてを含む．すなわち，がん疼痛には，侵害受容性疼痛だけでなく，神経障害性疼痛や心因性疼痛も含まれている．がん疼痛の緩和には薬物療法と非薬物療法を組み合わせて行うことが必要であるが，鎮痛薬が中心的役割を果たす．WHO方式がん疼痛治療法では，治療にあたって守るべき「鎮痛薬使用の5原則」と，痛みの強さによる鎮痛薬の選択ならびに鎮痛薬の段階的な使用法を示した3段階除痛ラダー（図5-18）が提案されている．

わが国のがん疼痛治療においても，WHO 3段階除痛ラダーに従って鎮痛薬が選択される．軽度の痛みには，第1段階の非オピオイド鎮痛薬を使用する．非オピオイド鎮痛薬の効果には限界があり（天井効果），増量しても副作用が起こりやすくなるだけなので，増量は基本的には行わない．痛みの種類によっては，第1段階から鎮痛補助薬を併用する．非オピオイド鎮痛薬で十分な効果が得られないときには，第2段階として「軽度から中等度の強さの痛み」に用いるオピオイド鎮痛薬（弱オピオイド）を追加する．必要に応じて増量し，それでも効果が不十分な場合は，第3段階として「中等度から高度の強さの痛み」に用いるオピオイド鎮痛薬（強オピオイド）に切り替える．単剤での治療が基本であり，強オピオイドには天井効果がないので，増量すれば鎮痛効果が高まる．3段階除痛ラダーの実施にあたっては，患者の予測される生命予後の長短にかかわらず，痛みの程度に応じて躊躇せずに必要な鎮痛薬を選択すること，第2および第3段階でも可能な限り非オピオイド鎮痛薬を併用すること，必要に応じて鎮痛補助薬を併用することが重要である．表5-13には，WHO方式がん疼痛治療法の鎮痛薬リストのうち，現在わが国で使用可能なものを示した．

なお，モルヒネなどの強オピオイドは，連用により耐性ならびに薬物依存を生じやすい．しかしながら，持続性の痛みをかかえた末期がん患者においては，モルヒネ依存が生じにくいことがわかっており，がん疼痛治療には積極的にモルヒネなどを使用するよう勧められている．慢性疼痛下でモルヒネ依存が形成されない理由は十分解明されていないが，痛み刺激によってオピオイ

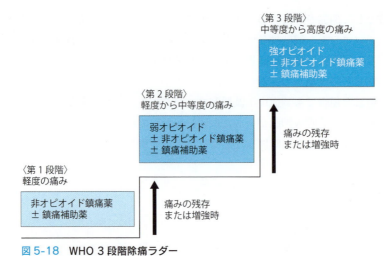

図 5-18　WHO 3 段階除痛ラダー

表 5-13　WHO 3 段階除痛ラダーで使用される鎮痛薬

分 類	薬物名
非オピオイド鎮痛薬	アスピリンなどの NSAIDs, アセトアミノフェン
弱オピオイド	コデイン, ジヒドロコデイン, オキシコドン（低用量）, トラマドール
強オピオイド	モルヒネ, オキシコドン（高用量）, ペチジン, フェンタニル, ブプレノルフィン, タペンタドール, メサドン*

*ほかの強オピオイドで治療困難な場合に限り，切り替えて用いることができる
NSAIDs：非ステロイド性抗炎症薬

ドκ神経系（ダイノルフィン神経系）が活性化され，中脳-辺縁系ドパミン作動性神経終末の**オピオイドκ受容体が刺激されてドパミンの遊離が抑制されるため**と考えられている．

8.6　搔痒症治療薬

鎮痛薬の研究から派生して，難治性のかゆみに対して有効な薬が見出されている．

🔵 **ナルフラフィン** nalfurafine：依存性のない強力な鎮痛薬を求めて選択的オピオイドκ受容体アゴニストの研究が進められ，1992 年にわが国で合成された．非臨床試験で，依存性がなく強力な鎮痛効果が得られることが確認されたので，術後疼痛を適応症として臨床試験が実施されたが，鎮痛が認められる用量で鎮静が生じることが判明し中断された．代わって，モルヒネ投与患者がかゆみを訴えることがあるというエピソードをヒントにして，かゆみを止める薬（止痒薬）として開発が進められ，有効性が確認された．

［薬理作用］　**オピオイドκ受容体を選択的に刺激**する．オピオイドμ受容体にはほとんど作用しないので**依存性を示さず，強力な鎮痛作用を発揮**する．

かゆみに対して，オピオイドμ神経系（βエンドルフィン神経系）は促進的に，オピオイドκ神経系（ダイノルフィン神経系）は抑制的に作用し，両神経系のバランスによってかゆみのレベルが変わる．モルヒネは副作用としてかゆみを生じることがあるが，これはオピオイドμ受容体刺激作用によるものであり，オピオイドμ受容体遮断薬で拮抗される．

かゆみの強い透析患者ほど，βエンドルフィンの濃度が高いと報告されている．ナル

フラフィンは，かゆみ抑制系に含まれる**オピオイドκ受容体を刺激することにより，止痒作用を示す**．従来の止痒薬（抗ヒスタミン薬や抗アレルギー薬）が効きにくい腎透析患者や慢性肝疾患患者の重篤なかゆみに対しても，有効性が認められている．

多くのオピオイドκ受容体アゴニストは，嫌悪感（幻覚などの精神作用を含む）を生じるが，ナルフラフィンは生じない．嫌悪感発現にはオピオイド$κ_1$受容体が関与し，ナルフラフィンはオピオイド$κ_1$受容体以外のサブタイプにも親和性があるためと考えられている．

[適　応]
・血液透析患者における搔痒症の改善（既存治療で効果不十分な場合に限る）
・慢性肝疾患患者における搔痒症の改善*（既存治療で効果不十分な場合に限る）

[副作用]　重大な副作用：肝機能障害・黄疸（慢性肝疾患患者における搔痒症の改善に用いる場合は特に注意）

その他：不眠，眠気，便秘，頻尿，悪心・嘔吐など

8.7　神経障害性疼痛治療薬

神経障害性疼痛は，末梢神経あるいは中枢神経の損傷や機能障害に起因した慢性の痛みである．傷は治ったのに痛みだけが残っている，病気をきっかけに痛みが長く続いている，灼熱痛や刺痛のような異常感覚があるなどの場合は，神経障害性疼痛の可能性が高い．発症機序は十分解明されていないが，原因疾患・病態にかかわらず，最終的には末梢神経や中枢神経の異常な興奮，およびその興奮により惹起される脊髄後角の過敏化が起こっていると考えられる．そもそも痛みは，私たちの体に危険が及んでいることを知らせてくれる警告系の役割を果たすので，神経が傷付いてしまったときは，代償的に痛みを感じやすいように生体が変化していくのかもしれない．

神経障害性疼痛の薬物治療は，まだ十分に確立されておらず，さまざまな試みが行われている．わが国で承認されている神経障害性疼痛に関連する医薬品としては，アルドース還元酵素阻害薬の**エパルレスタット**（関連する適応：糖尿病性神経障害に伴う自覚症状，12 章 1.9 p 509 参照），抗不整脈薬の**メキシレチン**（関連する適応：糖尿病性神経障害に伴う自覚症状の改善，11 章 2.2.1 p 444 参照），抗てんかん薬・抗躁薬の**カルバマゼピン**（関連する適応：三叉神経痛，本章 5.3 p 195 参照）などがあるが，有効性は必ずしも十分ではない．炎症性疼痛の治療に汎用される NSAIDs でコントロールすることも困難である．麻薬性鎮痛薬は神経障害性疼痛にもある程度有効であるが，侵害受容性疼痛（炎症や刺激による痛み，nociseptive pain）に対するほどの効果はなく，専門医による厳重な管理が必要である．そのため，適応外ではあるが，有効性が期待される**三環系抗うつ薬**（アミトリプチリン，ノルトリプチリンなど，本章 4.3.1 p 188 参照）や抗てんかん薬（**バルプロ酸**，本章 5.3 p 195 参照），局所麻酔薬（**リドカイン**の外用剤，4 章 4.4.2 p 150 参照）などが使用されることもある．海外では，抗てんかん薬の**ガバペンチン**（本章 5.3 p 195 参照）が帯状疱疹後神経痛や糖尿病性末梢神経障害に伴う疼痛に適応を有するが，わが国ではまだ認められておらず使用が制限される．今後は，以下に解説するプレガバリンをはじめとして，神経障害性疼痛に対する薬物治療の進歩が期待される．

プレガバリン pregabalin：抑制性神経伝達物質 GABA の誘導体として合成され，神経障害性疼痛治療薬として応用された．

---

* 2015 年に新たに追加承認された効能．

［薬理作用］　電位依存性 Ca^{2+} チャネルの補助サブユニットである $α_2δ$ タンパク質と高親和性に結合し，神経終末における Ca^{2+} 流入を低下させ，神経伝達物質の遊離を抑制する．特に上行性痛覚伝導系の脊髄レベルで，損傷に伴う異常な神経の興奮によって引き起こされるグルタミン酸，サブスタンス P，カルシトニン遺伝子関連ペプチド calcitonin gene-related peptide（CGRP）などの神経伝達物質の放出を抑制することにより，鎮痛作用を発揮すると考えられている．構造上は GABA に類似するが，γ-アミノ酪酸 GABA 受容体に結合せず，GABA の代謝や取り込みへの急性的な作用はない．

鎮痛作用には，下行性痛覚抑制系のノルアドレナリン経路およびセロトニン経路に対する作用の関与も示唆されている．

［適　応］　神経障害性疼痛，線維筋痛症に伴う疼痛

［副作用］　重大な副作用：心不全・肺水腫，横紋筋融解症，腎不全，血管浮腫，低血糖，間質性肺炎，ショック・アナフィラキシー，皮膚粘膜眼症候群（スティーブンス・ジョンソン症候群），劇症肝炎・肝機能障害

その他：めまい，傾眠，浮腫など

ワクシニアウイルス接種家兎炎症皮膚抽出液　An extract from inflamed cutaneous tissue of rabbits inoculated with vaccinia virus：「ウイルス刺激やそれに伴うストレスに対する生体防御反応により生理活性物質が炎症組織内に産生される」というアイデアに基づき，ワクシニアウイルスを接種したウサギの炎症皮膚組織から，鎮痛作用・抗アレルギー作用を有する非タンパク性の活性成分を分離して作られた生物由来製剤．

［薬理作用］　NSAIDs やオピオイドと異なり，プロスタグランジン産生やオピオイド系に作用せず，痛覚過敏モデル動物や神経障害性疼痛モデル動物で優れた鎮痛効果を示すと報告されている．鎮痛作用機序は不明であるが，慢性疼痛下で働きが低下した下行性痛覚抑制系を活性化する作用，侵害刺激局所における発痛物質ブラジキニンの遊離抑制作用，末梢循環改善作用が考えられている．

［適　応］
・帯状疱疹後神経痛
・症候性神経痛
・腰痛症，頸肩腕症候群，肩関節周囲炎，変形性関節症
・皮膚疾患（湿疹・皮膚炎，蕁麻疹）に伴う搔痒，アレルギー性鼻炎
・スモン（SMON）後遺症状の冷感，異常知覚，痛み

［副作用］　重大な副作用として，ショック・アナフィラキシー様症状，肝機能障害・黄疸が注意喚起されているが，副作用は少ない．

搔痒症治療薬，神経障害性疼痛治療薬

ナルフラフィン　　　プレガバリン

> **Column 5-2　合成麻薬の化学構造と変遷**
>
> 　これまでに，麻薬性鎮痛薬の原型となったアヘンアルカロイドの化学構造をヒントにして，さまざまな合成麻薬が開発されてきた．モルヒネとコデインにはモルフィナン構造が含まれており，初期はモルヒネやコデインを原料にして，モルフィナン系の半合成麻薬がつくられた．その後，完全合成の麻薬性鎮痛薬として最初に発売されたペチジンはフェニルピペリジンを基本骨格としていた．メサドンは，フェニルヘプチルアミン系の化合物で，フェニルプロピルアミン系の1つとみなすこともできる．これらの発見をきっかけにモルフィナンをより単純化あるいは改変した基本構造の合成麻薬が多数生み出されることとなった．モルフィナン系のブプレノルフィン，ベンゾモルファン系のペンタゾシン，アニリドピペリジン系のフェンタニルなどはその代表である．
>
> 　トラマドールは，フェノールエーテル系化合物から探索されたといわれるが，その化学構造はフェニルプロピルアミン系に属する．下図には，合成麻薬の基本構造がどのように変遷したかが理解しやすいようにまとめた．
>
> 　また，ほかの書籍では，麻薬性鎮痛薬や麻薬拮抗性鎮痛薬の化学構造を統一性なく記載しているものが多いが，本書では化学構造の共通性が理解しやすいように工夫して示したので，構造活性相関の学習に役立ててほしい．構造活性相関の研究が進めば，より効果が高く副作用の少ない鎮痛薬ができると期待される．
>
>
>
> モルフィナン系　　ベンゾ　　　　　フェニル　　　　フェニル　　　　　アニリド
> （ブプレノ　　　　モルファン系　　ピペリジン系　　プロピルアミン系　ピペリジン系
> ルフィンなど）　　（ペンタゾシンなど）（ペチジンなど）　（メサドン，　　（フェンタニルなど）
> 　　　　　　　　　　　　　　　　　　　　　　　　　　トラマドールなど）

9　アルコール類

　アルコール類が疾患治療に用いられることはないが，エチルアルコール（エタノール）は飲酒により摂取されることが多い．飲酒がほかの医薬品に及ぼす影響を理解するうえでも，エタノールの薬理作用を知っておく必要がある．大量の飲酒を継続していると，アルコール依存症になることがある．依存を生じないように心がけるのが基本であるが，発症してしまった場合の対処の1つとして，アルコール依存症の治療薬が開発されている．本項では，エタノールとアルコール依存症治療薬について解説する．

9.1　エチルアルコール（エタノール）

エタノール ethanol：構造式 C_2H_5OH であらわされるアルコールで，日本酒，ワイン，ビールなどのアルコール飲料（酒類）に含まれる．

［薬理作用］
・中枢神経系に対しては，全身麻酔薬類似の不規則性下行性麻痺を示す．飲酒時にみられるさまざまな神経症状は，上位脳による抑制系が抑制される（脱抑制）ために起こる発揚期に相当する．発揚期が著しく長く，手術適応期に達するにはかなり大量を要し，安全域も小さいので全身麻酔薬としては使用できない．

- 延髄血管運動中枢の抑制により皮膚血管の拡張を起こし，血流増大により顔面紅潮を生じる．
- 下垂体後葉からのバソプレシン分泌抑制により，利尿作用を示す．
- ガストリン分泌を促進して胃酸分泌を亢進するので，適度の飲酒は食欲増進につながる．
- 上記の薬理作用との関連は必ずしも明らかではないが，アロステリック的に作用してγ-アミノ酪酸$GABA_A$受容体の働きを増強し，グルタミン酸 NMDA 受容体の働きを抑制することが知られている．

[体内動態] 体内に摂取されたエタノールは主に肝臓で代謝される．大部分（90〜95％）は，アルコール脱水素酵素 alcohol dehydrogenase（ADH）によってアセトアルデヒドに変換される．ADH によって代謝されなかった残りの 5〜10％は肝ミクロソーム・エタノール酸化系 microsomal ethanol-oxidizing system（MEOS）によってアセトアルデヒドに代謝される．さらにアセトアルデヒドは，アルデヒド脱水素酵素 aldehyde dehydrogenase（ALDH）により酢酸に代謝される（図 5-19）．ALDH には，I〜IV型のアイソザイムがあり，I型は酵素活性が強く白人に欠損者はいないが，東洋人の約 40％で欠損している．I型酵素欠損者が飲酒すると，アセトアルデヒドの血中濃度が高くなり，顔面紅潮，頭痛，不快感（二日酔い）などが生じる．なお，酢酸は TCA 回路を経由して最終的に二酸化炭素まで分解される．

[副作用，その他注意点]
- 尿酸の排泄を阻害するため，通風を悪化させる．
- 飲酒後に催眠薬や抗不安薬などの中枢抑制薬を服用するときには，エタノールとの協働作用により過度の中枢抑制が生じるので注意する必要である．
- 多量かつ長期の飲酒によりアルコール性肝障害（アルコール性肝炎，脂肪肝，肝硬変など）が起きる．
- 長期にわたる飲酒により，精神的・身体的依存が生じ，アルコール依存症となる．

9.2 アルコール依存症治療薬

長期にわたる飲酒によりアルコール依存症となった場合，治療の基本は酒を断つことであるが，そもそも過度の飲酒をもたらした患者本人の嗜好や生活上の背景が改善されない限り断酒は困難なので，必要に応じて断酒の助けとなる薬物治療が行われる．アルコール依存症の治療に用いられる医薬品は，抗酒薬と断酒補助薬に分けられる．

9.2.1 抗酒薬

嫌酒薬ともいう．シアナミドとジスルフィラムがあり，どちらも ALDH を阻害するので，こ

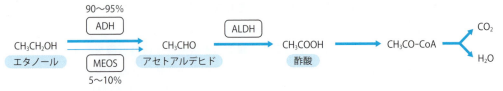

図 5-19 エタノールの代謝
ADH：アルコール脱水素酵素，ALDH：アルデヒド脱水素酵素，MEOS：肝ミクロソーム・エタノール酸化系

れらの薬物を服用中に飲酒すると体内にアセトアルデヒドが蓄積し，悪心・嘔吐，頭痛，動悸，顔面紅潮，呼吸困難などの不快な反応が引き起こされる．心理的に飲酒を断念しやすくなり，結果的に断酒の継続に役立つ．

シアナミド cyanamide：化学名はアミノニトリルで，構造式は $H_2N\text{-}CN$ である．石灰窒素を含む肥料を製造する工場で働いていた人に「お酒に弱くなり飲めなくなる」という症状があらわれたことをきっかけに，カルシウムシアナミドの抗酒作用が見出され，さらに解析を進めた結果，この作用はシアナミドによるものであることが明らかとなった．アルコール依存症を含め，過量の飲酒習慣がある人に用いると，断酒の助けになると考えられ，医薬品として開発された．

［薬理作用］　アルコール代謝にかかわる肝臓の **ALDH を阻害**する．服用中に飲酒すると，エタノールがアセトアルデヒドに代謝された後，酢酸への分解が阻害されるために，**血中アセトアルデヒド濃度が上昇して，アセトアルデヒドによる不快な反応が生じる**．比較的速効性で，投与後 5 分くらいで効果があらわれ，持続は短く約 12〜24 時間である．

［適　応］　慢性アルコール中毒および過飲酒者に対する抗酒療法

［副作用］　副作用は比較的少ないが，アレルギーによる皮疹や肝機能障害などの発生頻度が比較的高い．長期投与した場合には，肝細胞にスリガラス様封入体 ground glass inclusion があらわれ，肝機能障害が起こりやすくなる．

［禁　忌］　重篤な心障害，肝機能障害，腎機能障害，呼吸器疾患のある患者

ジスルフィラム disulfiram：かつてタイヤ工場で働いていた従業員が飲酒後に激しい急性症状を呈することが知られ，タイヤの硫化促進剤として使用されていたジスルフィラムが原因物質と考えられた．ジスルフィラムは寄生虫感染症の治療薬としても研究されていた．その後，ジスルフィラムがアルコール代謝を阻害することが明らかとなり，抗酒療法の医薬品として開発された．

［薬理作用］　シアナミドと同様に，**肝臓の ALDH を阻害し，飲酒時の血中アセトアルデヒド濃度を上昇**させ，アセトアルデヒドによる不快な反応を生じる．シアナミドより作用発現が遅く，効果は少なくとも 14 日間持続する．

［適　応］　慢性アルコール中毒に対する抗酒療法

［副作用］　肝機能障害，黄疸があらわれることがあるので，定期的に肝機能検査を行うなど観察を十分に行い，異常が認められた場合には投与を中止するなど適切な処置を行う．投与量が多い場合，まれに精神症状があらわれることがある．

［禁　忌］　シアナミドと同様

9.2.2　断酒補助薬

アルコール依存治療における抗酒薬の効果には限界がある．アルコール依存者の約 80％に肝機能障害があるといわれるが，抗酒薬は肝機能障害の患者には適さない．抗酒薬を服用すると気持ち悪くなることがわかると，患者は抗酒薬を服用しないで飲酒するようになることも少なくない．継続的な断酒のためには，酒類への欲求を抑える必要があり，そのような作用をもつ薬物としてアカンプロサートが見出されている．

アカンプロサート acamprosate：ホモタウリンは，脳内の主要な抑制性神経伝達物質である GABA と類似の構造を有し，γ-アミノ酪酸 GABA 受容体に結合する．ホモタウリンは

血液脳関門を通らないため，脳内移行を可能とした化合物が探索研究され，ホモタウリンをアセチル化したアセチルホモタウリンが見出された．医薬品としてのアセチルホモタウリンの一般名がアカンプロサートである．当初アカンプロサートには，アルコール離脱症状の改善効果が期待されたが，動物実験においてアルコール自発摂取抑制作用が確認されたため，断酒の維持を目的とした新規のアルコール依存症治療薬として開発された．

［薬理作用］　前述のように，エタノールはγ-アミノ酪酸$GABA_A$受容体を増強し，グルタミン酸NMDA受容体を抑制する．このため，長期間にわたり過剰なエタノールを摂取した依存症患者の脳では，γ-アミノ酪酸$GABA_A$受容体のダウンレギュレーション（受容体数の減少）またはグルタミン酸NMDA受容体のアップレギュレーション（受容体数の増加）が起きていると報告されている．γ-アミノ酪酸$GABA_A$受容体のダウンレギュレーションは耐性形成に関係し，グルタミン酸NMDA受容体のアップレギュレーションは，報酬系の活性化による依存形成やエタノール離脱による神経細胞死に関係すると考えられている．アカンプロサートは，γ-アミノ酪酸 GABA$_A$ 受容体の機能を増強するとともに，グルタミン酸NMDA受容体の機能を阻害する作用を有し，エタノール依存で生じた神経伝達の不均衡を回復することにより，依存症患者の飲酒欲求を抑制する．また，アカンプロサートは神経保護作用も有し，グルタミン酸の興奮毒性から神経細胞を保護すると考えられている．

［適　応］　アルコール依存症患者における断酒維持の補助

［副作用］　重大な副作用：アナフィラキシー，血管浮腫
　その他：下痢，傾眠，悪心・嘔吐，アレルギーなど

［禁　忌］　高度の腎機能障害のある患者（主要排泄経路が腎臓であるため，高度の腎障害を有する患者では，排泄遅延により高い血中濃度が続くおそれがある）

■ アルコール依存症治療薬

シアナミド　　　　　　　　ジスルフィラム　　　　　　　　アカンプロサート

10　中枢興奮薬

　中枢神経系を興奮させ，中枢神経機能を亢進する薬物を，中枢興奮薬という．大量を用いると広範囲の中枢神経興奮により，覚醒，呼吸の促進，血圧上昇，痙攣など類似した症状を発現するが，主として中枢神経系のどの領域に作用するかによってあらわれる効果が異なる．したがって，ここでは，薬理作用や臨床応用にかかわらず，薬物が主に作用する中枢神経領域（大脳皮質，脳幹，脊髄）に分けて解説する．一部の中枢興奮薬は，呼吸麻痺など中枢神経系の過度の抑制状態に対して，緊急的に用いられる．また，覚醒剤の作用をヒントにして，ナルコレプシー治療薬や食欲抑制薬が開発されているので，覚醒剤についても取り上げる．痙攣作用が強い薬物については医薬品としては用いられないが，非臨床試験で抗てんかん薬などの探索研究に使用されることがあるので，併せて解説する．

10.1 主に大脳皮質に作用する薬物

カフェイン caffeine, **テオフィリン** theophylline, **テオブロミン** theobromine：コーヒー，茶，ココアなどの嗜好飲料に含まれる成分で，キサンチンがメチル化された化合物なので，**キサンチン誘導体**と総称される．類似した薬理作用を示すが，種々の器官に対する作用の強さは著しく異なる．中枢興奮作用が最も強いカフェインを中心として，各キサンチン誘導体の作用を比較しながら解説する．

[薬理作用]

① 中枢神経系に対する作用：大脳皮質および延髄・脊髄に作用し，中枢神経系を広く興奮させる．**中枢興奮作用**はカフェインが最も強く，効力順位は**カフェイン＞テオフィリン＞テオブロミン**である．

大脳皮質の興奮と脳幹網様体賦活系の刺激により，知覚を鋭敏にし，精神機能を亢進させる．延髄の呼吸中枢・血管運動中枢および迷走神経中枢の興奮を起こし，麻酔薬その他による中枢神経系抑制状態に対して拮抗する．大量では脊髄の反射性が高まり，間代性痙攣を起こす．

中枢興奮作用のメカニズムは十分解明されていないが，睡眠物質の1つであるアデノシンに拮抗することで覚醒作用を示すという説が有力である．アデノシン A_{2A} 受容体はドパミン神経を抑制する役割を果たしており，アデノシンに構造が類似したカフェインなどはアデノシン A_{2A} 受容体を遮断することにより，結果的にドパミン遊離を促進して，中枢興奮作用を示すと考えられている．

② 平滑筋に対する作用：キサンチン誘導体は，ホスホジエステラーゼを阻害することにより細胞内 cAMP を増加させて，**平滑筋弛緩作用**を示す．具体的には，血管平滑筋，気管支平滑筋，胆管平滑筋などを弛緩させる．胃腸管への影響は少ない．この作用はテオフィリンが最も強く，効力順位は**テオフィリン＞テオブロミン＞カフェイン**である．

なお，**カフェインは，末梢血管を拡張させるが，脳血管を収縮させる**．詳細な作用機序は不明であるが，血管拡張物質であるアデノシンに拮抗する，あるいは筋小胞体に存在する Ca^{2+} チャネルの一種リアノジン受容体を活性化させて筋小胞体からの Ca^{2+} 遊離を引き起こすなどの作用を有する．カフェインの脳血管収縮作用は，**頭痛の軽減**につながると考えられている．

③ 心筋に対する作用：心筋におけるホスホジエステラーゼ阻害は細胞内 cAMP 濃度の上昇を介して，**強心作用**（心筋収縮力の増強）につながる．この作用はテオフィリンが最も強く，効力順位は**テオフィリン＞テオブロミン＞カフェイン**である．

④ 腎臓に対する作用：強心作用による循環血流の増大と，腎糸球体の輸入血管拡張および尿細管への直接作用により，**利尿作用**を示す．この作用はテオフィリンが最も強く，効力順位は**テオフィリン＞テオブロミン＞カフェイン**である．

⑤ 骨格筋に対する作用：中枢興奮作用の結果として，疲労感の減少，活動能力の増大により，骨格筋活動を促進する．また骨格筋に対する直接作用として，筋小胞体からの Ca^{2+} 遊離を促進して，**骨格筋収縮**を起こす．この作用はカフェインが最も強く，効力順位は**カフェイン＞テオフィリン＞テオブロミン**である．

[適　応] 中枢興奮作用や脳血管収縮作用に関連した適応として次のものがある．

〈カフェイン〉
・眠気，倦怠感
・血管拡張性および脳圧亢進性頭痛（片頭痛，高血圧性頭痛，カフェイン禁断性頭痛など）
　テオフィリンについては 10 章 4.1.2 p 420 を参照

[副作用] 〈カフェイン〉大量投与で，振戦，不整脈，虚脱，めまい，不安，瞳孔散大などが報告されている．

　テオフィリンについては，10 章 4.1.2 p 420 を参照．

アンフェタミン amphetamine，メタンフェタミン methamphetamine：1885 年に長井長義が麻黄からエフェドリンを単離した後に，類似化合物として，1887 年にアンフェタミンが，1893 年にメタンフェタミンが合成された．当初は気管支拡張作用に注目し，喘息治療薬として実用化されたが，強い覚醒作用があることが明らかとなった（3 章 2.1.4 p 110 参照）．これらの乱用が社会問題となったため，現在では「覚せい剤取締法」で覚醒剤として規制されている．モノアミンの構造を有するので，覚醒アミンとも総称される．

[薬理作用] 間接型アドレナリン作動薬であり，モノアミントランスポーターを介して神経終末に取り込まれノルアドレナリンやドパミンの遊離を促進するとともに，再取り込み阻害作用と MAO 阻害作用により，シナプスでのカテコールアミン濃度を高め，交感神経興奮様作用と中枢興奮作用を発現する．

　大脳皮質の興奮により，精神興奮発揚，多幸感などをもたらす．視床下部外側部の摂食中枢を抑制して，食欲を減退させる．

[適　応]
〈メタンフェタミン〉
・ナルコレプシー，各種の昏睡，嗜眠，もうろう状態，インスリンショック，うつ病・うつ状態，統合失調症の遅鈍症
・手術中・手術後の虚脱状態からの回復促進および麻酔からの覚醒促進
・麻酔薬，睡眠薬の急性中毒の改善
　上記の適応があるものの，ほとんど用いられない．

[副作用]
・連用により精神依存，耐性が生じる．禁断症状はみられない．
・連用により幻覚・妄想などの統合失調症様症状があらわれる．
その他：興奮・情動不安・めまい・不眠・多幸症・振戦・頭痛，心悸亢進・頻脈・血圧上昇，食欲不振・口渇・不快な味覚・下痢・便秘，蕁麻疹，インポテンツ・性欲の変化

[禁　忌]
〈メタンフェタミン〉
・MAO 阻害薬投与中または投与後 2 週間以内の患者
・重篤な高血圧症，動脈硬化症の患者
・心疾患のある患者
・甲状腺機能亢進症の患者
・不眠症，激越状態にある患者
・薬物乱用の既往歴のある患者

[体内動態] メタンフェタミンは生体内で脱メチル化されてアンフェタミンとなる．したがって血液検査などでメタンフェタミンとアンフェタミンの両方が検出されたとき

は，メタンフェタミンを摂取した確証となる．

メチルフェニデート methylphenidate
覚醒剤の精神作用発現にはフェネチルアミン（フェニルエチルアミン）構造が重要である．メタンフェタミンの構造を含むピペリジン誘導体として，メチルフェニデートが1944年に合成され，中枢興奮作用が確認された．わが国では1958年にうつ病の治療薬として発売され，1978年からは**ナルコレプシー（睡眠発作）** に対する効能が認められたが，依存性があり乱用が問題となった．1998年頃から不正譲渡・販売の事件が相次いで起こり社会問題となったのを受けて，2007年にうつ病の適応が削除された．一方，1日1回服用の徐放性製剤が開発され，**注意欠陥多動性障害** attention deficit hyperactivity disorder（**ADHD**）の治療薬として認められ，わが国では2007年から販売開始された．当初は18歳未満のADHDに限られていたが，2013年から18歳以上にも適応が拡大された．なお，2008年以降，あらかじめ登録した専門医しか処方できないように変更されている．

[薬理作用] ドパミン神経終末においてドパミンおよびノルアドレナリントランスポーターを阻害し，ドパミンおよびノルアドレナリンの再取り込みを抑制することで，**シナプス間隙のドパミンおよびノルアドレナリン濃度を高め，中枢興奮作用を示す**．

ナルコレプシーとは，過眠性の慢性睡眠障害で，昼間の耐えがたい眠気や，笑ったり驚くと全身の力が抜けてしまう情動脱力発作などを伴う．医師が確定診断したナルコレプシーに伴う日中の過度の眠気の治療に用いられる．

ADHDは，多動性・衝動性と注意力の障害を特徴とする行動の障害で，学童にとっては学習の妨げになる．根本的な治療法はないが，症状を抑えることによって通常の日常生活を送ることができれば，成長に伴う多動性・衝動性の減少を助けることができる可能性がある．ADHDは大脳皮質の前頭葉によって精神や行動がコントロールできない状態とみなすことができ，意識レベルが下がったときに落ち着きがなくなるのと似ている．ADHDに対するメチルフェニデートの作用機序は十分に解明されていないが，覚醒作用によって意識レベルが高まることが治療効果に結びついている可能性がある．

[適 応] ナルコレプシー，ADHD

[副作用]
・ドパミン神経系の賦活作用により薬物依存を形成することがある．
・重大な副作用：剥脱性皮膚炎，狭心症，悪性症候群，脳血管障害（血管炎，脳梗塞，脳出血，脳卒中）
・その他：口渇・食欲不振・悪心・嘔吐・便秘または下痢，不眠・眠気・頭痛・注意集中困難・神経過敏，動悸・頻脈・不整脈・血圧変動，不安・焦燥・幻覚・妄想・めまい・振戦，排尿障害，性欲減退，発汗，霧視（かすみ目）など
・小児に長期投与した場合，体重増加抑制，成長遅延が報告されている．

[禁 忌]
・過度の不安，緊張，興奮性のある患者
・緑内障のある患者
・甲状腺機能亢進のある患者
・不整頻拍，狭心症のある患者
・運動性チック，ターナー Tourette 症候群の患者またはその既往歴・家族歴のある患者
・重症うつ病の患者

・褐色細胞腫のある患者
・MAO 阻害薬を投与中または投与中止後 14 日以内の患者

🔹 **モダフィニル** modafinil：ナルコレプシーは希少疾患であるため，治療薬の開発が進んでいなかった．モダフィニルは，ベンズヒドリルスルフィニル系化合物の研究により見出された．海外では，同系のアドラフィニルが先行してナルコレプシー治療薬として用いられたが，モダフィニルはアドラフィニルの活性代謝物でもある．わが国では 2000 年に希少疾病用医薬品（オーファンドラッグ）の指定を受けて開発が進められ，ナルコレプシー治療の第 1 選択薬となっている．

［薬理作用］　詳細な作用機序は不明だが，ドパミン受容体には作用せず，ドパミン遊離作用が認められている．覚醒アミンと同様なドパミントランスポーター阻害作用を有するが，その作用は弱く，それだけでは臨床効果を説明できない．視床下部およびその近傍における神経細胞の活性化，GABA の遊離抑制作用およびヒスタミン遊離作用も認められており，ヒスタミン神経系および GABA 神経系を介した間接的な作用により覚醒効果を発揮すると考えられている．

［適　応］　ナルコレプシー，持続陽圧呼吸（CPAP）療法などによる気道閉塞に対する治療を実施中の閉塞性睡眠時無呼吸症候群における日中の過度の眠気

［副作用］　最も多いのは頭痛である．次いで，口渇，不眠，動悸，食欲不振などが多くみられる．

10.2　主に脳幹に作用する薬物

🔹 **マジンドール** mazindol：覚醒剤が食欲抑制作用を示すという知見に基づき，フェネチルアミン誘導体を食欲抑制薬として応用する研究が進められてきたが，中枢興奮作用や依存性が問題であった．これに対して，フェネチルアミン骨格を有さず，より選択的に視床下部の摂食中枢を抑制する薬物としてマジンドールが見出された．唯一の肥満治療を目的とした食欲抑制薬である．

［薬理作用］　摂食調節中枢である視床下部腹内側核 ventromedial hypothalamic nucleus（VMH）および視床下部外側野 lateral hypothalamic area（LHA）への直接作用，および神経終末におけるモノアミン（ノルアドレナリン，ドパミン，セロトニン）の再取り込み抑制を介した機序により，摂取エネルギー抑制（接触抑制，消化吸収抑制）および消費エネルギー促進（グルコース利用，熱産生促進）をもたらし，さらに肥満児にみられる代謝変動を改善することにより，体重を減少させる．肥満症そのものを治すのではない．

アンフェタミンは中枢神経興奮作用を発揮する用量ではじめて摂食中枢を抑制するが，マジンドールは中枢興奮を起こさない用量で摂食行動を抑制する．食欲調節に密接に関与するノルアドレナリンについて，アンフェタミンは合成を阻害し，遊離を促進するために，効果に耐性を生じる可能性がある．一方，マジンドールはノルアドレナリンの合成を阻害することなく再取り込みを阻害するので，比較的耐性が生じにくいと考えられている．

［適　応］　あらかじめ適用した食事療法および運動療法の効果が不十分な高度肥満症（肥満度が＋70％以上または BMI が 35 以上）における食事療法および運動療法の補助

［副作用］　重大な副作用：依存性，肺高血圧症
　　その他：口渇，便秘，悪心・嘔吐・胃部不快感・腹部膨満感・腹痛・下痢，睡眠障

害・頭痛・脱力感・めまい・倦怠感，動悸，神経過敏，排尿困難など

[禁 忌]
- 緑内障の患者
- 重症の心障害のある患者
- 重症の膵障害のある患者
- 重症の腎・肝機能障害のある患者
- 重症高血圧症の患者
- 脳血管障害のある患者
- 不安・抑うつ・異常興奮状態の患者および統合失調症などの精神障害のある患者
- 薬物・アルコール乱用歴のある患者
- MAO 阻害薬投与中または投与中止後 2 週間以内の患者
- 妊婦または妊娠している可能性のある婦人
- 小児

ジモルホラミン dimorpholamine：ニケタミド（ニコチン酸ジエチルアミド）に呼吸興奮作用があることが発見され，その類似化合物が合成展開される中で，ジモルホラミンが見出された（10 章 5 p 428 参照）．呼吸循環機能に対して，促進・賦活作用があることから，緊急時の呼吸興奮薬として用いられている．

[薬理作用] 延髄の呼吸中枢に直接作用して，呼吸興奮を起こし，抑制された呼吸を回復する．呼吸数の増加は軽度であるが，吸気の深度を増大して 1 回換気量を増加することが示されている．延髄の血管運動中枢に作用して，交感神経系の興奮を介して血圧上昇作用も示す．さらに，心筋収縮力の増強作用もあり，減弱した循環機能を賦活することが示されている．

[適 応] 新生児仮死，ショック，催眠薬中毒，溺水，肺炎，熱性疾患，麻酔薬使用時における呼吸障害および循環機能低下

[副作用]
- 咳嗽，めまい・耳鳴，口内熱感・しびれ感，全身しびれ感
- てんかんなどの痙攣性疾患またはこれらの既往歴のある患者に対しては，痙攣を起こしやすくさせる可能性があるが，痙攣誘発作用量は呼吸興奮量よりはるかに大きく，安全性は高い．

ピクロトキシン picrotoxin：ツヅラフジ科の樹木アナミルタ *Anamirta cocculus* から発見されたセスキテルペン系化合物で，厳密には活性本体のピクロトキシニン picrotoxinin と活性のないピクロチン picrotin の混合物である．痙攣を誘発し，毒性が強いため医薬品として用いられず，痙攣が起こるメカニズムの研究や抗てんかん薬の探索を目的とした動物実験に使用されることがある（本章 5.2.2 p 193 参照）．

[薬理作用] γ-アミノ酪酸 $GABA_A$ 受容体のピクロトキシン結合部位に結合し，Cl^- チャネルを遮断する．GABA による抑制が解除されるため，広範囲の中枢神経系が興奮する．

大脳皮質も興奮させるが，主な作用部位は中脳・延髄で，大量では脊髄にも作用する．延髄の嘔吐・呼吸・血管運動中枢はいずれも興奮し，嘔吐，呼吸興奮，血圧の上昇があらわれる．迷走神経中枢の興奮により，徐脈があらわれる．体温は下降する．

大量では痙攣を起こすが，はじめは拮抗筋同士の協調が保たれた間代性痙攣 clonic

convulsion があらわれる．後述のストリキニーネとは異なり，外来刺激がなくても内発的に起こるのが特徴である．さらに作用が続くと強直性痙攣 tonic convulsion に至る．脊髄反射においては GABA がシナプス前抑制に関与しており，ピクロトキシンによって前シナプス抑制が遮断された場合，感覚入力が伝わりやすくなるため，内発的に脊髄反射が起こりやすくなるが，シナプス後抑制は機能しているので，協調的な運動が生じると説明できる．

ピクロトキシン誘発痙攣にはバルビツール酸誘導体やベンゾジアゼピン誘導体（ジアゼパムなど）が拮抗する．

💊 **ペンテトラゾール** pentetrazol（ペンチレンテトラゾール pentylenetetrazol）：ピクロトキシンと同じく，医薬品としては用いられず，てんかんモデル動物の作成や抗てんかん薬の探索を目的とした動物実験に使用されることがある（本章 5.1.2 p 193 参照）．

［薬理作用］　中枢神経系のほとんどすべての部位に作用して興奮を起こす．作用機序は十分解明されていないが，ピクロトキシンと同じように，γ-アミノ酪酸 $GABA_A$ 受容体に作用して Cl^- チャネルを遮断する．

大量投与すると，間代性痙攣が起こる．また脳波に特有の影響を及ぼし，てんかん患者の病巣からの神経発火を誘発する．マウスへのペンテトラゾール投与によって誘発される痙攣は，欠神発作治療薬のトリメタジオンで拮抗されるので，てんかん欠神発作のモデルと考えられ，抗てんかん薬開発のスクリーニングに利用されている．ただし，マウスにおけるペンテトラゾール誘発痙攣はカルバマゼピンで拮抗されるが，ヒトの欠神発作はカルバマゼピンで抑えられない（むしろ悪化することがある）ので，動物モデルでの効果と臨床効果は異なることに注意しなければならない．

10.3　主に脊髄に作用する薬物

💊 **ストリキニーネ** strychnine：マチン科の樹木マチン（別名：ホミカ）の種子に含まれるインドールアルカロイドで，マチンの学名 *Strychinos nux-vomica* に由来して化合物名が付けられた．痙攣を誘発し，非常に毒性が強いため医薬品としては用いられない（本章 5.1.2 p 193 参照）．「毒物及び劇物取締法」で毒物に指定されている．

［薬理作用］　中枢神経系に分布するグリシン受容体のアンタゴニストとして作用する．グリシンは脊髄反射のシナプス後抑制に関与しているため（図 5-20），グリシンの作用が遮断されると脊髄反射が亢進する．特に音や振動などのわずかな外的刺激によって，

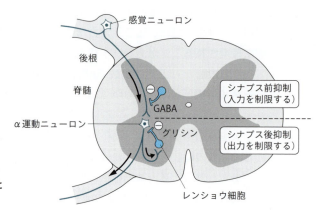

図 5-20　脊髄反射におけるシナプス前抑制とシナプス後抑制

激しい強直性痙攣が誘発されるのが特徴（本章 5.1.2 p 193 参照）．これは，シナプス後抑制が遮断された場合，脊髄反射におけるシナプス前抑制は機能しているので感覚入力には制限がかかっているが，強い感覚刺激の情報が運動ニューロンに伝えられた後は抑制がかかっていないので，過剰な筋収縮が続いてしまうと説明できる．

なお，神経伝達物質グリシンが作用する標的分子として，グリシン受容体のほかに，グルタミン酸 NMDA 受容体のグリシン結合部位（2 章 1.5.1 p 22 参照）がある．ストリキニーネは前者を遮断するが後者には影響しないので，前者をストリキニーネ感受性グリシン受容体，後者をストリキニーネ非感受性グリシン受容体と区別して呼ぶことがある．

中枢興奮薬

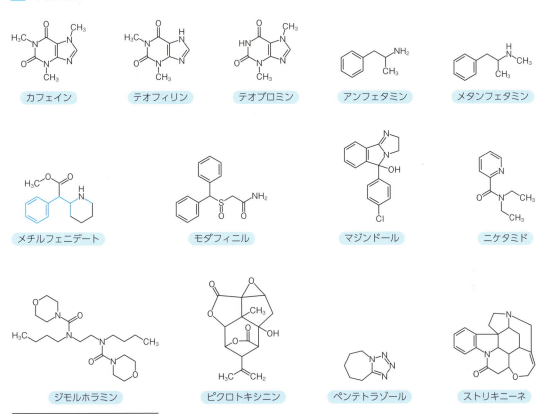

メチルフェニデートは，青線箇所がメタンフェタミンの構造に相当する

11 脳循環改善薬・脳神経賦活薬と脳内出血の治療薬

　脳は酸素要求が高く，脳卒中などの脳血管障害によって虚血状態に陥ると，著しい脳機能の低下につながる．慢性期の後遺症として，肩こり，頭重，頭痛，いらいら感，耳鳴，めまい感，しびれ感などの自覚症状があらわれる．本項では，このような脳血管障害に伴う脳機能低下の改善や後遺症の軽減に有効な薬物について解説する．

　なお，脳梗塞の治療には，抗血栓薬（14 章 4 p 582 参照）なども用いられるが，ここでは割愛する．

11.1 脳循環障害と後遺症

脳卒中 acute stroke とは，頭痛，片麻痺，意識障害，めまい，感覚障害，歩行障害，痙攣，尿失禁，視覚障害，言語障害などが突発的に起こる症候群で，脳血管障害によって脳血流が途絶え，そこから先の神経細胞に酸素と栄養が行き届かなくなるために生じる．損なわれる機能は，その脳領域がもともと担っていたものに相当する．

脳卒中は大きく脳梗塞と頭蓋内出血に分けられ，頭蓋内出血はさらに脳内出血，くも膜下出血，硬膜下出血，硬膜外出血に分けられる．

11.2 脳循環改善薬

脳梗塞や頭蓋内出血の後遺症のうち，慢性的な脳循環障害によって起こる症状（めまいなど）は，脳血流の増加により軽減することができるため，脳血管拡張薬が用いられる．くも膜下出血術後に起こる脳血管攣縮を抑制する薬物として，ファスジルがある．本項では，脳血管の拡張もしくは収縮抑制を主な機序とする脳循環改善薬について解説する．

- **イフェンプロジル** ifenprodil：1960年代前半に，アドレナリン α 受容体遮断作用を有する化合物の検索の過程において，ピペリジノアルカノール誘導体が脳・末梢血管拡張作用を有することが見出され，さらに広範な薬理作用および毒性のスクリーニングが行われた結果，イフェンプロジルが最も有望な脳・末梢血管拡張薬として選択された．
  - ［薬理作用］　直接血管平滑筋を弛緩させる作用とアドレナリン α 受容体遮断作用などに基づく脳血流増加作用，脳ミトコンドリア呼吸機能の促進による脳代謝改善作用，ならびに血小板凝集の抑制による血液性状改善作用が認められる．
  - ［適　応］　脳梗塞後遺症，脳出血後遺症に伴うめまいの改善
  - ［副作用］　口渇，悪心・嘔吐，食欲不振，頭痛，めまい，動悸など
  - ［禁　忌］　頭蓋内出血発作後，止血が完成していないと考えられる患者

- **ニセルゴリン** nicergoline：麦角アルカロイド誘導体の研究により，エステル型麦角アルカロイド誘導体のなかから，選択的で強い抗アドレナリン作用を有する化合物として見出された．
  - ［薬理作用］　選択的アドレナリン α_{1A} 受容体遮断薬として作用し，脳血管を選択的に拡張して脳血流を増加させる．また，血小板凝集抑制作用，赤血球変形能改善作用および血小板活性化因子（PAF）産生能抑制作用などにより血液流動性を改善し，脳循環を改善する．さらに，脳内アセチルコリン系およびドパミン系の神経伝達機能を賦活し，脳虚血時のグルコース，ATPおよびピルビン酸などの各種脳エネルギー関連物質の代謝改善作用により脳代謝を改善する．
  - ［適　応］　脳梗塞後遺症に伴う慢性脳循環障害による意欲低下の改善
  - ［副作用］　食欲不振，悪心，発疹
  - ［禁　忌］　頭蓋内出血後，止血が完成していないと考えられる患者

- **イブジラスト** ibudilast：わが国で創製されたピラゾロピリジン系薬物で，もともとは，ケミカルメディエーター遊離抑制作用に加えてロイコトリエンおよびPAF拮抗作用を有する抗アレルギー薬として開発された（8章4.2 p 350参照）．脳血管障害に対しても有用であることが明らかとなり，適応が追加された．
  - ［薬理作用］　ホスホジエステラーゼを非選択的に阻害し，細胞内 cAMP および cGMP

濃度を高める．その結果，血管や気管支などの平滑筋の弛緩，血小板凝集の抑制，好酸球・好中球の遊走抑制などの薬理作用を発揮する．プロスタサイクリン（プロスタグランジン I_2；PGI_2）の血管弛緩作用を増強するなど，プロスタグランジン類の作用に影響を与えることが数多く報告されているが，その作用はホスホジエステラーゼ阻害によって説明できる．脳血流改善作用や抗血栓作用が，血管障害に伴う脳機能低下の改善をもたらすと考えられる．

[適　応]　脳梗塞後遺症に伴う慢性脳循環障害によるめまいの改善，気管支喘息
[副作用]　重大な副作用：血小板減少症，肝機能障害・黄疸
　その他：食欲不振，悪心・嘔吐，めまい，頭痛，発疹，肝機能の異常など
[禁　忌]　頭蓋内出血後，止血が完成していないと考えられる患者

ファスジル fasudil：わが国で開発された 5-イソキノリンスルホンアミドの誘導体で，血管平滑筋収縮機構の最終段階であるミオシン軽鎖のリン酸化を阻害する，世界ではじめて医薬品として実用化されたタンパク質リン酸化酵素阻害薬である．

[薬理作用]　**Rho キナーゼ阻害薬**である．血管平滑筋の収縮は，収縮タンパク質ミオシンの軽鎖のリン酸化によって引き起こされるが，ミオシン軽鎖のリン酸化レベルは，ミオシン軽鎖キナーゼによるリン酸化とミオシンホスファターゼによる脱リン酸化のバランスによって決まる．Rho キナーゼは，ミオシンホスファターゼを阻害することにより脱リン酸化を抑え，ミオシン軽鎖のリン酸化レベルを増加させることで収縮タンパク質の Ca^{2+} 感受性亢進を引き起こす（図 5-21）．特にくも膜下出血後の脳血管攣縮は，血管平滑筋内の Rho キナーゼ系が活性化されて Ca^{2+} 感受性が亢進することによって生じるので，Rho キナーゼを阻害することによって特異的に血管攣縮を抑制することができる．また，Rho キナーゼは，炎症性細胞の活性化，血管内皮細胞の損傷などにも関与しているので，Rho キナーゼの阻害はほかの脳虚血障害を抑制することにもつながる．ヒト好中球および単球の遊走を抑制する作用，ヒト好中球の活性酸素産生を抑制する作用も報告されている．

[適　応]　くも膜下出血術後の脳血管攣縮およびこれに伴う脳虚血症状の改善
[副作用]　重大な副作用：頭蓋内出血，消化管出血・肺出血・鼻出血・皮下出血，ショック，麻痺性イレウス
　その他：低血圧，貧血・白血球減少・血小板減少，肝機能異常，腎機能異常・多尿，発疹，発熱など
[禁　忌]
・出血している患者：頭蓋内出血
・頭蓋内出血の可能性のある患者：出血した動脈瘤に対する十分な止血処置を術中に施

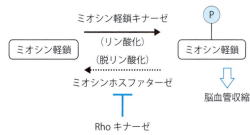

図 5-21　Rho キナーゼによる平滑筋収縮の調節
┤：抑制

すことができなかった患者
・低血圧の患者

脳循環改善薬

イフェンプロジル　　ニセルゴリン　　イブジラスト　　ファスジル

11.3　脳神経賦活薬

　脳梗塞や頭蓋内出血の後遺症は，脳機能の低下によって起こるので，脳神経細胞に作用してその機能を賦活させることができれば，意識障害，精神症状，行動異常などの改善に有効と考えられる．
　わが国では1980〜1990年代に「脳代謝改善薬」と総称される多くの医薬品があり，脳卒中の後遺症だけでなく，老年性認知症の治療に用いられていた．その作用機序は「脳へのグルコース取り込みやATP産生を増加し，エネルギー代謝を賦活することで脳機能を活性化する」とされていた．ところが再評価の結果，有効性が認められず，承認取り消しとなった経緯がある．古くから用いられていた同分類のメクロフェノキサートは，再評価の結果，脳梗塞・脳出血後遺症の適応が削除され，脳神経賦活に基づく効果だけが認められている．したがって，本書では「脳代謝改善薬」という分類を用いず，メクロフェノキサートを脳神経賦活薬に含めた．

　メクロフェノキサート meclofenoxate：構造中に含まれるジエチルアミノエタノールは，自然界ではイワシなどの魚類に含まれる物質で，ヒトの体内ではコリンを経て，神経伝達物質アセチルコリンに変換されうる化合物でもある．ジエチルアミノエタノールを摂取すると，短期的には注意力や集中力の向上，気分の高揚がみられることが知られていたので，その中枢刺激作用を高めた化合物の探索研究が行われ，植物成長ホルモンのオーキシンと似たp-クロロフェニル酢酸のエステル化合物としてメクロフェノキサートが合成され，中枢神経機能を賦活する作用が見出された．
　［薬理作用］　詳細な機序は不明であるが，脳幹網様体を介する賦活作用と抗低酸素作用を有する．
　［適　応］　頭部外傷後遺症におけるめまい
　＊以前に認められていた脳出血・脳梗塞後遺症に関する効能・効果は，1999年再評価の結果，削除された．
　［副作用］　不眠，頭痛，興奮，痙攣，悪心，食欲不振

　チアプリド tiapride：ベンザミド誘導体のスルピリドが向精神薬として開発されて以来，さらに新しい抗精神作用を有するベンザミド誘導体の探索研究が進められ，アルキルスルホン基を有するベンザミド誘導体のチアプリドが見出された．臨床試験の結果，老年期ないし脳血管障害に伴う精神ならびに行動の異常を改善するのに有効であることが確認された．

［薬理作用］　シナプス前膜のドパミン D_2 受容体を遮断しアセチルコリン遊離を促進することにより神経伝達機能を改善させる．

［適　応］　脳梗塞後遺症に伴う攻撃的行為，精神興奮，徘徊，せん妄の改善
　ほかに，特発性ジスキネジアおよびパーキンソニズムに伴うジスキネジアにも適応がある．

［副作用］　重大な副作用：悪性症候群，昏睡，痙攣，QT 延長，心室頻拍
　その他：眠気，めまい・ふらつき，口渇，不眠，振戦，パーキンソン症候群，流涎など

［禁　忌］　プロラクチン分泌性の下垂体腫瘍（プロラクチノーマ）の患者

● アマンタジン amantadine：A 型インフルエンザウイルスの増殖を選択的に抑制することが発見され，海外では抗ウイルス薬として開発されたが，その後パーキンソン症候群に対して有効であることが明らかとなり，わが国では抗パーキンソン病治療薬として用いられている（本章 6.2.C p 203 参照）．さらに，脳器質障害に伴う精神神経障害に対し有効であることが発見され，効能・効果が追加承認された．

［薬理作用］　脳梗塞患者に対して精神活動改善作用が認められる．作用機序は十分に解明されていないが，脳内ドパミンの放出促進作用・再取り込み抑制作用・合成促進作用により，ドパミン作動性ニューロンの活性を高める．ノルアドレナリンおよびセロトニン作動神経系の活性を高める作用もある．これら意欲にかかわる神経伝達物質の働きを高めることで，高次中枢神経機能を改善すると考えられる．

［適　応］　脳梗塞後遺症に伴う意欲・自発性低下の改善
　パーキンソン症候群（本章 6.2.C p 203 参照），A 型インフルエンザウイルス（15 章 2.2 p 627 参照）．

［副作用］　本章 6.2.C p 203 参照

［禁　忌］　透析を必要とするような重篤な腎機能障害のある患者

● シチコリン citicoline：1956 年に合成されたヌクレオチドの一種である．

［薬理作用］　脳血流増加作用，脳血管抵抗低下作用，脳循環改善作用を示す．
　上行性脳幹網様体賦活系および錐体路系の働きを促進し，意識水準および運動機能を高める．
　グルコースの脳内取り込みを促進するとともに，乳酸の脳内蓄積を抑制する．

［適　応］
・頭部外傷や脳手術による意識障害
・脳梗塞急性期意識障害
・脳卒中片麻痺患者の上肢機能回復促進．ただし，発作後 1 年以内で，リハビリテーションおよび通常の内服薬物療法（脳代謝賦活薬，脳循環改善薬などの投与）を行っている症例のうち，下肢の麻痺が比較的軽度なもの．

［副作用］　重大な副作用：ショック
　その他：発疹，不眠，悪心，肝機能の異常，熱感など

● アデノシン三リン酸二ナトリウム（ATP）：生体活動のエネルギー源として ATP は重要な生体内物質であるが，脳神経系の代謝賦活薬としても応用されている．なお，脳循環代謝改善薬にかかわる再審査により，脳卒中関連の効能が削除された．

[薬理作用] ATP の分解により遊離されるエネルギーは各種細胞を活性化し，種々の補酵素のリン酸供与体として糖質・脂質・タンパク質の代謝に寄与すると考えられる．ATP は，血管平滑筋の P_{2X} 受容体を介して収縮を引き起こす一方で，内皮細胞の P_{2Y} 受容体を介して内皮依存性（一酸化窒素 NO の産生を介した）弛緩を引き起こすと考えられている．ATP の血管拡張作用は，脳血流の改善に寄与すると考えられる．

[適 応] 頭部外傷後遺症に伴う諸症状の改善，心不全，メニエール病および内耳障害に基づくめまいなど

[副作用] 重大な副作用：ショック様症状

その他：悪心・嘔吐，食欲不振，一過性の心悸亢進，頭痛

[禁 忌] 脳出血直後の患者（脳血管拡張により再出血するおそれがある）

脳神経賦活薬

メクロフェノキサート

チアプリド

シチコリン

アデノシン三リン酸二ナトリウム

アマンタジンは「パーキンソン病治療薬」を参照

11.4 脳保護薬

脳梗塞や頭蓋内出血で脳組織が虚血状態に陥ると，神経細胞の ATP が急速に低下して Na^+, K^+-ATPase が機能しなくなり脱分極が起こる．脱分極に伴い興奮性神経伝達物質のグルタミン酸が大量に放出されると，その刺激によって神経細胞内 Ca^{2+} 濃度が上昇し，ミトコンドリア機能が低下する．アラキドン酸代謝系の異常亢進などによりヒドロキシラジカル（・OH）などのフリーラジカル産生が増加し，細胞膜脂質の不飽和脂肪酸が過酸化されることにより神経細胞死が生じる．これらのカスケードを遮断できる薬物は，脳保護薬として，脳虚血後の症状発現や進行の抑制に有用と期待される．グルタミン酸受容体遮断薬や中枢抑制薬なども検討されてきたが，脳卒中に関連した脳保護薬として認められているのはラジカルスカベンジャーのエダラボンである．

筋萎縮性側索硬化症 amyotrophic lateral sclerosis（ALS）は虚血性脳疾患ではないが，グルタミン酸が過剰に作用し，その興奮毒性によって神経細胞死が起こるという仮説（グルタミン酸仮説）が提唱されている点で，脳卒中と共通性がある．リルゾールは，グルタミン酸仮説に従って開発された ALS 治療薬であり，脳保護薬のエダラボンが最近 ALS 治療薬としても認められたこ

とから，本項で併せて解説する．

🔖 **エダラボン** edaravone：フェノール系化合物の研究から，強いフリーラジカル消去作用を有するエダラボンが見出され，虚血性脳血管障害の治療に応用された．また，フリーラジカルは ALS の発症にもかかわることから，ALS 治療への応用が検討され有効性が確認されたため，2015 年に ALS に対する効能が追加承認された．

[薬理作用] フリーラジカルを消去し，脂質過酸化を抑制する作用により，脳細胞（血管内皮細胞・神経細胞）の酸化的傷害を抑制する．脳梗塞急性期に対しては，脳浮腫，脳梗塞，神経症候，遅発性神経細胞死などの虚血性脳血管障害の発現および進展を抑制する．ALS に対しても，運動ニューロンを酸化ストレスから保護し，ALS の進行を遅らせる．

[適　応]
・脳梗塞急性期に伴う神経症候，日常生活動作障害，機能障害の改善
・ALS における機能障害の進行抑制

[副作用] 重大な副作用：急性腎不全，ネフローゼ症候群，劇症肝炎，肝機能障害，黄疸，血小板減少，顆粒球減少，播種性血管内凝固症候群（DIC），急性肺障害，横紋筋融解症，ショック，アナフィラキシー様症状

その他：発疹，腫脹，搔痒感，紅斑（多形滲出性紅斑等），赤血球減少，白血球増多，白血球減少，血小板増加，血小板減少，肝機能障害，腎機能障害，悪心・嘔吐

[禁　忌] 重篤な腎機能障害のある患者（腎機能障害が悪化するおそれがあり，致命的な経過をたどる例が多く報告されているため）

🔖 **リルゾール** riluzole：フランスで開発されたベンゾチアゾール系の合成化合物で，グルタミン酸作動性神経においてグルタミン酸伝達を抑制する．わが国では ALS を対象とした希少疾患医薬品（オーファンドラッグ）の指定を受けて開発が進められた．

[薬理作用] 作用機序は完全には解明されていないが，グルタミン酸遊離阻害，グルタミン酸 NMDA および non-NMDA 型受容体の非競合的遮断，電位依存性 Na^+ チャネルの阻害などの作用を有しており，これらが単独あるいは複合して神経細胞保護作用を発現するものと考えられる．

[適　応] ALS の治療，ALS の病勢進展の抑制

[副作用] 重大な副作用：アナフィラキシー様症状，好中球減少，間質性肺炎，肝機能障害・黄疸

その他：無力感，悪心，めまい，便秘，腹痛，下痢，食欲不振など

[禁　忌] 重篤な肝機能障害のある患者（主として肝臓で代謝され，肝機能を悪化させるおそれがある）

▎脳保護薬

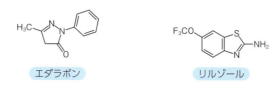

エダラボン　　　　　リルゾール

12 抗認知症薬

認知症の原因は種々あるが，最大の危険因子は「加齢」であり，高齢になるほど発症率が高くなる．現在，わが国では生活環境の改善と医療の進歩に伴って平均寿命が延び，高齢化社会が進行するとともに，認知症患者数が増加の一途をたどっている．認知症の研究が精力的に進められているが，まだ認知症の進行を食い止められる根治的治療薬は開発されていない．現在のところ認知症の薬物療法に用いられる「抗認知症薬」は，服用中に認知症の一部改善が認められる対症療法薬に限られている．

12.1 認知症

認知症 dementia とは，疾患名ではなく，「獲得された知的機能が後天的な脳の器質的障害によって持続的に低下し，日常生活や社会生活が営めなくなっている状態」を指す．すべての認知症患者に共通している症状は，記憶障害，見当識障害，判断・実行機能障害，失語・失行・失認，病識欠如で，これらを合わせて中核症状という．これ以外にも，幻覚・妄想，不眠，抑うつ，不安，焦燥などの精神症状，せん妄のような意識障害，徘徊，不潔行動，暴言・暴力，過食・異食，多動，多弁などの行動異常があらわれることがある．これらの症状は患者によってあらわれ方が異なり，周辺症状もしくは BPSD （behavioral and psychological symptom of dementia）と呼ばれる．

認知症を呈する原因疾患は，表 5-14 のように多くあるものの，認知症患者の 70～80％は，脳血管障害あるいはアルツハイマー病が原因である．脳梗塞や頭蓋内出血などの脳血管障害は，さまざまな脳領域で起こるので必ずしも認知症を伴うとは限らない．障害が海馬や大脳皮質に及び，認知症があらわれるケースを脳血管性認知症という．基礎疾患となる糖尿病，脂質異常症，高血圧，心臓病などは，合併症を生じないように薬物でコントロールすることができ，脳卒中が起きた場合でも，前項で解説した脳循環改善薬や脳神経賦活薬などで治療あるいは再発予防が可能である．一方，アルツハイマー病は，原因不明に海馬や大脳皮質の神経細胞が徐々に変性・脱落する神経変性疾患であるから，発症すれば 100％認知症を呈する．アルツハイマー病が原因で起きた認知症を，アルツハイマー型認知症という．

アルツハイマー病は，ドイツの精神科医，アルツハイマー Alzheimer A 博士によって明らかにされた．アルツハイマー博士は，1901 年からある認知症患者の診療を行い，1906 年に患者が亡くなった後の剖検結果から，認知・記憶障害と脳の病理変化が関連することを提唱した．アルツハイマー病患者の脳では，海馬や大脳皮質の萎縮，老人斑 senile plaque，神経原線維変化 neurofibrillary tangle という 3 つの特徴的病変がみられる．老人斑は，神経変性が進行する脳領域に認め

表 5-14 認知症の原因疾患

- 脳血管障害：脳梗塞，脳内出血など
- 脳神経変性疾患：アルツハイマー病，ピック病，レビー小体病，パーキンソン病，ハンチントン舞踏病，進行性核上性麻痺，皮質基底核変性症など
- 感染症：クロイツフェルト・ヤコブ病などのプリオン病，エイズ脳症，脳炎・髄膜炎*，進行麻痺など
- 腫瘍：脳腫瘍*
- その他の中枢神経疾患：神経ベーチェット，多発性硬化症など
- 外傷：慢性硬膜下血腫*
- 髄液循環障害：正常圧水頭症*
- 内分泌障害：甲状腺機能低下症*
- 栄養障害，中毒：ビタミン B_{12} 欠乏*，ウェルニッケ-コルサコフ症候群など

* 治療可能な認知症
その他，多くの内科的疾患（慢性閉塞性肺疾患，糖尿病など）や薬物の副作用も認知症の原因となる

られるシミ状の構造物であるが，その後の研究から，アミロイドβタンパク質（40～43個のアミノ酸からなる一本鎖ペプチド：Aβ）が凝集して大きな塊となり，細胞外に蓄積したものであることが明らかとなった．神経原線維変化は，神経細胞の構造を担う微小管結合タンパク質タウが過剰にリン酸化され，微小管から離れたタウタンパク質同士が結合・凝集し，線維状の封入体として神経細胞内に蓄積したものである．アルツハイマー病の発症を食い止めるためには，これらの病変を阻止することが必要と考えられているが，根治療法薬はまだ開発されていない．

　現在アルツハイマー型認知症に用いられる治療薬は，アルツハイマー病脳における神経伝達の異常を改善するものである．初期の研究で，アルツハイマー病脳の大脳皮質においてアセチルコリンの生合成酵素であるコリンアセチルトランスフェラーゼの顕著な活性低下が報告されたことをはじめ，コリンの取り込みの低下やアセチルコリンレベルの低下，マイネルト基底核のコリン作動性神経の脱落などが報告され，「アルツハイマー病における認知機能の低下は，コリン作動性神経機能の低下に基づく」とするコリン仮説が提唱された．このコリン仮説に従い，コリン作動性神経系の賦活を作用機序とするドネペジル，ガランタミン，リバスチグミンが開発された．「アルツハイマー病における認知機能の低下は，脳のグルタミン酸神経系の異常に基づく」とするグルタミン酸仮説に従って，グルタミン酸作動性神経系の遮断を作用機序とするメマンチンが開発された．これらの治療薬はすべて，認知症症状の一部改善には有効であるが，病態そのものの進行を抑制するものではない．

　最近，ドネペジルがレビー小体型認知症にも有効であることが明らかとなり，適応が拡大された．レビー小体 Lewy body は，パーキンソン病脳の神経細胞内にみられる異常な円形状の構造物で，主にα-シヌクレインからなる．パーキンソン病ではレビー小体の出現が中脳を中心にはじまるが，大脳皮質を中心にレビー小体が出現して神経変性が進行するケースを，狭義のレビー小体病という．幻覚や妄想ではじまり，認知・記憶障害に次いで運動障害があらわれ，数年で寝たきりになることが多い．レビー小体型認知症の患者数は，アルツハイマー型認知症に比べて少ないが，全認知症患者数の20％近くに達する．アルツハイマー型認知症と同様，コリン作動性神経機能の低下が認められる．

12.2　アルツハイマー型認知症治療薬

　アルツハイマー病による認知症症状が，脳内アセチルコリンの低下やグルタミン酸神経伝達の異常によってあらわれているという考えに基づき，症状の一部改善が期待される対症療法薬が開発されている．

　　ドネペジル donepezil：コリン仮説に従って，多くのコリンエステラーゼ可逆的阻害薬がアルツハイマー型認知症治療薬として研究され，①血漿中濃度消失半減期が長いこと，②末梢性の副作用が少ないこと，③生体利用率が高く脳移行性もよいという条件を満たす化合物として探索された結果，ドネペジルが見出された（3章3.1.2 p127参照）．

　　［薬理作用］ドネペジルは，化学構造がアセチルコリンと大きく異なるが，コリンエステラーゼの活性部位ポケットに可逆的に結合して，コリンエステラーゼを阻害する．コリンエステラーゼには，神経に局在し神経活動と深いかかわりをもつアセチルコリンエステラーゼ（AChE）と，末梢組織や脳においてはグリア細胞に存在するブチリルコリンエステラーゼ（BuChE）がある．ドネペジルはAChEに対し強力で選択的な阻害作用を示す．本剤は脳移行性が高く，血漿中濃度より脳内濃度が高くなるため，末梢性副作用が少なく，脳内ACh量を増加させることができる．アルツハイマー型認知症および

レビー小体型認知症において，コリン作動性神経機能を増強することによって，認知症症状の進行を抑制する．

［適　応］　アルツハイマー型認知症およびレビー小体型認知症における認知症症状の進行抑制

［副作用］　副作用で最も多いのは消化器症状である．副作用情報は多いが，服用者の大部分が高齢者の認知症患者であるため，薬の副作用なのか，加齢あるいは認知症による症状なのかが不明なものも含まれている．

　　重大な副作用：QT 延長・心室頻拍（torsades de pointes を含む）・心室細動・洞不全症候群・洞停止，高度徐脈・心ブロック・失神，心筋梗塞・心不全，消化性潰瘍・十二指腸潰瘍穿孔・消化管出血，肝炎・肝機能障害・黄疸，脳性発作・脳出血・脳血管障害，錐体外路障害，悪性症候群，横紋筋融解症，呼吸困難，急性膵炎，急性腎不全，血小板減少症

　　その他：食欲不振・悪心・嘔吐・下痢・便秘・腹痛，興奮・不穏・不眠・眠気・易怒性・幻覚・攻撃性・せん妄・妄想・多動・抑うつ・無感情，徘徊・振戦・頭痛・めまい，動悸・血圧上昇・血圧低下，発疹・掻痒感，尿失禁・頻尿など

［体内動態］　血漿中濃度消失半減期が長いので，1 日 1 回投与である．

● **ガランタミン** galantamine：ヒガンバナ科植物のマツユキソウ（待雪草，スノードロップ *Galanthus woronowi*）の球根から単離された 3 級アミンのアルカロイド．古くからコリンエステラーゼ阻害作用が知られ，海外では重症筋無力症などの治療に用いられていた．コリン仮説に従って，アルツハイマー型認知症の治療に応用された（3 章 3.1.2 p 130 参照）．

［薬理作用］　コリンエステラーゼを可逆的に阻害する．BuChE よりも AChE を選択的に阻害するが，その選択性はドネペジルより低く，AChE に対する阻害効力もドネペジルより低い．しかしながら，AChE 阻害作用以外にも，ニコチン性 ACh 受容体の ACh 結合部位とは異なるアロステリック部位に結合して，ACh によるニコチン性 ACh 受容体活性化を増強する作用を有する．神経終末に存在するニコチン性 ACh 受容体の賦活は，コリン作動性神経終末からの ACh 放出の増加をもたらす．シナプス後膜に存在するニコチン性 ACh 受容体の賦活は，コリン作動性神経伝達におけるシナプス後細胞の感受性亢進をもたらす．これら両作用により，アルツハイマー型認知症で低下しているコリン作動性神経の機能を賦活化し，認知症症状の進行を抑制する．さらに，Aβ によって誘発される障害から神経細胞を保護する作用も報告されている．

［適　応］　軽度および中等度のアルツハイマー型認知症における認知症症状の進行抑制

［副作用］　ドネペジルと同じく，副作用で最も多いのは消化器症状である．

［体内動態］　半減期が短いので，1 日 2 回服薬．

● **リバスチグミン** rivastigmine：古典的なコリンエステラーゼ可逆的阻害薬のフィゾスチグミンやネオスチグミンは，フェニルカルバメート構造を有する．コリン仮説に基づき，アルツハイマー型認知症治療への応用を目指したフェニルカルバメート系化合物の探索研究が行われ，可逆的かつ強力なコリンエステラーゼ阻害作用を示し，かつ中枢移行性が高い化合物としてリバスチグミンが見出された（3 章 3.1.2 p 130 参照）．最初に海外では経口剤が発売されたが，コリンエステラーゼ阻害薬に共通した副作用として，悪心・嘔吐などの消化器症状が認められた．この副作用の発現は，経口投与時の薬物血中濃度が急激に上昇することに起因すると考えられたため，副作用軽減を目指して薬物動態プロファイルを

改善した経皮吸収型製剤（パッチ剤）が開発された．

［薬理作用］　脳移行性が高く，脳内の AChE と BuChE の両方を可逆的に阻害し，脳内 ACh 量を増加させる．アルツハイマー病が進行して神経細胞が脱落すると AChE は低下し，残存したグリア細胞に存在する BuChE によって ACh が分解される割合が増えると考えられる．したがって，AChE 選択的阻害薬の効果はアルツハイマー病が進行すると弱くなるが，AChE と BuChE の両方を阻害するリバスチグミンは，グリア細胞の割合が多くなった段階でも脳内 ACh 量の増加が期待できる．

［適　応］　軽度および中等度のアルツハイマー型認知症における認知症症状の進行抑制

［副作用］　副作用で最も多いのは，使用部位の皮膚症状である．次いで，消化器症状が多いが，ほかの経口投与のコリンエステラーゼ阻害薬に比べると少ない．

［体内動態］　パッチ剤に含まれるリバスチグミンは，皮膚から徐々に吸収される．血漿中濃度は，貼付 8 時間後で最高に到達し，24 時間後まで緩やかに減少し，長時間にわたり上下変動少なく，ほぼ一定に維持される．

メマンチン memantine：インフルエンザ治療薬，パーキンソン病治療薬，脳神経賦活薬であるアマンタジンには，グルタミン酸 NMDA 受容体を遮断し，神経細胞を保護する作用があることが知られていた．アマンタジンを改良して，アルツハイマー病治療薬に応用されたのがメマンチンである．

［薬理作用］　メマンチンは，グルタミン酸 NMDA 受容体チャネル遮断薬であり，グルタミン酸 NMDA 受容体（図 5-22）の PCP（フェンシクリジン phencyclidine）結合部位に選択的に結合する．PCP 結合部位はイオンチャネル内にあるので，イオンチャネルが開口状態のときに遮断作用を発揮する（開口チャネル遮断薬 open channel blocker）．ただし，以前から知られていたグルタミン酸 NMDA 受容体の開口チャネル遮断薬であるケタミンやジゾシルピン（MK-801）とは異なり，低親和性で，結合および解離速度が速い．その作用には膜電位依存性があり，膜電位が浅くなるほど遮断効果は小さくなる．

　脳の興奮性シナプスにおいて，静止時のシナプス後膜電位が $-70\,\mathrm{mV}$ 程度のとき，グルタミン酸 NMDA 受容体チャネルは Mg^{2+} で閉塞されるため，Ca^{2+} の流入は起こらない（図 5-23a）．一方，シナプス間隙の過剰なグルタミン酸により，シナプス後膜電位が $-50\,\mathrm{mV}$ 程度に脱分極した状態では，Mg^{2+} による閉塞が起こらず，グルタミン酸 NMDA 受容体チャネルを介して Ca^{2+} が細胞内に流入する（図 5-23b）．アルツハイマー病の脳では，グルタミン酸神経系の異常により，弱くかつ持続的なグルタミン酸 NMDA 受容体の活性化と Ca^{2+} 流入が起きており，記憶・学習に必要なシグナルの伝達

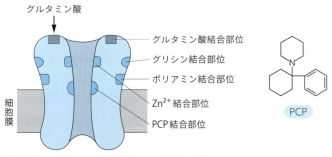

図 5-22　グルタミン酸 NMDA 受容体の構造

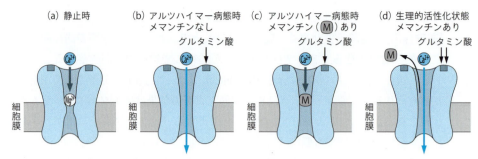

図 5-23　メマンチンのグルタミン酸 NMDA 受容体遮断様式

がシナプティックノイズによって妨げられている（雑音がうるさくて大事な話が聞きとれないような状態）と考えられる．メマンチンは，イオンチャネル内にある PCP 結合部位に作用して Ca^{2+} 流入を抑える（図 5-23c）．その結果，シナプティックノイズを減少させて，正常なシナプス伝達を可能にし，認知機能を改善すると考えられている（シグナル/ノイズ仮説）．ただし，生理的な神経興奮により一過性に高濃度のグルタミン酸が遊離され，シナプス後膜電位が -20 mV 程度まで上昇したときには，メマンチンはグルタミン酸 NMDA 受容体から解離し（図 5-23d），長期増強 long-term potentiation（LTP）のようなシナプス伝達の可塑的変化は正常に起こる．

［適　応］　中等度および高度アルツハイマー型認知症における認知症症状の進行抑制
［副作用］　副作用で最も多いのは，めまいである．転倒につながらないよう注意が必要
　重大な副作用：痙攣，失神・意識消失，精神症状（激越・攻撃性・妄想・幻覚・錯乱・せん妄），肝機能障害・黄疸，横紋筋融解症
　その他：めまい・頭痛，転倒，脱力感，傾眠，不眠，肝機能異常，便秘・食欲不振，血圧上昇，血糖値上昇，体重減少など

■ アルツハイマー型認知症治療薬

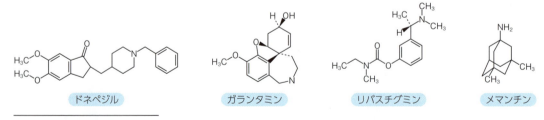

アマンタジンは「パーキンソン病治療薬」を参照

13　片頭痛の治療薬

頭痛 migraine には，日常的なものから，すぐに受診しないと危険なものまで，いろいろな種類がある．風邪や二日酔いなどで起こる日常的な頭痛は，原因が解消されれば自然に治まる．一方，くも膜下出血や脳内出血，髄膜炎・脳炎などが原因で起こる急性頭痛は，急に激しい痛みがあらわれることが多く，生命の危機を知らせる警告であるから，速やかに原因疾患に対する適切な処置を行う．慢性硬膜下血腫，脳腫瘍などが原因で起こる頭痛は，疾病の進行とともに日々悪化していくので，原因疾患の発見と治療が必要である．原因がある頭痛とは異なり，脳の器質的

病変がないのに慢性的に存在する頭痛を，一般に慢性頭痛といい，症状や誘因などによって緊張型頭痛，群発頭痛，片頭痛などに分類されている．頭痛そのものが生活に支障をきたすことがあるので，頭痛を抑える薬物治療が行われる．本項では，近年開発が進んでいる片頭痛の治療薬を中心に解説する．

13.1 慢性頭痛のなりたち

慢性頭痛のなかで一番多い緊張型頭痛は，20〜30％の人にみられ，頭の周りを何かで締めつけられたような鈍い痛みが起こる．肩や首の強いこり，めまいなどを伴うこともある．身体的・精神的ストレスが重なることによって起こると考えられている．たとえば，長時間にわたり無理な姿勢や体の冷えなどが続くと，首筋から肩の筋肉が収縮して血流が悪くなり，頭痛を誘発する．生活上のトラブルなどの精神的ストレスが続くと，痛覚をうまく調節できなくなり，筋肉が緊張していなくても頭痛が起こるようになってしまう．特に痛みが毎日のように続く慢性緊張型頭痛は，鎮痛薬があまり効かない．精神的ストレスが誘因となっている場合には抗うつ薬や抗不安薬（本章 4 p 183, 186 参照）を用い，首や肩のこりが激しいときは中枢性筋弛緩薬（本章 7 p 206 参照）などを用いる．

群発頭痛はまれで，20〜40歳代の男性に多い．ある時期（群発期）に集中して頭痛があらわれ，1〜2ヵ月くらいの間は毎日のように起こるが，治まるとまったく頭痛がなくなり，半年から2〜3年経過した後に再び同じような頭痛があらわれる．特に片側だけの目の奥がえぐられるような激痛が起こり，上顎の周囲や頭部に広がることが多い．発症のメカニズムについては，不明な点が多いが，目の後ろを通っている血管が拡張して炎症を引き起こすため，目の奥が痛むと考えられている．その近くの自律神経が刺激されて，目の充血や涙，鼻水などを伴うこともある．薬物療法としては，もともと片頭痛治療薬として開発されたスマトリプタンが群発頭痛にも有効であることが認められている．発作時には，100％酸素の吸入により痛みを軽減する「純酸素吸入法」も有効である．

片頭痛は，約8％の人にみられ，10〜40代の女性に多い．主に片側（両側のこともある）のこめかみから目のあたりにかけて，脈を打つようにズキンズキンと痛むのが特徴である．吐き気・嘔吐を伴うこともあり，光や音に敏感になる．発作は4〜72時間持続し，週2回から月1回程度の間隔で繰り返され，日常生活に支障をきたす．頭痛が起こる前兆として，閃輝暗点（目の前にチカチカとしたフラッシュのような光やギザギザした光があらわれたり，視野の一部がみえにくくなる）が起こることがある．

片頭痛の発症メカニズムについては，血管説，神経説，三叉神経血管説の3つの仮説が提唱されている．

血管説は，血小板の異常に伴ってセロトニンの遊離などが起こり，脳血管が収縮することにより脳血流が低下するため前兆の症状があらわれるが，その後セロトニンが代謝されると脳血管は拡張に転じ，血管壁に浮腫および炎症が生じて頭痛が起こるという仮説である．拡張した血管が知覚神経を圧迫することで頭痛が起きるのは事実であるが，片頭痛の場合は，脳血流が低下している段階ですでに頭痛がはじまることがあり，血管説だけでは十分に説明できない．

神経説は，神経細胞自体の異常が血流変化に先行するという仮説である．動物実験で，大脳表面へ刺激によって脳局所の神経細胞に持続的な脱分極状態が生じて興奮（活動電位の発生）が抑制され，この抑制が周囲に広がっていく現象が見出され，大脳皮質拡延性抑制 cortical spreading depression（CSD）と呼ばれている．CSDに伴い脳血流は一過性に上昇し，続いて持続的な血流

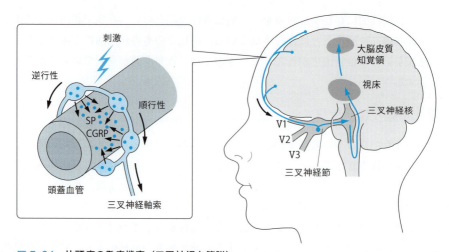

図 5-24　片頭痛の発症機序（三叉神経血管説）
SP：サブスタンス P，CGRP：カルシトニン遺伝子関連ペプチド

低下が起こり，頭痛が誘発される．CSD はヒトでも認められており，CSD に対する感受性が遺伝的要素によって左右されることも明らかになっている．神経説は，片頭痛発作が生じる前に出現する予兆や前兆を説明できると考えられている．

三叉神経血管説は，血管説に三叉神経の関与を含めた仮説である．三叉神経 trigeminal nerve は，第 V 脳神経とも呼ばれ，顔面や頭部の感覚に関与する．一次感覚ニューロンの細胞体がある三叉神経節は，脳底部（頭蓋内）に左右一対あり，末梢側はその名が示すように，第 1 枝（V1：眼神経 ophthalmic nerve），第 2 枝（V2：上顎神経 maxillary nerve），第 3 枝（V3：下顎神経 mandibular）の三つ叉に分かれている．脳を取り囲む硬膜には，V1，V2，V3 から分岐した硬膜枝 meningeal branches の知覚神経が投射しているが，片頭痛で痛むことが多い前頭部（こめかみから目のあたり）の硬膜血管には主に V1 由来の無髄神経線維が投射している（図 5-24）．何らかの刺激が，硬膜血管周囲に存在する三叉神経の末梢側軸索に作用すると，興奮が逆行性または順行性に伝導され，バリコシティー varicosity（無髄神経軸索がこぶ状に膨らんだ部分で，シナプス小胞が集積されており，機能的には伝達物質を放出する神経終末の役割を果たす）からサブスタンス P，カルシトニン遺伝子関連ペプチド calcitonin gene-related peptide（CGRP），ニューロキニン A などの神経ペプチドが放出され，硬膜周辺で血管拡張，血漿タンパク質の漏出，血管透過性の亢進，および肥満細胞からのヒスタミン遊離などにより，神経原性炎症が生じる．炎症によって増強された痛覚情報は，三叉神経節を通過して中枢側軸索上を順行性に伝導され，脳幹の三叉神経核まで達し，悪心・嘔吐反応や自律神経の活性化を引き起こす．視床を経由して大脳皮質まで伝えられると，痛みとして知覚される．

確定的ではないが，現在のところ，CSD を含む神経の異常が引き金となって三叉神経血管系を活性化することが片頭痛の発生機序として広く受け入れられている．

13.2　片頭痛治療薬

片頭痛の治療は，薬物療法が中心で，発作前に服用し頭痛を起こりにくくする予防薬と，発作時に服用し症状を軽減する急性期治療薬（または発作治療薬）が使い分けられる（表 5-15）．

片頭痛発作が月 2 回以上起こる場合や，急性期治療薬だけでは日常生活に支障がある場合に

表 5-15 片頭痛治療薬の分類

予防薬	急性期治療薬（発作治療薬）
・アドレナリンβ受容体遮断薬（プロプラノロールなど） ・Ca^{2+} チャネル遮断薬（ロメリジン） ・抗てんかん薬（バルプロ酸，トピラマート* など） ・抗うつ薬（アミトリプチリン* など）	・アセトアミノフェン，NSAIDs ・エルゴタミン製剤 ・トリプタン製剤 ・制吐薬

* 保険適用外

は，予防薬の使用が検討される．アドレナリンβ受容体遮断薬（プロプラノロール，メトプロロール，チモロール，アテノロール，ナドロールなど，3 章 2.2 p 116 参照）は，片頭痛予防薬として古くから使用され，機序は不明であるが，近年の臨床試験でも有効性が確認されている．2013 年にはプロプラノールが「片頭痛発作の発症抑制」の適応を正式に認められた．高血圧や冠動脈疾患，頻脈性不整脈などを合併する患者には勧められるが，心不全や喘息の患者には勧められない．Ca^{2+} チャネル遮断薬のうちロメリジンは，脳血管収縮を抑制する作用があり，国内で最初に保険適用が可能となった片頭痛予防薬である．バルプロ酸やトピラマートなどの抗てんかん薬（本章 5 p 195 参照）は，即効性はないが，長期間の服用後に片頭痛発作の頻度を減少させる効果が認められ，使用されてきた．作用機序は十分解明されていないが，抗てんかん作用と同様に，神経細胞の興奮抑制によると考えられている．2011 年にはバルプロ酸が「片頭痛発作の発症抑制」の適応を正式に認められている．アミトリプチリンなどの抗うつ薬は，片頭痛に関連するセロトニンの代謝を改善するので予防に有効と考えられ，保険適用外ではあるが広く使用されている．特に抑うつを伴う患者には向いている．

一方，急性期治療薬は，重症度に応じて選択される．軽度〜中等度の片頭痛にはアセトアミノフェンや NSAIDs の鎮痛薬（8 章 2 p 335 参照）が有効で，中等度以上の片頭痛にはトリプタン製剤が推奨される．エルゴタミン製剤は，片頭痛治療薬として古くから用いられてきたが，現在はトリプタン製剤が使用できないか，あまり効かない患者に限って用いられる．頭痛の程度にかかわらず，吐き気がある場合には制吐薬（9 章 4.2 p 384 参照）が併用される．

💊 ロメリジン lomerizine：まず脳血管の収縮が起こり，その反動によって血管拡張が起こることが頭痛をもたらすという血管説に基づき，はじめの血管収縮を抑えれば頭痛を予防できると考えられ，血管拡張作用のある Ca^{2+} チャネル遮断薬が片頭痛予防薬として応用された．長年用いられてきたフルナリジンは副作用のために販売中止となっている．ロメリジンは，同類のジフェニルピペラジン系 Ca^{2+} チャネル遮断薬としてわが国で開発され，片頭痛に対する有用性が確認された．

［薬理作用］ Ca^{2+} チャネル遮断薬であり，血管平滑筋への Ca^{2+} 流入を抑制し，血管収縮を抑制する．末梢血管に比べて脳血管への選択性が高い．神経への Ca^{2+} 流入も抑制し，CSD など神経興奮も抑制する．

基本的には予防薬とされるが，片頭痛の発作回数および程度を軽減し，発作治療薬を減量させる効果もある．ただし，血管拡張が起きているときに服用しても効果はない．

［適　応］ 片頭痛

［副作用］ 頭痛の予防薬でありながら，副作用として，血管拡張により頭痛を起こすことがある．服薬中に頭痛発作が発現した場合は，発作治療薬に切り替える．

［禁　忌］

・頭蓋内出血またはその疑いのある患者

・脳梗塞急性期の患者
・妊婦または妊娠している可能性のある婦人

エルゴタミン ergotamine：エルゴタミンは，麦角菌によって産生される主要なアルカロイドの1つで，強力な血管収縮作用を有することから，頭痛の治療に応用された（3章2.2 p 114参照）．現在わが国で販売されているのは，カフェインおよびイソプロピルアンチピリンとの配合剤（クリアミン配合錠）のみである．

［薬理作用］　カテコールアミンやセロトニンに共通した化学構造を有し，アドレナリン受容体，ドパミン受容体，セロトニン受容体などに作用する．正確な作用機序はまだ不明であるが，後述するトリプタン製剤が近年開発されたことに伴い，セロトニンの役割が注目されるようになった．特に片頭痛に対する効果には，セロトニン 5-HT$_{1B}$ 受容体刺激による頭蓋内脳実質外血管の収縮や，セロトニン 5-HT$_{1D}$ 受容体刺激による三叉神経の抑制が関係すると考えられている．

　アドレナリンα受容体に対しては部分アゴニストとして作用する．血管緊張が低下しているときには血管収縮作用を示すが，血管緊張が高いときはアドレナリンα受容体遮断により血管を拡張させ，血管緊張の安定化をもたらす．一部の副作用は，ドパミン D$_2$ 受容体，セロトニン 5-HT$_{1A}$ 受容体に対する作用で引き起こされる．

　基本的には頭痛発作時に急性期治療薬として使用されるが，一定期間に限り予防薬として使用されることもある．クリアミン配合錠は，血管性頭痛，片頭痛，緊張性頭痛に適応される．

スマトリプタン sumatriptan，**ゾルミトリプタン** zolmitriptan，**エレトリプタン** eletriptan，**リザトリプタン** rizatriptan，**ナラトリプタン** naratriptan：脳血管はセロトニンの刺激によって強く収縮する．このため，血管説ではセロトニンが片頭痛の誘発因子であるとみなされているが，最終的に脳血管が拡張し頭痛が起きているときには，セロトニン刺激によって再び脳血管を収縮させることは症状の軽減につながると考えられる．ただし，セロトニンは末梢血管も収縮させるので，血圧に対する影響をできるだけ避けるため，脳血管系に多く存在するセロトニン 5-HT$_{1B/1D}$ 受容体を刺激する薬物として，スマトリプタンが見出され，片頭痛の発作治療薬として開発された．わが国での発売開始は2000年．その後，相次いで類似の構造と作用を有する片頭痛治療薬が開発され，トリプタン製剤と総称されている（2章 8.3.7 p 65参照）．

［薬理作用］　いずれも，選択的セロトニン 5-HT$_{1B/1D}$ 受容体作動薬である．頭蓋血管平滑筋に存在するセロトニン 5-HT$_{1B}$ 受容体を刺激して，頭痛発作時に拡張している頭蓋血管を収縮させるとともに，頭蓋血管周囲の三叉神経に存在するセロトニン 5-HT$_{1D}$ 受容体を刺激して神経ペプチド（サブスタンス P，CGRP など）の放出を抑制することで炎症を抑制し，片頭痛を軽減する．末梢血管系に対してはほとんど作用せず，血圧・心拍数に影響を及ぼさない．

　頭痛発現時に使用する急性期治療薬である．痛みが起きてから服用しても効果を示すが，頭痛の原因そのものを治すことはできない．なお，スマトリプタンは，群発頭痛への有効性も認められている．

［適　応］
・片頭痛（すべてのトリプタン製剤）
・群発頭痛（スマトリプタン皮下注のみ）

[副作用]
〈スマトリプタン〉
　重大な副作用：不整脈・狭心症・心筋梗塞を含む虚血性心疾患様症状，アナフィラキシーショック・アナフィラキシー様症状，てんかん様発作
　その他：眠気・めまい・感覚障害（錯感覚，しびれなどの感覚鈍麻など），倦怠感，胸や喉のつかえ感・圧迫感・肩こり・体の痛み，悪心・嘔吐，動悸・一過性の血圧上昇，蕁麻疹・発疹など

[禁　忌]〈すべてのトリプタン製剤に共通〉
・心筋梗塞の既往歴のある患者，虚血性心疾患またはその症状・徴候のある患者，異型狭心症（冠動脈攣縮）のある患者
・脳血管障害や一過性脳虚血性発作の既往のある患者
・末梢血管障害を有する患者
・コントロールされていない高血圧症の患者
・エルゴタミン，エルゴタミン含有製剤，あるいはほかのセロトニン $5-HT_{1B/1D}$ 受容体作動薬投与中の患者

〈スマトリプタン，ゾルミトリプタン〉MAO阻害薬投与中の患者
〈スマトリプタン，エレトリプタン〉重篤な肝機能障害を有する患者
〈ナラトリプタン〉重度の肝機能障害または重度の腎機能障害のある患者

片頭痛治療薬

ロメリジン　　エルゴタミン　　ジヒドロエルゴタミン

スマトリプタン　　ゾルミトリプタン　　エレトリプタン

リザトリプタン　　ナラトリプタン

6章 感覚器系薬理

外部環境または体内部環境の刺激は，感覚器により受容され，知覚神経を介して，中枢に伝えられる．これらの機能の低下や障害は，社会生活を困難なものにする．感覚器が存在する部位のうち，疾患との関連で特に重要な器官は，眼球，皮膚，耳鼻（内耳）である．本章では，眼疾患（緑内障，白内障，加齢黄斑変性），皮膚疾患（アトピー性皮膚炎，真菌症，褥瘡），内耳疾患（メニエール病，めまい）に対して使用される治療薬を重点的に取り上げる．

1 眼の構造と機能

眼球は，眼窩に収められ，後方からは視神経が出て脳に接続している（図6-1）．物体を見るにあたり，眼は物体の形態を倒立させた像として網膜上に投影する．網膜には2種類の光受容細胞（桿体，錐体）が存在し，光の強弱と色を感じ取っている．この情報は，網膜内の双極細胞から神経節細胞へと伝わり，視神経を経由して，最終的に大脳皮質視覚野に到達する．近くを見る場合には，毛様体筋が収縮し，毛様体小帯が弛緩し，弾性をもつ水晶体は厚くなる（近視性）．逆に，遠くを見る場合には，毛様体筋が弛緩して，毛様体小帯に引かれることで，水晶体は薄くなる（遠視性）．

眼房水は毛様体 ciliary body で産生され，角膜や水晶体などの組織に栄養を供給，老廃物を運

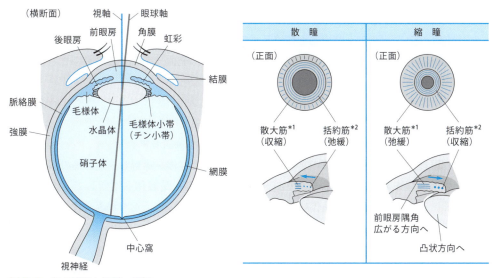

図6-1 眼の構造と散瞳・縮瞳
[*1] 散大筋：放射状の筋
[*2] 括約筋：輪状筋（絞りにあたる）

搬している．この房水は，後眼房内に分泌され，前眼房隅角（隅角：虹彩根部と角膜の形成する角）に移動し，線維柱帯-シュレム管流出路（主な房水流出路で80～90％を排出）ならびにぶどう膜（虹彩，毛様体，脈絡膜の3つの総称）・強膜流出路（約10％を排出）から眼外に流出して眼圧を維持している．房水の産生と流出のバランスの失調，すなわち，産生の過剰や流出障害により，眼圧が上昇する．

眼はアレルギーが起こりやすい器官である．結膜は瞼裏側と強膜（白目）の前面を覆っている薄い膜を指す（図6-1）．眼球表面に花粉やハウスダストなどのアレルゲンが付着して，結膜に炎症を起こす（アレルギー性結膜炎）．花粉などが原因となって特定の季節にのみ症状があらわれるものを季節性アレルギー性結膜炎といい，結膜炎の患者の大部分を占める．病態の本質は，免疫反応（Ⅰ型アレルギー）である．眼のかゆみやゴロゴロする感じ（異物感）が主症状で，涙や目やにが出ることもある．アレルギー性結膜疾患にはこの他，春季カタル，巨大乳頭性結膜炎が含まれる．春季カタルは上瞼の裏側に巨大乳頭というものがみられる幼年男子に多い疾患である（治療薬は8章4 p 347を参照）．

2 散瞳薬と縮瞳薬

暗所では，ものをよくみるために散瞳し，明所では光を制限するために縮瞳する．この機能は，交感神経により調節される瞳孔散大筋（放射状の筋線維）と副交感神経により調節される瞳孔括約筋（同心円状の筋線維）により，おのおの調節される．隅角は散瞳すると狭くなり，縮瞳すると広くなる．縮瞳薬 miotic は，結果的に，隅角を広げて房水流出を促進するので，一部が緑内障治療薬として応用される（本章 3.1.2 p 264 を参照）．

2.1 散瞳薬

2.1.1 選択的アドレナリン α_1 受容体作動薬

💊 フェニレフリン phenylephrine

［薬理作用］ 瞳孔散大筋のアドレナリン α_1 受容体を選択的に刺激し，散大筋を収縮させて，散瞳を起こす（3章 2.1.2B p 103 参照）．
［適 応］ 診断および治療を目的とする散瞳
［副作用］ 眼圧上昇，眼瞼の発赤，接触皮膚炎，充血，角膜上皮障害など
［禁 忌］ 眼圧上昇の素因がある患者（緑内障など）

2.1.2 抗コリン薬

💊 トロピカミド tropicamide，シクロペントラート cyclopentolate

［薬理作用］ 瞳孔括約筋のアセチルコリン M_3 受容体を遮断し，括約筋の収縮を抑制して，散瞳を起こす．毛様体筋のアセチルコリン M_3 受容体も遮断して，筋を弛緩させる．この弛緩により水晶体は薄くなり，遠視性調節障害（近くがみえにくい）を誘発する（3章 3.2.3A p 134 参照）．
［適 応］ 診断および治療を目的とする散瞳と調節麻痺
［副作用］ ショック，アナフィラキシー，過敏症，眼圧上昇，眼瞼炎など

散瞳薬

フェニレフリン　　トロピカミド　　シクロペントラート

3 緑内障治療薬

　緑内障 glaucoma は，眼圧上昇に伴い，視神経 optic nerve が障害され，特に視野欠損などの視力障害が起こる疾患である．失明原因の第1位であり，40歳以上では，20人に1人が罹患している．緑内障は，①原発（原因不明），②続発（ほかの疾患や薬物によるもの），③発達緑内障（隅角発達異常による）の3つに分けられ，日本人では，視神経の脆弱性が主因として考えられている正常眼圧緑内障が大部分を占める．正常眼圧緑内障では，眼圧が正常範囲（10～20 mmHg）であるにもかかわらず緑内障が発症する．原発緑内障は，隅角の所見から，開放隅角緑内障 open-angle glaucoma と閉塞隅角緑内障 angle-closure glaucoma に大別される．

　①開放隅角緑内障：シュレム管 Schlemm's canel 手前の線維柱帯，すなわち，房水 aqueous humor の出口が目詰まりし，房水流出が障害されて，眼圧が上昇するもので，緑内障の約80％を占めている．

　②閉塞隅角緑内障：前眼房隅角部が狭くなり，房水の流れがわるくなって，眼圧が上昇する．

　緑内障治療のポイントは，房水量により決定されている眼内圧を低下させ，病状の進行を遅らせることである．図6-2 に示すように，房水流出路には，線維柱帯を通過してシュレム管を経て強膜内の血管に入る経路（80～90％の流出に寄与）と毛様体筋の間を通過するぶどう膜強膜流出路（約10％を流出）がある．治療薬は，房水の流出促進薬と産生抑制薬に大別される．房水を血液に移動させる浸透圧性利尿薬（グリセリン，D-マンニトール：注射）も用いられることがある．

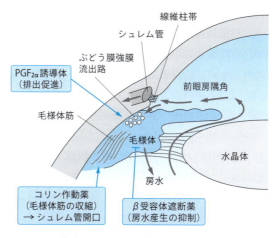

図6-2　緑内障治療薬の作用点

3.1 房水流出を促進する薬物

3.1.1 プロスタグランジン（PG）製剤（2章8.4 p70参照）

💊 イソプロピルウノプロストン isopropyl unoprostone, ラタノプロスト latanoprost, トラボプロスト travoprost, タフルプロスト tafluprost, ビマトプロスト bimatoprost

［薬理作用］ いずれも $PGF_{2\alpha}$ 誘導体であり，$PGF_{2\alpha}$ 受容体（プロスタノイドFP受容体）を介して，主にぶどう膜強膜流出路からの房水排出を促す．イソプロピルウノプロストン（プロストン系）は，ぶどう膜強膜流出路に加えて，線維柱帯およびシュレム管流出路にも作用して房水流出を促進する．緑内障治療薬のなかでPG製剤は第1選択薬であり，効果が優れている．房水産生や瞳孔径には影響しない．

［適　応］ 緑内障，高眼圧症

［副作用］ 結膜充血，まつ毛の異常（多毛），搔痒感，虹彩色素沈着（上記薬物のうち，イソプロピルウノプロストン以外）

3.1.2 コリン作動薬

💊 ピロカルピン pilocarpine, ジスチグミン distigmine

［薬理作用］ アセチルコリン M_3 受容体作動薬（コリン作動薬）で，瞳孔括約筋を収縮させ縮瞳を起こす（3章3.1 p125参照）．毛様体筋も収縮する．これら収縮効果により隅角は開大し，房水のフィルター役である線維柱帯の間隙も広がり，シュレム管からの房水の流出は促進する．ピロカルピンは直接型コリン作動薬，ジスチグミンは間接型コリン作動薬（コリンエステラーゼ阻害薬）である．

［適　応］
　〈ピロカルピン〉緑内障，診断・治療用縮瞳
　〈ジスチグミン〉緑内障，調節性内斜視

［副作用］ 眼類天疱瘡，眼瞼炎，白内障，結膜充血，搔痒感，縮瞳による暗黒感，近視性調節麻痺など

3.1.3 アドレナリン α_1 受容体遮断薬

💊 ブナゾシン bunazosin

［薬理作用］ 選択的に眼球でのアドレナリン α_1 受容体（α_{1A}, α_{1B}, α_{1D}）を遮断し，ぶどう膜強膜流出路からの排出を促進する．線維柱帯-シュレム管流出路からの房水流出や房水産生には作用しない．瞳孔径にはほとんど影響を及ぼさない．内服薬としては，高血圧症に応用されている（3章2.2 p115参照）．

［適　応］ 緑内障，高眼圧症（ほかの薬物で効果が不十分な場合）

［副作用］ 眼瞼炎，眼瞼皮膚炎，結膜充血，搔痒感など

3.1.4 アドレナリン α, β 受容体作動薬

💊 ジピベフリン dipivefrine

［薬理作用］ アドレナリン α, β 受容体作動薬（α_1, β_2）であり，アドレナリンのプロドラッグである．角膜透過性がよく，眼内で分解されてアドレナリンを放出し，局所でアドレナリン作用を発揮する．強膜血管（眼房水排出動脈）へのアドレナリン β_2 受容

体刺激作用により血管を拡張させ，房水流出を促進する．毛様体内の輸入細動脈（房水供給動脈）のアドレナリン α_1 受容体を刺激し，血流を減少させて，房水産生も抑制する（3章2.1 p 102 参照）．

[適　応] 開放隅角緑内障，高眼圧症
[副作用] 眼類天疱瘡，散瞳，結膜炎など
[禁　忌] 閉塞隅角緑内障（散瞳を起こして房水の流出抵抗を増大させる危険性あり）

3.1.5　Rho キナーゼ（ROCK）阻害薬

リパスジル ripasudil

[薬理作用] 線維柱帯に発現する Rho キナーゼ Rho-associated, coiled-coil containing protein kinase（ROCK）は，細胞骨格の形成に関与している．Rho キナーゼのアイソフォーム（ROCK-1，ROCK-2）を選択的に阻害し，線維柱帯細胞の細胞骨格と細胞外マトリックスの構造変化をもたらすことにより，房水流出を容易にする．

[適　応] 緑内障，高眼圧症（ほかの治療薬が効果不十分または使用できない場合）
[副作用] 結膜充血（血管拡張作用による），結膜炎，眼瞼炎など

■ 房水流出を促進する緑内障治療薬

イソプロピルウノプロストン　　ラタノプロスト　　トラボプロスト

タフルプロスト　　ビマトプロスト

ピロカルピン　　ジスチグミン　　ブナゾシン

ジピベフリン   リパスジル

3.2 房水産生を阻害する薬物

3.2.1 アドレナリンβ受容体遮断薬

チモロール timolol，カルテオロール carteolol，レボブノロール levobunolol，ベタキソロール betaxolol，ニプラジロール nipradilol

[薬理作用]　毛様体上皮細胞の房水産生は，アドレナリン$β_2$受容体刺激により促進される．上記のチモロールをはじめとする前3者は，非選択的アドレナリンβ受容体遮断薬であり，アドレナリン$β_2$受容体を遮断して房水産生を減少させる．ベタキソロールは，選択的アドレナリン$β_1$受容体遮断薬である（効果は弱いが，喘息発作を起こしにくい）．ニプラジロールは，アドレナリンβ受容体の遮断作用のほかに，アドレナリン$α_1$受容体遮断作用も併せもつ（ぶどう膜強膜流出路からの排出促進）（3章2.2 p 119参照）．

[適　応]　緑内障，高眼圧症

[副作用]　アドレナリンβ受容体遮断薬の点眼剤は全身移行することが知られており，眼局所作用のみならず全身的な副作用についても注意する必要がある．喘息発作，心不全，心ブロック，角膜上皮障害，除脈，低血圧，抑うつなど．

[禁　忌]

〈上記ベタキソロール以外〉気管支喘息，気管支痙攣，重篤な慢性閉塞性肺疾患（アドレナリンβ受容体遮断による気管支筋収縮のため），コントロール不十分な心不全，洞性除脈，房室ブロック（Ⅱ，Ⅲ度），心原性ショック（アドレナリンβ受容体遮断による陰性変時・変力により悪化させる）

〈ベタキソロール〉コントロール不十分な心不全，妊婦

3.2.2 アドレナリン$α_2$受容体作動薬

アプラクロニジン apraclonidine，ブリモニジン brimonidine

[薬理作用]　房水産生には，アデニル酸シクラーゼ活性化に伴うcAMP産生の上昇によるプロテインキナーゼA（PKA）活性化を介した，Na^+,K^+-ATPaseの活性化（Na^+の房水への移行促進）が関与する．本剤は，毛様体上皮細胞においてアドレナリン$α_2$受容体を選択的に刺激し，Na^+,K^+-ATPase活性化を抑制する．すなわち，Na^+の房水移行の阻害により，房水産生が抑えられる．ブリモニジンには，ぶどう膜強膜流出路を介した房水排出促進作用もある（3章2.1 p 104参照）．

[適　応]

〈アプラクロニジン〉レーザー術後の眼圧上昇の防止

〈ブリモニジン〉緑内障・高眼圧症（ほかの緑内障治療薬で効果が不十分な場合）

[副作用]

〈アプラクロニジン〉散瞳, 結膜炎など

〈ブリモニジン〉散瞳, 結膜炎, 口内乾燥など

3.2.3 炭酸脱水酵素阻害薬

ドルゾラミド dorzolamide, ブリンゾラミド brinzolamide

[薬理作用] 点眼で毛様体上皮細胞の炭酸脱水酵素 carbonic anhydrase (CA) を阻害し, 房水産生を抑制する. これらは, アセタゾラミドと異なり, 房水産生に関与するⅡ型 CA を選択的に阻害する. アセタゾラミドは, 内服薬や注射剤として使用されることがあるが, 全身的副作用が強いため, 使用頻度は低い (5 章 5.3 p 196, 10 章 5 p 428 参照).

[適 応] 緑内障, 高眼圧症 (ほかの緑内障で効果が不十分な場合)

[副作用]

〈ドルゾラミド〉皮膚粘膜眼症候群, 中毒性表皮壊死融解症, 眼刺激症状, 結膜炎, 眼瞼炎など

〈ブリンゾラミド〉味覚倒錯, 霧視, 異物感など

[禁 忌] 重篤な腎障害

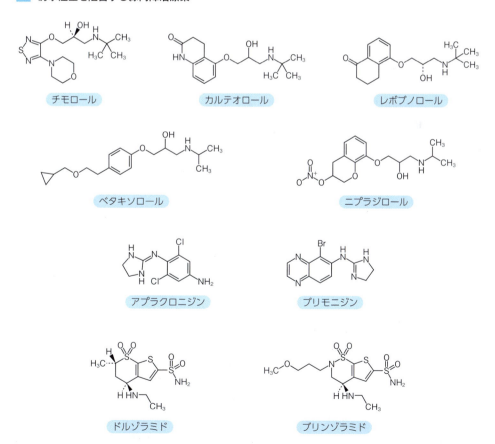

房水産生を阻害する緑内障治療薬

チモロール　カルテオロール　レボブノロール

ベタキソロール　ニプラジロール

アプラクロニジン　ブリモニジン

ドルゾラミド　ブリンゾラミド

4 白内障治療薬

白内障 cataract は，水晶体（直径 11 mm 前後のレンズ）が，加齢に伴って濁る疾患である（老人性白内障）．60 歳代では約 60％の人に水晶体の白濁が観察される．水晶体の線維細胞の変性・膨化や水晶体上皮細胞の増殖の異常，組織配列の乱れなどにより，散乱光の強度が上昇する．これにより，ものがぼやけてみえたり，かすんで霧のなかにいるようにみえたり，二重にみえたり，まぶしいなどの症状が出現する．詳細は不明であるが，水晶体内の可溶性タンパク質（クリスタリン）が，トリプトファン代謝異常によって生ずるキノン体と結合することで，不溶性タンパク質に変性して，混濁すると考えられている．自覚症状は乏しいが，散瞳検査で 40 歳代から，80 歳代では大部分で白内障が発見される．原因としては，ほかに先天性，外傷，アトピー，薬物，放射線がある．下記の薬物のほか，合成 SH 化合物（チオプロニン）が使用される．

ピレノキシン pirenoxine
[薬理作用] アミノ酸の代謝異常物質であるキノン体が水晶体の可溶性タンパク質（クリスタリン）に結合するのを，競合的に阻害する．これにより，水晶体タンパク質の変性（透明性の消失につながる）を抑制し，白内障の進行を抑える．
[適 応] 初期老人性白内障
[副作用] 眼瞼炎，びまん性表層角膜炎，結膜充血など

グルタチオン glutathione
[薬理作用] 白内障では，水晶体内の可溶性タンパク質のチオール（SH）基の酸化によりジスルフィド（SS）結合が形成されて，不溶性タンパク質が形成されている．還元型グルタチオンは，SH 酵素を活性化して SS 結合を開裂させる．グルタチオンの補充効果により過酸化障害も軽減する．
[適 応] 初期老人性白内障，角膜潰瘍，角膜上皮剥離，角膜炎
[副作用] 刺激感，掻痒感，結膜充血など

白内障治療薬

ピレノキシン　　　　グルタチオン

5 加齢黄斑変性治療薬

加齢黄斑変性 age-related macular degeneration は高齢者の黄斑に生じる疾患であり，萎縮型と滲出型に分けられる．詳細な原因は不明であるが，萎縮型は，網膜色素上皮が加齢とともに萎縮することによって，視力が低下する．滲出型では，図 6-3 に示すように加齢に伴って発生した黄斑部 macular area における網膜 retina の変化により脈絡膜 choroid に脆弱な血管新生が起き，網膜中心窩の視細胞を破壊する．これら脆弱血管は，しばしば出血し，血管内成分が漏出して浮腫を起こす．これにより中心視力の低下，変視症（ものが歪んでみえること），中心暗点（中心視野の欠損）などの視力障害を起こす．この新生血管の発生と増殖，炎症（特に，血管透過性亢進）に関与する因子は，血管新生増殖因子 vascular endothelial growth factor（VEGF）である．VEGF

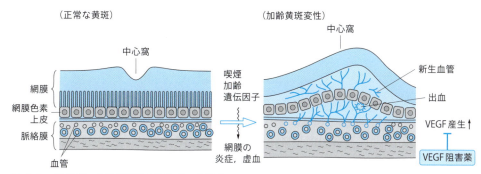

図 6-3　滲出型加齢黄斑変性と治療薬の作用点
⊣：抑制

には，VEGF-A，VEGF-B，胎盤成長因子 placental growth factor（PlGF）があり，これらは，チロシンキナーゼ型の VEGF 受容体［VEGF receptor（VEGFR-1 や VEGFR-2）］を介して作用する．加齢黄斑変性は，糖尿病性網膜症や緑内障とならび失明の主原因として重要である．治療としては，中心窩から遠い場合は，レーザー光凝固による治療，近い場合は，抗 VEGF 療法や光線力学的治療が行われる．

5.1　VEGF 阻害薬

ペガプタニブ pegaptanib，ラニビズマブ ranibizumab，アフリベルセプト aflibercept

［薬理作用］　脈絡膜新生血管の形成にかかわる VEGF の作用を阻害してその血管の増殖，伸長を抑える．ペガプタニブは，VEGF アプタマー（一本鎖 RNA の核酸分子）として作用する．ラニビズマブは，VEGF を中和して作用を遮断する抗 VEGF 抗体である．アフリベルセプトは，VEGFR-1 と VEGFR-2 の細胞外ドメインとヒト IgG1 の Fc ドメインから構成される遺伝子組換え融合糖タンパク質である．このタンパク質が VEGF と結合するため，ペガプタニブやラニビズマブと同様，VEGFR を介した血管新生や血管透過性亢進，炎症反応を抑制する．

［適　応］　中心窩の脈絡膜新生血管を伴う加齢黄斑変性症など

［副作用］

〈ペガプタニブ〉眼障害（炎症，出血など），搔痒感，結膜充血など，ショックやアナフィラキシーなど

〈ラニビズマブ，アフリベルセプト〉脳卒中など

5.2　光線力学的治療用製剤

ベルテポルフィン verteporfin

［薬理作用］　脈絡膜新生血管に集積して，光線を照射すると活性化して，細胞障害性物質に変化して，新生血管を損傷・閉塞させる．

［適　応］　中心窩下脈絡膜新生血管を伴う加齢黄斑変性症

［副作用］　眼障害（視覚異常，視力低下，眼痛など），脳梗塞，大動脈瘤など

加齢黄斑変性症治療薬

ベルテポルフィン

6　その他の点眼薬

6.1　角膜治療薬

💊 **コンドロイチン硫酸エステルナトリウム** chondroitin sulfate sodium
［薬理作用］　生理的な粘性を保持して，角膜 cornea の乾燥を防止し，その表層を保護する．
［適　応］　角膜表層の保護，進行する感音性難聴，症候性神経痛など
［副作用］　角膜充血，搔痒感など

💊 **ヒアルロン酸ナトリウム** sodium hyaluronate
［薬理作用］　分子内に多数の水分子を保持できるので，眼の乾燥を防止する．角膜上皮細胞の接着，伸展を促進し，角膜上皮の創傷の治癒を促進する．
［適　応］　次の疾患による角結膜上皮障害：シェーグレン Sjögren 症候群，スティーブンス・ジョンソン Stevens-Johnson 症候群，眼球乾燥症候群（ドライアイ）などの内因性疾患，術後，薬剤性，外傷，コンタクトレンズ装用などによる外因性疾患
［副作用］　眼圧上昇，炎症反応，囊胞様黄斑浮腫，角膜浮腫など

6.2　血管収縮薬

ナファゾリンのほか，オキシメタゾリンがある．

💊 **ナファゾリン** naphazoline
［薬理作用］　細動脈血管のアドレナリンα受容体を刺激して，血管を収縮させて，血液量を減少させる（3章2.1.2 p 103参照）．
［適　応］　表在性充血，上気道の諸疾患の充血，うっ血など（点眼，点鼻）
［副作用］　調節近点延長，散瞳，目の冷乾燥感など

　その他に，ドライアイ改善薬である**レバミピド**（角膜細胞での粘性物質であるムチン産生を促進し，増殖も促進する）や**ジクアホソルナトリウム**（膜上皮および結膜杯細胞膜上に存在するP2Y2受容体の作動薬で，水分およびムチン分泌促進作用を示し，涙液

を質的・量的に改善する）が使用されている．

■ 角膜治療薬と血管収縮薬

コンドロイチン硫酸エステルナトリウム　　ヒアルロン酸ナトリウム　　ナファゾリン

レバミピド　　ジクアホソルナトリウム

7 皮膚の構造と機能

　皮膚作用薬は，主として，外用薬として用いられ（貼付，塗布），図6-4に示した表皮，真皮に作用する薬物である．皮膚は，基本的には三層構造（表皮，真皮，皮下組織）からなり，表皮と真皮は基底膜で仕切られている．最外層の角質層は食品用ラップ2枚ほどの厚さ（0.02 mm）で，皮脂，角質細胞間脂質，天然保湿因子があり，その内側の水分を保つうえで重要である．こ

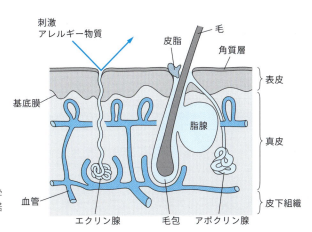

図6-4　皮膚の構造と機能
野村隆英・石川直久（編）：シンプル薬理学 改訂第5版, 南江堂, p 315, 2014より許諾を得て改変し転載

れは，外界からのさまざまな刺激やアレルギー物質から生体を防御する（皮膚バリア）．表皮は，厚さが約 0.2 mm の薄い構造で，大部分がケラチノサイト（扁平上皮細胞）からなる．真皮はその 10 倍ほどの厚さで，血管や膠原線維のほか，汗腺（エクリン腺，アポクリン腺）や神経も存在する．脂腺は，毛包に皮脂を分泌し，皮膚の潤い保持や異物侵襲からの防御に役割をもつ．皮下組織は，脂肪から構成される（脂肪層とも呼ばれる）．皮膚は，外部からの物理的・化学的ストレスの緩和，体温調節，エネルギー貯蔵，水分保持などの機能をもつ．基底膜近くの表皮に存在するメラニン細胞では，メラニン色素が合成されている．

8 アトピー性皮膚炎治療

アトピー性皮膚炎 atopic dermatitis は，寛解・増悪を繰り返し，激しい掻痒を起こす湿疹を特徴とする．何らかの原因で，角質層が傷害を受け，内側の水分が失われると，外界からのアレルギー物質が侵入しやすくなり，その刺激で湿疹が悪化する．かゆみの知覚神経が過敏となり，アトピー性皮膚炎が発症する．かゆみのある湿疹があり，皮膚を掻くと症状が悪化する．皮膚が乾燥しやすい素因（ドライスキン）などの皮膚バリアの機能低下やアレルギーを起こしやすいアトピー素因をもつ体質に加えて，環境因子（よだれ，汗，ほこり，ダニ，細菌，食物，ストレス，寝不足）が加わって発症する．大部分は，乳幼児期特有であるが，2 歳で半分の患者，10 歳でさらに半分が治癒する．しかしながら，近年，成人になっても寛解しない症例が増加している．治療指針は，悪化要因の除去，スキンケア（洗浄と保湿），薬物療法の 3 本柱である．薬物療法においては，①炎症の抑制，②皮膚の保湿，③掻痒の抑制が重要である（表 6-1）．現在，外用薬としては，ステロイド性抗炎症薬と特異的な免疫抑制薬が用いられている．ステロイド薬には，5 段階のランク「strongest：最強」「very strong：かなり強力」「strong：強力」「medium：中程度」「weak：弱い」があり，皮膚症状の種類や重症度，炎症部位，患者年齢などを配慮して選択される．免疫抑制薬（外用）はステロイド薬でよくみられる皮膚の菲薄化などの副作用もほとんどないため，ステロイドの副作用が出やすい部位（例：皮膚の薄い顔，首など）に適応される．掻痒の抑制には，抗ヒスタミン薬や抗アレルギー薬が用いられ，その重症例ではステロイド薬や免疫抑制薬の内服薬も処方される．アトピー性皮膚炎は，適切な薬物療法とスキンケア（患者は皮膚のバリア機能が弱く乾燥しがち）により症状をコントロールする（ステロイド薬については 7 章 7.5 p 313，8 章 2.3 p 341 を，免疫抑制薬については 8 章 5 p 353 を参照）．

8.1 炎症の抑制：抗炎症薬，免疫抑制薬

皮疹の状態（乾燥や紅斑）や範囲を見極めて，その重症度からステロイド性（抗炎症）外用薬が選択される．以下に主な薬物を示す．軽症では weak/medium の薬物，中等症例では medium/

表 6-1 アトピー性皮膚炎の治療と薬物

治療目的	分類	代表的な薬物
炎症の抑制	抗炎症薬	ステロイド外用薬
	免疫抑制薬	タクロリムス
皮膚の保湿	保湿外用薬	ヘパリン類似物質，尿素製剤，ワセリン，亜鉛華軟膏
掻痒の抑制	抗ヒスタミン薬（ヒスタミン H_1 受容体遮断薬），ケミカルメディエーター遊離抑制薬（抗アレルギー薬）	アゼラスチン，エバスチン，オキサトミド，オロパタジン，ケトチフェン，セチリジン

strong レベル，重症例では very strong/strongest に分類される薬物が適用される．

① strongest（最強）：クロベタゾールプロピオン酸エステル，ジフロラゾン酢酸エステル
② very strong（かなり強力）：モメタゾンフランカルボン酸エステル，ベタメタゾン酪酸エステルプロピオン酸エステル
③ strong（強力）：デキサメタゾンプロピオン酸エステル，ベタメタゾン吉草酸エステル
④ medium（中程度）：トリアムシノロンアセトニド，アルクロメタゾンプロピオン酸エステル
⑤ weak（弱い）：プレドニゾロン

非ステロイド性抗炎症薬も使用され，皮膚炎，湿疹，ざ瘡などの改善に効果がある．イブプロフェンピコノール，スプロフェン，ウフェナマート，グリチルレチン酸などが用いられる．

免疫抑制薬である<u>タクロリムス</u>は，病変部皮下に効率よく浸透し，かつステロイド薬でみられる皮膚萎縮などの副作用を示さないため，顔面や頸部の病変には特に有用である．しかし，潰瘍面には使用できないことや皮膚刺激感がみられることがある点が短所である．

8.2 皮膚の保湿（スキンケア）：保湿外用薬

ヘパリンナトリウム，ヘパリン類似物質，白色ワセリン，尿素製剤，亜鉛華軟膏などがある．

ヘパリンナトリウム heparin sodium

[薬理作用] 血液凝固の阻止作用のほかに，酸性ムコ多糖類であるがゆえ，強い水分吸着能により高い保湿性を示す．タンパク質分解酵素やヒアルロニダーゼの活性を抑制し，局所の血行やリンパ液の循環を促進し，組織の新陳代謝を盛んにする働きがある．フィブリンの組織沈着を防ぐことにより，抗炎症作用を発揮する．

[適　応] 血行障害に基づく疼痛と炎症性疾患（注射後の硬結ならびに疼痛），外傷（打撲・捻挫・挫傷）後の腫脹・血腫・腱鞘炎・筋肉痛・関節炎，肥厚性瘢痕・ケロイドの治療と予防，血栓性静脈炎（痔核を含む）

[副作用] 毛細血管の拡張，湿疹・皮膚疹，掻痒感，刺激痛など

■ アトピー性皮膚炎治療薬

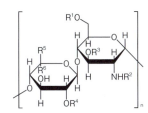

ヘパリンナトリウム

9　皮膚真菌症治療薬

皮膚真菌症 dermatomycosis は皮膚科外来患者の 12％を占め，最も頻度の高い皮膚感染症である．通常，感染部位によって分類される．表 6-2 に示すアゾール系またはアミン系抗真菌薬の

表 6-2 真菌症治療薬の作用機序別分類と特徴

代表的薬物	作用機序	特徴
アゾール系 クロトリマゾール，ミコナゾール，ケトコナゾール，イトラコナゾール，イソコナゾール，エコナゾール，スルコナゾール，ビホナゾール，ルリコナゾール等	真菌細胞膜成分のエルゴステロール合成阻害（ラノステロールのC-14脱メチル化酵素の阻害）	CYP3A4阻害作用をもつものが多いため，他剤の代謝が阻害されることがある
アリルアミン系 テルビナフィン，ブテナフィン	真菌細胞膜成分のエルゴステロール合成阻害（スクアレンエポキシゲナーゼの阻害）	テルビナフィン：皮膚糸状菌に対して強い殺菌作用 ブテナフィン：皮膚への浸透性がよい
ポリエン系 アムホテリシンB	真菌細胞膜成分のエルゴステロールと結合して膜機能を障害	皮膚真菌症には用いられず，経口・注射剤として使用される．細胞膜構成成分コレステロールにも作用するため，副作用も強い
キャンディン系 ミカファンギンナトリウム	真菌細胞壁成分の1,3-β-D-グルカンの生合成阻害（細胞壁合成抑制）	皮膚真菌症には用いられず，注射剤として，消化管真菌症，アスペルギルス属・カンジダ属による真菌症に用いられる

患部への塗布や内服で通常は治癒する．皮膚真菌症は，表在性と深部性，深在性に大別される．

表在性皮膚真菌症：皮膚，粘膜，爪などに生じる真菌 fungus の感染症である．白癬 tinea，癜風 tinea versicolor，カンジダ症 candidosis などが含まれる．菌の感染が角質・表皮（皮膚の表層）に留まっているものであり，水虫・たむしなどの白癬，皮膚カンジダ症，癜風，慢性粘膜皮膚カンジダ症，口腔・外陰カンジダ症などが大部分で，皮膚真菌症の90％を占める．

・水虫（足白癬）：足の感染症で，白癬菌属，表皮菌属などが原因となる．汗疱状白癬ともいう．
・いんきんたむし（股部白癬）：鼠径部の感染症であり，暖かい季節に発症しやすい．男性性器周辺の皮膚に多い．頑癬ともいう．
・しらくも（頭部白癬）：頭皮の感染症で，主に白癬菌属が原因で起こる感染症．感染力が強く，子どもに多い．小児においては，グリセオフルビンを経口で数週間服用させて治療することがある．
・たむし（体部白癬）：顔，胴体，腕，脚の感染症で主に白癬菌属，小胞子菌属，表皮菌属が原因．感染するとしばしばかゆみを伴う円形の皮疹が形成される．斑状小水疱性白癬ともいう．

深部性皮膚真菌症：真皮や皮下組織に生じる感染症である．スポロトリコーシスやクロモミコーシス症などが含まれる．

深在性真菌症：日和見感染症として肺，腸管など全身の臓器に生じる感染症である．カンジダ血症，侵襲性アスペルギルス症，クリプトコッカス脳髄膜炎などが含まれる．

表 6-2 に，主に表在性真菌症に用いられる薬物を示す（15章 2.3 p 638 参照）．

9.1 アゾール系抗真菌薬

アゾール系は5員環に2個の窒素原子を含むイミダゾール環をもつ**イミダゾール系**と3個の窒素原子を含むトリアゾール環をもつ**トリアゾール系**に分かれる．これらの抗真菌薬をまとめてアゾール系抗真菌薬と呼ぶ（15章 2.3.A p 638 参照）．真菌細胞膜の**エルゴステロール合成**を阻害する活性をもつ．イミダゾール系では，ミコナゾール以外はすべて外用薬である．表在性真菌（白癬）や口腔，咽頭，膣カンジダ症のクリーム，トローチ，膣錠として使用される．ミコナゾールはトリコスポロン症の第1選択薬で，イミダゾール系で唯一の内服薬（注射剤）である．

クロトリマゾール clotrimazole

[薬理作用] イミダゾール系化合物でリン脂質部分に親和性を有し，細胞膜その他の膜構造に障害を与え，菌体成分の遊出促進と細胞外基質の取り込みを阻止する．

[適応] 〈トローチ〉HIV感染症での口腔カンジダ症

〈外用液，クリーム〉皮膚真菌症（白癬）など
[副作用]　局所の刺激感，皮膚炎，発赤・紅斑など

● **ミコナゾール** miconazole
[薬理作用]　低濃度では主として膜系（細胞膜ならびに細胞壁）に作用して，細胞の膜透過性を変化させることにより抗菌作用を示す．高濃度では細胞の壊死性変化をもたらし，殺菌的に作用する．白癬の起因菌である白癬菌属，小胞子菌属，表皮菌属やカンジダ症の起因菌であるカンジダ属をはじめ，アスペルギルス属，クリプトコックス・ネオフォルマンス等の諸菌種に対しても強い抗真菌作用を有する．
[適　応]　皮膚真菌症
　①白癬：体部白癬，股部白癬，足白癬
　②カンジダ症：指間びらん症，間擦疹，乳児寄生菌性紅斑，爪囲炎，外陰カンジダ症，皮膚カンジダ症
　③癜風
[副作用]　発赤・紅斑，搔痒感，接触性皮膚炎など

9.2　アリルアミン系抗真菌薬

● **テルビナフィン** terbinafine
[薬理作用]　細胞内のスクアレンエポキシダーゼを選択的に阻害し，スクアレンの蓄積ならびにエルゴステロール含量の低下をもたらす（15章 2.3.B p 639 参照）．皮膚糸状菌に対して，低濃度で細胞膜構造を破壊し，殺菌的に作用する．
[適　応]　白癬（足白癬，体部白癬，股部白癬），皮膚カンジダ症（指間びらん症，間擦疹），癜風
[副作用]　発疹，蕁麻疹，血管浮腫，搔痒症，内服ではまれにQT延長，心室性不整脈など
[禁　忌]　〈内服のみ〉重篤な肝機能障害のある患者（肝機能障害が増悪のおそれ）．汎血球減少，無顆粒球症，血小板減少などの血液障害のある患者（血液障害が増悪するおそれ）
[相互作用]　主に肝薬物代謝酵素のCYP2C9，CYP1A2，CYP3A4，CYP2C8，CYP2C19により代謝され，また，CYP2D6を阻害する．シメチジン，フルコナゾールもCYPを抑制するため，本剤の血中濃度が上昇するとの報告がある．リファンピシンによる肝代謝酵素誘導により，代謝が促進される．CYP2D6で代謝される三環系抗うつ薬，マプロチリン，デキストロメトルファンの代謝遅延が起こることにより，これらの薬物またはその活性代謝物の血中濃度が上昇することがある（併用時には用量に注意が必要）．

■ 皮膚真菌症治療薬

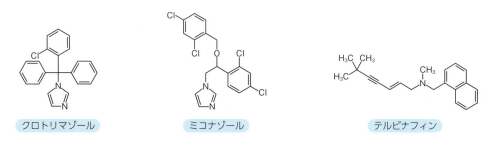

クロトリマゾール　　　　　　ミコナゾール　　　　　　テルビナフィン

10 褥瘡治療薬

褥瘡 decubitus は，長時間の局所（仙骨，肩甲骨など）の圧迫，ずれ，摩擦による壊死（血行障害による）に起因した皮膚潰瘍である．スキン対策などの予防対策，原因の除去が重要であるが，創傷部位の状態が炎症期の場合には吸湿・抗菌作用をもつ外用薬，増殖期・成熟期であれば湿潤保持作用と肉芽形成作用を有する外用薬が塗布される．状態に応じて，最適なドレッシング剤（創傷被覆材）と組み合わせて使用される．炎症期の主な治療薬として，ブロメライン（SH型酵素，壊死組織の分解作用），ヨウ素（殺菌），スルファジアジン銀（抗菌作用），精製白糖・ポビドンヨード配合（創傷治癒・殺菌作用）が用いられる．

以下，増殖期・成熟期に用いられる肉芽促進作用をもつ薬物を示す．

トラフェルミン trafermin
［薬理作用］ 塩基性線維芽細胞増殖因子（basic FGF；bFGF）の遺伝子組換え製剤であり，血管内皮細胞や線維芽細胞のFGF受容体に結合し，血管新生や肉芽形成を促進する．
［適　応］ 褥瘡，皮膚潰瘍（噴霧剤），歯周炎による歯槽骨の欠損（液剤）
［副作用］ 刺激感，疼痛，滲出液増加，発赤，掻痒感，発疹，接触性皮膚炎など

アルプロスタジルアルファデクス alprostadil alfadex
［薬理作用］ プロスタグランジン（PG）E_1誘導体である．PGE_1の末梢血管拡張作用により，局所血流が増加する．肉芽形成・表皮形成を促進する．
［適　応］ 褥瘡，皮膚潰瘍（熱傷潰瘍，糖尿病性潰瘍，下腿潰瘍，術後潰瘍）
　注射液は，慢性動脈閉塞症（バージャー病，閉塞性動脈硬化症）における四肢潰瘍ならびに安静時疼痛の改善などにも用いられる．
［副作用］ 使用部位の疼痛，刺激感，出血，接触性皮膚炎

トレチノイントコフェリル tretinoin tocoferil
［薬理作用］ レチノイン酸-ビタミンEエステル結合体であり，肉芽形成や血管新生を促進する．構造は，レチノイン酸がもつカルボキシ基と，α-トコフェロールがもつ水酸基が脱水縮合して，カルボン酸エステルとなった構造をしている．
［適　応］ 褥瘡，皮膚潰瘍（熱傷潰瘍，糖尿病性潰瘍，下腿潰瘍）
［副作用］ 発赤・紅斑・掻痒などの皮膚症状，刺激感，疼痛，出血など

ブクラデシンナトリウム bucladesine sodium
［薬理作用］ cAMP誘導体であるジブチリルcAMPであり，潰瘍縮小・治癒促進作用，局所血流改善作用，血管新生促進作用，肉芽・表皮形成促進作用を有する．
［適　応］ 褥瘡，皮膚潰瘍（熱傷潰瘍，下腿潰瘍）
［副作用］ 使用部位の疼痛，接触性皮膚炎，滲出液増加など

ジメチルイソプロピルアズレン（アズレン） dimethyl isopropylazulene
［薬理作用］ 抗炎症作用，創傷治癒作用，抗アレルギー作用を示す．
［適　応］ 湿疹，熱傷などによるびらんおよび潰瘍
［副作用］ 皮膚刺激感などの過敏症状，接触性皮膚炎

リゾチーム lysozyme
［薬理作用］ 消炎作用のほか，線維芽細胞の増殖促進作用をもつ．実験的創傷治癒や熱傷治癒の促進作用の報告あり．

[適　応]　皮膚潰瘍［褥瘡，熱傷潰瘍，外傷性潰瘍，下腿潰瘍（静脈瘤症候群を含む），その他皮膚潰瘍（帯状疱疹後潰瘍，放射線潰瘍，薬物潰瘍，糖尿病性潰瘍，術後潰瘍）］
[副作用]　ショック，アナフィラキシー様症状，接触性皮膚炎など
[禁　忌]　卵白アレルギーのある患者（成分が卵白由来のタンパク質であるため，アナフィラキシーショックを含めた過敏症状の報告あり）

■ 褥瘡治療薬

スルファジアジン銀

精製白糖・ポビドンヨード

アルプロスタジルアルファデクス

トレチノイントコフェリル

ブクラデシン

ジメチルイソプロピルアズレン

11　角化症・乾癬治療薬，尋常性白斑治療薬，その他の皮膚作用薬

角化症 keratosis とは，表皮組織を構成する細胞のうち，最上層を構成する角質層の肥厚，増殖，形成異常に基づく皮膚疾患の総称である．乾癬 psoriasis は，慢性の皮膚角化疾患であり，銀

表 6-3　角化症・乾癬等の治療薬の作用機序と特徴

薬物（適応）	作用機序	特徴
タカルシトール tacalcitol（乾癬，魚鱗癬，掌蹠角化症など）	表皮細胞の増殖抑制と分化誘導作用	活性型ビタミン D_3 製剤で外用薬
エトレチナート etretinate（尋常性乾癬，尋常性魚鱗癬，口腔扁平苔癬など）	ビタミンA作用により，角層細胞の接着力低下作用，正常上皮の再形成促進作用	合成レチノイドで内服薬
尿素 urea（魚鱗癬，老人性乾皮症，掌蹠角化症など）	角質の水分保持量の増加，角質の溶解剥離作用	クリーム，ローション，ソフト軟膏あり．アトピー性皮膚炎にも使用される
サリチル酸ワセリン salicylic acid vaseline（乾癬，白癬，瘢風，各種角化症など）	角質軟化溶解作用，白癬菌抑制作用	軟膏剤
ヘパリン類似物質 heparinoid（進行性指掌角皮症，外傷後の腫脹・血腫・腱鞘炎など）	皮膚保湿作用，抗炎症作用，血流量増加作用（詳細な機序不明）	ヘパリンナトリウムにも血行促進，皮膚保湿効果あり
メトキサレン methoxsalen（尋常性白斑）	皮膚の光感受性を増強し，特に紫外線に対する感受性を増加，メラニン沈着	プーバ療法で皮膚癌の発生報告ありプーバ療法：ソラレン誘導体を内服または外用した後，長波長紫外線を照射する光化学療法
ミノキシジル minoxidil（壮年性脱毛症における発毛・育毛促進，脱毛の進行抑制）	ATP感受性 K^+ チャネル開口作用による末梢血管拡張作用	血糖上昇作用あり（副作用）

白色の鱗屑（皮膚の粉）を伴って境界明瞭な盛り上がった紅斑が全身に出現する（尋常性乾癬は乾癬患者の約90％を占める）．慢性的に軽快と悪化を繰り返す．外用療法，内服療法，光線療法が基本的治療法である（表6-3）．外用薬としてステロイド外用薬，ビタミン D_3 が用いられ，内服薬として，レチノイド，シクロスポリン，メトトレキサートがある．最近は，分子標的薬も使用されるようになった（アダリムマブ，インフリキシマブ，ウステキヌマブなど）．尋常性白斑 vitiligo は，皮膚の基底層に分布するメラノサイト（色素細胞）が減少・消失する疾患である．メラノサイトは紫外線から皮膚を守るメラニン色素を産生するが，その減少・消失により皮膚の色が白くなる．

12 耳鼻の構造と機能

耳は，聴覚と平衡感覚を担っている．図6-5に示すように，内耳神経（第Ⅷ脳神経，聴神経）は，聴覚にかかわる蝸牛神経と平衡感覚にかかわる前庭神経から構成される．耳は，外耳（音を鼓膜まで伝える通路で耳介と外耳道からなる），中耳（鼓膜の振動を耳小骨を通して増幅），内耳（有毛細胞に存在する聴覚受容器により音波を電気信号に変換，中枢へ伝達する）の3つの部分に分けられる．

外耳道を通過した音波は，鼓膜 tympanic membrane を振動させ，中耳の3つの小さな骨から成る耳小骨 ear ossicle（ツチ骨，キヌタ骨，アブミ骨）で増幅される．内耳は，聴覚器である蝸牛と平衡覚器である半規管，前庭の3つで構成されている．これらの外側は骨，内側は膜により仕切られているので，おのおのは骨迷路 bony labyrinth と膜迷路 membranous labyrinth と呼ばれる．耳小骨の上方にあるループ状の半規管 semicircular canel は，頭部の回転を感知する．また前庭の内側には，耳石 otolith（炭酸カルシウムの結晶）があり，姿勢や動きの方向性の感覚を感じるうえで重要な役割をしている．一方，耳小骨で増幅された音波振動は蝸牛 cochlea のコルチ器（聴

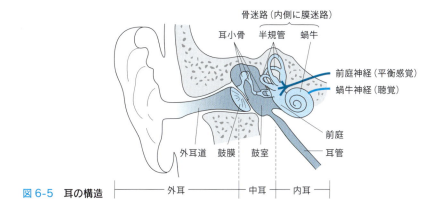

図6-5　耳の構造

覚受容器）の内有毛細胞により，電気的なシグナルに変換され，最終的に蝸牛神経を介して中枢に伝わる．耳科系疾患でみられる症状として，内耳機能の障害により，メニエール病，動揺病，難聴（加齢性難聴や突発性難聴）と耳鳴りが起こる．

鼻は，主に鼻腔 nasal cavity，その周りの副鼻腔 paranasal cavity からなっている．鼻腔は，吸い込んだ外気の加温と加湿，除塵の役割をもつ．副鼻腔も同様な機能をもつ．鼻腔は，3つの鼻甲介により隔てられており，そのうち鼻甲介上部には嗅上皮が存在し，嗅覚をつかさどっている．これら部位における代表的疾患として，鼻腔では，アレルギー性鼻炎と鼻出血，副鼻腔では，副鼻腔炎，鼻ポリープ，上顎洞癌がある．

アレルギー性鼻炎 allergic rhinitis は，季節と関係なく一年を通して起きている通年性のものと季節性のものに分けられる（アレルギー性鼻炎治療薬は，8章4 p 347参照）．後者は，いわゆる花粉症であり，わが国での推計有病者数は約2200万人であり社会問題となっている．主症状は，水様性鼻水，鼻づまり，くしゃみの3つである．すなわち，花粉やハウスダストなどのアレルゲン（抗原）を吸引した後，鼻粘膜で起こるⅠ型アレルギー反応である（8章3.2.1 p 346参照）．

13 めまいの治療薬

めまいは，体が回転しているあるいは浮動するような平衡感覚がみられる状態である．中耳炎や内耳炎，突発性難聴などで起こる場合，その障害部位から前庭性 vestibular のめまいと呼ばれる．前庭性は，末梢性（内耳から前庭神経の失調）と中枢性（延髄より中枢側の障害）に分けられ，多くは回転性のめまいを生ずる．更年期障害などの前庭以外の障害により起こるのが，非前庭性めまいである．平衡感覚の障害のほか，しばしば耳鳴り，難聴，吐き気（内耳から延髄への嘔吐中枢に向かう前庭自律神経の機能変化による）を伴う．

回転性めまい：自分自身または周囲が回転しているかのような感覚．激しい嘔気や身体バランスを失って倒れることもある．内耳から前庭神経の障害で生じる．メニエール病 Meniere's disease，動揺病 motion sickness，脳血管障害，椎骨脳底動脈循環不全などによる．

非回転性めまい：ふらつき感，浮動感，意識喪失感が起こる．更年期障害や自律神経失調症等のほか，血圧異常，貧血，低血糖，眼精疲労，心因性（うつ病，パニック障害）でもみられる．

めまいを抑制する薬物は，鎮暈薬（ちんうん）という．めまいは，種々の病態で生じるため，その原因を精査することが必要であり，循環改善薬（狭義の抗めまい薬），抗不安薬，ヒスタミン H_1 受容体

表 6-4　メニエール病の治療薬概要

治療目的	作用の特徴	薬物
循環の改善	椎骨脳底動脈の循環改善作用，脳血管拡張作用	循環改善薬：ベタヒスチン，ジフェニドール，アデノシン三リン酸，イソプレナリン（脳血管拡張），炭酸水素ナトリウム
ヒスタミン作用の遮断	抗コリン作用も併せもつ．迷路機能の抑制	ヒスタミンH_1受容体遮断薬：ジメンヒドリナート，ジフェンヒドラミン/ジプロフィン
ドパミン作用の遮断	延髄嘔吐中枢におけるドパミンD_2受容体での拮抗作用	ドパミンD_2受容体遮断薬：アゼラスチン，エバスチン
心因性要因の遮断	大脳辺縁系・視床下部における情動への調整，不安やストレスによるめまいの改善	抗不安薬：ジアゼパム，エチゾラム，トフィソパム
内リンパ水腫の改善	血流停滞や浮腫の改善	浸透圧性利尿薬：イソソルビド
内耳の炎症抑制	強力な抗炎症作用	合成糖質コルチコイド（ステロイド薬）：プレドニゾロン，デキサメタゾン

遮断薬，ドパミンD_2受容体遮断薬などを選択する．原因疾患としては，メニエール病と動揺病が多い．

13.1　メニエール病治療薬

　激しい回転性めまいと難聴，耳鳴り，耳閉感の4症状が同時に重なる症状を繰り返す内耳 inner ear の疾患である．内耳のリンパ液の増加（内リンパ水腫）による内耳迷路 labyrinth の過剰刺激が原因と考えられている．表 6-4 に，治療薬の概要を示した．末梢神経障害を回復させる作用があるとされるビタミンB_{12}製剤が使用されることもある．

13.1.1　循環改善薬（狭義の抗めまい薬）

- **ベタヒスチン** betahistine
  - ［薬理作用］　ヒスタミン類似物質である．内耳の毛細血管を拡張させ，内耳血流量を増加させる．これにより，内リンパ水腫を改善する．
  - ［適　応］　メニエール病，メニエール症候群，眩暈症に伴うめまい，めまい感
  - ［副作用］　悪心・嘔吐，発疹など

- **ジフェニドール** difenidol
  - ［薬理作用］　椎骨脳底動脈の攣縮を抑制して循環血流量を増加させるが，詳細な作用機序は不明である．眼振抑制作用や前庭神経路の調整作用もある．
  - ［適　応］　内耳障害に基づくめまい
  - ［副作用］　浮動感・不安定感，頭痛・頭重感，発疹，眼調節障害，肝機能異常，口渇など
  - ［禁　忌］　重篤な腎機能障害のある患者

- **アデノシン三リン酸二ナトリウム** adenosine triphosphate disodium
  - ［薬理作用］　血管拡張作用により，組織内の血流量を増加させる．
  - ［適　応］　メニエール病および内耳障害に基づくめまいなど
  - ［副作用］　ショック様症状，悪心，頭痛など

メニエール病治療薬

ベタヒスチン　　　ジフェニドール　　　アデノシン三リン酸二ナトリウム

13.2　動揺病治療薬

　原因は，前庭・半規管への反復する加速度刺激であり，その結果，顔面蒼白，冷汗，悪心・嘔吐，めまいが生ずる．動揺病では，内耳の半規管から延髄の嘔吐中枢における**コリン作動性神経**や**ヒスタミン作動性神経**活動が高まり，過剰なムスカリン作用とヒスタミン作用（ヒスタミン H_1 受容体を介する）が発現して，めまい，悪心・嘔吐が誘発される．したがって，抗コリン作用を有する第一世代のヒスタミン H_1 受容体遮断薬（ジメンヒドリナート，ジフェンヒドラミン，プロメタジン）が使用されることが多い（2章 8.2.7 p 58 参照）．

13.2.1　ヒスタミン H_1 受容体遮断薬

ジメンヒドリナート dimenhydrinate,
ジフェンヒドラミン・ジプロフィリン配合 diphenhydramine・diprophylline

［薬理作用］迷路機能を抑制すると共に，鎮吐作用も有する．ジプロフィンの迷路興奮の抑制機序の詳細は不明であるが，ホスホジエステラーゼ阻害，アデノシン受容体拮抗作用，細胞内 Ca^{2+} 分布調節作用等の諸説がある．

［適　応］動揺病，メニエール症候群，放射線宿酔に伴う悪心・嘔吐，めまいなど

［副作用］
〈ジメンヒドリナート〉胸やけ，胃痛，眠気，頭痛など
〈ジフェンヒドラミン・ジプロフィリン配合〉眠気，倦怠感，頭重感，動悸など

［禁　忌］
〈ジメンヒドリナート〉モノアミン酸化酵素（MAO）阻害薬を使用中の患者（併用により本剤の抗コリン作用が持続・増強される）．ジフェニルメタン系薬物に対し過敏症の患者

〈ジフェンヒドラミン・ジプロフィリン配合〉緑内障の患者（抗コリン作用により，眼圧を上昇させるおそれ），前立腺肥大症などの下部尿路に閉塞性疾患患者（抗コリン作用により，排尿困難，尿閉などがあらわれるおそれあり）

動揺病治療薬

ジメンヒドリナート　　ジフェンヒドラミン　　ジプロフィリン

7章 内分泌系薬理

人体は，それぞれの臓器が互いに連絡を取り合い，協調して働くことで恒常性（ホメオスタシス）を維持している．この恒常性を維持するために，臓器と臓器の間の連絡係として働いているが神経系と内分泌系の器官である．分泌腺には，外分泌線と内分泌腺の2種類が存在する．汗および唾液のような導管を用いて外部に排出される外分泌腺とは異なり，内分泌腺は，腺細胞からの分泌物を導き出すための導管をもたず，直接血液あるいはリンパ液に分泌物を放出する．この内分泌腺固有の分泌物をホルモンという．神経（特に自律神経系）は素早い調節に，ホルモンはゆっくりとした調節に働き，両者は視床下部を通じて連絡を取り合い，ホメオスタシスを維持している．

1 内分泌系総論

1.1 内分泌器官と産生ホルモン

人体における代表的な内分泌腺は，間脳・下垂体（前葉，後葉），松果体，上皮小体，甲状腺，副甲状腺，副腎（皮質，髄質），膵臓（ランゲルハンス島 α, β, δ 細胞），精巣（間質細胞）および卵巣（卵胞膜，顆粒膜と黄体）である．それぞれの内分泌腺から各種ホルモンが分泌される．近年，消化管（胃，小腸）から分泌される消化管ホルモンも注目されている（図7-1）．

1.2 ホルモンの作用機序

内分泌腺から分泌されたホルモンは，特定の器官細胞に働き効果を発揮する．細胞膜や細胞質には，そのホルモンに特異的な受容体（レセプター）が存在する．ホルモンが受容体に結合することで，細胞質酵素の活性化を介して酵素産生を調節したり，転写因子として遺伝子発現を調節することによって，細胞膜の構造や細胞機能を変化させ，恒常性維持に働いている（図7-2）．

1.2.1 細胞膜受容体へ作用するホルモン

細胞膜受容体とは，細胞膜に存在し，ホルモンと結合して，細胞内へ情報を伝達するタンパク質である．ペプチドホルモンなどの水溶性シグナル分子は，直接細胞膜を通過することができず，それらに特異的な細胞膜受容体に結合し，その情報を細胞内に伝達する（2章2.2 p 25参照）．細胞膜受容体と結合するシグナル分子は，その受容体に固有の細胞内情報伝達系を作動させることができるので，受容体アゴニストあるいは作動薬とも呼ばれる．一方，アゴニストと構造が類似するために受容体とは結合できるが，細胞内に情報を伝達しない分子はアゴニストに拮抗し，アゴニストの受容体への結合を阻害する．その結果，ホルモンの情報の伝達を抑制するので，アンタゴニストあるいは遮断薬（ブロッカー）と呼ばれ，薬物として利用されることが多い（2章1.4 p 13参照）．

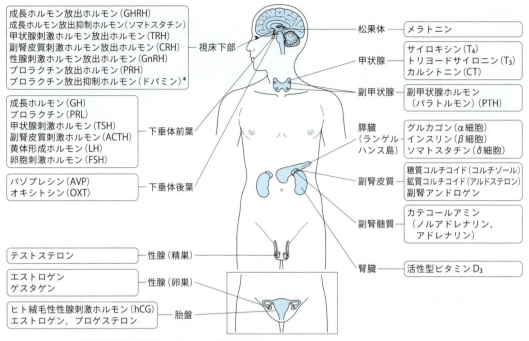

図 7-1　ヒトの内分泌器官の分布とホルモン分泌全身図
＊現在のところ，ドパミンであると考えられているが，単一物質としては同定されていない

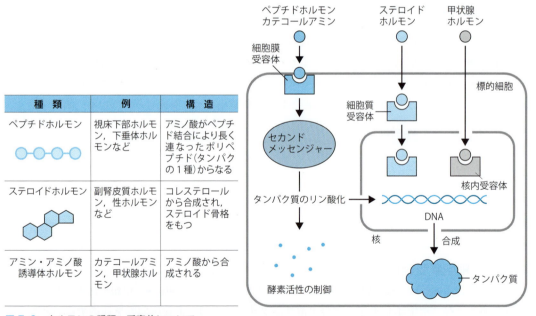

図 7-2　ホルモンの種類・受容体について

　細胞膜受容体は，その構造と細胞内への情報伝達機構の違いから，3種のグループに大別できる．1つ目のグループは，細胞膜を7回貫通するGタンパク質共役型受容体（GPCR）である．GPCRは，$\alpha\beta\gamma$サブユニットからなる三量体Gタンパク質を介して受容体刺激のシグナルを細胞内へと伝達する．2つ目のグループは，イオンチャネル内蔵型受容体である．この受容体は構造中にイオンを透過させるチャネル部位を有しており，アゴニストの結合によってチャネルの開口

が制御される．3つ目のグループは，受容体分子の細胞質ドメイン（あるいは受容体と会合する別の分子内）にチロシンキナーゼなどの酵素活性部位をもつ酵素内蔵型受容体があり，受容体刺激のシグナルは受容体分子の細胞質ドメインを活性化する．活性化された細胞質ドメインは，その他のタンパク質リン酸化酵素（キナーゼ）を連鎖的に活性化することで細胞内での情報伝達を行う．

1.2.2 細胞内受容体へ作用するホルモン

細胞内受容体（または，核内受容体）は，細胞質または核内に存在し，発生，恒常性，代謝など，生命維持の根幹にかかわる遺伝子転写に関与している（2章2.2 p28参照）．細胞内受容体にステロイドホルモンが結合すると，細胞内受容体は核内に移行し，DNAに直接結合して転写制御を行う転写因子として作用する．甲状腺ホルモンは核に移行し，核内受容体に作用することで転写制御を行う転写因子として作用する．

1.3 ホルモン分泌の調節

1.3.1 視床下部-下垂体前葉系による調節

1）**負のフィードバック調節**：負のフィードバックは，一般的なホルモン分泌の調節であり，ホルモンの血中濃度を一定に保つために働く．例えば，甲状腺ホルモン（T_3，T_4）の合成と分泌は，視床下部ホルモンと下垂体前葉ホルモンによって調節されている．視床下部から放出された甲状腺刺激ホルモン放出ホルモン（TRH）は，下垂体前葉に働くことで甲状腺刺激ホルモン（TSH）の産生および分泌を促進する．TSHは，甲状腺に作用し甲状腺ホルモン産生と分泌を促進することで甲状腺ホルモンの血中濃度を上昇させる．その一方で，甲状腺ホルモンの血中濃度の上昇は，視床下部や下垂体前葉に働きかけTRHやTSHの分泌を抑制する．TRHやTSHの分泌抑制により，甲状腺ホルモンの産生および分泌が抑えられる．負のフィードバック調節を受けるホルモンとしては甲状腺ホルモンのほかに，糖質コルチコイドや性ホルモンなどもあげられる．

ホルモンが自分自身に負のフィードバックをするときを超短経路フィードバック，1つ上位のホルモンに作用するときを短経路フィードバック，2つ以上の上位に作用する場合を長経路フィードバックと呼ぶ．

2）**正のフィードバック調節**：正のフィードバックは，生体において血中ホルモン濃度を急激に上昇させるときに用いられる機構である．代表的な正のフィードバック調節は，排卵時の黄体形成ホルモン（LH）分泌（LHサージ）である．通常，下垂体からのLH分泌は卵胞ホルモンの負のフィードバックにより血中濃度がコントロールされている．しかしながら，卵胞が成熟すると大量の卵胞ホルモンが分泌される．この大量の卵胞ホルモンは，視床下部を刺激し，視床下部からの性腺刺激ホルモン放出ホルモン（GnRH）の分泌を促進する．大量の卵胞ホルモン刺激は，下垂体前葉に対して視床下部から分泌されたGnRHに対する感受性を高める働きも有しており，結果として急激なLH分泌上昇を生じさせ，排卵を誘発する．

1.3.2 神経系による調節

副腎髄質からのカテコールアミン分泌は，交感神経節前線維の支配を受け調節されている．インスリンを産生分泌する膵臓のランゲルハンス細胞には，交感神経が分布している．また，下垂体後葉ホルモンのオキシトシンやバソプレシンは，視床下部神経で産生されて下垂体後葉にある神経終末に貯蔵されており，神経細胞の活動により分泌が調節されている．

1.3.3 血中濃度による調節

ホルモンには，血中の物質濃度によって調節されているホルモンがある．例えば，血中グルコース濃度が高くなると，インスリンが分泌される．血中 Ca^{2+} 濃度が増加すると甲状腺からのカルシトニンの分泌が促進され，その一方で，血中 Ca^{2+} 濃度低下時には，副甲状腺からの副甲状腺ホルモン（パラトルモン）の分泌が促進される．

1.3.4 生体リズムによる調節

ホルモンのなかには，生体リズムによって血中濃度が調節されているものも存在する．生体リズムにより変動するパターンに，①日内変動，②時間変動，③性周期変動がある．日内変動するホルモンは，24 時間周期で分泌が制御されており，生物時計や睡眠の支配を受けて分泌される．代表的なものとして副腎皮質刺激ホルモン（ACTH），コルチゾール，成長ホルモン（GH）などがあげられる．時間変動するホルモンは，3 時間程度の短時間周期で分泌され，代表的なものとして，GH や GnRH などがあげられる．性周期変動するものは，性周期に合わせて分泌され，代表的なものとして LH，卵胞刺激ホルモン（FSH）などがある．

1.4 ホルモン分泌異常と疾患

内分泌系の疾患は，ホルモンを分泌する内分泌腺の種類によって異なっている．ここでは，各ホルモンの分泌異常が原因となる疾患について記す．間脳・下垂体ホルモンのなかで下垂体前葉から分泌されるホルモンの分泌異常が原因の疾患には，成長ホルモン分泌異常による下垂体性小人症（分泌低下による）や先端肥大症，プロラクチン産生腫瘍などによる高プロラクチン血症，ACTH の分泌異常によるクッシング病（下垂体性 ACTH 分泌亢進症）や TSH の分泌異常による下垂体性 TSH 分泌亢進症，性腺刺激ホルモン（ゴナドトロピン）の分泌異常による続発性性腺機能低下症［カルマン（Kallmann）症候群など］や中枢性性早熟症（ゴナドトロピン依存性思春期早発症）などがある．下垂体後葉から分泌されるホルモンの分泌異常が原因である疾患には，

表 7-1 内分泌腺，ホルモンと疾患

内分泌腺	ホルモン	疾患
下垂体前葉	成長ホルモン	下垂体性小人症，先端巨大症
	プロラクチン	高プロラクチン血症
	ACTH	クッシング病
	TSH	下垂体性 TSH 分泌亢進症
	性腺刺激ホルモン	続発性性腺機能低下症，中枢性性早熟症
下垂体後葉	バソプレシン	SIADH，尿崩症
甲状腺	サイロキシン トリヨードサイロニン	甲状腺機能亢進症（バセドウ病），甲状腺機能低下症（クレチン症・橋本病），甲状腺炎，甲状腺癌
副甲状腺	副甲状腺ホルモン	原発性副甲状腺機能亢進症，副甲状腺機能低下症
膵臓	インスリン	糖尿病，インスリノーマ
	グルカゴン	グルカゴノーマ
副腎皮質	コルチゾール	副腎皮質機能低下症（アジソン病），クッシング症候群
	アルドステロン	原発性アルドステロン症，続発性アルドステロン症（リドル症候群ほか）
副腎髄質	カテコールアミン	高血圧症（褐色細胞腫）
性腺	性ホルモン	原発性性腺機能低下症，高ゴナドトロピン性性腺機能低下症，低ゴナドトロピン性性腺機能低下症，ゴナドトロピン非依存性思春期早発症，エストロゲン過剰症，アンドロゲン過剰症

SIADH：抗利尿ホルモン不適合分泌症候群

バソプレシンの分泌異常による抗利尿ホルモン不適合分泌症候群（SIADH）や中枢性尿崩症がある．甲状腺ホルモンの分泌異常が原因の疾患には，甲状腺機能亢進症（バセドウ病），甲状腺機能低下症（クレチン病，橋本病など），甲状腺炎，甲状腺癌がある．パラトルモンの分泌異常が原因の疾患には，副甲状腺機能低下症や原発性副甲状腺機能亢進症がある．膵臓ホルモンのインスリンやグルカゴンの分泌異常が原因の疾患には，糖尿病，インスリノーマおよびグルカゴノーマがある．副腎皮質ホルモンのコルチゾールやアルドステロンの分泌異常が原因の疾患には，副腎皮質機能低下症［アジソン（Addison）病］，クッシング（Cushing）症候群，原発性アルドステロン症がある．さらに，副腎髄質ホルモンのカテコールアミンの分泌異常を起こす褐色細胞腫は高血圧症を誘発する．性腺ホルモンの分泌異常が原因である疾患には，原発性性腺機能低下症があり，遺伝性疾患の精巣形成不全，卵巣形成不全，クラインフェルター（Klinefelter）症候群，ターナー（Turner）症候群やプラダーウィリー（Prader-Willi）症候群では，高ゴナドトロピン性性腺機能低下症を示す．さらに，カルマン症候群のような低ゴナドトロピン性性腺機能低下症がある．逆に，性ホルモン産生腫瘍によるゴナドトロピン非依存性思春期早発症，エストロゲン過剰症やアンドロゲン過剰症のような性腺ホルモンの分泌増加する疾患もある（表7-1）．

2 視床下部-下垂体ホルモンと薬物

2.1 視床下部-下垂体の構造と機能

　視床下部は，間脳に位置し，自律機能の調節を行う総合中枢である．視床下部は交感神経・副交感神経機能および内分泌機能を調節している．下垂体は視床部の下方に位置し，頭蓋底にあるトルコ鞍の内腔を満たしている．大きさは小指頭大で前葉，中葉および後葉に分けられ，それぞれにホルモンを分泌し，下垂体柄によって視床下部と連結している（図7-3）．

2.2 視床下部ホルモン

　視床下部ホルモンは，視床下部の神経核でつくられるペプチドホルモンであり，下垂体門脈に

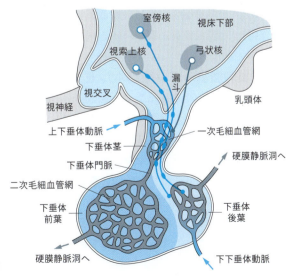

図7-3　下垂体の構造図

分泌され下垂体前葉・中葉に運ばれて作用することで下垂体前葉ホルモンの分泌を調節する．視床下部ホルモンには，下垂体前葉・中葉ホルモンの分泌を促進する放出ホルモンと抑制する抑制ホルモンがある．放出ホルモンは，甲状腺刺激ホルモン放出ホルモン（TRH），副腎皮質刺激ホルモン放出ホルモン（CRH），性腺刺激ホルモン放出ホルモン（GnRH），成長ホルモン放出ホルモン（GHRH）およびプロラクチン放出ホルモン（PRH）である．これらのホルモンは，下垂体前葉および中葉に作用し，刺激ホルモンを放出させる．抑制ホルモンは，成長ホルモン放出抑制ホルモン（GHIH：ソマトスタチン）およびプロラクチン放出抑制ホルモン（PIF）である．抑制ホルモンは，下垂体前葉に作用して刺激ホルモンの分泌を抑える働きがある．

2.2.1 甲状腺刺激ホルモン放出ホルモン（TRH）

甲状腺刺激ホルモン放出ホルモン thyrotropin-releasing hormone（TRH）は，ピログルタミン酸・ヒスチジン・プロリンの3個のアミノ酸（トリペプチド）を基本構造としており，現在知られているホルモンのなかで最も小さいホルモンである．TRHは室傍核（PVN）にある細胞体に存在しているが，視床下部以外の中枢神経系ならびに消化管などの末梢組織からも分泌され，多彩な生理活性を有する．TRHは下垂体前葉に作用し，甲状腺刺激ホルモン（TSH）やプロラクチンの分泌を促進する．

- プロチレリン protirelin
  [薬理作用] プロチレリンは3つのアミノ酸からなるペプチドで，視床下部ホルモンとして下垂体前葉からのTSH，プロラクチンの放出を促進する．中脳-辺縁ドパミン系の賦活，アセチルコリン作動性神経の活性化などを介して，自発運動亢進作用，覚醒促進作用，脳波賦活作用が発現する．
  [適応] 下垂体TSH分泌機能検査，頭部外傷やくも膜下出血に伴う昏睡，遷延性意識障害（半昏睡を除く）など
  [副作用] 一過性の血圧低下，意識喪失などのショック様症状，痙攣など

- タルチレリン taltirelin
  [薬理作用] 脳内の神経系に分布するTRH受容体に特異的に作用し，アセチルコリン，ドパミン，ノルアドレナリン，セロトニン神経系を活性化させる．脊髄反射増強作用，神経栄養因子様作用，局所グルコース代謝促進作用などにより，運動失調を改善する．
  [適応] 脊髄小脳変性症における運動失調の改善
  [副作用] 悪性症候群，痙攣，吐き気，食欲不振，下痢，ふらつきなど

2.2.2 副腎皮質刺激ホルモン放出ホルモン（CRH）

副腎皮質刺激ホルモン放出ホルモン corticotropin-releasing hormone（CRH）は，ヒトでは41個のアミノ酸から構成されているペプチドホルモンであり，室傍核で合成される．下垂体前葉に作用し，副腎皮質刺激ホルモン（ACTH）の合成と分泌を促進する．CRHのACTH放出作用は，下垂体後葉ホルモンであるバソプレシンによって増強される．

- コルチコレリン corticorelin：ヒトCRH製剤
  [薬理作用] 下垂体ACTHおよび糖質コルチコイド分泌促進作用
  [適応] 視床下部・下垂体・副腎皮質系ホルモン分泌機能検査
  [副作用] アナフィラキシー，顔面紅潮など

2.2.3 性腺刺激ホルモン（ゴナドトロピン）放出ホルモン（GnRH）

性腺刺激ホルモン（ゴナドトロピン）放出ホルモン gonadotropin-releasing hormone（GnRH，黄体形成ホルモン放出ホルモン：LHRH）は下垂体前葉でのFSHとLHの合成と分泌を促進させる10個のアミノ酸からなるペプチドホルモンである．GnRHの細胞体は内側視索前野と漏斗核に存在する．

- **ゴナドレリン** gonadorelin
    - ［薬理作用］　下垂体前葉を刺激してLH，FSHの分泌を促進する．
    - ［適　応］　視床下部性性腺機能低下症，下垂体LH分泌機能検査
    - ［副作用］　過敏症，肝機能障害など

- **ブセレリン** buserelin
    - ［薬理作用］　GnRH誘導体で，反復投与により脱感作を起こし，ゴナドトロピンおよび性ホルモンの産生および分泌を抑制する．
    - ［適　応］　子宮内膜症
    - ［副作用］　アナフィラキシー，うつ症状など

- **ナファレリン** nafarelin
    - ［薬理作用］　GnRH誘導体で，反復投与により脱感作を起こし下垂体のGnRHに対する反応性を低下させFSHとLHの分泌を抑制する．
    - ［適　応］　子宮内膜症，子宮筋腫，子宮筋腫に基づく過多月経など
    - ［副作用］　うつ状態，血小板減少，肝機能障害

- **リュープロレリン** leuprorelin
    - ［薬理作用］　LHRHのアゴニストとして下垂体LHRH受容体に作用し，継続刺激により受容体のダウンレギュレーションを起こすことで分泌能を低下させる．
    - ［適　応］　子宮内膜症，閉経前乳癌，前立腺癌など
    - ［副作用］　アナフィラキシー，間質性肺炎，肝機能障害など

- **ゴセレリン** goserelin
    - ［薬理作用］　LHRHアゴニストとして作用し，下垂体-性腺機能抑制および卵巣からのエストロゲン分泌を抑制する．
    - ［適　応］　子宮内膜症
    - ［副作用］　アナフィラキシー，肝機能障害，血栓塞栓症など

- **ガニレリクス** ganirelix
    - ［薬理作用］　GnRHアンタゴニストでGnRH受容体に作用し，LH，FSHの分泌を可逆的に抑制する．
    - ［適　応］　調節卵巣刺激下における早発排卵の防止
    - ［副作用］　頭痛，悪心，腹部膨満，骨盤痛など

2.2.4 成長ホルモン放出ホルモン（GHRH，GRH）

成長ホルモン放出ホルモン growth hormone-releasing hormone（GHRH，GRH）は，44個のアミノ酸から構成されるペプチドホルモンである．GHRHは弓状核の神経で産生され，視床下部正中隆起の神経分泌神経末端から脈動的に下垂体門脈血中に放出される．分泌されたGHRHは，瞬時にして脳下垂体前葉の成長ホルモン（GH）分泌を特異的に促進する．

ソマトレリン somatorelin
[薬理作用]　GHRH であり，下垂体からの GH の分泌を促進する．
[適　応]　下垂体成長ホルモン分泌機能検査
[副作用]　下垂体卒中

2.2.5　成長ホルモン放出抑制ホルモン（GHIH）

成長ホルモン分泌抑制ホルモン growth hormone-inhibiting hormone（GHIH，ソマトスタチン somatostatin：SST）は，視床下部のほかに消化管および膵臓から分泌される 14 個のアミノ酸からなるペプチドホルモンである．ソマトスタチンは，脳において GHRH と同様に，視床下部正中隆起の神経分泌神経末端から下垂体門脈血中に放出され，GH 分泌を抑制する．

オクトレオチド octreotide
[薬理作用]　ソマトスタチン誘導体で作用が強く作用時間が長い．
[適　応]　消化管ホルモン産生腫瘍，成長ホルモン分泌過剰状態の改善など
[副作用]　アナフィラキシー，徐脈

2.2.6　プロラクチン放出抑制ホルモン（PIF）

プロラクチン放出抑制ホルモン prolactin inhibiting factor（PIF）は，単一物質ではないが，本体はドパミンであると考えられている．下垂体前葉のドパミン D_2 受容体に作用し，プロラクチンの放出を抑制する．

カベルゴリン cabergoline
[薬理作用]　麦角アルカロイド誘導体でドパミン受容体を刺激する．そのためパーキンソン病の症状を改善する．また高プロラクチン血症における，プロラクチンの分泌を抑制する作用がある．高プロラクチンが原因となる下垂体腺腫，排卵障害や無月経，乳汁漏出症などに対しても有効である．
[適　応]　パーキンソン病の治療，高プロラクチンによる排卵障害や乳汁漏出症治療
[副作用]　悪性症候群，心臓弁膜症，間質性肺炎，吐き気・嘔吐，食欲不振，胃の不快感，幻覚，幻視，突発性睡眠など

■ 視床下部ホルモン

プロチレリン

タルチレリン

コルチコレリン
Ser－Glu－Glu－Pro－Pro－Ile－Ser－Leu－Asp－Leu－Thr－Phe－His－Leu－Leu－Arg－Glu－Val－Leu－Glu－Met－Ala－Arg－Ala－Glu－Gln－Leu－Ala－Gln－Gln－Ala－His－Ser－Asn－Arg－Lys－Leu－Met－Glu－Ile－Ile－NH_2

ソマトレリン
Tyr－Ala－Asp－Ala－Ile－Phe－Thr－Asn－Ser－Tyr－Arg－Lys－Val－Leu－Gly－Gln－Leu－Ser－Ala－Arg－Lys－Leu－Leu－Gln－Asp－Ile－Met－Ser－Arg－Gln－Gln－Gly－Glu－Ser－Asn－Gln－Glu－Arg－Gly－Ala－Arg－Ala－Arg－Leu－NH_2・$6CH_3COOH$

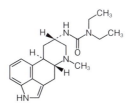

オクトレオチド　カベルゴリン

ブロモクリプチン　テルグリド

ブロモクリプチン bromocriptine
[薬理作用]　脳内のドパミン系神経に働きかけ，パーキンソン病の症状を改善する．プロラクチンの分泌を抑制し，高プロラクチンが原因の排卵障害や無月経，乳汁漏出症などを改善する．また，GH の過剰分泌を抑制する．
[適　応]　カベルゴリンと同様，その他に末端肥大症や下垂体巨人症
[副作用]　カベルゴリンと同様

テルグリド terguride
[薬理作用]　プロラクチンの分泌を抑制し，高プロラクチンが原因の排卵障害や無月経，乳汁漏出症などを改善する．
[適　応]　高プロラクチンによる排卵障害や乳汁漏出症治療
[副作用]　吐き気，食欲不振，胃の不快感，便秘などの胃腸症状など

2.3 下垂体から分泌されるホルモン

下垂体の前葉からは 6 種類，中葉（中間部）からは 1 種類，後葉からは 2 種類のホルモンが分泌される．ヒトでは中葉は未発達である．

(1) **前葉ホルモン**：①甲状腺刺激ホルモン（TSH），②副腎皮質刺激ホルモン（ACTH），③性腺刺激ホルモン［卵胞刺激ホルモン（FSH）/黄体形成ホルモン（LH）/ヒト絨毛性性腺刺激ホルモン（hCG）］，④成長ホルモン（GH），⑤乳腺刺激ホルモン

(2) **中葉ホルモン**：メラニン細胞刺激ホルモン（MSH）

(3) **後葉ホルモン**：①バソプレシン（AVP），②オキシトシン（OXT）

このなかで，下垂体前葉から分泌される 5 つのホルモン（①，②，③）は，ホルモン分泌臓器を刺激し，対象となる内分泌腺からホルモンの分泌を誘導する刺激ホルモンである．

2.3.1 下垂体前葉ホルモン

A 甲状腺刺激ホルモン（TSH）

甲状腺刺激ホルモン thyroid stimulating hormone（TSH）は，211個のアミノ酸と糖鎖からなる糖タンパク質で，甲状腺に作用して，甲状腺ホルモンの分泌促進，甲状腺濾胞の数および大きさを増大し，甲状腺ホルモンの合成と分泌を促進する（本章3 p 297 参照）．TSHの分泌は視床下部から分泌される前出のTRHによって調節されている（本章2.2.1 p 288 参照）．

B 副腎皮質刺激ホルモン（ACTH）

副腎皮質刺激ホルモン adrenocorticotropic hormone（ACTH）は，39個のアミノ酸からなるペプチドで前駆物質のプロピオメラノコルチンから生成される．副腎皮質を刺激して，糖質コルチコイドの産生，分泌を促進する．鉱質コルチコイド（アルドステロン）や副腎男性ホルモン（デヒドロエピアンドロステロン）産生を増加させるが，その作用は弱い．ACTHの分泌は，視床下部から分泌されるCRHによって調節されている（本章7 p 310 参照）．

🔹 **テトラコサクチド** tetracosactide
［薬理作用］ 持続性合成ACTH製剤でありバランスのとれた内因性の副腎皮質ホルモンを分泌させる．
［適　応］ 点頭てんかん，気管支喘息，ネフローゼ症候群，関節リウマチ（以上亜鉛懸濁液），副腎皮質機能診断
［副作用］ 浮腫，満月様顔貌，ショック，誘発性感染症など

C 性腺刺激ホルモン

性腺刺激ホルモンは，下垂体の性腺刺激ホルモン産生細胞から産生されるタンパク質ホルモンである．主な性腺刺激ホルモンのLHとFSHは同一の構造を有するα鎖と基質特異性をつかさどるため異なる構造を有するβ鎖と呼ばれる2つのペプチド鎖がジスルフィド結合でつながっている．

1）**卵胞刺激ホルモン** follicle stimulating hormone（FSH）：FSHは，女性では卵胞に作用してその発育を刺激する．男性には，精母細胞に働き精子の分裂と発育を促して精子形成を促進する．

2）**黄体形成ホルモン** luteinizing hormone（LH）：LHは，女性では卵胞を熟成させ，排卵や黄体形成を促進する．男性では，精巣の間質細胞に働いて男性ホルモンの分泌を促す．

3）**ヒト絨毛性性腺刺激ホルモン** human chorionic gonadotropin（hCG）：ヒト絨毛性ゴナドトロピンとも呼称され，妊娠中に産生されるホルモンである．hCGは，受胎の直後から胎児の栄養膜合胞体層（胎盤の一部）でつくられる．hCGは，卵巣にある黄体の分解を抑制し，ヒトの妊娠に重要であるプロゲステロンの産生を維持する．

4）**ヒト下垂体性性腺刺激ホルモン**（HMG）：HMGには，FSHやLHが含まれていることから，視床下部や下垂体が原因となる無月経の治療に用いる．

5）**フォリトロピンベータ**：遺伝子組換えヒトFSHであり，視床下部-下垂体機能障害に伴う無排卵および希発排卵の排卵誘発や複数卵胞発育のための調節卵胞刺激に用いる．

6）**フォリトロピンアルファ**：遺伝子組換えヒトFSHであり，視床下部-下垂体機能障害や多嚢胞性卵巣症候群に伴う無排卵および希発排卵における排卵誘発および低ゴナドトロピン性男子性腺機能低下症における精子形成誘導に用いられる．

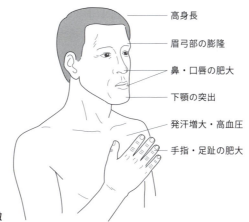

図 7-4　先端巨大症の特徴

D　成長ホルモン（GH）

成長ホルモン growth hormon（GH）は，体内のタンパク質合成を促進し成長促進作用を発揮，骨の成長発育を促す．骨格形成に対しては，GH が肝臓や軟骨に働くことで産生されるプロインスリン構造を有するペプチドであるインスリン様成長因子Ⅰ（IGF-1：ソマトメジン C）を媒介にして強く働きかける．GH の分泌は視床下部から放出される GHRH により促進し，ソマトスタチン（SST）によって抑制される．GH によって放出される IGF-1 は，GHRH の分泌を抑制することで負のフィードバックを行う．

GH が原因となる疾患には，GH の分泌低下によって成長障害をきたし，身長が著しく低い状態となる下垂体性小人症や，GH の分泌過剰による先端巨大症（末端肥大症，巨人症）がある．先端巨大症は，骨端線の閉鎖前なら巨人症，閉鎖後なら末端肥大症となる（図 7-4）．GH は血糖降下作用を有するインスリンと拮抗する作用があり，分泌過多では糖尿病を合併することがある．

GH 分泌低下により成長障害を発症する下垂体性小人症では，GH 製剤ソマトロピンや IGF-1 製剤メカセルミンを投与する補充療法が行われる．GH 分泌過剰により発症する末端肥大症では，GH の作用を減弱させる薬物療法が行われる．薬物療法には，GH 分泌抑制薬であるソマトスタチン誘導体製剤オクトレオチドやドパミン D_2 受容体作動薬ブロモクリプチンのほか，GH 受容体に対して作用する GH 受容体遮断薬ペグビソマントが用いられる．

　ソマトロピン　somatropin
　　［薬理作用］　GH 製剤であり，身体成長促進作用や IGF-1 増加作用をあらわす．
　　［適　応］　骨端線閉鎖を伴わない成長ホルモン分泌不全による低身長症
　　［副作用］　痙攣，甲状腺機能亢進症，ネフローゼ，糖尿病など

　メカセルミン　mecasermin
　　［薬理作用］　IGF-1 製剤であり，インスリン様作用および成長促進作用をあらわす．
　　［適　応］　成長障害の改善
　　［副作用］　低血糖，過敏症，めまいなど

　ペグビソマント　pegvisomant
　　［薬理作用］　GH 受容体に結合し，GH 受容体の二量体化に伴うシグナル伝達を抑制する．
　　［適　応］　IGF-1 分泌過剰状態および諸症状の改善（先端巨大症）

　　　　　　［副作用］　不快感，腹痛，血中コレステロール増加など
　🔵 **オクトレオチド** octreotide
　　　　［薬理作用］　先端巨大症における下垂体腺腫からの GH 放出を抑制する．
　　　　［適　応］　先端巨大症，下垂体性巨人症における GH および IGF-1 分泌過剰状態，消化管ホルモン産生腫瘍，下垂体巨人症など
　　　　［副作用］　アナフィラキシー，徐脈，内分泌障害，代謝障害（脱水，高血糖）

E　プロラクチン

　プロラクチン prolactin は 199 個のアミノ酸からなるペプチドホルモンである．プロラクチンは，乳腺刺激ホルモン mammotropin（mammotropic hormone）あるいは黄体刺激ホルモン luteotropic hormone とも呼ばれており，その作用から催乳ホルモンとも呼ばれることがある．プロラクチンの生理作用は 2 種類ある．1 つ目は，エストロゲンやプロゲステロンの作用で成熟した乳腺に作用して乳汁の形成および分泌を促進する乳汁分泌促進作用．2 つ目は，黄体に直接作用して，その退縮を防止する黄体維持作用があり，黄体が分泌する黄体ホルモン（プロゲステロン）の体内濃度（血中濃度）も維持される．その結果，卵胞ホルモンの分泌は抑制され，排卵および月経が起こらなくなる．プロラクチンの分泌は視床下部から分泌されるプロラクチン放出抑制ホルモン（PIF：ドパミン）によって調節されている．生理的に機能してるかは不明であるが，TRH によって分泌が亢進する．
　プロラクチンが過剰に分泌されると，高プロラクチン血症を発症する．高プロラクチン血症は，20〜30 代の女性で発症するケースが多く，症状として乳汁漏出や無月経などが認められる．主な発症原因として，下垂体プロラクチン産生腫瘍がある．

　🔵 **カベルゴリン** cabergoline：本章 2.2.6 p 290 参照

2.3.2　下垂体後葉ホルモン

A　バソプレシン（AVP）

　バソプレシン vasopressin（AVP）は，視床下部の室傍核と視索上核（SON）の神経分泌細胞で合成され，下垂体後葉から分泌されるホルモンである．バソプレシンは，9 個のアミノ酸（Cys-Tyr-Phe-Gln-Asn-Cys-Pro-Arg-Gly）で構成されるペプチドホルモンである．構造内には，2 つのシステインのジスルフィド結合で環状構造を構成している．バソプレシンの主な作用は，腎臓の集合管のバソプレシン V_2 受容体に作用し，原尿から血液へ水の再吸収を促進することで尿を濃縮することである．尿量を減少させることから（抗利尿作用），抗利尿ホルモン（ADH）とも呼ばれる．バソプレシンの別の作用として，血管平滑筋のバソプレシン V_{1a} 受容体に結合し，血管を収縮させることで血圧を上昇させる．
　バソプレシンが原因となる疾患としては尿崩症やバソプレシン分泌過剰症（SIADH）が知られている．尿崩症は，多尿・口渇・多飲を症状とする疾患であり，その発症原因から中枢性尿崩症と腎性尿崩症の 2 種類に分類される．前者はバソプレシン分泌障害が原因であり，後者は腎臓の集合管におけるバソプレシンに対する反応性が低下することで発症する．
　SIADH は，バソプレシンが持続的に分泌されて希釈性の低ナトリウム血症を起こす疾患である．尿崩症では抗利尿ホルモン製剤を投与し，バソプレシンを補完することで治療を行う．この治療には，バソプレシンあるいはデスモプレシンが用いられる．デスモプレシンはバソプレシンから人工的につくられた誘導体である．デスモプレシンの特徴は，バソプレシンと比較してバソ

プレシン V_2 受容体に対する選択性が高くかつ抗利尿作用の持続時間が長く，その一方で，昇圧作用は低く抑えられている薬剤である．SIADH などの体液貯留治療には，バソプレシン V_2 受容体遮断薬のモザバプタンあるいはトルバプタンが用いられる．SIADH や抗利尿ホルモン製剤の副作用として水中毒が発症する．水中毒では，過剰の飲水などが原因となり，希釈性の低ナトリウム血症が続発し，頭痛，悪心，認知機能低下などの中枢神経症状が発症する．水中毒の治療には，飲水制限および点滴による電解質の補充などが行われる．

デスモプレシン desmopressin
[薬理作用] バソプレシン V_2 受容体への選択性が高く，鼻腔内投与により抗利尿作用を発現し，バソプレシンよりも抗利尿作用が長時間作用する．また，血管収縮作用がきわめて弱い．
[適 応] 中枢性尿崩症，夜尿症（低浸透圧，尿比重低下を伴う），血友病，von Willebrand 病
[副作用] 水中毒（脳浮腫，昏睡を伴う）など

モザバプタン mozavaptan
[薬理作用] バソプレシン V_2 受容体拮抗作用により，腎集合管での水の再吸収を抑制する．
[適 応] 異所性抗利尿ホルモン産生腫瘍による SIADH
[副作用] 肝機能障害，頻尿，電解質異常（高カリウム血症，高カルシウム血症）など

トルバプタン tolvaptan
[薬理作用] モザバプタンと同様
[適 応] 心不全における体液貯留，肝硬変による体液貯留など
[副作用] 腎不全，血栓塞栓症，高ナトリウム血症，肝機能障害など

B オキシトシン（OXT）

オキシトシン oxytocin（OXT）は，視床下部の室傍核と視索上核の神経分泌細胞で合成され，下垂体後葉から分泌されるホルモンである．オキシトシンは，9個のアミノ酸からなるペプチドホルモンである（Cys-Tyr-Ile-Gln-Asn-Cys-Pro-Leu-Gly）．2つのシステインとチロシン，イソロイシン，グルタミン，アスパラギンから構成される環状構造を有し，環を構成する2つのシステインはジスルフィド結合によりつながっている．

オキシトシンは末梢組織で働くホルモンとしての作用に加え，中枢神経での神経伝達物質としての作用も有する．中枢神経では，視床下部の室傍核や視索上核にある神経から分泌され，下垂体後葉をはじめさまざまな脳の部位に作用し機能を調節する．末梢組織では，主に平滑筋の収縮に関与し，分娩時に子宮を収縮させる．これらの作用から子宮収縮薬や陣痛促進薬として使用される．乳腺の筋線維を収縮させて乳汁分泌を促す作用も有する．

オキシトシン
[薬理作用] 子宮筋に作用して子宮の律動的な収縮を惹起する．
[適 応] 子宮収縮の誘発，促進ならびに子宮出血の治療
[副作用] ショック（チアノーゼ，虚脱），過強陣痛，子宮破裂，胎児仮死，新生児黄疸，不整脈など

下垂体から分泌されるホルモン

Ser—Tyr—Ser—Met—Glu—His—Phe—Arg—Trp—Gly—Lys—Pro—
Val—Gly—Lys—Lys—Arg—Arg—Pro—Val—Lys—Val—Tyr—Pro・
6CH$_3$COOH

テトラコサクチド

Gly-Pro-Glu-Thr-Leu-Cys-Gly-Ala-Glu-Leu-Val-Asp-Ala-Leu-Gln-Phe-Val-Cys-
Gly-Asp-Arg-Gly-Phe-Tyr-Phe-Asn-Lys-Pro-Thr-Gly-Tyr-Gly-Ser-Ser-Ser-Arg-
Arg-Ala-Pro-Gln-Thr-Gly-Ile-Val-Asp-Glu-Cys-Cys-Phe-Arg-Ser-Cys-Asp-Leu-
Arg-Arg-Leu-Glu-Met-Tyr-Cys-Ala-Pro-Leu-Lys-Pro-Ala-Lys-Ser-Ala

メカセルミン

D-Phe—Cys—Phe—D-Trp—Lys—Thr—Cys—NH—CH(CH$_2$OH)—CH(OH)—CH$_3$・2CH$_3$COOH

オクトレオチド

デスモプレシン　　モザバプタン　　トルバプタン

3　甲状腺ホルモンと薬物

3.1　甲状腺の構造と機能

甲状腺は，喉頭から気管上部にかけて左右両側および前面に位置する蝶形の赤褐色をした内分泌腺である（図7-5）．正常組織の重量は，男子で17 g，女性で15 g程度の小さな内分泌腺である．名前の由来は，組織上の場所に由来し，甲状軟骨のすぐ下にある内分泌腺であることから甲状腺と呼ばれている．甲状腺組織は多数の濾胞から構成される．濾胞は，濾胞腔と一層からなる濾胞細胞からなり，濾胞内部は，甲状腺ホルモンの前駆物質であるサイログロブリンを多量に含むコロイドで満たされている．濾胞間に存在する傍濾胞細胞（C細胞）からは，カルシトニンが合成，分泌される．

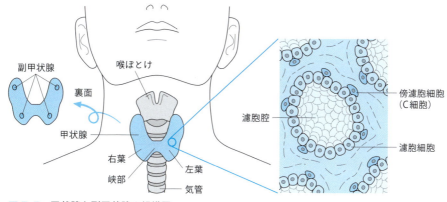

図 7-5　甲状腺と副甲状腺の組織図

3.2　甲状腺ホルモンの合成

　甲状腺から分泌される甲状腺ホルモンはチロシンを構造内に含むアミン・アミノ酸誘導ホルモンである．甲状腺ホルモンには，**トリヨードサイロニン**（T_3）とリバーストリヨードサイロニン（rT_3）と**サイロキシン**（チロキシン，T_4）の3種類の化合物が知られている．この3種類の甲状腺ホルモンは，チロシン残基に含まれるヨード（I）の数と位置で分類される．このなかで，リバーストリヨードサイロニンは分泌量が少なくホルモン作用をもたない．

　甲状腺ホルモンは，濾胞細胞および濾胞腔で合成・分泌される（図7-6）．まず，①濾胞細胞内においてサイログロブリンが合成され，濾胞腔に分泌される．次に，②血中からヨウ素イオン（I^-）が濾胞細胞のヨードトランスポーターにより取り込まれ，濾胞腔に分泌される．③濾胞腔に分泌された I^- は，濾胞細胞膜上に存在する**甲状腺ペルオキシダーゼ**（TPO）により，サイログロブリン内のチロシン残基のオルト位に導入される．この反応により片側のオルト位がヨウ素化されたモノヨードチロシン（MIT）と両オルト位がヨウ素化されたジヨードチロシン（DIT）が合成される．④MITおよびDITは，TPOによる縮合反応で，T_3 や rT_3 および T_4 が合成され，⑤サイログロブリンは濾胞細胞へ再吸収される．⑥再吸収されたサイログロブリンは，濾胞細胞内のリソソームに含まれるタンパク質分解酵素により T_3，rT_3，T_4 が遊離され，⑦T_3，T_4 は血中に分泌される．⑧血中に分泌された T_3，T_4 は，甲状腺ホルモン結合タンパク質と結合して末梢の組織に運ばれる．遊離型の T_3，T_4 はそれぞれ0.3％，0.03％である．T_3 と T_4 の生理活性を比較すると T_3 は生理活性が強いが血中循環量は少なく，血中を循環する甲状腺ホルモンのほとんどは T_4 である（表7-2）．

　甲状腺ホルモンは，TSHによる刺激により，甲状腺から分泌される．分泌前のサイロキシンは，グロブリンなどの結合タンパク質と結合して濾胞中のコロイドにサイログロブリンとして貯えられ，分泌される（図7-6）．

3.3　甲状腺ホルモンの作用と作用機序

　甲状腺ホルモンは血中ではタンパク質結合型であるサイログロブリンとサイログロブリンから遊離した遊離型として存在している．結合型と遊離型の間には可逆的平行状態が保たれているが，細胞に取り込まれ，作用を発揮するのは遊離型である．細胞に取り込まれたサイロキシンは末梢組織内でトリヨードサイロニンに代謝され，核内受容体と結合して作用を発揮する．甲状腺ホルモンの生理作用は，全身の組織細胞を刺激して酸化作用を活性化させる．その結果，細胞の

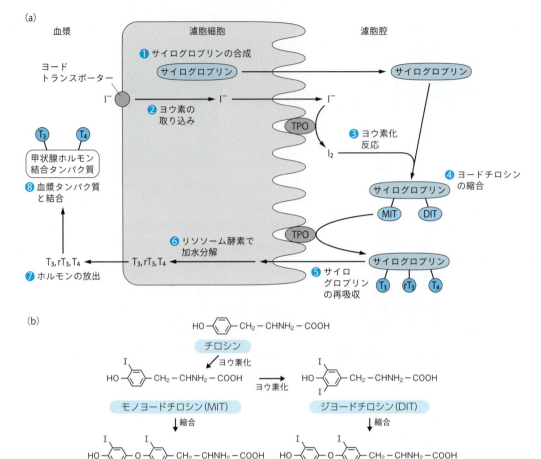

図 7-6　甲状腺ホルモンの合成と分泌
MIT：モノヨードチロシン，DIT：ジヨードチロシン，TPO：甲状腺ペルオキシダーゼ，T_3：トリヨードサイロニン，T_4：サイロキシン，rT_3：リバース T_3

表 7-2　甲状腺ホルモンの構造

甲状腺ホルモン	作　用	分泌割合
サイロキシン（T_4）	T_3 に代謝され作用をもつ	98%
トリヨードサイロニン（T_3）	強い生理作用	1.5%
リバーストリヨードサイロニン（rT_3）	ホルモン作用をもたない	0.5%

代謝を高めることで酸素消費が増加し，体温上昇が発生する．また，各種臓器の機能を亢進することから心身の発育や性的成熟を促す作用がある（図7-7）．

さまざまな原因で血中甲状腺ホルモンが過剰となり，その作用が強く発現している状態を甲状腺中毒症という．甲状腺中毒症には，甲状腺からのホルモン分泌が過剰になっている甲状腺機能亢進症や甲状腺の破壊によるホルモンの漏出，外部からの甲状腺ホルモン摂取過剰などが含まれ

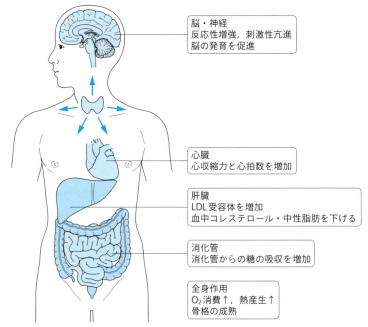

図 7-7　甲状腺ホルモンのもつ全身作用

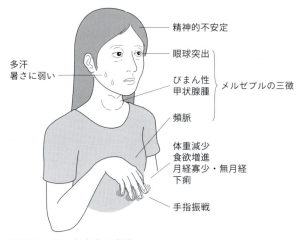

図 7-8　バセドウ病の症状

表 7-3　甲状腺機能低下症の症状

代謝低下症状
思考力低下，言語緩慢
脱毛
発汗低下，皮膚乾燥，低体温・耐寒性低下（寒がり）
易疲労感，筋力低下
便秘
徐脈，貧血
月経過多
腱反射弛緩相の遅延
粘液水腫症状
眼瞼水腫，無関心様表情，舌・口唇浮腫，嗄声・低声化，難聴
心拡大
皮膚粘液水腫

る．甲状腺機能亢進症のなかで，びまん性の甲状腺腫を伴った抗甲状腺自己抗体である甲状腺刺激免疫グロブリンによる自己免疫疾患（Ⅱ型アレルギー）をバセドウ病（Basedow 病）という．バセドウ病はグレーブス病（Graves 病）とも呼ばれる．バセドウ病は女性に多く発症し，その比率は男性 1 人に対して女性 4 人といわれている．発病年齢は，20〜30 歳代で全体の過半数を占め，青年期に多い疾患である．自己免疫疾患であるため，何らかのアレルギーをもっている人の発症頻度が高い．バセドウ病の主な症状は，メルゼブルクの三徴（びまん性甲状腺腫，眼球突出：甲状腺眼症，頻脈）がある．バセドウ病の患者では，甲状腺ホルモンの影響により全身の臓器が活性化していることから，食欲増進が認められる（**図 7-8**）．

さまざまな原因で甲状腺からのホルモン分泌が減少して作用不足による種々の症状が発現している状態を甲状腺機能低下症という．甲状腺機能低下症には，胎児期や新生児期に甲状腺機能低下症を発症したクレチン症（原因は不明）や成人型甲状腺機能低下症（粘液水腫）がある．クレチン症では，発育，知能障害をきたすことがある．一方，成人型甲状腺機能低下の原因は慢性甲状腺炎（橋本病）によるものが最も多く，バセドウ病と同じく女性に多く発症する（男性の10〜20倍）自己免疫疾患の1つであるが，こちらは45〜65歳で多く発症する．慢性甲状腺炎は，体重増加，うつ状態，全身の疲れ，脈拍数の低下のほかに，高コレステロール血症，便秘，記憶力の低下，不妊，毛髪の脱落なども起こりうる（表7-3）．

3.4 甲状腺ホルモン関連薬

甲状腺機能低下症に対しては，甲状腺ホルモン製剤による甲状腺ホルモン補充療法が用いられる．甲状腺ホルモン製剤にはレボチロキシンとリオチロニンが使用される．甲状腺ホルモン製剤は核内の甲状腺ホルモン受容体と結合して基礎代謝の向上や心拍数・心収縮力の改善を行う．

レボチロキシン levothyroxine（T_4）

[薬理作用] T_4製剤であり，肝臓で徐々に高力価のトリヨードサイロニンに変換されるため血中半減期が長く安定して使用しやすい．
[適 応] 甲状腺機能低下症，クレチン病，粘液水腫，甲状腺腫，乳幼児甲状腺機能低下症
[副作用] 狭心症，うっ血性心不全，肝機能障害，ショックなど

リオチロニン liothyronine（T_3）

[薬理作用] T_3製剤であり，作用発現が早い
[適 応] レボチロキシンと同様
[副作用] レボチロキシンと同様

甲状腺ホルモン関連薬

レボチロキシン　　　　　　　　リオチロニン

3.5 抗甲状腺薬

甲状腺機能亢進症の治療には，抗甲状腺薬が用いられる．抗甲状腺薬による薬物療法は，バセドウ病治療の第1選択である．抗甲状腺薬はチアマゾールとプロピルチオウラシルがある．

チアマゾール thiamazole，プロピルチオウラシル propylthiouracil

[薬理作用] 甲状腺のペルオキシダーゼを阻害することによる甲状腺ホルモンの産生低下．
[適 応] 甲状腺機能亢進症
[副作用] 血球減少，再生不良性貧血，無顆粒球症，低プロトロンビン血症など

抗甲状腺薬

チアマゾール / プロピルチオウラシル

3.6 その他の甲状腺機能亢進症治療薬

◇ **ヨウ化カリウム** potassium iodide
[薬理作用] 血管分布の減少，腺組織の固化，個々の細胞の縮小および濾胞中へのコロイドの再蓄積
[適　応] 甲状腺腫（ヨード欠乏，甲状腺機能亢進症）など
[副作用] ヨウ素中毒（結膜炎，鼻炎，咽頭炎，気管支炎など）

◇ **ヨウ化ナトリウム**（^{131}I；放射性ヨウ素）　^{131}I-sodium iodide
[薬理作用] β線とγ線による甲状腺組織の破壊
[適　応] 甲状腺機能亢進症，甲状腺癌
[副作用] ヨウ素中毒（結膜炎，鼻炎，咽頭炎，気管支炎など）

3.7 カルシトニンと薬物

3.7.1 カルシトニン（CT）の合成と分泌

カルシトニン（CT）は，甲状腺に存在する傍濾胞細胞によって産生される32個のアミノ酸から構成されるペプチドホルモンである．カルシトニンは，血中 Ca^{2+} 濃度が上昇すると分泌が増加する（図7-9，本章4 p303参照）．

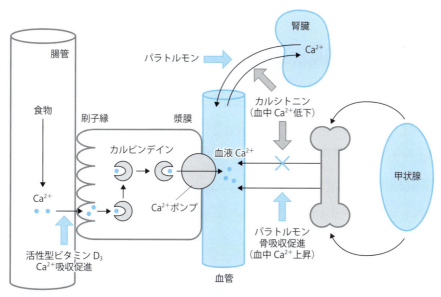

図7-9　カルシトニン・パラトルモンによるカルシウムサイクル
1,25(OH)$_2$D$_3$：活性型ビタミンD$_3$

3.7.2 カルシトニンの作用

カルシトニンは，破骨細胞に働き骨吸収を減少させることで，Ca^{2+} プールから細胞外液への Ca^{2+} の移動を減少させ，骨への Ca^{2+} と PO_4^{3-} の沈着を促進することで血中 Ca^{2+} 濃度を低下させる．さらに尿中への Ca^{2+} と PO_4^{3-} の排泄も促進する．

3.7.3 カルシトニン関連薬

エルカトニン elcatonin
［薬理作用］　破骨細胞に働き骨吸収を減少させる．
［適　応］　高カルシウム血症，骨ページェット病，骨粗鬆症における疼痛
［副作用］　ショック，テタニー，喘息など

サケカルシトニン calcitonin salmon
［薬理作用］　破骨細胞に働き骨吸収を減少させる．
［適　応］　骨粗鬆症における疼痛
［副作用］　エルカトニンと同様

カルシトニン関連薬

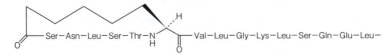

Ser-Asn-Leu-Ser-Thr-N-Val-Leu-Gly-Lys-Leu-Ser-Gln-Glu-Leu-
His-Lys-Leu-Gln-Thr-Tyr-Pro-Arg-Thr-Asp-Val-Gly-Ala-Gly-Thr-Pro-NH₂

エルカトニン

Cys-Ser-Asn-Leu-Ser-Thr-Cys-Val-Leu-Gly-
Lys-Leu-Ser-Gln-Glu-Leu-His-Lys-Leu-Gln-
Thr-Tyr-Pro-Arg-Thr-Asn-Thr-Gly-Ser-Gly-
Thr-Pro-NH₂

サケカルシトニン

4　副甲状腺（上皮小体）ホルモンと薬物

4.1 副甲状腺の構造と機能

副甲状腺は，甲状腺の背側部に隣接して存在し，ヒトでは2対計4個が存在する内分泌腺である．副甲状腺は甲状腺と組織的に隣接しているが甲状腺とは直接的関係は存在しない（**図7-5**）．

4.2 副甲状腺ホルモンの合成と分泌

副甲状腺ホルモン［パラトルモン（PTH）］は，84個のアミノ酸から構成され，副甲状腺主細胞から分泌されるポリペプチドホルモンである．パラトルモン受容体（PTH受容体）は骨，腸，腎臓の3臓器に発現が認められる．

4.3 副甲状腺ホルモンの作用

パラトルモンは，腎臓の尿細管でリン（P）の再吸収を抑制する．同時に，腸管および骨より

血中へのリンの取り込み・放出を亢進する．これにより，尿からリンの排出が促進される．一方，パラトルモンは活性型ビタミン D_3（カルシトリオール）とともに骨での Ca^{2+} の遊離と腎臓からの Ca^{2+} の再吸収を促進して血中 Ca^{2+} 濃度を上昇させる．腸管に作用して，活性型ビタミン D_3 は，リンおよび Ca^{2+} の吸収を亢進する．パラトルモンが骨吸収を亢進することは，それに続発する骨形成も誘導し，古い骨を新しい骨へとつくり替える骨代謝回転を調節している．パラトルモンは Ca^{2+} 代謝において甲状腺から分泌されるカルシトニンとは逆の作用を示す．パラトルモンの分泌は血中 Ca^{2+} 濃度によってコントロールされ，血中 Ca^{2+} 濃度で負のフィードバックを受ける（図7-9）．

このパラトルモンの過剰によって引き起こされる疾患を副甲状腺機能亢進症という．副甲状腺腺腫または副甲状腺癌などの副甲状腺に原因が存在するものを原発性副甲状腺機能亢進症，慢性腎不全などの副甲状腺以外が原因で起こる甲状腺機能亢進症を二次性副甲状腺機能亢進症と呼ぶ．

4.4 副甲状腺ホルモン関連薬

パラトルモンは，生理的には骨吸収を促進するが，少量，間欠的に投与することにより骨吸収促進作用をあらわすことなく骨形成促進作用を発現させることが可能である．この作用から，パラトルモンは骨粗鬆症の治療薬として用いられている．わが国では，パラトルモンの N 末端フラグメント（PTH 1〜34）を製剤化したテリパラチドが骨粗鬆症の治療薬として用いられている．

副甲状腺機能亢進症の治療では，Ca^{2+} 受容体作動薬であるシナカルセトが用いられる．シナカルセトは副甲状腺細胞にある Ca^{2+} 受容体を刺激することで負のフィードバック作用によってパラトルモンの分泌を抑制する．

テリパラチド teriparatide
[薬理作用] 前駆細胞の骨芽細胞への分化を促し，アポトーシスを抑制することから既存の骨粗鬆症治療薬にはない骨形成促進作用を有している．
[適 応] 骨折の危険性の高い骨粗鬆症
[副作用] 悪心，食欲不振，頭痛，筋痙縮

シナカルセト cinacalcet
[薬理作用] Ca^{2+} 受容体を作動させることで，パラトルモンの分泌を抑制．
[適 応] 維持透析下の二次性副甲状腺機能亢進症，高カルシウム血症（副甲状腺癌，甲状腺摘出術不能または術後再発の原発性副甲状腺機能亢進症）
[副作用] 低カルシウム血症，QT 延長，消化管出血など

副甲状腺ホルモン関連薬

Ser—Val—Ser—Glu—Ile—Gln—Leu—Met—His—Asn—Leu—Gly—Lys—His—Leu—Asn—
Ser—Met—Glu—Arg—Val—Glu—Trp—Leu—Arg—Lys—Lys—Leu—Gln—Asp—Val—
His—Asn—Phe

テリパラチド

シナカルセト

5 活性型ビタミン D₃ 誘導体

アルファカルシドール alfacalcidol
[薬理作用] 活性型ビタミン D₃ アナログであり，微量で速やかな骨代謝改善を行う．
[適　応] 骨粗鬆症，ビタミン D 代謝異常に伴う症状の改善，副甲状腺機能低下症，慢性腎不全
[副作用] 高カルシウム血症による急性腎不全，吐き気，頭痛，不眠，動悸，肝機能障害，黄疸

マキサカルシトール maxacalcitol
[薬理作用] 活性型ビタミン D₃ 誘導体で副甲状腺への直接作用で PTH の合成・分泌を抑制する．
[適　応] 維持透析下の二次性副甲状腺機能亢進症
[副作用] 高カルシウム血症による急性腎不全など

ファレカルシトリオール falecalcitriol
[薬理作用] 活性型ビタミン D₃ 誘導体であり，小腸，副甲状腺，骨などの標的組織の受容体に作用することで血中 Ca²⁺ の上昇および血中 PTH 濃度を低下させる．
[適　応] 副甲状腺機能低下症，くる病・骨軟化症に伴う諸症状（骨病変，骨痛，筋力低下）の改善
[副作用] 高カルシウム血症による急性腎不全，吐き気，頭痛，不眠，動悸など

エルデカルシトール eldecalcitol
[薬理作用] 活性型ビタミン D₃ 誘導体である．
[適　応] 骨粗鬆症
[副作用] ファレカルシトリオールと同様

■ 活性型ビタミン D₃ 誘導体

アルファカルシドール　　マキサカルシトール

ファレカルシトリオール　　エルデカルシトール

6 膵臓ホルモンと薬物

6.1 膵臓の構造と機能

膵臓は，消化液（膵液）を分泌する働きのほかに，膵臓内にあるランゲルハンス島細胞から膵臓ホルモンを分泌する内分泌器官でもある．膵ランゲルハンス島は，A細胞（α細胞），B細胞（β細胞）およびD細胞（δ細胞）などの細胞から構成されている．A細胞は血糖を上昇させるグルカゴン glucagon を分泌し，B細胞は血糖を下降させるインスリン insulin を，D細胞はソマトスタチンが分泌する（図7-10）．

6.2 膵臓ホルモンの合成と分泌

膵ランゲルハンス島A細胞から分泌されるグルカゴンは，肝臓でのグリコーゲンからグルコースへの分解を促進して血糖値を上昇させる29個のアミノ酸からなるペプチドホルモンである．グルカゴンは，G_sタンパク質共役型受容体を刺激し，アデニル酸シクラーゼの活性化を介してプロテインキナーゼAを活性化する．その結果，グリコーゲンホスホリラーゼやホルモン感受性リパーゼなどが活性化される．グルカゴンの分泌は低血糖や遊離脂肪酸により促進され，高血糖やアルギニンなどのアミノ酸により抑制される．

膵ランゲルハンス島B細胞から分泌されるインスリンは，血糖を下げるように働く唯一のホルモンである．インスリンは，A鎖（21アミノ酸残基）と，B鎖（30アミノ酸残基）がジスルフィド結合でつながった構造をしている．インスリン生成の際，プロインスリンから切り放されたCペプチドはインスリンの分泌能の検査で用いられる（図7-11）．B細胞からのインスリン分泌はいくつかの生体内因子によって調節されているが，最も生理的に重要な分泌刺激となるのはグルコースである．血漿のグルコース濃度が上昇すると，B細胞膜のグルコーストランスポーター（GLUT2）を介してグルコースが細胞内に取り込まれ，グルコキナーゼによってグルコース-6-リン酸に変換される．グルコース-6-リン酸は解糖系，TCAサイクルを介して代謝され，ATPが産生され，細胞内ATP濃度が上昇する．この結果，ATP感受性K^+チャネル（K^+_{ATP}）が閉口し，細胞膜が脱分極する．これによって電位感受性Ca^{2+}チャネルが活性化され，細胞外から細胞内へCa^{2+}が流入する．これが引き金となってインスリンが開口放出（分泌）される．イ

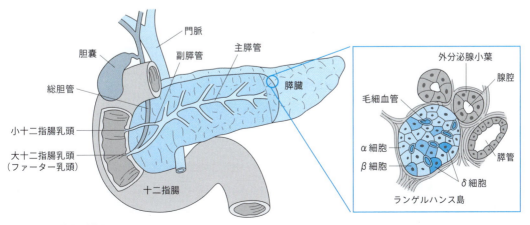

図7-10　膵臓の構造

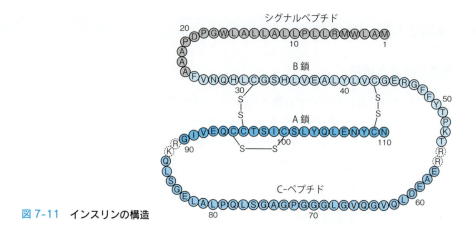

図 7-11　インスリンの構造

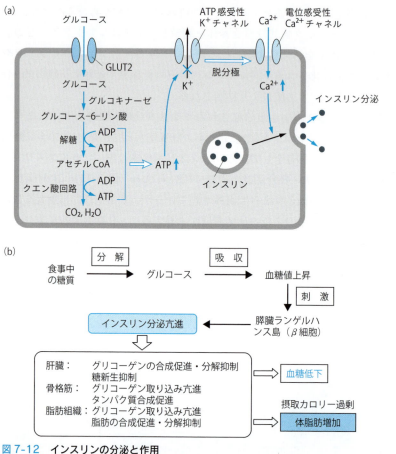

図 7-12　インスリンの分泌と作用
GLUT2：グルコーストランスポーター 2

ンスリン分泌はグルコースのほかにグルカゴンやグルカゴン様ペプチド-1（GLP-1）などによっても促進される．GLP-1 は消化管ホルモンの 1 つで，このようにインスリン分泌増強作用を有する消化管ホルモンを**インクレチン**と呼ぶ．インクレチンには，このほか胃抑制ペプチド（GIP）などがある．一方，ソマトスタチンやアドレナリンはインスリン分泌を抑制する．分泌されたインスリンは，組織のインスリン受容体に作用し，血中から筋肉や脂肪組織へのグルコー

スの取り込みと肝臓でのグルコース貯蔵（グリコーゲン合成）によって血糖を低下させる（図7-12）．

6.3 膵臓ホルモンの作用と関連疾患

正常時，空腹時血糖は 110 mg/dL 以下に維持されている．この血糖調節には，膵臓ホルモンが重要な役割を担っている．グルカゴンは，肝臓のグリコーゲン分解，アミノ酸からの糖新生を促進することで血糖値を上昇させる．脂肪を分解して遊離脂肪酸を遊離させる．その一方で，グルカゴンは肝臓でのグリコーゲンの分解は促進するが，筋肉でのグリコーゲン分解は促進しない．グルカゴンは，膵ランゲルハンス島の B 細胞へのインスリン分泌，D 細胞のソマトスタチン分泌および下垂体前葉の成長ホルモン分泌を促す．

インスリンは標的組織の細胞膜にあるインスリン受容体に結合して効果を発揮する．インスリン受容体はインスリン結合部位を有する α サブユニットと細胞膜を貫通し細胞質領域にチロシンキナーゼ活性をもつ β サブユニットがジスルフィド結合した四量体構造をとる．インスリンが受容体に結合するとチロシンキナーゼが活性化され，β サブユニットは自己リン酸化する．この結果，チロシンキナーゼ活性がさらに高まり，インスリン受容体基質 insulin receptor substrate（IRS）のチロシン残基をリン酸化する．IRS には 4 種類以上のサブタイプが存在するが，IRS-1 と IRS-2 が代謝機能発現に重要である．リン酸化された IRS にホスファチジルイノシトール 3-キナーゼ phosphatidylinositol 3-kinase（PI3K）が結合し，活性化される．この PI3K によりホスファチジルイノシトール 4,5 二リン酸（PIP$_2$）からホスファチジルイノシトール 3,4,5 三リン酸（PIP$_3$）が生成され，Akt（セリン・スレオニンキナーゼ）が活性化される．Akt は GLUT4 の細胞質から細胞膜への移行を促進し，細胞へのグルコースの取り込みを高める．また PI3K は，グリコーゲン合成の促進にも関与する．一方，MAP キナーゼ mitogen-activated protein kinase シグナル経路も活性化され，細胞増殖や分化が誘導される（図 7-13）．以上のように，膵ランゲルハンス島 B 細胞から分泌されたインスリンは，①骨格筋におけるグルコース，アミノ酸および K$^+$ の取り込み促進とタンパク質合成の促進，②肝臓における糖新生の抑制，③グリコーゲンの合成促進・分解抑制，④脂肪組織における糖の取り込みと利用促進，⑤脂肪の合成促進・分解抑制に

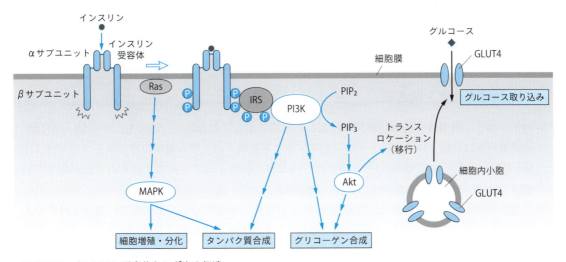

図 7-13　インスリン受容体とシグナル伝達
IRS：insulin receptor substrate, PI3K：phosphatidylinositol3-kinase, PIP$_2$：phosphatidylinositol4,5 二リン酸, PIP$_3$：phosphatidylinositol3,4,5 三リン酸, GLUT4：glucose transporter 4, MAPK：mitogen-activated protein kinase

より血糖を下降させる．体内でのグルコースは，エネルギー源として重要であるが，高濃度のグルコースはそのアルデヒド基の反応性の高さのため，生体内のタンパク質と反応して糖化反応を起こし，生体に有害な作用（糖尿病性神経障害・糖尿病性網膜症・糖尿病性腎症の微小血管障害）をもたらす．そこで生体は，インスリン分泌により，血糖を常に一定範囲に保っている．インスリンは腎尿細管における Na^+ 再吸収促進作用も有している．

膵臓ホルモン関連疾患では，糖尿病が最も重要である．糖尿病は，ホメオスタシスでの血糖コントロールができなくなる疾患であり，血糖降下作用をもつインスリンの分泌障害やインスリンに対する抵抗性が亢進することで発症する．糖尿病では多尿，口渇，多飲などの症状があらわれ，病状が進行することにより合併症（網膜症，腎症，末梢神経障害）が発症する．糖尿病は，発症成因により1型と2型に分類される（12章1 p 500 参照）．1型糖尿病と2型糖尿病の患者人数の割合は1：20であり，両型ともに遺伝的成因が認められている．

1型糖尿病は，小児から青年期に発症することが多い自己免疫疾患の1つである．発症にはHLA（human histocompatibility leukocyte antigen：ヒト組織適合白血球抗原）型の遺伝的要因が重要である．1型糖尿病ではインスリンを分泌する膵ランゲルハンス島B細胞が自己免疫により破壊されるため，急激に発症し，症状は改善することなく進行する．インスリン分泌障害は重度であるが，組織のインスリン感受性は保持されているため，その治療にはインスリン製剤が用いられる．

2型糖尿病には，主に中高年で発症する生活習慣などの環境因子（肥満，過食，運動不足，ストレスなど）が発症に重要な因子であり，インスリン分泌障害は軽度であるがインスリン抵抗性を有することが多い．インスリン抵抗性は，脂肪細胞由来の液性因子（アディポサイトカイン）である腫瘍壊死因子（TNF-α）や遊離脂肪酸（FFA）によって引き起こされる．TNF-α やFFAによるインスリン抵抗性の獲得は，骨格筋での細胞膜上へのグルコーストランスポーター（GLUT）4の移動阻害および肝臓での糖新生抑制阻害によるGLUT2を介した肝細胞へのグルコースの取り込み阻害により引き起こされる．発症初期は無症状のことが多く，徐々に症状が出現する．

膵臓ホルモン関連疾患には，糖尿病のほかに，①膵ランゲルハンス島の α 細胞からのグルカゴン過剰分泌が起こるグルカゴノーマ，②膵ランゲルハンス島非 β 細胞腫瘍でガストリン異常分泌を伴う病気であるゾリンジャー・エリソン症候群，③膵ランゲルハンス島 β 細胞の腫瘍性増殖によりインスリンが自律的に分泌されるインスリノーマなどがある．膵臓の異所性消化管ホルモン産生腫瘍による水溶性下痢，低カリウム血症，胃無酸症を特徴とするWDHA症候群もある．

6.4 膵臓ホルモン関連薬

インスリン製剤は作用発現時間や作用持続時間によって超速効型，速効型，中間型，混合型，持効型溶解に分類され，カートリッジ製剤，キット製剤，バイアル製剤が存在する（12章1.1 p 501参照）．インスリン製剤の投与方法は，ペン型注射器とポンプ式の2通りの方法があり，わが国ではペン型注射器を使用するのが一般的である．

超速攻型インスリン製剤は，作用発現が15分以内と非常に早く，最大作用時間が2時間である．インスリンの追加分泌の補充に適しており，食事をとる直前にインスリン製剤を打てばよいという点で血糖コントロールのコンプライアンスが改善された．しかしながら，その作用時間が短いため，各食前1日3回の投与では食間に高血糖となる可能性があり，中間型インスリン製剤や持効型を同時に投与する必要がある．

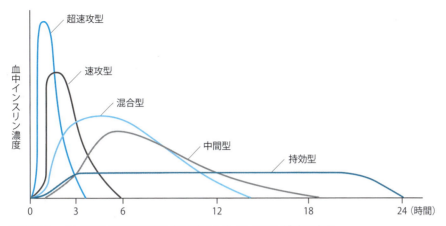

図7-14 インスリン製剤の分類と投与時の血中インスリン濃度の変化
超速攻型インスリン製剤は吸収が速く持続時間が短い特徴がある．
持効型のインスリン製剤は吸収が遅く，血中インスリン濃度は短時間で急激には上昇しないが，インスリンの基礎分泌に近い値を長時間（約20時間）維持する．

　速効型インスリン製剤は，レギュラーインスリン，またはRと呼ばれる．速効型インスリン製剤には，安定性のためにZn^{2+}が付加されている．六量体形成傾向により内因性インスリンと比べ作用発現が遅くなっている．皮下注射のほかに筋肉注射や静脈内注射が可能である．食前30分の投与によって，食事による血糖上昇を抑えることができる．

　中間型インスリン製剤は，neutral protamine hagedorn（NPH, N）と呼ばれる．硫酸プロタミンを付加することでインスリンの吸収時間を延長した製剤である．

　持効型溶解インスリン製剤は，インスリンの基礎分泌の補充として主流であったが，持効型と比較してピークの出現が安定しないことから低血糖を起こす頻度が多いため，持続型を使用するケースが増えている．速効型と中間型を10～50％の割合で混ぜた混合型インスリン製剤がよく使われている（図7-14）．

7 副腎ホルモンと薬物

7.1 副腎の構造と機能

　副腎は左右の腎臓の上に存在する三角形に近い形をした小さな内分泌腺で，重さは7～9gである．右副腎は右腎上極のやや上方に存在し，肝右葉に包まれる形で位置し，左副腎は左腎上極の前内側に存在し，膵尾部の後方に位置している．副腎は，コレステロールからステロイドホルモンを合成する中胚葉由来の副腎皮質と，軸索を失った交感神経節後細胞から構成されている外胚葉由来の副腎髄質の2層からできている（図7-15）．副腎皮質はステロイドホルモンを，副腎髄質はアドレナリンおよびノルアドレナリンなどのカテコールアミンを産生・分泌する組織である．副腎皮質は，組織の外側から内側に向かって球状層，束状層，網状層の3層に分類され，各層ごとに分泌するステロイドホルモン（球状層：アルドステロン，束状層：コルチゾール，網状層：アンドロゲン）も異なっている（図7-16）．

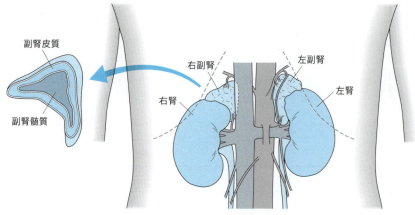

図 7-15　副腎の場所

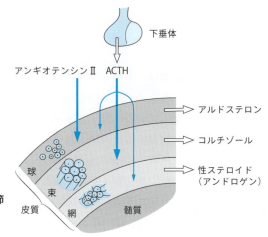

図 7-16　副腎皮質ホルモンの分泌調節
⇨：分泌，➡：刺激を示す．
球：球状層，束：束状層，網：網状層

7.2　副腎ホルモンの合成

　副腎ホルモンには，副腎皮質ホルモン（アルドステロン，コルチゾール（ヒドロコルチゾン），アンドロゲン）と副腎髄質ホルモン（アドレナリン，ノルアドレナリン）がある．副腎皮質ホルモンは，すべてステロイド骨格を有するステロイドホルモンであり，コレステロールから合成される（図 7-17）．副腎皮質ホルモンには，その作用から別名［アルドステロン：鉱質コルチコイド，コルチゾール：糖質コルチコイド，アンドロゲン：男性ホルモン］がある．

7.3　糖質（グルコ）コルチコイドの合成と分泌

　ステロイドホルモンは，まず，血中の HDL-コレステロールを材料として細胞内に取り込む．細胞質内に取り込まれた HDL-コレステロールはコレステロールとなり，StAR（strereoidogenic acute regulatory protein）の作用によりミトコンドリア内膜に運ばれ，そこに存在するシトクロム P450$_{scc}$（20S-水酸化酵素，22R-水酸化酵素，20-22-リアーゼの複合体酵素）によって，側鎖が分解されてプレグネノロンが合成される．このプレグネノロンの合成はステロイドホルモン合成の律速段階である．糖質コルチコイド（コルチゾール）は合成されたプレグネノロンを材料として，ミトコンドリアと滑面小胞体で 3β-ヒドロキシステロイド脱水素酵素（3β-HSD）と 5 種類のシトクロム P450 酵素［P450c21（21-水酸化酵素），P450c17（17α-水酸化酵素），P450c11（11β-水

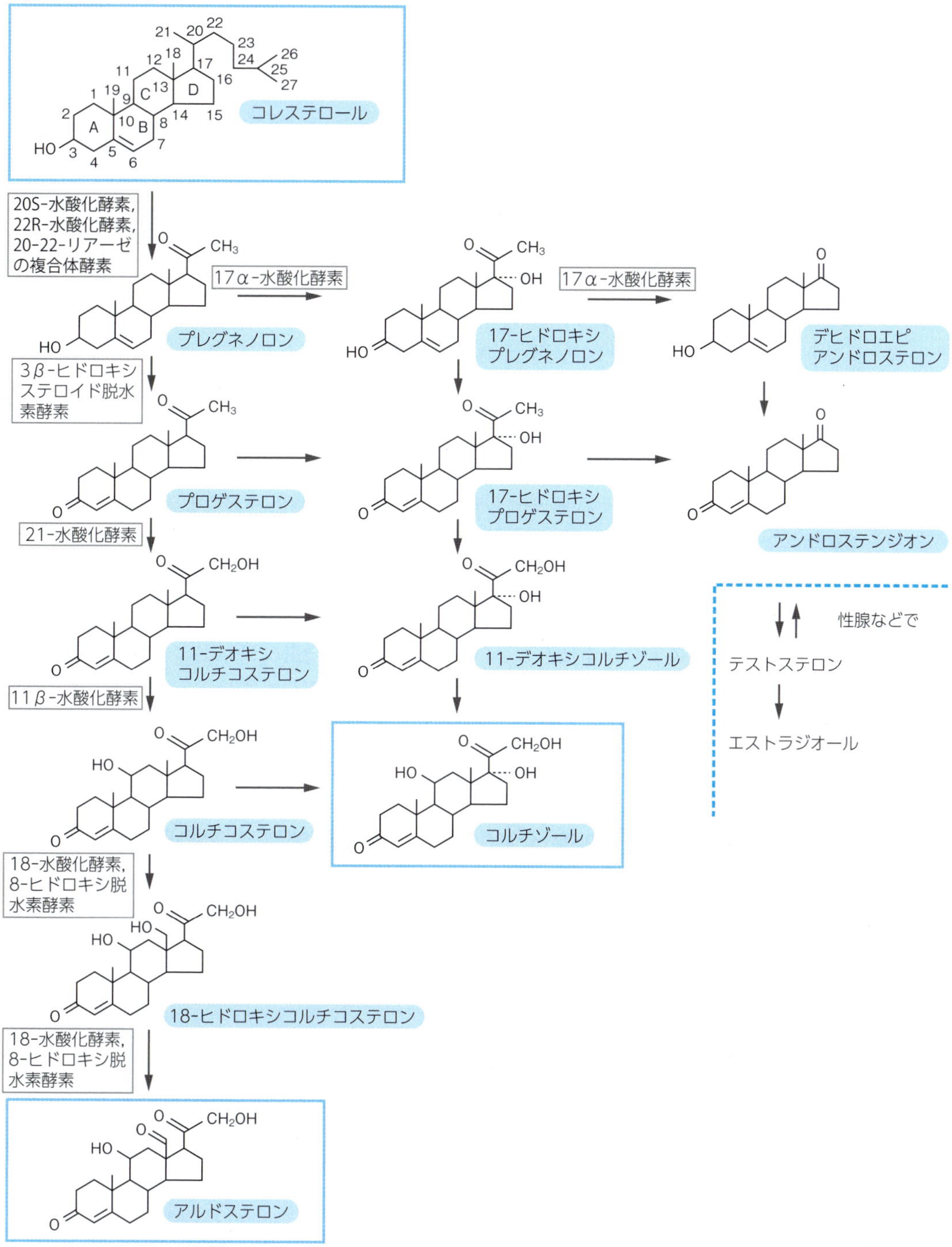

図 7-17 副腎皮質におけるステロイドホルモン生合成

酸化酵素），P450aldo（18-水酸化酵素，8-ヒドロキシ脱水素酵素），P450scc］により合成される．

　糖質コルチコイドの合成と分泌は，ACTH が束上層にある ACTH 受容体（G_s タンパク質共役型）に作用することによって行われる．一方，ACTH の分泌は，視床下部から分泌される CRH やバソプレシンによって調節されている．このような糖質コルチコイドの分泌調節は，視床下部-下垂体-副腎系（H-P-A 軸）と呼ばれる負のフィードバック機構によって行われている（本章 p 285，292 参照）．コルチゾールの分泌特徴としては，副腎皮質刺激ホルモンの分泌と同様に

早朝時に分泌が多く，夜間に少なくなる日内変動が認められる．コルチゾールの分泌を増やすものとしては，ACTH 以外にストレスや低血糖などがある．合成ステロイド製剤やステロイド合成阻害薬などの薬物投与によりコルチゾールの分泌能が低下する．

7.4 糖質コルチコイドの作用と関連疾患

副腎皮質ホルモンであるコルチゾールの作用発現は，コルチゾールが細胞膜を通過し，細胞質内受容体である糖質コルチコイド受容体（GR）へ結合することではじまる．その後，温度依存性の変形を受け，コルチゾール-GR 複合体は核膜を通過して，核内で標的 DNA の GRE（glucocorticoid responsive element）と結合し，リポコルチンなどの調節タンパク質を合成する．GR は細胞内に存在するリガンド依存性に活性化される転写調節因子であり，GRα と GRβ の 2 つが存在する．細胞質内に存在する GRα はステロイドの作用発現にかかわるが，GRβ は核内に存在し，ステロイドとは結合しないといわれている．GR は，細胞質内では不活性な状態で存在しているが，細胞内に入ってきたステロイドと結合すると，HSP（heat shock protein）90 を解離し，ステロイド-GR 複合体同士でホモ二量体を形成する．その後，核内へ移行し，遺伝子プロモーターあるいはエンハンサー上の応答配列 GRE に結合して転写活性を促進させ，種々の活性タンパク質が誘導される（図 7-18）（本章 7.5 p 313，8 章 2.3 p 341 参照）．

副腎皮質ホルモンには，大きく分けて①糖代謝の調節（主にコルチゾールが関与），②電解質代謝の調節（主にアルドステロンが関与），③性ホルモン作用（主にアンドロゲンが関与）の 3 つの作用がある．副腎皮質ホルモンは 3 種類それぞれが別々の作用を主に担っている（表 7-4）．コルチゾールは，炭水化物，脂肪およびタンパク質代謝を制御（糖新生を活発化）するため生体にとって必須のホルモンであり，免疫機能調節作用，水・電解質調節作用，骨代謝作用，精神・神経系に対する作用を発揮する．コルチゾールは，下垂体前葉から分泌される ACTH によって分泌が増加する．コルチゾールが過剰に分泌されると，耐糖能の低下（二次性糖尿病）および易感染性などが起こる．コルチゾールはストレスによっても分泌され，その分泌量が過剰になると，血圧や血糖レベルを高め，免疫機能の低下および不妊をもたらす（表 7-5）．逆に，分泌能が低下すると低血糖，低血圧，易疲労感，食欲低下などが認められる．近年，コルチゾールが過

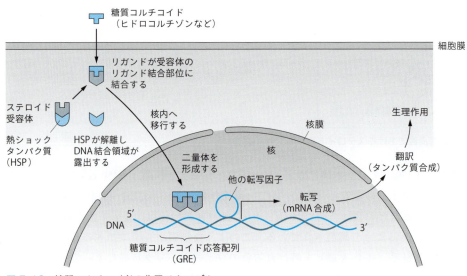

図 7-18　糖質コルチコイドの作用メカニズム

表7-4 糖質コルチコイド・鉱質コルチコイドの作用の比較

	血中半減期（時間）	糖質コルチコイド作用	鉱質コルチコイド作用
ヒドロコルチゾン（コルチゾール）	1.2	1	1
コルチゾン	1.2	0.8	0.8
プレドニゾロン	2.5	4	0.8
メチルプレドニゾロン	2.8	5	0
トリアムシノロン	3〜5	5	0
デキサメタゾン	3.5	25	0
ベタメタゾン	3.3	25	0
アルドステロン	0.5	0.3	3000

ヒドロコルチゾンの作用を1とした場合の相対比

表7-5 コルチゾールの作用

コルチゾールの作用	分泌過剰症状	分泌低下症状
代謝に関する作用 糖新生亢進・グリコーゲン合成促進・タンパク質代謝・脂質代謝	耐糖能低下（二次性糖尿病） 筋萎縮，赤色皮膚線条，皮下溢血，脂質異常症，満月様顔貌	低血圧
免疫機能調節作用 抗炎症作用（高用量）	易感染症	
水・電解質・血圧調節作用 利尿作用・鉱質コルチコイド作用（高用量）	高血圧・浮腫	低血圧・水利尿不全
骨代謝作用 骨形成抑制作用	骨粗鬆症，尿路結石	
精神・神経系に対する作用	抑うつ・不安・不眠・多幸感	易疲労感・食欲低下
ストレス応答作用 循環およびエネルギー代謝の維持		
胃酸分泌促進作用	消化性潰瘍	
視床下部-下垂体への作用	副腎皮質機能不全	

表7-6 副腎皮質ホルモン過剰・低下疾患

コルチゾール		アルドステロン	
過剰症状の疾患	低下症状の疾患	過剰症状の疾患	低下症状の疾患
副腎過形成 副腎腫瘍 クッシング症候群	アジソン病 下垂体前葉機能低下症	副腎過形成 副腎腫瘍 アルドステロン症	アジソン病 下垂体前葉機能低下症

剰なストレスにより多量に分泌された場合，脳の海馬を萎縮させることが，心的外傷後ストレス障害 post traumatic stress disorder（PTSD）患者の脳の MRI などで観察されている．

　コルチゾールやアルドステロンなどの副腎皮質ホルモンが過剰に分泌される代表的な疾患には，副腎過形成あるいは副腎腫瘍などでコルチゾール分泌が亢進するクッシング症候群がある．副腎皮質ホルモン分泌が低下する疾患には，両側副腎の慢性的病変により，副腎皮質ホルモンの分泌低下が起こるアジソン病や下垂体前葉機能低下症などがある（表7-6）．

7.5 糖質コルチコイド関連薬

7.5.1 天然の糖質コルチコイド

　ヒドロコルチゾン hydrocortisone（コルチゾール cortisol）：束状層から分泌される内因性糖質コルチコイドである．ACTH 刺激を受けて，コレステロールから合成が促される．分泌

量には日内変動があり，早朝にピークになり，夕方から夜間に減少する．糖質コルチコイドの受容体は，細胞質に存在し，通常，受容体には熱ショックタンパク質（HSP）やイムノフィリンが結合している．しかしながら，図7-18に示すように，細胞質内の受容体にヒドロコルチゾンが結合するとそれらは解離し，ホルモンとその受容体複合体は，二量体を形成して核内へと移行し，特定遺伝子上流領域の糖質コルチコイド応答配列に結合して，当該遺伝子転写を促進または抑制し，細胞機能を変化させる（8章2.3 p 341 参照）．

[薬理作用]（表7-5）

(1) 代謝作用：①血糖上昇：糖利用を抑制し，肝臓でのアミノ酸からの糖新生を促進する．インスリン作用と拮抗する．②タンパク質異化促進：タンパク質の分解を促進して，アミノ酸にする．骨吸収も増加する．したがって，筋肉量や骨量の減少を起こす．③脂肪分解促進：脂肪組織でのトリグリセリド triglyceride（TG）分解を亢進させ，血中の遊離脂肪酸を上昇させる．一方，肝臓でのTG合成は亢進させる．長期投与により，四肢の脂肪は減少し，肩，顔，腹部への脂肪沈着が増える（体幹肥満）（図7-19）．

(2) 抗炎症作用：炎症に関連する酵素や分子（ホスホリパーゼA_2やシクロオキシゲナーゼ-2などの酵素，炎症性サイトカイン）の活性や発現を阻害し，肥満細胞からのヒスタミンの放出を阻害する．抗炎症作用の強さは，糖質代謝作用の強さと正比例する．

(3) 免疫抑制作用：細胞性免疫と体液性免疫を抑制する．マクロファージの浸潤やサイトカイン産生を抑える．自己免疫疾患での自己抗体の産生を抑制する．細胞傷害性T細胞の機能分化も阻害し拒絶反応のほか，キラーT細胞活性化に伴う細胞傷害性サイトカインの放出も抑制する．

(4) 鉱質代謝作用：弱いながらNa^+を貯留，K^+排泄を増加させる．

(5) 消化器系への作用：胃酸分泌を亢進する．

(6) 脳下垂体抑制作用：負のフィードバック作用の増強により，ACTH分泌を抑え，副腎皮質機能不全を招く．

[適応] 慢性副腎皮質機能不全，急性副腎皮質機能不全（副腎クリーゼ），副腎性器症候群のほか，種々の炎症性疾患や免疫疾患に多岐に使用される．たとえば，亜急性甲状腺炎，関節リウマチ，エリテマトーデス，全身性血管炎，ネフローゼ，気管支喘息，中毒疹，重症感染症（化学療法と併用する），溶血性貧血，白血病，顆粒球減少症などである．エステル化合物として製剤化したヒドロコルチゾンリン酸エステル，ヒドロコルチゾンコハク酸エステルがあり，ショック様状態における救急にも用いられる．内因性のヒドロコルチゾン分泌に影響を与えないように朝食後に重点がおかれ投薬されることが多い．

[副作用]（図7-19）

① 感染症の誘発・増悪：抗体産生の抑制や細胞性免疫の低下により，生体防御能力が低下し，一般の細菌による肺炎や敗血症や日和見感染を起こしやすくなる．

② 医原性クッシング症候群：満月様顔貌，ざ瘡（にきび），皮膚の菲薄化，体幹肥満，皮下出血斑，多毛，野牛肩（バッファローハンプ），高血糖，浮腫，高血圧

③ 下垂体-副腎皮質機能不全：長期投与によりACTH分泌が過度に抑制され，副腎皮質の萎縮・機能低下が起こる．突然の服薬中止により急性副腎皮質機能不全（離脱症状）を招くことがある．ショック，血圧低下，倦怠感，関節痛，嘔吐などを引き起こす．

後述の合成糖質コルチコイドも同様であるが，その他の副作用として消化性潰瘍（胃酸分泌増加による），骨粗鬆症（骨吸収促進による），緑内障，白内障，高血圧などがある．

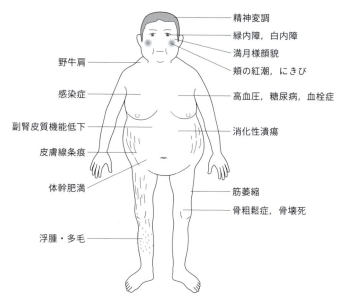

図 7-19　糖質コルチコイドの主な副作用
渡邊康裕（編）：カラーイラストで学ぶ集中講義薬理学，改訂第 2 版，メジカルビュー社，東京，p 431 より許諾を得て転載

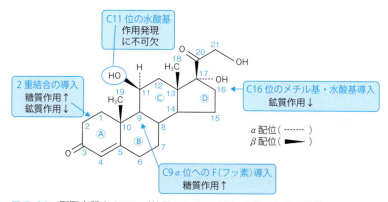

図 7-20　副腎皮質ホルモン（糖質コルチコイド）の構造とその特徴

［禁　忌］　以下の患者には投与しないことが原則となっているが，特に必要とする場合には慎重に投与する．

　有効な抗菌薬が存在しない感染症や全身性真菌症の患者（感染症を増悪させるおそれがある），消化性潰瘍，精神病，単純疱疹性角膜炎，後嚢白内障，緑内障，高血圧症，電解質異常のある患者，血栓症の患者（血液凝固能を増加させる）

［相互作用］　バルビツール酸誘導体，フェニトイン，リファンピシンは，薬物代謝酵素を誘導するため，本薬物の作用が減弱する（用量の調節が必要）．サリチル酸誘導体の腎排泄・肝代謝を促進するので，併用時に本薬物を減量するとサリチル酸中毒を起こす危険性がある．血液凝固促進作用があるため，抗凝血薬の作用が減弱する．

7.5.2　合成糖質コルチコイド

　A 環 4-5 位間の 2 重結合，3 位のケト基，11β 位の水酸基は糖質コルチコイドの活性発現に必須である（図 7-20）．構造活性相関として，①A 環 1-2 位間への 2 重結合の導入（A 環 2 重結

表 7-7 主な合成糖質コルチコイドと構造の特徴

一般名	抗炎症作用力価比	Na⁺貯留活性比	構造の特徴	備 考
ヒドロコルチゾン（コルチゾール）	1	1	1-2位間に2重結合はない	天然糖質コルチコイドで，効果は弱いが補充療法やショックに汎用される
コルチゾン	0.8	0.8		
プレドニゾロン	4	0.8	持続作用を得るためにC1-2位間を2重結合にした	各種炎症疾患に汎用
トリアムシノロン	5	0	プレドニゾロンの9α位にFが入り，16α位に水酸基が付いた構造	ヒドロコルチゾンの電解質貯留作用（浮腫）が著しく低下
デキサメタゾン	25	0	9α-フルオロ-16α-メチルプレドニゾロン	作用がかなり強力 主に全身投与用
ベタメタゾン	25	0	9α-フルオロ-16β-メチルプレドニゾロン（16位の水酸基の配位がデキサメタゾンと異なるのみの違い）	作用がかなり強力 内服，坐剤，注射，外用にて投与
フルオシノロンアセトニド	100	0	トリアムシノロンの6位にFがさらに入った構造	超強力，外用

合2つ）により糖質作用は増加，鉱質作用は減弱することや，② 9α位へのフッ素（F）の導入が，糖質作用を増強し，③ 16位メチル化や水酸化は鉱質作用を減弱することが知られている．このような構造活性相関を応用して糖質（抗炎症）作用を高め，逆に鉱質作用を減少させて，かつ作用持続時間を長くした合成糖質コルチコイド（日常的にステロイド薬と呼ばれる）が創製された．**表 7-7** に代表的薬物とその特徴を示す．

- **プレドニゾロン** prednisolone：天然のヒドロコルチゾンより糖質代謝作用（抗炎症作用）は4倍であり，鉱質代謝作用を弱めてある（**表 7-7**）．

- **トリアムシノロン** triamcinolone：比較的強力な抗炎症作用を示すが，鉱質代謝作用はほとんど示さない．ヒドロコルチゾンやプレドニゾロンと同様に，副腎機能不全，関節リウマチ，エリテマトーデスなどの自己免疫疾患に幅広く使用される．

- **デキサメタゾン** dexamethasone：強力な抗炎症作用をもつ．パルミチン酸エステル型は，リポ化製剤として関節リウマチに，シペシル酸エステル型は，粉末製剤としてアレルギー性鼻炎に適用される（1日1回噴霧）．

- **ベタメタゾン** betamethasone：デキサメタゾンと16β位部分のみが異なる．持続作用が長く，強力な抗炎症作用を有する．潰瘍性大腸炎に適用される坐剤もある．

- **ベクロメタゾン** beclometasone：アンテドラッグ（皮膚の塗布部位から薬剤が吸収されると代謝を受け，作用が速やかに消失）であり，軟膏・クリーム剤として，湿疹や皮膚炎に使用する．点鼻液としてアレルギー性鼻炎にも適用される．

- **フルチカゾン** fluticasone, **モメタゾン** mometasone：点鼻薬として，アレルギー性鼻炎に適用される．局所で強い抗炎症作用を発揮するが，全身性の影響は少ない．モメタゾンは，強力な局所抗炎症作用を期待して，軟膏・クリーム・ローション剤として皮膚炎，乾癬などの皮膚疾患のほか，吸入薬として気管支喘息にも使用される．

- **フルオシノニド** fluocinonide：軟膏，クリーム，ローション，スプレー剤（すべて外用薬）として，湿疹・皮膚炎群，乾癬などに用いる．

- **ブデソニド** budesonide：吸入用ステロイド薬であり，気管支喘息に用いられる（タービュヘイラー，吸入液として吸入）．

糖質コルチコイド関連薬

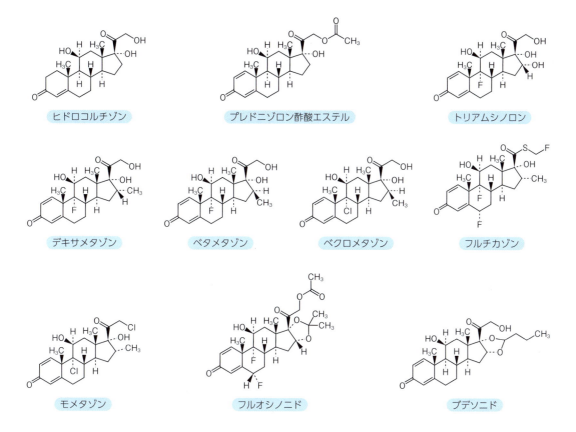

図 7-21 レニン-アンギオテンシン-アルドステロン系の体液調節機構

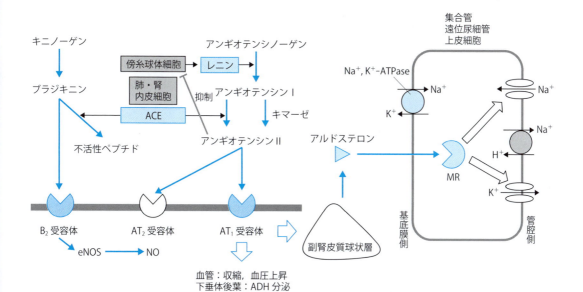

ACE：アンギオテンシン変換酵素，ADH：抗利尿ホルモン，MR：鉱質コルチコイド受容体，eNOS：内皮型 NO 合成酵素，AT_1 受容体：アンギオテンシンⅡ AT_1 受容体，AT_2 受容体：アンギオテンシンⅡ AT_2 受容体，B_2 受容体：ブラジキニン B_2 受容体

7.6 鉱質（ミネラル）コルチコイドの合成と分泌

鉱質コルチコイド（アルドステロン）は，副腎皮質のなかでコレステロールから合成される（図7-18）．鉱質コルチコイドの合成は糖質コルチコイドの合成とコルチコステロンの合成までは共有して行われ，その後P450aldoによって合成される．

アルドステロンの分泌は，レニン-アンギオテンシン-アルドステロン系（RAA系）により制御されている（図7-21）．腎臓の傍糸球体細胞から分泌されたレニンは，アンギオテンシノーゲンをアンギオテンシンIに変換させる（2章8.5.2 p 72 参照）．アンギオテンシンIはさらにアンギオテンシン変換酵素 angiotensin converting enzyme（ACE）によりアンギオテンシンIIとなる．アンギオテンシンIIは副腎皮質に作用することでアルドステロンの分泌を促進する．血中のアンギオテンシンIIが増加すると，腎臓の傍糸球体細胞からのレニン分泌を抑制するように負のフィードバックが働くことで，結果的にアルドステロンの分泌も抑制される．一方，アルドステロンの分泌へのACTHの関与は少ない．

7.7 鉱質コルチコイドの作用と関連疾患

鉱質コルチコイド（アルドステロン）は，腎臓，唾液腺，汗腺，腸管粘膜細胞など（特に腎臓）に作用し電解質の調節を行う．副腎皮質から分泌されたアルドステロンは，主に腎臓の遠位尿細管に作用し，Na^+の再吸収，K^+の分泌，NH_4^+としてのH^+の分泌を促進するなど電解質の調節を行っている．アルドステロンによりNa^+の再吸収が増大することによりK^+やH^+の分泌増加が続発的に行われる．アルドステロンが過剰になると細胞外のNa^+が増加することで，細胞外液の増大による血圧の上昇および血清K^+の減少によるアルカローシスが発症する．

副腎皮質球状層細胞の腺腫（副腎癌などを含む）に起因し，アルドステロン分泌が増加する疾患である原発性アルドステロン症では，高ナトリウム血症，循環血液量増加および低カリウム性アルカローシスが生じる可能性があり，発作性の筋力低下，錯感覚，一過性麻痺，テタニーなどを引き起こす．高血圧症を発症することが多く，多飲・多尿を伴う低カリウム血症性腎症も発症頻度が高い．ただし，浮腫の発症頻度は低い．

腎動脈閉塞性疾患（例：アテローム，狭窄），腎血管収縮（加速性高血圧で生じるようなもの），および浮腫性疾患（例：心不全，腹水を伴う肝硬変，ネフローゼ症候群）などの疾患により腎血流低下が起こった場合，レニン-アンギオテンシン-アルドステロン系が刺激され，結果としてアルドステロンの過剰分泌が生じ，二次性アルドステロン症を発症する．

7.8 鉱質コルチコイド関連薬

球状層から分泌されるアルドステロンは，遠位尿細管におけるNa^+-K^+交換系を促進し，水の再吸収を促進する．アルドステロンの臨床適応はないが，アルドステロンのC_9にフッ素，C_{17}に水酸基を導入したフルドロコルチゾンの酢酸エステル体が塩喪失型先天性副腎皮質過形成および塩喪失型慢性副腎皮質機能不全（アジソン病）に適応される．

A アルドステロン受容体遮断薬（K^+保持性利尿薬）（13章2.1 p 546 参照）

スピロノラクトン spironolactone, カンレノ酸カリウム potassium canrenoate, エプレレノン eplerenone

［薬理作用］　アルドステロンの標的部位の遠位尿細管細胞内に存在するアルドステロン受容体上で，アルドステロンと競合的に拮抗する．体内へのNa^+再吸収が抑制され，

K⁺ が保持されるので，血圧は低下方向に向かう．
［適　応］　高血圧症，浮腫など
［副作用］　電解質異常，急性腎不全，女性化乳房，性欲減退，陰萎，月経不順．なお，エプレレノンは，性腺系の副作用は少ない．

鉱質コルチコイド関連薬

スピロノラクトン　　　カンレノ酸カリウム　　　エプレレノン

7.9　副腎皮質ホルモン生合成阻害薬

副腎の機能亢進を伴う疾患や下垂体-副腎系の疾患の鑑別のための検査に使用される．

メチラポン　methyrapone

［薬理作用］　副腎の 11β-水酸化酵素（CYP11B1）を阻害することにより，ヒドロコルチゾン，コルチコステロン，アルドステロンの生成を阻害する．代謝系は 11-デオキシコルチゾールの段階で止まる（図 7-22）．血中のコルチコイドの濃度低下により，正常ならば，ネガティブフィードバック機構が解除され，下垂体からの ACTH 分泌は促進される．しかしながら，クッシング病（下垂体前葉の腺腫）では，ACTH 分泌がさらに増強される．一方，副腎腫瘍によるクッシング症候群では，下垂体 ACTH 産生が抑制されている（強い負のフィードバックを受けて機能不全状態にある）ため無反応となる．

［適　応］　ACTH 分泌予備能の測定，クッシング症候群（糖質コルチコイドの慢性的な過剰分泌による代謝異常）

［副作用］　ショック，副腎機能不全，血圧変動，腹部不快感，めまい，頭痛，悪心・嘔吐など

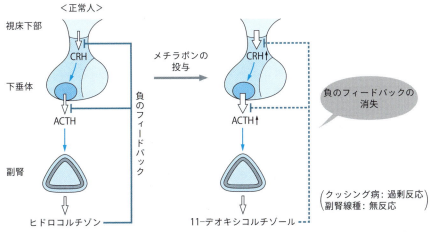

図 7-22　メチラポンの ACTH 分泌への影響

💊 トリロスタン trilostane
[薬理作用] 3β-ヒドロキシステロイド脱水素酵素を阻害して，アルドステロンおよびヒドロコルチゾンの合成を抑制する．これにより，それらの過剰分泌が停止する．
[適 応] 特発性アルドステロン症*，原発性アルドステロン症，クッシング症候群
[副作用] 肝機能障害，発疹，掻痒感，食欲不振，眠気など

💊 ミトタン mitotane
[薬理作用] 副腎皮質に対して直接細胞毒性を発揮する．束状層や網状層に比較的選択性が高く，壊死・萎縮を起こす．
[適 応] 副腎癌，手術適応とならないクッシング症候群
[副作用] 胃潰瘍，認知症，妄想，副腎不全，食欲不振など

副腎皮質ホルモン生合成阻害薬

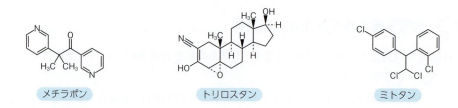

メチラポン　　　　　トリロスタン　　　　　ミトタン

7.10 副腎髄質ホルモンの作用

副腎髄質ホルモン（アドレナリン，ノルアドレナリン）はカテコールアミンであり，神経伝達物質としても働いている．アドレナリンは，L-チロシンからL-ドーパを経て順にドパミン，ノルアドレナリン，アドレナリンの順に生合成される．カテコールアミンの作用としては，血圧上昇（心拍数上昇，血管収縮），血糖上昇（グリコーゲン分解促進，インスリン分泌抑制）発汗増加などの作用がある（3章1.3 p 89 参照）．

副腎髄質ホルモンは，ストレス反応の中心的役割を果たし，心筋収縮力の増強，心臓（冠血管），肝臓，骨格筋の血管拡張，皮膚，粘膜の血管収縮，消化管運動低下，気管支平滑筋弛緩，瞳孔散大などが起こる．

副腎髄質ホルモンの過剰に分泌される疾患は，副腎腫瘍の1つの褐色細胞腫がある．

8 性ホルモンと薬物

女性ホルモンは，卵胞ホルモンと黄体ホルモンに分けられる．卵胞ホルモン活性をもつ生理活性物質をエストロゲン estrogens，黄体ホルモン活性をもつものをプロゲストーゲン progestogen と総称的に呼ぶ．後者はプロゲスチン progestin やゲスタゲン gestagen と呼ばれることもある．主なホルモンは，エストロゲンがエストラジオール estradiol，プロゲストーゲンはプロゲステロン progesterone である．一方，男性ホルモン活性を示すものをアンドロゲン androgens と呼ぶ．代表的男性ホルモンはテストステロン testosterone である．このテストステロンのステロイド骨格の A 環が，芳香化酵素であるアロマターゼ aromatase（CYP19）により芳香化され，エストラ

---
* 特発性アルドステロン症：原発性アルドステロン症（副腎皮質腫瘍によるアルドステロンの過剰分泌症）のうち約10%を占め，分泌細胞の過形成（分泌細胞が増える）によるものである．高血圧患者の10%（200〜400万人）の原因が原発性アルドステロン症といわれている．

ジオールが生成される．卵胞ホルモンは，卵巣の顆粒膜細胞 granulosa cells で，黄体ホルモンは黄体 corpus luteum や胎盤 placenta で主に生成・分泌される．両ホルモンは，副腎皮質（網状層）や精巣でも少量生成される．

天然のエストロゲンは，エストラジオール，エストロン estrone，エストリオール estriol である．このうち，エストラジオールの活性が最も強い．これらは経口投与では不活性化を受ける．

8.1 女性ホルモンの合成，分泌と月経周期

卵巣は，エストロゲンとプロゲステロンの2種類の女性ホルモンを分泌している．このホルモンの産生と分泌は視床下部ホルモン（GnRH）と下垂体ホルモンである性腺刺激ホルモン（ゴナドトロピン：Gn）により制御され，血中濃度が変動する．この女性ホルモンは子宮に働き，約1ヵ月の月経周期を生み出している．女性ホルモンは，副腎皮質ホルモンと同様に，炭素数が21のプレグネノロン pregnenolone から，炭素数21のプロゲストーゲン（プロゲステロン）→炭素数19のアンドロゲン（テストステロンなど）→炭素数18のエストロゲン（エストラジオールなど）の順に生成される（図7-23）．エストロゲンは，活性の弱いエストロンに代謝される．これらは尿中にグルクロン酸や硫酸の抱合体として排泄される．

卵巣から分泌される主要な卵胞ホルモンは，エストラジオールである．このエストラジオールは，成熟した卵胞の顆粒膜細胞（顆粒層細胞とも呼ばれる）で多く生成される．しかしながら，顆粒膜細胞自身にはアンドロゲン生成能はなく，卵胞膜（莢膜）細胞 theca cells で産生・分泌されたアンドロゲン（テストステロン，アンドロステンジオン）が，顆粒膜細胞に移行し，この細胞内に存在するアロマターゼの作用を受けて，エストロゲンが合成される（図7-24）．エストラジオールは，卵胞液に分泌され，顆粒膜細胞のFSH受容体数を増加させる．その結果，FSH作用は高まり，アロマターゼ活性を増強してエストラジオールが大量に産生される．図7-24に示すように，莢膜細胞でのアンドロゲン産生には主にLHがかかわり，顆粒膜細胞でのエストロゲン産生には主にFSHが関与し，2種の細胞の協力作用によって，エストロゲン合成と卵胞発育

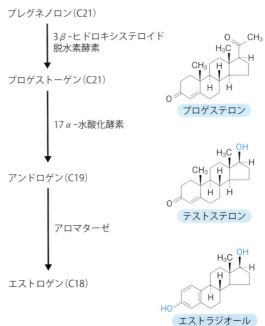

図7-23 女性ホルモンの基本構造と合成経路

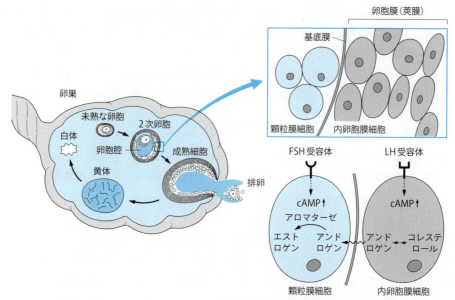

図 7-24　卵胞ホルモンの生成：two-cell/two-gonadotropin モデル

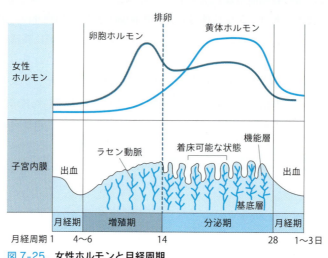

図 7-25　女性ホルモンと月経周期

が高められる（two-cell/two-gonadotropin モデル）．

　卵巣には，未熟な卵胞が多数存在しており，これらは月経周期の前半（卵胞期）に下垂体から分泌されるゴナドトロピン（主に FSH）に刺激されて成熟する．排卵後の卵胞は黄体となり，その後，退縮して白体へと変化する．この卵胞発育と排卵，黄体形成・退縮の繰り返しを**卵巣周期**と呼ぶ．エストロゲンは，成熟した卵胞から分泌され，子宮内膜の間質や腺上皮細胞を増殖させて機能層を肥厚させる（**増殖期**）（図 7-25）．ラセン動脈，毛細血管網も形成させる．排卵直前に維持される血中エストラジオール濃度の上昇は，間脳に正のフィードバック作用をもたらし，排卵を惹起する LH の大量放出（LH サージ）を誘発させる．排卵後の卵胞からは，黄体が形成されて，プロゲステロンが分泌される．プロゲステロンの作用により，子宮の粘液や糖類の分泌が盛んになり，妊娠（着床）可能な状態となる（**分泌期**）．受精，着床が起こらなければ，

黄体は，排卵後約10日で退縮して白体となり，エストロゲンやプロゲステロンの分泌は急速に減少する．その結果，機能層は剝離して，血液や粘液とともに子宮外に排出される（月経）．

8.2　卵胞ホルモンの作用と関連薬（表7-8）

エストラジオール estradiol, エストリオール estriol, エストラジオール安息香酸エステル estradiol benzoate, エストラジオールプロピオン酸エステル estradiol dipropionate

[薬理作用]

　① 子宮：子宮内膜の増殖を促進して，内膜を肥厚させる．女性副生殖器（子宮，腟，卵管）の発育促進，乳腺発育の促進とともに女性の第二次性徴に関与する．

　② 視床下部-下垂体系：下垂体前葉からのGn分泌の抑制作用を示す．負のフィードバック機構の増強により，Gnの分泌は抑制される（経口避妊薬の作用として応用される）．

　③ 電解質：弱いながらアルドステロン様作用をもち，尿細管における水とNa$^+$の再吸収を促す．思春期では，骨を成熟させ長骨・骨端線の閉鎖を促進する（身長増加の停止と関連）．成人では，骨吸収抑制作用を発揮している（更年期後のエストロゲン分泌低下による骨粗鬆症と関連）．

[適　応]　更年期障害，老人性腟炎，閉経後骨多孔症，いわゆる卵巣機能低下によるホルモンの欠乏性障害の補充療法に用いる．また，月経困難症や前立腺癌に適応される．エストリオール製剤は，腟や頸管に対する作用が比較的選択的なため，腟炎や頸管炎に適用される．エストラジオールの安息香酸エステルまたはジプロピオン酸エステルは，油性懸濁液として筋注で用いられ，持続型である．結合型エストロゲン（プレマリン®：エストロンとエクイリンの硫酸エステルナトリウムを含有）は，主に更年期障害などに用いられ，活性はエストラジオールと比較すると弱い．

[副作用]　長期連用により血栓症（血液凝固系の亢進），乳房痛，過敏症など

[禁　忌]　エストロゲン依存性腫瘍，乳癌，血栓性疾患の疑いまたは既往歴など

エチニルエストラジオール ethynylestradiol, メストラノール mestranol

[薬理作用]　上記と同様であるが，肝臓で不活性化されにくいため，エストロゲン作用を期待して内服用錠剤として用いられる．

[適　応]　更年期障害（卵巣欠落症状に伴う血管運動神経症状，Hot flushや発汗など）に使用されることが多く，子宮内膜への作用が強いことが特徴である．エチニルエストラジオールと男性ホルモンとの配合錠も更年期障害に適応される．男性ホルモンは，特に，不安感，抑うつ，いらいら感および性欲減退を改善する．さらに，エチニルエストラジオールは前立腺癌，閉経後の末期乳癌（男性ホルモンに拮抗を示す場合）にも用いられる（15章3.2.7 p 682参照）．ノルゲストレル（合成黄体ホルモン）・エチニルエストラジオールは，黄体ホルモンと卵胞ホルモンのバランスの調節を期待して，機能性子宮出血のほか，月経困難症，月経周期の変更，過多月経，子宮内膜症などに使用される．メストラノールは単独で用いられることはなく，黄体ホルモンとの配合剤として使用される．

表 7-8 女性ホルモンとその誘導体の作用,疾患への適用と副作用

薬物	作用（または作用の特徴）	主な適応	重要な副作用（注射・内服時）
エストラジオール*	天然の卵胞ホルモン	更年期障害・卵巣機能低下による諸症状改善,閉経後骨粗鬆症	性器分泌物,乳房不快感,（重大）静脈血栓塞栓症,血栓性静脈炎
エストラジオール*プロピオン酸エステルまたは吉草酸エステル	初回通過効果を受けやすいので,経口では用いない.デポ注射剤が開発されており,1〜4週間ごとに筋注にて用いる.	無月経,月経周期や月経量の異常,月経困難症,機能性子宮出血,更年期障害・卵巣機能低下による諸症状改善	過敏症状,頭痛,乳房痛,性器出血,（重大）長期連用により血栓症
エストリオール*	エストラジオールに代謝されないので,子宮内膜に対する作用は弱い.腟・頸管に対する作用は比較的選択的である.	更年期障害,老人性骨粗鬆症,腟炎,子宮頸管炎	エストラジオールプロピオン酸エステルまたは吉草酸エステルと同様
結合型エストロゲン（プレマリン®）	体内にてエストラジオールに変換されて効果を発揮する（ホルモン補充療法）.	卵巣機能不全症,更年期障害,腟炎,機能性子宮出血	（重大）血栓症,血栓塞栓症
エチニルエストラジオール*	強い卵胞ホルモン活性を有し,Gn分泌を抑制する.男性では男性ホルモン（アンドロゲン）の分泌抑制を介して,がんの進行に抑制的に作用する.	前立腺癌,閉経後の末期乳癌	頭痛,乳房痛,性器出血,（重大）長期連用により血栓症
プロゲステロン**	天然の黄体ホルモン	無月経,月経困難症,機能性子宮出血,黄体機能不全による不妊症,切迫流・早産,習慣性流・早産	発疹,肝機能障害,浮腫,悪心・嘔吐,頭痛
ジドロゲステロン**	経口投与が可能なプロゲステロン誘導体	プロゲステロンの適応に加えて,月経周期異常,子宮内膜症	プロゲステロンと同様
ヒドロキシプロゲステロン**カプロン酸エステル	初回通過効果を受けにくくしたプロゲステロン誘導体で約1週間,作用が持続する（筋注）.子宮内膜の分泌相の形成・維持作用を示す.	プロゲステロンと同様	プロゲステロンと同様
メドロキシプロゲステロン**酢酸エステル	経口投与にてプロゲステロンよりも強い黄体ホルモン活性を有する.妊娠維持作用をもつ.	〈低用量〉無月経,月経量異常（過少月経,過多月経）,切迫流・早産,習慣性流・早産,〈高用量〉乳癌,子宮体癌	腹痛,悪心・嘔吐
クロルマジノン**酢酸エステル	黄体ホルモン活性が強い.卵胞ホルモン活性をもたない.抗アンドロゲン活性を有するので,前立腺肥大症・前立腺癌にも用いられる.	ノルエチステロンの適応に加えて,前立腺肥大症,前立腺癌	肝機能異常,浮腫,女性化乳房,（重大）血栓症,うっ血性心不全
ノルエチステロン**	強い黄体ホルモン活性をもつが,妊娠維持作用はない.	無月経,月経周期や月経量の異常,月経困難症,機能性子宮出血,卵巣・黄体機能低下による不妊症	悪心・嘔吐,発疹,食欲不振,不正出血,乳房緊満感,頭痛
レボノルゲストレル**	子宮内膜を着床しにくい環境に変化させる	緊急避妊（性交後3日以内に服用）,避妊,過多月経や月経困難症改善 装着タイプ子宮内持続放出システムあり（約5年）	頭痛,傾眠,子宮出血
ジエノゲスト**	選択的なプロゲステロン受容体アゴニストであり,子宮内膜脱落膜化（分化）を促進する.	子宮内膜症,子宮腺筋症に伴う疼痛改善	不正出血,貧血,ほてり,頭痛,めまい
デソゲストレル**・エチニルエストラジオール*配合（マーベロン®）	ゴナドトロピン分泌抑制による排卵阻害,子宮頸管粘液の性質変化など	避妊（低用量ピル）	悪心,乳房痛,（重大）血栓症,アナフィラキシー

表 7-8　(つづき)

薬　物	作用 (または作用の特徴)	主な適応	重要な副作用 (注射・内服時)
エチニルエストラジオール*・ノルエチステロン**配合 (オーソ®)	マーベロン®と同様	避妊 (低用量ピル)	マーベロン®と同様
エチニルエストラジオール*・レボノルゲストレル**配合 (アンジュ®, トリキュラー®)	マーベロン®と同様	避妊 (低用量ピル)	マーベロン®と同様
エチニルエストラジオール*・ドロスピレノン**配合 (ヤーズ®)	排卵阻害, 子宮内膜増殖抑制により, PG などの疼痛関連因子の産生を抑える.	子宮内膜症に伴う疼痛, 月経困難症	性器出血, 悪心, 頭痛 (重大) 血栓症, アナフィラキシー
エチニルエストラジオール*・レボノルゲストレル**配合 (ルナベル®)	ヤーズ®と同様	子宮内膜症に伴う疼痛, 月経困難症	ヤーズ®と同様
ノルエチステロン**・メストラノール* (ソフィア®)	欠乏した卵胞ホルモンを補充して, 卵胞ホルモンにより増加する子宮体癌のリスクを黄体ホルモンで抑える.	月経周期異常, 無月経, 月経量異常, 月経困難症, 月経前緊張症, 更年期障害, 機能性不妊症, 機能性子宮出血, 月経周期変更	発疹, 肝機能異常, 悪心, 不正出血 (重大) 血栓症, アナフィラキシー

＊合成エストロゲン, ＊＊合成プロゲストーゲン

卵胞ホルモン関連薬

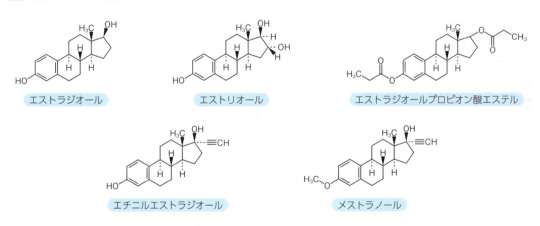

エストラジオール　　　エストリオール　　　エストラジオールプロピオン酸エステル

エチニルエストラジオール　　　メストラノール

8.3　抗エストロゲン薬

8.3.1　エストロゲン受容体遮断薬

広義では, エストロゲン受容体上でエストロゲン作用に拮抗する薬物 (狭義の抗エストロゲン薬) とエストロゲンの合成を阻害する薬物に分けられる.

🔹 **クロミフェン** clomiphene (排卵誘発薬)

[薬理作用]　間脳 (視床下部) と下垂体のエストロゲン受容体においてエストロゲンと競合的拮抗することにより, エストロゲンの負のフィードバック機構を抑制し, 下垂体前葉からの Gn 分泌を促進する結果, 卵胞の発育促進と排卵誘起作用をあらわす.

[適　応]　不妊症の排卵誘発

[副作用]　多胎妊娠 (10%程度), 卵巣過剰刺激 (卵巣腫大症状), 更年期様症状など.

💊 **タモキシフェン** tamoxifen, **トレミフェン** toremifene, **フルベストラント** fulvestrant, **メピチオスタン** mepitiostan（15章3.2.7 p 677参照）

［薬理作用］　乳癌組織のエストロゲン受容体に結合して，がんに対するエストロゲン作用を抑制し，その増殖を阻止する．一方，子宮や骨に存在するエストロゲン受容体に対してはタモキシフェンとトレミフェンは，刺激的に作用する．フルベストラントは，エストロゲン受容体遮断作用のみならず，エストロゲン受容体の分解を促進する作用も知られている．

［適　応］　〈タモキシフェン〉乳癌（閉経前・閉経後ホルモン受容体陽性の乳癌）
〈トレミフェン〉閉経後乳癌（適用外で閉経前でも）
〈フルベストラント〉閉経後乳癌
〈メピチオスタン〉乳癌，透析施行中の腎性貧血

［副作用］　血栓閉塞症，静脈炎，白血球減少，肝機能障害，悪心・嘔吐，性器出血など

8.3.2　アロマターゼ阻害薬

💊 **アナストロゾール** anastrozole, **エキセメスタン** exemestane, **レトロゾール** letrozole

［薬理作用］　非ステロイド性の化合物である．**アロマターゼ活性の阻害**により，テストステロンからエストラジオールへの変換を阻害する（15章3.2.7 p 680参照）．上記の薬物のうち，レトロゾールはアロマターゼ阻害能が最も高い．

［適　応］　閉経後乳癌

［副作用］　肝機能障害，黄疸，ほてり，頭痛，関節痛など

■ 抗エストロゲン薬

クロミフェン　　　　　　タモキシフェン　　　　　　トレミフェン

フルベストラント　　　　アナストロゾール

エキセメスタン　　　　　レトロゾール

8.4 黄体ホルモンの作用と関連薬

8.4.1 天然の黄体ホルモン

プロゲステロン progesterone：月経周期を有する成人女性において，主に排卵後の卵胞から形成される黄体で産生・分泌される．最も強力な分泌刺激因子は黄体形成（化）ホルモン（LH）である．プロゲステロンは妊娠初期には，妊娠黄体と絨毛で，妊娠6週目以降は，胎盤で多量に産生・分泌され，妊娠維持に寄与する．肝臓で速やかに代謝されるので経口投与は無効である．

［薬理作用］
① **子宮**：エストロゲンで増殖肥厚した子宮内膜（増殖期）に働いて分泌腺の発育を促し，受精卵の着床に適した状態にする（分泌期に移行）．エストロゲン作用と拮抗し，子宮収縮を抑制する．オキシトシンに対する感受性も低下させる（流産防止と関連）．
② **乳腺**：エストロゲンとともに乳腺に作用し，乳腺小葉の発育を促進する．
③ **全身性作用**：排卵後の黄体期での基礎体温を上昇させる（約0.6度）．下垂体前葉からのGn分泌を抑制する（妊娠中の排卵抑制に寄与）．腎尿細管に作用してNa^+の尿中排泄を促進するため，代償的にアルドステロン分泌が増して水分の貯留をもたらす．

［適 応］ 無月経，月経困難症，機能性子宮出血，黄体機能不全による不妊症，切迫流・早産，習慣性流・早産，生殖補助医療における黄体補充

［副作用］ 発疹，肝機能障害，浮腫，悪心・嘔吐，頭痛など

8.4.2 合成黄体ホルモン

以下の薬物は，大部分が経口投与を可能にした合成黄体ホルモンである．

A プロゲステロン誘導体

ジドロゲステロン 17α-dydrogesterone（経口）

［薬理作用］ 基本的作用はプロゲステロンと同様であるが，基礎体温上昇作用を欠く．
［適 応］ プロゲステロンの適応に加えて，月経周期異常，子宮内膜症
［副作用］ プロゲステロンと同様

ヒドロキシプロゲステロン hydroxyprogesterone（筋注）

［薬理作用］ カプロン酸エステルとして使用され，プロゲステロン同様の作用を示す．
［適 応］ 無月経，機能性子宮出血，黄体機能不全による不妊症，切迫流・早産，習慣性流・早産など

ほかに，黄体・卵胞混合ホルモン錠剤としてヒドロキシプロゲステロンカプロン酸エステル・エストラジオールプロピオン酸エステルがある．無月経や機能性子宮出血に用いる．エストラジオール安息香酸エステルとの合剤もあり，機能性子宮出血に使用される．

［副作用］ プロゲステロンと同様

メドロキシプロゲステロン酢酸エステル medroxyprogesterone acetate（経口）

［薬理作用］ 酢酸エステルとして使用されており，プロゲステロン同様の作用を示す．
［適 応］ 無月経，機能性子宮出血，黄体機能不全による不妊症，切迫流・早産，習慣性流・早産，乳癌，子宮体癌（内膜癌）（15章3.2.7 p 682参照）

[副作用] 腹痛，悪心・嘔吐

💊 **クロルマジノン酢酸エステル** chlormadinone acetate（経口）：黄体ホルモン活性に加えて，**抗アンドロゲン作用**も有するため，前立腺肥大症・前立腺癌にも用いられる（本章 8.5.2 p 332 参照）．**クロルマジノン酢酸エステル・メストラノール**の合剤は，機能性子宮出血，無月経，月経量異常，月経周期異常，月経困難症，月経周期の変更などに使用される．

B 19-ノルテストステロン誘導体（19 位のメチル基をもたないテストステロンの誘導体）

ノルエチステロンは，17 位にエチニル基を導入した 19 位のメチル基をもたないテストステロン誘導体である．強い黄体ホルモン活性と，弱い卵胞ホルモン活性，弱い男性ホルモン活性をもつ．**ノルゲストレル**は，18 位のメチル基がエチル基に置換したものである．これは，d-ノルゲストレルと l-ノルゲストレルの 2 つの立体異性体の混合物であり，l-異性体（レボノルゲストレル）が活性をもつ．19-ノルテストステロン誘導体のうち，**ノルエチステロン**，**レボノルゲストレル**，**デソゲストレル**は，黄体・卵胞混合ホルモン錠剤の成分として主に避妊（低用量ピル）の目的で用いられる．

💊 **ノルエチステロン** norethisterone（経口）

[薬理作用] 強い黄体ホルモン作用に加え，弱い卵胞ホルモン様作用と男性ホルモン様作用を有する．妊娠維持作用はないため流早産防止活性はない．

[適　用] 無月経，月経周期異常（希発月経や多発月経），月経量異常（過小月経や過多月経），卵巣機能不全症，月経周期の変更（短縮や延長）に用いる．**ノルエチステロン・メストラノール**配合錠は，機能性子宮出血，月経困難症，月経周期の変更，卵巣機能不全による不妊症などに使用する．

[副作用] アナフィラキシー，悪心・嘔吐，発疹，食欲不振，不正出血，乳房緊満感，頭痛など

[禁　忌] 重篤な肝機能障害，肝疾患のある患者．妊婦または妊娠している可能性のある婦人．

💊 **レボノルゲストレル** levonorgestrel（経口）

[薬理作用] 排卵抑制作用に加え，受精阻害作用および受精卵着床阻害により避妊効果を示すことが示唆されているが，詳細な作用機序は不明である．

[適　応] 緊急避妊に用いられる．避妊具装着の忘れやピルの服用忘れで，危険性・緊急性の高い妊娠を回避する．性行為の後 72 時間以内の服用により効果が発揮される．避妊効果は約 80％といわれている．

　さらに，子宮内装着型の避妊システムも使用されており，約 5 年間の持続的避妊を可能にしている．また月経困難症などに用いられる．

[副作用] 頭痛，傾眠，消退出血，不正子宮出血，月経過多など（緊急避妊薬，0.75 mg 錠）

💊 **ジエノゲスト** dienogest（経口）

[薬理作用] 第 4 世代のプロゲストーゲンで子宮のプロゲステロン受容体に選択的に作用して，強いプロゲステロン様作用を示す．これにより，内膜細胞の脱落膜化（分化）を促進し，増殖を抑制する．卵巣機能も抑制する．

[適　応] 子宮内膜症，子宮腺筋症

［副作用］　不正出血，貧血，ほてり，頭痛，悪心，めまい，動悸など
［禁　忌］　異常性器出血のある患者や子宮腫大のある患者

ドロスピレノン　drospirenone（経口）

［薬理作用］　第4世代のプロゲストーゲンで単独で使用されることはなく，ドロスピレノン（3 mg）・エチニルエストラジオール（0.02 mg）錠として使用される．排卵抑制・子宮内膜増殖抑制作用を示す．プロスタグランジン（PG）などの過剰分泌で子宮筋の収縮が起き，さらにそれに伴う虚血や神経刺激により，疼痛がもたらされると考えられている．この配合錠は，PGなどの生理活性物質の過剰産生を抑えることにより，子宮運動を抑制し，月経困難症に伴う疼痛を軽減する．直接作用部位は，視床下部，下垂体および子宮内膜である．
［適　応］　子宮内膜症に伴う疼痛・月経困難症
［禁　忌］　エストロゲン依存性悪性腫瘍のある患者，血栓性疾患のある患者，重篤な肝機能障害のある患者など

8.4.3　経口避妊薬

経口避妊薬 oral contraceptives は，ピルとも呼ばれる．経口投与可能な合成プロゲストーゲンと合成エストロゲンの配合錠である．合成プロゲストーゲンとしてノルエチステロン，ノルゲストレル，レボノルゲストレル，デソゲストレル，合成エストロゲンとしてエチニルエストラジオール，メストラノールのいずれかを含有する．現在，副作用の軽減を意図した低用量ピル（卵胞ホルモン 50 µg 以下/錠）が主に使用される．その避妊効果は高い．1周期（28日間）の間に，21日間上記薬物を服用し7日間休薬するというサイクルを繰り返す．両ホルモンの配合比の違いにより，1～3相性ピルに分類される．以下，代表的薬物を示した．子宮内膜症のほか，月経前症候群 premenstrual syndrome（PMS）および月経困難症 dysmenorrhea にも適用される．

エチニルエストラジオール・ノルエチステロン　ethynylestradiol-norethisterone

［薬理作用］　合成エストロゲンと合成プロゲストーゲンの協力作用によりGn分泌に対する負のフィードバック機構を高める結果，排卵を阻止する．プロゲストーゲン作用により子宮内膜の増殖が抑制され，頸管粘液の粘度増加が精子侵入を抑制する．はじめてわが国で使用された治療用低用量ピルであり長期投与が可能である．
［適　応］　子宮内膜症に伴う月経困難症，機能性月経困難症
［副作用］　血栓症，肝機能障害，高血圧，悪心，頭痛，うつなど
［禁　忌］　血栓症（血液凝固系を亢進させるため），ホルモン依存性腫瘍，肝機能障害

8.4.4　子宮疾患の治療薬

比較的罹患率の高い疾患として子宮内膜症，子宮腺筋症および子宮筋腫がある．子宮内膜症 endometriosis は，子宮内膜に類似した組織が子宮でない場所（卵巣や腹膜など）に存在して疼痛・不妊を起こす疾患である．エストロゲン依存性疾患であり，性成熟期（20～30歳代）に好発し，その症状は閉経後に消失する特徴をもつ．わが国での患者数（約13万人）は，初経低年齢化，晩婚化，少子化という背景下，増加傾向にある．不妊を起こす疾患として重要で，月経痛，骨盤痛，排便痛を伴い，女性のQOLを著しく低下させる．類似した疾病として子宮内膜様の組織が子宮筋層内に形成されて増殖する子宮腺筋症がある．治療は，エストロゲン作用の抑制とプロゲステロン作用の増強がポイントである．治療薬には，NSAIDs（鎮痛薬）のほか，前述

したプロゲストーゲン製剤（ジエノゲスト），GnRH アゴニスト（ブセレリン，リュープロレリン）（本章 2.2.3 p 289 参照），低用量ピル（エチニルエストラジオール・ノルエチステロン）が用いられる．これらは，内膜細胞の増殖を抑制し，痛みと関連する PG 産生を抑制するほか，卵巣機能を抑える．

子宮筋腫 uterine myoma は，子宮の平滑筋から発生する平滑筋腫（ほとんどが子宮体部）で，内膜症同様に，エストロゲン依存性疾患である．30～40 歳から発症率が増加し，閉経後，激減する．主症状は，過多月経とそれによる貧血，月経困難症，骨盤内臓器への圧迫症状である．内膜症と同様に，不妊を起こす．手術前の筋腫核の縮小と術中出血の抑制のために GnRH アゴニストが使用されることが多い．

8.4.5　妊娠，分娩関連薬

A　子宮弛緩薬（表 7-9）

主に，切迫流・早産の治療に用いられる．妊娠 22 週以後から妊娠 37 週未満までの分娩が早産 premature delivery と定義される（正期産：37～42 週）．切迫早産は，この期間に規則的子宮収縮と頸管熟化がみられ，早産の危険性が高い状態である．原因の大半は，絨毛膜羊膜炎 chorioamnionitis（CAM）*1 である．破水がなく，胎児に異常がない場合は，子宮弛緩薬が処方される（リトドリンおよびピペリドレートの薬理作用の詳細は，3 章 2 p 107，3 p 137 参照）．妊娠高血圧症の薬物療法として，Ca^{2+} チャネル遮断薬やアドレナリン α，β 受容体遮断薬，メチルドパなどの降圧薬とともに，硫酸マグネシウムが子癇 eclampsia*2 の治療や発症・再発の予防に用いられることがある．

B　子宮収縮薬

通常，陣痛誘発，治療的流産または弛緩出血の治療に用いられる．オキシトシンは両者の目的で使用されるが（本章 2.3.2 p 295 参照），プロスタグランジン（$PGF_{2\alpha}$，PGE 製剤）は，陣痛誘発か治療的流産のために使用される（2 章 8.4.5 p 70 参照）．子宮復古不全 subinvolution of the uterus（産褥期の子宮復古の遅延）および弛緩出血 atonic bleeding（胎盤娩出後の子宮筋の収縮不良による出血）の治療に麦角アルカロイド（エルゴメトリン）（3 章 2.2.1 p 112 参照）が使用されることがある．

表 7-9　子宮弛緩薬の作用機序

薬　物	作用機序	特　徴
リトドリン，イソクスプリン	アドレナリン β_2 受容体の刺激	平滑筋のアドレナリン β_2 受容体を比較的選択的に刺激して，筋を弛緩させる．経口投与が可能である．
ピペリドレート	抗コリン作用：アセチルコリン M_3 受容体遮断	子宮平滑筋のアセチルコリン M_3 受容体を遮断して子宮収縮を抑制する．鎮痙作用も有する．腸管の痙攣を抑制するため，消化管の痙攣性疼痛の抑制にも用いられる．
硫酸マグネシウム（水和物）	子宮筋細胞への Ca^{2+} の流入阻害	妊娠ラットの子宮自動運動およびアセチルコリンまたは $PGF_{2\alpha}$ による収縮を抑制する．リトドリンとの併用は，筋収縮抑制作用も増強する．筋注・静注すると，血中の Mg^{2+} が増加して，Ca^{2+} との平衡が乱れ，中枢神経系の抑制と骨格筋の弛緩もみられる．

*1 絨毛膜羊膜炎：早産を引き起こす最も原因となる炎症性疾患．卵膜（絨毛膜，羊膜）に細菌が感染して発症する．
*2 子癇：妊娠高血圧症候群の妊婦にみられ，意識障害を伴った痙攣発作を発症する．

黄体ホルモン関連薬

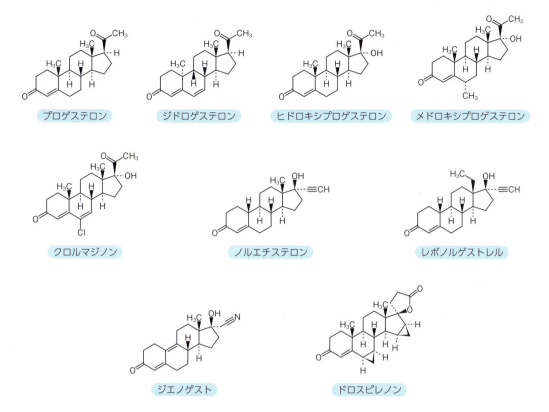

プロゲステロン　ジドロゲステロン　ヒドロキシプロゲステロン　メドロキシプロゲステロン

クロルマジノン　ノルエチステロン　レボノルゲストレル

ジエノゲスト　ドロスピレノン

8.5　男性ホルモンの作用と関連薬

　テストステロンは，LH 刺激により精巣のライディッヒ細胞（間質細胞）で産生・分泌される主要なアンドロゲンである．副腎皮質や卵巣でも少量産生される．多くの標的器官の細胞内で 5α-還元酵素によって，より活性が強い 5α-ジヒドロテストステロン（5α-DHT）に変化する．経口投与で消化管からよく吸収されるが，肝臓で速やかに不活性化されるので効果を示さない．そのため，肝臓で代謝されにくい誘導体が開発された．テストステロンの主な作用を以下に示す．

　（1）**男性化作用**：FSH と協力して精細管での精子形成を促進する．副生殖器（精囊腺，前立腺など）の発育を促進し，変声などの第二次性徴を促進する．

　（2）**タンパク質同化作用**：骨，筋肉，造血組織などでのタンパク質の合成促進作用や赤血球産生促進作用を示す．

　（3）**視床下部-下垂体系**：負のフィードバック作用により GnRH 分泌を抑制するため，Gn 分泌を抑制する．

　テストステロン誘導体は，男子性腺機能不全（類宦官症）の補充療法，造精機能障害による男子不妊症，末期女性性器癌の疼痛緩和，手術不可能な乳癌に用いられる（表 7-10）．

8.5.1　合成男性ホルモン

- **メチルテストステロン**　17α-methyltestosterone（経口），
- **テストステロンプロピオン酸エステル**　testosterone propionate（注），

表 7-10　男性ホルモンとその誘導体の作用，適用と副作用

薬物	作用（または作用の特徴）	主な適応	重要な副作用（注射・内服時）
メチルテストステロン	精子形成の促進，ゴナドトロピン分泌の抑制	男子性腺機能不全，造精機能障害による男子不妊症，末期女性性器癌の疼痛緩和，手術不能の乳癌	女性の男性化（多毛，ざ瘡，色素沈着，陰核肥大），男性の陰茎肥大や持続性勃起，肝機能障害
テストステロンプロピオン酸エステルまたはエナント酸エステル	メチルテストステロンと同様であるが，筋注にて使用	男子性腺機能不全，造精機能障害による男子不妊症	男性の陰茎肥大や持続性勃起，肝機能障害
メテノロン酢酸エステル	強力なタンパク質同化作用	骨粗鬆症，悪性腫瘍，慢性腎疾患，外傷・熱傷による著しい消耗状態，再生不良性貧血による骨髄の消耗状態	女性：嗄声，多毛，ざ瘡，色素沈着，月経異常，陰核肥大，男性：ざ瘡，陰茎肥大，陰萎，持続性勃起，過敏症（重大）肝機能障害，黄疸
ダナゾール［エチニルテストステロン（エチステロン）誘導体］	ゴナドトロピン分泌抑制，プロゲステロン受容体刺激作用（内膜症病巣への直接作用と関連），アンドロゲン受容体刺激作用	子宮内膜症，乳腺症（現在あまり用いられない）	肝機能異常，男性化作用（重大）血栓症，劇症肝炎

テストステロンエナント酸エステル testosterone enanthate（筋注）

［薬理作用］　テストステロンがもつ造精機能の促進，骨髄機能の刺激作用，エストロゲン拮抗作用，更年期症状の改善効果を応用し，持続性をもつようにした．

［適　応］　〈メチルテストステロン〉①男子性腺機能不全，②造精機能障害による男子不妊症，③末期女性性器癌の疼痛緩和，手術不可能な乳癌，
　　〈テストステロンプロピオン酸エステル〉上記①，②（作用は2日間ほど持続）
　　〈テストステロンエナント酸エステル〉上記①，②に加えて，再生不良性貧血，骨髄線維症，腎性貧血（作用は1ヵ月ほど持続）

［副作用］　女性の男性化（陰核の肥大，体毛の増加，骨格筋の発達など），男性の陰茎肥大や持続性勃起，Na^+貯留作用による浮腫，肝機能障害など

［禁　忌］　アンドロゲン依存性の悪性腫瘍

8.5.2　抗アンドロゲン薬

　抗アンドロゲン（男性ホルモン）薬は，アンドロゲンの受容体上で内因性アンドロゲンと拮抗するアンドロゲン受容体遮断薬と，アンドロゲン産生を抑制するジヒドロテストステロン生成抑制薬ならびにアンドロゲン合成酵素阻害薬に大別される．前述のGnRHアゴニスト（本章2.2.3 p 289参照）も下垂体GnRH受容体の反応性を低下させ，ゴナドトロピン分泌の抑制によりアンドロゲン産生を阻害するので，広義の抗アンドロゲン薬に含めることができる．

A　アンドロゲン受容体遮断薬

クロルマジノン酢酸エステル chlormadinone acetate（注），
ゲストノロンカプロン酸エステル gestonorone caproate（筋注），
アリルエストレノール allylestrenol，**フルタミド** flutamide，**ビカルタミド** bicalutamide

［薬理作用］　前三者は，黄体ホルモンの誘導体である．いずれも前立腺細胞においてジヒドロテストステロンならびにテストステロンがアンドロゲン受容体に結合することを阻害する．これにより，前立腺容積を縮小させ，下部尿路の通過障害を軽減する．フル

タミドとビカルタミドは，非ステロイド性の化合物である．前立腺癌組織のアンドロゲン受容体においてアンドロゲンと拮抗する．

[適　応]　〈クロルマジノン〉前立腺肥大症，前立腺癌，無月経，月経周期異常など
　〈ゲストノロン，アリルエストレノール〉前立腺肥大症
　〈フルタミド，ビカルタミド〉前立腺癌

[副作用]　〈クロルマジノン〉肝機能異常，浮腫，女性化乳房，重大：血栓症，うっ血性心不全など
　〈ゲストノロン，アリルエストレノール〉性欲減退，肝機能異常，注射部疼痛（ゲストノロン）など
　〈フルタミド，ビカルタミド〉肝機能異常，浮腫，食欲不振，血栓症など

エンザルタミド enzalutamide

[薬理作用]　アンドロゲン受容体拮抗作用のほか，アンドロゲン受容体の核内移行を阻害したり，DNA との結合を遮断する作用があり，アンドロゲン受容体シグナル伝達阻害薬と呼ばれることもある．

[適　応]　去勢抵抗性前立腺癌

[副作用]　痙攣発作，悪心・嘔吐，下痢など

B　ジヒドロテストステロン生成抑制薬

デュタステリド dutasteride，**フィナステリド** finasteride

[薬理作用]　5α-還元酵素を阻害して，テストステロンからより活性が強い 5α-ジヒドロテストステロンへの変換を抑制する．

　フィナステリドは，5α-還元酵素のなかでも毛包に存在している **5α-還元酵素 II 型**を選択的に阻害する（13 章 3.2 p 549 参照）．これにより，DHT が進行因子と考えられている男性型脱毛症の進行を阻害する．

[適　応]　〈デュタステリド〉前立腺肥大症，男性における男性型脱毛症
　〈フィナステリド〉男性型脱毛症の進行遅延

[副作用]　〈デュタステリド〉性欲減退，勃起不全，乳房障害など
　〈フィナステリド〉性欲減退，搔痒症，肝機能障害

C　アンドロゲン合成酵素阻害薬

アビラテロン abiraterone

[薬理作用]　テストステロン合成に関与する 17α-水酸化酵素/$C_{17,20}$-リアーゼ活性を阻害する（15 章 3.2.7 p 682 参照）．コルチゾールの合成も抑制されるので，プレドニゾロンを併用投与する．

[適　応]　去勢抵抗性前立腺癌

[副作用]　心障害，肝機能障害，低カリウム血症など

8.5.3　タンパク質同化ホルモン

テストステロンの男性化作用を弱める一方で，タンパク質同化作用を増強した合成ステロイド薬である．アナボリックホルモンとも呼ばれる．外傷や手術後で衰弱した患者に用いられる．筋肉増強剤として，ドーピング（不正手段により競技成績をあげようとする行為）の観点から規制

されている．

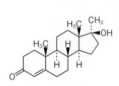 メテノロン酢酸エステル metenolone acetate（錠，筋注）

［薬理作用］　強いタンパク質同化作用を発揮して，筋肉，皮膚，骨，結合組織，造血組織のタンパク質同化を促す．

　エリスロポエチン産生の促進，骨髄の造血幹細胞，赤血球産生も増大させる．メテノロン酢酸エステルのタンパク質同化作用はテストステロンプロピオン酸エステルの約5倍，男性ホルモン作用は，1/10程度である．

［適　応］　骨粗鬆症，悪性腫瘍，慢性腎疾患，外傷・熱傷による著しい消耗状態，再生不良性貧血による骨髄の消耗状態

［副作用］　男性化作用，重大：肝機能障害など

［禁　忌］　アンドロゲン依存性の悪性腫瘍，妊婦

■ 男性ホルモン関連薬

メチルテストステロン　　　テストステロンプロピオン酸エステル　　　テストステロンエナント酸エステル

クロルマジノン酢酸エステル　　　ゲストノロンカプロン酸エステル　　　アリルエストレノール

フルタミド　　　ビカルタミド　　　デュタステリド

フィナステリド　　　メテノロン酢酸エステル

8章 抗炎症薬と免疫抑制薬

外傷，化学物質による組織の損傷，あるいは病原微生物による感染などが原因で，全身の臓器組織のどこにでも炎症が起こりうる．これらの組織破壊や損傷は生体にとってときに致命的となるため，免疫系の細胞が中心となって炎症を発生させ，まずは原因となる要因をいち早く生体から排除しようとする．障害を受けた組織に白血球を動員するために血管透過性は亢進し，同時に血漿成分も組織に漏れ出やすくなって腫脹が起こる．免疫細胞を活性化させるために局所温度は上昇し，疼痛が起こる．一般に，炎症は急性の生体反応であり，上記のような炎症反応の結果，炎症の五大徴候である腫脹，熱感，疼痛，発赤および機能障害が症状としてあらわれる．

炎症の要因が除かれれば，通常，炎症は終焉の過程へと入り，傷害された組織部位における線維芽細胞の増殖や肉芽組織の形成などを介して修復が行われる．しかしながら，炎症の要因が組織に長く留まる，あるいは何らかの異常で必要以上に炎症過程が長引いたりすると，自己免疫疾患の一部にみられるような慢性炎症へと移行する．

このように，炎症過程には免疫系の細胞が深くかかわっており，過剰な炎症や炎症の慢性化を抑える目的で，免疫抑制薬が治療に用いられる．一方，抗炎症薬は，炎症に伴う疼痛，熱感，発赤などの症状を軽減する目的で用いられる．

1 炎症の病態

炎症の病態は，大きく分けて3つの時期に分類できる（図8-1）．

第1期では，外傷，化学物質あるいは病原微生物による感染などで組織が刺激を受けると，一時的な血管収縮の後に血管は拡張し，透過性が亢進して血漿成分が組織に滲出する．これにより組織に浮腫が生じる．

第2期では，白血球が血管内皮に接着し，その後白血球は血管から滲出して組織へと血管外遊走し，炎症部位に到達する．最初に遊走するのは主に好中球であり，その後リンパ球などの免疫細胞の遊走が続く．これら免疫関連細胞の動員は，感染に備えるためであり，炎症部位に病原微生物などが侵入しているとさまざまな免疫細胞が協力してこれを排除しようとする．

炎症が終焉する第3期では，以上の反応は徐々におさまり，損傷を受けた組織や欠落した部分を補うべく，線維芽細胞の増殖による肉芽組織の形成や血管新生が行われる．

2 抗炎症薬

抗炎症薬は，非ステロイド性抗炎症薬 non-steroidal anti-inflammatory drugs（NSAIDs）と副腎皮質ステロイド薬 glucocorticoids（GC）に大別される．NSAIDsと副腎皮質ステロイド薬は，作用機序や副作用が異なり，また炎症の種類や度合によって用途もそれぞれ違う．

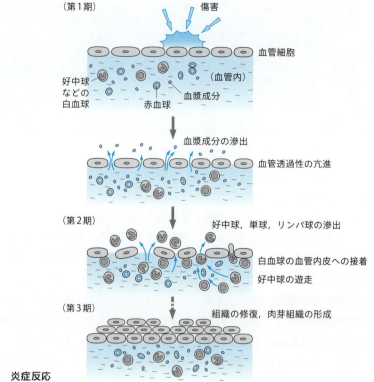

図 8-1　炎症反応

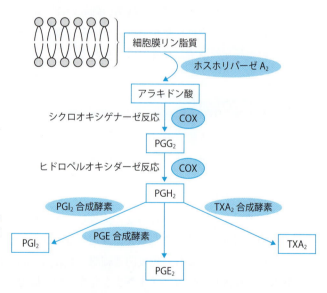

図 8-2　シクロオキシゲナーゼ（COX）の作用点とプロスタグランジン（PG）類の産生

COX：シクロオキシゲナーゼ，PG：プロスタグランジン，TX：トロンボキサン

2.1　非ステロイド性抗炎症薬（NSAIDs）

　NSAIDsにほぼ共通する点として，一部を除き酸性薬物であること，シクロオキシゲナーゼ cyclooxygenase（COX）を阻害すること，および解熱，鎮痛，抗炎症作用を有することなどがあげられる（2章8.4 p 66参照）．しかしながら，作用の強弱は薬物によってさまざまで，解熱，鎮痛，あるいは抗炎症の目的に合わせた適用が必要となる．主なNSAIDsの構造式をp 341に示す．

COXは，細胞膜リン脂質からホスホリパーゼA_2の働きにより産生されるアラキドン酸に作用し，発熱や痛み，血小板凝集などにかかわるプロスタグランジン類 prostaglandins（PGs）の産生を促す酵素である（図8-2）．COXには，COX-1とCOX-2という2つのタイプ（アイソザイム）がよく知られている．COX-1は，全身の多くの細胞に常時発現しているが，COX-2は炎症関連細胞などへの刺激によって発現が増す．NSAIDsは，COXを阻害しPGsやトロンボキサンA_2の産生を抑制して炎症による痛みや発熱を抑えるが，COX-1の阻害は種々の細胞におけるPGs産生を抑制するため，それが副作用となってあらわれる（2章8.4 p67参照）．特に，胃および十二指腸などの消化管粘膜に作用して粘膜保護効果のあるPGsの産生を抑制するため，消化管出血などの重篤な副作用を伴う場合が多い．そこで，炎症細胞に特徴的なCOX-2を選択的阻害する薬物が，消化管粘膜への副作用の少ないNSAIDsとして開発されている．

2.2 代表的なNSAIDs（表8-1）

2.2.1 サリチル酸系薬物

サリチル酸系薬物には，サリチル酸とアセチルサリチル酸（アスピリン）がある．

サリチル酸 salycilic acid

[薬理作用と適応] 皮膚の角質を軟化させる作用があるため，イボ，タコ，ウオノメの治療に用いられる．サリチル酸ナトリウムはNSAIDsとして，症候性神経痛の治療に用いられる．

[副作用] ショック，皮膚粘膜眼症候群，白血球減少など

[禁忌] 妊婦

アスピリン aspirin：1899年にドイツで市販された，NSAIDsの代名詞ともいうべき歴史的薬物である．

[薬理作用] COXをアセチル化することによりCOXを阻害し，炎症のもととなる各種PGの生合成を抑える．すなわち，アラキドン酸と競合してCOXを阻害するほかのNSAIDsとは異なった機序で，COXに作用する．1回0.5〜1.5gの高用量では種々のPGsの生合成を抑えるため抗炎症，解熱・鎮痛薬として用いられ，また1回100 mgの低用量では血小板のトロンボキサンA_2産生を抑制することにより血小板凝集を阻害するため，抗血小板薬として血栓予防に用いられる．

[適応] 1回0.5〜1.5gの高用量（抗炎症，解熱・鎮痛薬として）：関節リウマチ（RA），リウマチ熱，変形性関節症，関節痛，打撲痛，歯痛など

表8-1 非ステロイド性抗炎症薬（NSAIDs）の分類と薬物名

大分類	小分類	代表的な薬物名
酸性薬	サリチル酸系薬	サリチル酸，アスピリン
	アントラニル酸系薬	メフェナム酸，フルフェナム酸
	アリール酢酸系薬	インドメタシン，スリンダク，エトドラク，ジクロフェナク，アンフェナック，プログルメタシン，アセメタシン，ナブメトン，モフェゾラク
	プロピオン酸系薬	イブプロフェン，ロキソプロフェン，ナプロキセン，ケトプロフェン，フルルビプロフェン，オキサプロジン，チアプロフェン酸，プラノプロフェン，ザルトプロフェン
	オキシカム系薬	ピロキシカム，メロキシカム，アンピロキシカム，ロルノキシカム
中性薬	コキシブ系薬	セレコキシブ
塩基性薬		チアラミド

1回 100 mg の低用量（抗血小板薬として）：狭心症，心筋梗塞，虚血性脳血管障害における血栓・塞栓形成抑制など

［副作用］　ショック，アナフィラキシー，皮膚粘膜眼症候群，中毒性表皮壊死融解症，再生不良性貧血，喘息発作誘導，消化性潰瘍，白血球減少など

［禁　忌］　消化性潰瘍，重篤な血液・肝・腎機能障害，アスピリン喘息，出血傾向など

2.2.2　アントラニル酸系薬物

代表的酸性 NSAIDs の一種で，アントラニル酸系薬物の代表はメフェナム酸である．

メフェナム酸　mefenamic acid

［薬理作用］　アラキドン酸と競合して COX を阻害し，炎症のもととなる各種 PG の生合成を抑える．

［適　応］　手術後や外傷後の炎症と腫脹の寛解，変形性関節症，頭痛，腰痛，歯痛など

［副作用］　ショック，アナフィラキシー，皮膚粘膜眼症候群，中毒性表皮壊死融解症，溶血性貧血，急性腎不全，ネフローゼ症候群，消化性潰瘍など

［禁　忌］　消化性潰瘍，重篤な血液・肝・腎機能障害，アスピリン喘息など

2.2.3　アリール酢酸系薬物

インドメタシン，スリンダク，あるいはエトドラクに代表されるインドール酢酸系とジクロフェナクに代表されるフェニル酢酸系薬がある．

インドメタシン　indometacin

［薬理作用］　アラキドン酸と競合して COX を阻害し，炎症のもととなる各種 PG の生合成を抑え，消炎・鎮痛効果を示す．COX-1 阻害作用が強いため，消化器系への副作用発現頻度が高い．

［適　応］　手術後や外傷後の炎症と腫脹の寛解，RA や変形性関節症の消炎・鎮痛，腰痛，急性中耳炎など

［副作用］　ショック，アナフィラキシー，消化管穿孔，消化管出血，消化性潰瘍，皮膚粘膜眼症候群，中毒性表皮壊死融解症，再生不良性貧血，溶血性貧血，急性腎不全，ネフローゼ症候群，無顆粒球症など

［禁　忌］　消化性潰瘍，重篤な血液・肝・腎機能障害，アスピリン喘息，妊婦など

スリンダク　sulindac

［薬理作用］　プロドラッグであり，体内で活性代謝物（スルフィド体）となり，作用を示す．NSAIDs のなかでは，PG 生合成抑制作用が比較的弱く，腎機能障害も少ないとされる．

［適　応］　RA，変形性関節症，腰痛などに対する消炎・鎮痛

［有害作用］　ショック，アナフィラキシー，胃腸穿孔・出血，消化性潰瘍，皮膚粘膜眼症候群，中毒性表皮壊死融解症，血管浮腫，再生不良性貧血，溶血性貧血，急性腎不全，ネフローゼ症候群，無顆粒球症など

［禁　忌］　消化性潰瘍，重篤な血液・肝・腎機能障害，アスピリン喘息，妊婦など

エトドラク　etodolac

［薬理作用］　COX-1 よりも COX-2 の阻害能が強く，消炎・鎮痛効果を示す．このため，消化器障害が比較的少ないとされる．ブラジキニン抑制作用も有する．

[適　応]　RA，変形性関節症，腰痛症，肩関節周囲炎，頸腕症候群，腱鞘炎などに対する消炎・鎮痛

[副作用]　ショック，アナフィラキシー，消化性潰瘍，皮膚粘膜眼症候群，中毒性表皮壊死融解症，溶血性貧血，腎不全，肝機能障害，無顆粒球症など

[禁　忌]　消化性潰瘍，重篤な血液・肝・腎機能障害，アスピリン喘息，妊婦など

ジクロフェナク diclofenac

[薬理作用]　ほかの NSAIDs と同様，COX を阻害し，炎症のもととなる各種 PG の生合成を抑制し，消炎・鎮痛効果を示す．作用は強力で，その分副作用も強くあらわれる．

[適　応]　RA，変形性関節症，変形性脊椎症，腰痛症，腱鞘炎などに対する消炎・鎮痛

[副作用]　ショック，アナフィラキシー，出血，消化性潰瘍，皮膚粘膜眼症候群，中毒性表皮壊死融解症，再生不良性貧血，喘息発作誘発，肝機能障害など

[禁　忌]　消化性潰瘍，重篤な血液・肝・腎機能障害，アスピリン喘息，出産予定日12週以内の妊婦など

2.2.4　プロピオン酸系薬物

プロピオン酸骨格をもつ酸性薬物群で，イブプロフェン，ロキソプロフェン，あるいはナプロキセンなどがある．なお，薬理作用はほかの NSAIDs と同様，COX を阻害することにより，起炎性 PG 生合成を抑制し，消炎・鎮痛作用を示す．

イブプロフェン ibuprofen

[適　応]　RA，変形性関節症，背腰痛，肩関節周囲炎，頸腕症候群，腱鞘炎などに対する消炎・鎮痛

[副作用]　ショック，アナフィラキシー，消化性潰瘍，皮膚粘膜眼症候群，中毒性表皮壊死融解症，溶血性貧血，腎不全，肝機能障害，無顆粒球症など

[禁　忌]　消化性潰瘍，重篤な血液・肝・腎機能障害，アスピリン喘息，妊婦など

[相互作用]　抗凝固薬，抗血小板薬，選択的セロトニン再取り込み阻害薬（SSRI）およびリチウムの作用を増強させる．アンギオテンシン変換酵素（ACE）阻害薬やアドレナリンβ受容体遮断薬の効果を減弱させる．

ロキソプロフェン loxoprofen

[適　応]　RA，変形性関節症，腰痛症，肩関節周囲炎，頸腕症候群，腱鞘炎などに対する消炎・鎮痛など

[副作用]　イブプロフェンと同様

[禁　忌]　イブプロフェンと同様

[相互作用]　ワルファリン，メトトレキサートおよびリチウムの作用を増強させる．また，チアジド系利尿薬の効果を減弱させる．

ナプロキセン naproxen

[適　応]　RA，変形性関節症，腰痛症，肩関節周囲炎，頸腕症候群，腱鞘炎などに対する消炎・鎮痛

[副作用]　イブプロフェンと同様

[禁　忌]　イブプロフェンと同様

[相互作用] ヒダントイン系抗てんかん薬，ワルファリンおよびリチウムの作用を増強させる．また，ACE 阻害薬の効果を減弱させる．

2.2.5 オキシカム系薬物

酸性 NSAIDs に属する．代表的なものとしてピロキシカムがある．薬理作用は，ほかの NSAIDs と同様である．

ピロキシカム piroxicam

[適　応] RA，変形性関節症，腰痛症，肩関節周囲炎などの症状に対する消炎・鎮痛
[副作用] 半減期が長いため，特に高齢者には副作用の発現に注意が必要である．消化性潰瘍，胃腸出血，皮膚粘膜眼症候群，中毒性表皮壊死症，再生不良性貧血，急性腎不全，ネフローゼ症候群，肝機能障害など
[禁　忌] 消化性潰瘍，胃腸出血，ショック，アナフィラキシー，重篤な血液・肝・腎機能障害患者，妊婦など
[相互作用] ワルファリンやリチウムの作用を増強させる．また，チアジド系利尿薬の効果を減弱させる．

メロキシカム meloxicam

[適　応] ピロキシカムと同様
[副作用] 半減期はピロキシカムよりやや短い．消化性潰瘍，胃腸出血，血小板減少，皮膚粘膜眼症候群，中毒性表皮壊死症，急性腎不全，ネフローゼ症候群，肝機能障害など
[禁　忌] ピロキシカムと同様
[相互作用] メトトレキサートやリチウムの作用を増強させる．また，ACE 阻害薬や利尿薬の効果を減弱させる．

2.2.6 コキシブ系薬物

セレコキシブに代表されるコキシブ系 NSAIDs は，COX-2 選択的阻害作用があり，消化器系への副作用が少ないとされる．

セレコキシブ celecoxib

[適　応] RA，変形性関節症，変形性脊椎症，腰痛症，肩関節周囲炎，腱鞘炎などに対する消炎・鎮痛
[副作用] ショック，アナフィラキシー，消化性潰瘍，消化管出血，心筋梗塞，心不全，肝機能障害，皮膚粘膜眼症候群，中毒性表皮壊死融解症，再生不良性貧血，無顆粒球症，急性腎不全など
[禁　忌] 消化性潰瘍，重篤な血液・肝・腎機能障害，アスピリン喘息，重篤な心機能不全，冠動脈バイパス術の周術期患者，妊婦末期など
[相互作用] ワルファリンやリチウムの作用を増強させる．また，ACE 阻害薬やチアジド系利尿薬の効果を減弱させる．

代表的なNSAIDs

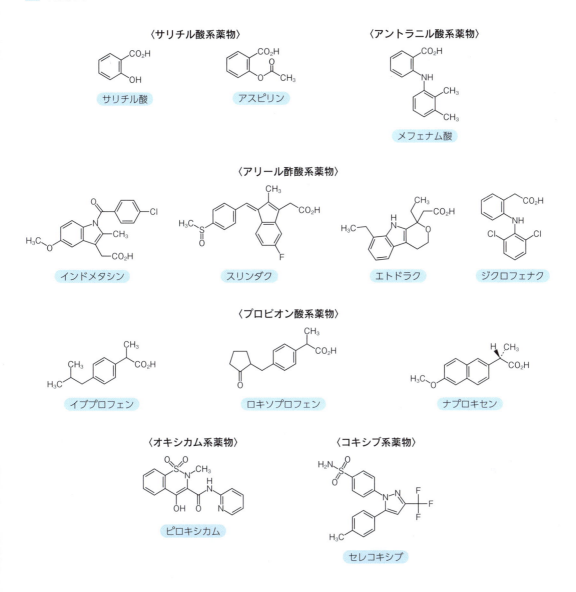

2.3 副腎皮質ステロイド（GC）(7章7.4 p 312 参照)

　副腎皮質ステロイド（糖質コルチコイド glucocorticoid：GC）は，強力な抗炎症作用に加えて免疫抑制作用も有しているため，古くからネフローゼや腎炎などの腎疾患の治療に用いられてきた．腎移植をはじめ多くの臓器移植において，カルシニューリン阻害薬 calcineurin inhibitor（CNI）などとともに拒絶反応の予防を目的として併用されており，現在でも欠かせない薬物の1つである．しかしながら，その効果には個人差があり，副作用も感染症，消化管出血，骨粗鬆症，緑内障，白内障，糖尿病あるいは高血圧など多彩で，かつ重篤なものが含まれているため，従来から治療薬物モニタリング（TDM）の適応が望まれてきた．

　GCの血中濃度測定はさほど困難ではないが，GCがTDMの対象となりにくい理由はほかにある．それは，GCの血中濃度と治療効果，または副作用との関連が必ずしも明確でないことによ

る．血中濃度の情報を得ても，それが GC の治療効果および副作用の発症を反映していなければ無意味である．GC の血中濃度と副作用との関係についても，関連があるとする報告とそうでないとする報告がある．以上のような背景から，特に臓器移植の領域において，有効かつ安全な GC のテーラーメード療法を行うことを目的に，血中濃度パラメーター以外の指標，たとえば患者リンパ球を用いた GC 感受性の個人差を把握する手段などが，保険適用外の手段として採られている．

　GC の抗炎症作用や免疫抑制作用には，細胞内の受容体を介するゲノミック genomic 作用と，細胞膜受容体を介するノンゲノミック non-genomic 作用があると考えられている．ノンゲノミック作用についてはまだ不明の部分が多いが，以下にそれぞれの作用について述べる．

① 副腎皮質ステロイドのゲノミック作用（図 8-3）：GC は，炎症関連細胞やリンパ球などの細胞膜を自由に通過し細胞内に入った後，糖質コルチコイド受容体 α（GRα）と結合し，これが引き金となって GRα から熱ショックタンパク質 heat shock protein（HSP）90 が解離し，核内に入れる状態となる．核内に侵入した GC-GRα 複合体は，そこでホモダイマー（二量体）を形成し，これが糖質コルチコイド応答配列 glucocorticoid-responsive element（GRE）に結合して抗炎症性タンパク質の生成を促すことにより，GC の薬効の一端を発現する（トランスアクチベーション transactivation 作用）．一方 GC-GRα は，モノマー（単量体）として AP-1 や NF-κB などの核内転写因子の作用を抑える働きも有している．核内転写因子は，核内で種々の炎症性サイトカインの転写を促し，免疫反応や炎症を亢進させるため，GC-GRα モノマーはこれらに拮抗することになる（トランスリプレッション transrepression 作用）．

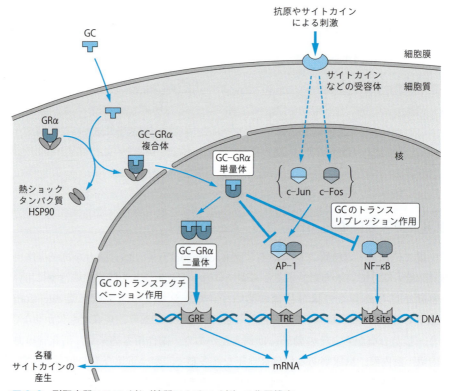

図 8-3　副腎皮質ステロイド（糖質コルチコイド）の作用機序
GC：糖質コルチコイド，GR：糖質コルチコイド受容体，GRE：糖質コルチコイド応答配列，NF：nuclear factor，TRE：テトラデカノイルホルボールアセタート応答配列

② 副腎皮質ステロイドのノンゲノミック作用：GC のパルス療法（ステロイドパルス療法：大量のステロイド薬を点滴静脈内投与する治療法）などで発現する作用は，比較的短時間で発現するためゲノミック作用では説明できない．これに対し，GC の受容体が細胞膜にも存在することが知られている．ステロイドパルス療法などの効果に関する詳細な機序は不明だが，これは細胞膜受容体を介する，遺伝子発現を伴わないノンゲノミック作用によるものと思われる．

2.3.1 臨床で用いられる主な副腎皮質ステロイド

ヒドロコルチゾン hydrocortisone（コルチゾール）

［薬理作用］ 副腎皮質より分布される内因性 GC である．抗炎症作用はほかの合成 GC に比較すると弱いが，血圧や血糖値の上昇を促す作用をもつ．鉱質コルチコイド作用も有するため，ナトリウムの再吸収促進によって血圧が上昇する．

［適　応］ 副腎皮質機能不全，副腎性器症候群，RA，ネフローゼ症候群，エリテマトーデス，接触性皮膚炎など

［副作用］ 感染症，骨粗鬆症，消化管障害，糖尿病の誘発・増悪，緑内障，白内障，満月様顔貌など

［禁　忌］（ヒドロコルチゾンコハク酸エステルナトリウムとして） 生ワクチン，弱毒性ワクチンとの併用は，ワクチンの毒性が復帰するおそれがあるため禁忌である．

［相互作用］ バルビツール酸系薬物，フェニトインあるいはリファンピシンとの併用で作用が減弱される．

プレドニゾロン prednisolone

［薬理作用］ 合成 GC の一種で，抗炎症作用はヒドロコルチゾンの約 4 倍とされる．一方鉱質コルチコイド作用はヒドロコルチゾンの 0.8 倍で，ナトリウム貯留作用などの副作用はヒドロコルチゾンよりやや弱い．

［適　応］ ヒドロコルチゾンと同様．その他，気管支喘息，紫斑病など

［副作用］ ヒドロコルチゾンと同様

［相互作用］ ヒドロコルチゾンと同様．その他，シクロスポリンの作用を増強する．

［体内動態］ 肝薬物代謝酵素 CYP3A4 により代謝される．本剤内服後の血中半減期は約 2.5 時間である．

メチルプレドニゾロン methylprednisolone

［薬理作用］ 合成 GC の一種で，プレドニゾロンの 6α 位にメチル基を有する．抗炎症作用はヒドロコルチゾンの約 5 倍，すなわちプレドニゾロンの 1.2 倍とされる．一方，鉱質コルチコイド作用はほとんどない．

［適　応］ プレドニゾロンと同様．その他，メチルプレドニゾロンコハク酸エステルとして，ステロイドパルス療法（大量静脈内投与）に用いられる．

［副作用］ プレドニゾロンと同様

［禁　忌］ 生ワクチン，弱毒性ワクチンとの併用は，ワクチンの毒性が復帰するおそれがあるため禁忌である．

［相互作用］ プレドニゾロンと同様

［体内動態］ 肝薬物代謝酵素 CYP3A4 により代謝される．血中半減期はプレドニゾロンより若干長く，内服後は約 2.8 時間である．

デキサメタゾン dexamethasone

[薬理作用] 合成 GC の一種で，分子中にフッ素原子を含む．GC 受容体との親和性が強く，抗炎症作用はヒドロコルチゾンの 25 倍とされる．一方，鉱質コルチコイド受容体には結合しないため，ナトリウム貯留作用はほとんどない．

[適応，副作用，相互作用] プレドニゾロンあるいはメチルプレドニゾロンと同様

[体内動態] 肝薬物代謝酵素 CYP3A4 により代謝されるとともに，CYP3A4 誘導作用もある．内服後の血中半減期はメチルプレドニゾロンよりさらに長く，約 3.5 時間である．

ベタメタゾン betamethasone

[薬理作用] 合成 GC の一種で，分子中にフッ素原子を含む．抗炎症作用はデキサメタゾンと同様ヒドロコルチゾンの約 25 倍．一方，鉱質コルチコイド作用はほとんどない．吉草酸エステルやプロピオン酸エステル体が，アレルギー性皮膚疾患の治療に幅広く用いられている．

[適応，副作用，相互作用] プレドニゾロンと同様

[体内動態] 肝薬物代謝酵素 CYP3A4 により代謝される．内服後の血中半減期は約 3.3 時間である．

臨床で用いられる主な糖質コルチコイド（GC）

ヒドロコルチゾン　　プレドニゾロン　　メチルプレドニゾロン

デキサメタゾン　　ベタメタゾン

2.4 解熱鎮痛薬

アセトアミノフェン acetaminophen
アニリン誘導体のアセトアミノフェンは解熱鎮痛効果を示す薬物で，NSAIDs に特有の消化管障害などの副作用がないため，比較的安全な解熱鎮痛薬として広く用いられている．しかしながら，その詳細な作用機序は不明である．

[薬理作用] COX 阻害作用は弱く，主として中枢に作用して解熱鎮痛効果を示す．オピオイドとの併用で作用が増強する．

[適応] 投与量は 4 g/日を上限とする．頭痛，腰痛症，症候性神経痛，筋肉痛，打撲痛，月経痛，癌による疼痛，歯痛，急性上気道炎の解熱・鎮痛，小児科領域の解熱・鎮痛など幅広く適応されている．

[副作用] 劇症肝炎，肝機能障害，皮膚粘膜眼症候群，中毒性表皮壊死融解症，喘息発

作の誘発，間質性肺炎，急性腎不全などの重大な副作用がある．特に注意すべき副作用は肝機能障害で，1日1,500 mg以上を長期間投与する場合は，定期的に肝機能を検査しながら用いる．

[禁　忌] 消化性潰瘍，重篤な血液・肝・腎機能障害のある患者，重篤な心機能障害のある患者およびアスピリン喘息の患者には禁忌である．

[相互作用] リチウムやワルファリンの作用を増強し，チアジド系利尿薬の作用を減弱させる．

■ 解熱鎮痛薬

アセトアミノフェン

3 免疫と疾患

免疫系は，病原微生物や外来抗原の侵入を監視し，侵入してきたこれらの外敵を排除する生体防御機構の1つである．

たとえば，気道や創傷部などから体内に侵入してきた病原性細菌に対しては，まずマクロファージなどの食細胞がこれを排除するとともに，細胞内で処理した病原性細菌由来の抗原をヘルパーT細胞に提示し，さらに免疫反応を進めていく．ヘルパーT細胞は病原性細菌などの侵入者に対して特異的に作用する抗体をつくるようB細胞に指令を出し，さらなる病原菌の侵入に備える．一方，ヘルパーT細胞によって活性化されたT細胞は，細胞傷害性因子を放出して病原性細菌などの外敵を障害・排除するように働く（図8-4）．

免疫関連疾患は，免疫異常が自己の組織や臓器を傷害する自己免疫疾患やアレルギー疾患と，先天性もしくは後天性免疫不全に基づく疾患とに大別される．先天性（原発性）免疫不全症候群は，遺伝的な免疫異常によりTあるいはBリンパ球に欠陥が生じ，免疫が機能しなくなる疾患

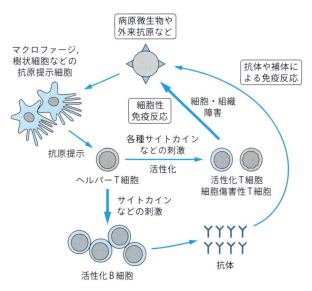

図8-4　免疫機構の基本的概要

の総称で，易感染性の病態を呈する．後天性免疫不全症候群はHIV（human immunodeficiency virus）感染に基づくヘルパーT細胞の減少により，易感染性の病態に至る．

本項では，以上の免疫関連疾患のうち，自己免疫疾患とアレルギー疾患を中心に解説する．

3.1 自己免疫疾患

前述したように，病原微生物を含む外来からの種々の異物侵入に対し，本来であれば防御機構として働くはずの免疫系が，何らかの原因によって自己を構成する成分を誤って攻撃し，生体組織を破壊することがある．このような過程を経て発症した疾病は，総称して自己免疫疾患と呼ばれる．自己免疫疾患には，関節リウマチ rheumatoid arthritis（RA），全身性エリテマトーデス systemic lupus erythematosus（SLE），ベーチェット Behçet 病，潰瘍性大腸炎，クローン病，自己免疫性溶血性貧血，重症筋無力症，強皮症，多発性筋炎，皮膚筋炎など多くの疾患が含まれるが，このうち発症の原因となる自己抗原が解明されているものはむしろ少ない．

一方，血管や結合組織にフィブリノイド変性という炎症性の変化が起こる全身性の疾患を，総称して膠原病 collagen disease という．結合組織は，膠原線維の一種であるコラーゲンおよびコラーゲンをつくる線維芽細胞からなる支持組織の1つであり，ここに病変が生ずることから膠原病と呼ばれる．RA や SLE をはじめ，多くの自己免疫疾患が膠原病に含まれる．

3.2 アレルギーのタイプと関連疾患

免疫系は生体にとって必須であり，その機能がうまく働かない場合は，病原微生物などの外敵の侵入による脅威にさらされることになる．その一方で，前節で述べたように免疫系が過剰に働いたり，あるいは何らかの原因で自己の細胞や組織を構成する成分に対し，誤って反応したりすると，免疫系の暴走とともに自己組織を破壊することがある．このように，本来生体防御において有益かつ必須なはずの免疫系が，逆に自己に障害をもたらす場合を総称して，アレルギー allergy と呼んでいる．

アレルギーは，その発症機序や関与する免疫細胞などの違いによって，通常Ⅰ～Ⅳのタイプ（型）に分類される（図8-5）．以下，Ⅰ～Ⅳ型アレルギーの発症機序と関連疾患について述べる．

3.2.1 Ⅰ型アレルギー

即時型アレルギーとも呼ばれ，抗原（アレルゲン）との反応から症状発現までの時間が，通常は数分～数十分と短い．この即時型アレルギー反応が成立するまでには，少なくとも2つのステップが必要である．まず，最初のアレルゲンの侵入に伴いアレルゲン特異的な IgE が B 細胞から産生されるまでの第1段階があり，これには1週間ないし数週間を要する．次に，産生されたアレルゲン特異的な IgE が，肥満細胞表面の Fc 受容体を介して細胞に付着する．この状態で同じアレルゲンが再び侵入すると，IgE がその可変領域 variable region でアレルゲンを捉え，その刺激を肥満細胞に伝える．この第2ステップによって，肥満細胞からヒスタミンなどのケミカルメディエーターが放出され，これらの生理活性物質の作用により種々のアレルギー症状が誘発される（2章8.2 p 55 参照）．蕁麻疹，気管支喘息，アレルギー性鼻炎，花粉症（季節性アレルギー性鼻炎の一種）あるいはアナフィラキシーショックなどが，Ⅰ型（即時型）アレルギーによって起こる．

3.2.2 Ⅱ型アレルギー

Ⅱ型アレルギーは，自己の成分と反応する抗体が，標的の細胞や組織に結合し，細胞傷害や組

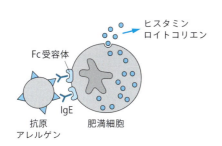
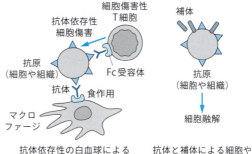
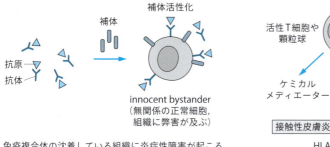

図 8-5 Ⅰ～Ⅳ型アレルギーの発症機序とその代表的疾患

織の機能障害をもたらすアレルギー反応の総称である．自己免疫性溶血性貧血，血小板減少性紫斑病，重症筋無力症，橋本病，バセドウ病などにおける発症過程が，これに該当する．

3.2.3　Ⅲ型アレルギー

Ⅲ型アレルギーは，可溶性抗原と抗体が結合した免疫複合体が正常な組織に沈着し，これを引き金に補体が活性化されるなどして炎症性障害が起こる反応の総称である．糸球体腎炎，ループス腎炎，膠原病における腎炎，関節炎あるいは血管炎などがこれに該当する．

3.2.4　Ⅳ型アレルギー

Ⅳ型アレルギーは，抗原との反応から症状発現までの時間が数日を要するアレルギー反応である．B細胞の関与はなく，したがってアレルギー反応に抗体は無関係である．細胞傷害性T細胞やマクロファージが，抗原や標的となる細胞を直接破壊するとともに種々のサイトカインを放出し，これがさらなる免疫反応や炎症を引き起こす．ツベルクリン反応，接触性皮膚炎，移植片対宿主反応 graft versus host disease（GVHD）などがこれに該当する．

4　アレルギー治療薬（表 8-2）

前述した通り，アレルギーには大別して4つのタイプがあり，その治療薬も異なる．一般にア

表 8-2 アレルギー治療薬の分類と代表的な薬物

分 類	代表的な薬物
ヒスタミン H_1 受容体遮断薬	ケトチフェン，アゼラスチン，フェキソフェナジン，ジフェンヒドラミン，dl-クロルフェニラミン
ケミカルメディエーター遊離抑制薬	クロモグリク酸，トラニラスト，アンレキサノクス，イブジラスト
トロンボキサン A_2 合成阻害薬	オザグレル
トロンボキサン A_2 受容体遮断薬	セラトロダスト，ラマトロバン
ロイコトリエン受容体遮断薬	プランルカスト，モンテルカスト，ザフィルルカスト
Th2 サイトカイン阻害薬	スプラタスト

レルギー治療薬とは，I 型アレルギーに関連する疾患に対する治療薬を指す．これらはいわゆる抗アレルギー薬に属し，ヒスタミン H_1 受容体遮断薬（2 章 8.2.7 p 58 参照），ケミカルメディエーター遊離抑制薬，ロイコトリエン受容体遮断薬（2 章 8.4.5 p 70 参照）などが含まれる．一方，II～IV型アレルギー治療薬の多くは免疫抑制薬や GC であり，これらは本章「5 免疫抑制薬」の項で述べる．

4.1 ヒスタミン H_1 受容体遮断薬 （2 章 8.2.7 p 58 参照）

ケトチフェン ketotifen

[薬理作用] 第 2 世代のヒスタミン H_1 受容体遮断薬で，抗ヒスタミン作用のほか，ケミカルメディエーター遊離抑制作用も併せもつ．眠気の副作用が比較的少ない．
[適 応] 気管支喘息，アレルギー性鼻炎，蕁麻疹，湿疹・皮膚炎，皮膚掻痒症など
[副作用] 痙攣，興奮，肝障害など重大な副作用があり，その他眠気，口渇，倦怠感など
[体内動態] 本剤 1 mg を内服後の血中半減期は約 9 時間である．

アゼラスチン azelastine

[薬理作用] 第 2 世代のヒスタミン H_1 受容体遮断薬で，抗ヒスタミン作用のほか，ロイコトリエン産生抑制作用やケミカルメディエーター遊離抑制作用も併せもつ．
[適 応] 気管支喘息，アレルギー性鼻炎，蕁麻疹，アトピー性皮膚炎，湿疹・皮膚炎，皮膚掻痒症など
[副作用] 眠気，口渇，倦怠感など
[体内動態] 本剤 1 mg を内服後の血中半減期は約 17 時間である．

フェキソフェナジン fexofenadine

[薬理作用] 第 2 世代の選択的ヒスタミン H_1 受容体遮断薬で，抗ヒスタミン作用のほか，炎症性サイトカイン産生抑制作用も併せもつ．催眠作用が比較的少ない．
[適 応] アレルギー性鼻炎，蕁麻疹，アトピー性皮膚炎，湿疹・皮膚炎，皮膚掻痒症など
[副作用] 眠気，めまい，嘔気，口渇，腹痛，AST・ALT 上昇など
[相互作用] アルミニウムやマグネシウムを含有する制酸薬は，本剤の吸収を抑制し薬効を減弱させる．
[体内動態] 成人に 60 mg 投与後の血中半減期は，9.6 時間である．

ジフェンヒドラミン diphenhydramine

[薬理作用] 第 1 世代のエタノールアミン系の選択的ヒスタミン H_1 受容体遮断薬で，鎮静作用や止痒作用が強い．

［適　応］　蕁麻疹，皮膚疾患に伴う搔痒（湿疹，皮膚炎），アレルギー性鼻炎など
［副作用］　発疹，動悸，めまい，眠気，口渇，悪心・嘔吐，下痢など
［禁　忌］　緑内障，前立腺肥大症
［相互作用］　本剤とアルコール，中枢神経抑制薬，モノアミン酸化酵素（MAO）阻害薬との併用により，中枢神経抑制作用が増強される．
［体内動態］　外国人成人に本剤 100 mg 経口投与したときの血中半減期は，5～8 時間であった．なお，本剤の承認された 1 回用量は 30～50 mg である．

dl-クロルフェニラミン　dl-chlorpheniramine

［薬理作用］　第 1 世代のプロピルアミン系の選択的ヒスタミン H_1 受容体遮断薬で，抗ヒスタミン作用は強いが鎮静作用は比較的少ない．
［適　応］　蕁麻疹，血管運動性浮腫，枯草熱，皮膚疾患に伴う搔痒（湿疹，皮膚炎），アレルギー性鼻炎など
［副作用］　痙攣，錯乱，ショック，無顆粒球症，再生不良性貧血などの重大な副作用がある．
［相互作用］　本剤とアルコール，中枢神経抑制薬，MAO 阻害薬との併用により，中枢神経抑制作用が増強される．
［体内動態］　外国人成人に本剤 12 mg 経口投与したときの血中半減期は，12～15 時間である．

4.2　ケミカルメディエーター遊離抑制薬

　アレルゲン特異的な IgE が肥満細胞表面に付着後，アレルゲンが侵入すると，肥満細胞上の IgE がアレルゲンを捉え，その刺激を肥満細胞に伝える．この刺激によって肥満細胞からヒスタミン，システイニルロイコトリエン類（ロイコトリエン C_4，D_4，E_4），PGD_2 および血小板活性化因子 platelet activating factor（PAF）などのケミカルメディエーターが放出され，これらの生理活性物質の作用により種々のアレルギー症状が誘発される（2 章 8.2 p 55 参照）．ケミカルメディエーター遊離抑制薬は肥満細胞の膜を安定化することにより，これらのメディエーター放出を抑え，アレルギー反応を予防する薬物の総称である．なお，ケミカルメディエーターが遊離されてすでに発現しているアレルギー反応に対しては効果がない．

クロモグリク酸　cromoglicate

［薬理作用］　ケミカルメディエーター遊離抑制作用のほか，末梢血中の好酸球，好中球あるいは単球などの炎症性細胞の活性化に対して抑制作用を示す．
［適　応］　細粒剤，カプセル剤，エアロゾル，吸入剤など，用途に合わせた多種の剤形がある．食物アレルギーに基づくアトピー性皮膚炎，アレルギー性鼻炎，気管支喘息など
［副作用］　発疹，下痢，腹痛など

トラニラスト　tranilast

［薬理作用］　ケミカルメディエーター遊離抑制作用のほか，サイトカインや活性酸素を抑制して傷に生じるケロイド・肥厚性瘢痕を防ぐ作用がある．
［適　応］　気管支喘息，アレルギー性鼻炎，アトピー性皮膚炎，ケロイド・肥厚性瘢痕など
［副作用］　膀胱炎様症状，肝機能障害，腎機能障害，白血球減少，血小板減少，発疹，腹痛，胃不快感など

[禁　忌] 妊婦
[相互作用] 肝薬物代謝酵素CYP2C9で代謝されるため，同酵素で代謝を受けるワルファリンの作用を増強する．

アンレキサノクス　amlexanox
[薬理作用] ヒスタミン遊離抑制作用，ロイコトリエン生成抑制作用およびロイコトリエン拮抗作用を示す．抗ヒスタミン作用はない．
[適　応] 気管支喘息，アレルギー性鼻炎，アレルギー性結膜炎
[副作用] 悪心・嘔吐，肝機能異常，頭痛，好酸球増加など

イブジラスト　ibudilast
[薬理作用] ケミカルメディエーター遊離抑制作用により，Ⅰ型アレルギー反応を抑える．
[適　応] 気管支喘息および脳梗塞後遺症に伴う慢性脳循環障害によるめまいの改善，アレルギー性結膜炎
[副作用] 肝機能障害，血小板減少，発疹，頭痛，食欲不振など
[禁　忌] 頭蓋内出血後，止血が完成していないと考えられる患者

4.3　トロンボキサン A_2（TXA_2）合成酵素阻害薬（2章8.4.5 p 70参照）

オザグレル　ozagrel
[薬理作用] トロンボキサン合成酵素阻害作用により，ケミカルメディエーターの一種で強力な気管支収縮作用，血管透過性亢進，および気道分泌亢進作用をもつトロンボキサンA_2の生成を阻害し，抗アレルギー作用を示す．
[適　応] 気管支喘息，〈オザグレルナトリウム〉くも膜下出血術後の脳血管攣縮およびこれに伴う脳虚血症状の改善
[副作用] 発疹，掻痒，嘔気，胃・腹部不快感，AST・ALT上昇，出血傾向など
[禁　忌] 低出生体重児，新生児，乳児，幼児または小児へは投与しないこととされている．
[相互作用] 抗血小板薬や抗凝固薬の効果を増強する．

4.4　トロンボキサン A_2（TXA_2）受容体遮断薬（2章8.4.5 p 70参照）

セラトロダスト　seratrodast
[薬理作用] Ⅰ型アレルギー反応により肥満細胞から放出されたトロンボキサンA_2が，トロンボキサンA_2受容体に結合するのを阻害することにより，その後のアレルギー反応を抑制する．
[適　応] 気管支喘息
[副作用] 肝機能障害や劇症肝炎などの副作用がある．その他の有害作用としては，AST・ALT上昇，発疹，悪心，食欲不振などがある．
[相互作用] 溶血性貧血を起こす薬物と併用すると，溶血性貧血の危険性が高まる可能性がある．

ラマトロバン　ramatroban
[薬理作用] トロンボキサンA_2がトロンボキサンA_2受容体に結合するのを阻害することにより，トロンボキサンA_2の血管透過性亢進作用や炎症性細胞浸潤作用を抑制する．

[適　応]　アレルギー性鼻炎
[副作用]　肝炎，肝機能障害，黄疸，発疹，搔痒，動悸，好酸球増加，白血球減少など
[相互作用]　ワルファリン，チクロピジン，ヘパリン，ウロキナーゼによる出血傾向を増加させる．

4.5　ロイコトリエン (LT) 受容体遮断薬

プランルカスト　pranlukast
[薬理作用]　ケミカルメディエーターの一種であるロイコトリエンが，ロイコトリエン受容体に結合するのを阻害することにより，その後のアレルギー反応を抑制する．気道収縮を抑制し，気管支喘息に治療効果を示す．
[適　応]　気管支喘息，アレルギー性鼻炎
[副作用]　白血球減少，血小板減少，肝機能障害，間質性肺炎などの重大な副作用がある．その他としては，AST・ALT 上昇，発疹，搔痒，嘔気・嘔吐などがある．
[相互作用]　肝薬物代謝酵素 CYP3A4 で代謝されるため，同酵素の代謝を受ける薬物との併用は，本剤および併用薬の作用を増強する．

モンテルカスト　montelukast
[薬理作用]　ケミカルメディエーターの一種であるシステインロイコトリエンが，システインロイコトリエンⅠ型受容体に結合するのを阻害することにより，アレルギー反応を抑制する．
[適　応]　気管支喘息，アレルギー性鼻炎
[副作用]　血管浮腫，劇症肝炎，肝炎，血小板減少，肝機能障害，中毒性表皮壊死融解症，皮膚粘膜眼症候群，多形紅斑などの重大な副作用がある．
[相互作用]　フェノバルビタールとの併用は本剤の作用を減弱させる．

4.6　Th2 サイトカイン阻害薬

スプラタスト　suplatast
[薬理作用]　2 型ヘルパー T 細胞（Th2 細胞）に作用し，抗体産生を促す IL-4 や IL-5 の生成を抑え，B 細胞からの IgE 産生を阻害することにより，アレルギー反応を抑制する．
[適　応]　気管支喘息，アトピー性皮膚炎，アレルギー性鼻炎
[副作用]　重大な副作用として，肝機能障害やネフローゼ症候群がある．その他としては，嘔気・嘔吐，胃不快感，発疹，搔痒感，倦怠感，AST・ALT 上昇など

アレルギー治療薬

〈ヒスタミン H₁ 受容体遮断薬〉

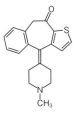

ケトチフェン　　　　　　アゼラスチン　　　　　　フェキソフェナジン

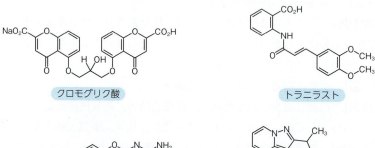

ジフェンヒドラミン　クロルフェニラミン

〈ケミカルメディエーター遊離抑制薬〉

クロモグリク酸　トラニラスト

アンレキサノクス　イブジラスト

〈トロンボキサン A_2 合成阻害薬〉　　〈トロンボキサン A_2 受容体遮断薬〉

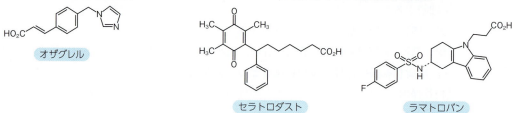

オザグレル　セラトロダスト　ラマトロバン

〈ロイコトリエン受容体遮断薬〉

プランルカスト　モンテルカスト

〈Th2 サイトカイン阻害薬〉

スプラタスト

5 免疫抑制薬（表8-3）

免疫抑制薬は，臓器移植における拒絶反応の予防や治療に汎用されてきたほか，種々の自己免疫疾患やアレルギー疾患にも幅広く使用されている．

免疫抑制薬は，表8-3に示すように代謝拮抗薬，アルキル化薬，リンパ球増殖抑制薬，細胞増殖シグナル抑制薬，カルシニューリン阻害薬（CNI），ヤヌスキナーゼ（JAK）阻害薬，および生物学的製剤に分類される．なお，副腎皮質ステロイド（GC）は，通常，免疫抑制薬のカテゴリーには含まれないが，各種サイトカイン産生抑制作用，マクロファージ系細胞への抑制作用，あるいはB細胞の分化増殖抑制作用等の作用機序により，過剰な免疫反応や炎症を抑える薬物として重要である（本章2.3, 7章7.5 p313参照）．核酸代謝拮抗薬は，T細胞やB細胞の分裂増殖を抑えることにより免疫系細胞全体を抑制する．CNIのシクロスポリンとタクロリムスは，活性化T細胞からのインターロイキン-2（IL-2）産生を特異的に抑制する．生物学的製剤の一種であるモノクローナル抗体製剤は，免疫反応に関与する細胞の特定の分子を標的とし，その機能を抑制することにより過剰な免疫反応を抑える．

免疫抑制薬には種々の副作用が知られているが，最も注意すべきものとして感染症があげられる．免疫抑制薬は患者の免疫機能を非特異的に抑えてしまうため，種々の病原微生物に対する抵抗性が低下し，種々の細菌，サイトメガロウイルス，あるいは真菌などによる感染症を併発しやすくなる．

5.1 代謝拮抗薬

T細胞やB細胞など，抗原刺激を受けて活性化し，分裂増殖している種々の免疫細胞を抑えるため，免疫系全体を抑制する作用がある．この分類に属する免疫抑制薬としては現在，アザチオプリン，ミゾリビンおよびミコフェノール酸モフェチルが，臓器移植における拒絶反応の抑制やネフローゼ症候群（13章5 p555参照）の治療を目的として用いられている．

アザチオプリン azathioprine

［薬理作用］ 6-メルカプトプリン（6-MP）のプロドラッグで，生体内で6-MPとなり，効果を示す．活性化免疫細胞などの増殖の盛んな細胞系において，核酸代謝のうちプリン代謝を阻害することにより，免疫抑制効果を示す．

［適応］ 臓器移植における拒絶反応の予防，GCに依存性の潰瘍性大腸炎やクローン病患者の寛解導入や維持，治療抵抗性のリウマチ性疾患の治療

表8-3 免疫抑制薬の分類と代表的な薬物

分類	代表的な薬物
代謝拮抗薬	アザチオプリン，ミゾリビン，ミコフェノール酸モフェチル
アルキル化薬	シクロホスファミド
リンパ球増殖抑制薬	グスペリムス
細胞増殖シグナル抑制薬	エベロリムス
カルシニューリン阻害薬（CNI）	シクロスポリン，タクロリムス
ヤヌスキナーゼ（JAK）阻害薬	トファシチニブ
生物学的製剤	バシリキシマブ，リツキシマブ，カナキヌマブ

[副作用］　骨髄抑制に基づく白血球減少，血小板減少あるいは貧血などの血液障害や，間質性肺炎および肝機能障害がある．
［禁　忌］　白血球数 3,000/mm^3 以下の患者や妊婦，生ワクチンとの併用（発症のおそれがあるため）
［相互作用］　アロプリノールとの併用は，本剤の副作用である骨髄抑制作用を増強する．
［体内動態］　本剤 1.3〜2.8 mg/kg 内服後の半減期は約 1.9 時間である．

ミゾリビン mizoribine

［薬理作用］　アザチオプリンと同様プリン拮抗薬の一種であり，活性化免疫細胞などの増殖が盛んな細胞系において，核酸合成を阻害することにより免疫抑制効果を示す．
［適　応］　腎移植における拒絶反応の抑制，ネフローゼ症候群，ループス腎炎，RA の治療
［副作用］　骨髄抑制に基づく白血球減少，血小板減少あるいは貧血などの血液障害や，間質性肺炎および肝機能障害がある．しかし肝機能障害の副作用はアザチオプリンに比べると症状は軽く，肝機能障害があらわれている患者に対してはアザチオプリンに代わって用いられることもある．
［禁　忌］　アザチオプリンと同様
［相互作用］　不活化ワクチンの効果を減弱させる．
［体内動態］　本剤 100 mg/kg 内服後の半減期は約 2.2 時間である．

ミコフェノール酸モフェチル mycophenolate mofetil

［薬理作用］　生体内のエステラーゼによって活性型のミコフェノール酸となり，リンパ球の増殖を抑える．アザチオプリンと同様プリン拮抗薬の一種であるが，核酸合成のうち de novo 経路のみを抑えるため，この経路に依存しているリンパ球に対して特異性が高い．
［適　応］　臓器移植における拒絶反応の予防，ループス腎炎
［副作用］　感染症，汎血球減少症，白血球減少症，貧血，消化管出血など
［禁　忌］　妊婦，生ワクチンとの併用（発症のおそれがあるため）
［相互作用］　不活化ワクチンの効果を減弱させる．
［体内動態］　本剤 1,000 mg/kg 内服後の半減期は約 16 時間である．

5.2　アルキル化薬

シクロホスファミド cyclophosphamide

［薬理作用］　活性化リンパ球など，増殖シグナルを受けた各種免疫細胞の DNA をアルキル化することによりその合成を阻害し，分裂増殖を抑える．
［適　応］　各種悪性腫瘍，治療抵抗性の SLE，全身性血管炎，多発性筋炎，ネフローゼ症候群など
［副作用］　皮膚粘膜眼症候群，中毒性表皮壊死融解症，骨髄抑制，間質性肺炎，胃腸出血，心筋障害など
［禁　忌］　重症感染症の患者
［相互作用］　抗悪性腫瘍薬やアロプリノールとの併用は，本剤の副作用である骨髄抑制作用を増強するおそれがある．

[体内動態] 主に肝薬物代謝酵素 CYP2B6 で代謝される．本剤静脈内投与後の半減期は約 4.7～8.7 時間である．

5.3 リンパ球増殖抑制薬

代謝拮抗薬やアルキル化薬とは異なる作用機序で，T および B 細胞の増殖を抑え，免疫抑制作用を発揮する薬物群である．代表的な薬物として，グスペリムスがある．

 グスペリムス gusupelimus

[薬理作用] 細胞傷害性 T 細胞の成熟や増殖を抑制することにより，腎移植後の急性拒絶反応を抑える．活性化 B 細胞の増殖や分化を阻害し，B 細胞からの抗体産生を抑制する．インターロイキン産生抑制作用や抗炎症作用を有さないことから，CNI や GC の作用機序とは異なる．さらに，本剤の作用機序は，核酸合成阻害作用や殺細胞作用をもたない点で，代謝拮抗薬やアルキル化薬の作用機序とも異なる．
[適　応] 腎移植後の拒絶反応の治療に適応．
[副作用] 血液障害，呼吸抑制，しびれ感，食欲不振，悪心，肝機能障害など
[禁　忌] 妊婦，授乳婦

5.4 細胞増殖シグナル抑制薬

抗原やサイトカインによる免疫細胞の刺激により，細胞内の phosphoinositide 3-kinase（PI3K）が活性化され，これがさらにセリン・スレオニンキナーゼの一種である Akt をリン酸化して活性化する．活性化 Akt は，細胞内のシグナル伝達に関与するさまざまなタンパク質の活性を調節して，免疫細胞の増殖や生存にかかわる．この Akt の標的分子の 1 つが mammalian target of rapamycin（mTOR）である．細胞増殖シグナル抑制薬は，mTOR を阻害することにより，免疫細胞の活性を抑え，臓器移植の拒絶反応を抑制する．

 エベロリムス everolimus

[薬理作用] ラパマイシン（別名：シロリムス）と同様，mTOR を阻害することにより，主に T 細胞が関与する免疫反応を阻害し，臓器移植の拒絶反応を抑える．
[適　応] 心・腎移植後の拒絶反応抑制
[副作用] 悪性腫瘍，腎機能障害，感染症，間質性肺炎，糖尿病発症など
[禁　忌] 妊婦，生ワクチンとの併用（発症のおそれがあるため）
[相互作用] 肝薬物代謝酵素 CYP3A4 で代謝されるため，CYP3A4 で代謝を受ける他薬物との併用は，本剤の血中濃度を増加させるおそれがある．一方，リファンピシンや抗てんかん薬などの CYP3A4 誘導薬は，本剤の効果を減弱させる．
[体内動態] 本剤 2 mg 内服後の半減期は 38.5 時間と長い．

5.5 カルシニューリン阻害薬（CNI）

抗原などの刺激により活性化された T 細胞におけるカルシニューリン活性を阻害して，核内転写因子である活性化 T 細胞核内転写因子 nuclear factor of activated T cells（NF-AT）の核への移行を抑え，これにより IL-2 の産生を阻害して免疫反応の進行を抑える（図 8-6）．現在，シクロスポリンとタクロリムスが臨床で用いられている．

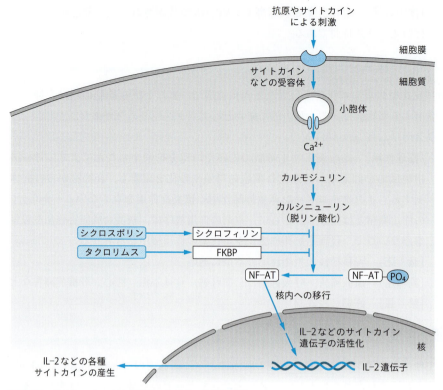

図 8-6　カルシニューリン阻害薬（CNI）の作用機序
FKBP：FK 結合タンパク質，NF-AT：活性化 T 細胞核内転写因子 nuclear factor of activated T cells
⊣：抑制

シクロスポリン cyclosporine：アミノ酸 11 個より成る分子量 1202.6 の環状ペプチドで，ノルウェーの土壌真菌の代謝物として単離された．

［薬理作用］　シクロフィリンと呼ばれる細胞内タンパク質と結合し，その結果 NF-AT の脱リン酸化酵素であるカルシニューリン活性を阻害する．それにより NF-AT が核内に移行できず，T 細胞から IL-2 などのサイトカイン産生が抑えられてその後の免疫反応が遮断される（図 8-6）．

［適　応］　臓器移植時の拒絶反応抑制，ベーチェット病，尋常性乾癬，再生不良性貧血，ネフローゼ症候群，全身型重症筋無力症，アトピー性皮膚炎など

［副作用］　造血器系への副作用は代謝拮抗薬に比べて少ないが，腎毒性や肝毒性などの副作用を示す．特に腎血管収縮作用に基づくと思われる腎機能障害や高血圧の発症には注意が必要で，TDM により投与量を調節することが重要である．

［禁　忌］　妊婦，授乳婦，コルヒチン投与中の肝・腎機能障害患者，タクロリムスとの併用（本剤の効果が増強されるおそれがあるため），生ワクチンとの併用（発症のおそれがあるため）

［相互作用］　主に肝薬物代謝酵素 CYP3A4 で代謝されるため，CYP3A4 で代謝を受ける他薬物との併用は，本剤の血中濃度を増加させるおそれがある．一方，CYP3A4 誘導薬は，本剤の効果を減弱させる．P 糖タンパク質機能も阻害するため，P 糖タンパク質の機能に影響を及ぼす医薬品や食品と併用する場合には，可能な限り薬物血中濃度を測定するなどして，用量に留意して慎重に投与する必要がある．

［体内動態］　TDM の対象となっている薬物である．投与後は，TDM により血中濃度トラフ trough 値（次に薬物を服用する直前の血中濃度値）の測定を頻回に行い，投与量を調節することが必要である．シクロスポリンカプセルとして内服後の半減期は約 1〜1.3 時間である．

🔸**タクロリムス** tacrolimus：1984 年に，筑波山の土壌細菌の一種 *Streptomyces tsukubaensis* から発見されたマクロライド構造を有する免疫抑制薬である．その免疫抑制作用は強力で，シクロスポリンの 10〜100 倍ともいわれる．

［薬理作用］　免疫細胞内の FK 結合タンパク質 FK binding protein（FKBP）と結合し，この FKBP-タクロリムス複合体がカルシニューリン活性を阻害することにより，活性化 T 細胞からの IL-2 などのサイトカインの産生を抑制する（図 8-6）．

［適　応］　臓器移植の拒絶反応の予防，アトピー性皮膚炎（軟膏剤），重症筋無力症，ループス腎炎，RA，難治性の活動期潰瘍性大腸炎など

［副作用］　急性腎不全，ネフローゼ症候群，心不全，不整脈，心筋梗塞，狭心症，脳血管障害，膵炎，糖尿病，高血糖など

［禁　忌］　妊婦，シクロスポリンとの併用，生ワクチンとの併用（発症のおそれがあるため），K^+ 保持性利尿薬（スピロノラクトン，カンレノ酸カリウム，トリアムテレン）との併用（高カリウム血症が発現することがあるため）

［相互作用］　主に肝薬物代謝酵素 CYP3A4 で代謝されるため，CYP3A4 で代謝を受ける他薬物との併用は，本剤の血中濃度を増加させるおそれがある．一方 CYP3A4 誘導薬は，本剤の効果を減弱させる．CYP3A4 に影響を及ぼす医薬品や食品と併用する場合には，可能な限り薬物血中濃度を測定するなどして，用量に留意して慎重に投与する必要がある．また前述のように，シクロスポリンとの併用はシクロスポリンの血中濃度を上昇させるおそれがあるため禁忌である．

［体内動態］　TDM の対象となっており，TDM によってトラフ値を算出し，それに基づいて投与量を調節することが必要である．承認時までの臨床試験において，成人腎移植患者 9 例にプログラフカプセル 0.16 mg/kg を経口投与したときの 12 時間後のトラフ値は，約 16 ng/mL である．

5.5.1　CNI の血中濃度モニタリング

　CNI の血中濃度パラメーターが，薬物の免疫抑制効果および腎毒性や肝毒性などの副作用と相関することが示されており，血中濃度パラメーターに基づく投与設計（TDM）が推奨されている．現在，わが国では，シクロスポリンとタクロリムスのいずれも血中濃度測定が保険適用となっている．腎移植の場合，CNI の血中濃度の目安として薬物投与後のトラフ値を，シクロスポリンの場合 150 ng/mL，タクロリムスの場合 20 ng/mL とする投与設計がなされる．各薬物がこの血中トラフ濃度を超えると腎機能障害を発現しやすいためで，通常これらの点を考慮して投与量が調節される．

5.6 ヤヌスキナーゼ（JAK）阻害薬

　種々のサイトカインによる免疫細胞の刺激は，免疫細胞上の受容体を介して行われる．ヤヌスキナーゼ janus kinase（JAK）は，非受容体型タンパク質チロシンキナーゼに属するシグナル伝達系タンパク質リン酸化酵素の一種で，JAK1～3 や Tyk2 が知られている．細胞表面のサイトカイン受容体にサイトカインが結合することにより活性化され，さらに signal transduction and activator of transcription（STAT）などをリン酸化する．リン酸化された STAT は核内に移行することができ，核内で細胞増殖やさらなるサイトカイン産生にかかわる遺伝子を活性化して，関連タンパク質の転写を促す．JAK 阻害薬は，この細胞内シグナル伝達経路の 1 つである JAK を阻害する分子標的薬で，種々のサイトカインなどによる免疫細胞の刺激を遮断し，結果として各種炎症性サイトカインなどの産生を抑える．

　🔹 **トファシチニブ** tofacitinib
　　［薬理作用］　JAK を阻害し，活性化免疫細胞におけるその後のシグナル伝達を遮断することにより，各種炎症性サイトカインの産生を抑える．
　　［適　応］　既存治療で効果不十分な RA
　　［副作用］　感染症，消化管穿孔，好中球減少，リンパ球減少，ヘモグロビン減少，肝機能障害，間質性肺炎などの重大な副作用がある．
　　［禁　忌］　重篤な感染症患者，重度の肝障害患者，好中球・リンパ球数が 500 mm^3 未満の患者，ヘモグロビン値 8 g/dL 未満の患者，妊婦
　　［相互作用］　主として CYP3A4 および一部 CYP2C19 により代謝されるため，これらの肝薬物代謝酵素で代謝される他薬物との併用は，本剤の作用や副作用を増強するおそれがある．
　　［体内動態］　日本人健康被験者に本剤 1 および 5 mg を投与後の血中半減期は，おのおの 1.96 および 2.49 時間である．

5.7 生物学的製剤

　リンパ球表面の特異抗原を捉えて，免疫抑制作用を示すモノクローナル抗体製剤の総称である．バシリキシマブは，T 細胞表面抗原 CD25 に特異性を有し，この表面分子を捉えて T 細胞の活性化を抑える．CD25 は IL-2 受容体であり，バシリキシマブはこれを遮断することによって IL-2 が仲介する免疫反応を阻害する．

　🔹 **バシリキシマブ** basiliximab
　　［薬理作用］　T 細胞表面上の IL-2 受容体である CD25 を中和し，T 細胞の活性化を抑制することで，それ以降の免疫反応を抑制する．
　　［適　応］　腎移植後の急性拒絶反応の抑制
　　［副作用］　感染症，頭痛，咽頭痛，リンパ球数減少，白血球数減少，下痢など
　　［禁　忌］　妊婦，生ワクチンとの併用（発症のおそれがあるため）
　　［相互作用］　T 細胞が関与する免疫系を抑制するため，不活化ワクチンとの併用はこれを無効にする可能性がある．

免疫抑制薬

〈代謝拮抗薬〉

アザチオプリン

ミゾリビン

ミコフェノール酸モフェチル

〈アルキル化薬〉

シクロホスファミド

〈リンパ球増殖抑制薬〉

グスペリムス

〈細胞増殖シグナル抑制薬〉

エベロリムス

〈カルシニューリン阻害薬（CNI）〉

-Ala-D-Ala-MeLeu-MeLeu-MeVal-N- -Abu-MeGly-MeLeu-Val-MeLeu-

Abu=(2S)-2-アミノ酪酸　　MeLeu=N-メチルロイシン
MeGly=N-メチルグリシン　MeVal=N-メチルバリン

シクロスポリン

タクロリムス

〈ヤヌスキナーゼ（JAK）阻害薬〉

トファシチニブ

6 免疫増強薬

細菌や真菌の成分に含まれる多糖体などの高分子のなかには，T細胞やマクロファージの機能

を高める活性を有するものがあることが報告されている．免疫増強薬は，免疫賦活薬とも呼ばれ，主に免疫系の賦活を介する抗腫瘍効果を期待して，実際に臨床で用いられている薬物群である．一般的に安全性は高いと考えられているが，ショックや過敏反応などの重篤な副作用には注意が必要である．

抗悪性腫瘍溶連菌製剤 OK-432：商品名ピシバニールの名で知られる．
[薬理作用] 溶連菌製剤の一種で，癌患者の免疫機能賦活作用を期待して用いられる．
[適　応] 胃癌や肺癌患者に対し，生存期間の延長を期待して化学療法との併用による生存期間の延長など
[副作用] ショック，アナフィラキシー，間質性肺炎，急性腎不全などの重大な副作用など
[禁　忌] ベンジルペニシリンでショックの既往歴のある患者

乾燥 BCG・日本株
[薬理作用] 癌宿主の免疫能を賦活化させることにより，腫瘍を縮小する作用がある．
[適　応] 表在性膀胱癌や膀胱上皮内癌（膀胱内挿入薬）
[副作用] 膀胱萎縮，腎不全，BCG 感染，間質性肺炎などの重大な副作用など
[禁　忌] 免疫抑制状態の患者，HIV キャリア，尿路感染症患者，妊婦など

レンチナン lentinan
[薬理作用] シイタケから抽出された β-グルカンの一種で，キラー T 細胞，マクロファージ，あるいは natural killer（NK）細胞などを活性化させる作用が報告されている．抗悪性腫瘍薬との併用により，生存期間の延長を目的として投与される．
[適　応] 手術不能または再発胃癌患者における，テガフール経口投与との併用による生存期間の延長
[副作用] ショック，胸部圧迫感，白血球減少，発疹，悪心・嘔吐など

7 関節リウマチ治療薬

7.1 関節リウマチについて

　関節リウマチ rheumatoid arthritis（RA）は，寛解と再燃を繰り返しながら慢性かつ進行性に経過する多発性関節炎で，代表的な膠原病 collagen disease の1つである．自己免疫が原因で発症すると考えられているが，その詳細は分かっていない．朝のこわばりや関節のつっぱり感などの症状からはじまり，関節の炎症と軟骨破壊へと進展する疾患である．これらの局所症状を主体とするが，微熱，倦怠感，体重減少，貧血などの全身症状も伴う．患者の男女比は1：3～4で，比較的女性に多い疾患である．

　RA に侵され，朝の手指のこわばりや対称性の疼痛と腫脹などの症状があらわれている関節では，滑膜に細胞浸潤が起こり，線維芽細胞が増殖して肉芽組織が形成される．それに伴い，軟骨や骨が破壊されて関節変形や骨性硬直が起こる．

7.2 関節リウマチ治療に用いられる薬物

　RA の病態進行の引き金となっているのは T 細胞系の免疫異常であり，また従来使われていた NSAIDs（本章 2.1 p 336 参照）には RA の進行を抑える効果がないことから，発症後早期にメト

表 8-4　抗リウマチ薬の分類と代表的な薬物

分　類		代表的な薬物
低分子抗リウマチ薬	免疫調節薬	金チオリンゴ酸ナトリウム，オーラノフィン，D-ペニシラミン，ブシラミン，サラゾスルファピリジン，アクタリット
	免疫抑制薬	メトトレキサート，レフルノミド
生物学的製剤		インフリキシマブ，エタネルセプト，トシリズマブ，アバタセプト，アダリムマブ

トレキサート，生物学的製剤，GC あるいは免疫調節薬など，異常な免疫系を改善して疾病の根本から治療できる抗リウマチ薬 disease-modifying antirheumatic drugs（DMARDs）を積極的に用いる治療法が推奨されている．

DMARDs には，低分子抗リウマチ薬と生物学的製剤がある（**表 8-4**）．DMARDs は，RA の免疫異常を是正することにより，結果として関節の炎症や全身症状を改善する薬物群の総称である．

低分子抗リウマチ薬は，作用様式から免疫調節薬と免疫抑制薬に分けられる．前者には金製剤（金チオリンゴ酸ナトリウムやオーラノフィンなど），D-ペニシラミン，ブシラミンおよびサラゾスルファピリジンなどが，また後者にはメトトレキサート，レフルノミドなどが含まれる．低分子抗リウマチ薬の効果は一般に遅効性であるが，作用が発現しはじめると長期間持続する．一方生物学的製剤には，炎症性サイトカインに対するモノクローナル抗体や炎症性サイトカインと結合する分子標的薬などが含まれる．

RA の治療に用いられるこれらの薬物群の一覧を**表 8-4**，低分子抗リウマチ薬の構造式を p 364 に示す．

7.3　低分子抗リウマチ薬

7.3.1　免疫調節薬

RA における種々の異常な免疫反応を是正して，RA の諸症状を改善すると考えられるが，詳細な作用機序は不明なものが多い．

 金チオリンゴ酸ナトリウム gold sodium thiomalate

　　［薬理作用］　古くから用いられている免疫調節薬である．作用機序の詳細はわかっていないが，食細胞に働きかけ，主要組織適合抗原 major histocompatibility complex（MHC）クラス II 分子-タンパク質相互作用を阻害することが報告されている．

　　［適　応］　RA

　　［副作用］　剝脱性皮膚炎，再生不良性貧血，皮膚粘膜眼症候群，白血球減少，血小板減少，間質性肺炎などの重大な副作用など

　　［禁　忌］　腎・肝障害または血液障害のある患者，心不全患者，潰瘍性大腸炎患者および妊婦，授乳婦

　　［相互作用］　機序は不明だが，免疫抑制薬との併用により血液障害を増強するおそれがある．

　　［体内動態］　本剤 10 mg を筋肉内注射後の血中半減期は約 25 日と長い．

 オーラノフィン auranofin

　　［薬理作用］　B 細胞からの抗体産生抑制作用が知られている．経口で用いられるため，注射薬として使われる金チオリンゴ酸ナトリウムなどの金製剤より作用は弱い．

[適　応]　RA
[副作用]　間質性肺炎，再生不良性貧血，無顆粒球症，急性腎不全，ネフローゼ症候群など
[禁　忌]　腎・肝障害または血液障害のある患者，消化性潰瘍患者，重篤な下痢および小児や妊婦
[相互作用]　免疫抑制薬との併用により血液障害を増強するおそれがある．
[体内動態]　本剤 6 mg を内服後の血中半減期は約 17 日である．

D-ペニシラミン　penicillamine

[薬理作用]　分子内のメルカプト基により，免疫複合体分子内のジスルフィド結合を開裂させる作用があり，これが RA に治療効果をもたらすと考えられる．分子内にメルカプト基をもち，金属とキレートを形成するため，重金属解毒薬としても用いられる．
[適　応]　重篤な副作用が多いため，NSAIDs などほかの抗リウマチ薬が無効な RA に適応となる．ウイルソン病の治療や鉛，水銀，銅の解毒にも用いられる．
[副作用]　白血球減少症，血小板減少症，無顆粒球症，貧血，間質性肺炎，再生不良性貧血，ネフローゼ症候群などの重大な副作用など
[禁　忌]　腎障害，血液障害のある患者，SLE，妊婦など
[相互作用]　免疫抑制薬との併用により血液障害などの副作用を増強するおそれがある．
[体内動態]　本剤 200 mg を内服後の血中半減期は，約 2.3 時間である．

ブシラミン　bucillamine

[薬理作用]　T 細胞増殖抑制作用，T 細胞の血管内皮細胞への接着抑制作用，B 細胞からの抗体産生作用あるいは滑膜細胞からの IL-6 産生抑制作用などが報告されている．
[適　応]　RA
[副作用]　再生不良性貧血，無顆粒球症，血小板減少症，貧血，間質性肺炎，急性腎不全，ネフローゼ症候群，皮膚粘膜眼症候群，中毒性表皮壊死融解症などの重大な副作用など
[禁　忌]　腎障害，血液障害のある患者や骨機能低下の患者など
[体内動態]　本剤 200 mg を内服後の血中半減期は約 1 時間である．

サラゾスルファピリジン　salazosulfapyridine

[薬理作用]　免疫細胞からの IL-1，IL-2，あるいは IL-6 などのサイトカインの産生を抑制し，炎症を鎮めるとともに，RA に関連する異常な抗体が作られる過程を抑制する．
[適　応]　RA
[副作用]　再生不良性貧血，汎血球減少症，無顆粒球症，血小板減少，貧血（溶血性貧血，巨赤芽球性貧血），皮膚粘膜眼症候群，中毒性表皮壊死融解症などの重大な副作用など
[禁　忌]　新生児，低出生体重児（高ビリルビン血症を起こすことがあるため）
[相互作用]　スルホニルアミド系経口糖尿病用薬やスルホニル尿素系経口糖尿病用薬との併用は，代謝抑制またはタンパク結合の置換により作用が増強され低血糖を発症するおそれがある．またクマリン系抗凝固薬との併用は，同薬の血中濃度が上昇し，プロトロンビン時間が延長するおそれがある．

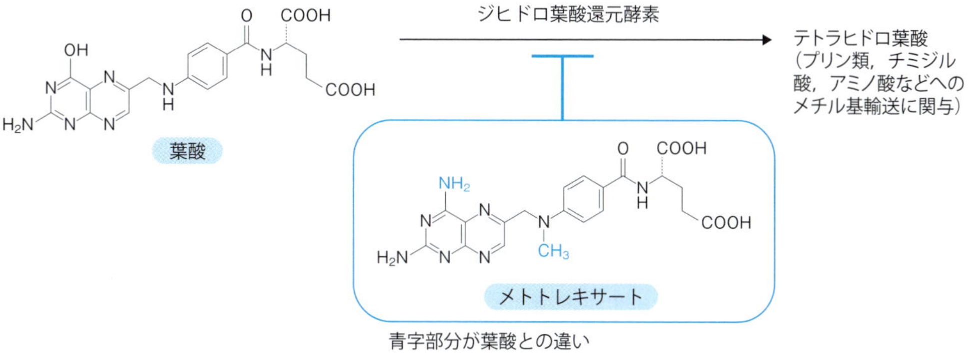

図 8-7　葉酸とメトトレキサートの化学構造の類似点とメトトレキサートの作用機序

7.3.2　免疫抑制薬

低分子性の核酸代謝阻害薬や細胞内シグナル伝達機構阻害薬（JAK阻害薬）などがある．RAの自己抗原などで活性化されたリンパ球の増殖を抑え，異常な免疫反応を遮断する．

🔹メトトレキサート methotrexate（15章3.2 p 661参照）

［薬理作用］　化学構造が葉酸の構造に似ているため，ジヒドロ葉酸還元酵素がこれを葉酸と間違えて取り込むことにより機能が失われ，チミジル酸合成およびプリン合成系が阻害されて活性化リンパ球における核酸合成が抑制される（図8-7）．生物学的製剤との併用の有用性が高い．

［適　応］　RAおよび関節症状を伴う若年性特発性関節炎，急性白血病，慢性リンパ性白血病，慢性骨髄性白血病など

［副作用］　骨髄抑制，感染症，結核，間質性肺炎，肝不全，急性腎不全などの重大な副作用など

［禁　忌］　妊婦・授乳婦，活動性結核患者，骨髄抑制，慢性肝疾患あるいは腎障害のある患者など

［相互作用］　NSAIDsは，腎臓におけるプロスタグランジン合成阻害作用により，腎血流量の低下およびナトリウム，水分貯留傾向を増大させるため，メトトレキサートと併用するとその腎排泄が遅延し，作用・副作用が増強されると考えられる．スルファメトキサゾール・トリメトプリム（ST合剤）との併用は，両薬物の葉酸代謝阻害作用が協力的に作用するため，両薬剤の作用・副作用が増強されると考えられる．

［体内動態］　1週間あたり6 mg（1回2 mg，12時間間隔で3回投与）を経口投与し，これを12週間繰り返し投与したときの第1週目および最終週の初回2 mg投与時の血清中濃度半減期は，それぞれ2.4時間および2.3時間である．

🔹レフルノミド leflunomide

［薬理作用］　プロドラッグで，肝代謝により活性体であるA771726に変換され，これが核酸合成に必要なジヒドロオロテートデヒドロゲナーゼの活性を阻害することで，活性化リンパ球の増殖を抑制する．

［適　応］　RA

［副作用］　皮膚粘膜眼症候群，中毒性表皮壊死融解症，汎血球減少症，感染症，間質性肺炎，肝不全，結核，膵炎などの重大な副作用など

［禁　忌］　妊婦・授乳婦，活動性結核患者，慢性肝疾患のある患者など

[相互作用] 活性代謝物の A771726 が CYP2C9 を阻害するため，CYP2C9 を主代謝酵素とするワルファリンと併用すると，ワルファリンの血中濃度が上昇し，プロトロンビン時間が延長するおそれがある．メトトレキサートなどほかの DMARDs と併用すると，骨髄抑制，肝障害の副作用が増強される可能性がある．
[体内動態] 本剤 10 mg を内服後の血中半減期は長く，15〜16 日である．

アクタリット actarit

[薬理作用] 抑制性 T 細胞数を増加させ，また同細胞を活性化させることにより，自己免疫を抑え自己抗体産生を抑制する作用がある．
[適 応] RA
[副作用] ネフローゼ症候群，間質性肺炎，再生不良性貧血，汎血球減少症，血小板減少症，無顆粒球症，肝機能障害，消化性潰瘍，出血性大腸炎などの重大な副作用など
[禁 忌] 妊婦・授乳婦
[体内動態] 本剤 100 mg を内服後の血中半減期は 0.86 時間である．

低分子抗リウマチ薬

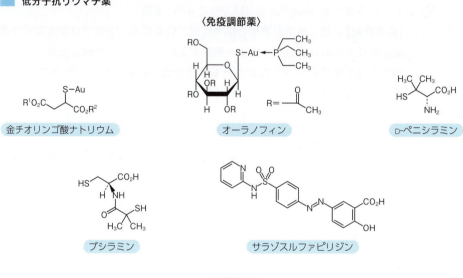

7.4 生物学的製剤

RA における炎症や異常な免疫反応にかかわる腫瘍壊死因子 tumor necrosis factor (TNF)-α, IL-1，あるいは IL-6 などのサイトカインの働きを止め，RA の諸症状を改善する抗体製剤あるいは分子標的薬である．

インフリキシマブ infliximab

[薬理作用] ヒト TNF-α に対するキメラ型モノクローナル抗体で，マウスタンパク質を 25% 含む．TNF-α の働きを抑えることにより，RA における炎症の拡大を防ぐ．こ

の作用は主に，可溶型 TNF-α に対する中和作用，受容体に結合した TNF-α の解離作用，および TNF-α 産生細胞に対する細胞傷害作用の 3 点に基づく．

［適　応］　既存治療で効果不十分な RA（関節の構造的損傷の防止を含む），クローン病，ベーチェット病による難治性網膜ぶどう膜炎，尋常性乾癬，潰瘍性大腸炎など．適応の際は，アレルギー反応や本剤に対する抗体の生成を予防するため，メトトレキサートとの併用が必須である．

［副作用］　感染症，間質性肺炎，重篤な infusion reaction，肝機能障害，結核，重篤な血液障害，横紋筋融解症などの重大な副作用など

［禁　忌］　重篤な感染症，活動性結核，脱髄疾患，うっ血性心不全など．

［体内動態］　本剤 5 mg/kg を点滴静脈内投与後の血中半減期は 9.5 日である．

アダリムマブ　adalimumab

［薬理作用］　ヒト TNF-α に対する完全ヒト化モノクローナル抗体である．TNF-α の働きを抑えることにより，RA における炎症の拡大を防ぐ．

［適　応］　既存治療で効果不十分な，多関節に活動性を有する若年性特発性 RA，尋常性乾癬，腸管型ベーチェット病，クローン病の寛解導入，潰瘍性大腸炎など．メトトレキサートとの併用は必ずしも必要ではないが，併用しない場合には中和抗体の出現率が増加する．

［副作用］　重篤な感染症，結核，ループス様症候群，間質性肺炎，重篤なアレルギー反応，劇症肝炎，肝機能障害，重篤な血液障害などの重大な副作用など

［禁　忌］　重篤な感染症，活動性結核，脱髄疾患，うっ血性心不全

［体内動態］　本剤 5 mg/kg を点滴静脈内投与後の血中半減期は 9.5 日である．

エタネルセプト　etanercept

［薬理作用］　TNF-α 受容体と IgG の Fc 部分とを融合させたリコンビナントタンパク質で，TNF-α と β の両方に結合し，TNF 受容体へのシグナル伝達を阻害する．

［適　応］　既存治療で効果不十分な RA（関節の構造的損傷の防止を含む）．なお，必須ではないがメトトレキサートとの併用が有用である．

［副作用］　日和見感染症，結核，重篤なアレルギー反応，重篤な血液障害，脱髄疾患，間質性肺炎，肝機能障害，急性腎不全，皮膚粘膜眼症候群，中毒性表皮壊死融解症などの重大な副作用など

［禁　忌］　敗血症またはそのリスクのある患者，重篤な感染症，活動性結核，脱髄疾患，うっ血性心不全

［相互作用］　サラゾスルファピリジンとの併用は，白血球減少を生じるおそれがある．

［体内動態］　本剤 10 mg を皮下投与後の血中半減期は 88 時間である．

トシリズマブ　tocilizumab

［薬理作用］　IL-6 受容体に対するモノクローナル抗体で，炎症反応などにかかわる IL-6 の作用を阻害することにより，RA の病態を改善する．

［適　応］　エタネルセプトと同様

［副作用］　感染症，間質性肺炎，無顆粒球症，好中球減少症，心不全等の重大な副作用など

［禁　忌］　重篤な感染症を合併している患者や活動性結核患者

［体内動態］　本剤 2 mg/kg を 1 時間で点滴静脈内投与後の血中半減期は 74 時間である．

アバタセプト abatacept

[薬理作用] 抗原提示細胞の表面にある CD80/CD86 分子に結合し，T 細胞との共刺激シグナルを阻害することにより，その後の自己免疫反応を抑える．

[適　応] 既存治療で効果不十分な RA

[副作用] 重篤な感染症，間質性肺炎などの重大な副作用など

[禁　忌] 重篤な感染症を合併している患者

[体内動態] 本剤 8 mg/kg を 30 分間で点滴静脈内投与後の血中半減期は 9.5 日である．

9章 消化器系薬理

　消化器系は内胚葉由来で，外界から食物を取り入れる通路や消化と吸収の場となる消化管と，食物の消化に必要な消化液やホルモンを産生する腺組織とからなる（図9-1, 2）。

　消化管は口にはじまり，口腔，咽頭，食道，胃，小腸（十二指腸，空腸，回腸），大腸（盲腸，結腸，直腸）とつながり，肛門に終わる。その全長は8〜10 mに及び，その内腔は外界と接していると考えてよい。消化管は平滑筋により構成される伸縮性のある管であり，複雑な動きができるよう走行する向きの異なる2層［輪走筋と縦走筋（胃は例外で3層であり，最内層が斜走筋）］の筋層からなる。その管腔は上皮細胞で構成される粘膜に覆われ，外側は漿膜に包まれている。腺組織は口腔をはじめとした消化管の要所に開口し，種々の消化液およびホルモンを分泌する。

　交感神経系と副交感神経系の迷走神経によって拮抗的二重支配を受けており，副交感神経系が優位である。自律神経のような外来神経以外に，腸管神経系という自律神経系とは独立した神経叢が存在している。消化管粘膜下には**マイスナー** Meissner **神経叢**が存在し主に腺分泌を，輪走筋下には**アウエルバッハ** Auerbach **神経叢**が存在し消化管運動をつかさどっている。

　肝臓，胆嚢，膵臓は，消化酵素あるいは胆汁などの消化を助ける因子の産生および分泌をつかさどる組織である。肝臓は代謝の中心的役割を演じており，エネルギー産生や栄養分の貯蔵，胆汁の産生などを担っている。胆嚢は，肝臓でつくられた胆汁を貯蔵・濃縮し，必要に応じて分泌する役割を果たす。膵臓は，多くの腺房からなる外分泌組織であり，炭水化物・タンパク質・脂質を分解する酵素を産生・分泌する。同時に，内分泌組織でもあり，ランゲルハンス氏島 islands of Langerhans と呼ばれる細胞集団には，種々の血糖調節ホルモンを産生する細胞が含まれていて，全身の血糖調節に重大な役割を果たしている。

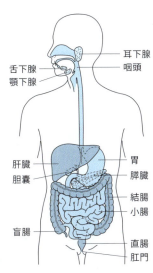

図9-1　消化器系の構造

1 消化器系の構造と機能

1.1 口腔

口腔内には，咀嚼，嚥下，消化に必要な歯，舌，唾液腺がある．唾液腺は耳下腺，顎下腺および舌下腺があり，交感神経が興奮すると舌下腺や顎下腺からムチンを多く含む粘稠度の高い唾液が，副交感神経が興奮すると耳下腺から唾液アミラーゼなどの消化酵素を含んだ粘度の低い漿液性唾液が分泌される（表9-1）．

1.2 咽頭と食道

咽頭は，口腔の喉頭奥から食道までを指し，気道と食道が交差する場所でもある．食塊などを嚥下する場合，まず，食塊が鼻腔に入らないよう軟口蓋が鼻咽頭腔を塞ぐ．次に，食塊が誤って気道に入るのを防ぐため，喉頭蓋が気道を封鎖し，食塊を食道へと導く．食道は胃へと続く．その構造は，腸管と多少異なっており，上部は横紋筋，下部は輪走筋層と縦走筋層からなる内輪外縦の2層の平滑筋層からなる．食道下部の構造は，腸管の構造と類似しており，粘膜下にはマイスナー神経叢，筋層間にはアウエルバッハ神経叢が存在する．食道の蠕動運動によって食塊は胃に運ばれる．重力で胃に落ちていくわけではないので，逆立ちしても問題はない．食道下部には下部食道括約筋があり，胃に入った食塊や胃酸を逆流させないようにしている．

1.3 胃

胃は，斜走筋層，輪走筋層，縦走筋層の3層の平滑筋からなる袋状の臓器であり，その内腔側は分厚い粘膜により覆われている（図9-2）．胃粘膜の最表層を，表層粘液細胞 surface mucous cell と呼ばれる円柱上皮が1層のシートのように覆い，ムチンと HCO_3^- を産生し，胃酸（塩酸）から胃組織を保護している．胃粘膜表面には，胃小窩 gastric pit と呼ばれる上皮が陥没した部分がある．胃小窩壁も表層粘液細胞で覆われており，さらに奥には胃腺が開口している．胃腺は存在する部位によって，噴門腺 cardiac gland，胃底腺 fundic gland，幽門腺 pyloric gland と呼称が異なる．

胃腺を構成する主な細胞は，ムチン質の粘液を産生する副細胞（頸部粘液細胞：neck mucous cell），ペプシノーゲン pepsinogen を分泌する主細胞 chief cell，胃酸（塩酸）と内因子を産生す

表9-1 消化にかかわる組織と消化酵素など

組織	消化液	分泌腺	消化酵素 （でんぷん）	消化酵素 （タンパク質）	消化酵素 （中性脂肪）
口腔	唾液	唾液腺（耳下腺）	唾液アミラーゼ		舌リパーゼ
胃	胃液	主細胞 / 壁細胞		ペプシノーゲン ＋ 塩酸 → ペプシン	
十二指腸	胆汁	肝細胞（貯蔵・濃縮は胆嚢）			胆汁酸による乳化
十二指腸	膵液	腺房細胞	膵アミラーゼ	トリプシン / キモトリプシン / エラスターゼ / カルボキシペプチダーゼ	膵リパーゼ
空腸	腸液	空腸上皮細胞 管腔側膜上	マルターゼ / スクラーゼ / ラクターゼ	アミノペプチダーゼ	
			↓ 単糖	↓ ジペプチド アミノ酸	↓ 脂肪酸 モノアシルグリセロール

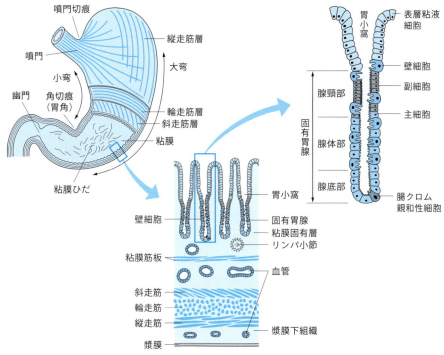

図9-2 胃の構造

る**壁細胞** parietal cell である（**表 9-1**）．さらに奥の腺底部には，5 種類の腸内分泌細胞が存在し，それらのなかで**腸クロム親和性細胞** enterochromaffin cell（EC cell）は**セロトニン**を，**腸クロム親和性様細胞** enterochromaffin-like cell（ECL cell）は**ヒスタミン**とセロトニンを，**G 細胞** gastric cell は**ガストリン** gastrin を，D 細胞はソマトスタチンを，X/A-like 細胞はグレリン ghrelin を産生する．セロトニンは胃運動を促進的に，ヒスタミンとガストリンは胃酸分泌を促進的に，ソマトスタチンはガストリン分泌を抑制的に調節する．グレリンは下垂体前葉の成長ホルモン産生細胞の受容体に作用し，成長ホルモン放出ホルモンと相乗的に働き，成長ホルモンの分泌を促進する．さらに，視床下部にも作用し，食欲を増進させる．

食道からの嚥下物が胃液と胃運動によって消化され，糜粥（びじゅく）となり，小腸へ送られる．

1.4 小 腸

小腸は，幽門から先の，十二指腸，空腸，回腸の総称である．小腸の役割は，胃で塩酸やペプシンによって処理され粥状になった食塊（糜粥）の pH を上げて膵液中や小腸壁に存在する消化酵素の至適 pH に近づけ，**蠕動運動**，**分節運動**，振り子運動などによって糜汁と消化酵素とを混合し，糖質，タンパク質，脂質を**消化・吸収**することである．

おおまかな構造は食道下部に似て，内腔が粘膜組織に覆われた内輪外縦の平滑筋層と，粘膜下および筋層間の腸管神経叢が存在する．膵臓でつくられた消化酵素を含んだ膵液は膵管を通り，肝臓でつくられた胆汁は胆嚢を経て胆管を通って，十二指腸に流れ込む．十二指腸の**大十二指腸乳頭（ファーター Vater 乳頭）**がその開口部であり，**オッディ Oddi 括約筋**の収縮・弛緩によって分泌量が規定される．膵管は二手に分かれていて，ファーター乳頭より少し胃側に副乳頭として開口している．胃から糜粥が送られ，十二指腸内の pH 低下や糜粥内の脂肪酸や胆汁酸が感知されると，十二指腸粘膜に存在する **S 細胞**から**セクレチン** secretin という消化管ホルモンが分泌

され，膵臓からHCO₃⁻を多く含む膵液の分泌が促進される．このようにして，胃酸を中和し，膵消化酵素が働きやすい環境を整える．十二指腸粘膜のI細胞もコレシストキニン cholecystokinin（CCK）を分泌し，胆嚢収縮とオッディ括約筋弛緩によって小腸内への胆汁分泌を促進し，かつ，HCO₃⁻が少ないが消化酵素を豊富に含む膵液の分泌を促進して，消化と吸収を促進する．小腸粘膜細胞膜上には，アミラーゼ，イソマルターゼ，スクラーゼなどの糖質分解酵素や，アミノペプチダーゼやカルボキシペプチダーゼといったタンパク質分解酵素が存在しており，細胞膜上で最終的な消化（膜消化）をした後に輸送体経由で吸収する．一方，脂質に関しては，膵液由来のリパーゼに分解された後に胆汁酸の助けを借りて小腸粘膜表面に運ばれ，単純拡散によって吸収され中心リンパ管に入る（表9-1）．

1.5 大　腸

盲腸，結腸および直腸の総称である．腸内細菌の主な生息の場であり，腸内細菌に依存した栄養素はここで産生され吸収される．水分の吸収も大腸の重要な役割である．構造は小腸に類似するが，小腸に比べると平滑筋層が薄い．盲腸の先端にある虫垂はリンパ系の組織であり，消化管の粘膜免疫に寄与している．結腸は水分や電解質の吸収の場であり，便を適度な固さにして直腸に送り出す役割を果たす．便が直腸に入ると，糞塊によって直腸壁が伸展されることにより，求心性シグナルが仙髄に入る．成人の場合，このシグナルは骨盤内臓神経に伝わり排便反射が起こる．同時に大脳皮質にも求心性シグナルが伝わるため，随意筋である外肛門括約筋を収縮させ，排便可能な状況になるまで排便を我慢することができる．便を大腸内に留め過ぎると，便中の水分がさらに吸収され便秘が惹起されるだけでなく，リトコール酸など便中の有害物質と大腸壁との接触時間が延長するため大腸癌のリスクも増大させる．

1.6 肝　臓

肝臓は最大の実質臓器で，横隔膜直下にある毛細血管に富んだ組織である．大きな右葉（方形葉と尾状葉も右葉に含められる）と小さめの左葉からなり，大部分は腹膜に包まれている．門脈，固有肝動脈，胆管が右葉の背面にある肝門から出入りする．固有肝動脈は，肝組織に酸素や栄養を送る血管で，中心静脈に続く．門脈は，消化管で消化・吸収された栄養分に富んだ血液が肝臓に流れ込む，静脈性の血管である．

肝臓の組織は，肝小葉と呼ばれる六角形の機能単位が多数集合してできている．肝小葉は多くの肝細胞からなっていて，中央には中心静脈が通っている．それを中心にして類洞が放射状に配置している．肝小葉と肝小葉との境目には小葉間動脈，小葉間静脈，小葉間胆管がみられる．類洞には，マクロファージの一種であるクッパー Kupffer 細胞やNK（ナチュラルキラー）細胞（ピット細胞）が常駐し，腸管から門脈血流にのって流入する異物や腫瘍細胞を除去し，全身循環に移行するのを阻止している．

1.7 膵　臓

膵臓は，胃の裏側に存在する細長い組織であり，内分泌と外分泌の両方で重要な役割を果たしている．膵臓の大部分は外分泌をつかさどる腺房細胞であり，細胞内に消化酵素を含んだ顆粒をもつ．腺房間には消化酵素を通す導管が走っていて，それが集合して膵管となり，総胆管と合流して十二指腸のファーター乳頭に開口する．消化酵素を含む膵液はこれを通って十二指腸に運ばれる．膵管は分岐し，十二指腸の副乳頭にも開口している．

外分泌部は十二指腸に近い膵頭部に多い．一方で，内分泌部は膵尾部に多くみられる．膵組織の 90％以上は外分泌腺が占め，そのなかにヘマトキシリン-エオジン染色で淡く染色される細胞集団がある．これがランゲルハンス島であり，血糖調節に重要な役割を果たす．α（A）細胞，β（B）細胞，δ（D）細胞が存在する．α細胞はグルカゴンを，β細胞はインスリンを，δ細胞はソマトスタチンを分泌する（7 章 6 p 305 参照）．

1.8　胆　嚢

胆嚢は，肝臓右葉裏側の胆嚢窩と呼ばれるくぼみにはまる 30〜50 mL ほどの容量がある薄い袋状の組織である．胆嚢の主な働きは，肝臓でつくられた胆汁を貯留し濃縮することである．肝臓でつくられた胆汁は左右の肝管により集められ，それらが合流した総肝管に流れ込む．総肝管は，少し先で胆嚢管と合流し，胆汁は胆嚢に運ばれる．濃縮された胆汁は，コレシストキニンによる刺激で胆嚢が収縮することによって総胆管に出て，ファーター乳頭を通じて十二指腸内に運ばれる．膵管と異なり，十二指腸での開口部はファーター乳頭のみである．ファーター乳頭のオッディ括約筋によって，十二指腸への胆汁移送は調節されている．

2　健胃・消化薬

食欲不振や消化不良の際に用いられる薬物であり，消化管運動や腺分泌を促す健胃薬と，不足した消化酵素を補う消化薬とに分類される．健胃薬には芳香成分や苦味成分を含む生薬やコリンエステラーゼ阻害薬（ChEI）が，消化薬には消化酵素を含む薬物などが用いられる．

2.1　健胃薬・胃運動調整薬

2.1.1　健胃生薬

ゲンチアナ Gentianae radix，センブリ Swertiae herba，オウレン Coptidis rhizoma，オウバク Phellodendri cortex などの苦味健胃生薬や，ケイヒ Cinnamomi cortex，ウイキョウ Foeniculi fructus，チョウジ Caryophylli flos，サンショウ Zanthoxyli fructus，ハッカ Menthae harba などの芳香性健胃生薬が用いられる．独特の芳香や苦味による嗅覚や味覚への刺激が，反射的な唾液・胃酸分泌を促進し消化管運動を亢進させる．一方，オブラートなどに包んで服用すると効果が著しく減弱する．

2.1.2　胃運動調整薬

A　ドパミン D_2 受容体遮断薬

スルピリド sulpiride，メトクロプラミド metoclopramide，ドンペリドン domperidone，イトプリド itopride：胃神経叢に存在するドパミン D_2 受容体への刺激は，ACh 分泌を抑制して消化管運動能を低下させる．スルピリド，メトクロプラミド，ドンペリドン，イトプリドは，ドパミン D_2 受容体の遮断を介して胃運動を促進するので，胃炎や消化性潰瘍などに伴う悪心・嘔吐・食欲不振・腹部膨満感の改善に用いられる．これら薬物は，第四脳室の化学受容器引金帯 chemoreceptor trigger zone（CTZ）にも作用し，制吐作用を示す．なお，ドパミン D_2 受容体遮断作用に加えて，メトクロプラミドは，セロトニン 5-HT_3 受容体遮断作用とセロトニン 5-HT_4 受容体刺激作用を，イトプリドはアセチルコリンエステラーゼ acetylcholine esterase（AChE）阻害作用を併せもつ．これら薬物は肝臓で代謝さ

れ，尿中および便中に排泄される．ドンペリドンは，CYP3A4 による代謝を受ける．

[副作用]　ドパミン D_2 受容体遮断に起因する錐体外路症状，悪性症候群などがある．
[禁　忌]　〈スルピリド，メトクロプラミド〉褐色細胞腫の患者，
〈メトクロプラミド，ドンペリドン〉消化管に出血・穿孔・器質的閉塞のある患者，
〈スルピリド，ドンペリドン〉プロラクチン分泌性腫瘍の患者，
〈ドンペリドン〉妊娠の可能性のある患者

B　セロトニン 5-HT₄ 受容体作動薬

モサプリド mosapride：メトクロプラミドの副作用が，ドパミン D_2 受容体遮断に起因することに着眼して，ドパミン D_2 受容体遮断作用のない薬物として創製されたのが，モサプリドである．モサプリドは，胃神経叢内に発現するセロトニン 5-HT₄ 受容体を刺激し，ACh 遊離増大をもたらす．その結果，消化管運動が促進され胃排出能が亢進するため，慢性胃炎に伴う悪心・嘔吐・食欲不振・腹部膨満感を改善する．肝臓で主に CYP3A4 によって代謝され，尿中および便中に排泄される．副作用の少ない薬物ではあるが，重大な副作用には劇症肝炎や肝機能障害などがある．

C　機能性ディスペプシア治療薬

アコチアミド acotiamide：機能性ディスペプシア functional dyspepsia（FD）は，内視鏡検査などでは器質的な異常が認められないにもかかわらず，胃もたれや膨満感など上部消化管に不快感が持続する疾患である．わが国における有病率は，10～20％とされる．

アコチアミドは，わが国で開発された可逆的 AChE 阻害薬である．AChE 阻害によりシナプス間隙における ACh 濃度を高め，消化管平滑筋細胞のアセチルコリン M_3 受容体を介した消化管運動亢進作用を示す．CYP2C8，CYP1A1 または CYP3A4 により脱イソプロピル化されたのち，グルクロン酸抱合を受ける．あるいは未変化体のままグルクロン酸抱合を受け，便中排泄される．

D　その他

カルニチン carnitine，**乾燥酵母** dried yeast：カルニチンは，副交感神経刺激作用による消化液分泌促進作用や消化管運動促進作用があるとされている．乾燥酵母は，タンパク質やビタミン B 群を含んでいる．特に，ビタミン B_1 は消化管運動促進作用を示し，その他の成分は栄養補給や代謝機能促進，整腸作用を示す．

胃運動調整薬

スルピリド　　　　メトクロプラミド　　　　ドンペリドン

イトプリド　　　　　　　　　　　モサプリド

アコチアミド

2.2 消化薬

消化酵素の分泌不足による消化不良を改善するために，α-およびβ-アミラーゼ amylase 製剤のジアスターゼ diastase，膵消化酵素製剤のパンクレアチン pancreatin をはじめとした各種タンパク質分解酵素・脂質分解酵素・糖質分解酵素の配合剤が用いられる．酵素により至適 pH が異なるため，外層を胃溶，内核を腸溶にした二層の有核錠にするといった製剤上の工夫がなされている．

3　消化性潰瘍治療薬

胃酸は，食物とともに外界から侵入した微生物の除去および食物の消化という大切な役割を担っているが，胃粘膜にとっては大きな脅威となる．そのため，胃は胃酸による自己消化を免れるために，防御因子を産生し対抗する．この胃酸分泌と防御因子産生のバランスが崩れたとき，胃・十二指腸といった消化管組織そのものが消化され消化性潰瘍 peptic ulcer を生じる．つまり消化性潰瘍は，胃粘膜防御因子に対し胃酸分泌が相対的に過剰になったときに生じる［Shay & Sun のバランス説（図 9-3）］．消化性潰瘍の治療には，攻撃因子減弱，すなわち胃酸やペプシンの分泌を制御する薬物と，消化管粘膜血流や粘液産生増大など防御因子増強をもたらす薬物とが用いられる（表 9-2，3，図 9-4）．

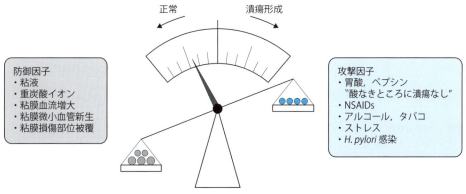

図 9-3　Shay & Sun のバランス説（消化性潰瘍の発症機序）

表 9-2 攻撃因子減弱に働く消化性潰瘍治療薬

分類		作用点・特徴	代表的な薬物	重大な副作用	特記事項
pH中和	制酸薬	吸収性	炭酸水素ナトリウム	代謝性アルカローシス 二次性胃酸分泌	高ナトリウム血症に禁忌
			沈降炭酸カルシウム	代謝性アルカローシス 高カルシウム血症 二次性胃酸分泌	
		非吸収性	乾燥水酸化アルミニウムゲル 合成ケイ酸アルミニウム	便秘 無機リン吸収阻害	人工透析患者に禁忌
			水酸化マグネシウム 酸化マグネシウム	下痢 高マグネシウム血症	
ペプシン阻害	抗ペプシン薬 (胃粘膜保護作用も有するので,防御因子増強薬にも分類される)		スクラルファート アルジオキサ		人工透析患者に禁忌 胃粘膜修復作用
			エカベト		ペプシノーゲン・ペプシンタンパク質直接阻害 H. pylori 制菌作用
			セトラキサート		抗カリクレイン作用
			エグアレン		基質拮抗型抗ペプシン作用 ペプシンによる b-FGF 分解を抑制し血管新生促進 TXA_2 拮抗作用
胃酸分泌抑制	抗コリン薬	アセチルコリン M_1 受容体選択的遮断	ピレンゼピン	無顆粒球症 アナフィラキシー様症状	
		3級アミン類	アトロピン スコポラミン ピペリドレート		緑内障,前立腺肥大による排尿障害,重篤な心疾患,麻痺性イレウスの患者に禁忌
		4級アンモニウム類	ブチルスコポラミン プロパンテリン メペンゾラート ブトロピウム チメピジウム		
	ヒスタミン H_2 受容体遮断薬		ファモチジン ニザチジン	ショック,アナフィラキシー様症状 再生不良性貧血等,造血系異常	
			ロキサチジン酢酸エステル	肝機能障害 スティーブンス・ジョンソン症候群,中毒性表皮壊死症 横紋筋融解症 QT 延長	小児への適応あり
			ラフチジン ラニチジン シメチジン		シトクロム P450 による代謝を受ける薬物との併用注意
	H^+,K^+-ATPase 阻害薬	不可逆型プロトンポンプ阻害	オメプラゾール ランソプラゾール エソメプラゾール	ショック,アナフィラキシー様症状 造血系異常 肝機能障害 中毒性表皮壊死融解,スティーブンス・ジョンソン症候群 間質性腎炎,急性腎不全 低ナトリウム血症 間質性肺炎 横紋筋融解症	CYP2C19, CYP3A4 の代謝を受ける アタザナビルやリルピビリンと併用禁忌
			ラベプラゾール		非酵素的還元反応による代謝(一部 CYP2C19, CYP3A4 関与あり) アタザナビルやリルピビリンと併用禁忌
		K^+ 競合型プロトンポンプ阻害	ボノプラザン	(現在のところ,主な副作用は便秘,肝臨床検査値の異常など)	アタザナビルやリルピビリンと併用禁忌
	抗ガストリン薬	ガストリン/CCK2 受容体遮断	プログルミド		
		マイスネル神経叢知覚神経抑制(局所麻酔薬)	オキセサゼイン		ほかの局所麻酔薬に比べ pKa が低い

表 9-3 防御因子増強をもたらす消化性潰瘍治療薬

分類	作用点・特徴	代表的な薬物	重大な副作用	特記事項
胃粘膜血流改善薬	プロスタノイド EP 受容体刺激	ミソプロストール	ショック，アナフィラキシー様症状	妊婦や妊娠の可能性のある女性に原則禁忌
	胃粘膜内 PGE$_2$ および PGI$_2$ 産生促進	セトラキサート		抗カリクレイン作用
		ベネキサート		催奇形性のため妊婦に禁忌
		トロキシピド		胃粘膜 ATP 増大
		レバミピド		
		テプレノン	肝機能障害，黄疸	粘液産生促進作用
		ゲファルナート		
	ドパミン D$_2$ 受容体遮断	スルピリド	消化性潰瘍 統合失調症様症状，うつ状態	プロラクチン分泌性下垂体腫瘍や褐色脂肪腫の患者に禁忌
組織修復促進薬		アズレンスルホン酸エグアレン		pH 非依存的潰瘍部位被覆作用 微小血管新生促進
		スクラルファート		酸性条件下で胃壁保護作用 人工透析患者に禁忌
		エカベト		*H. pylori* 制菌作用
		アルジオキサ		粘膜上皮再生促進 微小血管新生促進 粘液分泌促進 人工透析患者に禁忌

3.1 消化性潰瘍の概要

消化性潰瘍とは，胃酸とそれにより活性化される消化酵素により，胃・十二指腸が消化され生じる疾患である．粘膜内のごく浅い部位に留まる潰瘍は表層びらんと呼ばれ，瘢痕を残さず治癒する．潰瘍が粘膜内に留まらず粘膜筋板に達するようになると，治癒しても粘膜表面に陥凹を残す．上腹部痛，心窩部灼熱感，曖気（げっぷ）などが主訴であり，粘膜下層や筋層に達すると吐血，下血，穿孔をもたらす．胃潰瘍 gastric ulcer が生じやすい部位は小弯部であるが，高齢者では食道付近にみられることもある．

十二指腸潰瘍 duodenal ulcer は，十二指腸球部に生じやすい．主な成因は，心因性ストレス，ヘリコバクターピロリ *Helicobacter pylori* 感染および非ステロイド性抗炎症薬 non-steroidal anti-inflammatory drugs（NSAIDs）使用である．ごくまれに，ゾリンジャー・エリソン Zollinger-Ellison 症候群（2 章 8.2.7 p 60 参照）（膵臓や十二指腸に生じるガストリン産生腫瘍）によっても引き起こされる．

予防策を講じない限り，治癒後高頻度に再発する．感染症の場合，再発防止に *H. pylori* 除菌が効果的であることが明らかとなり，わが国においても，除菌に失敗した場合の胃および十二指腸潰瘍再発率がそれぞれ 65％，85％であるのに対し，除菌成功群では 1～2％ときわめて低率に留まることが示されている．

喫煙は消化性潰瘍発症と増悪の危険因子である．飲酒も胃酸分泌を亢進することから，潰瘍形成への関与が示唆されている．確定診断は，内視鏡検査による．

3.2 制酸薬

胃酸を中和することによって胃内 pH を上昇させ，ペプシン活性を減弱させる．体内に吸収さ

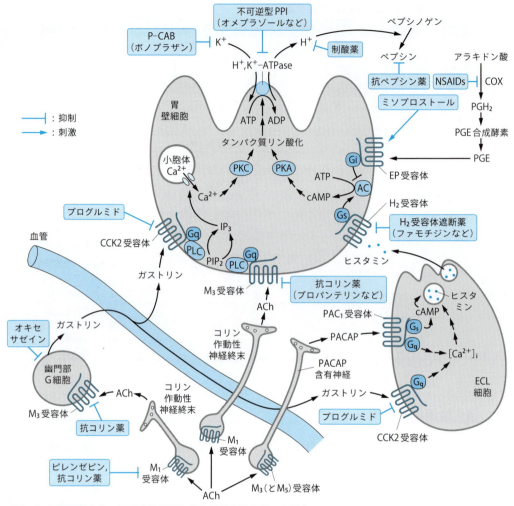

図9-4　胃壁細胞からの胃酸分泌機構と消化性潰瘍治療薬の作用点

ACh：アセチルコリン，PKC：プロテインキナーゼC，PKA：プロテインキナーゼA，PLC：ホスホリパーゼC，PIP_2：ホスファチジルイノシトール二リン酸，IP_3：イノシトール三リン酸，AC：アデニル酸シクラーゼ，CCK：コレシストキニン，COX：シクロオキシゲナーゼ，ECL細胞：腸クロム親和性様細胞，PPI：プロトンポンプインヒビター，NSAIDs：非ステロイド性抗炎症薬，PACAP：下垂体アデニル酸シクラーゼ活性化ポリペプチド pituitary adenylate cyclas-activating polypeptide，PAC_1：PACAP-specific PAC_1 receptor，P-CAB：potassium-competitive acid blocker

れて全身的にpHを上げる吸収性制酸薬と，難吸収性で胃内局所のpHを上昇させる非吸収性制酸薬とがある．

1）吸収性制酸薬

- 炭酸水素ナトリウム sodium hydrogen carbonate,
- 沈降炭酸カルシウム precipitated calcium carbonate

2）非吸収性制酸薬

- 乾燥水酸化アルミニウムゲル dried aluminum hydroxide gel,
- 水酸化マグネシウム magnesium hydroxide,
- 合成ケイ酸アルミニウム synthetic aluminum silicate, 酸化マグネシウム magnesium oxide

[薬理作用と適応]

〈炭酸水素ナトリウム，沈降炭酸カルシウム〉

$$NaHCO_3 + HCl \rightarrow NaCl + H_2O + CO_2$$

あるいは

$$CaCO_3 + 2HCl \rightarrow CaCl_2 + H_2O + CO_2$$

の反応により，制酸作用を示す．即効性であるが，持続しない．体内に吸収されるため，全身性アシドーシス改善および尿酸排泄促進にも用いられる．炭酸水素ナトリウムには粘液溶解作用もあり，上気道炎などの呼吸器疾患に対して含嗽・吸入で用いられる．その一方で，発生する CO_2 が胃粘膜を刺激して胃酸分泌を促進させる．

〈乾燥水酸化アルミニウムゲル，水酸化マグネシウム，合成ケイ酸アルミニウム，酸化マグネシウム〉塩酸と反応することによって胃酸を中和する．吸収性制酸薬と比べると効果の発現は遅いが，比較的持続的である．ほとんど消化管で吸収されないうえ，CO_2 を生じないため，二次性胃酸分泌やアルカローシスは生じない．中和時に生じた塩は，収斂作用や胃粘膜被覆作用，胃酸およびペプシン吸着作用をもち，胃粘膜保護作用を示す．酸化マグネシウムによる胃酸中和で生じる $MgCl_2$ には CO_2 を吸収する作用があるので，吸収性制酸薬と組み合わせて処方されることもある．Mg 塩は，腸内で浸透圧性緩下薬としても働くので，便秘の治療にも用いられる．

[副作用] 〈炭酸水素ナトリウム，沈降炭酸カルシウム〉発生した CO_2 が胃の膨満感をもたらす．CO_2 は胃粘膜を刺激することによる二次的な胃酸分泌を引き起こし，投与前よりも pH を低下させる（リバウンド現象）．消化管から吸収されるため，全身性の代謝性アルカローシス metabolic alkalosis（低カリウム血症による不整脈や骨格筋収縮異常など）を引き起こす．尿がアルカリに傾くことにより，尿細管からの Ca^{2+} 吸収が増大するので，高カルシウム血症にも注意が必要である．大量の牛乳の摂取による milk-alkali syndrome（高カルシウム血症，高窒素血症，アルカローシスなど）を惹起することもある．

〈合成ケイ酸アルミニウム，乾燥水酸化アルミニウムゲル〉便秘を引き起こす．無機リン吸収を阻害することによるリン酸塩低下も生じる．

〈水酸化マグネシウム，酸化マグネシウム〉高マグネシウム血症に注意が必要である．腎機能障害をもつ患者への投与には注意する．特に高齢者では死亡例もあり，慎重に投与する必要がある．下痢をもたらすこともある．

[禁　忌]

〈炭酸水素ナトリウム〉

・高ナトリウム血症，浮腫，妊娠中毒症など，ナトリウム摂取制限が必要な場合
・尿路感染症治療薬（マンデル酸ヘキサミン）との併用は尿がアルカリに傾き，抗菌作用が減弱

〈沈降炭酸カルシウム〉甲状腺機能低下症・副甲状腺機能亢進症（症状が悪化する危険がある）

〈アルミニウム塩〉人工透析を受けている場合（アルミニウム脳症，アルミニウム骨症，貧血を引き起こす危険がある）

[相互作用] 全般的に，金属イオンとキレートを形成したり（テトラサイクリン系抗生物質など），吸着を受けたり（甲状腺ホルモン製剤など），イオン交換反応に交差がある薬物（高カリウム血症改善イオン交換樹脂製剤など）に対しては，その作用を減弱させる．吸収性制酸薬は体液の pH を上昇させるので，その効果や排泄が体液の pH に依存

する薬物の作用に影響を及ぼす．

3.3 抗ペプシン薬

スクラルファート sucralfate，エカベト ecabet，セトラキサート cetraxate，エグアレン egualen，アルジオキサ aldioxa：胃主細胞が産生するペプシノーゲンは，胃酸による限定分解を受け，活性型であるペプシンとなり，胃内でのタンパク質分解の中心的役割を担う．スクラルファート，エカベト，セトラキサートのほか，基質阻害型のエグアレンや，アラントインの二水酸化アルミニウム塩であるアルジオキサなど，ペプシンの働きを抑制する薬物は抗ペプシン薬に分類されるが，多くは胃粘膜保護作用も併せもつ（表9-2，図9-3，4）．そのため，防御因子増強薬に分類される．エグアレンは，トロンボキサン A_2 拮抗作用も有する．アルミニウムを含有するスクラルファートとアルジオキサは，アルミニウム脳症やアルミニウム骨症を招く可能性があるため，透析を受ける患者への投与は禁忌である．

抗ペプシン薬

スクラルファート　　エカベトナトリウム　　セトラキサート

エグアレン　　アルジオキサ　　および鏡像異性体

3.4 胃酸分泌抑制薬

3.4.1 抗コリン薬

ロートエキス Scopolia extract，アトロピン atropine，プロパンテリン propantheline，ピレンゼピン pirenzepine：消化器は副交感神経支配が優位であり，活性化により運動能や消化腺分泌亢進がもたらされる．したがって，副交感神経節後線維終末から放出されるムスカリン性ACh受容体遮断薬も消化性潰瘍治療に有用である．代表的薬物に，ロートエキス（ハシリドコロ根茎および根の 35 v/v％エタノール抽出物で，ヒヨスチアミンとスコポラミンを含む），アトロピン（ヒヨスチアミンのラセミ体），4級アンモニウム塩であるプロパンテリン，ブチルスコポラミンや N-メチルスコポラミン，選択的アセチルコリン M_1 受容体遮断薬であるピレンゼピンなどがある（表9-2，図9-3，4）（3章3.2 p 132 参照）．

3.4.2 ヒスタミン H_2 受容体遮断薬

名称に「-チジン（-tidine）」という語幹（語尾）をもつ．通常は「H_2 ブロッカー」と呼ばれることが多い．単純に「抗ヒスタミン薬（抗ヒス）」といった場合，ヒスタミン H_1 受容体遮断

薬を指す場合が多いので，混同しないように注意する必要がある（表9-2，図9-3, 4）（2章8.2.7 p 60参照）．

💊 ファモチジン famotidine, ニザチジン* nizatidine, ラフチジン lafutidine, ロキサチジン酢酸エステル roxatidine acetate, ラニチジン ranitidine, シメチジン cimetidine

[薬理作用] 胃壁細胞に存在するヒスタミン H_2 受容体を遮断することによって，胃酸分泌を抑制する．この効果は昼間よりも夜間でより高い．消化性潰瘍，逆流性食道炎，急性胃炎や慢性胃炎の急性増悪期の胃粘膜病変の改善に用いられる．ニザチジンには，さらに胃内容物の排出能亢進作用がある．

[適 応] 消化性潰瘍（ロキサチジン酢酸エステルは小児の適応症を有する），逆流性食道炎など

[副作用] 肝機能障害や腎機能障害，透析患者や高齢者では，血中濃度が上昇する可能性があるので注意する必要がある．血液障害や皮膚粘膜眼症候群（スティーブンス・ジョンソン Stevens-Johnson 症候群）などの重篤な副作用が生じる場合もある．

[相互作用] シメチジンにはシトクロム P450 群（CYP2D6，CYP3A4，CYP1A2，CYP2C9）に対する阻害作用があるため，ワルファリンなどこれらに影響を受ける薬物の代謝や排泄を遅延させる．これは，シメチジンのイミダゾール環がシトクロム P450 のヘム鉄原子に配位することによる．ラニチジンにも，シメチジンより弱いながら CYP1A2，CYP2D6，CYP3A4/5 阻害作用がある．シトクロム P450 による代謝を受ける薬物の効果に影響が出る．胃酸分泌抑制薬全般にいえることだが，吸収や代謝が胃内 pH に依存する薬物の効果に影響を与えるので，注意が必要である．

[体内動態] 消化管から吸収される．シメチジン，ラニチジンは初回通過効果を受ける．一方，ファモチジンは初回通過効果を受けない．ロキサチジン酢酸エステルは，肝臓・小腸・血清中のエステラーゼにより加水分解され，脱アセチル化体（薬理活性は同程度）を生じる．ラフチジンは，CYP3A4 および CYP2D6 により代謝を受け，主に便中に排泄される．腎排泄の関与が小さいので，腎機能低下時の血中濃度への影響はほかの H_2 ブロッカーより小さい．ラフチジン以外は，主に未変化体のまま腎臓から尿中排泄される．

3.4.3 H^+, K^+-ATPase 阻害薬

A 不可逆型 H^+, K^+-ATPase 阻害薬

H^+, K^+-ATPase は，胃壁細胞に存在する胃酸分泌を直接的に制御する分子であり，その機能から「プロトンポンプ proton pump」と呼ばれる．このため，この機能を抑制する薬物は，プロトンポンプインヒビター proton pump inhibitor（PPI）と呼ばれる．

従来型 PPI は，H^+, K^+-ATPase を不可逆的に阻害する．一方，近年，これらの PPI とは異なる機序をもつ「potassium-competitive acid blocker（P-CAB）」と呼ばれる可逆的 PPI も臨床で使われはじめている（表9-2，図9-3, 4）．

💊 オメプラゾール omeprazole, ラベプラゾール rabeprazole, ランソプラゾール lansoprazole, エソメプラゾール esomeprazole：名称に「-プラゾール」(-prazole) という語幹をもつ．

[薬理作用と適応] プロドラッグで，pH 5 以下の環境下で電子移動が起こり，酵素反

---

* 中枢性筋緊張緩和薬のチザニジンと混同しないこと．

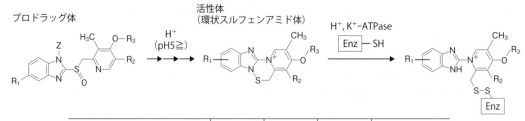

	Z	R_1	R_2	R_3
オメプラゾール	H	OCH_3	CH_3	CH_3
ランソプラゾール	H	H	H	CH_2CF_3
ラベプラゾール Na	Na	H	H	$(CH_2)_3OCH_3$
エソメプラゾール Mg	1/2Mg	OCH_3	CH_3	CH_3

図 9-5 H^+,K^+-ATPase 阻害薬の活性化

応を介さずにスルフェン酸を経て活性体である環状スルフェンアミド体となる（図 9-5）．スルフェンアミドのもつ N-S 結合は反応性が高く，H^+,K^+-ATPase α-サブユニットのイオンの通り道に存在するシステイン残基に反応し，ジスルフィド結合（-S-S-）を形成する．H^+,K^+-ATPase は胃酸分泌における最も重要な分子であるため，この酵素を阻害する薬物は，ほかの作用機序をもつ胃酸分泌抑制薬よりも効果が強い．消化性潰瘍のほか，逆流性食道炎あるいは NSAIDs による消化性潰瘍再発の抑制などに用いられる．

　胃癌の原因の 1 つに考えられている *H. pylori* 除菌の補助にも用いられる．現在は，PPI，アモキシシリン（AMPC），クラリスロマイシン（CAM）の 3 剤併用が標準治療となっている．PPI で胃内 pH を上昇させることによって，定常期にある *H. pylori* を AMPC に感受性のある増殖期に移行させたり，非解離型 CAM を増やして胃粘膜層における濃度を高めたりする目的で使用される．なお，除菌に失敗した場合は，CAM をメトロニダゾールに変更した 3 剤が用いられる．

［副作用］　肝機能障害や下痢，白血球減少などの血液異常がみられることがある．

［相互作用］　酸性条件下で溶解するアタザナビルやリルピビリンの溶解性を低下させ血中濃度を低下させるため，併用禁忌である．効果や吸収などが胃内の pH に左右される薬物の効果にも影響を与えるので，注意が必要である．

［体内動態］　オメプラゾール，ランソプラゾール，エソメプラゾールは消化管から吸収され，肝臓で代謝される．主に CYP2C19 および CYP3A4 により代謝される．CYP2C19 には遺伝子多型が存在し，薬効に個人差を生じる．特に，日本人の 10〜20% が CYP2C19 活性欠損 poor metabolizer（PM）であるといわれているので，注意が必要である．

　エソメプラゾールは，オメプラゾールの S 体単一光学異性体であり，代謝における CYP2C19 の寄与はオメプラゾールに比べ小さいので，遺伝子多型による効果の差異は比較的小さい．ラベプラゾールはシトクロム P450 による代謝は受けず，非酵素的還元反応により代謝される．

B　K^+ 競合型 H^+,K^+-ATPase 阻害薬

ボノプラザン vonoprazan：2014 年末，P-CAB と呼ばれる新規の H^+,K^+-ATPase 阻害薬のボノプラザンが承認された．広義の PPI に含まれるが，その作用機序は異なるので，従来

表 9-4　従来型 PPI と P-CAB の比較

	従来型 PPI（オメプラゾールなど）	P-CAB（ボノプラザン）
阻害様式	不可逆的 H^+,K^+-ATPase のシステイン残基と S-S 共有結合を形成する	可逆的 K^+ と競合的に拮抗する H^+,K^+-ATPase とイオン結合や水素結合を形成する
作用発現	遅い プロドラッグであり，胃酸により活性化されるまで数日連続で服用する必要がある	速い 初回服用時から最大効果が期待できる
代謝酵素	CYP2C19，CYP3A4 日本人の 10〜20％が CYP2C19 の代謝活性欠損 poor metabolizer（PM）であるので注意	（主）CYP3A4，（一部）CYP2B6，CYP2C19，CYP2D6 時間依存的に CYP2B6，CYP2C19，CYP3A4/5 を阻害 濃度依存的にわずかに CYP1A2 を誘導（CYP2B6，CYP3A4/5 誘導作用はほとんどない）

の不可逆型 PPI と区別して理解する必要がある（表 9-4）．

［薬理作用］　K^+ と競合することによって H^+,K^+-ATPase を可逆的に阻害し，胃酸分泌を抑制する．従来の PPI と異なり，胃酸による活性化を必要としないため，速やかに作用を発現することで，従来型 PPI よりも胃内 pH を上昇させる．酸性条件下で安定であり，胃壁に高濃度に長時間局在する．K^+ と競合的に拮抗するほか，H^+,K^+-ATPase と水素結合やイオン結合を形成するため，可逆的阻害薬にしては持続的かつ効果的に胃酸分泌を抑制する．近年では，H. pylori 除菌において，現段階では第 1 選択とはなっていないものの，ボノプラザン，AMPC，CAM の 3 剤併用による除菌率は，従来の H. pylori 除菌 3 剤（ランソプラゾールなどの不可逆型 PPI，AMPC，CAM）よりも好成績であることが示されている．なお，従来の 3 剤による治療が不成功であった場合は，ボノプラザン，AMPC，メトロニダゾールの 3 剤が用いられる．

［適　応］　胃潰瘍，十二指腸潰瘍，逆流性食道炎，低用量アスピリン投与時における胃潰瘍または十二指腸潰瘍の再発抑制，NSAIDs 投与時における胃潰瘍または十二指腸潰瘍の再発抑制．H. pylori 除菌の補助．

［副作用］　下痢あるいは便秘などを生じることがある．

［禁　忌］　過敏症の既往歴のある患者

［相互作用］　不可逆型 PPI と同様の機序によって，アタザナビルやリルピビリンの血中濃度を低下させるため，併用禁忌である．胃酸分泌抑制により併用薬物の吸収に影響を与えるので，注意が必要である．

［体内動態］　主に肝薬物代謝酵素 CYP3A4 で代謝されるが，一部 CYP2B6，CYP2C19，および CYP2D6 でも代謝される．

3.4.4　ガストリン/コレシストキニン CCK2 受容体遮断薬

プログルミド proglumide：ガストリン受容体 gastrine receptor は，コレシストキニン CCK2 受容体（CCK2R）と同一であると考えられている．プログルミドは，胃壁細胞に存在するガストリン/CCK2 受容体を遮断し，胃酸分泌を抑制する（表 9-2，図 9-3，4）．さらに，N-アセチルグルコサミンキナーゼおよび UDP-ガラクトシルトランスフェラーゼを活性化し，ムコ多糖や糖タンパク質の合成促進を介して，胃粘膜保護効果も発揮する．ガストリン受容体遮断薬ではないが，オキセサゼイン（4 章 4.4.2 p 151 参照）は，局所麻酔作用を介し，G 細胞からのガストリン遊離抑制作用を示す．

胃酸分泌抑制薬

オメプラゾール　　ラベプラゾール　　ランソプラゾール

エソメプラゾール　　ボノプラザン　　プログルミド

抗コリン薬は 3 章を，ヒスタミン H_2 受容体遮断薬は 2 章 8 を参照．

3.5 胃粘膜防御因子増強薬

　胃酸から胃組織を防御する方策として，粘膜血流増加を介した粘液分泌の促進および胃粘膜表面に被膜を形成し，潰瘍部位と胃酸との直接的な接触を防ぐことがあげられる．

3.5.1 プロスタノイド EP 受容体作動薬

　ミソプロストール misoprostol：胃粘膜では，恒常的に発現するシクロオキシゲナーゼ 1 cyclooxygenase-1（COX-1）経路で産生されるプロスタグランジン E prostaglandin E（PGE）が胃粘膜保護に重要である（**表 9-3**，**図 9-4**）．したがって，NSAIDs 服用により PGE 産生量が減少すると，胃粘膜障害が誘発され潰瘍形成に至る．NSAIDs 長期服用が原因の薬剤性消化性潰瘍に対して用いられるミソプロストールは PGE_1 誘導体であり，プロスタノイド EP 受容体に作用することにより，胃粘膜血流の改善および胃粘液分泌の促進を行う．胃粘膜壁細胞にも作用して，細胞内 cAMP 濃度を減少させることで胃酸分泌も抑制する．多くのプロスタグランジン関連薬同様，妊婦のみならず妊娠する予定や可能性のある女性には原則禁忌である．

3.5.2 胃粘膜血流改善薬

　セトラキサート cetraxate，**ベネキサート** benexate，**トロキシピド** troxipide，**レバミピド** rebamipide，**テプレノン** teprenone，**ゲファルナート** gefarnate：胃粘膜内の PGE_2 および PGI_2 量を増大させることで胃粘膜血流量を増加し，傷害された胃粘膜の修復を促進させる（**表 9-3**）．セトラキサートはペプシノゲン活性化抑制作用と抗カリクレイン作用を，トロキシピドは胃粘膜の組織呼吸促進による ATP 量増大作用を有する．レバミピド，テプレノンおよびゲファルナートは粘液産生促進作用を併せもつ．ベネキサートには催奇形性があるため，妊娠の可能性のある患者には禁忌である．

　ストレスによって視床下部後部が興奮すると，胃粘膜血管が収縮して胃粘膜抵抗性が低下する．この機序も消化性潰瘍の発症に深くかかわる．スルピリドは，視床下部のドパミ

ン D_2 受容体遮断を介して胃粘膜血流を改善する．

3.5.3　組織修復促進薬

アズレンスルホン酸 azulenesulfonate, **ゲファルナート** gefarnate, **エカベト** ecabet, **ポラプレジンク** polaprezinc, **アルジオキサ** aldioxa：アズレンスルホン酸は，抗炎症作用および肉芽新生作用を有する化合物で，潰瘍組織の修復作用をもつ L-グルタミンと併せて処方されることがある．その他，ゲファルナート，エカベト，ポラプレジンクおよびアルジオキサがある．抗ペプシン薬に分類される**スクラルファート**は，酸性条件下でアルミニウムを遊離して陰電荷を帯び，タンパク質などと結合して保護層を形成する．したがって，制酸薬と併用するとその作用が減弱される．なお，**エカベト**は，**ウレアーゼ阻害作用**ももち，*H. Pylori* に対する制菌作用を示す（本章 3.3 p 378 参照）．

胃粘膜防御因子増強薬

ミソプロストール　　セトラキサート　　ベネキサート

トロキシピド　および鏡像異性体　　レバミピド

テプレノン

ゲファルナート

4　催吐・制吐薬

嘔吐は，薬物や有害物質を誤飲したとき，および食べ過ぎあるいは手術などで胃壁が過度に伸展されたときに，反射的に胃内容物を体外に吐き出す生理反応で，生体の防衛反応の1種である．一方，上部消化器を含む内臓あるいは中枢神経などの疾患および抗悪性腫瘍薬の副作用によっ

ても誘発され，患者の quality of life（QOL）を著しく障害する．

反射的な嘔吐は，胃壁内の伸展受容器への刺激（食べ過ぎなど）あるいは交感神経や迷走神経の求心路から延髄の外側毛様体に存在する嘔吐中枢 vomiting center（VC）に刺激が伝達されることで生じる．脳幹の第四脳室底の脳室周囲構造に存在する CTZ は，においや薬物などの化学物質に対して感受性があるだけでなく，平衡感覚と視覚のアンバランス（動揺病）に対しても感受性があり，これが興奮すると VC にインパルスが送られ，悪心・嘔吐が引き起こされる．なお，VC は血液脳関門 blood-brain barrier（BBB）に保護される一方，CTZ は BBB の外にあるため，BBB を通過しえないような化学物質にも影響を受ける．脳腫瘍などによる脳圧亢進，髄膜炎，不安・恐怖などの大脳からの刺激伝達は VC に伝達され，悪心・嘔吐を引き起こす．抗悪性腫瘍薬や放射線治療による悪心・嘔吐は，主にセロトニン系やドパミン系を介し，動揺病（乗り物酔い）はヒスタミン系を介する．その他，ムスカリン性 ACh 受容体も関与する．

4.1 催吐薬

有害物質や医薬品を誤飲した際，胃内容物を吐き出させる目的で用いられる．エメチン emetine やこれを含むトコンシロップおよびドパミン D_2 受容体刺激作用を有するアポモルヒネなどが用いられた．現在，トコンシロップは販売中止となり，アポモルヒネも抗パーキンソン病薬としてのみ用いられ，催吐薬としては用いられなくなった．催吐作用は，むしろ薬物治療時の副作用として問題となる．抗パーキンソン病治療に用いられるドパミン D_2 受容体作動薬だけでなく，モルヒネなどの麻薬性鎮痛薬は CTZ に存在するオピオイド μ 受容体を刺激し，嘔吐を誘発する．

4.2 制吐薬

悪心・嘔吐の誘発あるいは抑制に深くかかわる受容体として，中枢では VC および CTZ に分布するドパミン D_2 受容体やタキキニン NK_1 受容体，VC のセロトニン $5\text{-}HT_{2,3}$ 受容体，ムスカリン性 ACh 受容体，CTZ のセロトニン $5\text{-}HT_3$ 受容体および前庭器のヒスタミン H_1 受容体などが知られている．末梢でもドパミン D_2 受容体やムスカリン性 ACh 受容体は消化管機能の制御に深くかかわっている．これら受容体を標的にした薬物が，制吐薬として使われている（図9-6）．

4.2.1 ドパミン D_2 受容体遮断薬

中枢では VC および CTZ でのドパミン D_2 受容体を遮断することで悪心・嘔吐が抑制される．一方，末梢では迷走神経終末のドパミン D_2 受容体遮断を介した ACh 遊離促進で胃腸機能を改善することにより悪心・嘔吐が抑制される．メトクロプラミド，スルピリド，ドンペリドン，イトプリドなどが用いられる．

　　　　　［薬理作用］　中枢に作用する場合は，CTZ でドパミン D_2 受容体を遮断することによって，VC への興奮伝達を抑制する．VC のドパミン D_2 受容体自体も遮断する．末梢に作用する場合は，消化管近傍のコリン作動性神経上のドパミン D_2 受容体を遮断することによって ACh 遊離を促進して消化管機能を改善する．

　　　　　メトクロプラミドとスルピリドの作用点は脳幹であり，主に中枢性に作用するが，メトクロプラミドはセロトニン $5\text{-}HT_4$ 受容体刺激作用も示すため，一部消化管にも作用する．ドンペリドンは中枢性および末梢性に作用する．イトプリドは AChE 阻害作用も併せもち，主に末梢性に作用する．これらの薬物は，動揺病による嘔吐には無効である．

　　　　　［適　応］　以下の場合における悪心・嘔吐，食欲不振，腹部膨満感

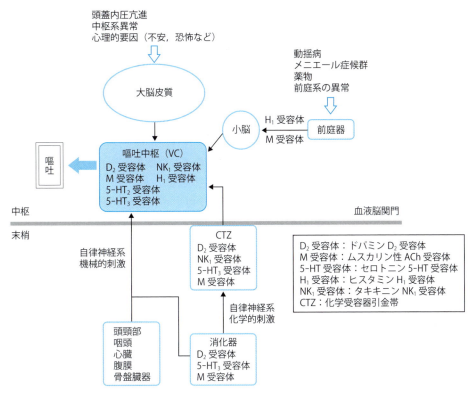

図 9-6　嘔吐の発生機序

〈イトプリド〉慢性胃炎
〈メトクロプラミド〉胃炎，消化性潰瘍，胆囊・胆道疾患，抗悪性腫瘍薬などの薬物投与時，放射線照射時など
〈スルピリド〉消化性潰瘍
〈ドンペリドン〉慢性胃炎，胃下垂，胃切除後症候群，抗悪性腫瘍薬またはレボドパ投与時，小児の周期性嘔吐症，上気道感染症，抗悪性腫瘍薬投与時など

［副作用］　薬物によって多少は異なるが，ショック，アナフィラキシー様症状，悪性症候群，錐体外路症状，意識障害，痙攣，肝機能障害，黄疸，心室頻拍，血球系の異常，麻痺性イレウスなど，多様な副作用の可能性がある．

［禁　忌］　本章「2.1.2.A　ドパミン D_2 受容体遮断薬」の項を参照．

4.2.2　サブスタンス P/タキキニン NK_1 受容体遮断薬

アプレピタント aprepitant，ホスアプレピタント fosaprepitant：抗悪性腫瘍薬投与により，延髄外側網様体の弧束核でのサブスタンス P およびニューロキニン（いずれもタキキニン類の1つ）分泌が亢進しており，これが VC のサブスタンス P/タキキニン NK_1 受容体に結合すると嘔吐が誘発されることが明らかとなった．そこで，抗悪性腫瘍薬投与に伴う悪心・嘔吐の抑制薬として，タキキニン NK_1 受容体遮断薬であるアプレピタントが用いられている．アプレピタントをリン酸化し水溶性を高めたホスアプレピタントも開発され，注射剤として用いられている．

［薬理作用］　VC および CTZ に存在するタキキニン NK_1 受容体を遮断することによって，サブスタンス P により惹起される嘔吐を抑制する．ホスアプレピタントは，ホス

ファターゼによる脱リン酸化を受けてアプレピタントとなった後，タキキニン NK_1 受容体遮断作用を発揮する．

[適応] 強い悪心・嘔吐が生じる抗悪性腫瘍薬投与の場合に限り用いる．急性期のみならず遅発期での悪心・嘔吐に対しても使用できる．なお，がん化学療法の各コースにおける投与期間は 3 日間を目安とする．

[副作用] 重大なものに，皮膚粘膜眼症候群，穿孔性十二指腸潰瘍，ショック，アナフィラキシー．その他，臨床検査値の異常（ALT，AST，および BUN の上昇など）やしゃっくり，便秘，食欲不振，タンパク尿，白血球数・好中球数・リンパ球数の減少など．

[禁忌] 統合失調症治療薬ピモジド使用中の患者．

[相互作用] CYP3A4 誘導作用および阻害作用や CYP2C9 の誘導作用をもつ．禁忌ではないが，これらの分子種に代謝を受ける薬物と併用する場合は，その影響に注意する必要がある．

[体内動態] CYP3A4 によって代謝を受け，一部 CYP1A2 および CYP2C19 によっても代謝を受ける．その後，主に便中に，一部は尿中に排泄される．

4.2.3 ヒスタミン H_1 受容体遮断薬

動揺病（乗り物酔い）は，平衡感覚をつかさどる前庭器官が過度に刺激された場合に引き起こされ，前庭神経（第Ⅷ脳神経）および小脳前庭路経由で嘔吐中枢に情報が伝達されることで，悪心・嘔吐を生じる．メニエール症候群は，内耳の内リンパ腔に水腫が生じ，難聴・耳鳴り・耳閉塞などの蝸牛症状あるいは第Ⅷ脳神経症状（めまい，聴覚や平衡感覚の異常）を生じる疾患で，こちらも VC が刺激される．これらの第Ⅷ脳神経あるいは小脳を経由した悪心・嘔吐の情報伝達では，ヒスタミン H_1 受容体およびムスカリン性 ACh 受容体が重要な役割を演じている．そのため，ヒスタミン H_1 受容体遮断薬のなかでも中枢移行性の高いジメンヒドリナート，ジフェンヒドラミン，プロメタジンが用いられる（2 章 8.2.7 p 59 参照）．ジフェンヒドラミンは，テオフィリン誘導体であるジプロフィリンとの配合錠として用いられている．

[薬理作用] VC に存在するヒスタミン H_1 受容体を遮断することによって，VC への嘔吐信号の伝達を阻害する．ヒスタミン H_1 受容体遮断薬が有する中枢性抗コリン作用も制吐作用に関与すると考えられる．

[適応]
〈プロメタジン，ジメンヒドリナート，ジフェンヒドラミン・ジプロフィリン合剤〉動揺病
〈ジフェンヒドラミン・ジプロフィリン合剤，ジメンヒドリナート〉メニエール症候群
〈ジメンヒドリナート〉放射線宿酔，手術後の悪心・嘔吐

[副作用] 中枢抑制作用により眠気を催すことがある．また，この制吐作用によって，脳腫瘍や薬剤中毒といった悪心・嘔吐を誘発する疾患を不顕在化することがあるので，注意が必要である．

[禁忌] 昏睡状態にある場合や，バルビツレートや麻酔薬などによって強く中枢神経が抑制されている状態下では使用しない．

4.2.4 セロトニン 5-HT_3 受容体遮断薬

グラニセトロン granisetron, オンダンセトロン ondansetron, ラモセトロン ramosetron, アザセトロン azasetron, インジセトロン indisetron, パロノセトロン palonosetron：シスプ

ラチンなどの抗悪性腫瘍薬の副作用である強い悪心・嘔吐は，患者の QOL を著しく低下させるのみならず，化学療法継続自体を困難にする場合もある．抗悪性腫瘍薬の催吐作用に，セロトニン 5-HT$_3$ 受容体が深くかかわることが明らかになっている．そのため，セロトニン 5-HT$_3$ 受容体遮断薬が用いられる（2 章 8.3.7 p 65 参照）．

[薬理作用] 腸管壁粘膜の求心性迷走神経末端のセロトニン 5-HT$_3$ 受容体を遮断し，VC や CTZ への刺激の伝達を阻害することによって，制吐作用を示す．EC 細胞上のセロトニン 5-HT$_3$ 受容体も遮断することによって，EC 細胞からのセロトニン遊離も抑制する．中枢のセロトニン 5-HT$_3$ 受容体遮断も制吐作用に寄与すると考えられる．インジセトロンは，上記の作用に加えてセロトニン 5-HT$_4$ 受容体遮断作用も有する．

[適 応] 抗悪性腫瘍薬（シスプラチンなど）投与に伴う消化器症状（悪心・嘔吐）オンダンセトロンは，小児への適応もある．パロノセトロンは，静注剤としてのみ用いられる．血中半減期が約 40 時間と長く，セロトニン 5-HT$_3$ 受容体に対して高い親和性と選択性を示すので，抗悪性腫瘍薬による遅発期の悪心・嘔吐にも適応がある．グラニセトロンは，化学療法における悪心・嘔吐に加えて，放射線治療に伴う消化器症状に対しても用いられる．

[副作用] ショック，アナフィラキシーに注意する．肝機能障害，便秘などが報告されている．その他，発疹，頭痛，発熱などが起こる可能性もある．

[体内動態] 経口投与された後は腸管から吸収され，インジセトロンは CYP1A1，CYP2C9，CYP2D6，CYP3A4 に，ラモセトロンは CYP1A1，CYP1A2，CYP2D6 に，グラニセトロンは CYP3A4 に，オンダンセトロンは CYP3A4，CYP2D6，CYP1A2 にそれぞれ代謝を受ける．CYP1A2 阻害作用をもつ薬物（フルボキサミンなど）や，CYP3A4 誘導作用をもつ薬物（フェニトインなど）などとの併用には注意を要する．

パロノセトロンは，約 50%が CYP2A6（および CYP3A4，CYP1A2）によって代謝を受けるが，未変化体のまま腎排泄される割合も約 50%とほかに比べて高い．

アザセトロンのバイオアベイラビリティは 87%であり，ほかのセロトニン 5-HT$_3$ 受容体遮断薬に比べて高い．CYP3A4 およびフラビン含有モノオキシゲナーゼ flavin-containing monooxygenase（FMO）3 により代謝される．なお，FMO によって代謝を受ける薬物は，CYP により代謝を受けるものに比べ薬物相互作用が少ないことが知られている．

4.2.5　その他の制吐薬

- ロラゼパム lorazepam，アルプラゾラム alprazolam：ベンゾジアゼピン系抗不安薬であるロラゼパムやアルプラゾラムは，保険適用外ではあるものの，がん薬物療法施行時の予期性悪心や嘔吐にも有効であり，必要に応じて処方されることがある（5 章 4.2.2 p 183 参照）．

- オキセサゼイン oxethazaine，アミノ安息香酸エチル ethyl aminobenzoate, benzocaine：局所麻酔薬のなかでも pKa の低いオキセサゼイン，アミノ安息香酸エチルは，経口投与された後，胃酸に影響を受けずに消化管粘膜の知覚神経末端の Na$^+$ チャネルを阻害し，上行性情報伝達を遮断することによって制吐作用を示す（4 章 4.4.2 p 151 参照）．

- プロクロルペラジン prochlorperazine，クロルプロマジン chlorpromazine：フェノチアジン系定型抗精神病薬でありドパミン D$_2$ 受容体遮断作用のあるプロクロルペラジンやクロルプロマジンも制吐作用を有するが，ヒスタミン H$_1$ 受容体やアドレナリン α$_1$ 受容体遮断作用など，多くの受容体に作用することもあり，制吐薬として用いることは少ない（5 章 4.

1.4 p 177 参照).

- **アクラトニウム** aclatonium：コリンとアセチル乳酸のエステルである**アクラトニウム**は，消化管平滑筋のアセチルコリン M_3 受容体に直接作用して消化管機能を改善し，慢性胃炎・胆道ジスキネジー・消化管手術後の悪心・嘔吐，食欲不振，腹部膨満感を改善する（3章 3.1.1 p 125 参照）．作用点は神経細胞上ではなく平滑筋上の受容体であるため，手術などによって迷走神経が切り離されている場合にも有効である．

制吐薬

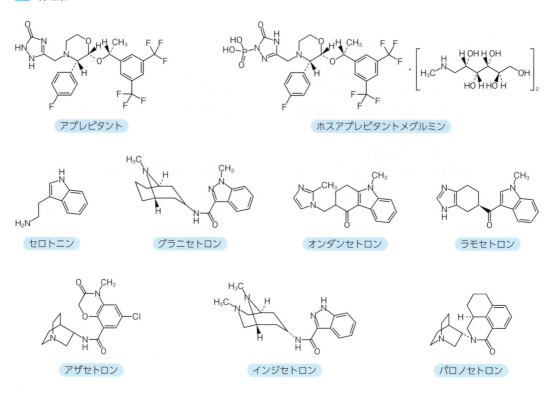

5 瀉下・止瀉薬

5.1 瀉下薬（下剤）

瀉下薬（下剤）は腸管運動を亢進，便を軟化，排便を促進させる薬物で，刺激性下剤，機械的下剤（膨張性と浸透圧性），その他（小腸 ClC-2 クロライドチャネル活性化薬）に分類される．

5.1.1 刺激性瀉下薬

- **ヒマシ油** castor oil，**センノシドA・B** sennoside A・B，**ピコスルファート** picoslufate，**ビサコジル** bisacodyl：腸粘膜に直接作用し，アウエルバッハ神経叢を刺激することで蠕動運動を促進させる薬物である．プロドラッグのような形で経口投与され，消化酵素や腸内細菌による代謝を受けて活性体となるものが多い．**小腸刺激性下剤**にはヒマシ油（蓖麻子油），**大腸刺激性下剤**にはセンノシドA・B（互いに立体異性体），ピコスルファート，ビサコジルがある．

[薬理作用] トウゴマの種子から採取されるヒマシ油の主成分は，リシノール酸 ricinoleic acid のトリグリセリドである．医療現場でヒマシ油が「リチネ」と呼ばれる所以である．十二指腸内で膵液由来のリパーゼによって，リシノール酸とグリセリンに加水分解される．リシノール酸は小腸壁を刺激し，蠕動運動を促進し，グリセリンは腸内容物を潤滑にする．ヒマシ油は即効性に液状便を排泄させる（峻下作用）．

一方，センノシド，ピコスルファート，ビサコジルは，大腸内で腸内細菌により，腸管刺激性物質に変換されることで効果を発揮する．

センノシドは，センナやダイオウに含まれるアントラキノン系配糖体である．大腸内で腸内細菌によって，大腸壁刺激性物質であるレインアンスロン rheinanthrone に分解されて作用を発揮する．

ピコスルファートは，大腸細菌叢由来のアリルスルファターゼにより加水分解されて生じるジフェノール体が活性の本体となる．このジフェノール体は，大腸壁の知覚神経を刺激し蠕動運動を亢進することおよび大腸における水分吸収を抑制することで緩下作用を示す．

ビサコジルは，坐剤として用いられる．結腸や直腸粘膜に作用し，蠕動運動を促進したり，排便反射を刺激する．結腸腔内での水分や電解質の吸収も抑制する（栄養分の吸収は抑制しない）．この水分吸収抑制作用は，腸管 Na^+, K^+-ATPase 阻害作用によると考えられる．

[適 応]
〈小腸刺激性下剤〉便秘症，食中毒時の腸管内容物の排除，消化管検査時や手術前後における腸管内容物の排除
〈大腸刺激性下剤〉便秘症，消化管検査時や手術前後における腸管内容物の排除，造影剤（硫酸バリウム）投与後の排便促進

[副作用] 消化器症状（腹痛，下痢，悪心・嘔吐）など

栄養分の消化・吸収の場である小腸で作用するヒマシ油は，栄養損失をもたらすので習慣性便秘には用いない．腸管刺激性下剤は，長期間服用したり，常用量より多く服用すると腸管麻痺を引き起こす．さらに増量すると，下痢を引き起こす．

[禁 忌] 刺激性下剤は，急性腹症が疑われる患者，痙攣性便秘や重症の硬結便のある患者．坐剤は肛門裂創，潰瘍性痔核のある患者．ヒマシ油は，脂溶性駆虫剤（サントニン）の吸収を促進して中毒を引き起こす可能性があるため，これらの薬剤投与中の患者．子宮収縮誘発や母乳中への移行の可能性があるため，禁忌ではないが，妊婦や妊娠の可能性のある婦人，授乳中の婦人には投与しないことが望ましい．同様の理由によって，センノシドの妊婦，妊娠の可能性のある婦人，授乳中の婦人への投与は原則禁忌である．電解質失調（特に低カリウム血症）のある患者への大量投与も禁忌である．

5.1.2 小腸 ClC-2 クロライドチャネル活性化薬

ルビプロストン lubiprostone：小腸上皮の管腔側に存在する ClC-2 クロライドチャネルを活性化することで腸管管腔への水分分泌を促進し，腸内容物を湿潤して排泄を助ける．耐性が生じないので，器質性便秘以外の慢性便秘症に用いられる．副作用として，下痢や悪心などがある．代謝は速やかである．水酸化，酸化，脱水を受け，ほとんどが不活性代謝物となる．腸閉塞の可能性がある患者や，ほかのプロスタグランジン誘導体と同様に妊婦

または妊娠の可能性のある患者には禁忌である．

5.1.3　膨張性緩下薬

🔹 **カルメロース** carmellose：**カルメロース**（カルボキシメチルセルロースナトリウム）はヒトでは消化できない高分子化合物である．これらは腸管内で水分を吸収し，ゲル状に膨潤して腸内容物を増加させる．それが大腸壁への物理的な刺激となり，蠕動運動を促進させる．便中の水分量も改善する．即効性はなく，急性腹症や重症の硬結便のある患者には禁忌であるが，最も副作用の少ない緩下剤である．

5.1.4　浸透圧性瀉下薬

🔹 **酸化マグネシウム** magnesium oxide, **硫酸マグネシウム** magnesium sulfate, **クエン酸マグネシウム** magnesium citrate, **ラクツロース** lactulose：代表的薬物として，塩類下剤である**酸化マグネシウム**，硫酸マグネシウム，**クエン酸マグネシウム**と，難吸収性二糖類のラクツロースがある．

　マグネシウム塩から遊離した Mg^{2+} は消化管で吸収されにくく，腸管内腔の浸透圧を上昇させる．酸化マグネシウムは，胃酸によって $MgCl_2$ に変化した後，CO_2 を吸収して難吸収性の $Mg(HCO_3)_2$ となる．このような難吸収性塩類は腸管内の浸透圧を上昇させ，腸壁からの水分移行を誘発し，腸内容物の水分量を増大させることで瀉下作用を発揮する．なお，腎機能障害患者では，マグネシウム中毒を起こす可能性がある．クエン酸マグネシウムは，腸閉塞，急性腹症，腎障害，中毒性巨大結腸症の患者に禁忌である．

　ラクツロースは，ガラクトースと果糖からなる人工二糖類であり，ヒトでは上部消化管で分解されず腸管に到達する．その結果，腸管内の浸透圧を高め，腸壁から水分を奪うことによって，腸内容物を軟化させる．腸内細菌による分解によって有機酸（乳酸および酢酸）を生じ，腸管内でのアンモニアの産生・吸収を抑制する．肝性脳症などの高アンモニア血症にも用いられる（本章 8.1 p 402 参照）．さらに産婦人科術後の排ガス，排便の促進あるいは小児における便秘にも適応がある．なお，**ガラクトース血症の患者には禁忌**である．

5.1.5　末梢性オピオイド μ 受容体遮断薬

🔹 **ナルデメジン** naldemedine：オピオイド性鎮痛薬は疼痛管理において重要な役割を果たしているが，副作用である消化管に存在する末梢性オピオイド μ 受容体刺激を介する便秘（オピオイド誘発性便秘症 opioid-induced constipation, OIC）などの胃腸障害が，オピオイド性鎮痛薬による円滑な疼痛管理を妨害している．

　2017 年に末梢性オピオイド μ 受容体遮断薬 peripherally-acting mu-opioid receptor antagonist（PAMORA）としてナルデメジンが承認され，OIC 治療に用いられている．ナルデメジンは，モルヒネ，オキシコドン，ハイドロコドンおよびフェンタニルによるオピオイド μ 受容体活性化を，非競合的な様式で阻害する．

　中枢移行性は低いため，中枢性オピオイド μ 受容体を介した鎮痛効果への影響は低い．

　［副作用］　重度の下痢など

　［禁　忌］　消化管閉塞やその疑いのある患者や，その既往歴があり再発のおそれの高い患者に投与すると，腸管蠕動運動の活性化の結果，消化管穿孔に至る可能性があるため

禁忌である．

[体内動態] 肝臓における代謝を受け，CYP3A4 によって nor-ナルデメジンに代謝され，UGT1A3 によってナルデメジン 3-*O*-β-D-グルクロナイドおよびナルデメジン 6-*O*-β-D-グルクロナイドに代謝される．これら代謝物のオピオイド受容体への結合親和性はナルデメジンに比べて弱い．血漿中の主要な成分は未変化体であり，血漿タンパク質結合率は 93〜94％程度である．

■ 瀉下薬

ヒマシ油 → リシノール酸

センノシド → レインアンスロン

ビサコジル

ピコスルファート

ルビプロストン

ラクツロース

ナルデメジン

5.2 止瀉薬

下痢症は，腸内容物の水分含量の調節不良により惹起される．原因として，腸管粘液の分泌増大，吸収不良，腸管通過時間の短縮，感染症，炎症などがある．体液喪失により脱水となり，重

篤になると血圧維持が不能となる．水分とともに電解質やイオンも喪失するため，低カリウム血症あるいは低マグネシウム血症，重炭酸イオン喪失による代謝性アシドーシスが誘発される．したがって，下痢症に対しては止瀉薬を投与し，脱水や電解質の喪失を抑止する必要がある．ただし，感染性の下痢の場合は，病原体およびそれらが産生した毒素の排出を優先するため，むやみな止瀉薬の使用は避けるべきである．止瀉薬は収斂薬，吸着薬，腸管運動抑制薬に分類される．

5.2.1 収斂薬

タンニン酸アルブミン albumin tannate, **次硝酸ビスマス** bismuth subnitrate, **次没食子酸ビスマス** bismuth subgallate：組織タンパク質と結合し，難溶性の被膜を形成することによって組織を保護する薬物を指す．被膜によって，有害物質が腸管と接触し，腸管粘膜や平滑筋を刺激するのを抑制する．

［薬理作用］　タンニン酸アルブミンは，小腸内で膵液により分解される過程でタンニン酸を遊離する．このタンニン酸が腸管で収斂作用を示すことにより，止瀉作用が発揮される．ビスマス製剤は，粘膜上に被膜を形成して，収斂・粘膜保護作用を示す．吸着作用も有しており，大腸では有害で粘膜刺激性のある硫化水素を吸着して硫化ビスマスを形成して止瀉作用を示す．ビスマス塩は，ほかの重金属塩のような催吐作用がない．

［適　応］
- 下痢症
- きわめて小範囲の皮膚のびらんや潰瘍，痔疾の乾燥・収斂・保護（外用：次没食子酸ビスマス）

［副作用］
〈タンニン酸アルブミン〉
- ショック，アナフィラキシー症状
- 肝機能障害
- 便秘，食欲不振など

〈次硝酸ビスマス，次没食子酸ビスマス〉
- 精神神経系障害（不安，記憶力減退，頭痛，間代性痙攣，錯乱，運動障害など）
- 嘔気，食欲不振
- 歯齦縁（歯茎の縁）・舌・口腔粘膜の青色または青黒色着色
- 亜硝酸中毒（次硝酸ビスマスから生じた NO_3^- は腸管内で大腸菌により NO_2^- となって，メトヘモグロビン血症，血圧降下，皮膚の紅潮を引き起こすため）
- 過敏症（次没食子酸ビスマス）など

［禁　忌］　全般的に，腸管出血性大腸菌 O157 や赤痢菌などの重篤な細菌性下痢患者．
　タンニン酸アルブミンは，牛乳アレルギーのある患者，過敏症のある患者．一方のビスマス製剤は，慢性消化管通過障害または重篤な消化管潰瘍のある患者（ビスマスの吸収が増大する可能性があるため）．

［相互作用］　タンニン酸は鉄と結合する性質があるため，鉄の吸収やタンニン酸による収斂作用を減弱させるため，併用禁忌である．また，アルカリ性薬剤との配合によって分解したり，抱水クロラールやヨウ化物と混合すると湿潤するので，注意が必要である．

5.2.2 吸着薬

天然ケイ酸アルミニウム natural aluminum silicate,

薬用炭 medicinal carbon（慣用名：活性炭 activated charcoal）：消化管内の有害物質や余分な水分の吸着除去を目的に，**多孔質**の物質が用いられる．

［薬理作用］ 天然ケイ酸アルミニウムは，日本人によって発見されたモンモリロナイト系粘性鉱物の酸性白土の主成分である．薬用炭は，広葉樹を炭化させた後，ガス賦活法により活性化してつくられる．どちらも多孔質であり，消化管内の有害物質や過剰な水分や粘液を吸着し除去する．

［適　応］ 下痢症（天然ケイ酸アルミニウム，薬用炭），自家中毒・薬物中毒における吸着・解毒（薬用炭）

［副作用］
〈天然ケイ酸アルミニウム〉嘔吐（服用時に水分が不足していると，口蓋や咽頭部に天然ケイ酸アルミニウムが吸着して機械的刺激となり，嘔吐を引き起こす），胃部膨満など
〈薬用炭〉消化不良，ビタミン類やミネラルなどの吸着による栄養障害（長期連用時）など

［禁　忌］
〈天然ケイ酸アルミニウム〉腸閉塞のある患者，透析療法を受けている患者（アルミニウム脳症，アルミニウム骨症を起こす可能性），出血性大腸炎（腸管出血性大腸菌 O157 や赤痢菌など）や特に重篤な細菌性下痢のある患者
〈薬用炭〉特になし

5.2.3 腸運動抑制薬

腸管運動は，副交感神経および交感神経による拮抗的調節を受けているが，副交感神経系の作用が優位である．腸管平滑筋上には，アセチルコリン M_3 受容体およびアドレナリン β_2 受容体などが存在しており，副交感神経が興奮するとアセチルコリン M_3 受容体を介した平滑筋収縮が惹起されて蠕動運動が促進され，一方，交感神経が興奮するとアドレナリン β_2 受容体を介した平滑筋弛緩およびコリン性神経終末のアドレナリン α_2 受容体刺激による ACh 遊離抑制により蠕動運動が抑制される．したがって，過度の消化管運動を抑制するため，プロパンテリンなどの抗コリン薬が有効である（3章3.2 p134 参照）．自律神経系の神経伝達物質の遊離は，節後神経上にあるオピオイド μ_2 受容体刺激によって抑制される．モルヒネなどの麻薬性鎮痛薬の副作用である便秘は，この機序による．オピオイド μ 受容体作動薬のなかでも中枢移行性の低いものが，腸運動抑制薬として用いられる．代表的なものに，**ロペラミド**がある．

ロペラミド loperamide

［薬理作用］ アウエルバッハ神経叢に存在するオピオイド μ または δ 受容体を刺激することによって，肛門側の蠕動運動を抑制し腸内容物の輸送を遅延させる．さらに，肛門括約筋の緊張も増強する．腸内容物の輸送速度低下によって，大腸における水分吸収が進むため，止瀉作用が発揮される．輪走筋方向の伸展により誘発されるプロスタグランジン産生も抑制する．

［適　応］ 下痢症

［副作用］
・イレウス，巨大結腸

- ショック,アナフィラキシー様症状
- 腹部膨満などの消化器症状
- 発疹
- 肝機能マーカーの上昇など

[禁　忌]
・腸管出血性大腸菌O157や赤痢菌など,重篤な感染性下痢など,出血性大腸炎の患者(腸内容物輸送能低下によって,菌が産生する毒素の排泄が妨げられる)
・抗生物質の投与による偽膜性大腸炎の患者(主に菌交代現象による疾患であり,止瀉薬使用によって,毒素の排泄が遅れる)
・低出生体重児,新生児および6ヵ月未満の乳児(国外で,高用量投与時に,呼吸抑制・停止などの重篤な副作用の報告がある)
・過敏症の既往歴のある患者

[体内動態]　主に肝代謝酵素CYP3A4およびCYP2C8で代謝される.また,ロペラミドはP糖タンパク質の基質にもなる.

5.2.4　殺菌性止瀉薬

● ベルベリン berberine：有害な腸内細菌の増殖や活性化によって,インドール,スカトールなどの有害アミンの産生が増えると,それが腸管壁の刺激となり下痢が誘発される.そこで,有害な腸内細菌に対して殺菌作用を示すベルベリンなどの薬物も,止瀉薬として使用される.

[薬理作用]　ベルベリンは,核酸・タンパク合成系に作用し制菌作用を示すことで止瀉作用を発揮する.赤痢菌,チフス菌,ブドウ球菌,有害大腸菌などに対して効果を示し,腸内細菌叢を正常にする.赤痢菌に対しては,抗生物質耐性菌に対しても有効である.また,有害アミン生成酵素を抑制し,腸内での腐敗・発酵を抑制する.その他,胆汁分泌促進作用も有する.

[適　応]　下痢症
[副作用]　便秘
[禁　忌]　ほかの止瀉薬と同様に,出血性大腸炎の患者,原則として細菌性下痢患者.

■ 止瀉薬

ロペラミド　　　　　　ベルベリン

6 潰瘍性大腸炎およびクローン病の治療薬

6.1 潰瘍性大腸炎およびクローン病の概要

潰瘍性大腸炎 ulcerative colitis は，粘膜におけるびらんや潰瘍を主徴とする，大腸の原因不明のびまん性非特異性炎症であり，粘血便，下痢がみられる．瘻孔や膿瘍はみられない．病変は大腸を中心にみられ，直腸から発症することが多い．炎症が粘膜および粘膜下層までにみられることが大部分で，筋層に達することは少なく，また正常組織と病変部との境界が明確になっていることが多い．潰瘍上に，偽ポリープが形成される．原因は不明であるが，腸管局所での過剰な免疫応答や心理的要因がかかわると考えられている．赤痢アメーバなどへの感染後に発症することもある．関節炎や虹彩炎など，腸管外症状を併発する．30歳以下の成人に多く，小児から高齢者まで広く発症する．男女比に差はない．

クローン病 Crohn's disease は，慢性全層性炎症性腸疾患であり，下痢や腹痛，体重減少や発熱などをもたらす．消化管のどの部位でも発症する可能性があり，肛門周囲病変からみつかることも少なくない．潰瘍や線維化を伴い，患者の半数には肉芽形成が認められる．膿瘍がアフタ様潰瘍に進行し，特徴的な敷石状外観がみられる．瘻孔が形成されることに加え，広範囲の炎症によって，消化管組織が肥厚・線維化し，腸閉塞がもたらされることもある．関節炎などの腸管外症状がみられることもある．原因は不明であるが，遺伝的因子や環境要因など，種々の要因が複雑にかかわることで誘発される異常な免疫応答が関与すると考えられている．10〜20代の若年者に好発し，男女比は 2：1 で男性に多くみられる．

なお，潰瘍性大腸炎とクローン病いずれも再燃と寛解を繰り返し，長期化することも少なくない．罹患期間に伴い消化管悪性腫瘍のリスクが増大する．根治法は確立されておらず，「難病の患者に対する医療等に関する法律」（難病法）によって指定難病とされている．発症原因は不明であるが，近年，口腔内に存在する肺炎桿菌 Klebsiella pneumoniae などの腸管内定着が，これら炎症性腸疾患を惹起する可能性が示され，さらなる研究や歯科との連携が求められる．

6.2 潰瘍性大腸炎およびクローン病治療薬

いずれの疾患についても，その発症や進展に慢性炎症や過剰な免疫応答が関与すると考えられていることから，サリチル酸誘導体，ステロイド性抗炎症薬や免疫抑制薬が対症療法に用いられる．なお，ステロイド減量によって再燃や増悪する例をステロイド依存性，ステロイドを適正に使用しているにもかかわらず1〜2週間経っても改善が得られない例をステロイド抵抗性という．

6.2.1 サリチル酸誘導体

 メサラジン mesalazine（5-aminosalicylic acid：5-ASA），

サラゾスルファピリジン salazosulfapyridine, sulfasalazine（SASP）

［薬理作用］ 5-ASA は，小腸および大腸において，炎症性細胞が産生する活性酸素を消去し，炎症の進展と組織の障害を抑制したり，ロイコトリエン（LT）B_4 生合成を抑制し，炎症性細胞の組織への浸潤を軽減する可能性が示されている．その他の機序として，肥満細胞からのヒスタミン遊離抑制，血小板活性化因子 platelet-activating factor（PAF）の生合成抑制作用あるいはインターロイキン（IL）-1β 産生抑制作用もかかわるとされているが，その詳細は解明の余地を残している．SASP は，経口投与されると大

部分は大腸において腸内細菌によって5-ASAとスルファピリジンに分解される．SASPの薬効は5-ASAの抗炎症作用によるものと推定されている．なお，未変化体のSASPも，内皮細胞への白血球の接着を抑制するなど抗炎症作用をもつ．

[適　応]　〈共通〉潰瘍性大腸炎，〈SASP〉クローン病（限局性腸炎）

[副作用]
・間質性肺炎
・再生不良性貧血，汎血球減少症，無顆粒球症，血小板減少症など
・ネフローゼ症候群などの腎障害
・心筋炎，心膜炎，胸膜炎
・肝炎，肝機能障害，膵炎，下痢など

[禁　忌]
〈SASP〉新生児，低出生体重児（十分にグルクロン酸抱合できず，ビリルビン濃度が上昇するため）
〈5-ASA〉重篤な肝，腎機能障害のある患者

[体内動態]　5-ASAは，経口投与された場合は消化管・肝臓においてN-アセチルトランスフェラーゼによって安定なアセチル化体に代謝され，便中や尿中に排泄される．一方，SASPの分解により生じたスルファピリジンは，肝臓でアセチル化，グルクロン酸抱合を受け，尿中に排泄される．

6.2.2　ステロイド性抗炎症薬

プレドニゾロン prednisolone，デキサメタゾン dexamethasone，ヒドロコルチゾン hydrocortisone，ベタメタゾン betamethasone，トリアムシノロン triamcinolone，ブデソニド budesonide：内服や坐剤，注腸剤として用いられる．症状によっては，静脈内注射や動脈内注射も行われる（7章7.5 p 313，8章2.3 p 341 参照）．

6.2.3　免疫抑制薬

アザチオプリン azathioprine，タクロリムス tacrolimus：潰瘍性大腸炎，クローン病ともに，その発症と進展に過剰な免疫応答がかかわることが示唆されているため，対症療法的に免疫抑制薬であるアザチオプリンが用いられる．潰瘍性大腸炎に対しては，これに加えてタクロリムスが用いられる（8章5 p 353，357 参照）．

6.2.4　抗TNF-α抗体薬

インフリキシマブ infliximab，アダリムマブ adalimumab：腫瘍壊死因子 tumor necrosis factor (TNF)-αは，炎症反応や免疫応答に関与する代表的なサイトカインである．クローン病患者の腸粘膜に存在する活性化されたマクロファージは，TNF-αをはじめとした炎症性サイトカインを産生することが知られている．潰瘍性大腸炎患者の血中，結腸組織，便中にもTNF-αが高濃度に存在することも報告されており，これら2つの疾患の増悪への関与が深く示唆されている．抗TNF-α抗体薬は，過剰に産生されるTNF-αを中和することによってTNF-α濃度を低下させるため，慢性炎症性疾患の治療薬として用いられる．代表的な薬物として，マウス/ヒト抗ヒトTNF-αキメラモノクローナル抗体のインフリキシ

マブおよび完全ヒト型抗ヒト TNF-α 抗体のアダリムマブがある（8 章 7.4 p 365 参照）．

[薬理作用]　インフリキシマブは，マウス抗ヒト TNF-α 抗体の可変領域とヒト免疫グロブリン（Ig）G1 の定常領域からなるキメラモノクローナル抗体である．一方，アダリムマブは，マウスの配列を全く含まないヒト型抗ヒト TNF-α モノクローナル抗体である．これらの抗体は，可溶性 TNF-α と結合し，TNF-α の生理活性を中和すると考えられる．活性化マクロファージなど TNF-α 産生細胞膜上に存在する膜結合型 TNF-α にも結合し，アポトーシスの誘導，抗体依存性細胞傷害 antibody-dependent cellular cytotoxicity（ADCC）および補体依存性細胞傷害 complement-dependent cytotoxicity（CDC）を誘発すると考えられる．

[適　応]　潰瘍性大腸炎，クローン病など

　栄養療法，ほかの薬物療法（5-ASA 製剤，ステロイド，アザチオプリン等）などの適切な治療を行っても，効果が不十分な場合に限り用いる（第 1 選択薬ではない）．寛解維持投与は漫然と行わず，経過を観察しながら行う．潰瘍性大腸炎患者へのアダリムマブの投与に関しては，ほかの抗 TNF-α 製剤の使用を先に考慮し，それでも効果がないときに使用を考える．

　これらの抗ヒト TNF-α モノクローナル抗体は，クローン病や潰瘍性大腸炎のほか，関節リウマチ，尋常性乾癬，関節症性乾癬，強直性脊椎炎，多関節に活動性を有する若年性特発性関節炎，腸管型ベーチェット Behçet 病などの治療にも用いられる．

[副作用]　TNF-α は，感染防御や抗腫瘍に深くかかわるサイトカインである．そのため，TNF-α 機能の抑制は，敗血症を含む重篤な感染症や，脱髄疾患の新たな発生および悪化，悪性腫瘍の発現をもたらすことがあり，なかには致命的な転帰をたどるおそれもある．抗 TNF-α 抗体製剤の使用の際は，そのリスクを患者に理解してもらったうえで，これらの副作用の発現の有無を注意深く観察する必要がある．緊急時に十分措置できる医療機関および医師のもとで投与することも必要である．

[禁　忌]

・重篤な感染症（敗血症など）の患者
・活動性結核の患者
・脱髄疾患（多発性硬化症など）およびその既往歴のある患者
・うっ血性心不全の患者

[体内動態]　内因性の免疫グロブリンの代謝過程と同様に，細網内皮系に取り込まれたのち，エンドソームにおいて構成要素のアミノ酸と糖に分解されると推定される．

潰瘍性大腸炎およびクローン病治療薬

メサラジン

サラゾスルファピリジン

7 過敏性腸症候群治療薬

過敏性腸症候群 irritable bowel syndrome（IBS）は，検査をしても器質的な異常は見当たらないにもかかわらず，腹痛，腹部膨満感などの腹部不快感，下痢および便秘といった便通異常のいずれかが持続するか，あるいは3ヵ月の間に断続的に生じる疾患である．IBS の病態には，ストレス，心理的異常（うつや不安など），腸内細菌異常，腸粘膜炎症，神経伝達物質やホルモン，遺伝的要因などが複雑に関与している．Bristol 便形状尺度を指標にすると，下痢型，便秘型，混合（下痢・便秘交替）型，分類不能（便形状の異常が不十分であり，下痢型，便秘型，混合型のいずれにも当てはまらない）に分類される．治療にはその原因や症状に合わせ，抗コリン薬，腸運動調節薬，セロトニン 5-HT$_3$ 受容体遮断薬などの消化管およびそれを調節する神経に直接作用する薬物，腸内容物の水分量を調整する薬物が用いられるほか，心因的要素を緩和する目的でベンゾジアゼピン系抗不安薬などが用いられる．

7.1 過敏性腸症候群の概要

腹痛，腹部不快感 abdominal discomfort，それに関連する便通異常 bowel movement disturbance が，慢性もしくは再発性に継続する状態を指す．器質的な病変がないことから確定診断が難しいが，国際作業部会（Rome 委員会）によって診断基準が設けられた．その改訂が進められ，2006 年からは Rome Ⅲ 診断基準が国際的に広く用いられている．

IBS 有病率は，性別，年齢，職業などによって異なる．たとえば，男性より女性で，中年期以降よりそれ以前で，東南アジアより南米で有病率が高い．ストレスの高い職業でより有病率が高いと報告されている．わが国における有病率は 13% 前後で，2004 年以降，特に増えも減りもしていない．IBS は患者の心理的負担を増長させ，健康関連の QOL を大幅に低下させる負のスパイラルを形成する（表 9-5）．

7.2 抗コリン薬

 プロパンテリン propantheline，**メペンゾラート** mepenzolate：プロパンテリンやメペンゾラートがあり，メペンゾラートは，上部消化管よりも下部消化管選択的に作用する抗コリン薬である（3章 3.2.3 p 134 参照）．

7.3 腸運動調節薬（オピオイド受容体作動薬）

 トリメブチン trimebutine
［薬理作用と適応］　トリメブチンは，オピオイド受容体作動薬である．低用量では交感

表 9-5　IBS の Rome Ⅲ 診断基準[*1]

最近 3ヵ月のうちに，反復性腹痛もしくは腹部不快感[*2] が少なくとも 1ヵ月のうち 3 日以上あり，かつ，以下の徴候のうち 2 項目以上当てはまるもの
1. 排便により症状が改善する
2. 排便の頻度の変化からはじまる
3. 便の形状（外観）の変化からはじまる

[*1] 診断の少なくとも 6ヵ月前から，最近 3ヵ月間でこの条件を満たす場合
[*2] 腹部不快感：痛みとはいえない腹部に感じる違和感を指す．病態生理学的研究や臨床試験では，腹痛や腹部不快感の頻度が少なくとも週に 2 日あることをもって対象者として適格とする

Longstreth GF *et al*: Functional Bowel Disorders. *Gastroenterol* **130**: 1480-1491, 2006

神経終末に存在する**オピオイドμ受容体**に作用し，高用量では副交感神経終末に存在するオピオイドμ（MOP）およびκ（KOP）受容体に作用する（ただし，オピオイドμ受容体に対する親和性は，オピオイドκ受容体に対するそれの約10倍高い）．G_iタンパク質の活性化を介して，神経終末からの神経伝達物質遊離を抑制することにより，腸運動機能を是正する．

臨床的には，IBSのほか，慢性胃炎における疼痛，悪心，噯気（あいき），腹部膨満感の治療にも用いられる．モルモットを用いた実験では，平滑筋細胞に対する直接作用を有する可能性も示されているが，その機序は十分には明らかではない．

[副作用] オピオイド受容体作動薬ではあるが，血液脳関門透過性も低いため，中枢作用はほとんどない．発疹，下痢，便秘，口渇などを生じることがある．まれではあるが，重大な副作用に肝機能障害や黄疸がある．

7.4 セロトニン 5-HT₃ 受容体遮断薬

ラモセトロン ramosetron：抗悪性腫瘍薬による悪心・嘔吐に対してはIBSに対する用量の20〜120倍高い設定となっている（2章8.3.7 p65，本章4.2.4 p386参照）．

[薬理作用] 腸管神経叢の神経節に存在するセロトニン 5-HT₃ 受容体を遮断することにより，神経終末からの神経伝達物質（AChなど）の遊離を抑制する．この結果，過剰な大腸運動を抑制する．大腸運動による機械的刺激はセロトニン産生を促進し，セロトニン 5-HT₃ 受容体を介した内臓痛覚を発するが，ラモセトロンはこの伝達を抑制するため腹痛を改善する．

[適 応] **下痢型IBS**：当初は，男性への適応のみが承認されたが，女性に対する安全性・有効性も確認され，2015年に適応が拡大された（ただし，**男性より低用量**で用いる）．

[副作用] **ショック，アナフィラキシー**を起こす場合がある．また，まれに虚血性大腸炎があらわれることがある．重篤な便秘を引き起こすこともあり，その合併症（腸閉塞，中毒性巨大結腸，続発性腸虚血，腸管穿孔など）による死亡例もある．

[体内動態] 肝臓で代謝を受ける．主に **CYP1A1，CYP1A2** による．また，一部 CYP2D6 がかかわる経路もある．排泄部位は腎臓である．

7.5 腸管内容物水分量調節薬

ポリカルボフィルカルシウム polycarbophil calcium

[薬理作用] 3,4-ジヒドロキシ-1,5-ヘキサジエンにより架橋したポリアクリル酸の Ca^{2+} 塩であるが，酸性条件下（すなわち胃内）で Ca^{2+} を脱離し，ポリカルボフィルになる．pH 4以下ではその膨潤性はそれほど高くなく，中性 pH 8付近でよく水分を吸水・保持する．この特性によって，下痢状態下では余分な水分を吸収することにより便中水分量を減少させ，下痢を改善する．一方，便秘状態下では，消化管内で吸収した水分を保持することによって便中水分量を増加させたり，膨潤することによって腸壁を刺激したりして腸内容物輸送を促す効果を発揮する．

[適 応] 下痢型，便秘型，混合型 IBS

[副作用] 過敏症や消化器症状，AST（GOT），ALT（GPT），γ-GTP，ALP といった肝機能マーカー値の上昇，浮腫などがある．

[禁　忌]
・虫垂炎，腸出血，潰瘍性結腸炎などの急性腹部疾患のある患者（腸運動が促進されることによって症状を増悪する可能性がある）
・胃腸閉塞の可能性のある患者（膨潤することにより，閉塞を促進する．器質的な病変のある場合には使用できない）
・高カルシウム血症のある患者（ポリカルボフィル自体は吸収されることはないが，遊離した Ca^{2+} が吸収される）
・腎結石，腎不全のある患者（腎結石の形成や，腎臓への石灰沈着を助長する可能性がある）

[相互作用]　Ca^{2+} 動態に影響を受ける薬物との併用には注意が必要である．たとえば，強心配糖体の作用を増強あるいは，テトラサイクリン系やニューキノロン系抗生物質の吸収を阻害する．制酸薬との併用によって Ca^{2+} の脱離が抑制されるため，本剤の効果が減弱するので注意する．

[体内動態]　消化管内では，腸内細菌によるものも含め，代謝は受けない．消化管から吸収されないので，ほぼ100％が便中に排泄される．

7.6　グアニル酸シクラーゼC（GC-C）受容体作動薬

リナクロチド linaclotide：2016年末にわが国でははじめて承認された便秘型IBSに適応をもつ治療薬である．

[薬理作用]　腸管表面に発現するグアニル酸シクラーゼC（GC-C）受容体刺激作用をもつ，14個のアミノ酸残基からなる合成ペプチド薬である．腸管上皮細胞内のcGMP濃度上昇をもたらしⅡ型プロテインキナーゼG（PKGⅡ）を活性化することによって，腸管腔への Cl^- 分泌にかかわる嚢胞性線維症膜貫通調節因子 cystic fibrosis transmembrane regulator（CFTR*）を活性化する．また，大腸の粘膜下層に分布する求心性神経を抑制するため，ストレスや大腸炎による大腸痛覚過敏を緩和する．

[適　応]　便秘型IBS

[禁　忌]　機械的消化管閉塞（消化管内腔への水分分泌促進作用によって，閉塞した腸管内の圧力が高まる可能性がある．その刺激を受けて腸管運動が活発になれば，行き場を塞がれた腸内容物によって穿孔がもたらされるおそれがある）．

[副作用]　重度の下痢など

[体内動態]　主な薬物トランスポーターやCYP分子種とは相互作用しない．また，経口投与後はほとんど吸収されない．したがって，血漿中濃度もきわめて低いため併用薬との相互作用はほとんどないと推定されている．

7.7　ベンゾジアゼピン系抗不安薬

ベンゾジアゼピン系薬物のなかでも，比較的抗不安作用が強く鎮静作用や筋弛緩作用の弱い，**アルプラゾラム** alprazolam，フルタゾラム flutazolam，フルトプラゼパム flutoprazepam，メキサゾラム mexazolam，ロフラゼプ酸エチル ethyl loflazepate などが用いられる（5章4.2.2 p 183 参照）．

---

* CFTR：ABC（ATP-binding cassette）トランスポータースーパーファミリーから派生した，上皮細胞性 Cl^- チャネルの1つ．

過敏性腸症候群治療薬

トリメブチン

ポリカルボフィルカルシウム

H–Cys–Cys–Glu–Tyr–Cys–Cys–Asn–Pro–Ala–Cys–Thr–Gly–Cys–Tyr–OH

リナクロチド

8 肝臓・胆道・膵臓に作用する薬物

8.1 肝疾患治療薬

8.1.1 概 要

　肝疾患は，①急性肝炎，②劇症肝炎，③慢性肝炎，④肝硬変，⑤肝細胞癌，⑥その他（脂肪肝など）に分類される．その成因から，肝炎ウイルス（A，B，C，D，E，G，TT 型など），肝炎ウイルス以外の EB ウイルス Epstein-Barr virus（EBV），サイトメガロウイルス cytomegalovirus（CMV）および単純ヘルペスウイルス herpes simplex virus（HSV）などによるウイルス性，自己免疫性，アルコール性，薬剤性および代謝性などに分類される．わが国では，特に **B 型肝炎ウイルス** hepatitis B virus（HBV）および **C 型肝炎ウイルス** hepatitis C virus（HCV）による肝機能障害が多く，次いでアルコール，肥満，薬物によるものが多い．肝炎ウイルスによる慢性肝炎は徐々に進行して肝硬変，ひいては肝細胞癌に至ることがある．

　C 型肝炎は，RNA ウイルスである HCV の感染により生じる．感染経路は血液であり，針刺し事故や，薬物中毒者の注射針の使い回しなどで感染する．以前，血液製剤が原因で C 型肝炎を発症し，訴訟問題になったことがあるが，現在は日本国内の輸血での感染はほぼ根絶されている．治療薬としてのワクチンはなく，現在開発中である．急性肝炎を発症し，治癒する例もあるものの，その**約 7 割で慢性化**する．慢性肝炎に移行した後は，肝硬変へ進む例もあり，年間数％で肝細胞癌に進展する．ゲノタイプにより薬物への感受性が異なり，HCV ゲノタイプ 1a 型・高ウイルス量型では難治性となる．なお，わが国における C 型肝炎患者の約 30％がゲノタイプ 2 型であり，大多数はゲノタイプ 1 型である．

　B 型肝炎は DNA ウイルスである HBV の感染により生じるが，感染経路は乳幼児と成人とで異なる．乳幼児の場合は，母子感染や家族内の水平感染，成人の場合は，針刺し事故や性行為から感染する．HBV のゲノタイプには A，B，C および D 型があり，ゲノタイプ A が最も慢性化しやすい．日本人ではゲノタイプ B 型および C 型が多いが，A 型も増加の傾向にある．予防法として，HB ワクチンや抗 HB ヒト免疫グロブリンの接種がある．

　B 型肝炎治療薬にはインターフェロンや核酸類似薬が，C 型肝炎治療薬には IFN や核酸類似薬

のほかに，直接作用型抗ウイルス薬 direct-acting antivirals（DAA）がある．その他，肝機能保護の目的で，小柴胡湯やグリチルリチン酸，グルタチオンが用いられるほか，肝性脳症にはラクツロース（本章 5.1.4 p 390 参照）や分枝鎖アミノ酸であるイソロイシン・ロイシン・バリン製剤などが用いられる．分枝鎖アミノ酸の投与は，血中アミノ酸バランスを是正して肝機能低下に伴う低アルブミン血症を改善する．肝機能が低下するとチロシンやフェニルアラニンといった芳香族アミノ酸の血中への供給が増える一方，筋肉や心臓における分枝鎖アミノ酸分解が進むためフィッシャー比 Fischer ratio（分枝鎖アミノ酸と芳香族アミノ酸のモル比）が低下するが，その値が 1.8 を下回った場合，分枝鎖アミノ酸製剤の静脈内投与によりアミノ酸バランスを是正する．

8.1.2　インターフェロン製剤

インターフェロン interferon（IFN）は抗ウイルス作用および抗腫瘍作用を有するサイトカインの 1 つであり，抗原性の違いによってさらに α，β，γ，ω に分けられる．

肝炎の治療には I 型 IFN である IFN-α および IFN-β が用いられる．I 型 IFN の抗ウイルス作用は，ウイルスへの直接作用ではなく，ウイルス感染に対する細胞の抵抗性を高めることにある．IFN が I 型 IFN 受容体に結合することによって，2′,5′-オリゴアデニル酸合成酵素，2′-ホスホジエステラーゼ，プロテインキナーゼなどの IFN 誘導遺伝子発現を増強し，ウイルスタンパク質の合成を阻害する．ナチュラルキラー natural killer（NK）細胞や lymphokine-activated killer cell（LAK）細胞の感染細胞傷害性も増強する．HLA-class I 抗原の発現も増強し，免疫担当細胞による感染細胞の認識を容易にする．IFN-α および IFN-β は，DNA ポリメラーゼ陽性の B 型慢性活動性肝炎や，C 型慢性肝炎にも用いられるが，その作用は C 型（RNA 型）に比べ B 型（DNA 型）では限定的である．C 型慢性肝炎治療においては，リバビリンと併用することにより HCV 血症改善作用が向上する．天然型の IFN-α および IFN-β に加えて，遺伝子組換え型である IFN-α-2a，IFN-α-2b，さらにポリエチレングリコール polyethylene glycol（PEG）を付加して作用の持続と投与回数の減少を狙った PEG-IFN-α-2a および IFN-α-2b が用いられている．IFN の副作用として，発熱，全身倦怠感，悪寒，頭痛，血球系の異常などが高頻度に生じる．間質性肺炎や抑うつ，自殺企図があらわれることもある．IFN 製剤やワクチンなどの生物学的製剤に対して過敏症の既往歴のある患者，小柴胡湯投与中の患者，自己免疫性肝炎の患者には禁忌である．なお，HCV ゲノタイプ I 型に対しては効果が得られにくく，リバビリンと併用しても HCV 駆除率は 50％程度である．

8.1.3　核酸類似薬

1）C 型肝炎治療薬

リバビリン ribavirin（RBV）：アデノシン類似体であるリバビリンは，HCV-RNA 依存性 RNA ポリメラーゼを阻害することによって，ウイルス RNA の複製を阻害する．その機序は十分には明らかではないが，近年，リバビリンがアデノシンキナーゼにリン酸化されたのちに，イノシン一リン酸脱水素酵素を阻害することによって，イノシン一リン酸からキサントシン一リン酸を阻害する可能性が報告されている．IFN 製剤と併用されることが多い．

2）B 型肝炎治療薬

ラミブジン lamivudine，**エンテカビル** entecavir，**アデホビル** adefovir：シチジン類似薬のラミブジンは細胞内でリン酸化され，活性体のラミブジン 5′-三リン酸に変換される．これが HBV-DNA ポリメラーゼによるデオキシシチジン三リン酸（dCTP）取り込みに対し

て競合的拮抗作用を示す．ラミブジン 5′-三リン酸は HBV の DNA 鎖に取り込まれるものの 3′ 位に水酸基がないため，その後の DNA の伸長反応を停止させる．長期投与によってラミブジン耐性株が生じる．そこで，近年，ラミブジン耐性株にも有効なエンテカビルやアデホビルが使用されている．

エンテカビルはグアノシン類似薬であり，同じく細胞内でリン酸化され，活性体のエンテカビル 5′-三リン酸となり，デオキシグアノシン三リン酸（dGTP）と競合して HBV-DNA ポリメラーゼのプライミング，mRNA からのマイナス鎖 DNA 合成時の逆転写，および HBV-DNA のプラス鎖合成のすべてを阻害して，HBV の増殖を抑制する．アデニン誘導体であるアデホビルも，細胞内でアデホビル二リン酸にリン酸化され，HBV-DNA ポリメラーゼを選択的に阻害すると同時に，基質として取り込まれて DNA 鎖の合成を阻害する．

わが国では抗 HIV-1 薬として用いられているテノホビル tenofovir も，海外では B 型慢性肝炎に用いられている．HBV 治療が終了し，これらの薬物の投薬を中止するとリバウンドで肝炎の急性増悪がみられることがある．

8.1.4　直接作用型抗 HCV 薬 （15 章 2.2.3B p 629 参照）

肝炎ウイルスが肝細胞内で増殖するのに必要な酵素を阻害して，ウイルスの増殖を抑制する薬物である．おおまかに，ウイルスタンパク質のプロセシングにかかわる HCV 非構造タンパク質 nonstructural protein（NS）3/4A プロテアーゼの阻害薬，HCV 複製複合体形成に寄与する NS5A の阻害薬，および RNA 依存性 RNA ポリメラーゼを阻害する NS5B 阻害薬に分類される．単剤で使用すると，容易に耐性ウイルスが出現してしまう難点がある．

1） NS3/4A プロテアーゼ阻害薬

　　テラプレビル telaprevir（TVR），シメプレビル simeprevir（SMV），
　　アスナプレビル asunaprevir（ASV），バニプレビル vaniprevir（VAN）

2） NS5A 複製複合体阻害薬

　　ダクラタスビル daclatasvir（DCV），オムビタスビル ombitasvir（OBV），
　　レジパスビル ledipasvir（LDV）

肝疾患治療薬

グルチルリチン酸　　　　　　　　　リバビリン

ラミブジン　エンテカビル　アデホビルピボキシル

テラプレビル　シメプレビル

バニプレビル

オムビタスビル

レジパスビル　ソホスブビル

ラクツロースは,「浸透圧性瀉下薬」を参照

3）NS5B RNA ポリメラーゼ阻害薬

 ソホスブビル sofosbuvir（SOF）

併用例としては，ゲノタイプ 1 型には，SMV/PEG-IFN/RBV, VAN/PEG-IFN/RBV, TVR/PEG-IFN/RBV, SOF/LDV, ゲノタイプ 2 型には，TVR/PEG-IFN/RBV, SOF/RBV が推奨されている．NS3 阻害薬のパリタプレビル paritaprevir（PTV）と OBV とリトナビルの合剤も使われており，ゲノタイプ 1 の C 型代償性肝硬変におけるウイルス血症に対して有効である．

8.1.5 その他の肝疾患治療薬

ウルソデオキシコール酸は，利胆作用や胆石溶解作用（後述）だけでなく，サイトカインやケモカイン産生抑制作用や肝臓への炎症性細胞浸潤抑制作用を有しており，IFN 無効の C 型慢性肝炎に用いられる．

8.2 胆道疾患治療薬

8.2.1 胆石症治療薬

胆石とは胆道系に形成された結石のことで，コレステロールを多く含むコレステロール結石と，ビリルビンとカルシウムを多く含む色素結石に分類される．胆嚢や総胆管で形成された結石が胆汁の流れを阻害し，右季肋部痛や悪心・嘔吐を引き起こす．食生活の欧米化に伴い，コレステロール胆石を中心に胆石症患者は増加している．

 ウルソデオキシコール酸 ursodeoxycholic acid,

ケノデオキシコール酸 chenodeoxycholic acid：コレステロール結石溶解薬として**ウルソデオキシコール酸**やその 7β 異性体である**ケノデオキシコール酸**が用いられる．HMG-CoA 還元酵素を抑制するなどして，コレステロール合成を抑制しつつ，ケノデオキシコール酸やウルソデオキシコール酸そのものが腸肝循環に入って胆汁構成成分となり，胆汁の組成をよりコレステロール溶解性の高いものに変化させる．これによって，胆汁のコレステロール溶解作用を増大させるとともに，肝臓からの胆汁分泌促進作用（催胆作用）も発揮する．ウルソデオキシコール酸は，動物性生薬である熊胆の主成分でもある．催胆薬である**デヒドロコール酸** dehydrocholic acid は，肝細胞に直接作用して固形成分の比率の低い低粘稠性の胆汁を大量に分泌させる（水利胆作用）．完全胆道閉塞の患者などには禁忌である．副作用としてショックなどがある．

 ピペリドレート piperidolate, **ブチルスコポラミン** scopolamine butylbromide,

ブトロピウム butropium, **フロプロピオン** flopropione：疼痛に対しては，ピペリドレート，ブチルスコポラミン，ブトロピウムの抗コリン性鎮痙薬（3 章 3.2 p134 参照）や，**フロプロピオン**が用いられる．フロプロピオンは，**COMT 阻害**作用によるアドレナリン作動性作用および抗セロトニン作用により，十二指腸周辺部，特に **Oddi 括約筋を弛緩**による膵胆道内圧の低下で腹部症状を改善する．疼痛緩和には NSAIDs も用いられ，無効な場合はペンタゾシンが使われる．

8.2.2 胆道感染症治療薬

胆嚢炎・胆管炎を含めた総称であり，急性炎症を示すことが多い．胆石などによって，胆嚢・胆管にうっ血が生じたところに細菌感染が重なり発症する．急性胆嚢炎は過食などが引き金とな

り，右季肋部痛，発熱，悪心などが生じる．急性胆管炎は，悪寒を伴う発熱，黄疸，右上腹部痛といったシャルコー Charcot の三徴がみられる．

起因菌としては，大腸菌，*Klebsiella* が多いが，近年は *Enterobacter* あるいは *Pseudomonas*, *Enterococcus* によるものも増加しており，メチシリン耐性黄色ブドウ球菌（MRSA）によるものも報告されている．治療は，絶飲食が原則になるので，静脈栄養が必要になる．起因菌に合わせた抗生物質の使用が望まれるが，起因菌不明のまま投薬されることも少なくなく，一般的には第2世代セフェム，ペニシリン系，あるいはキノロン系薬物が用いられる．鎮痛薬の使用も必要となる場合が多いが，オピオイドの使用は避ける．

8.2.3 胆道運動異常症治療薬

肝臓でつくられた胆汁は胆嚢に蓄えられる．食事など，必要なときには胆嚢が収縮し胆汁を総胆管に送り出すとともに，十二指腸乳頭括約筋は弛緩して胆汁が十二指腸に流れ込みやすくする．胆嚢や胆管などに器質的な異常がない場合でも，この運動機能が失調すると食後に上腹部・右季肋部に痛みを生じる．特に胆嚢運動に異常がある場合の治療薬としては，鎮痙薬，消化管機能改善薬などが用いられることがある．心身症的要素をもつ患者には，抗不安薬などの投与が奏効する場合もある．乳頭括約筋収縮異常がある場合は，鎮痙薬のほかに，Ca^{2+} チャネル遮断薬，亜硝酸薬の経口投与が行われる．いずれの薬物療法についても，長期的な有効性に関して検討されていない．

胆石症治療薬

ウルソデオキシコール酸　　ケノデオキシコール酸　　デヒドロコール酸

8.3 膵疾患治療薬

8.3.1 膵炎治療薬

膵臓で産生された種々の消化酵素（主にトリプシン）が何らかの要因で活性化され，膵臓や周辺組織を自己消化することによって，急性膵炎が引き起こされる．原因としては，男性ではアルコール，女性は胆石による膵消化酵素の逆流が多い．病変が不可逆的なものに移行すると，難治性・進行性に膵外分泌および内分泌の両機能が低下する慢性膵炎へと遷移する．

💊 **ナファモスタット** nafamostat, **ガベキサート** gabexate, **カモスタット** camostat, **ウリナスタチン** ulinastatin, **シチコリン** citicoline：逸脱した膵消化酵素，特にトリプシンなどのタンパク質分解酵素による膵の自己消化を防止する目的で，ナファモスタット，ガベキサート，カモスタット，ヒト尿から分離・精製された成分であるウリナスタチンが用いられる（2章8.6.5 p80参照）．これらタンパク質分解酵素阻害薬に併せて，ホスホリパーゼ A_2（phospholipase A_2: PLA_2）阻害薬のシチコリンが用いられることもある．

💊 **プロパンテリン** propantheline, **チメピジウム** timepidium, **フロプロピオン** flopropione：抗コリン薬のプロパンテリン，チメピジウムおよびCOMT阻害薬のフロプロピオンは，膵

> **Column 9-1　痔**
>
> 　痔とは肛門周囲の疾病の総称であり，痔核（いぼ痔）・裂肛（切れ痔）・痔瘻（穴痔）の大きく3種に分類される．厚生労働省が行う国民生活基礎調査によれば，「痔による痛み・出血など」を訴える人は，常に人口の1％くらい存在している．年代別にみてみると，10代にくらべ20代で一気に6倍増加し，その後は漸増している．女性に比べ，男性に多い傾向がある．
>
> 　この機会に肛門について少し勉強してみよう．肛門は，内胚葉由来組織と外胚葉由来組織の出会いの場である．円柱上皮からなる粘膜組織と，重層上皮からなる皮膚組織の境界が存在している特別な場所なのである．この境界は波線のような歯状線（櫛状線）と呼ばれ，付近には直腸静脈叢が存在する．この静脈叢は静脈弁をもたないため，立位で腹圧がかかったときに逆流しやすく，うっ血を起こしやすい．この肛門周囲の静脈がうっ血し瘤状に隆起したものが痔核であり，この瘤が大きくなると排便のたびに肛門外に出てきたりして，ひどくなると戻らなくなったりして，ひどく痛むようになる．また，肛門皮膚が硬い便により切れてしまったものが裂肛で，排便時に激しく痛む．歯状線付近に感染を起こして炎症が慢性化したものが痔瘻であり，やはり化膿に伴いひどく痛む．
>
> 　痔核の原因は，長時間の立ち仕事やアルコール飲料の飲み過ぎ，辛いものの食べ過ぎ，妊娠などがある．裂肛は，過度の便秘によって発症することが多い．痔瘻は，ストレスなどによって免疫機能が減弱しているところに下痢などによって肛門腺付近に便がたまり，感染することによって生じる．
>
> 　治療法には，外科的治療と薬物による保存的治療がある．軟膏などの外用薬によるものが主で，痛みや炎症を和らげるために，ジフルコルトロンやベタメタゾン，ヒドロコルチゾンといったステロイド性抗炎症薬が用いられる．また，局所麻酔薬であるリドカインやアミノ安息香酸エチルも用いられる．トリベノシド tribenoside は直腸・肛門部の血流を改善したり浮腫を抑制したりする効果があり，局所麻酔薬であるリドカインとの合剤で用いられる．炎症や浮腫を起こした患部の二次感染の予防・治療のためにアミノグリコシド系抗生物質であるフラジオマイシンも用いられる．内服では，乙字湯をはじめとした種々の漢方薬が使われている．

炎による疼痛緩和に用いられる（3章 3.2.3 p 134 参照）．

- **パンクレリパーゼ** pancrelipase：慢性膵炎などによって膵外分泌機能が不全に陥った場合，欠乏する膵消化酵素を補充する目的で，**パンクレリパーゼ**が用いられる．パンクレリパーゼは，健康なブタ膵臓から得られたリパーゼ，プロテアーゼ，アミラーゼを含む消化酵素で，耐酸性をもたせ胃内での分解を防ぐために腸溶性のコーティングが施されている．

　なお，適応外ではあるが，急性期では十二指腸内のpH低下による膵液分泌を抑制する目的，慢性期では膵消化酵素を低pHから保護する目的で，ヒスタミンH_2受容体遮断薬あるいはPPIが用いられることもある．

膵炎治療薬

ナファモスタット

ガベキサート

カモスタット

ウリナスタチン

シチコリン

10章 呼吸器系薬理

　生体を構成する細胞は，エネルギーによりその活動が支えられている．このエネルギーはATPであり，オルガネラの1つのミトコンドリアでの酸化的リン酸化反応を介して産生される．このエネルギー産生に必須の基質が酸素である．エネルギー産生で消費された酸素は二酸化炭素となり細胞外へ排出され，最終的には呼気により体外へ放出される．酸素の供給源は生体を取り巻く大気であり，二酸化炭素の放出先も大気である．この酸素および二酸化炭素のガス交換は，肺で行われる．呼吸器とは，酸素/二酸化炭素のガス交換を行うための組織で，中枢および循環系とともに生命維持に必須の器官である．呼吸器疾患とは，呼吸器が何らかの原因で持続的な機能の異常をきたす状態と定義される．本章では，鎮咳薬，去痰薬，気管支喘息治療薬，慢性閉塞性肺疾患 chronic obstructive pulmonary disease（COPD）治療薬，呼吸興奮薬および間質性肺炎治療薬について解説する．

1 呼吸器系の構造と機能

　呼吸器は，外鼻腔から喉頭までの上気道，気管から肺胞道までの下気道および肺胞嚢（肺胞）で構成される．上気道と下気道は呼気および吸気の気体の通り道である（図10-1）．実質的なガス交換は肺胞で行われている．この外界から取り込んだ外気（大気）と血液との間で行われる酸

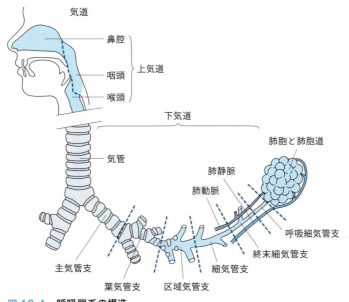

図10-1　呼吸器系の構造

素および二酸化炭素の交換のことを外呼吸と呼ぶ．一方，血液と細胞の間で行われる酸素および二酸化炭素の交換のことは内呼吸と呼ばれる．

上気道では，吸気の加温・加湿および大きな塵埃の捕捉が行われる．通常，外気温は体温よりも低いので，吸気での低温大気による肺胞への傷害を防止するために，吸気された大気は体温と同じレベルまで速やかに加温される．吸気された大気中の湿度は低く，そのままでは鼻粘膜および気道内を乾燥させ組織障害を誘発する．この乾燥による組織障害を回避するために，鼻腔内の大気は速やかに湿度100％の状態まで加湿される．この吸気への加温および加湿は，鼻腔粘膜組織の毛細血管の働きによるものである．鼻腔から肺胞に至る気道内での空気の通りにくさの指標は，気道抵抗と呼ばれる．この気道抵抗のうち，約60％が上気道での気体の通りにくさに由来するものである．

下気道は気管からはじまり，気管支，細気管支，終末細気管支および肺胞道に至る経路の総称である．気管支以降の下気道は肺の中にある．気管壁の内面は線毛上皮と呼ばれる粘膜組織である．この細胞表面にある線毛が運動することにより（線毛運動），吸気から気道内に侵入した異物が痰を形成することで捕捉・排除されることとなる．

気管は，馬蹄形をした扁平な軟骨が規則正しく並んだ構造をしており，力学的に柔軟な動きがとれるようになっている．細気管支以降，その径が細くなると軟骨の形状が不規則になり，その周囲を平滑筋（気管支平滑筋）が覆うようになる．この気管支平滑筋が収縮あるいは弛緩することで，気道内腔の大きさが決定され，気道内の気体の通過量が決定されるので，肺胞でのガス交換を規定する最も重要な要因となる．

この気管支平滑筋の収縮および弛緩の制御は，通常，自律神経系によってなされている．生体が運動し，組織の酸素需要が上昇する状態では，交感神経系が働くので，気管支平滑筋は弛緩することにより，肺への外気取り込み量を増大させる（3章1.2 p88参照）．一方，生体の運動量が減少しているときは，肺への外気取り込み量は少なくてもよいので，副交感神経系は気管支平滑筋を収縮させる方向に働く．同じ平滑筋組織でも，抵抗血管となる末梢動脈では副交感神経系は血管を拡張させる．この副交感神経系に対する気管支平滑筋と血管平滑筋の反応性の差異は，血管内皮細胞に起因するものである．

アセチルコリン，ヒスタミンおよびブラジキニンは，血管平滑筋を弛緩させる（2章8.2 p54, 8.6 p78, 3章1.2 p88参照）．これは血管内皮細胞からこれら生理活性物質が一酸化窒素 nitric oxide（NO）を放出させることによるもので，いわゆる NO による間接的な働きを観察していることによるものである．一方，気管支平滑筋に対して，これら生理活性物質は強力な収縮作用を発揮する．気管支喘息および COPD は，下部気道組織の病的な収縮に起因する呼吸困難を特徴とする．そのため，これら生理活性物質の受容体に対する遮断薬は，慢性呼吸器疾患への有効な治療薬となる．

肺胞は，直径が 200 μm 以下の半球の形状をしている．肺には約 10^8 個の I 型肺胞があり，呼吸の要であるガス交換を行っている．肺胞には II 型細胞もあり，こちらはガス交換ではなく，**肺サーファクタント** lung surfactant と呼ばれる界面活性作用を有する分泌物を産生・分泌する．この肺サーファクタントは，呼気で萎んだ肺胞膜の癒着を防止し，かつ呼吸での気体の移動による肺胞の乾燥も防止する役割を担う．なお，呼吸細気管支および肺胞道にも少数ではあるものの肺胞が存在するため，きわめて微弱ではあるもののガス交換が行われている．

呼吸は，外気を肺の中に取り込み，その後排出するという呼吸運動により行われている．これは肺が心臓のように自律的な収縮拡張運動を行っているわけではなく，肺が収納されている胸腔

の容積変化により受動的な運動で収縮と拡張が行われている．胸郭は，胸椎と，胸椎に接続する肋骨および胸骨からなる．肋骨の間は内肋間筋と外肋間筋で筋壁が構成され，腹腔との境界には横隔膜で閉鎖空間の胸腔が形成され，その内部にある肺および心臓を保護する．内肋間筋収縮により胸郭が狭まるので呼息となり，外肋間筋収縮で肋骨が前方に持ち上げられるので吸息になる．なお，安静呼吸時に内肋間筋は関与しない．このような肋間筋を使用する呼吸は胸式呼吸と呼ばれる．横隔膜は，横紋筋（骨格筋）で構成される筋組織で，上方部に突き出したドーム状の形状をしており，その頂点は腱中心と呼ばれる強固な結合組織で構成されている．骨格筋は，腱中心へと放射状に配置され，横隔神経による収縮刺激で横隔膜ドームが下方に牽引されるので吸息が生じる．このような横隔膜の収縮弛緩による呼吸は腹式呼吸と呼ばれる．

2 鎮咳薬

　咳（咳嗽）は気道内の異物を体外に排出する行為で，気道内の感染防御も担っている．この異物排出には咳だけでなく，異物を捕捉し，肺への侵入を防止する痰も必要である．本項で対象となる咳は，痰を伴わないものである．痰を伴わない咳が持続すると，気道がその力学的な要因で傷害され，呼吸器の構造的な破綻を伴って換気機能が損なわれる．同時に患者の体力も消耗させるので，薬物で病的な咳を止めることは治療上重要な意味をもつ．

　気道が異物および温度刺激などの器械的刺激あるいは炎症および化学物質などの化学的刺激に曝露されると，気道粘膜にある侵害受容器の一種の上皮下受容器，気管支や肺胞にあるC線維末端受容器および肺伸張受容器を介して迷走神経を興奮させる．この求心性神経のA線維およびC線維を介して，刺激が延髄の孤束核へ伝達される．

　孤束核の興奮は，統合性神経回路に伝達される．この刺激が，いわゆる咳中枢を興奮させ，遠心性の神経経路を興奮させる．その結果，横隔膜，内肋間筋，声帯および気管支筋などを過剰に収縮させ，咳を生じさせる．

　咳を鎮めるのが鎮咳薬である．薬物が作用する部位，すなわち鎮咳薬の作用点は2つに大別される．1つは，咳を発生させる咳中枢である．もう1つは気道（気管支）である．咳を伴う代表的な呼吸器疾患には気管支喘息および慢性閉塞性肺疾患がある．これらの治療薬は鎮咳を主とする．気管支喘息および慢性閉塞性肺疾患の治療薬は別項で解説するので，ここでは中枢に作用する鎮咳薬（中枢性鎮咳薬）について解説する．咳中枢に作用する中枢性鎮咳薬は，麻薬性および非麻薬性に大別される．

2.1 中枢性麻薬性鎮咳薬

 コデイン codeine, **ジヒドロコデイン** dihydrocodeine, **オキシメテバノール** oxymetebanol
　　［薬理作用］　モルヒネの作用点でもあるオピオイド受容体を作用点とする（5章8.3 p 218参照）．オピオイド受容体サブタイプは，MOP（μ）受容体，KOP（κ）受容体およびDOP（δ）受容体がよく知られている．しかしながら，これら鎮咳薬の作用は麻薬拮抗薬のナロキソンnaloxoneでは消去されにくく，かつレバロルファンで拮抗されることから，μ_1あるいはκ受容体以外のオピオイド受容体（非立体選択的受容体）と推測されている．

　　　鎮咳作用を発揮する薬用量は，鎮痛作用を発揮する薬用量よりも少量であることも特徴の1つである．さらに，オピオイド受容体刺激を介した鎮静効果も治療効果に寄与す

る．

中枢に作用する麻薬性鎮咳薬は連用により耐性および依存性を生じると，その薬物の鎮咳効果が低下する．これら薬物のオピオイド受容体への作用はモルヒネのそれよりも弱いので，その鎮咳効果もモルヒネよりも弱い．

[適応] 乾性の咳に有効であるが，気管支喘息のように気道に炎症がある場合では気道粘膜の刺激に対する閾値を低下させる．加えて，気道粘膜の分泌能を低下させることで気道内異物（痰）が貯留され，これが新たな刺激となって炎症を進展させることとなり，気管支喘息を有する患者には禁忌となる．気管支喘息以外の咳に対して去痰薬との併用が望ましい．

[副作用] 気道分泌物の粘度が上昇することから閉塞性肺気腫がある場合にも使用は避けるべきである．モルヒネと同様の機序を有することから，呼吸機能を抑制する．薬用量での投与でも呼吸を軽度に抑制するので，呼吸能が低下している場合は，さらにそれを悪化させることとなる．加えて，化学受容器引金帯（CTZ）を刺激するので，悪心・嘔吐を生じる頻度も高い．モルヒネと同様に消化管機能低下および気道分泌抑制効果もあらわれる．前者は，有害事象である便秘の誘因となる．

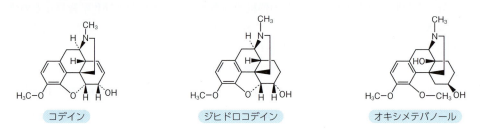

中枢性麻薬性鎮咳薬

コデイン　　　ジヒドロコデイン　　　オキシメテバノール

2.2 中枢性非麻薬性鎮咳薬

ノスカピン noscapine, デキストロメトルファン dextromethorphan, ジメモルファン dimemorfan, クロフェダノール clofedanol, チペピジン tipepidine, ペントキシベリン pentoxyverine, クロペラスチン cloperastine, グアイフェネシン guaifenesin, エプラジノン eprazinone, ベンプロペリン benproperine

[薬理作用] 中枢での作用機序は，咳中枢に作用することはわかっているものの，オピオイド受容体，カテコールアミン受容体，アセチルコリン受容体，セロトニン受容体とは異なる作用点があると考えられている．

ノスカピンはアヘンアルカロイドの一種であるが，麻薬ではない．そのため，鎮静および鎮痛効果はあらわさない．麻薬の有害事象の１つである呼吸抑制も観察されない．鎮咳作用は，コデインのそれには劣るものの，速効性である．中枢作用だけでなく，平滑筋弛緩作用も有するので鎮咳効果に寄与すると考えられている．

デキストロメトルファンは，レボメトルファンの光学異性体（右旋性）である．レボメトルファン levomethorphan がオピオイド受容体に作用し，鎮咳および鎮痛作用を発揮するのに対し，デキストロメトルファンは，鎮咳作用のみ発揮する．薬用量では，モルヒネ様の副作用があらわれないので，呼吸抑制および気道分泌抑制は観察されない．

ジメモルファンおよびクロフェダノールは，デキストロメトルファンと同等の鎮咳作用を発揮する．その作用時間は，デキストロメトルファンのそれよりも長く，同時に気管支拡張作用もあらわす．呼吸抑制作用をあらわさず，呼吸を促進させる．末梢作用も有しており，アセチルコリンおよびヒスタミンによる気管支平滑筋収縮に拮抗する．加えて，塩化バリウムによる収縮も抑制する．

チペピジンは，麻薬性鎮咳薬の誘導体で，鎮咳作用はコデインのそれと同様のレベルとされる．鎮痛作用はもたないが，比較的強い抗痙攣作用を発揮する．中枢系以外の作用では，気道の粘膜線毛上皮運動促進および腺分泌亢進作用も有するため，痰の喀出を促進させる．

ペントキシベリンは，ヒスタミン H_1 受容体遮断薬から開発されたもので，咳中枢への作用だけでなく，弱い鎮痛作用を発揮する．この鎮痛作用は，局所麻酔様作用によるもので気管に直接作用する．クロペラスチンもヒスタミン H_1 受容体遮断薬から開発された．抗ヒスタミン作用に加え，パパベリン様作用により気道を拡張させる．

グアイフェネシンは中枢では視床下部の興奮を抑制し，かつ末梢では気道拡張作用をあらわす．同時に気道分泌を促進させるので，鎮咳作用に加え，去痰効果も期待できる．

エプラジノンは，コデインと同等の鎮咳作用を発揮する．さらに，強い気道分泌促進作用と粘膜修復促進作用も有する．特に，細胞が変性して生じる DNA の多い線維性物質および酸性ムコ多糖線維を溶解させることで気道内の痰を排出させる．

ベンプロペリンは，咳中枢の抑制に加え，肺伸張受容器からの求心性インパルスを低下させる．気道に直接作用し，拡張させることで，肺換気能を上昇させる．これら薬物のほかに，生薬も使用される．桜皮エキス，キョウニンあるいは麦門冬湯が使用される．

[適　応] 薬用量では麻薬の有害事象，特に呼吸抑制がほとんどあらわれないことが利点である．通常，気管支炎（急性および慢性），肺炎，胸膜炎および感冒での鎮咳のほかに，肺結核および肺癌などの鎮咳に対症療法として使用される．一方，上位中枢が関与する心因性の咳あるいは百日咳には効果が期待できない．通常，鎮咳薬ではアンギオテンシン変換酵素（ACE）阻害薬の典型的な有害事象の空咳には効果が期待できない．なお，麦門冬湯は，ACE 阻害薬により誘発される空咳に有効である．

中枢性非麻薬性鎮咳薬

ノスカピン　　　　　デキストロメトルファン　　　　　クロフェダノール

チペピジン　　　　　　　　ペントキシベリン　　　　　　　クロペラスチン

グアイフェネシン　　　　　　エプラジノン

3 去痰薬

　気道は鼻腔と肺の間の空気の移動路である．この空気の移動により，気道内部は非常に乾燥しやすい環境となる．この乾燥による組織障害から気道を保護するために，気道分泌液で被覆されている．この気道分泌液は，気管支分泌腺および杯細胞に由来するものである．気道分泌液は気道内の異物を痰として排出（喀出）させる重要な役割を担う．気道分泌液の分泌量が減少すると，気道内の異物が喀出されにくくなる．一方，気道分泌液の分泌量が過多になると，それ自体が気道空間を圧迫することとなる．痰は，外界から気道内に侵入してきた異物が気道分泌液に捕捉されて形成される場合と，気道内の炎症で浸潤してきた白血球などの細胞が変性することにより形成される場合がある．これら異物が喀出されにくくなる状態，すなわち去痰障害は，痰の気道壁への接着（膠着）あるいは気道の粘液線毛輸送障害により誘発される．その改善（去痰効果）のため，痰およびその前駆物質の粘稠度を低下，気道分泌量の調節あるいは気道粘膜修復能促進の作用を有するものが去痰薬として用いられることとなる（表10-1）．

3.1 粘液溶解薬

　L-メチルシステイン methyl L-cysteine，L-エチルシステイン ethyl L-cysteine，アセチルシステイン acetylcysteine

　　[薬理作用]　気道内異物の粘稠性を低下させ，痰の流動性を上昇させる．いずれの薬物もシステイン誘導体でチオール基が，痰に含まれるタンパク質のジスルフィド結合を還元し，切断する．その結果，痰の流動性が上昇することとなる．比較的強い還元作用を発揮し，炎症を惹起・促進させる活性酸素種を捕捉する作用（ラジカル消去作用）も有するので，気道内の炎症を緩和する効果も期待される．

表10-1　去痰薬の分類

分類	薬物
粘液溶解薬	L-メチルシステイン，L-エチルシステイン，アセチルシステイン，プロナーゼ，リゾチーム
粘液修復薬	L-カルボシステイン，ブロムヘキシン
粘液潤滑薬	アンブロキソール，グアイフェネシン
気道分泌正常化薬	フドステイン

3.2 粘液修復薬

L-カルボシステイン L-carbocistetine, **ブロムヘキシン** bromhexine：L-カルボシステインは，システイン誘導体のチオール基がカルボキシメチル基に置換された構造を有する．

[薬理作用] 痰の粘稠度を上昇させるスルホムチンおよびフコムチンを減少させ，シアロムチンを増加させることで喀痰を促進させる．ブロムヘキシンは，肺胞Ⅱ型細胞からの漿液性分泌を促進させる．この作用に加えてリソゾーム酵素の分泌を促進させ，痰の喀出を促進させる．ブルムヘキシンは胃粘膜を刺激する作用もある．この胃粘膜刺激により，気道分泌量が反射的に亢進される．この間接的な作用も痰の喀出を促進させる．

3.3 粘膜潤滑薬

アンブロキソール ambroxol, **グアイフェネシン** guaifenesin

[薬理作用] 粘膜潤滑薬は，気道内分泌を亢進させ，痰の喀出を促進する．アンブロキソールは，肺胞Ⅱ型細胞の肺サーファクタント産生および分泌を促進させる．さらに，杯細胞およびクララ細胞に加え，気道粘膜下分泌腺からの粘液分泌量を増加させる．その結果，気道分泌液のなかの水および電解質の量が増加する（漿液性分泌促進）．粘液溶解薬よりも作用が弱いものの酸性ムコ多糖およびDNA分解作用を有し，これらの作用も痰の喀出に寄与する．グアイフェネシンは，咽頭粘膜を刺激し，反射的に気道分泌を促進させる．その結果，分泌物の粘稠性が減少し，流動性を増すことで，線毛運動が促進され，粘液とともに異物を排出する．大量投与では，悪心・嘔吐を誘発する．その作用機序の詳細は不明であるが，気管粘膜の刺激による咳嗽に対して持続的な鎮咳効果を示すだけでなく，視床下部への電気刺激に対して抑制効果を発揮する．微弱ではあるが，鎮静効果も示す．

3.4 気道分泌正常化薬

フドステイン fudosteine

[薬理作用] 気道分泌正常化薬は，過形成状態にある気道の杯細胞を正常レベルに戻すことで気道の過分泌による痰の形成を抑制する．フドステインはカルボシステインのカルボキシ基がヒドロキシエチル基に修飾された構造を有する．気道上皮での杯細胞過形成を改善するほかに，漿液の分泌促進作用および抗炎症作用も併せもつ．これらの作用で，気道分泌液の粘度を低下させる．

■ 去痰薬

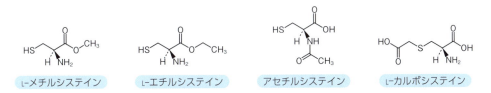

L-メチルシステイン　　L-エチルシステイン　　アセチルシステイン　　L-カルボシステイン

ブロムヘキシン　　　アンブロキソール　　　フドステイン

4　気管支拡張薬

気管支平滑筋を拡張（弛緩）させることにより，気道の狭窄状態を改善し，呼吸を正常化させる薬物である．主に気管支喘息および COPD の治療に用いられる．

4.1　気管支喘息治療薬

気管支喘息とは，気道が広範かつ持続して狭窄されることにより誘発される呼吸障害である．気道が狭窄されるため，肺での換気能が低下する．最も重篤な場合は血液中の酸素分圧を低下させるためチアノーゼに陥る．持続する咳嗽と呼吸機能の抑制で患者の運動能は極度に低下する．気道狭窄は，気道を構成する平滑筋（気管支平滑筋）の痙攣性収縮によるものである．気管支喘息の患者では，気道過敏状態に陥っている．そのため，冷気（寒冷），刺激性ガスおよび粉じんの吸入，すなわち外界からの刺激に対して過剰に反応し，異常な気道収縮が誘発される．

気管支喘息患者の大半が IgE 抗体陽性で，発症にアレルギー反応が重要な役割を演ずると考えられている．アレルギー反応は，Ⅰ型（アナフィラキシー型）が主になり，この他にⅢ型（Arthus 型）およびⅣ型（遅延型）が加わる（8 章 3.2 p 346 参照）．抗原-IgE 抗体により，気道の肥満細胞が刺激され，ヒスタミン，セロトニンあるいは好酸球遊走因子などの一次性ケミカルメディエーターが放出され，これら一次性ケミカルメディエーターの作用でトロンボキサン (TX) A_2 などのプロスタノイド，血小板活性化因子あるいはロイコトリエンの二次性ケミカルメディエーターが放出される．これらケミカルメディエーターの受容体は G タンパク質共役型受容体で，G_q タンパク質を介した細胞内情報伝達系により細胞質の Ca^{2+} 濃度が上昇し，平滑筋収縮が誘発される．

治療は薬物治療が主体となる．気道狭窄による換気能の低下を改善することが目的となるため，その戦略は収縮状態にある気道を拡張させること，あるいは気道を収縮させないことの 2 つとなる．前者は喘息発作の抑制となり，後者は喘息発作の予防となる（表 10-2）．喘息発作を寛解させることを主たる作用とする薬物は発作予防にも有効である．一方，発作予防を主たる作用とする薬物は，発作そのものを抑制できない．

平滑筋組織は収縮・弛緩により，生理学的機能を発揮する．上述した G タンパク質共役型受容体の場合，G_q タンパク質が関与する細胞内情報伝達系はイノシトール三リン酸を介して，細胞質の Ca^{2+} 濃度を上昇させるので，受容体へのアンタゴニストが喘息発作に対する治療薬になる．一方，G_s タンパク質が関与する細胞内情報伝達系は cAMP を介して細胞質の Ca^{2+} 濃度を低下させる．この場合，G_s タンパク質が共役する受容体へのアゴニストが喘息発作治療薬になる．さらに，cAMP を加水分解するホスホジエステラーゼ（PDE）阻害薬も cAMP 量を増加させるので，喘息発作治療薬になる（図 10-2）．

4.1.1　アドレナリン β_2 受容体作動薬（アドレナリン β_2 受容体刺激薬）

気管支は平滑筋組織なので，収縮・弛緩は自律神経系で制御される．交感神経系はアドレナリ

表 10-2 気管支喘息治療薬の分類

分類		薬物
アドレナリンβ_2受容体作動薬	第1世代	アドレナリン, エフェドリン, メチルエフェドリン, イソプレナリン, メトキシフェナミン, トリメトキノール
	第2世代	サルブタモール, テルブタリン
	第3世代	ツロブテロール, プロカテロール, ホルモテロール, サルメテロール, フェノテロール, クレンブテロール, インダカテロール, ビランテロール, オロダテロール
キサンチン誘導体		テオフィリン, アミノフィリン, プロキシフィリン, ジプロフィリン
副腎皮質ステロイド薬		ヒドロコルチゾン, メチルプレドニゾロン, ベクロメタゾン, フルチカゾン, ブデソニド, シクレソニド, モメタゾン
カルシトニン薬		カルシトニン, エルシトニン
モノクローナル抗体		オマリズマブ
抗コリン薬		イプラトロピウム, オキシトロピウム, チオトロピウム, グリコピロニウム, ウメクリジニウム
抗ロイコトリエン薬		プランルカスト, モンテルカスト
抗アレルギー薬	抗ヒスタミン薬	ケトチフェン, アゼラスチン, オキサトミド, メキタジン, エピナスチン
	ケミカルメディエーター遊離抑制薬	クロモグリク酸, トラニラスト, アンレキサノクス, ペミロラスト
Th2サイトカイン阻害薬		スプラタスト
抗トロンボキサン薬		オザグレル, セラトロダスト

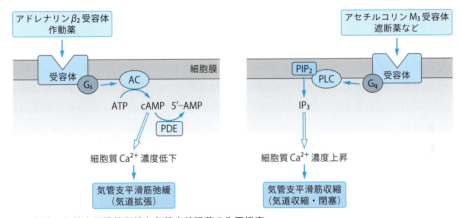

図 10-2 気管支平滑筋収縮と気管支拡張薬の作用機序
PIP_2: ホスファチジルイノシトール二リン酸, IP_3: イノシトール三リン酸, AC: アデニル酸シクラーゼ, PDE: ホスホジエステラーゼ, PLC: ホスホリパーゼC

ンβ_2受容体を介して気管支を弛緩させ, 副交感神経系はアセチルコリンM_3受容体を介して収縮させる. 交感神経系のアドレナリンα_1受容体はG_qタンパク質が共役するが, ノルアドレナリンがアドレナリンα_1およびβ_2受容体を同時に刺激すると, 気管支平滑筋ではアドレナリンβ_2受容体の作用のほうが強く発揮されるため, 交感神経系の興奮は非常に強い拡張作用をあらわすこととなる. アドレナリンβ_2受容体作動薬は, G_sタンパク質を介したアデニル酸シクラーゼ活性化によるcAMP増大で, 気管支平滑筋の強力な弛緩作用を発揮する (図10-2). そのため, 喘息発作を寛解させる最も有効な薬物である. アドレナリンβ_2受容体への選択性 (親和性) および作用時間から, 便宜的に第1世代から第3世代に分類される (3章2.1 p106参照).

1) 第1世代アドレナリンβ_2受容体作動薬: いわゆる第1世代と呼称される薬物群の特徴は, アドレナリンαおよびβ受容体の両者へのアゴニスト dual agonist あるいはアドレナリンβ受容

体非選択的アゴニストである．Dual agonist には，アドレナリン，エフェドリンおよびメチルエフェドリンがある．アドレナリン β 受容体非選択的薬物は，アドレナリン β_1 受容体刺激作用とアドレナリン β_2 受容体のそれを比較し，2 つのグループに大別される．アドレナリン β_1 受容体刺激作用のほうが強く発揮される薬物が（β_1 作用 $>\beta_2$ 作用），イソプレナリンである．アドレナリン β_2 受容体刺激作用のほうが強くあらわれる（β_1 作用 $<\beta_2$ 作用）薬物が，メトキシフェナミンおよびトリメトキノールである．

💊 **アドレナリン** adrenaline, **エフェドリン** ephedrine, **メチルエフェドリン** methylephedrine

[薬理作用]　アドレナリン β_2 受容体刺激による気管支平滑筋拡張作用である．

[副作用]　アドレナリン受容体への dual agonist なので，アドレナリン α_1 受容体刺激による血圧上昇作用（昇圧作用）が主な有害事象となる．加えて，アドレナリン β_1 受容体刺激作用を介した心機能亢進作用も考慮しなければならない．高血圧症および血圧が境界領域にある患者，虚血性心疾患あるいは不整脈を有する患者に対しては用いられない．

💊 **イソプレナリン** isoprenaline, **メトキシフェナミン** methoxyphenamine, **トリメトキノール** trimetoquinol

[薬理作用]　いずれの薬物もアドレナリン β_2 受容体刺激による気管支平滑筋拡張作用である．この作用に加えて，メトキシフェナミンは，ヒスタミン H_1 受容体遮断作用も有する．トリメトキノールは，抗ヒスタミン作用に加え，気管支平滑筋への親和性が高い．

[副作用]　アドレナリン β_1 受容体刺激による心臓への正の変時作用（心拍数増大）の結果，頻脈が起こる．薬用量では，アドレナリン α_1 受容体刺激はほとんど観察されないので，昇圧反応による圧受容体反射が起こらない．そのため，心臓に対する正の変時作用が出現しやすい．この頻脈が，虚血性心疾患あるいは不整脈の引き金あるいは増悪の誘因となる．

2) 第 2 世代アドレナリン β_2 受容体作動薬

💊 **サルブタモール** salbutamol, **テルブタリン** terbutaline

[薬理作用]　これら薬物では，アドレナリン β_2 受容体への選択性が高くなっており，薬用量ではアドレナリン α_1 受容体刺激作用はほとんど観察されない．加えて薬物の作用時間も長くなっている．特にテルブタリンは，アナフィラキシー反応に起因する気管支平滑筋収縮による気道の改善にも有効である．

[適　応]　第 3 世代アドレナリン β_2 受容体作動薬よりも作用時間が短いので，喘息発作を抑制するときに用いられる．つまり，発作時に使用される治療薬という位置付けである．かつては喘息発作予防にも使用されたが，第 3 世代アドレナリン β_2 受容体作動薬の登場で，喘息発作予防薬としての使用頻度は低下した．

[副作用]　第 2 世代アドレナリン β_2 受容体作動薬の標的受容体への選択性は，第 1 世代よりも高く，かつ第 3 世代のそれよりも低くなる．そのため，長期服用では，アドレナリン β_1 受容体刺激による心機能亢進作用が観察され，心拍数が増加する（頻脈の発生）．

3) 第 3 世代アドレナリン β_2 受容体作動薬

💊 **ツロブテロール** tulobuterol, **プロカテロール** procaterol, **ホルモテロール** formoterol, **サルメテロール** salmeterol, **フェノテロール** fenoterol, **クレンブテロール** clenbuterol,

インダカテロール indacaterol, **ビランテロール** vilanterol, **オロダテロール** olodaterol

[薬理作用] 第3世代アドレナリンβ_2受容体作動薬は，第2世代よりもアドレナリンβ_2受容体への選択性がさらに高い．加えて，カテコールアミンを異化するモノアミン酸化酵素（MAO）およびカテコール O-メチル転移酵素（COMT）の基質になりにくいので作用も持続するため，**長時間作用型アドレナリンβ_2受容体作動薬** long-acting adrenergic β_2 agonist（**LABA**）と呼ばれる．なお，作用時間が LABA ほど長くない薬物は**短時間作用型アドレナリンβ_2受容体作動薬** short-acting adrenergic β_2 agonist（**SABA**）と呼ばれ，いわゆる第2世代アドレナリンβ_2受容体作動薬がこの範疇に入る．

　ビランテロールは単独ではなく，合剤の一成分として使用されている［ウメクリジニウム（抗コリン薬）との合剤］．薬物が代謝酵素により異化されにくいことに加え，アドレナリンβ_2受容体への親和性が高く，受容体から薬物が解離しにくいことが長時間作用の一因と考えられている．さらに，サルメテロールのように長鎖側鎖を有する薬物は，細胞膜への親和性が高く，膜表面に長時間滞在することも長時間作用を発揮することに寄与すると考えられる．

[適　応] 理論的には，喘息発作の抑制および発作予防の両者に有効である．実際には，第2世代アドレナリンβ_2受容体作動薬よりも長時間作用型の薬物になるので，喘息発作の抑制よりはむしろ発作の予防に用いられる頻度が高い．これが第2世代と第3世代アドレナリンβ_2受容体作動薬の使い分けとなっている．

[副作用] 悪心・嘔吐および不穏があらわれることがある．骨格筋に対しては，攣縮および振戦を誘発することがある．これらの作用はアドレナリンβ_2受容体刺激によると考えられているが，その機序は不明である．アドレナリンβ_2受容体作動薬の循環系への作用では，正の変時作用を発揮し，心拍数を増大させる．心臓でのアドレナリンβ受容体は，大半をアドレナリンβ_1受容体が占めるが，刺激伝導系の上位ではアドレナリンβ_2受容体も発現しており，少なからず心拍数増大に関与すると考えられている．喘息発作の予防の観点から長期間服用することが前提となるので，虚血性心疾患および頻脈性不整脈を有する患者には要注意である．

気管支拡張薬（アドレナリンβ_2受容体作動薬）

アドレナリン　　エフェドリン　　dl-メチルエフェドリン および鏡像異性体　　イソプレナリン

メトキシフェナミン　　トリメトキノール　　サルブタモール　　テルブタリン

ツロブテロール　プロカテロール　ホルモテロール

サルメテロール　フェノテロール　クレンブテロール

インダカテロール　ビランテロール

4.1.2 キサンチン誘導体

テオフィリン theophylline, **アミノフィリン** aminophylline, **プロキシフィリン** proxyphylline, **ジプロフィリン** diprophylline：テオフィリンおよびテオフィリンの水溶性を上昇させるためにテオフィリンと錯体形成させたもの，あるいはテオフィリンの誘導体である．

[薬理作用]　テオフィリンの主たる作用機序はホスホジエステラーゼ阻害による気管支平滑筋細胞質の cAMP 増大である（5 章 10.1 p 237 参照）．収縮状態にある気管支平滑筋細胞を弛緩させる，あるいは収縮を抑制するために cAMP を増大させ，細胞質の Ca^{2+} 濃度を低下させるという意味では，アドレナリン β_2 受容体作動薬と同じ狙いとなる．その一方で，テオフィリンの新たな薬理作用の評価がなされている．喘息発作を増悪させる T 細胞および好酸球の気道組織への浸潤を抑制する作用が示されている．アデノシン受容体遮断作用も機序の 1 つとされる．アデノシン A_1 受容体は，G_i タンパク質が共役し，アデニル酸シクラーゼ活性を抑制する．テオフィリンはこの受容体を遮断し，細胞質の cAMP を増加させると考えられている．しかしながら，テオフィリンは G_s タンパク質が共役するアデノシン A_2 受容体も遮断するため，アデニル酸シクラーゼは活性化されず，テオフィリンの作用機序を十分に説明できるものではない．その他に，気道での炎症反応を促進させるプロスタノイド産生抑制，血中カテコールアミン濃度上昇，平滑筋細胞質 Ca^{2+} 動態の変化等が提唱されている．

[適　応]　キサンチン誘導体のテオフィリンは，アドレナリン β_2 受容体作動薬の次に喘息発作を改善させる薬物である．アドレナリン β_2 受容体作動薬の効果が見込めない場合（refractory asthma：重症発作）に使用される重要な薬物である．気管支喘息発作および予防だけでなく，新生児無呼吸症候群およびチェーン-ストークス Cheyne-Stokes 呼吸にも用いられる．ただし，安全域が非常に狭いので，その使用には薬物の血中濃度

の評価が求められる．

[副作用] テオフィリンはキサンチン誘導体なので，カフェインおよびテオブロミンと同様に中枢興奮作用，強心作用，利尿作用，胃酸分泌亢進，呼吸興奮作用などさまざまな生理活性を発揮する．テオフィリンの場合，ほかのキサンチン誘導体よりも強心作用および利尿作用が強いとされる．

■ 気管支拡張薬（キサンチン誘導体）

テオフィリン　　　アミノフィリン　　　プロキシフィリン　　　ジプロフィリン

4.1.3 副腎皮質ステロイド薬（ステロイド性抗炎症薬）

ヒドロコルチゾン hydrocortisone, メチルプレドニゾロン methylprednisolone, ベクロメタゾンプロピオン酸エステル beclometasone dipropionate, フルチカゾンプロピオン酸エステル fluticasone propionate, ブデソニド budesonide, シクレソニド ciclesonide, モメタゾンフランカルボン酸エステル mometasone furoate

[薬理作用] 副腎皮質ステロイド薬は，抗炎症作用により気管支喘息の発作を予防すると考えられている（詳細な作用機序は，7章 p 312, 8章 2 p 341 を参照）．気管支喘息を進展（重篤化）させる因子が炎症反応である．この炎症反応を抑制あるいは改善することは，喘息発作の引き金を抑制することとなるので，喘息発作の予防が本剤の使用で可能となる．その一方で，非ステロイド性抗炎症薬の NSAIDs は，逆に喘息症状を悪化させる．つまり，副腎皮質ステロイド薬と NSAIDs は，いずれも抗炎症作用を有する薬物でありながら，喘息への対応は全く異なるものとなる．これは，作用機序に起因すると考えられている．NSAIDs の標的はシクロオキシゲナーゼで，この酵素を阻害することでプロスタノイド産生を抑制する．ステロイド性抗炎症薬，すなわち副腎皮質ステロイド薬は，リポコルチンの作用を介してホスホリパーゼ A_2 の活性を低下させ，細胞膜を構成するリン脂質からのアラキドン酸供給を抑制し，プロスタノイド生合成を基質供給のところで停止させる．このアラキドン酸供給能の低下は，プロスタノイド産生だけでなく，リポキシゲナーゼを介したロイコトリエンの産生も低下させる．同じ抗炎症作用を発揮する NSAIDs が気管支喘息治療に用いられない理由は，プロスタノイド産生を抑制するものの，ロイコトリエン生合成には影響しないことである．抗ロイコトリエン薬は，気管支喘息発作に対する予防に著効を示す薬物になっていることから，アラキドン酸から生成されるプロスタノイドとロイコトリエンでは後者が喘息発作の引き金という点で，病態生理学的な役割は大きいと考えられる．

[適応] 副腎皮質ステロイド薬の作用機序は，あくまでも喘息発作の引き金となる炎症反応の改善なので，アドレナリン β_2 受容体作動薬やテオフィリンとは異なり，喘息発作を抑制することはできない．そのため，予防薬という位置付けとなる．急性発作ではヒドロコルチゾンあるいはメチルプレドニゾロンが注射薬として用いられる．予防薬

として用いる場合，一般的には全身性の有害事象を回避するためにベクロメタゾンプロピオン酸エステル，フルチカゾンプロピオン酸エステル，ブデソニド，シクレソニド，モメタゾンフランカルボン酸エステルが吸入薬として用いられる．薬物名からもわかるように，エステル化することで揮発性が高められている．エステル化することで細胞膜の透過性が上昇し，吸入した部位への浸透性の向上により，エステル化していない薬物よりも抗炎症作用が強くなる（アンテドラッグ）．細胞内で薬物はエステルが加水分解され，細胞内の糖質コルチコイド受容体（GR）に作用しステロイド性抗炎症薬として機能する．

[副作用]　ステロイド性抗炎症薬は，非常に有益な薬物であるが，電解質代謝異常および免疫系への抑制作用によりさまざまな全身性の有害事象を引き起こす（7章7.4 p 312，8章2.3 p 341参照）．前述したように気管支喘息治療のなかで発作予防の位置付けから，長期にわたる服用が要求されるので，薬物による有害事象の発生機序およびその症状を理解して使用されるべきものである．急激な薬物使用の中断は離脱症状を誘発するので，その対処も理解しておかねばならない．

気管支拡張薬（副腎皮質ステロイド薬）

ベクロメタゾンプロピオン酸エステル

フルチカゾンプロピオン酸エステル

ブデソニド

シクレソニド

モメタゾンフランカルボン酸エステル

4.1.4　モノクローナル抗体（抗体医薬品）

オマリズマブ omalizumab，**メポリズマブ** mepolizumab

[薬理作用]　気管支喘息を増悪させる因子としてレアギン reagin が知られている．このレアギンは，IgE であることが同定された．この IgE に対する抗体医薬品が**オマリズマブ**である．IgE は B 細胞から放出され，好塩基球や肥満細胞などの炎症を促進させる細胞を活性化し，オマリズマブはそれを抑制する．IgE とオマリズマブの複合体が血液中に存在することになるため，アレルギー反応での IgE 量の測定に影響が出る．

一方，**メポリズマブ**は，サイトカインのインターロイキン(IL-5)に対するモノクローナル抗体である．IL-5 は Th（ヘルパー T 細胞）2 サイトカインの一種で，骨髄球系幹細胞から好酸球への分化を促進させ，気管支喘息の進展に関与するとされる．この IL-5

を抗体で中和することにより，喘息発作の引き金を抑制する．

[適　応]　いずれの抗体医薬品も非常に強力な抗アレルギー作用を発揮し，ほかの抗アレルギー薬では奏効しない場合，すなわち，アドレナリン β_2 受容体作動薬および副腎皮質ステロイド薬など，従来の薬物で十分な制御が得られない気管支喘息の予防に用いられる．なお，IgE および IL-5 はともに喘息発作の引き金として機能するので，発作そのものを抑制することは期待できない．

[副作用]　抗体はタンパク質のため，アナフィラキシー様症状あるいはショックが重篤な副作用となる．

4.1.5　抗コリン薬（ムスカリン性アセチルコリン受容体遮断薬）

イプラトロピウム ipratropium, **オキシトロピウム** oxytropium, **チオトロピウム** tiotropium, **グリコピロニウム** glycopyrronium, **ウメクリジニウム** umeclidinium, **アクリジニウム** aclidinium：グリコピロニウム，ウメクリジニウムおよびアクリジニウムは COPD にのみ用いられ，イプラトロピウムやオキシトロピウム，チオトロピウムは COPD のほかに気管支喘息治療薬として用いられる（3章 3.2 p136 参照）．チオトロピウム，グリコピロニウム，ウメクリジニウムおよびアクリジニウムは，長時間作用型抗コリン薬である．これらの薬物は，長時間作用型抗ムスカリン薬 long-acting anti-muscarinic agent（LAMA）と呼ばれる．

[薬理作用]　気管支平滑筋は，アセチルコリン M_3 受容体の刺激により収縮を起こす．気管支喘息患者では，気道でのアセチルコリン M_3 受容体の機能亢進が生じており，この受容体遮断薬への感受性も上昇している．これら薬物は，比較的，気管支平滑筋のアセチルコリン M_3 受容体への親和性が高いとされる（図10-2）（3章 3.2 p136 参照）．しかしながら，アセチルコリン M_3 受容体は気管支平滑筋だけでなく，生体内のさまざまな平滑筋組織の収縮に関与する．そこで，薬物の局所での作用発現を狙うため，吸入薬として用いられる．

[適　応]　気管支喘息治療薬というよりは COPD での呼吸制御，すなわち呼吸管理薬として使用される．喘息発作予防にも有効なため，LABA は，喘息患者の管理薬としても有用な薬物となっている．合剤ではインダカテロールとグリコピロニウム，オロダテロールとチオトロピウムあるいはビランテロールとウメクリジニウムの組み合わせが使用されている．

[副作用]　前述したように，ムスカリン性アセチルコリン受容体はさまざまな組織で発現しており，気管支平滑筋だけでなく全身性の作用が発現する頻度が高い．特に，緑内障および前立腺肥大などによる排尿障害には禁忌である．

■ 気管支拡張薬（抗コリン薬）

イプラトロピウム　　　　オキシトロピウム　　　　チオトロピウム

グリコピロニウム　ウメクリジニウム　アクリジニウム

4.1.6　抗ロイコトリエン薬（ロイコトリエン受容体遮断薬）

プランルカスト pranlukast, **モンテルカスト** montelukast：アラキドン酸は，プロスタノイドだけでなく，ロイコトリエンの生合成基質でもある．気管支喘息の誘因とされる呼吸器での炎症反応には，ロイコトリエンが重要な役割を担うと考えられている．そのため，ロイコトリエンの機能を低下させることは気管支喘息の予防に有益である．プランルカストおよびモンテルカストが，ロイコトリエン受容体遮断薬として用いられる（2章8.4 p 70参照）．

[薬理作用]　抗ロイコトリエン薬と呼ばれ，ロイコトリエン（LTC_4, LTD_4, LTE_4）の受容体（Cys LT_1 受容体）遮断薬である．気管支喘息では，気道においてこの受容体の発現が亢進しているとされる．ロイコトリエンは，喘息発作の引き金に関与するので，これら薬物は喘息発作予防で強力な作用を発揮する．なお，副腎皮質ステロイド薬は，ロイコトリエンの供給を阻止することで，喘息発作を予防する．一方，本剤は，その受容体を遮断することで喘息発作を予防する．

[適　応]　中等度から重症の持続型喘息での長期管理薬として用いられる．LABA との組み合わせでは，LABA と副腎皮質ステロイド薬の組み合わせで得られる効果と同等の臨床成績が得られている．副腎皮質ステロイド薬との組み合わせでも，副腎皮質ステロイド薬を倍量投与したのと同じ効果が得られており，副腎皮質ステロイド薬を減量し，その有害事象を軽減させるために重要な薬物となっている．

気管支拡張薬（ロイコトリエン受容体遮断薬）

プランルカスト　モンテルカスト

4.1.7　抗アレルギー薬

抗アレルギー薬は，炎症を促進させる炎症性細胞からのケミカルメディエーターの産生あるいは遊離（放出）を抑制する薬物である．広義では，IgE の遊離およびその働きを抑制する薬物も含まれる．薬物はヒスタミン H_1 受容体遮断作用（抗ヒスタミン作用）を有する薬物とそうでない薬物（ケミカルメディエーター遊離抑制薬）の2種に大別される．

1）抗ヒスタミン薬

ケトチフェン ketotifen, **アゼラスチン** azelastine, **オキサトミド** oxatomide, **メキタジン** mequitazine, **エピナスチン** epinastine

2）ケミカルメディエーター遊離抑制薬

クロモグリク酸 cromoglicate, トラニラスト tranilast, アンレキサノクス amlexanox, ペミロラストカリウム pemirolast potassium

［薬理作用］ 抗ヒスタミン薬のなかでも血液脳関門を透過しにくい薬物のケトチフェン，アゼラスチン，オキサトミド，メキタジンおよびエピナスチンが使用される（2章 8.2.7 p 59 参照）．これらの薬物は，第2世代抗ヒスタミン薬とも呼ばれている．気管支平滑筋のヒスタミン H_1 受容体遮断作用による気管支平滑筋収縮の抑制に加え，炎症反応を惹起させるケミカルメディエーターのロイコトリエンの合成および分泌を抑制する作用も発揮する．

　ケミカルメディエーター遊離抑制薬には，クロモグリク酸，トラニラスト，アンレキサノクスおよびペミロラストがある（8章4 p 349 参照）．これら薬物は，ヒスタミン H_1 受容体遮断による平滑筋収縮抑制作用をもたないので，薬物の効果を発揮させるには2週間以上の時間を要する．

［適　応］ 気管支喘息発作誘発の初期段階では，ヒスタミンおよびロイコトリエンなどの体液性因子が機能する．抗アレルギー薬は，この発作の引き金を抑制することにより発作を回避させる．そのため，喘息発作そのものを鎮めることはできないので，喘息発作の予防に使用される．

［副作用］ 中枢のヒスタミンは，興奮性アミノ酸の一種といわれており，中枢のヒスタミン作動性神経は覚醒状態の維持に関与する．中枢のヒスタミン H_1 受容体が遮断されると覚醒機能が低下し，眠気を催すこととなる（抗ヒスタミン薬の中枢抑制作用）．ケトチフェン，アゼラスチン，オキサトミド，メキタジンおよびエピナスチンは，いずれも血液脳関門を通過しにくい薬物であるが，中枢抑制作用がまったくないとはいいがたいので注意を要する．

気管支拡張薬（抗アレルギー薬）

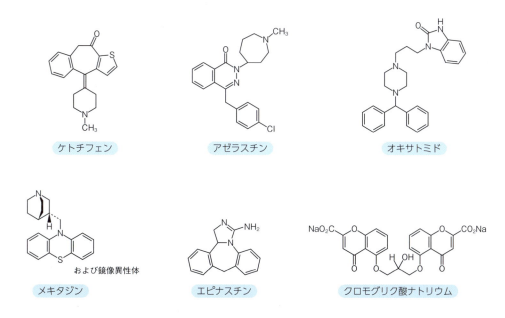

ケトチフェン　アゼラスチン　オキサトミド

メキタジン（および鏡像異性体）　エピナスチン　クロモグリク酸ナトリウム

トラニラスト　アンレキサノクス　ペミロラストカリウム

4.1.8 Th2 サイトカイン阻害薬

スプラタスト suplatast

[薬理作用] Th2 サイトカイン阻害薬のスプラタストは，ヘルパー T 細胞での IL-4 および IL-5 の産生を抑制し，IgE 産生能低下と好酸球浸潤を抑制する（8 章 4.6 p 351 参照）．

[適応] 抗アレルギー薬の一種で，気管支喘息の発作予防に用いられる．T 細胞に作用するので，アレルギー性反応が関与する疾患への適応が可能である．そのため，気管支喘息のほかにアトピー性皮膚炎あるいはアレルギー性鼻炎にも有効である．

気管支拡張薬（Th2 サイトカイン阻害薬）

スプラタスト

4.1.9 抗トロンボキサン薬

オザグレル ozagrel，**セラトロダスト** seratrodast：トロンボキサン A_2（TXA_2）はプロスタノイドの一種である（2 章 8.4 p 67 参照）．血小板凝集に重要な役割を演じることは広く知られているが，アレルギー性反応を増悪させる因子でもある．その受容体は，プロスタノイド TP 受容体で，G_q タンパク質が共役する GPCR である．TXA_2 は気道過敏と平滑筋収縮を介してアレルギー性反応の引き金の役割を果たす．そのため，喘息発作を抑制するのではなく，発作予防に用いられる．

[薬理作用] TXA_2 の生合成阻害あるいはプロスタノイド TP 受容体拮抗の 2 つの機序に分けられる（2 章 8.4.5 p 70，8 章 4.3，4.4 p 350，4.5 p 351 参照）．TXA_2 の合成阻害の場合，NSAIDs のようにシクロオキシゲナーゼを阻害すると，ほかのプロスタノイド産生も抑制する．TXA_2 合成酵素を阻害し，TXA_2 産生を選択的に抑制するのがオザグレルである．一方，プロスタノイド TP 受容体遮断薬がセラトロダストである．

[適応] TXA_2 は気道過敏と平滑筋収縮を介してアレルギー性反応の引き金の役割を果たすので，オザグレルは喘息発作を抑制するのではなく，その発作予防に用いられる．セラトロダストは，即時型および遅延型の喘息発作予防に有効である．なお，オザグレルにはオザグレル塩酸塩とオザグレルナトリウムがあり，気管支喘息発作予防に用いられるのは前者である．ラマトロバンはセラトロダストと同じプロスタノイド TP 受容体のアンタゴニストであるが，気管支喘息への適応はなく，アレルギー性鼻炎の治療

に用いられる．

[副作用] TXA_2は強力な血小板凝集作用を有するので，止血の初段階で重要な役割を演じる．そのため，これら薬物により出血傾向が強まる．持続的な出血を生じている場合は，使用すべきではない．

■ 気管支拡張薬（抗トロンボキサン薬）

オザグレル

セラトロダスト

4.2 慢性閉塞性肺疾患（COPD）治療薬

気道狭窄による呼吸不全という点では気管支喘息とCOPD（肺気腫，慢性気管支炎など）は共通しているが，気管支喘息の症状が一過性すなわち可逆的なのに対して，COPDの場合は，呼吸能の低下した状態が持続する非可逆性の疾患という点で異なる．薬物治療を行う場合，その作用機序は抗喘息薬と同様に気道を拡張させるものか，さらなる狭窄を回避させるものとなり，抗喘息薬の発作抑制と発作予防に相当する．そのため，気管支喘息治療で有効な薬物は，COPDでも用いることのできるものが多く，抗コリン薬（LAMA），アドレナリンβ_2受容体作動薬（LABA）およびテオフィリンが使用される．さらに重症の場合は副腎皮質ステロイド薬（吸入薬）が使用される．さらに重篤化すると呼吸機能が低下するので，酸素吸入が行われる．

5 呼吸興奮薬（呼吸刺激薬）

呼吸能が低下したとき，生体への酸素取り込み能を改善させる目的で使用される．その作用の仕方から，呼吸中枢に作用し低下した呼吸を促進させるものと，薬物により誘発された呼吸低下状態を改善するものに大別される．前者は，呼吸中枢に積極的に作用し呼吸を亢進させるので，正常な状態の呼吸も促進させる．一方，後者は呼吸を低下させる薬物と受容体レベルで拮抗するため，呼吸抑制状態を改善させるのみで，正常な呼吸を亢進させることはない．臨床では，麻酔薬，睡眠薬および麻薬の中毒による呼吸低下を改善する目的で使用される．

ドキサプラム doxapram

[薬理作用] 呼吸を促進させるには，末梢化学受容器を刺激し呼吸中枢を促進させる，あるいは呼吸中枢を直接促進させる機序となる．ドキサプラムは，頸動脈小体および大動脈小体にある末梢化学受容器を刺激することにより，呼吸中枢を興奮させる（反射性呼吸興奮）．呼吸促進は，呼吸数よりも呼吸量を増加させることが特徴である．

[適 応] 肺の換気不全を改善すると同時に，中枢刺激作用による麻酔薬の作用時間短縮（麻酔拮抗作用）と，交感神経系興奮を介した昇圧作用を発揮する．この昇圧作用も麻酔薬からの覚醒亢進に寄与する．作用時間は投与後5分程度で短い．

[副作用] ドキサプラムを大量に用いると中枢興奮による痙攣などの有害事象が発生するが，薬用量と有害事象を発症させる量の比率（安全係数）が大きいため，比較的安全

性の高い薬物とされる．呼吸筋は骨格筋なので，連用すると筋の疲弊が起こり，ドキサプラムの意図する呼吸量の増大が得られなくなることに留意しなければならない．

アセタゾラミド acetazolamide

[薬理作用］　アセタゾラミドは，炭酸脱水酵素を阻害することで血液のpHを低下させ，化学受容器を刺激し，代償性の呼吸促進を惹起させる（5章5.3 p 196，6章3.2.3 p 267参照）．

[適　応]　呼吸中枢あるいは化学受容器の異常および上気道の器質的な狭窄により睡眠時無呼吸症候群が誘発される．アセタゾラミドは，この睡眠時無呼吸症候群での呼吸改善に用いられる．

ジモルホラミン dimorpholamine

[薬理作用]　ジモルホラミンは，呼吸中枢を直接刺激する（5章10.2 p 241参照）．延髄の呼吸ニューロンを刺激するので，別名，延髄興奮薬とも呼ばれることがある．ドキサプラムと比較すると，麻酔薬からの覚醒作用（睡眠短縮作用）は弱いが，呼吸興奮作用は持続的になる．交感神経系興奮作用を介した昇圧作用も強力である．

[適　応]　麻酔薬あるいは睡眠薬の中毒による覚醒促進に用いられる．消化管からの吸収効率が非常に低いので注射剤として使用される．

[副作用]　過量になると，中枢興奮による痙攣および振戦を生じる．なお，ドキサプラムと同様に安全性の高い薬物とされる．

レバロルファン levallorphan, ナロキソン naloxone

[薬理作用]　レバロルファンとナロキソンは，麻薬による呼吸抑制を解除するために使用される（5章8.4 p 228参照）．いずれもモルヒネ類似構造を有している．レバロルファンは，オピオイドMOP（μ）受容体を遮断するが，オピオイドKOP（κ）受容体には部分アゴニストとして，オピオイドDOP（δ）受容体に対してはアゴニストとして機能する．一方，ナロキソンはオピオイド受容体の3種にいずれもアンタゴニストとして働く．これら薬物は，モルヒネによる呼吸抑制を解除するが，鎮痛作用に対しては呼吸抑制を解除するような強い効果を発揮しない．これはモルヒネの鎮痛作用（μ_1）と呼吸抑制作用（μ_2）は同じオピオイドMOP（μ）受容体でありながら，異なるサブクラスで発揮されるためと考えられている．

[適　応]　麻薬による呼吸抑制および覚醒遅延に用いられる．分娩時にモルヒネを使用した際の新生児呼吸の抑制を予防・改善するためにも使用される．

[副作用]　麻薬中毒患者への使用は，麻薬の効果を減弱させるので，特にナロキソンの場合，有害事象の禁断症状を引き起こすこととなる．

フルマゼニル flumazenil

[薬理作用]　フルマゼニルは，γ-アミノ酪酸（GABA）をリガンドとするγ-アミノ酪酸$GABA_A$受容体のベンゾジアゼピン結合部位に作用する．ベンゾジアゼピン系薬物と拮抗するので，ベンゾジアゼピン選択的（特異的）受容体遮断薬とも呼ばれる（5章3.2 p 170参照）．γ-アミノ酪酸$GABA_A$受容体にはバルビツール酸誘導体も結合するが，受容体内の結合部位がベンゾジアゼピンのそれとは異なる．そのため，バルビツール酸誘導体による作用は，フルマゼニルにより拮抗されない．

[適　応]　ベンゾジアゼピン系薬物による呼吸抑制，抗痙攣，睡眠作用に拮抗する．

[副作用]　フルマゼニルにより，ベンゾジアゼピン系薬物による臨床上の期待される効

果は消失することとなる．なお，フルマゼニル単独では，中枢および末梢神経系への作用は観察されない．

呼吸興奮薬

ドキサプラム　　　アセタゾラミド　　　ジモルホラミン

レバロルファン　　ナロキソン　　　フルマゼニル

6 肺線維症の治療に用いられる薬物

間質性肺炎 interstitial pneumonia（**IP**）とは肺胞隔壁で生じる炎症およびその後の線維化病変を特徴とする疾患である．肺毛細血管と肺胞のガス交換を行う場に肺線維芽細胞 pulmonary fibroblasts が増殖することで，両者の間に結合組織による障壁が形成される．その結果，肺での換気能，すなわちガス交換能が低下することとなる．別名，間質性肺臓炎 interstitial pneumonitis とも呼ばれる．この間質性肺炎のなかで肺線維化が高度に進行し，不可逆性の蜂巣肺を形成する予後不良の難治性疾患のことを特に**特発性肺線維症** idiopathic pulmonary fibrosis（**IPF**）と呼ぶ．これは間質性肺炎のなかで原因不明のものの総称で，間質性肺炎患者数の約 50％を占めるとされる．

ピルフェニドン pirfenidone

[**薬理作用**] ピルフェニドンは，はじめて実用化された IPF 治療薬である．その作用機序は，炎症を惹起・促進させるサイトカイン（炎症性サイトカイン）の TNF-α，IL-1 および IL-6 の発現を減弱させ，同時に炎症を阻止するサイトカイン（抗炎症性サイトカイン）の IL-10 の発現を促進させる．その結果，インターフェロン-γ（IFN-γ）の血中および組織レベルが低下し，トランスフォーミング増殖因子-β（TGF-β），塩基性線維芽細胞増殖因子（b-FGF）および血小板由来増殖因子 platelet-derived growth factor（PDGF）産生が抑制されるので，肺線維芽細胞の増殖が抑えられることになる．線維芽細胞の増殖能の低下はコラーゲン collagen 産生能も低下させるので，肺線維症の進行を改善させることが可能となる．

[**副作用**] 特徴ある有害事象には，光線過敏症があるので，外出時の皮膚の保護が必要となる．有害事象の発症頻度では，消化管障害（胃腸障害）のほうが高いので，制吐薬および健胃薬を併用することが推奨される．

ニンテダニブ nintedanib

[薬理作用]　ニンテダニブは，増殖因子受容体細胞内領域のチロシンキナーゼのATP結合部位に結合し，タンパク質リン酸化を阻害することにより，線維芽細胞の増殖を抑制する．線維芽細胞を増殖させる因子には，血小板由来増殖因子（PDGF），線維芽細胞増殖因子 fibroblast growth factor（FGF）に加え，血管内皮細胞増殖因子 vascular endothelial growth factor（VEGF）がある．本剤は，PDGF受容体（PDGFR），VEGF受容体（VEGFR）およびFGF受容体（FGFR）の細胞内領域にある触媒ユニットのリン酸化酵素 tyrosine kinase を非選択的に阻害するマルチキナーゼインヒビター multikinase inhibitor である．これらリン酸化酵素の活性を低下させることで，線維芽細胞の増殖信号が減弱あるいは停止し，組織線維化の進行を遅延させる．

[副作用]　ピルフェニドンのような光線過敏症はないが，消化管障害が投与患者の約50％と高い頻度で発生する．そのため，下部消化管障害を有する患者には慎重な対処が求められる．

■ 肺線維症治療薬

ピルフェニドン　　　　　　　　ニンテダニブ

7　その他の肺疾患に用いられる薬物

シベレスタット sivelestat

[薬理作用]　シベレスタットの主たる作用機序は好中球のエラスターゼ elastase 阻害である．大手術，感染症および急性膵炎では全身性の炎症反応が亢進するため，好中球が活性化される．この活性化された白血球はエラスターゼを放出し，組織破壊を誘発する．肺は好中球の浸潤による傷害を受けやすい組織である．シベレスタットは，好中球のエラスターゼへの選択性が高く，好中球のエラスターゼによる肺の組織破壊を抑制することで，全身性炎症反応症候群に伴う急性肺障害を改善する．急性間質性肺炎あるいはIPFの急性増悪期にも使用されることがある．

[適　応]　好中球活性化による急性肺障害の改善に用いられる．

[副作用]　有害事象として呼吸困難，白血球・血小板減少および肝機能障害を誘発することがある．

エリスロマイシン erythromycin，クラリスロマイシン clarithromycin，ロキシスロマイシン roxithromycin，アジスロマイシン azithromycin

[薬理作用]　マクロライド系抗菌薬である．気道上皮の粘液分泌抑制作用と，IL-8およびロイコトリエンなどの好中球遊走因子の機能抑制，つまり抗炎症作用によると考えられており，抗菌作用を介したものではない．

[適　応]　びまん性汎細気管支炎 diffuse panbronchiolitis（DPB）に用いられる．DPBでは細気管支の炎症による慢性の咳嗽，痰，息切れが誘発される．慢性副鼻腔炎を合併し

やすく，細気管支炎が細気管支を狭窄（あるいは閉塞）させ，閉塞性換気障害の誘引となる．すべてのマクロライド系抗生物質にこのような薬効があるわけではなく，臨床での効果が期待できるのは 14 員環あるいは 15 員環の抗生物質に限られる．

[副作用] さまざまな薬物との相互作用が知られている（15 章 2.1 p 614 を参照）．

■ その他の肺疾患に用いられる薬物

シベレスタット

エリスロマイシン

クラリスロマイシン

ロキシスロマイシン

アジスロマイシン

11章　循環器系薬理

　循環器系は，心臓と血管系（動脈と静脈）からなり，血管系総延長は，成人で約10万km，血液量は4.5〜6Lである．体循環系では，末梢の臓器組織に酸素，栄養およびホルモンを運び，肺循環系では，二酸化炭素や代謝された最終産物（老廃物）を体外に排泄する．この循環器系の機能は，正常な循環動態の維持によってなされており，それには，自律神経系による神経調節とレニン-アンギオテンシン-アルドステロン（RAA）系に代表される液性調節が，重要な役割を担っている．種々の原因で心血管系の構造と機能に変化（リモデリング）が生じると，不整脈，高血圧症，狭心症や心筋梗塞などの虚血性心疾患や心不全などを発症・進展させ，循環器系の機能が正常に維持できなくなる．本章では，上記疾患を中心に循環器系の機能維持に働く薬物の薬理について解説する．

1　循環器系の構造と機能

1.1　心臓の構造と機能

　心臓は，右心房，左心房，右心室および左心室の4室からなる臓器で，右心房・右心室には静脈血が，左心房・左心室には動脈血が流れている．心臓を構成する細胞を養うために上行大動脈起始部から左右の冠状動脈が出ている．心筋細胞は，刺激伝導系と固有心筋（心房筋，心室筋）からなり，心臓の機能である調律，伝導，収縮に関与している（図11-1）．

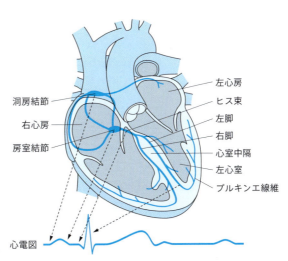

図11-1　心臓の構造と刺激伝導系

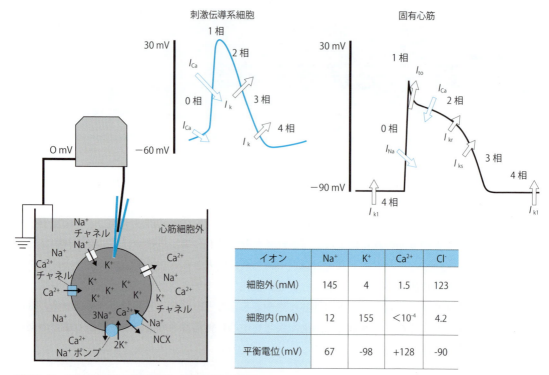

図 11-2　心筋の電気生理学的特性（活動電位の形成）
I_{Na}：ナトリウム電流，I_{Ca}：カルシウム電流，I_{k1}：内向き整流Kチャネル電流，I_{to}：一過性外向き電流，I_{kr}：急速遅延整流性カリウム電流，I_{ks}：緩徐遅延整流性カリウム電流，NCX：Na^+/Ca^{2+}交換機構

1.1.1　心筋の電気生理学的特性1（活動電位の形成）

　心筋は興奮性細胞であり，主に細胞膜にあるイオンチャネルからのイオンの流入と流出によって活動電位を形成する．この細胞膜を介したイオン電流は，電荷が細胞外から細胞内へ移動する内向き電流と細胞内から細胞外へ移動する外向き電流に分類される．心筋細胞膜の活動電位は，Na^+チャネルとCa^{2+}チャネルによる内向き電流とK^+チャネルによる外向き電流により形成されている．固有心筋と洞結節細胞あるいは房室結節のような刺激伝導系細胞の活動電位の形態には違いがあり，固有心筋ではNa^+チャネルによる急速なNa^+の流入があり，活動電位の第0相を形成して心筋細胞の興奮性および伝導性に関与しているのに対し，洞房結節や房室結節の刺激伝導系細胞では，<u>静止膜電位</u>が浅いためNa^+チャネルの活性化がなく，L型Ca^{2+}チャネルからのCa^{2+}の流入によって第0相が形成される（図11-2）．L型Ca^{2+}チャネルは，固有心筋活動電位の第2相のドーム形成にも関与している．K^+チャネルには多くの種類があり，活動電位の第3相（再分極相）の形成および第4相の静止膜電位の維持に関与している．さらに，これらのイオン電流によって移動したNa^+，Ca^{2+}およびK^+イオンの細胞質濃度を元に戻すためにNa^+,K^+-ATPase（Na^+ポンプ）およびNa^+/Ca^{2+}交換機構（NCX）が働く（図11-2）．

1.1.2　心筋の電気生理学的特性2（刺激伝導系）

　心筋の興奮は，刺激伝導系細胞の<u>洞房結節細胞</u>の自発興奮にはじまり，心房筋細胞に伝わって房室結節に至る．刺激伝導系細胞である房室結節細胞の静止膜電位は浅く，活動電位の第0相は電流密度が小さいCa^{2+}チャネルからのCa^{2+}流入で，さらに細胞間のイオンの流れを制御するギャップ結合も少ないため興奮の伝導速度は遅くなっている．心筋が連続して収縮してもポンプ

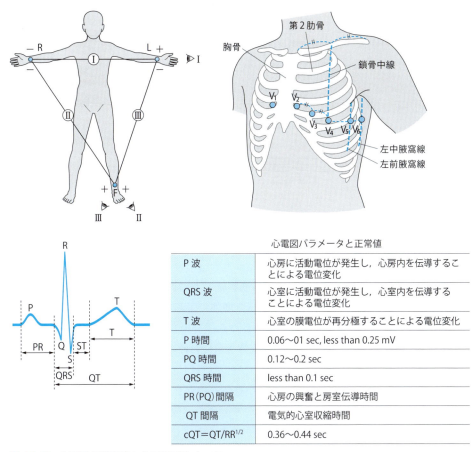

図 11-3　心電図の測定法と心電図パラメータ

機能が損なわれないのは，この心房収縮と心室収縮の間に遅延が生じているからである．房室結節に続く心室筋の興奮は，心室内の特殊伝導系であるヒス His 束，右脚，左脚，プルキンエ Purkinje 線維へ素早く伝導することで心室の固有心筋全体の同期した収縮に貢献している（図 11-1）．

1.1.3　心筋の電気生理学的特性 3（心電図）

　心筋壁は無数の興奮性細胞でできており，それぞれの細胞はギャップ結合を介して電気的につながっている．活動電位がこれら無数の細胞に伝導するとき，脱分極した細胞から次に脱分極する細胞に向かって，ギャップ結合を通じてイオン電流が流れる．この局所電流は細胞外に電位勾配を発生させる．この電位差を体の表面で記録したのが心電図で，一般的には体表面 12 誘導心電図が使われる（心電図の 12 誘導：四肢誘導，単極四肢誘導，単極胸部誘導）．心電図波形は，P 波，QRS 波および T 波からなり，P 波は心房の電気的興奮を，QRS 波は心室筋の脱分極を，ST 部分および T 波は心室の再分極をそれぞれあらわす．PQ 時間は，洞房結節で発生した興奮が心室に伝わるまでの時間で，QRS 時間は心室の脱分極時間，QT 時間は心室の脱分極から再分極までの時間をあらわす（図 11-3）．

1.1.4　心筋の機械特性（興奮収縮連関）

　心筋は骨格筋と同様に横紋筋の一種で，細胞内にはアクチン，ミオシン，トロポミオシン，ト

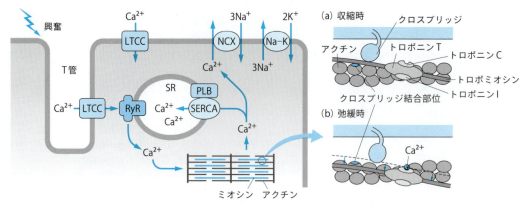

図 11-4　心筋の興奮収縮連関
LTCC：電位依存性 L 型 Ca^{2+} チャネル，RYR：リアノジン受容体，SR：筋小胞体，PLB：ホスホランバン，SERCA：筋小胞体 Ca^{2+} ポンプ，NCX：Na^+/Ca^{2+} 交換機構，Na-K：Na^+, K^+-ATPase

ロポニンが規則正しく分布している．これら筋線維の半屈折率が異なるため，心筋細胞には約 2 μm で繰り返す横紋が観察される．細胞内 Ca^{2+} 増加による筋線維収縮のメカニズムは，骨格筋と同様であるが，細胞内 Ca^{2+} 増加は，カルシウム誘発カルシウム放出 calcium-induced calcium release（CICR）機構によっており，活動電位第 2 相における L 型 Ca^{2+} チャネル（ジヒドロピリジン結合タンパク質として同定されたので，ジヒドロピリジン受容体とも呼ばれる：LTCC）から流入した Ca^{2+} が，T 管に接合している筋小胞体膜に存在するリアノジン受容体に結合することで，筋小胞体（SR）に貯蔵されている Ca^{2+} を細胞内へ放出することによって起こる．細胞内には心筋の収縮に関与する収縮タンパク質のアクチンおよびミオシンに加え，アクチンの働きを調節する線維状のアクチン結合タンパク質のトロポミオシンとトロポミオシンに結合しているトロポニン複合体が規則正しく，かつ密に分布している．細胞内に放出された Ca^{2+} は，トロポニン複合体のトロポニン C に結合することにより，ミオシンヘッドがアクチンに結合可能となることで筋収縮が引き起こされる．細胞内に増加した Ca^{2+} は，筋小胞体 Ca^{2+} ポンプ sarcoplasmic/endoplasmic reticulum Ca^{2+}-ATPase（SERCA）によって，筋小胞体内へ取り込まれる．細胞外より流入した Ca^{2+} は，細胞膜に存在する Na^+/Ca^{2+} 交換機構によっても細胞外へ放出される（図 11-4）．

1.2　血管の構造と機能

管状構造をしている血管の壁は，①主に 1 層の内皮細胞からなり，血液中の物質やガスの交換の場である内膜，②平滑筋層と走行弾性線維網で構成され，血液動力学的作用を有する中膜，そして③神経叢や神経終末などの某血管神経を含む結合組織（コラーゲンや線維芽細胞からなる）で血管を周囲と結びつける作用を有する外膜の 3 層から構成されている．

1.2.1　血管の種類

血管系は，動脈系，静脈系，毛細血管から構成されている．動脈系は，豊富なコラーゲンとエラスチンを含む結合組織からなる大動脈，中膜平滑筋の発達がよい分布動脈および内径 20〜100 mm，壁厚 20〜30 mm 程度で交感神経終末が密で血流と血圧調節に重要な細動脈で構成されている．一方静脈系は，細静脈，静脈，大静脈で構成されており，動脈と比較して血管壁は薄く，豊富なエラスチンとコラーゲンを含み，動脈系の約 6 倍の血液を貯蔵することから別名容量血管と

も呼ばれている．四肢の静脈には血液の逆流を防ぐための弁が存在する．毛細血管は，1層の内皮細胞で内径5〜10 mm，壁厚0.2〜1 mmであり，収縮・弛緩によって毛細血管での血流量と物質交換の表面積を規定する前毛細括約筋血管（細動脈の終末）や毛細血管や後毛細静脈の周辺に存在する血管作動物質の遊離作用と収縮能をもった周囲細胞で構成され，組織により毛細血管の透過性には差がある．

1.2.2 血管の収縮と弛緩調節

血管の収縮と弛緩は，血管平滑筋の収縮と弛緩によって引き起こされる．心筋の収縮・弛緩に心筋の興奮とそれに伴う細胞内 Ca^{2+} 濃度の変化（興奮収縮連関）が関与しているのと同様，平滑筋においても興奮収縮連関によって平滑筋細胞の収縮と弛緩が引き起こされる．実際，血管収縮性受容体刺激により誘発された K^+ チャネルの制御やカチオンチャネル，Cl^- チャネルの活性化により細胞膜が脱分極して平滑筋細胞が興奮すると，細胞膜のL型 Ca^{2+} チャネル（LTCC）の開口による Ca^{2+} の細胞内への流入が惹起され，Ca^{2+} がカルモジュリン（CaM）と結合し，ミオシン軽鎖キナーゼ（MLCK）を活性化してミオシン軽鎖（MLC）をリン酸化する．リン酸化されたミオシンはアクチンと反応し，ATPのエネルギーによって収縮する．Ca^{2+} がCaMから離れるとミオシン軽鎖キナーゼは不活化され，ミオシン軽鎖は細胞内のミオシン軽鎖ホスファターゼ（MLCP）により脱リン酸化され平滑筋は弛緩する．血管平滑筋では，この受容体刺激で生じる脱分極による細胞内への Ca^{2+} 流入以外に受容体作動性 Ca^{2+} チャネル receptor-operated Ca^{2+} channel（ROCC）を介した Ca^{2+} 流入も存在する点に特徴がある．さらに交感神経系の刺激によるアドレナリン $α_1$ 受容体やアンギオテンシンⅡタイプ1（AT_1）受容体刺激により産生されるイ

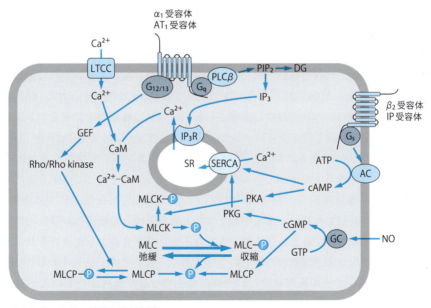

図11-5 血管の収縮と弛緩調節

AC：アデニル酸シクラーゼ，CaM：カルモジュリン，DG：ジアシルグリセロール，GEF：GDP/GTP交換因子，G_q：GTP結合タンパクq，G_s：GTP結合タンパクs，$G_{12/13}$：GTP結合タンパク12/13，IP受容体：プロスタノイドIP受容体，IP_3：イノシトール三リン酸，IP_3R：IP_3受容体，LTCC：電位依存性L型 Ca^{2+} チャネル，MLC：ミオシン軽鎖，MLCK：ミオシン軽鎖キナーゼ，MLCP：ミオシン軽鎖ホスファターゼ，PIP_2：ホスファチジルイノシトール二リン酸，PKA：プロテインキナーゼA，PKG：プロテインキナーゼG，PLC$β$：ホスホリパーゼC$β$，SERCA：筋小胞体 Ca^{2+} ポンプ，$α_1$受容体：アドレナリン $α_1$ 受容体，AT_1受容体：アンギオテンシンⅡタイプ1受容体，$β_2$受容体：アドレナリン $β_2$ 受容体，Ⓟ：リン酸化

ノシトール三リン酸（IP$_3$）は，筋小胞体の IP$_3$ 受容体に結合することによって細胞内に Ca^{2+} を遊離させて，血管平滑筋を収縮させる．Rho/Rho kinase 系の活性化は，MLCP をリン酸化することによって血管収縮に働く．一方，アドレナリン β_2 受容体や IP 受容体のような G$_s$ 共役型受容体が刺激を受けると，アデニル酸シクラーゼ（AC）の活性化，細胞内 cAMP の増加，プロテインキナーゼ A（PKA）の活性化によって血管は弛緩する．実際，細胞内 cAMP の増加は，筋小胞体 Ca^{2+} ポンプを活性化し，細胞内 Ca^{2+} を低下させて血管平滑筋を弛緩させる．PKA は，MLCK のリン酸化をはじめとする多くの機序によって血管平滑筋の弛緩に働く．さらに，一酸化窒素（NO）は，血管平滑筋細胞内のグアニル酸シクラーゼ（GC）を活性化し，cGMP の産生を増加させて MLCP を活性化することによって血管を弛緩させる（図 11-5）．

1.3 血圧調節機構

血圧は心拍出量と血管抵抗の積であらわされる（血圧＝心拍出量×血管抵抗）．心拍出量は循環血液量と心機能によって決まるので，循環血液量増加，心機能の亢進，血管収縮（＝血管抵抗増加）によって血圧は上昇する．したがって，血圧調節は，これら 3 つの要素に作用して行われる．実際，この血圧調節には，大きく分けて神経性因子による調節（神経性血圧調節）と体液性因子による調節（体液性血圧調節）の 2 つの機序がある．

神経性血圧調節の中心は，延髄の血管運動中枢と心臓中枢であり，実際には交感神経と副交感神経を介して血圧調節は行われる（3 章 1.2 p 88 参照）．たとえば，交感神経が優位になると血管収縮・心拍出量増加・心拍数上昇を起こし，血圧は上昇し，副交感神経が優位になると心拍出量低下・心拍数低下を起こし，血圧は下降する．交感神経の伝達物質はノルアドレナリン（NA），副交感神経の伝達物質はアセチルコリン（ACh）である．圧受容器反射による血圧調節では，血圧が上昇すると頸動脈洞と大動脈弓の圧受容器がこれを感知して，延髄の血管運動中枢と心臓中枢に信号を伝えると，心臓中枢は副交感神経（迷走神経）を介して心拍出量低下，心拍数低下を起こして血圧を下げる．

体液性血圧調節には，代表的なレニン-アンギオテンシン-アルドステロン系に加え，バソプレシン（抗利尿ホルモン：ADH）および心房性ナトリウム利尿ペプチド（ANP）がある．腎血流量が減少すると腎臓からレニンが血中に放出される．レニンは血中のアンギオテンシノーゲンをアンギオテンシン I に変換し，アンギオテンシン I はアンギオテンシン変換酵素（ACE）によってアンギオテンシン II に変換される（2 章 8.5 p 72 参照）．アンギオテンシン II は血管を収縮させ，さらに副腎皮質ホルモンの 1 つであるアルドステロンの分泌を促して血圧を上げる．アルドステロンは，腎臓の遠位尿細管・集合管に作用して Na$^+$ と水を再吸収させて体液量を増やす．体液量の調節は主に腎臓で行われ，血圧が低下すると尿量を減らし循環血液量を増やして血圧を上昇させ，逆に血圧が上昇すると尿量を増やして血圧を下降させるように調節される．バソプレシンは下垂体後葉から分泌されるホルモンの 1 つであり，血漿浸透圧が上昇すると腎臓の遠位尿細管・集合管に作用して水の再吸収を行い，体液量を増やして浸透圧を下げる．バソプレシンは，血管収縮作用ももっている．ANP は心房などで合成され，腎臓での Na$^+$ 利尿・水利尿によって体液量を減らす．ANP には血管拡張作用もある．

以上は明確に知られている血圧調節に関与する諸機構であるが，その他にもプロスタグランジン，ブラジキニン，ヒスタミン，セロトニンなど，多数の物質が血圧調節に関与していると考えられる．これらの機構も中枢神経系により，総括的に神経性，体液性に調節されて，1 つの高度な調節システムが構成されている．

2 抗不整脈薬

　不整脈は，基本的には心拍数およびリズムが一定でない状態のことで，リズムが一定でも心室内伝導異常のような心電図上異常と判断される不整脈もある．不整脈は，期外収縮，頻脈性不整脈，徐脈性不整脈など多岐にわたる．頻脈性・徐脈性不整脈のなかには種々のものが存在し，基礎疾患や血行動態により治療法が異なる．

2.1 不整脈の発生機序とその抑制機序

2.1.1 自動能の亢進

　異常自動能の発生は，アドレナリンβ受容体刺激，低カリウム血症，心筋の伸展や心筋虚血のような静止膜電位が＋側へ移動することによって自動性を獲得して発生する場合と自動能をもった異所性のペースメーカー細胞によって発生する場合がある．この異常自動能は，心房性・心室性期外収縮や頻拍の発生機序となりうる．自動能を抑制する方法には，①Na^+およびCa^{2+}チャネル活性化閾値の上昇，②自発的拡張期脱分極の抑制，③活動電位持続時間の延長，④最大拡張期電位の過分極がある（図11-6）．

2.1.2 撃発活動

　撃発活動 triggered activity は，薬剤性 QT 延長症候群など心筋活動電位幅が延長することにより，L 型 Ca^{2+} チャネルの再活性化が誘発されて発生する早期後脱分極（EAD）による場合（図11-7）と心不全やジギタリス中毒などのような細胞内 Ca^{2+} 過負荷が原因で小胞体からの Ca^{2+} の遊離で発生する遅延後脱分極（DAD）によって発生する異所性の心筋興奮である（図11-8）．EAD 誘発撃発活動の抑制には，① L 型 Ca^{2+} チャネルの再活性化抑制と，②活動電位幅を短縮す

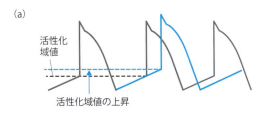

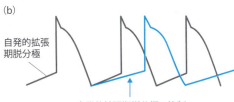

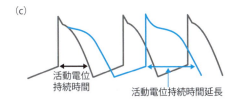

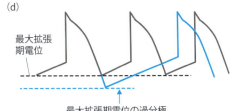

図 11-6　異常自動能の発生・抑制機序
薬物投与後活動電位の発生間隔が延長
黒線：薬物投与前の活動電位，青線：薬物投与後の活動電位

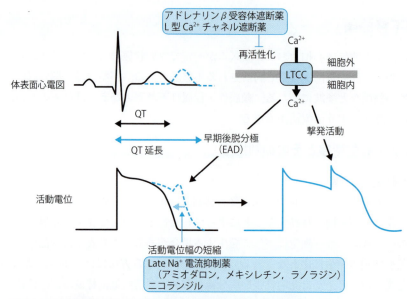

図 11-7 早期後脱分極（EAD）誘発撃発活動の発生・抑制機序
LTCC：電位依存性 L 型 Ca^{2+} チャネル

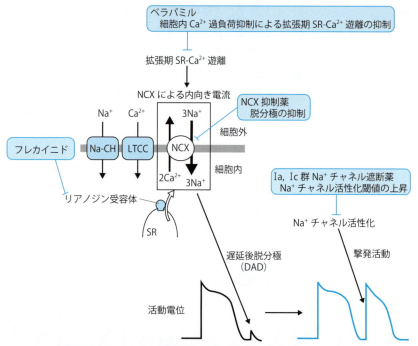

図 11-8 遅延後脱分極（DAD）誘発撃発活動の発生・抑制機序
Na-CH：Na^+ チャネル，LTCC：電位依存性 L 型 Ca^{2+} チャネル，NCX：Na^+/Ca^{2+} 交換機構，SR：筋小胞体，SR-Ca^{2+}：小胞体の Ca^{2+}

る方法があり（図 11-7），DAD 誘発撃発活動の抑制には，① Na^+ チャネル活性化閾値の上昇，② 細胞内 Ca^{2+} 過負荷抑制，③ リアノジン受容体の抑制，④ Na^+/Ca^{2+} 交換機構を介した脱分極を抑制する方法がある（図 11-8）．

2.1.3 リエントリー

多くの頻脈性不整脈は，心臓のある部位に生じた異所性の自動能亢進や撃発活動による興奮波が，障害心筋において一方向性伝導ブロックを引き起こし，ほかの部位を伝導したのち，再び障害心筋部位に戻って，その部位を再度興奮させる現象（リエントリー，興奮旋回）によって発生すると考えられている．一般に心筋細胞は神経や骨格筋細胞と比較して不応期が長く，一度興奮すると一定期間は再興奮しないが，頻脈性不整脈を発生する心筋細胞では不応期の短縮と興奮波伝導速度の低下があり，リエントリーが発生すると考えられている．最近では，不整脈研究への膜電位光学マッピング法の導入で，頻脈性不整脈が渦巻き型の旋回興奮（スパイラルリエントリー）現象によって起こることがわかってきている．リエントリーによって発生する頻脈性不整脈には，上室性頻脈性不整脈の心房細動，心房粗動および発作性上室性頻拍と心室性頻脈性不整脈の持続性心室頻拍および心室細動などがある．リエントリーの抑制には，①興奮性の低下と，②不応期を延長する方法があり，前者の興奮性の低下は，機能的ブロックラインの延長によってリエントリーの旋回経路が大きくなることで心房性頻脈性不整脈停止（リエントリーが房室間溝にぶつかって停止）に働く可能性がある．後者の不応期の延長は，機能的ブロックラインの極端な延長と旋回経路の蛇行が起こり，リエントリーは大きなさまよい運動をするようになり停止する（図11-9）．

2.1.4 薬剤性QT延長症候群

薬剤性QT延長症候群は，抗不整脈薬，抗精神病薬，抗アレルギー薬などさまざまな薬剤によってQT延長をきたし，心室性期外収縮の発生から多形性心室頻拍（トルサード・ド・ポアンツ Torsades de Pointes）（図11-10）を生じるものをいう．QT時間は心電図のQRSのはじまりからT波の終わりまでの時間で（図11-3），これは心室筋の活動電位持続時間と相関し，活動電位持続時間が延長することによってQT延長を引き起こし，早期脱分極による撃発活動によって不整脈を生ずる（図11-7）．QT延長症候群は，大きく先天性と後天性に分けられるが，薬剤性QT延長症候群は後者に含まれる（表11-1）．薬剤性QT延長症候群を引き起こす薬剤は，大きく2種類に分類でき，K^+チャネル遮断作用を有する薬剤とその薬剤の代謝を阻害する薬剤である．前者にはキニジン，ジソピラミド，プロカインアミドに代表される抗不整脈薬に加え，抗不整脈

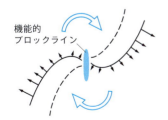
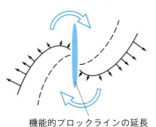
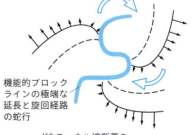

図 11-9　スパイラルリエントリーの発生・抑制機序
(a) スパイラルリエントリーは，短長な機能的ブロックラインの辺縁を旋回することによって，旋回が安定し維持されている．
(b) 機能的ブロックラインは延長し，リエントリーの旋回経路は大きくなるのでリエントリーを維持できなくなり停止する．
(c) 機能的ブロックラインは極端に延長することに加え，旋回経路の蛇行により，リエントリーは大きなさまよい運動をするようになり停止する．

図 11-10 トルサード・ド・ポアンツ

トルサード・ド・ポアンツは心室性頻拍の一種であり，QRS complex がねじれながら続いているような心電図波形を示す不整脈で，QT 延長によって誘発される．
日本薬学会（編）薬学用語解説より引用

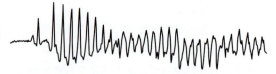

表 11-1 後天性 QT 延長症候群の原因

1. 抗不整脈薬：Vaughan-Williams 分類の I a 群薬，III 群薬
2. 著明な徐脈：完全房室ブロック，洞不全症候群
3. 電解質異常：低カリウム血症，低マグネシウム血症，低カルシウム血症
4. 向精神薬：三環系・四環系抗うつ薬，抗精神病薬（チオリダジン，ハロペリドール）
5. 抗生物質：エリスロマイシン，アジスロマイシン，クラリスロマイシン，ペンタミジン
6. その他の薬物：テルフェナジン，シメチジン，プロブコール
7. 心疾患：心筋炎，心筋梗塞，心腫瘍
8. 内分泌疾患：甲状腺機能低下症，副甲状腺機能低下症，褐色細胞腫
9. 脳血管障害：くも膜下出血，脳内出血，頭部外傷
10. 栄養障害：神経性食欲不振，飢餓
11. 感染症：HIV

薬以外ではエリスロマイシン，テルフェナジンなどがある．後者には，選択的セロトニン再取り込み阻害薬（SSRI），抗うつ薬，ジヒドロピリジン系 Ca^{2+} チャネル遮断薬などがあり，薬物以外ではグレープフルーツがある．これらの薬物単独での QT 延長作用はそれほど強くないが，ほかの QT 延長を引き起こす薬物などの併用や，先天性や後天性の QT 延長症候群を引き起こす原因が併発してくる場合に，トルサード・ド・ポワンツを誘発する要因となる．ほかの後天性 QT 延長症候群の原因としては，著明な徐脈，電解質異常，心疾患などがある．

2.2 抗不整脈薬の分類と種類

抗不整脈薬の分類には，古典的な分類法であるヴォーン・ウィリアムズ Vaughan-Williams 分類と不整脈発生の機序に基づいて治療を行うことを目的に作成されたシシリアン・ギャンビット Sicilian Gambit 分類がある．前者は，抗不整脈薬を大きく I 〜 IV の 4 群に分類している．後者の分類は，不整脈の薬物治療における新しい薬剤選択を可能にした抗不整脈薬のガイドラインであり，受容体，イオンチャネル，ポンプに対する薬物の作用によって分類している（**図 11-11**）．

2.2.1 I 群抗不整脈薬

Vaughan-Williams 分類の I 群抗不整脈薬は，電位依存性 Na^+ チャネル遮断作用をもち，心筋の活動電位幅に対する効果の違いにより I a（活動電位幅を延長），I b（活動電位幅を短縮），I c（活動電位幅に影響しない）に分けられる．Na^+ チャネル遮断薬は，時間および電位依存性に Na^+ チャネルを遮断し，不活化過程からの回復を遅らせることにより不応期を延長させる．このことより Na^+ チャネル遮断薬は，高頻度に興奮している心筋や脱分極した心筋でより効果的に働く．これを頻度依存性チャネル遮断および電位依存性チャネル遮断という．

A I a 群抗不整脈薬

キニジン quinidine, **ジソピラミド** disopyramide, **プロカインアミド** procainamide, **ピルメノール** pirmenol, **シベンゾリン** cibenzoline

［薬理作用］　I a 群の Na^+ チャネル遮断薬は，Na^+ チャネルの活性化過程に親和性があり，Na^+ チャネル活性化閾値を上昇（興奮性の低下）させ，異常自動能，遅延後脱

Vaughan-Williams 分類			薬剤	Sicilian Gambit 分類														
				イオンチャネル						受容体			ポンプ	臨床効果			心電図所見		
分類		作用機序		Na			Ca	K	If	α	β	M₂	AT₁	Na, K-ATPase	左室機能	洞調律	心外性副作用	PR	QRS	JT
				Fast	Med	Slow														
Ⅰ群	Ⅰa	活動電位持続時間延長 Na⁺チャネル遮断作用	キニジン		● A			○				○			→	↓	●	↑↓	↑	↑
			ジソピラミド		● A			○				●			↓	↓	○	↑↓	↑	↑
			プロカインアミド		● A			○				○			→	↓	●	↑	↑	↑
			ピルメノール		○			○				○			→	↓	○	↑↓	↑	↑
			シベンゾリン		○ A			○				○			↓	↓	○	↑	↑	→
	Ⅰb	活動電位持続時間短縮	リドカイン	○											→	→	○			↓
			メキシレチン	○											→	→	○			↓
			アプリンジン	○ I			○	○	○						↓	↓	○			↓
			フェニトイン							記載なし											
	Ⅰc	活動電位持続時間不変	フレカイニド		● A			○							↓	↓	○	↑	↑	→
			ピルシカイニド		● A										→	↓	○	↑	↑	→
			プロパフェノン	● A				○			○				↓	↓	○	↑	↑	→
Ⅱ群		β受容体遮断作用	プロプラノロール	○							●				↓	↓	○			
			ナドロール								●				↓	↓	○			
Ⅲ群		K⁺チャネル抑制 活動電位持続時間延長	アミオダロン	○			○	●		○	●				↓	↓	○	↑	↑	↑
			ニフェカラント					●							→	→	○	→	→	↑
			ソタロール					●			●				↓	↓	○	↑	→	↑
Ⅳ群		Ca²⁺チャネル遮断作用	ベラパミル				●				○				↓	↓	○	↑	→	→
			ジルチアゼム				●								↓	↓	○	↑	→	→
			ベプリジル	○			●	●							↓	↓	○	↑	→	↑
記載なし			アトロピン									●			→	↑	○			
記載なし			ATP										■		?	↓	○			
記載なし			ジゴキシン									■		●	↑	↓	○			↓

遮断作用の強さ ○：低，● ：中等，● ：高
A：活性化チャネル遮断薬，I：不活性化チャネル遮断薬，■：作動薬

図 11-11 抗不整脈薬の Vaughan-Williams 分類と Sicilian Gambit 分類
小川 聡：抗不整脈薬ガイドライン―CD-ROM 版ガイドラインの解説とシシリアンガンビットの概念，抗不整脈薬ガイドライン委員会（編），p 7，ライフメディコム，東京，2000 を参考に著者作成

分極による撃発活動やリエントリーを抑制する（図 11-6, 8, 9）．チャネルからの解離速度は中程度である．Na⁺ チャネル遮断効果は強く，K⁺ チャネル遮断作用も有するため，活動電位幅を延長させる．プロカインアミド以外の薬物には，抗コリン作用があるため，心筋のアセチルコリン M₂ 受容体も遮断する．

[適 応]〈キニジン〉上室，心室の期外収縮や発作性頻拍，心房粗動の治療に用いられる．〈ジソピラミド，シベンゾリン〉孤立性発作性心房細動，上室期外収縮，不整脈による症状のある特発性心室期外収縮や特発性持続性心室頻拍，虚血性心疾患を伴う心室期外収縮の治療に用いられる．
〈プロカインアミド〉安定な持続性心室頻拍で心機能正常例に静注で用いられる．
〈ピルメノール〉不整脈による症状のある特発性心室期外収縮や特発性持続性心室頻拍，虚血性心疾患を伴う心室期外収縮の治療に用いられる．

[副作用]〈共通〉催不整脈作用，心不全
〈キニジン，プロカインアミド〉無顆粒球症，全身性エリテマトーデス（SLE）様症状など
〈ジソピラミド，シベンゾリン〉無顆粒球症，低血糖など
〈ピルメノール〉低血糖など

[禁 忌]〈共通〉刺激伝導系障害，うっ血性心不全
〈キニジン〉高カリウム血症
〈プロカインアミド〉重症筋無力症
〈ジソピラミド，シベンゾリン，ピルメノール〉緑内障（抗コリン作用があるため）

[相互作用] キニジンは，CYP2D6 を阻害してメトプロロールの作用を増強し，低血圧を引き起こす．ジソピラミドは，クラリスロマイシンとの併用で CYP3A4 阻害による QT 延長を引き起こす．

B　Ib群抗不整脈薬

リドカイン lidocaine，**メキシレチン** mexiletine，**アプリンジン** aprindine

[薬理作用]　Ib群のNa^+チャネル遮断薬は，Na^+チャネルの不活性化過程に親和性があり，チャネルからの解離速度は速い．そのため，リドカインおよびメキシレチンは，活動電位幅の短い心房筋細胞ではNa^+チャネル抑制作用が弱い．メキシレチンは，Late Na^+電流抑制作用があり，早期脱分極誘発撃発活動の抑制に働く．Na^+チャネル遮断効果は中程度である．Na^+チャネルからの解離速度が比較的遅いアプリンジンは，Ca^{2+}チャネルやK^+チャネル遮断作用もあるため，リエントリーを抑制して心房細動の治療に用いられることがある．

[適応]　〈メキシレチン（12章 1.9 p 509 参照），アプリンジン〉不整脈による症状のある特発性心室期外収縮や特発性持続性心室頻拍，虚血性心疾患を伴う心室期外収縮の治療に使用される．
〈リドカイン〉不安定な持続性心室頻拍や安定でも心機能の低下している例やQT延長で虚血が関与する多形性心室頻拍・心室細動・無脈性心室頻拍に静注で使用される．

[副作用]　〈リドカイン〉催不整脈作用，意識障害，悪性高熱など
〈メキシレチン，アプリンジン〉催不整脈作用，肝機能障害，間質性肺炎など

[禁忌]　刺激伝導系障害など

[相互作用]　リドカインは，CYP1AおよびCYP3A4で代謝され，シメチジンとの併用で血中濃度は上昇する．セント・ジョーンズ・ワート（サプリメントとして販売されており，うつ病や更年期障害，自律神経失調症，不安神経症などに効果があるといわれている）含有食品との併用で血中濃度の低下がある．メキシレチンは，CYP1A2を阻害し，抗痙攣薬のフェニトイン，抗結核薬のリファンピシン，喘息の薬のテオフィリンとの併用により相互作用を起こす可能性がある．

C　Ic群抗不整脈薬

フレカイニド flecainide，**ピルジカイニド** pilsicainide，**プロパフェノン** propafenone

[薬理作用]　Ic群のNa^+チャネル遮断薬は，Na^+チャネル遮断効果は強く，Na^+チャネルの活性化過程に親和性があり，Na^+チャネル活性化閾値を上昇（興奮性の低下）させて，異常自動能，遅延後脱分極による撃発活動やリエントリーを抑制する．チャネルからの解離速度も基本的に遅いため，Na^+チャネル遮断効果はI群のなかで最も強い．フレカイニドとプロパフェノンにはK^+チャネル遮断作用もある．これらIc群の薬物は，心室筋の活動電位幅には影響しない一方で，不応期を延長させる作用があり，心室細動の抑制に貢献している．さらに，フレカイニドには，リアノジン受容体阻害作用とNa^+/Ca^{2+}交換機構阻害作用があり，DADによる撃発活動抑制作用がある．

[適応]　Ic群の薬物は，孤立性発作性心房細動，上室期外収縮，不整脈による症状のある特発性心室期外収縮や特発性持続性心室頻拍，虚血性心疾患を伴う心室期外収縮の治療に使用される．

[副作用]　催不整脈作用や肝障害など

[禁忌]　〈ピルシカイニド〉刺激伝導系障害，うっ血性心不全など
〈フレカイニド，プロパフェノン〉刺激伝導系障害，うっ血性心不全，リトナビル投与中など

［相互作用］　プロパフェノンは，CYP2D6を阻害して酒石酸メトプロロールの作用を増強して低血圧を引き起こす．

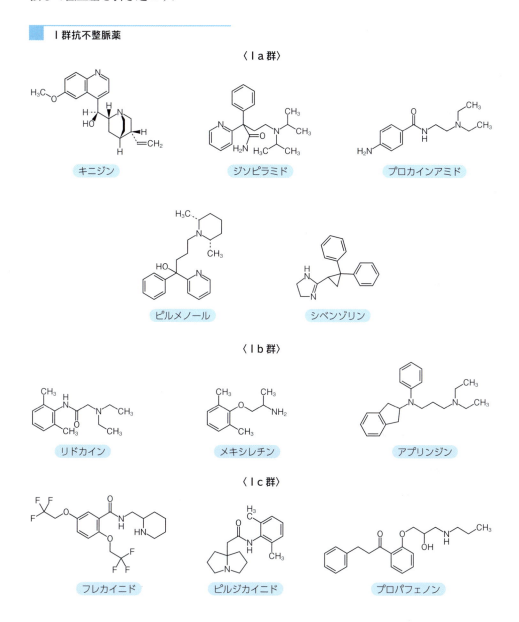

I群抗不整脈薬

〈Ia群〉
キニジン　ジソピラミド　プロカインアミド
ピルメノール　シベンゾリン

〈Ib群〉
リドカイン　メキシレチン　アプリンジン

〈Ic群〉
フレカイニド　ピルジカイニド　プロパフェノン

2.2.2　II群の抗不整脈薬

II群の抗不整脈薬には，アドレナリンβ受容体遮断薬が分類されている．非選択的アドレナリンβ受容体遮断薬でISA（－）のプロプラノロールやナドロール，選択的アドレナリンβ_1受容体遮断薬でISA（－）のビソプロロールやアドレナリンα, β受容体遮断薬のカルベジロールがある．そのほか多数のアドレナリンβ受容体遮断薬にも不整脈への適応がある（3章2.2 p 113参照）．

　プロプラノロール propranolol，ナドロール nadolol，ビソプロロール bisoprolol，カルベジロール carvedilol

［薬理作用］　アドレナリンβ受容体遮断薬は，交感神経の活性化を抑制することによ

って抗不整脈作用を示す．実際，アドレナリンβ受容体遮断薬は，心筋膜の種々のイオン電流の間接的抑制，心筋の酸素需要を抑制することによる抗虚血効果，心筋収縮力の低下による降圧効果によって抗不整脈作用を示す．交感神経の活性化がその発生に関与していることが知られている開心術後の心房細動を抑制する．アドレナリンβ受容体の活性化は，I_{Ca} 内向き電流の増加と最大拡張期電位の脱分極に働く I_f 電流増加作用により自発的拡張期脱分極を増強する．したがって，アドレナリンβ受容体遮断薬は，洞房結節細胞，ヒス-プルキンエ His-Perkinje 線維や脱分極した心筋細胞の I_{Ca} 電流および I_f 電流を間接的に抑制して，自発的拡張期脱分極抑制作用を示し，異常自動能を抑制する（図 11-6b, d）．アドレナリンβ受容体遮断薬は，間接的に L 型 Ca^{2+} チャネルの再活性化を抑制して，EAD 誘発撃発活動を抑制する（図 11-7）．さらにアドレナリンβ受容体遮断薬には，房室結節での興奮波伝導速度を低下させる作用もある．これは，房室結節でのアドレナリン β_1 受容体の活性化が L 型 Ca^{2+} チャネルの開口確率を増加させ，Na^+/Ca^{2+} 交換機構よりの Na^+ の流入も促進させて自発的拡張期脱分極を亢進させる．その結果として，オーバーシュートまでの時間短縮と隣接細胞への Na^+，Ca^{2+} の早期流入を生じさせ，興奮波伝導速度を上昇させる．

[適　応]
・心房細動のレートコントロールをはじめ，不整脈による症状のある特発性心室期外収縮や特発性持続性心室頻拍
・心筋梗塞の既往があり心機能が正常な心室期外収縮，持続性心室頻拍の再発予防
・先天性 QT 延長症候群およびカテコールアミン誘発性頻拍による多形性心室頻拍・心室細動・無脈性心室頻拍の予防

[副作用]　〈プロプラノロール〉うっ血性心不全，徐脈，末梢性虚血など
〈ナドロール，ビソプロロール〉心不全，刺激伝導系障害など
〈カルベジロール〉心不全，刺激伝導系障害，肝機能障害，黄疸，急性腎不全など

[禁　忌]　気管支喘息，刺激伝導系障害，糖尿病性ケトアシドーシス，肺高血圧による右心不全など

[相互作用]　血糖降下薬の併用は，血糖降下作用を増強する可能性がある．

II 群抗不整脈薬（アドレナリンβ受容体遮断薬）

プロプラノロール

ナドロール

ビソプロロール

カルベジロール

2.2.3 Ⅲ群の抗不整脈薬

Ⅲ群の抗不整脈薬は，活動電位持続時間を延長させる薬物であり，ほとんどのものがK^+チャネル遮断薬であるが，それ以外の作用機序のものも含まれる．K^+チャネル遮断薬には，以下の薬物がある．

💊 **アミオダロン** amiodarone，**ニフェカラント** nifekarant，**ソタロール** sotalol

[薬理作用] K^+チャネル遮断薬は，興奮波伝導速度に影響を与えず心房・心室筋の活動電位幅の延長と不応期の延長を引き起こして，自動能亢進を抑え（図11-6c），リエントリー性不整脈にも効果がある（図11-9）．ニフェカラントのようなI_{kr}電流選択的K^+チャネル遮断薬は，心房筋に対して強い効果をもつが，頻脈性不整脈のような心筋が高頻度に興奮している状態では，I_{kr}電流選択的K^+チャネル遮断薬の効果は低下する．これは，高頻度興奮時にはI_{kr}電流と比較してI_{ks}電流の割合が増加するからである．アミオダロンは，K^+チャネル遮断作用に加え，Na^+，Ca^{2+}チャネルやアドレナリンβ受容体遮断作用を有し，上述のように多くの不整脈に有効である．ソタロールは，アドレナリンβ受容体遮断作用もある．

[適　応]〈共通〉持続性心室頻拍の再発予防に使用

〈アミオダロン，ソタロール〉心房細動をはじめ，虚血性心疾患を伴う心室期外収縮・単形非持続性心室頻拍に使用

〈アミオダロン，ニフェカラント〉持続性心室頻拍の停止やQT延長のない多形性心室頻拍・心室細動・無脈性心室頻拍の停止に静脈注射で使用

〈アミオダロン〉多形性心室頻拍・心室細動・無脈性心室頻拍の予防にも使用

[副作用] アミオダロンは，間質性肺炎，肝機能障害，甲状腺機能障害など重大な副作用があり，ほかの薬物が無効な致死的な不整脈に限って用いられる．

[禁　忌]〈アミオダロン〉重篤な洞不全症候群やⅡ度以上の房室ブロック

〈ニフェカラント〉QT延長症候群など

〈ソタロール〉うっ血性心不全，重篤な腎障害，高度の刺激伝導系障害，気管支喘息およびQT延長症候群など

[相互作用] アミオダロンは，CYP3A4で代謝されるので，競合阻害を起こすような薬剤は併用禁忌である．また，CYP2D6を阻害してメトプロロールの作用を増強し低血圧を引き起こす．

Ⅲ群抗不整脈薬（K^+チャネル遮断薬）

アミオダロン　　　　ニフェカラント　　　　ソタロール

2.2.4 Ⅳ群の抗不整脈薬

Ⅳ群の抗不整脈薬には，以下のCa^{2+}チャネル遮断薬が含まれている（本章4.4.2 p469, 5.3.2 p 478 参照）．

💊 **ベラパミル** berapamil，**ジルチアゼム** diltiazem，**ベプリジル** bepridil

[薬理作用] 静止膜電位が－60 mV 以上である洞房結節，房室結節，虚血心筋においては，Na^+ 電流が抑制されており，Ca^{2+} 電流が活動電位の発生と興奮波伝導速度に重要である．よって Ca^{2+} チャネル遮断薬は，洞房結節，房室結節および虚血心筋の興奮性（図 11-6）と伝導速度を低下させ，房室伝導の抑制による上室頻拍の停止と心房細動のレートコントロールに加え，虚血心筋の異常自動能を抑制する．Ca^{2+} チャネル遮断薬は，Ca^{2+} チャネルの不活化過程に作用するためチャネルの再活性化を遅らせる作用があり，EAD 誘発の撃発活動を抑制する（図 11-7）．心筋細胞内への Ca^{2+} 流入を抑制して細胞内 Ca^{2+} 過負荷を改善して DAD 誘発の撃発活動を抑制する（図 11-8）．ベプリジルは，Ca^{2+} チャネル遮断作用に加え，Na^+，K^+ チャネルの遮断作用がある．

[適　応]〈共通〉不整脈による症状のある特発性心室期外収縮や特発性持続性心室頻拍〈ベラパミル〉持続性心室頻拍の停止目的や発作性上室頻拍に静注で使用，孤立性持続性心房細動や器質疾患に伴う心房細動の洞調律維持の目的で使用持続性心室頻拍の再発予防など

[副作用]〈ベプリジル〉QT 延長，無顆粒球症，間質性肺炎など
〈ベラパミル，ジルチアゼム〉心不全や重い皮膚粘膜障害など

[禁　忌] 新生児や乳児期では Ca^{2+} チャネル遮断薬の感受性が高く，徐脈や心停止となりやすいため禁忌である．ベプリジルは，うっ血性心不全患者への投与は禁忌であり，徐脈時に QT 延長によるトルサード・ド・ポアンツも発生する可能性から，心電図上の QT 間隔を頻回にモニターし，慎重に投与する必要がある．

[相互作用] ベプリジルには，HIV プロテアーゼ阻害薬（リトナビルなど）との併用で，CYP に対する競合的阻害により，心室頻拍などの重篤な副作用引き起こす可能性がある．

Ⅳ群抗不整脈薬（Ca^{2+} チャネル遮断薬）

ベラパミル　　ジルチアゼム　　ベプリジル

2.2.5 その他の抗不整脈薬

その他の抗不整脈薬には，心臓のアセチルコリン M_2 受容体抑制作用のあるアトロピン，洞房結節，房室結節および心房筋に存在するアデノシン A_1 受容体に作用するアデノシン，血中で迅速にアデノシンに分解され作用する ATP，迷走神経刺激作用と交感神経やレニン-アンギオテンシン-アルドステロン系の緊張を抑える作用があるジゴキシンなどがある．

アトロピン atropine，アデノシン adenosine，
アデノシン三リン酸 adenosine triphosphate（ATP），ジゴキシン digoxin：アデノシンおよびアデノシン三リン酸は適応外であるが使用される．

[薬理作用] アトロピンは，心臓ではアセチルコリン M_2 受容体を抑制し，副交感神経緊張を抑制して洞徐脈や房室ブロックを改善する．アデノシンは，洞房結節，房室結節，心房筋に存在するアデノシン A_1 受容体に作用し，K^+ 電流の増加，過分極活性化内向き電流 I_f 電流とアデニル酸シクラーゼの抑制を介して，洞房結節細胞の自動能と房室伝導を抑制することにより，発作性上室頻拍を停止させる．アデノシンは，交感神経系の活性化や血中カテコールアミンによって誘発される心房性・心室性不整脈を抑制する作用もある．ATPは，血中で迅速にアデノシンに加水分解され，アデノシンと同様の作用をする．ジゴキシンは，Na^+, K^+-ATPase を阻害する強心薬であるだけでなく，迷走神経刺激作用と交感神経やレニン-アンギオテンシン-アルドステロン系の緊張を抑える作用もあり，洞房結節の機能を抑制して自動能を低下させる．房室結節の機能を抑制して房室結節の有効不応期の延長と興奮波伝導速度を低下させるため，心房細動の心

> **Column 11-1　CAST**
>
> 　近年，多くの疫学研究から心室性不整脈は，急性心筋梗塞発症後の突然死において強いリスクファクターであることが示されてきた．一方，動物実験などの基礎的な研究の知見から，急性心筋梗塞後突然死に対する抗不整脈薬治療の可能性が示された．1988 年に抗不整脈薬が急性心筋梗塞患者の不整脈を抑制する効果があるかどうかの臨床薬理研究が行われ，タイプⅠc群の抗不整脈薬に心室性不整脈の抑制効果があることが確認された．これらの結果を受けて，1989 年，米国においてタイプⅠc群抗不整脈薬であるフレカイニドとエンカイニドを無作為に割り付けた臨床試験である cardiac arrhythmia suppression trial (CAST) 研究が行われた．この研究では，これまでの結果に反して，抗不整脈薬非治療群と比較して抗不整脈薬治療群のほうが高い死亡率を示し，研究が途中で中断された．この事実は，いわゆる重症の心室期外収縮（Lown 分類の 3 以上）を合併した陳旧性心筋梗塞例では，これらを合併しない例に比べて生命予後は不良となった．これは前者の重症の心室期外収縮（Lown 分類の 3 以上）を合併した例では，タイプⅠc群抗不整脈薬で完全に心室期外収縮を抑制することが困難な一方，タイプⅠc群抗不整脈薬の興奮波伝導速度低下効果による催不整脈作用によってかえって生命予後を悪化させた可能性がある．これらの結果を踏まえて最近の不整脈に関する臨床研究は，①アミオダロンによる陳旧性心筋梗塞例あるいは心不全例の生命予後改善，②植え込み型除細動器を用いた重症心室性不整脈例の生命予後改善，③アミオダロンや新しい抗不整脈薬による心房細動抑制を中心に展開されてきている．
>
>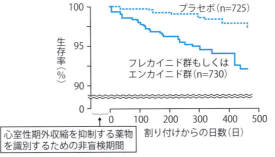
>
> Cardiac Arrhythmia Suppression Trial Investigators : Preliminary report : effect of encainide and flecainide on mortality in a randomized trail of arrhythmia suppression after myocardial infarction. *N Engl J Med* **321** : 406-412, 1989

拍数正常化にも使用される．

[適　応]　〈ATP，アデノシン〉適応外であるが発作性上室性頻拍に使用
〈ジゴキシン〉心房細動の心拍数正常化，発作性上室性頻拍に使用

[副作用]　ジゴキシンの特に重要な副作用は不整脈であり，血清 K^+ 値低値時に増強される．これは，ジゴキシンが Na^+, K^+-ATPase の K^+ 結合前の中間体に親和性が高いためである．ジゴキシンの作用が増強されると心電図上 PQ 間隔の延長，T 波の平定化，QT 間隔の短縮，T 波の逆転や ST の盆状下降が認められ，交感神経の緊張を高め，心筋に対する直接作用による細胞内 Ca^{2+} 過負荷で DAD 誘発の撃発活動が発生し，期外収縮，頻拍，細動などが生じる．

[禁　忌]　ジゴキシンは，房室ブロック，洞房ブロック，閉塞性心筋疾患

[相互作用]　ジゴキシンは，エタノールを含有しているので，ジスルフィラム，シアナミドとの併用により顔面紅潮，心悸亢進，呼吸困難などを示すことがある．ジゴキシンの作用を増強させる薬物は多数存在し，K^+ 排泄型利尿薬や抗コリン薬などがある．逆にジゴキシンの作用を減弱させる薬物もあり，カルバマゼピン，コレスチラミン，セント・ジョーンズ・ワート含有食品などがある．

■ その他の抗不整脈薬

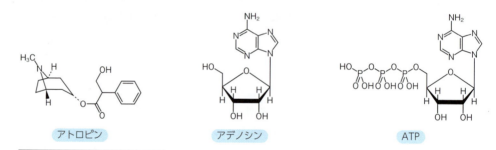

ジゴキシンは，「ジギタリス製剤」を参照

3　心不全治療薬

心不全とは，何らかの原因により心臓のポンプ機能が低下し，心臓から十分な量の血液を全身に送り出せない（駆出できない）状態と定義されている．心不全に陥った生体では，主に静脈系に血液が滞り（静脈系のうっ血），全身臓器の機能異常が発生する．左心室と右心室のどちらのポンプ機能が低下したかにより，全身循環系と肺循環系のどちらにうっ血が出現するかが変わってくる．そのため，左右どちらの心室の機能低下が起こるかによって発症する症状も変化する（表 11-2）．**左心不全**では，左心房圧が上昇し，肺うっ血に伴う肺水腫がみられ，呼吸困難や咳が生じる．一方，**右心不全**では，右心房圧の上昇と全身静脈のうっ血が認められる．その際，症

表 11-2　心不全の臨床所見

	左心不全	右心不全
機能障害の部位	左心室	右心室
うっ血の起こる部位	肺	静脈系（全身）
症　状	呼吸困難，起坐呼吸，チアノーゼ，咳，喘鳴など	浮腫

状として全身のうっ血による浮腫（特に下肢に顕著に認められる場合が多い），肝腫大が起こってくる．右心不全と左心不全の区別は重要であるが，病態が進行していくにしたがって，左右両方の心室の機能不全（両心室不全）に陥る場合が多い．

心不全は，一部の場合を除き，それ自体が特発的に発症するわけではなく，原因となる基礎疾患が存在し，その疾患により引き起こされた負荷を心臓が代償できなくなった場合に生じる．すなわち，何らかの疾患により心臓の機能が低下した場合，心臓は機能を補うため，いくつかの代償機構を働かせ，心臓の機能を維持しようとする．しかしながら，一時的に代償機構により心臓の機能が維持できても，それらの代償機構は破綻し，結果的に心機能は低下していく．このように長期間かけて心臓の機能が低下した状態を慢性心不全と呼ぶ．一方，広範囲の心筋梗塞などにより急激に心機能が低下した状態を急性心不全と呼ぶ．急性あるいは慢性心不全では，診断基準および治療方法も異なる．

心不全の基礎疾患のうち，頻度の高いものとして，①狭心症および心筋梗塞に代表される虚血性心疾患，②弁膜疾患，③高血圧症などがある．これらのなかで高血圧は，直接的な原因疾患というよりは，ほかの基礎疾患を誘発する悪化因子として考えられている．近年，弁膜手術は外科手術の進歩のため，心不全の基礎疾患としての位置付けは低下している．これに対して，食生活の変化により急増している動脈硬化を原因とした虚血性心疾患が基礎疾患として大きな比重を占めてきている．

心不全を診断するうえで，ニューヨーク心臓協会（New York Heart Association）の心機能分類がよく用いられる（表11-3）．この分類法は，心疾患の重症度を身体活動の自覚症状から分類する方法で，特別な検査法が要らないため，主に慢性心不全の診断法として臨床で広く使われている．一方，短所は，診断基準が曖昧なため，患者および医師の主観が入ってしまうことである．急性心不全の診断に用いられる方法として，フォレスター Forrester 分類あるいはキリップ Killip 分類が用いられる．フォレスター分類では，肺動脈楔入圧 pulmonary arterial wedge pressure（PAWP）および心係数（心拍出量を体表面積で補正した値）により分類する（表11-4）．キリップ分類では，観血的手法を用いず，肺の聴診から心不全症状を診断する（表11-5）．アメリカ心臓協会（AHA）/アメリカ心臓病学会（ACC）は，心不全の重症度分類をステージ別に示し，

表11-3 ニューヨーク心臓協会（NYHA）による心不全の分類法

分類		症状
NYHA Ⅰ度	無症状	通常の身体活動では，症状なし．身体的活動の制限は必要ない．
NYHA Ⅱ度	軽症	普通の活動で，疲労，呼吸困難，動悸が出現．身体活動をある程度制限する必要がある．
NYHA Ⅲ度	中程度〜重症	普通以下の身体活動で疲労，呼吸困難，動悸が出現．身体活動を高度に制限する必要がある．
NYHA Ⅳ度	重症〜難治性	安静時でも，呼吸困難などの心不全症状を示す．身体的活動を禁止する必要がある．

表11-4 Forrester 分類（主に急性心不全に適応）

		肺動脈楔入圧[*1]	
		18 mmHg 未満	18 mmHg 以上
心係数[*2]	2.2 (L/min/m²) 以上	肺うっ血および末梢循環不全はないので，治療は行われない	肺うっ血が生じているので，末梢血管拡張あるいは利尿薬が用いられる
	2.2 (L/min/m²) 未満	単に心機能が低下あるいは循環血流量が減少しているので，強心薬，輸液を用いる	いわゆる心不全治療薬と呼ばれる薬物が用いられる

肺動脈楔入圧および心係数により分類される．
[*1] 肺動脈楔入圧（mmHg）：pulmonary arterial wedge pressure（PAWP）
[*2] 心係数（L/min/m²）：心拍出量を体表面積で補正した値．

表 11-5　Killip 分類（急性心筋梗塞時の初診時に心不全重症度と予後推定の指標となる）

分類法	診　断	
Class I	心不全の兆候なし	聴診を行っても，異常音が認められない
Class II	軽症から中等度心不全	ラ音聴取領域が全肺野の 50％未満の状態，III音を聴取
Class III	肺水腫が誘発されている	全肺野の 50％以上で，ラ音＊聴取
Class IV	心原性ショックを発症	血圧の収縮期圧が 90 mmHg 以下，尿量減少，チアノーゼ，冷湿性の皮膚，意識障害

心音について
I音：房室弁（僧帽弁と三尖弁）の閉鎖音．心尖部でよく聞こえる
II音：肺動脈弁と大動脈弁の閉鎖音．心基部でよく聞こえる
III音：拡張早期に血液が心室に充満する音．心室壁に血流がぶつかり起こる．II音の後に聞かれる
IV音：拡張後期に心房が強収縮することによって心室壁が振動する音．I音の前で聞かれる
通常，III音が聴取されるときは，IおよびII音とも音量が大きくなるが，Class IIではIII音のみ大きくなる
＊ ラ音（ラッセル音，Rassel gerausche）：副雑音と呼ばれる聴診で検知される胸音の一種（異常肺音）．心音が心臓の収縮弛緩時に発せられるのに対し，ラ音は肺から発せられる．胸膜摩擦音を除く肺内部で発生する．

心機能的な障害がない状態（ステージ A）でも薬物治療を開始するように推奨している．
　　ステージ A：危険因子を有するが，心機能障害がない
　　ステージ B：無症状の左室収縮機能不全
　　ステージ C：症候性心不全
　　ステージ D：治療抵抗性心不全

3.1　血液生化学検査における心不全マーカー

　心不全が進行し，重症化すると心機能の低下だけでなく，血液中の心房性ナトリウム利尿ペプチド（ANP）や脳性ナトリウム利尿ペプチド（BNP）レベルが上昇してくる（図 11-12）．ANP や BNP は，心房あるいは心室筋で産生および分泌される循環調節ホルモンであり，心房・心室への負荷に応じてその産生・分泌が亢進する．ANP および BNP の血液中濃度は，病態の重症度に応じて上昇するだけでなく，薬物治療により病態が改善されると低下していく．そのため，心不全の病態の診断および重症度の判定に使用されるだけでなく，治療効果の評価にも使用できる．特に，血液中の BNP 濃度は，ANP よりも鋭敏な心不全マーカーとして用いられている．一方，ANP 製剤は，心不全治療薬として用いられている．

3.2　心不全の治療方針

　心不全の治療目的は，血行動態の改善および救命，そして自覚症状の改善である．従来，心不全治療では，心臓に対する前負荷および後負荷軽減という考えが用いられてきた．
　前負荷とは，静脈がかかわる心臓に対する負荷のことである．心臓の拡張期では，静脈から血液が心臓のほうに戻ってくる．そのため，静脈から多くの血液が戻れば戻るほど，その分だけ血液を受け入れることになるので，心臓には負担がかかる．その負担を前負荷，あるいは容量負荷と呼ぶ．心臓の前負荷を軽減する薬物として，利尿薬，α型 ANP などが用いられる．
　一方，後負荷とは動脈（末梢血管抵抗）がかかわる負荷のことであり，心臓が収縮を開始した直後にかかる負荷である．左心室では大動脈圧，右心室では肺動脈圧が後負荷となる（単に，圧負荷とも呼ぶ）．後負荷を軽減する薬物として，血管拡張薬などが用いられる．
　心不全では，これら前負荷および後負荷を低下させ，心臓への負荷を軽減し，血行動態あるいは自覚症状を改善することを目的として治療が行われている．さらに，近年は，交感神経系，レニン-アンギオテンシン-アルドステロン系などの神経体液性因子の働きを抑制することにより，心筋のリモデリング（再構築）を抑制することが心不全治療の中心になってきている．これらの

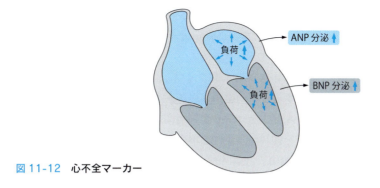

図 11-12　心不全マーカー

神経体液性因子の抑制薬は，後負荷軽減作用や前負荷軽減作用も併せもつため，心不全治療の第1選択薬となっている．使用される薬物としては，アンギオテンシンⅡ（AT_1）受容体遮断薬（ARB），アンギオテンシン変換酵素（ACE）阻害薬（2章 8.5.4 p 74 参照），アドレナリン β 受容体遮断薬（3章 2.2 p 116 参照）などである．これらの薬物以外に，心臓の収縮力を増強させ，心ポンプ機能を回復させることを目的とする薬物（強心薬）および前負荷軽減を目的とした利尿薬も心不全治療に用いられる．その他にニトログリセリンなどの硝酸薬も心不全に適応がある（本章 4.4.1 p 465 参照）．

3.3　レニン-アンギオテンシン-アルドステロン（RAA）系阻害薬

3.3.1　アンギオテンシン変換酵素（ACE）阻害薬

エナラプリル enalapril，**リシノプリル** lisinopril：エナラプリルは生体内のエステラーゼで分解され，エナラプリラートとなり，ACE を阻害するプロドラッグである．

［薬理作用］　ACE を阻害することにより，アンギオテンシンⅡの産生を抑制する．血管収縮物質であるアンギオテンシンⅡの作用が抑制され，血管が拡張する．その結果，後負荷が軽減する．

　アンギオテンシンⅡによるアルドステロン分泌も抑制し，前負荷軽減にも寄与する．さらに，アンギオテンシンⅡによる心筋リモデリングを抑制し，予後を改善する．

［適　応］　慢性心不全（軽症～中程度）：ジギタリス製剤，利尿薬などの基礎治療薬を投与しても十分な効果が認められない場合，高血圧症

［副作用］　乾性咳嗽（空咳），血管浮腫など

　ACE はブラジキニンの分解酵素であるキニナーゼⅡでもあるため，ACE 阻害により血液中のブラジキニン濃度が上昇する．ブラジキニンの上昇による乾性咳嗽（空咳），血管浮腫（致死的）に注意が必要である．

［禁　忌］　血管浮腫の既往，妊婦あるいは妊娠の可能性のある患者（投与により胎児に異常が認められた報告あり）など

［相互作用］　K^+ 保持性利尿薬，レニン阻害薬（アリスキレン）との併用で，血清 K^+ 値が上昇

［体内動態］　〈エナラプリル〉最高血中濃度到達時間（T_{max}）：4 時間，血中半減期（$T_{1/2}$）：約 14 時間，排泄：尿中へ 52～64%（24 時間）

〈リシノプリル〉T_{max}：6～8 時間，排泄：主に腎排泄，尿中 21～27%（72 時間）

3.3.2 アンギオテンシンII（AT₁）受容体遮断薬（ARB）

カンデサルタン シレキセチル candesartan cilexetil：生体内でエステラーゼにより加水分解され，活性化されるプロドラッグである．

［薬理作用］ アンギオテンシンIIタイプ1（AT₁）受容体遮断により，アンギオテンシンIIの作用を抑制する．その結果，血管が拡張し，心臓への後負荷を軽減させる．ACE阻害薬と同様，アルドステロン分泌抑制による前負荷軽減，アンギオテンシンIIの心筋リモデリング作用を抑制し，慢性心不全患者の予後を改善させる．

ACE阻害薬と異なり，キニナーゼII阻害によるブラジキニン分解抑制作用はないため，乾性咳嗽（空咳）は認められない．

［適 応］ 慢性心不全（軽傷〜中程度）：ACE阻害薬の投与が適切でない場合，高血圧症

［副作用］ 高カリウム血症など

［禁 忌］ 妊婦あるいは妊娠の可能性のある患者（投与により胎児に異常が認められた報告あり）など

［相互作用］ K^+保持性利尿薬，レニン阻害薬（アリスキレン），ACE阻害薬との併用で，血清K^+値が上昇

［体内動態］ T_{max}：4〜6時間．血液中には活性代謝物カンデサルタンおよび非活性代謝物が検出されるが，未変化体はほとんど検出されない．

3.3.3 アルドステロン受容体遮断薬

アルドステロン受容体遮断薬の利尿効果は弱い．しかしながら，近年，アルドステロンは心不全を悪化させる因子の1つとして考えられるようになった．そのため，心不全悪化因子としてのアルドステロンの作用を抑制する目的で，心不全治療の早期から使われるようになってきた（7章 7.8 p 318 参照）．大規模臨床試験の結果，アルドステロン受容体遮断薬は慢性心不全患者の予後改善効果が実証されている．

スピロノラクトン spironolactone

［薬理作用］ 主に遠位尿細管あるいは集合管の鉱質コルチコイド受容体（MR）でアルドステロンと拮抗し，アルドステロン依存性Na^+再吸収を阻害する．その結果，Na^+および水の排泄を促進し，その一方でK^+の排泄を抑制することにより利尿降圧作用を示す．

［適 応］ 心性浮腫（うっ血性心不全），高血圧症など

［副作用］ 高カリウム血症など．また，スピロノラクトンはアンドロゲン受容体やプロゲステロン受容体にも結合し，阻害作用を示す．そのため，男性では女性化乳房，女性では月経異常などの副作用が起こることがある．

［禁 忌］ 無尿あるいは急性腎不全の患者（腎機能をさらに悪化させ，また腎臓からのK^+排泄を低下させるため）など

［体内動態］ T_{max}：2.8時間（100 mg 単回経口投与）

エプレレノン eplerenone：エプレレノンは，鉱質コルチコイド受容体（MR）への選択性が高い．スピロノラクトンで認められる女性化乳房や月経異常はみられない．選択的MR遮断薬である．

［薬理作用］ スピロノラクトンと同様

［適 応］ 高血圧（理論上はスピロノラクトンと同様に心不全に有効）

[副作用] 高カリウム血症
[禁　忌] 高カリウム血症患者（高カリウム血症を増悪させるため），微量アルブミン尿またはタンパク尿を伴う糖尿病患者および中程度異常の腎機能障害者（高カリウム血症を誘発するため）など
[相互作用] 主に CYP3A4 で代謝される．
[体内動態] T_{max}：1.46±0.84 時間，$T_{1/2}$：5.00±1.74 時間，C_{max}：1.78±0.34 μg/mL

■ アルドステロン受容体遮断薬

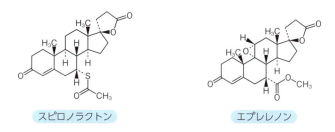

スピロノラクトン　　　　　　エプレレノン

3.4 アドレナリンβ受容体遮断薬

　アドレナリンβ受容体遮断薬は，主に心筋にあるアドレナリン$β_1$受容体を遮断し，心収縮力低下作用を示す．刺激伝導系のアドレナリン$β_1$受容体遮断作用により，心拍数減少作用を示す．心不全患者でアドレナリンβ受容体遮断薬を使用する場合，もともと心不全により低下した心機能をさらに低下させる可能性が考えられる．そのため，かつては心不全には禁忌であった．しかしながら，大規模臨床試験により，アドレナリンβ受容体遮断薬が心不全治療に有効であることが明らかとなり，現在では ACE 阻害薬や ARB とともに一部のアドレナリンβ受容体遮断薬が，心不全治療には重要な薬物となっている．

🔖 カルベジロール carvedilol，ビソプロロール bisoprolol

[薬理作用] 主にアドレナリン$β_1$受容体を遮断し，心収縮力低下作用，心拍数低下作用を示す．さらに，アドレナリンβ受容体遮断作用は，腎臓の傍糸球体細胞からのレニン分泌も抑制するため，レニン-アンギオテンシン-アルドステロン系の活性化も抑制する．カルベジロールは，アドレナリンβ受容体遮断作用のほか，アドレナリンα受容体遮断作用も有する．

[適　応] 虚血性心疾患あるいは拡張型心筋症に基づく慢性心不全

[副作用] 心不全：アドレナリンβ受容体遮断薬は，心収縮力を抑制するため，少量から投与を開始し，心不全症状の進展（悪化）がないことを確認しながら増量していく必要がある．有効な薬物であるが，心機能改善および症状の改善を自覚するために，ある程度の期間（数ヵ月）を要する．
　　完全房室ブロック：心収縮力抑制および心拍数低下作用により悪化するおそれがある

[禁　忌] 〈共通〉高度徐脈（悪化させるおそれがある），糖尿病性ケトアシドーシス・代謝性アシドーシス（心機能低下が増強）など
〈カルベジロールのみ〉気管支喘息，気管支痙攣（アドレナリン$β_2$受容体遮断により，悪化のおそれがある）

[相互作用] 交感神経に対して抑制的に作用するほかの薬剤と併用すると作用が増強するおそれがある

[体内動態] 〈カルベジロール〉T_{max}：0.6 時間（成人単回 5 mg），1 時間（成人単回 20 mg），$T_{1/2}$：2.8 時間，C_{max}：13.5±2.3 ng/mL（成人単回 5 mg），53.1±14.7 ng/mL（成人単回 20 mg）

〈ビソプロロール〉T_{max}：3.1±0.4 時間（成人単回 5 mg），$T_{1/2}$：8.6±0.3 時間

3.5 強心薬

3.5.1 ジギタリス製剤

強心配糖体とも呼ばれ，慢性心不全で低下した心機能を改善する目的で使用される．迷走神経の感受性を亢進させ，房室伝導を抑制して心拍数を減少させる．そのため，頻脈性の不整脈を伴うタイプの心不全に有効とされる．ジギタリスは，心拍出量の増加に伴う腎糸球体ろ過量の増加による利尿作用も併せもつ．この利尿作用も，心不全治療に寄与していると考えられる．ジギタリス製剤は，心不全患者の予後改善率向上（生存率の向上）への寄与は認められていないものの，患者の心不全症状の悪化による再入院を減少（活動度を向上）させ，QOL を改善する．強心作用の機序は，心筋細胞膜上の Na^+,K^+-ATPase の阻害による．ジギタリス製剤は，薬物有効量の血中濃度幅が狭く，ジギタリス中毒の発症頻度が高いため，治療薬物モニタリング（TDM）を実施することが望ましい．低カリウム血症および高カルシウム血症では，ジギタリス製剤の作用が強められるため，注意が必要である．

🔖 **ジゴキシン** digoxin，**メチルジゴキシン** methyldigoxin

[薬理作用] 心筋細胞膜の Na^+,K^+-ATPase を阻害する．この結果，細胞内 Na^+ 濃度が上昇し，Na^+,Ca^{2+}-交換系が促進され，Ca^{2+} が細胞内に流入する．細胞内 Ca^{2+} 濃度が高まり，心臓の収縮力が増強される．2 次的作用として利尿作用を有する．強心作用に合わせて，迷走神経活動を亢進させるので，徐脈作用も有する．

[適　応] うっ血性心不全，心房細動・粗動による頻脈，発作性上室性頻拍

[副作用] ジギタリス中毒による不整脈（高度の徐脈，心室性期外収縮，洞房ブロック，房室ブロックなど）など

[禁　忌] 房室ブロック，洞房ブロック，ジギタリス中毒，閉塞性心筋障害．

ジスルフィラム，シアナミドを投与中：ジゴキシンエリキシル® はエタノール含有であるため，ジスルフィラム，シアナミドにより顔面紅潮，血圧低下，心悸亢進，失神，悪心，嘔吐，めまいなどがあらわれる．

[原則併用禁忌] スキサメトニウム：併用によりカテコールアミンの放出亢進および血中 K^+ 増加作用により，重篤な不整脈を起こすおそれがある．

カルシウム注射剤：静注により，急激に血中 Ca^{2+} 濃度が上昇すると，ジギタリス中毒が出現するおそれがある

[相互作用] 相互作用が多数存在する．すべてが明らかではないので，他剤と併用するときは，本剤の血中濃度，自覚症状，心電図などに注意する．

[併用注意] ジギタリス製剤の作用を増強する薬剤

K^+ 排泄型利尿薬（チアジド系利尿薬，ループ利尿薬など）：K^+ 排泄増による低カリウム血症ではジギタリス中毒が発症しやすくなる

Ca^{2+} チャネル遮断薬（ベラパミル，ジルチアゼム，ニフェジピンなど），抗不整脈薬（アミオダロン，キニジン，ピルシカイニド，プロパフェノン）：ジギタリス製剤の腎排泄が抑制され，血中濃度上昇

[体内動態]　〈ジゴキシン〉T_{max}：(0.5 mg 経口投与) 1～2 時間，腎排泄を主経路とする，有効な血中濃度：0.8～2.0 ng/mL

〈メチルジゴキシン〉　T_{max}：(0.25 mg 経口投与) 1 時間，吸収は速やかで，血中濃度はジゴキシンの約 2 倍

ジギタリス製剤

ジゴキシン

メチルジゴキシン

3.5.2　カテコールアミン

主に心臓のアドレナリン β_1 受容体作動薬として使用される (3 章 2.1.3 p 109 参照). カテコールアミンは，血圧の低下した乏尿性の急性心不全および慢性心不全の急性増悪期での第 1 選択薬として使用される．レニン-アンギオテンシン-アルドステロン系の亢進が生じている場合は，血液中のカテコールアミン濃度が恒常的に上昇し，心筋細胞膜上のアドレナリン β_1 受容体がダウンレギュレーション（受容体密度低下）を起こしていると考えられる．その場合，アドレナリン β_1 受容体作動薬への応答性は低下する．

ドパミン dopamine

[薬理作用]　アドレナリンおよびノルアドレナリンの前駆体のため，ドパミン D_1 受容体作動薬としてだけでなく，アドレナリン α および β 受容体の作動薬でもある．心筋収縮増強作用，腎臓血流増加作用，血圧上昇作用を有する．心臓の収縮力増強作用は，主に心筋のアドレナリン β 受容体への直接作用と考えられている．高用量ではアドレナリン α 受容体を刺激し，血圧を上昇させる．ドパミン D_1 受容体刺激を介して，腸間膜血流，腎血流などの内臓血流増加作用を示し，糸球体濾過量も増加させ，Na^+ 利尿をあらわす．

[適応]　急性循環不全

[副作用]　不整脈（心室性期外収縮，心房細動，心室性頻拍など），麻痺性イレウス，四肢冷感（末梢動脈が収縮し，末梢虚血となる場合あり）など

[禁忌]　褐色細胞腫（カテコールアミン産生が過剰になる腫瘍であるため，ドパミン投与により悪化する場合がある）

[相互作用]　ハロタンなどのハロゲン化炭化水素麻酔薬（カテコールアミン感受性を高める作用があるため，ドパミンによる不整脈発症の可能性が高まる），モノアミン酸化酵素（MAO）阻害薬（カテコールアミン作用が増強される）

[体内動態]　（健常者に，4 μg/kg/分を 180 分間点滴静注した場合）投与後 30 分～終了時まで血中濃度は 45 ng/mL でほぼ一定．大半がカテコール O-メチル転移酵素（COMT）や MAO の作用を受けて代謝されるが，一部は副腎などでノルアドレナリン，アドレナリンになる．

ドブタミン dobutamine
[薬理作用]　選択的に心筋のアドレナリン β_1 受容体に作用し，心収縮力を増強する．軽度ではあるが，血管のアドレナリン β_2 受容体刺激により末梢血管抵抗を軽減する．
[適　応]　急性循環不全における心収縮力増強
[副作用]　頻脈，期外収縮等の不整脈など
[禁　忌]　肥大型閉塞性心筋症
[体内動態]　（2 μg/kg/分を 40 分間点滴静注した場合）T_{max}：10～15 分後

ドカルパミン docarpamine
[薬理作用]　経口投与可能なドパミン製剤．ドパミンのカテコール基およびアミノ基を保護した化学構造をもち，ドパミンの初回通過効果が軽減されることで，効率的に血漿中遊離型ドパミン濃度を上昇させる．その薬理作用はドパミンとほぼ同様である．
[適　応]　急性循環不全における心収縮力増強（点滴静注から経口投与への切り替えが必要な場合）
[副作用]　頻脈，期外収縮などの不整脈など
[禁　忌]　褐色細胞腫
[体内動態]　T_{max}：（750 mg 単回経口投与）1.5 時間，C_{max}：63.3±14.3 ng/mL

デノパミン denopamine
[薬理作用]　選択的に心筋のアドレナリン β_1 受容体作動薬．部分アゴニスト的な作用を有し，心筋収縮力増強を示す．心拍数，血圧への作用は，比較的少ない．
[適　応]　慢性心不全
[副作用]　頻脈，期外収縮などの不整脈など
[体内動態]　T_{max}：（10 mg 単回経口投与）約 1 時間後

カテコールアミン

ドパミン

ドブタミン

ドカルパミン

デノパミン

3.5.3 ホスホジエステラーゼ（PDE）3阻害薬

アドレナリンβ受容体刺激などで活性化されたアデニル酸シクラーゼによって産生されたcAMPは，心筋細胞内でセカンドメッセンジャーとして作用し，心筋収縮力を増大させる．cAMPの分解は，心筋細胞ではホスホジエステラーゼ（PDE）3が行っている．PDE阻害薬は，このPDE3活性を抑制することにより，心筋細胞内のcAMPを増加させ，強心作用を発現する．同時に，血管平滑筋でのcAMPも増加させる．アドレナリンβ_2受容体刺激により，増加したcAMPは，血管平滑筋を弛緩させる．そのため，PDE3阻害薬は，末梢血管（抵抗血管）でのcAMPの増加を介して血管を拡張させ，心臓の後負荷を軽減する．注射剤として使用される．

オルプリノン olprinone, ミルリノン milrinone

[薬理作用]　cAMPに特異的なPDE3を選択的に阻害し，強心作用と血管拡張作用を同時に発揮する．
[適　応]　急性心不全
[副作用]　頻脈，期外収縮などの不整脈など
[禁　忌]　肥大型閉塞性心筋症

ホスホジエステラーゼ3阻害薬

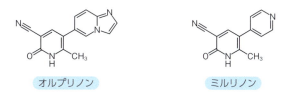

オルプリノン　　　　　ミルリノン

3.5.4 Ca^{2+} 感受性増強薬（Ca^{2+} センシタイザー）

ピモベンダン pimobendan

[薬理作用]　心筋細胞の筋原線維中のトロポニンCに作用し，Ca^{2+}に対する筋原線維の感受性を高める．加えて，PDE3の阻害作用を介した血管拡張作用も示す．
[適　応]　急性心不全，慢性心不全
[副作用]　頻脈，期外収縮などの不整脈など
[体内動態]　消化管から速やかに吸収され，約34%が初回通過効果を受ける．主な代謝物は，脱メチル化体であり，代謝物は強い薬理活性を有する．

Ca^{2+} 感受性増強薬

ピモベンダン

3.5.5 アデニル酸シクラーゼ活性化薬

アドレナリンβ受容体を介さず，直接アデニル酸シクラーゼを活性化させる．そのため，心筋細胞内のcAMPを直接増加させ，強心作用を示す．血管平滑筋のcAMPも増加させるので，

血管平滑筋も弛緩し，末梢抵抗が低下する．心拍数を増加させる作用をもつため，頻脈性不整脈を悪化させるので，注意が必要である．

コルホルシンダロパート colforsin daropate

[薬理作用] アドレナリンβ受容体を介さずに直接アデニル酸シクラーゼを活性化し，陽性変力作用と血管拡張作用を示す．

[適 応] 急性心不全

[副作用] 頻脈，期外収縮などの不整脈

[禁 忌] 肥大型閉塞性心筋症

アデニル酸シクラーゼ活性化薬

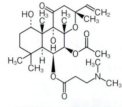

コルホルシンダロパート

3.5.6 cAMP 誘導体

心筋細胞膜を通過し，それ自身が cAMP に変化し，細胞内 cAMP を増加させる．心臓に対しては，cAMP 増加により心収縮力を増強させ，心拍出量を増加する．さらに，末梢血管に作用し，血管を拡張させ，血管抵抗を軽減する．心臓の負荷も軽減させ，循環を改善する．

ブクラデシン bucladesine：投与量は病態に応じて 0.75 μg/kg/分を上限として血行動態，心電図をモニターしながら増減する．

[薬理作用] 心筋細胞膜を通過し，それ自身が cAMP に変化し作用する．心臓に対しては，cAMP 増加により心収縮力を増強し，末梢血管では，血管を拡張させ，血管抵抗を軽減する．

[適 応] 急性循環不全など

[副作用] 高度な血圧低下，頻脈・期外収縮などの不整脈など

[体内動態] $T_{1/2}$：（300 mg 静注）5.5 分

組織に取り込まれ，脱アルキル化酵素により N^6-モノブチル cAMP, 2'-O-モノブチル cAMP および cAMP に代謝され，内因性の cAMP と同様の代謝を受ける．

cAMP 誘導体

ブクラデシン

3.5.7 α型ヒト心房性ナトリウム利尿ポリペプチド

ヒト心房性ナトリウム利尿ペプチド（ANP）受容体に作用し，細胞内の cGMP を増加させる．強力な血管平滑筋弛緩作用およびナトリウム利尿を惹起するため，全身血管抵抗の低下と水分排泄促進により心臓への負荷を軽減させる．

カルペリチド carperitide：投与量は血行動態をモニターしながら調節する．

［薬理作用］　α型ヒト心房性ナトリウム利尿ポリペプチドの受容体に結合し，膜結合型グアニル酸シクラーゼを活性化させることにより細胞内 cGMP を増加させ，血管拡張作用，利尿作用を発現する．
［適　応］　急性心不全
［副作用］　血圧低下，徐脈など
［禁　忌］　低血圧や心原性ショック，右心梗塞，脱水症状
［相互作用］　フロセミド（利尿作用が増強），シルデナフィルなどの PDE5 阻害薬（作用増強により血圧低下）

■ α型ヒト心房性ナトリウム利尿ペプチド

H-Ser-Leu-Arg-Arg-Ser-Ser-Cys-Phe-Gly-Gly-Arg-Met-Asp-Arg-
　　　　　　　　　　　　└S-S┐
Ile-Gly-Ala-Gln-Ser-Gly-Leu-Gly-Cys-Asn-Ser-Phe-Arg-Tyr-OH

カルペリチド

4　虚血性心疾患治療薬

ほ乳類の心臓は，血液を全身に循環させるポンプとして機能している．心筋細胞は左心室内にある動脈血から直接物質供給を受けることはできないため，大動脈起始部から分枝している冠状動脈（冠動脈）から酸素や栄養素などのエネルギー基質を受け取り，冠静脈を介して老廃物を除去している．冠動脈には，左心室から拍出される心拍出量全体の約5％の血液量が供給されている．ヒトにおける心臓重量の体重比は1％以下なので，心臓のエネルギー消費量が非常に高いために血液供給量が多くなると考えられる．冠動脈は，左および右冠状動脈に分枝し，左冠動脈は左回旋枝と左前下行枝に分かれ，左および右心室に血液を供給する（図11-13）．

冠動脈が閉塞あるいは狭窄により，心筋組織への血液供給量が低下すると，その支配領域の心

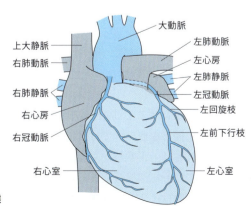

図 11-13　冠動脈の形態

```
虚血············組織が機能するために必要な血流量よりも供給が少ない状態
├ 狭心症······完全な冠動脈血流遮断ではなく，低酸素状態であるが，細胞死は起きていない
└ 心筋梗塞···完全に冠動脈の血流が遮断され，心筋細胞が死んでいる状態
```

図 11-14　虚血（狭心症と心筋梗塞）

表 11-6　心筋障害マーカーの特徴

心筋障害マーカー	特　徴	心筋障害マーカーの上昇と経過
ミオグロビン	筋細胞のなかで酸素を運搬するタンパク質．骨格筋にも存在するので，心筋特異的ではない．流出が速いので，病変早期に有用	障害後 3〜4 時間で上昇 7〜10 時間でピーク 約 48 時間で正常化
心臓型脂肪酸結合タンパク質（H-FABP）	心筋特異的に存在する脂肪酸代謝に関係するタンパク質．心筋が傷害を受けると急速に流出する．流出が速いので，病変早期に有用である．	障害後 1〜2 時間で上昇 5〜10 時間でピーク 12〜24 時間で正常化
クレアチンキナーゼ（CK）	筋細胞や神経細胞にあるエネルギー代謝関連酵素である．骨格筋にも存在するため，心臓特異的ではない．	障害後 4〜8 時間で上昇 24 時間後にピーク 3〜4 日で正常化
クレアチンキナーゼ MB（CK-MB）	クレアチンキナーゼのなかで，心筋に特異的に存在するアイソザイムである．	障害後 4〜8 時間で上昇 12〜24 時間後にピーク 3 日で正常化
心筋トロポニンT	心筋特異的に存在する収縮タンパク質である．健常者ではほとんど検出されないため，感度は高い．また，発症初期では上昇していないことが多いため，超急性期の診断には向いていない．	障害後 3〜6 時間で上昇 12〜18 時間，90〜120 時間で 2 度ピークを示す 約 2 週間検出可能
心筋ミオシン軽鎖（MLC）	心筋特異的に存在する収縮タンパク質である．発症初期では上昇していないことが多いため，超急性期の診断には向いていない．	障害後 3〜6 時間で上昇 5〜6 日でピーク 約 2 週間検出可能

筋細胞が虚血あるいは低酸素状態に陥る．心臓の場合，エネルギー産生の大半は，酸素を基質としたミトコンドリアでの好気的代謝によりなされる．そのため，心筋が虚血あるいは低酸素状態になると，心筋の収縮弛緩機能は喪失あるいは低下する．心筋への血液供給が停止し，虚血に陥ることで，細胞死を起こした状態を**心筋梗塞**と呼ぶ．一方，細胞死までは至っていないが心筋細胞が低酸素状態になり，前胸部圧迫感や胸痛などの特徴的な症状を呈している状態のことを**狭心症**と呼ぶ（図 11-14）．

4.1　心筋障害マーカー

4.1.1　血液生化学検査における心筋障害マーカー

心筋細胞は虚血障害によって細胞死が起こると，心筋細胞内の酵素や構成タンパク質が血液中に流出していく．通常これらは血液中にほとんど存在しないため，これらの濃度は，虚血による心筋細胞死の有無あるいはその障害の程度と相関する．そのため，血液中の心筋細胞の酵素や構成タンパク質濃度は，虚血による心筋障害のマーカーとして使用される．ただし，これらの指標は，虚血以外の心筋障害でも上昇する（表 11-6）．

4.1.2　心電図変化

血液生化学検査は，虚血による心筋細胞の障害の程度が大きくなれば検出可能である．一方，労作性狭心症などの一過性の虚血発作では，ほとんどの場合，心筋細胞は細胞死に至らない．そのため，血液生化学検査では，正常時からの変化は検出されない．これら狭心症の発作時に感度よく変化が検出されるのは心電図検査である．心筋細胞が低酸素状態に陥り，好気的エネルギーの産生が低下すると，細胞はイオンを輸送できなくなり，細胞膜は脱分極を起こす．この局所的

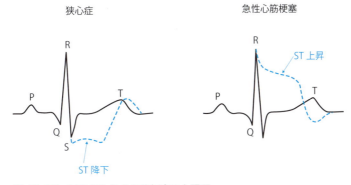

図 11-15 狭心症と急性心筋梗塞の心電図

表 11-7 虚血性心疾患の分類

名称	労作性狭心症	冠攣縮性（異型）狭心症	急性冠症候群	
			不安定狭心症	急性心筋梗塞
発作の発症機序	冠動脈が動脈硬化により器質的に狭窄され，運動などの労作時の血流増加に対応できなくなり，心室の内側が低酸素状態になり発症する．	冠動脈が攣縮と呼ばれる痙攣を起こし，一過性に狭窄，あるいは完全に閉塞し，心室が虚血状態になる．	冠動脈が動脈硬化により器質的に狭窄されている．そのうえ，動脈硬化部で血栓形成が起こり，場合によっては完全閉塞の危険性がある．	冠動脈が動脈硬化により器質的に狭窄されている．そのうえ，動脈硬化部で血栓形成が起こり，完全閉塞されている．
緊急度	低い	低い	高い	最も高い
胸痛発作	前胸部圧迫感．運動などの労作時に発作が発生する．5分程度で消失する．	前胸部痛．夜間や安静時に発作が発生する場合が多い．数分〜15分程度持続する．	前胸部痛．安静時に発作が発生する．数分〜20分程度持続する．	強烈な胸部痛．20分以上持続．
血液生化学検査における心筋障害マーカー	上昇しない	上昇しない	一部のマーカーで上昇する場合がある．	上昇
心電図変化	ST下降	ST上昇	ST下降（発作時，上昇する場合あり）	ST上昇

な電気刺激により，障害電流と呼ばれる異常な電気信号が発生する．この障害電流は，労作性狭心症など，心室のある部分（具体的には心室の内側だけ）が障害を受けた場合，結果としてS波とT波の間をマイナス側に下げる電流を発生させる．そのため，心電図上では，ST部分が下降する（図11-15）．一方，心筋梗塞では，障害を生じた領域が広がり，心室筋の内側だけでなく，外側まで障害を受ける．冠動脈の攣縮（スパズム）で一過性に血流が止まった状態でも，その部分で貫壁性に障害電流が発生する（異型狭心症など）．その結果として，S波とT波の間を上方に上げる電流を発生させるので，心電図上では，ST部分が上昇する（図11-15）．実際の臨床現場では，安静時だけでなく，運動負荷をかけた場合や，冠動脈を造影しながら心電図を測定し，診断に用いている．これら心電図上の変化は，細胞死が起こる前の段階で発生するので，心筋虚血を検出するのに非常に有用な検査法となる．

4.2 虚血性心疾患の分類

冠動脈が動脈硬化などにより，狭窄や攣縮と呼ばれる痙攣状態になると，冠動脈からの血液供給は低下する．さらに，動脈硬化部位に血栓が形成されると，血流は完全に停止し，支配下の心筋は虚血状態に陥る．これら虚血性心疾患は，発作原因や緊急度などから以下の4つのタイプに細分化される（表11-7）．このうち，不安定狭心症と急性心筋梗塞を合わせ，急性冠症候群と呼

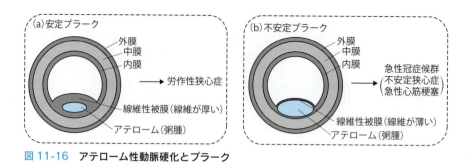

図 11-16　アテローム性動脈硬化とプラーク

ぶ．急性冠症候群は，虚血性心疾患のなかでも非常に重篤な状態であり，緊急度が高く，早急な処置が必要となる．

4.2.1　労作性狭心症

冠動脈が動脈硬化などにより，狭窄状態になると，冠動脈からの血液供給は低下する．運動などの労作時に心筋の酸素消費量が増大すると，心臓は血流を増加させる．しかしながら，動脈硬化部分は血流を増加させることができないため，動脈硬化部分から末梢の支配下部分では一過性の虚血状態になり，胸痛などの狭心痛が発生する．この場合，心筋虚血は可逆的であり，心筋細胞死は起こらず，血液生化学検査における心筋障害マーカーの変動もない．

4.2.2　異型狭心症

冠動脈が動脈硬化など著しい器質的狭窄を起こしていない状態でも，冠動脈の痙攣（攣縮，あるいはスパズムと呼ぶ）により一過性に狭窄あるいは完全閉塞することがある．冠動脈の攣縮により発症する疾患を冠攣縮性（異型）狭心症（安静時狭心症の1つ）と呼ぶ．冠攣縮性狭心症でも，労作性狭心症と同様に心筋虚血は可逆的であり，心筋細胞死は起こらず，血液生化学検査における心筋障害マーカーの変動もない．

4.2.3　急性冠症候群 acute coronary syndrome

動脈の内壁が肥厚し，硬化した状態を動脈硬化と呼ぶ．動脈硬化は，脂質（コレステロールや中性脂肪），カルシウム塩およびさまざまな線維性結合組織を含んだ免疫細胞（ほとんどの場合単球由来のマクロファージ）の死骸から構成された蓄積物で構成されるアテローム性動脈硬化（粥状動脈硬化）がみられる．この部位は，粥腫（別名：プラーク）と呼ばれる．

プラークには血栓による血管閉塞のない安定プラークと，その部分に血栓を形成しやすい不安定プラークが存在する（図11-16）．安定プラークでは，プラーク部分が線維性被膜に覆われ，血液と接することがないのに対して，不安定プラークでは線維性被膜が存在しないあるいはきわめて薄いため，プラークが血管内腔に接して存在することになる．この場合，マクロファージやリンパ球などの炎症細胞浸潤が誘発され，血管壁の炎症が起こっている場合が多い．このため，不安定プラークはもろく，裂けやすくなっている（このことを破綻と呼ぶ）．この破綻した部分では，血小板が凝集し，血栓が形成される．血栓が動脈硬化で細くなった血管内腔を塞ぐことにより，不安定狭心症が発症する．あるいは形成された血栓が強固で，血流を完全に閉塞した場合は，急性心筋梗塞を発症させる．

4.3 虚血性心疾患の治療方針

虚血性心疾患の治療は，内科的な治療である「薬物治療」「心臓カテーテル治療（経皮的冠動脈形成術：PCI）」と外科的な「冠動脈バイパス術」の3つに分類される．

冠動脈バイパス術 coronary artery bypass graft（CABG）：強度の狭窄，PCI施行不能の場合，狭窄部を迂回し，血流を供給する血管を移植する．この手術では，血流のバイパスを作製する．バイパス手術には患者の静脈あるいは動脈が用いられる．

経皮的冠動脈形成術 percutaneous coronary intervention（PCI）：閉塞あるいは狭窄した冠動脈の病変部までカテーテルを挿入し，病変部位を物理的に拡張させる血管内手術法である．PCIは，CABGより侵襲性が低い．PCIには，冠動脈バルーン形成術（PTCA），冠動脈ステント（網目状の金属）留置術が含まれる．このうち，ステントから再狭窄を予防する薬物が溶出するように工夫された薬剤溶出性ステント（DES）を用いた留置術が現在のPCIの主流である．

4.4 虚血性心疾患の薬物治療

虚血性心疾患のなかで，主に薬物治療が行われるのは狭心症である．狭心症における薬物療法は以下の2つである．
① 血管拡張作用（硝酸薬，Ca^{2+}チャネル遮断薬，アドレナリンβ受容体遮断薬，その他の血管拡張薬など）：静脈系の拡張による前負荷（容量負荷）軽減，動脈系の拡張による後負荷（圧負荷）軽減，冠動脈拡張を介する心筋細胞への酸素供給促進
② 心臓の抑制作用（Ca^{2+}チャネル遮断薬，アドレナリンβ受容体遮断薬）：心臓のポンプ機能を低下させ，心筋の酸素需要量を低下させる

4.4.1 硝酸薬

細胞内で一酸化窒素（NO）を発生し，グアニル酸シクラーゼの活性化を介してcGMPの産生を増大させ，細胞質のCa^{2+}濃度を低下させる．その結果，心筋に血液を供給する冠血管をはじめ，動脈，静脈系の血管を弛緩させる．静脈血管系の拡張による心臓への静脈還流量減少（前負荷の軽減）により，心臓の仕事量を減少させる．同時に，血小板凝集抑制作用も示す（微小循環改善）．

低濃度の硝酸薬は，静脈血管を拡張させることによる前負荷軽減作用のほうが，動脈血管の拡張による圧負荷軽減作用よりも強力である．

- ニトログリセリン nitroglycerin

    ［薬理作用］末梢血管に対して，細小動脈の拡張と静脈容積の拡張および冠動脈に直接作用してこれを拡張する．

    ［適　応］〈舌下錠〉狭心症，心筋梗塞，心臓喘息，アカラシア（嚥下困難を主訴とする食道の機能異常症）の一時寛解

    〈エアゾル（スプレー）〉狭心症発作の寛解

    〈静脈注〉手術時の低血圧維持や異常高血圧の緊急処置，急性心不全（慢性心不全の急性増悪期を含む），不安定狭心症

    〈冠動脈注〉冠動脈造影時の冠攣縮寛解

    〈貼付剤〉狭心症，急性心不全（慢性心不全の急性増悪期を含む）

    ［副作用］〈舌下錠，エアゾル（スプレー）〉血圧低下，紅潮，動悸，頭痛，悪心，嘔吐，過敏症（主にスプレー剤で発疹）など

〈静脈注，冠動脈注〉急激な血圧低下，心拍出量低下，頻脈，不整脈など

〈貼付剤〉血圧低下，紅潮，動悸，頭痛，悪心，嘔吐，皮膚のびらん，かぶれなど

[禁　忌]　重篤な低血圧，心原性ショック，閉塞隅角緑内障，頭部外傷，脳出血，高度な貧血，硝酸系薬物過敏症

[相互作用]　シルデナフィル，バルデナフィルなどのPDE5阻害作用を有する薬物，あるいはリオシグアトなどのグアニル酸シクラーゼ活性化作用を有する薬物は併用禁忌，血管拡張薬，利尿薬，降圧薬，三環系抗うつ薬，飲酒などで血圧低下など

[体内動態]　〈舌下錠〉T_{max}：5分，発現時間1～2分

〈エアゾル（スプレー）〉T_{max}：4.1±0.3分

硝酸イソソルビド　isosorbide dinitrate

[薬理作用]　末梢血管に対して，細小動脈の拡張と静脈容積の増大および冠動脈に直接作用してこれを拡張する．

[適　応]　〈舌下錠〉狭心症，心筋梗塞，その他虚血性心疾患

〈エアゾル（スプレー）〉狭心症発作の寛解

〈静脈注〉急性心不全（慢性心不全の急性増悪期を含む），不安定狭心症

〈冠動脈注〉冠動脈造影時の冠攣縮寛解

〈貼付剤〉狭心症，心筋梗塞（急性期を除く），その他虚血性心疾患

[副作用]　〈舌下錠，エアゾル（スプレー）〉血圧低下，紅潮，動悸，頭痛，悪心，嘔吐，過敏症（主にスプレー剤で発疹）など

〈静脈注，冠動脈注〉急激な血圧低下，心拍出量低下，頻脈，不整脈など

〈貼付剤〉脳貧血，血圧低下，紅潮，動悸，頭痛，悪心，嘔吐，皮膚のびらん，かぶれなど

[禁　忌]　ニトログリセリンと同様

[相互作用]　ニトログリセリンと同様

[体内動態]　〈舌下錠〉T_{max}：5分，発現時間1～2分

〈エアゾル（スプレー）〉T_{max}：4.1±0.3分

一硝酸イソソルビド　isosorbide mononitrate

[薬理作用]　末梢血管に対して，細小動脈の拡張と静脈容積の拡大および冠動脈に直接作用してこれを拡張する．硝酸イソソルビドの活性代謝産物であり，経口投与後の血中濃度は，硝酸イソソルビドよりも安定しているため，安定した薬効を示す．

[適　応]　狭心症（発作予防）

狭心症の発作寛解目的の治療に関しては不適である．

[副作用]　肝機能障害など

[禁　忌]　ニトログリセリンと同様

[相互作用]　ニトログリセリンと同様

[体内動態]　T_{max}：2時間，$T_{1/2}$：5～6時間

亜硝酸アミル　isoamyl nitrite

[薬理作用]　吸入により，末梢血管に対して，細小動脈の拡張と静脈容積の増大および冠動脈に直接作用してこれを拡張する．気管支，輸胆管，輸尿管の平滑筋の痙攣も寛解する．

[適　応]　狭心症，シアンおよびシアン化合物による中毒*
[副作用]　メトヘモグロビン血症，チアノーゼ，溶血性貧血など
[禁　忌]　心筋梗塞の急性期，閉塞隅角緑内障，頭部外傷，脳出血，高度な貧血，硝酸系薬物過敏症
[相互作用]　シルデナフィル，バルデナフィルなどの PDE5 阻害作用を有する薬物，あるいはリオシグアトなどのグアニル酸シクラーゼ活性化作用を有する薬物は併用禁忌，飲酒などで血圧低下
[体内動態]　発現時間：約 30 秒以内，持続時間：約 4〜8 分間

ニコランジル nicorandil

[薬理作用]　血管拡張作用は，ATP 感受性 K^+（K^+_{ATP}）チャネル開口作用および一酸化窒素（NO）供与体として，冠血管拡張だけでなく，冠血管攣縮抑制作用も有する．冠血管拡張作用ならびに冠動脈攣縮抑制作用による．心臓や血行動態へ及ぼす影響は少ない．

　K^+_{ATP} チャネル開口作用：ATP 感受性 K^+（K^+_{ATP}）チャネルは，細胞内のエネルギー代謝状態と細胞膜の興奮性を結びつけている K^+ チャネルである．ニコランジルは，K^+_{ATP} チャネルを開口する作用を有する．K^+_{ATP} チャネルの開口により膜電位の過分極が起こり，電位依存性 Ca^{2+} チャネルを介する Ca^{2+} の細胞内流入を抑制することにより，血管拡張作用をもたらす．

[適　応]　狭心症，急性心不全（慢性心不全の急性増悪期を含む）
[副作用]　肝機能障害，黄疸，血小板減少，口内潰瘍，舌潰瘍，肛門潰瘍，消化管潰瘍など
[相互作用]　シルデナフィル，バルデナフィルなどの PDE5 阻害作用を有する薬物，あるいはリオシグアトなどのグアニル酸シクラーゼ活性化作用を有する薬物とは併用禁忌
[体内動態]　T_{max}：（10 mg 単回経口投与）0.55 時間，$T_{1/2}$：0.75 時間

硝酸薬

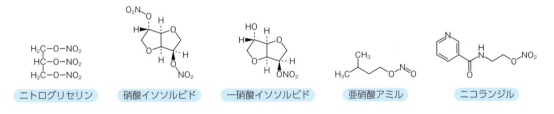

ニトログリセリン　　硝酸イソソルビド　　一硝酸イソソルビド　　亜硝酸アミル　　ニコランジル

4.4.2　Ca^{2+} チャネル遮断薬（本章 2.2.4 p 447, 5.3.2 p 477 参照）

　血管平滑筋細胞の L 型 Ca^{2+} チャネルを遮断することにより，細胞内への Ca^{2+} 流入を遮断し，血管を拡張させる．労作性狭心症では，主に高血圧症を合併するタイプのものに有効である．全身血圧の下降（特に抵抗血管拡張）により，心臓への後負荷を軽減し，心筋酸素消費を低下させる．そのうえ，冠動脈の血管拡張により心筋組織内の血流量を増加させ，狭心症発作の発症を抑制する．主に安静時狭心症，冠血管攣縮を伴うタイプの狭心症に有効である．Ca^{2+} チャネル遮

---

* シアン中毒：シアン化合物が経口，経皮などから体内に入り，細胞の呼吸を妨げることで細胞の活動を停止させる中毒症．症状の発症は急激であり，脳障害が起こりやすいため早急に対処することが必要．

断薬の中には心筋細胞への直接作用が強いものもあり，心収縮力低下作用および徐脈作用により，心筋酸素消費を低下させる．基本骨格の違いによりジヒドロピリジン系，ベンゾチアゼピン系，フェニルアルキルアミン系に分けられる．ジヒドロピリジン系は血管に対する作用が強く，心臓への直接作用はほとんどない．一方，ベンゾチアゼピン系およびフェニルアルキルアミン系の Ca^{2+} チャネル遮断薬は，心臓に対する作用が血管への作用よりも強い．抗狭心症薬として，ニフェジピン（ジヒドロピリジン系 Ca^{2+} チャネル遮断薬）とジルチアゼム（ベンゾチアゼピン系）が使用されることが多い．

・心臓への直接作用：ジヒドロピリジン系＜ベンゾチアゼピン系＜フェニルアルキルアミン系
・血管への作用：ジヒドロピリジン系＞ベンゾチアゼピン系＞フェニルアルキルアミン系

A　ジヒドロピリジン系 Ca^{2+} チャネル遮断薬

ニフェジピン nifedipine

[薬理作用]　末梢血管，冠血管等の血管平滑筋において，細胞内への Ca^{2+} 流入を抑制することで，血管拡張作用を延長し，心臓への後負荷を軽減させる．

[適　応]　高血圧症，狭心症

[副作用]　紅皮症，無顆粒球症，血小板減少，ショック，意識障害，肝障害，黄疸

[禁　忌]　妊婦（妊娠20週未満），心原性ショック，急性心筋梗塞

[相互作用]　〈併用薬および本剤の作用増強〉降圧薬（レセルピン，メチルドパ，プラゾシン），アドレナリンβ受容体遮断薬，シクロスポリン（歯肉肥厚）
〈本剤の作用増強〉シメチジン，ジルチアゼム，トリアゾール系抗真菌薬
〈併用薬の血中濃度上昇〉ジゴキシン，タクロリムス
〈本剤の血中濃度低下〉リファンピシン，フェニトイン，カルバマゼピン
・グレープフルーツジュースと一緒に服用すると作用増強

[体内動態]　T_{max}：(外国人にカプセル剤10 mg経口投与時) 1 時間，(健常者に徐放剤10 mg経口投与時) 3 時間

アムロジピン amlodipine，エホニジピン efonidipine

[薬理作用]　ニフェジピンとほぼ同じ

[適　応]　高血圧症，狭心症

[副作用]　肝機能障害（AST，ALT，γGTP 上昇を伴う），黄疸，血小板減少，房室ブロック

[禁　忌]　妊婦，妊娠の可能性のある女性，ジヒドロピリジン系化合物に過敏症の既往歴のある患者

[相互作用]　〈併用薬および本剤の作用増強〉降圧薬
・本剤は CYP3A4 で代謝されるため，CYP3A4 を阻害する薬物（エリスロマイシン，ジルチアゼム，リトナビル，イトラコナゾールなど）との併用で，本剤の血中濃度が上昇する．
・グレープフルーツジュースを一緒に服用しても，グレープフルーツジュースに含まれる物質による代謝酵素阻害作用により，本剤の代謝が阻害され，血中濃度が上昇する．
・タクロリムスとの併用により，タクロリムスの血中濃度が上昇する（機序は不明）
・リファンピシンなどの CYP3A4 を誘導する薬物との併用で，血中濃度が低下する．

[体内動態]　(5 mg 単回投与) T_{max}：7〜8 時間，$T_{1/2}$：39 時間

この他，ニソルジピン，ニトレンジピン，ベニジピンが狭心症の治療に適応がある．

B　ベンゾチアゼピン系 Ca^{2+} チャネル遮断薬

ジルチアゼム　diltiazem

[薬理作用]　末梢血管および冠血管などの血管平滑筋および房室結節において，細胞内への Ca^{2+} 流入を抑制することにより，血管拡張作用および房室結節伝導時間の延長作用を示し，心臓への後負荷を軽減させる．心筋細胞への直接作用も示し，心収縮力低下作用および徐脈作用を示す．その結果，心臓の酸素消費量を減少させ，狭心症発作の発症が抑制される．

[適　応]　狭心症，異型狭心症，本態性高血圧症，頻脈性不整脈など

[副作用]　完全房室ブロック，高度徐脈，うっ血性心不全など

[禁　忌]　重篤なうっ血性心不全（心不全症状を悪化させる），Ⅱ度以上の房室ブロック，洞不全症候群（持続性洞性徐脈，50 拍/分）洞停止，洞房ブロックなど

[相互作用]　降圧作用を有する薬剤で降圧作用を増強（降圧薬，アドレナリン β 受容体遮断薬，ラウオルフィア製剤，ジギタリス製剤，抗不整脈薬）

[体内動態]　〈錠〉（60 mg 経口投与） T_{max}：3〜5 時間，$T_{1/2}$：約 4.5 時間
〈徐放カプセル〉（100 mg 単回経口投与） T_{max}：約 14 時間，$T_{1/2}$：約 7 時間

C　フェニルアルキルアミン系 Ca^{2+} チャネル遮断薬

ベラパミル　verapamil

[薬理作用]　血管拡張作用を介して緩徐に血圧を低下させ，心仕事量を軽減する．同時に冠動脈拡張作用による冠血流量を増大させ，心筋の酸素需要と供給のバランスを調節する．心筋細胞への直接作用により，心収縮力低下作用および徐脈作用を示す．

[適　応]　狭心症，心筋梗塞（急性期を除く），その他の虚血性心疾患，頻脈性不整脈

[副作用]　循環器障害（うっ血性心不全，洞停止，房室ブロック），皮膚障害（スティーブンス・ジョンソン症候群）など

[禁　忌]　重篤なうっ血性心不全（心不全症状を悪化させる）
　　Ⅱ度以上の房室ブロック，洞房ブロック，妊婦

[相互作用]　アドレナリン β 受容体遮断薬，ラウオルフィア製剤，ジギタリス製剤，抗不整脈薬，低カリウム血症を起こす薬物

[体内動態]　〈錠〉 T_{max}：（80 mg 単回経口投与） 2.2±0.2 時間

Ca^{2+} チャネル遮断薬

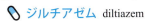

〈ジヒドロピリジン系〉

ニフェジピン　　アムロジピン　　エホニジピン

ベンゾチアゼピン系のジルチアゼムとフェニルアルキルアミン系のベラパミルは「Ⅳ群抗不整脈薬」を参照

4.4.3 アドレナリンβ受容体遮断薬

心筋細胞のアドレナリンβ受容体（主にアドレナリン$β_1$受容体）を遮断することにより，心臓のポンプ機能抑制（心収縮力低下および心拍数減少）を介して，心筋組織の酸素消費量を減少させる（3章2.2.1B p 116 参照）．そのため，主に心筋組織の酸素消費量が増大したときに狭心症発作を発症する労作性狭心症に有効である．

狭心症と高血圧症を併発している場合も，アドレナリンβ受容体遮断薬の心臓ポンプ機能抑制を介して，結果的に圧負荷を軽減することが期待される．狭心症と頻脈性不整脈を併発している状態でも奏効する．

ただし，冠動脈にあるアドレナリン$β_2$受容体を遮断すると，冠攣縮を増悪させることが危惧される．そのため，アドレナリンβ受容体遮断薬のうち，非選択的アドレナリンβ受容体遮断薬は，冠動脈攣縮により発症する異型狭心症には使用不可（禁忌）となる．

◆**内因性交感神経刺激作用** intrinsic sympathomimetic activity（ISA）

アドレナリンβ遮断薬のなかには，遮断薬にもかかわらず，アドレナリンβ受容体を刺激する作用をもつ薬物が存在する．このアドレナリンβ受容体遮断薬による交感神経興奮作用のことを，内因性交感神経刺激作用（ISA）と呼ぶ（3章2.2 p 117 参照）．ISAを有するアドレナリンβ受容体遮断薬は徐脈が発生しにくい，あるいは安静時の心拍数に与える影響が少ないなどの利点も報告されている．しかしながら，抗狭心症薬としての作用機序である心臓ポンプ機能抑制が比較的弱くなるため，抗狭心症薬としてのアドレナリンβ受容体遮断薬は，ISAの作用をもたない薬物が主に使用されている．一方で，ほとんどすべてのアドレナリンβ受容体遮断薬に狭心症の適応がある（3章2.2 p 113 参照）．以下，代表的な薬物について解説する．

💊 アテノロール atenolol

［薬理作用］　アドレナリン$β_1$受容体を選択的に遮断し，作用を示す．ISAはなく，血中半減期が長い．

［適　応］　狭心症，本態性高血圧，頻脈性不整脈

［副作用］　徐脈，心不全，心胸比増大，房室ブロック，洞房ブロック，失神を伴う起立性低血圧，呼吸困難，気管支痙攣，喘鳴，血小板減少症，紫斑病および過敏症（湿疹，掻痒など）など

［禁　忌］　糖尿病性ケトアシドーシス，代謝性アシドーシス，高度に症状を呈する徐脈，房室ブロック，洞房ブロック，洞不全症候群，心原性ショック，肺高血圧による右心不全，うっ血性心不全，低血圧症，重度の末梢循環不全，未治療の褐色細胞腫

［相互作用］

・交感神経系に抑制的に作用するほかの薬剤［レセルピン，ほかのアドレナリンβ受容体遮断薬など（点眼薬も含む）］との併用で，併用薬および本剤の効果が増強される．
・Ca^{2+}チャネル遮断薬との併用により，血管および心臓に対する作用が増強される．
・クラスⅠ，Ⅲ抗不整脈薬やジギタリス製剤との併用により，心臓に対する抑制作用が増強される．
・NSAIDsとの併用により，本剤による降圧作用が減弱する．
・クロニジンとの併用により，クロニジンの中止によるリバウンド現象が増強される．
・血糖降下薬（インスリン，トルブタミド，アセトヘキサミドなど）との併用で，併用薬の作用が増強される．

[体内動態]（25 mg 経口投与）T_{max}：4.6±1.9 時間，$T_{1/2}$：7.88±3.52 時間（50 mg 経口投与）T_{max}：3.8±0.4 時間，$T_{1/2}$：10.8±2.7 時間
経口投与により，消化管から約 50％が吸収．肝初回通過効果を受けない．肝代謝はほとんど受けず，約 50％が尿中に排泄

ビソプロロール bisoprolol

[薬理作用] アドレナリン β_1 受容体を選択的に遮断し，作用を示す．ISA はなく，血中半減期が長い．

[適　応] 狭心症，本態性高血圧，頻脈性不整脈，慢性心不全

[副作用，禁忌，相互作用] アテノロール参照

[体内動態]（5 mg 経口投与）T_{max}：3.1±0.4 時間，$T_{1/2}$：8.6±0.3 時間，約 90％が尿中に排泄

メトプロロール metoprolol

[薬理作用] アドレナリン β_1 受容体を選択的遮断し，作用を示す．ISA はない．

[適　応] 狭心症，頻脈性不整脈，高血圧症

[副作用，禁忌] アテノロールと同様

[相互作用] アテノロールと同様．本剤は CYP2D6 で代謝される．そのため，CYP2D6 で代謝される薬物，あるいは CYP2D6 活性に影響を与える薬剤との併用には注意を要する．

ミラベグロン（CYP2D6 阻害作用あり）との併用で，本剤の血中濃度が上昇する．

[体内動態]（経口投与）T_{max}：1〜2 時間，$T_{1/2}$：約 3 時間

ベタキソロール betaxolol

[薬理作用] アドレナリン β_1 受容体を選択的に遮断し，作用を示す．ISA はない．作用時間が長い．

[適　応] 狭心症，高血圧症，緑内障，高眼圧症

[副作用，禁忌，相互作用] アテノロール参照

[体内動態]（5〜20 mg 経口投与）T_{max}：約 5 時間，$T_{1/2}$：13〜14 時間

アセブトロール acebutolol

[薬理作用] アドレナリン β_1 受容体を選択的に遮断し，作用を示す．ISA を有する．

[適　応] 本態性高血圧，狭心症，頻脈性不整脈

■ アドレナリン β 受容体遮断薬

アテノロール

メトプロロール

ベタキソロール

アセブトロール

ビソプロロールは，「II 群抗不整脈薬」を参照

[体内動態] （400 mg 経口投与）T_{max}：未変化体 1.4 時間，N-アセチル体 2.1 時間，$T_{1/2}$：未変化体 3.4 時間，N-アセチル体 6.7 時間

4.4.4 その他の薬物

狭心症の治療では，硝酸薬，Ca^{2+} チャネル遮断薬およびアドレナリン β 受容体遮断薬以外に，血小板凝集抑制作用を有する冠動脈の血管拡張薬も用いられる．

ジピリダモール dipyridamole：年齢，症状により適宜増減する．

[薬理作用] ジピリダモールは 2 つの薬理学的な機序を有する（14 章 4.1 p 587 参照）．①アデノシン取り込み阻害で，血管壁および赤血球へのアデノシン取り込みを抑制し，循環血中のアデノシン濃度を上昇させる．その結果，アデノシンがアデノシン A_2 受容体に作用し，平滑筋細胞および血小板の細胞内 cAMP を増加させ，血管拡張および血小板凝集抑制作用を示す．②ジピリダモールがホスホジエステラーゼ（PDE）3 を阻害することにより，平滑筋細胞および血小板細胞内の cAMP 濃度を上昇させ，血管を拡張する．血小板の凝集も抑制する．

[適　応] 虚血性心疾患（狭心症，急性期以外の心筋梗塞を含む），うっ血性心不全

[副作用] 狭心症悪化，出血傾向，血小板減少，過敏症など

[禁　忌] 過敏症

[相互作用] 〈併用禁忌〉アデノシン（本剤によりアデノシンの作用が増強するため）．〈併用注意〉テオフィリン，アミノフィリンなどのキサンチン誘導体（本剤のアデノシンを介する作用を阻害するため），アデノシン三リン酸二ナトリウム（併用薬の作用が増強するため）．

[体内動態] T_{max}：（50 mg 経口投与）約 1 時間．$T_{1/2}$：（20 mg 静脈注射）24.6 分

ジラゼプ dilazep

[薬理作用] ヌクレオシドトランスポーター阻害作用により，虚血などの侵襲で細胞外に放出されたアデノシンの再取り込みを抑制する．その結果，局所のアデノシン濃度が上昇し，血管拡張などの作用を示す．さらに，血小板においてホスホリパーゼ A_2 と C の抑制およびアラキドン酸遊離抑制に伴うトロンボキサン A_2（TXA_2）産生抑制を介して血小板凝集を阻害する．これらの作用により，微小循環を改善するとともに冠血流量を増大し，血小板凝集を抑制する．

[適　応] 狭心症，その他の虚血性心疾患（心筋梗塞を除く）など

[副作用] 頭痛，めまい，動悸など

[体内動態] T_{max}：（100 mg 経口投与）30 分〜1 時間

■ その他の薬物

ジピリダモール

ジラゼプ

5 高血圧症治療薬

5.1 高血圧症とは

　高血圧は，安静時の収縮期血圧が持続的に 140 mmHg 以上あるいは拡張期血圧が 90 mmHg 以上に上昇した状態と定義される（高血圧治療ガイドライン 2014，JSH2014）．一般に，高血圧症自体が日常生活に大きな障害とならないため，自覚症状に乏しい．しかしながら，高血圧は，脳卒中（脳梗塞，脳出血，くも膜下出血など），心臓病（冠動脈疾患，心不全など），腎臓病（腎硬化症など）および大血管疾患などの重篤な合併症の原因疾患となる．そのため，これらの発症予防あるいは進展防止の観点から血圧を適正な水準まで低下させ，かつそれを維持させる必要がある．JSH2014 では，脳卒中，心臓病や腎不全発症リスクが高い病態である糖尿病，タンパク尿陽性の慢性腎臓病（CKD）を合併した患者については 130/80 mmHg 以上を治療対象とし，メタボリックシンドローム合併例では，正常高値血圧（130～139/85～89 mmHg）も生活習慣修正の対象としている．

　高血圧症は，本態性高血圧症と二次性高血圧症に大別される．二次性高血圧症は，腎性高血圧症や内分泌性高血圧症など明確な基礎疾患により発症する高血圧症で，基礎疾患の治療により血圧が是正される．その一方で，加齢，生活習慣あるいは環境要因などに起因して発症する原因が明らかでない高血圧症を本態性高血圧症と呼ぶ．本態性高血圧症は，高血圧症全体の 90% 以上を占めている．その治療には食事療法や運動療法による生活習慣の改善が重要であり，必要に応じて高血圧症治療薬を用いる薬物療法が行われる．

　現在使用される主要な高血圧症治療薬は，Ca^{2+} チャネル遮断薬（Ca^{2+} 拮抗薬），レニン-アンギオテンシン系阻害薬（アンギオテンシンⅡ AT_1 受容体遮断薬（ARB），アンギオテンシン変換酵素（ACE）阻害薬，直接的レニン阻害薬），利尿薬，アドレナリン β 受容体遮断薬であり，病態によりアドレナリン α_1 受容体遮断薬および中枢性交感神経抑制薬なども用いられる．それぞれの高血圧症治療薬は作用機序と副作用に特徴があり，大規模臨床試験による予後改善のエビデンスから利尿薬，Ca^{2+} チャネル遮断薬，ACE 阻害薬，ARB が第 1 選択薬として用いられる．

5.2 血圧の調節

　血圧とは，血液が血管壁に与える血管内圧であり，

　　　　　血圧＝心拍出量（心拍数×1 回拍出量）×全末梢血管抵抗

であらわされる．1 回拍出量の主な調節因子は，心収縮力および循環血液量であり，末梢血管抵抗は血管径や血液粘度などにより規定される．したがって，これらの因子に対して作用する薬物が高血圧症治療薬として用いられる．たとえば，心拍数や心収縮力はアドレナリン β_1 受容体刺激により亢進するので，その遮断薬は心拍出量を減少させる．利尿薬は，循環血液量を減少させることにより降圧作用を発揮する．末梢血管抵抗は，主に血管径の変化によって調節される．血管径は，血管の中膜層に発現する血管平滑筋細胞の収縮弛緩により変化する．血管平滑筋細胞は，G_q タンパク質に共役するアドレナリン α_1 受容体，アンギオテンシンⅡ AT_1 受容体の刺激あるいは Ca^{2+} チャネルの開口に伴う細胞質 Ca^{2+} 濃度の上昇に応答して収縮する．したがって，これらを遮断する薬物も高血圧症治療薬として用いられる．一方，血管内膜層の最内層に局在する血管内皮細胞は，一酸化窒素（NO）および PGI_2 を遊離することで，血管平滑筋細胞を弛緩させる役割を担っており，その障害は血圧上昇を招く要因の 1 つであるとされている（図 11-17）．

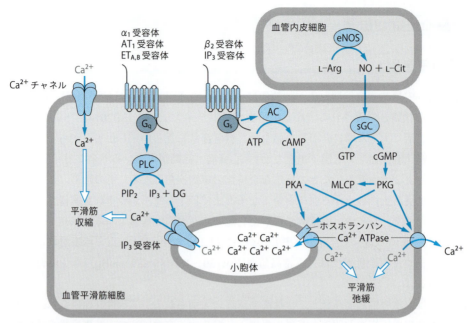

図 11-17 血管の細胞内情報伝達
AC：アデニル酸シクラーゼ，α_1 受容体：アドレナリン α_1 受容体，AT_1 受容体：アンギオテンシン AT_1 受容体，β_2 受容体：アドレナリン β_2 受容体，eNOS：内皮細胞型一酸化窒素合成酵素，IP_3：イノリトール三リン酸，L-Arg：L-アルギニン，L-Cit：L-シトルリン，MLCP：ミオシン軽鎖ホスファターゼ，NO：一酸化窒素，PKA：プロテインキナーゼ A，PKG：プロテインキナーゼ G，PLC：ホスホリパーゼ C，sGC：可溶性グアニル酸シクラーゼ

5.3 高血圧症治療薬（降圧薬）（表 11-8）

5.3.1 利尿薬

利尿薬は，尿量を増加させ循環血液量を減少させることにより降圧作用を発揮する．本項では，高血圧症に適応のある利尿薬について概説する（13 章 2.1 p 542 参照）．

A チアジド系利尿薬

トリクロルメチアジド trichlormethiazide, ヒドロクロロチアジド hydrochlorothiazide, ベンチルヒドロクロロチアジド benzylhydrochlorothiazide

[薬理作用] 遠位尿細管および接合尿細管で Na^+-Cl^- 共輸送体を阻害し，利尿作用を示す．弱い炭酸脱水酵素阻害作用があり，近位尿細管で Na^+ 再吸収も抑制する．

[適　応] 本態性高血圧症，腎性高血圧症，悪性高血圧，心性浮腫（うっ血性心不全），腎性浮腫，肝性浮腫，月経前緊張症，薬剤（副腎皮質ホルモン，フェニルブタゾンなど）による浮腫

[副作用] 重大な副作用として，再生不良性貧血，低ナトリウム血症，低カリウム血症，間質性肺炎，肺水腫が報告されている．その他，脂質代謝や糖代謝異常，高尿酸血症，顆粒球減少症，アルカローシス，高カルシウム血症などを引き起こすことがある．

[禁　忌] 無尿，急性腎不全，体液中 Na^+，K^+ の明らかな減少

表 11-8　高血圧症治療に用いられる薬物

分　類	細分類		薬物名
利尿薬	チアジド系		トリクロルメチアジド，ヒドロクロロチアジド，ベンチルヒドロクロロチアジド
	チアジド系類似		インダパミド，トリパミド，メチクラン，メフルシド
	ループ系		フロセミド
	K^+ 保持性		スピロノラクトン，エプレレノン，トリアムテレン
Ca^{2+} チャネル遮断薬	ジヒドロピリジン系		ニフェジピン，ニカルジピン，ニルバジピン，ニソルジピン，ニトレンジピン，マニジピン，ベニジピン，バルニジピン，エホニジピン，フェロジピン，シルニジピン，アラニジピン，アムロジピン，アゼルニジピン
	ベンゾチアゼピン系		ジルチアゼム
レニン-アンギオテンシン-アルドステロン系抑制薬	アンギオテンシン変換酵素阻害薬		カプトプリル，アラセプリル，エナラプリル，シラザプリル，デラプリル，リシノプリル，ベナゼプリル，イミダプリル，テモカプリル，キナプリル，トランドラプリル，ペリンドプリル
	アンギオテンシンII AT_1 受容体遮断薬		ロサルタン，カンデサルタン シレキセチル，バルサルタン，テルミサルタン，オルメサルタン メドキソミル，イルベサルタン，アジルサルタン
	直接的レニン阻害薬		アリスキレン
交感神経抑制薬	アドレナリン α_1 受容体遮断薬		プラゾシン，ブナゾシン，テラゾシン，ドキサゾシン，ウラピジル
	アドレナリン β 受容体遮断薬	非選択的	プロプラノロール，ブフェトロール，ナドロール，アルプレノロール，ピンドロール，カルテオロール，ニプラジロール
		選択的	メトプロロール，アテノロール，ビソプロロール，ベタキソロール，ランジオロール，アセブトロール，エスモロール，セリプロロール
		$\alpha\beta$	ラベタロール，カルベジロール，ベバントロール，アモスラロール，アロチノロール
	中枢性	α_2 受容体作動薬	クロニジン，グアナベンズ，メチルドパ
	末梢性		レセルピン
血管拡張薬			ニトロプルシド，ヒドララジン

チアジド系利尿薬

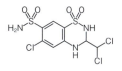
トリクロルメチアジド

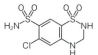
ヒドロクロロチアジド

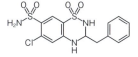
ベンチルヒドロクロロチアジド

B　チアジド系類似利尿薬

インダパミド indapamide, トリパミド tripamide, メチクラン meticrane, メフルシド mefruside

［薬理作用］　チアジド系利尿薬と構造は異なるものの，類似の利尿作用を示す薬物である．インダパミドおよびトリパミドは，利尿作用に比して降圧作用が優位な化合物をスクリーニングにより選び出された薬物である．これらの有意な降圧作用は，血管平滑筋の収縮反応に対する抑制作用（反応性の低下）に起因することが示されている．

［適　応］　本態性高血圧症，腎性高血圧症（メフルシド），心性，腎性，肝性浮腫（メフルシド）

[副作用] チアジド系利尿薬と同様，重大な副作用として低ナトリウム血症および低カリウム血症などがある．メチクランでは血小板減少が，インダパミドでは，中毒性表皮壊死融解症，皮膚粘膜眼症候群（スティーブンス・ジョンソン症候群），多形滲出性紅斑が報告されている．

[禁 忌] 無尿，急性腎不全，体液中 Na^+ および K^+ の明らかな減少，肝性昏睡

チアジド系類似利尿薬

インダパミド　　トリパミド　　メチクラン　　メフルシド

C ループ利尿薬

フロセミド furosemide

[薬理作用] ヘンレ係蹄上行脚の Na^+-K^+-$2Cl^-$ 共輸送体を阻害し，利尿作用を示す．利尿効果は強力であるが，降圧効果は比較的弱い．これは，急速かつ強力な利尿作用と遠位尿細管のマクラデンサ（緻密斑）細胞の Na^+-K^+-$2Cl^-$ 共輸送系の阻害による尿細管糸球体フィードバック機構の破綻が傍糸球体細胞からのレニン分泌を増加させることによると考えられている．さらに，フロセミドは血中半減期が短く，持続的に降圧作用を得ることが難しいため，腎機能障害を伴う患者以外には高血圧治療薬として用いられることは少なかった．しかしながら，フロセミドの徐放性製剤が開発されたことでチアジド系利尿薬と同等の効果を期待できるようになった．

[適 応] 本態性高血圧症，腎性高血圧症，悪性高血圧，心性浮腫（うっ血性心不全），腎性浮腫，肝性浮腫，月経前緊張症，末梢血管障害による浮腫，尿路結石排出促進，急性または慢性腎不全による乏尿

[副作用] 重大な副作用として，再生不良性貧血，汎血球減少症，無顆粒球症，血小板減少，赤芽球癆，水疱性類天疱瘡，難聴，中毒性表皮壊死融解症，スティーブンス・ジョンソン症候群，多形滲出性紅斑，急性汎発性発疹性膿疱症，トルサード・ド・ポアンツ，間質性腎炎，間質性肺炎などが報告されている．その他，低カリウム血症，アルカローシス，高尿酸血症，耐糖能低下，顆粒球減少症などチアジド系利尿薬と類似の副作用を示す．

[禁 忌] 無尿，肝性昏睡，体液中 Na^+，K^+ の明らかな減少，腎毒性物質または肝毒性物質による中毒の結果起きた腎不全，著しい循環血液量の減少あるいは血圧の低下

ループ利尿薬

フロセミド

D　K⁺保持性利尿薬

💊 **スピロノラクトン** spironolactone, **エプレレノン** eplerenone, **トリアムテレン** triamterene

[薬理作用]　スピロノラクトンおよびエプレレノンは，鉱質コルチコイド受容体（アルドステロン受容体）遮断薬で，集合管でのアルドステロンの作用を抑制することで利尿作用を発揮する（7章 7.8A p 318 参照）．トリアムテレンは，遠位尿細管および集合管のアミロライド感受性 Na⁺ チャネルを遮断することで，Na⁺ 再吸収を抑制し，利尿作用を発揮する．

[適　応]　本態性高血圧症，腎性高血圧症，心性浮腫（うっ血性心不全），腎性浮腫，肝性浮腫，特発性浮腫，悪性腫瘍に伴う浮腫および腹水，栄養失調性浮腫，原発性アルドステロン症の診断および症状の改善

[副作用]　集合管での Na⁺ 再吸収が抑制された結果として，K⁺ 排泄も抑制される（カリウム保持）ため，いずれの薬物でも高カリウム血症を生じることがある．しかしながら，この作用には，ほかの利尿薬の使用時に生じる低カリウム血症を予防する効果が期待できることから，これらの薬物はほかの利尿薬と併用で用いられることが多い．スピロノラクトンは，性ホルモン様作用（抗アンドロゲン作用およびプロゲステロン作用）により，男性の女性化乳房や女性の月経不順など性機能障害を生じることがある．エプレレノンは，鉱質コルチコイド受容体（MR）選択性が高いため，このような副作用は報告されていない．

[禁　忌]　無尿，急性腎不全，高カリウム血症，アジソン病，微量アルブミン尿または尿タンパクを伴う糖尿病（エプレレノン），CYP3A4 を強く阻害する薬物を投与中（エプレレノン），腎結石（トリアムテレン結石の形成）

■ K⁺保持性利尿薬

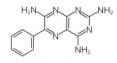

トリアムテレン

───────────
スピロノラクトン，エプレレノンは「アルドステロン拮抗薬」を参照

5.3.2　Ca²⁺ チャネル遮断薬（本章 2.2.4 p 447, 4.4.2 p 467 参照）

A　ジヒドロピリジン系 Ca²⁺ チャネル遮断薬

1) 第 1 世代薬

💊 **ニフェジピン** nifedipine, **ニカルジピン** nicardipine

2) 第 2 世代薬

💊 **ニルバジピン** nilvadipine, **ニソルジピン** nisoldipine, **ニトレンジピン** nitrendipine, **マニジピン** manidipine, **ベニジピン** benidipine, **バルニジピン** barnidipine, **エホニジピン** efonidipine, **フェロジピン** felodipine, **シルニジピン** cilnidipine, **アラニジピン** aranidipine

3) 第 3 世代薬

💊 **アムロジピン** amlodipine, **アゼルニジピン** azelnidipine

B ベンゾチアゼピン系 Ca^{2+} チャネル遮断薬

ジルチアゼム diltiazem

[薬理作用] Ca^{2+} チャネルは，細胞外からの Ca^{2+} の主要な流入経路として細胞膜に発現し，膜電位の上昇や受容体刺激に応答して開口する．血管平滑筋細胞や心筋細胞では，電位依存性のL（long-lasting）型 Ca^{2+} チャネルからの Ca^{2+} の流入が細胞の収縮を惹起する．Ca^{2+} チャネル遮断薬は，L型 Ca^{2+} チャネルの開口を抑制し，細胞内への Ca^{2+} の流入量を減少させる．

Ca^{2+} チャネル遮断薬は，ジヒドロピリジン系，ベンゾチアゼピン系およびフェニルアルキルアミン系の大きく3つに分類できる．

ジヒドロピリジン系薬物は，血管選択性が高い薬物，つまり血管平滑筋細胞の Ca^{2+} チャネルへの作用が強い薬物で，血管拡張作用を介して血圧を低下させる．しかしながら，心筋細胞の Ca^{2+} チャネル遮断作用は弱いため，急激な降圧に伴った反射性頻脈を生じやすい（第1世代薬）．この点については，徐放性製剤や長時間作用型の第2世代薬，さらに作用発現が緩徐な第3世代薬の開発により改良されている．

ベンゾチアゼピン系のジルチアゼムは，血管平滑筋細胞および心筋細胞の Ca^{2+} チャネルを遮断し，血管拡張および心機能抑制の両作用によって降圧効果を発揮する．ジヒドロピリジン系薬物に比して，血管拡張作用は弱く，心機能抑制作用も併せもつため，反射性頻脈を生じず，むしろ心拍数を減少させる．これらの特徴からジルチアゼムは，頻脈を伴った高血圧症例への使用が推奨されるほか，狭心症や不整脈の治療薬としても用いられている．

フェニルアルキルアミン系のベラパミルは，血管平滑筋にも作用を示すものの，心筋細胞への作用が強力であるため，主に抗不整脈薬として用いられており，高血圧症治療薬としての適応はない．

Ca^{2+} チャネル遮断薬の組織選択性は，各薬物の Ca^{2+} チャネルへの結合部位の違い [$α_1$ サブユニット（Cav1）のN（nifedipine）部位，D（diltiazem）部位，V（verapamil）部位] および Ca^{2+} チャネルの膜電位変化に伴った状態の違い [開口，不活性化（-50 mV），閉鎖（-90 mV）] などに起因すると考えられている．たとえば，ジルチアゼムとベラパミルは，チャネル開口時に作用し，閉鎖時に緩やかに解離するため，頻度依存的に作用が増強する．つまり，収縮弛緩（脱分極と再分極）を繰り返す心筋細胞に薬物が蓄積し，その作用が増強される．ジヒドロピリジン系薬物は，不活性化状態のチャネルに親和性が高いため，膜電位が浅く不活性化状態のチャネルの割合が多い平滑筋への作用が強くなる．ジヒドロピリジン系薬物は，平滑筋型のCav1への親和性が高いとの報告もある．

現在，高血圧症治療薬に用いられているすべての Ca^{2+} チャネル遮断薬は，L型 Ca^{2+} チャネルの遮断により降圧作用を発揮する．ジヒドロピリジン系薬物のシルニジピンとベニジピンは，L型に加えて，N（non-Lあるいはneuron）型 Ca^{2+} チャネル遮断作用を併せもち，交感神経終末のN型 Ca^{2+} チャネルに作用して，反射性の交感神経活動の亢進を抑制する．さらに，同じくジヒドロピリジン系のエホニジピンは，L型に加えて，T（transient）型 Ca^{2+} チャネル遮断作用を併せもつ．T型 Ca^{2+} チャネルは，心臓のペースメーカー細胞や腎臓の輸入および輸出細動脈に発現することが知られている．腎臓の細動脈では，L型 Ca^{2+} チャネルは，主に輸入細動脈に存在する．そのため，L型

Ca²⁺ チャネルを遮断すると糸球体への圧負荷が増大する場合がある．一方で，T 型およびN型 Ca²⁺ チャネルは，輸出細動脈側にも発現するため，これらの遮断は，輸出細動脈も拡張させ腎臓への負荷を軽減し，腎保護作用を発揮すると考えられており，その有用性が注目されている．

[適　応] 本態性高血圧症，腎性高血圧症，狭心症など

[副作用]

〈ジヒドロピリジン系薬物〉頻脈，動悸，頭痛，顔面紅潮など

〈ジルチアゼム〉徐脈，心機能抑制など

[禁　忌] 妊婦または妊娠の可能性がある患者

〈ジヒドロピリジン系薬物〉心原性ショック，急性心筋梗塞などによる急性心不全，頭

Ca²⁺ チャネル遮断薬

ニカルジピン　　ニルバジピン　　ニソルジピン

ニトレンジピン　　マニジピン　　ベニジピン

バルニジピン　　フェロジピン　　シルニジピン

アラニジピン　　アラニジピン活性代謝物　　アゼルニジピン

ニフェジピン，エホニジピン，アムロジピン，ジルチアゼムは「Ca²⁺ チャネル遮断薬」参照

蓋内出血で止血が完成していない患者，脳卒中急性期で頭蓋内圧が亢進している患者〈ジルチアゼム〉重篤な低血圧，心原性ショック，Ⅱ度以上の房室ブロック，洞不全症候群，重篤なうっ血性心不全，重篤な心筋症（症状を悪化させるため）

5.3.3 レニン-アンギオテンシン-アルドステロン（RAA）系阻害薬

2章8.5（p 72参照）で示されているように，レニン-アンギオテンシン-アルドステロン系は，生体内の主要な昇圧系の1つであり，アンギオテンシンⅡ AT_1 受容体を介したさまざまな作用により血圧を上昇させる（図11-18）．本項では，アルドステロンを加えた，レニン-アンギオテンシン-アルドステロン系を抑制することにより降圧作用を示す薬物を解説する．

A アンギオテンシン変換酵素（ACE）阻害薬（2章8.5.4 p 74参照）

カプトプリル captopril, アラセプリル alacepril, エナラプリル enalapril, シラザプリル cilazapril, デラプリル delapril, リシノプリル lisinopril, ベナゼプリル benazepril, イミダプリル imidapril, テモカプリル temocapril, キナプリル quinapril, トランドラプリル trandolapril, ペリンドプリル perindopril

[薬理作用] ACE阻害薬は，ACEを選択的に阻害して，アンギオテンシンⅠからアンギオテンシンⅡへの変換を抑制し，血中アンギオテンシンⅡ濃度を低下させることにより降圧作用を発揮する．ACEは，カリクレイン-キニン系でブラジキニンを不活性代謝物に分解する酵素（キニナーゼⅡ）と同一の分子である．そのため，ACE阻害薬により，ブラジキニンの分解が抑制され，血中ブラジキニン濃度は上昇する．ブラジキニン

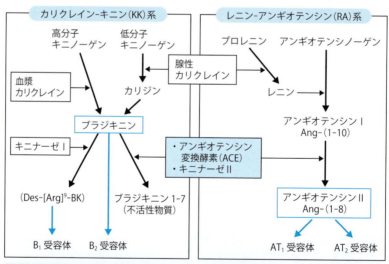

図11-18 レニン-アンギオテンシン系とカリクレイン-キニン系

は，血管内皮細胞のブラジキニン B_2 受容体を介して，NO 産生を増加させ血管拡張作用を示すことから，ACE 阻害薬の降圧作用の一部に寄与すると考えられている．

　カプトプリルおよびリシノプリルは，それら自体が活性本体であるのに対して，これら以外の薬物はプロドラッグであり，生体内でエステラーゼにより加水分解を受けて活性代謝物となる．たとえば，エナラプリルはエナラプリラートに加水分解されるほか，デラプリルは2種類の脱エステル体に，アラセプリルは，カプトプリルとデアセチルアラセプリルとなり，降圧作用を発揮する．

　ACE 阻害薬は，構造中に SH 基をもつ薬物（カプトプリルとアラセプリル）と COOH 基をもつ薬物に分類される．前者は，抗酸化作用を示すことから，臓器保護に寄与すると考えられているものの，亜鉛欠乏による副作用を引き起こすことがある．

[適　応]〈エナラプリル，リシノプリル〉本態性高血圧症，腎実質性高血圧症，腎血管性高血圧症，悪性高血圧，慢性心不全（軽症～中等症）
〈イミダプリル〉1型糖尿病に伴う糖尿病性腎症

[副作用]　血管浮腫，急性腎不全，高カリウム血症，横紋筋融解症，天疱瘡様症状など．血中ブラジキニン増加に伴い咳嗽を生じることがある．SH 基型の薬物は，亜鉛欠乏による味覚障害あるいは皮疹，腎障害を生じることがある．

[禁　忌]　血管浮腫の既往歴，デキストラン硫酸固定化セルロース，トリプトファン固定化ポリビニルアルコールまたはポリエチレンテレフタレートを用いた吸着器によるアフェレーシス施行中（ブラジキニンの代謝が妨げられ，ショックを起こす），アクリロニトリルメタリルスルホン酸 Na 膜（AN69）を用いた血液透析施行中（ブラジキニンの代謝が妨げられ，アナフィラキシーを起こす），妊婦，アリスキレンを投与中の糖尿病（非致死性脳卒中，腎機能障害，高カリウム血症および低血圧のリスク増加）

■ アンギオテンシン変換酵素阻害薬

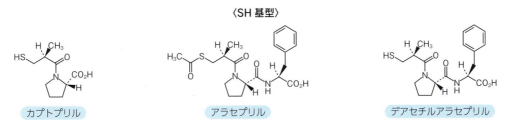

デラプリル　　デラプリルの活性代謝物

リシノプリル　　ベナゼプリル　　ベナゼプリラート

イミダプリル　　イミダプリラート

テモカプリル　　テモカプリラート

キナプリル　　キナプリラート

トランドラプリル　　トランドラプリラート

ペリンドプリル　　ペリンドプリラート

B アンギオテンシンⅡ（AT₁）受容体遮断薬（ARB）（2 章 8.5.4B p 76 参照）

ロサルタン losartan, カンデサルタン シレキセチル candesartan cilexetil, オルメサルタン メドキソミル olmesartan medoxomil, テルミサルタン telmisartan, イルベサルタン irbesartan, バルサルタン valsartan, アジルサルタン azilsartan

［薬理作用］ アンギオテンシンⅡ AT₁受容体に選択的に作用し，アンギオテンシンⅡの結合を競合的に阻害することで，アンギオテンシンⅡによる昇圧作用を抑制し，血圧を低下させる．多くのアンギオテンシンⅡ AT₁受容体遮断薬は，受容体からの解離速度が遅く，持続的な作用を示す［非克服性 insurmountable の拮抗様式（見かけ上の非競合的な拮抗様式）］．ロサルタンは，それ自身と活性代謝物（EXP-3174）がアンギオテンシンⅡ AT₁受容体を遮断し，その作用は後者のほうが強くかつ持続的である．カンデサルタンおよびオルメサルタンは，プロドラッグ化（カンデサルタン シレキセチルおよびオルメサルタン メドキソミル）されており，生体内で加水分解されて効果を発揮する．ロサルタンは，アンギオテンシンⅡ AT₁受容体遮断作用のほかに，尿酸トランスポーター（URAT1）を阻害する作用を併せもち，尿酸の再吸収を抑制する．した

アンギオテンシンⅡ AT₁受容体遮断薬

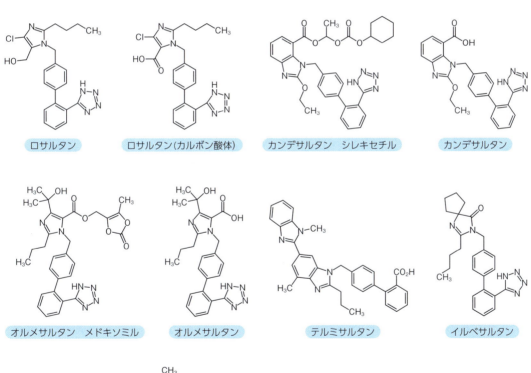

ロサルタン　　ロサルタン（カルボン酸体）　　カンデサルタン シレキセチル　　カンデサルタン

オルメサルタン メドキソミル　　オルメサルタン　　テルミサルタン　　イルベサルタン

バルサルタン　　アジルサルタン

がって，ロサルタンと利尿薬の併用（合剤）は，利尿薬の服用で生じる高尿酸血症の予防の観点からも有益である．テルミサルタンおよびイルベサルタンは，ペルオキシソーム増殖因子活性化受容体（PPAR）γ活性化作用を併せもつことから，アディポネクチンの産生増加などを介したインスリン抵抗性の改善効果が期待されている．

［適　応］〈カンデサルタン シレキセチル〉本態性高血圧症，腎実質性高血圧症，慢性心不全（軽症〜中等症）

〈ロサルタン〉タンパク尿を伴う2型糖尿病における糖尿病性腎症

［副作用］重大な副作用に，血管浮腫，急性腎不全，高カリウム血症，意識消失，横紋筋融解症，間質性肺炎などがある．

［禁　忌］妊婦，重篤な肝障害，アリスキレンを投与中の糖尿病（非致死性脳卒中，腎機能障害，高カリウム血症および低血圧のリスク増加）

C　直接的レニン阻害薬（2章 8.5.4C p 78 参照）

🔹 アリスキレン aliskiren

［薬理作用］レニン-アンギオテンシン-アルドステロン系の起点のレニンを選択的に阻害し，アンギオテンシノーゲンからアンギオテンシンIへの変換を抑制することで降圧作用を示す．レニン以外のアスパラギン酸プロテアーゼ類の酵素活性を阻害しないため，理論上副作用の出現は少ない．

［適　応］高血圧症

［副作用］血管浮腫，高カリウム血症，腎機能障害などを引き起こすことがある．（2章 8.5C p 78 参照）．

［禁　忌］妊婦，ACE阻害薬またはアンギオテンシンII AT_1 受容体遮断薬を投与中の糖尿病（非致死性脳卒中，腎機能障害，高カリウム血症および低血圧のリスク増加）．

直接的レニン阻害薬

アリスキレン

5.3.4　交感神経抑制薬

A　アドレナリン α_1 受容体遮断薬

🔹 プラゾシン prazosin, ブナゾシン bunazosin, テラゾシン terazosin, ドキサゾシン doxazosin, ウラピジル urapidil

［薬理作用］血管の収縮弛緩を担う血管平滑筋細胞は，交感神経終末から放出されたノルアドレナリンあるいは副腎髄質から放出されたアドレナリンによって収縮する．これらのカテコールアミンによる平滑筋細胞の収縮は，アドレナリン α_1 受容体を介した小胞体からの Ca^{2+} 遊離により生じる．したがって，アドレナリン α_1 受容体遮断薬は，血管への収縮刺激を遮断し，血管を拡張させることで血圧を低下させる．アドレナリン α 受容体遮断薬には，フェントラミンなどの非選択的遮断薬もあるが，アドレナリン α_2

受容体の遮断はノルアドレナリン遊離への負のフィードバック（ノルアドレナリン遊離の抑制）を抑制し，ノルアドレナリン遊離を増加させるため，一定の降圧効果が得られない．そのため，高血圧症の治療には，アドレナリン α_1 受容体選択的な遮断薬が用いられる（3 章 2.2.1 p 115 参照）．

[適　応]　〈共通〉本態性高血圧症，腎性高血圧症，〈プラゾシンを除く〉褐色細胞腫による高血圧症，〈ブナゾシンを除く〉前立腺肥大症に伴う排尿障害，〈ウラピジル〉神経因性膀胱に伴う排尿困難

[副作用]　起立性低血圧を生じることがあり，特に初回投与時に過度な降圧で意識消失を伴う場合がある．その他，不整脈，狭心症，心筋梗塞，脳血管疾患などを生じることがある．

アドレナリン α_1 受容体遮断薬

プラゾシン　　　　　ブナゾシン　　　　　テラゾシン

ドキサゾシン　　　　ウラピジル

B　アドレナリン β 受容体遮断薬

1）非選択的アドレナリン β 受容体遮断薬

プロプラノロール propranolol, ナドロール nadolol, ピンドロール pindolol, カルテオロール carteolol, ニプラジロール nipradilol

2）選択的アドレナリン β_1 受容体遮断薬

メトプロロール metoprolol, アテノロール atenolol, ビソプロロール bisoprolol, ベタキソロール betaxolol, アセブトロール acebutolol, セリプロロール celiprolol

3）アドレナリン α, β 受容体遮断薬

ラベタロール labetalol, カルベジロール carvedilol, ベバントロール bevantolol, アモスラロール amosulalol, アロチノロール arotinolol

[薬理作用]　アドレナリン β 受容体遮断薬は，心筋および腎臓の傍糸球体細胞のアドレナリン β_1 受容体遮断により降圧作用を示すと考えられている（3 章 2.2.1B p 116 参照）．心臓は，アドレナリン β_1 受容体刺激により，陽性変力・変時および変伝導作用を介して，心拍出量を増加させる．腎臓の輸入細動脈に分布する傍糸球体細胞もアドレナリン β_1 受容体刺激によりレニン分泌を増加させ，レニン-アンギオテンシン-アルドス

テロン系を活性化させ血圧を上昇させる．アドレナリンβ受容体遮断薬は，これらを抑制し降圧作用を発揮する．中枢移行性のある一部のアドレナリンβ受容体遮断薬は，中枢性アドレナリンβ受容体遮断により，交感神経系の活動性を低下させ，神経終末からのノルアドレナリンの遊離を抑制する機序も考えられるが，この作用の降圧効果への寄与は小さいとされている．

アドレナリンα, β受容体遮断薬は，アドレナリンα_1受容体の遮断による血管拡張作用を併せもつアドレナリンβ受容体遮断薬であり，血圧上昇に関与する交感神経系の両受容体を遮断することで強力な降圧効果が期待できる．加えて，アドレナリンβ受容体の遮断により誘発される内因性カテコールアミンのアドレナリンα_1受容体刺激による血管収縮も抑制することから，合理的な降圧が得られると考えられている．

アドレナリンβ受容体遮断薬は，受容体への選択性，膜安定化作用（MSA），ISA，脂溶性などの個々の薬物が異なった性質をもつ．加えて，ベタキソロールおよびベバントロールはCa^{2+}チャネル遮断作用を，ニプラジロールは構造中にニトロキシ基をもつことから一酸化窒素（NO）の遊離を介して血管拡張作用を示す．

[適　応]　〈ビソプロロール，カルベジロール〉本態性高血圧症，腎実質性高血圧症，褐色細胞腫による高血圧，狭心症，不整脈，虚血性心疾患または拡張型心筋症に基づく慢性心不全（薬物によって適応が異なる．詳しくは，3章2.2 p 117参照）．

[副作用]　心臓のアドレナリンβ_1受容体が遮断され，徐脈，房室ブロック，心不全の増悪をきたすことがある．非選択的アドレナリンβ受容体遮断薬は，気管支平滑筋のアドレナリンβ_2受容体遮断を介して気管支を収縮させるため，気管支喘息を悪化させる．アドレナリンβ_2受容体は血管平滑筋にも発現しており血管拡張に働くため，その遮断はアドレナリンα_1受容体を介した血管収縮反応を優位にし，結果として末梢循環障害（レイノー症状）を引き起こすことがある．なお，アドレナリンβ受容体遮断薬は，中枢性の副作用（不眠，幻覚，うつ状態など）を示すことが報告されている．

[禁　忌]　高度の徐脈，房室ブロック，洞房ブロック，洞不全症候群，糖尿病性ケトアシドーシス，代謝性アシドーシス，心原性ショック，肺高血圧による右心不全，強心薬または血管拡張薬の静注が必要な心不全，非代償性の心不全，壊疽など重度の末梢循環障害（末梢血管拡張を抑制し症状悪化），未治療の褐色細胞腫，妊婦

非選択的アドレナリンβ受容体遮断薬のなかには，気管支喘息および気管支痙攣誘

アドレナリンβ受容体遮断薬

ピンドロール　　　カルテオロール　　　ニプラジロール

セリプロロール　　　ラベタロール

ベバントロール　アモスラロール　アロチノロール

プロプラノロール，ナドロール，ビソプロロール，カルベジロールは「II群抗不整脈薬」を参照，メトプロロール，アテノロール，ベタキソロール，アセブトロールは，本章「4.4.3 アドレナリンβ受容体遮断薬」を参照

発のおそれ，異型狭心症にも禁忌の薬物がある．

C 中枢性交感神経抑制薬（アドレナリン α_2 受容体作動薬）

 クロニジン clonidine，**グアナベンズ** guanabenz，**α-メチルドパ** α-methyldopa

［薬理作用］　クロニジンおよびグアナベンズは，中枢のアドレナリン α_2 受容体を刺激し，交感神経系を抑制する．特に，脳幹（延髄）の血管運動中枢のアドレナリン α_2 受容体が刺激されると末梢血管が拡張する（3章2.1.2 p103 参照）．末梢のアドレナリン α_2 受容体にも作用し，交感神経終末からのノルアドレナリンの遊離を抑制する．

　α-メチルドパの降圧作用にはさまざま説がある（3章2.1.2 p104 参照）．当初，芳香族アミノ酸脱炭酸酵素阻害という生化学的特徴と降圧作用との関連に焦点が合わされていた．しかしながら，今日では，脱炭酸酵素阻害と降圧作用との関連は薄いと考えられており，後述の2つの機序が α-メチルドパの降圧効果に関与するとされている．①ノルアドレナリン含有神経細胞内に取り込まれ α-メチルノルアドレナリンとなり，偽神経伝達物質として放出され，クロニジンと同様に脳幹アドレナリン α_2 受容体刺激作用を介して血管を拡張させる（アドレナリン α_2 受容体刺激説）．② α-メチルノルアドレナリンは，ノルアドレナリンと比較してアゴニスト活性が弱いため，交感神経刺激に対する効果器［血管平滑筋（血管収縮），傍糸球体細胞（レニン分泌）など］の反応性が低下する（偽神経伝達作用説）．

［適　応］　本態性高血圧症，腎性高血圧症，悪性高血圧（α-メチルドパ）．

［副作用］　めまい，眠気，うつ状態，頭痛など中枢性の副作用や口渇，起立性低血圧，体液貯留を引き起こすことがある．クロニジンおよびグアナベンズでは，急な投与中止により血圧上昇，神経過敏，頻脈，不安感，頭痛などのリバウンド現象があらわれることがある．α-メチルドパは，クロニジンと比較して中枢性の副作用を起こしにくいが，溶血性貧血，血小板減少などの血液症状やSLE様の症状を引き起こすことがある．

［禁　忌］　急性肝炎，慢性肝炎・肝硬変の活動期，非選択的MAO阻害薬を投与中（α-メチルドパ，高血圧クリーゼ）

D 末梢性交感神経抑制薬（ラウオルフィアアルカロイド系薬）

レセルピン reserpine

[薬理作用] 交感神経系のモノアミン作動性神経終末にあるシナプス小胞の膜上や副腎髄質のクロム親和性細胞に存在する小胞モノアミントランスポーター（VMAT2）のモノアミン認識部位に結合し，モノアミンのシナプス小胞内への輸送を阻害することでカテコールアミンを枯渇させる（3 章 2.2.2 p 121 参照）．その結果，アドレナリン作動性の興奮伝達が遅発的ならびに持続的に遮断され降圧作用を示す．中枢神経系にも作用するが，降圧作用には関与しないとされている．

[適　応] 本態性高血圧症，腎性高血圧症，悪性高血圧（ほかの降圧薬と併用する），フェノチアジン系薬物の使用困難な統合失調症

[副作用] 重大な副作用として，うつ状態，眠気，めまい，錐体外路症状などの中枢神経症状，消化性潰瘍および徐脈などがある．

[禁　忌] うつ病・うつ状態（重篤なうつ状態を発現），消化性潰瘍，潰瘍性大腸炎（胃酸分泌が亢進し，症状を悪化させる），電気ショック療法を受けている患者（重篤な反応を起こす），妊婦

交感神経抑制薬

〈中枢性〉

クロニジン　　グアナベンズ　　メチルドパ　　メチルノルアドレナリン

〈末梢性〉

レセルピン

5.3.5　血管拡張薬

ニトロプルシドナトリウム sodium nitroprusside

[薬理作用] ニトロプルシドナトリウムは，NO 供与体の 1 つである．遊離した NO が cGMP の生合成酵素である可溶性グアニル酸シクラーゼを活性化し，血管平滑筋細胞の cGMP を増加させる．細胞内 cGMP の増加は，プロテインキナーゼ G（PKG）を介して，平滑筋細胞内の小胞体および細胞膜上の Ca^{2+} ポンプを活性化して細胞内の Ca^{2+} 濃度を低下させる．さらに PKG は，ミオシン軽鎖ホスファターゼを活性化し，ミオシン軽鎖の脱リン酸化を介して平滑筋細胞を弛緩させる（図 11-5）．ニトロプルシドナトリウムの投与により，急激な血圧低下が起こるので，連続的に血圧をモニタリングしながら，徐々に投与する必要がある．

[適　応] 手術時の低血圧維持，手術時の異常高血圧の救急処置

[副作用］　重大な副作用として，過度の低血圧，リバウンド現象などが報告されている．ニトロプルシドの代謝物にシアンが含まれるため，過量投与でシアン中毒が発現することがある．

[禁　忌］　脳の高度な循環障害（脳循環が抑制されるため），甲状腺機能（不全代謝物のチオシアンにより甲状腺機能が低下するため），レーベル Leber 病・たばこ弱視あるいはビタミン B_{12} 欠乏症（シアンの解毒処理能力が低下するため），重篤な肝機能・腎機能障害（血液循環が抑制されるため），高度な貧血，PDE5 阻害作用を有する薬剤（降圧作用が増強され，過度に血圧が低下するため）．

ヒドララジン hydralazine

[薬理作用］　ヒドララジンは，抗ヒスタミン作用をもつヒドララジン誘導体を探求する目的で合成された化合物で，そのなかで抗ヒスタミン作用より降圧作用が強い薬物として見出された経緯をもつ．降圧作用機序については，十分に解明されていないものの，末梢細動脈の血管平滑筋細胞で，可溶性グアニル酸シクラーゼを直接活性化し，血管を拡張させることが主作用であると考えられている．古くから高血圧治療に使用され，妊娠高血圧症候群による高血圧の適応を有している．

[適　応］　本態性高血圧症，妊娠高血圧症候群による高血圧，高血圧緊急症（注射のみ）

[副作用］　重大な副作用として，SLE 様症状，劇症肝炎，うっ血性心不全，麻痺性イレウス，呼吸困難，急性腎不全などが報告されている．その他，頻脈などを引き起こすことがある．

[禁　忌］　反射性交感神経亢進により心臓の仕事量が増加するため，虚血性心疾患，大動脈弁狭窄，僧帽弁狭窄および拡張不全による心不全，高度の頻脈および高心拍出性心不全，肺高血圧症による右心不全，解離性大動脈瘤の症状を悪化させる．また，血管拡張作用により頭蓋内出血を悪化させるため，頭蓋内出血急性期の患者には禁忌

血管拡張薬

ニトロプルシドナトリウム　　　ヒドララジン

6　低血圧症治療薬 （表 11-9）

6.1　低血圧症とは

　低血圧症は，国内では明確な基準が設定されていないものの，一般に収縮期血圧が 100 mmHg 未満を目安に診断される．拡張期血圧についての基準値はなく，血圧が低下していても生体の恒常性が維持できていれば病的であるとはみなされない．低血圧は，慢性的に低血圧状態であるが明確な基礎疾患が不明な本態性低血圧と原因や基礎疾患が明らかな二次性（症候性）低血圧に大別される．また，起立によって血圧が低下する起立性低血圧，食後に起こる食事性低血圧，入浴

表 11-9 低血圧症治療に用いられる薬物

分類	薬物名
カテコールアミン系昇圧薬	アドレナリン，ドロキシドパ
非カテコールアミン系昇圧薬	ミドドリン
その他	アメジニウム，エチレフリン

時に生じる入浴時低血圧など行動や状態に起因して生じる一過性低血圧もある．

　低血圧によって引き起こされる症状には，脳虚血症状（めまい，立ちくらみ，頭痛），心虚血症状（胸痛，前胸部圧迫感），消化器症状（悪心，食欲不振），精神症状（不眠，不安），動悸，振戦などがある．通常，本態性低血圧および一過性低血圧は，食事療法や運動療法で血圧の是正を試みるが，生活習慣の修正によっても効果がなく，自覚症状が強い場合には低血圧症治療薬（昇圧薬）による薬物治療が行われる．

　生体内へのアレルゲンなどの侵入で，複数臓器に全身性アレルギー症状が惹起され，生命に危機を与える過敏反応をアナフィラキシーと呼ぶ．さらに，血圧低下や意識障害を伴う場合をアナフィラキシーショックと呼ぶ．アナフィラキシーは，食物（消化管アレルギー），刺咬昆虫の毒，薬物などで惹起される．多くは即時型（I型）アレルギーで，IgEを介したマスト細胞および好塩基球からのケミカルメディエーターの放出によって症状があらわれる．重症のアナフィラキシーと診断された場合あるいはそれが強く疑われる場合には，第1選択薬として，アドレナリンの大腿部への筋注を行い，血圧の低下および気道の閉塞を改善させる．第2選択薬としては，ヒスタミンH_1受容体遮断薬やアドレナリン$β_2$受容体作動薬，糖質コルチコイドなどが用いられる．

6.2 低血圧症治療薬（昇圧薬）

6.2.1 カテコールアミン系昇圧薬（3章2.1.2 p 98 参照）

アドレナリン adrenaline

［薬理作用］　アドレナリンは，アドレナリン$α$および$β$受容体刺激を介して，アナフィラキシーの症状を改善させる．アドレナリン$α_1$受容体の刺激は，血管を収縮させることにより末梢血管抵抗を増大させ血圧を上昇させると同時に，気道粘膜の浮腫を抑制する．さらに，アドレナリン$β_1$受容体刺激は，心拍出量を増加させ，アドレナリン$β_2$受容体の刺激は，気管支を拡張し呼吸症状を改善すると同時にマスト細胞からのケミカルメディエーターの放出を減少させる．

［適応］　ハチ毒，食物および薬物などに起因するアナフィラキシー反応に対する補助治療（アナフィラキシーの既往のある人またはアナフィラキシーを発現する危険性の高い人に限る）

［副作用］　肺水腫（血圧異常上昇），呼吸困難，心停止（頻脈，不整脈）など

ドロキシドパ droxidopa

［薬理作用］　ドロキシドパは，生体内でノルアドレナリンとなり血圧を上昇させる．

［適応］　シャイ-ドレーガー Shy-Drager 症候群あるいは家族性アミロイドポリニューロパチーにおける起立性低血圧，失神，立ちくらみの改善，起立性低血圧を伴う血液透析患者におけるめまい・ふらつき・立ちくらみ，倦怠感，脱力感の改善，パーキンソン病におけるすくみ足，立ちくらみの改善

［副作用］　悪心，血圧上昇，頭痛・頭重感，幻覚・妄想など

[禁　忌] 妊婦，閉塞隅角緑内障（眼圧上昇）の患者

■ カテコールアミン系昇圧薬

アドレナリン　　　　　ドロキシドパ

6.2.2　非カテコールアミン系昇圧薬

ミドドリン　midodrine
[薬理作用] ミドドリンは，選択的なアドレナリン α_1 受容体刺激作用を示すジメトキシフェニルアミノエタノール（DMAE）をグリシン修飾したプロドラッグである．生体内で DMAE となり，血管平滑筋細胞のアドレナリン α_1 受容体を刺激して血管を収縮させ，拡張期および収縮期血圧を上昇させる（3章 2.1.2 p 103 参照）．
[適　応] 本態性低血圧，起立性低血圧
[副作用] 頭痛，悪心，腹痛など
[禁　忌] 甲状腺機能亢進症，褐色細胞腫のある患者

■ 非カテコールアミン系昇圧薬

ミドドリン

6.2.3　その他の昇圧薬

アメジニウム　amezinium
[薬理作用] アメジニウムは，ノルアドレナリンと競合して末梢の交感神経終末に取り込まれるため，ノルアドレナリンの再取り込みが抑制される（3章 2.1.5 p 111 参照）．さらに，神経終末に取り込まれたアメジニウムは MAO を阻害し，ノルアドレナリンの分解を抑制することで間接的に交感神経機能を亢進させ血圧を上昇させる．
[適　応] 本態性低血圧，起立性低血圧，透析施行時の血圧低下の改善
[副作用] 動悸，頭痛，嘔気・嘔吐，ほてり感，高血圧など
[禁　忌] 高血圧症，甲状腺機能亢進症，褐色細胞腫，狭隅角緑内障，残尿を伴う前立腺肥大のある患者

エチレフリン　etilefrine
[薬理作用] エチレフリンは，アドレナリン α_1 および β 受容体刺激作用により，心拍出量および収縮期血圧を上昇させる（3章 2.1.2 p 102 参照）．静脈血管では，その緊張度を是正して末梢血管抵抗を減弱し，血液循環を改善する．
[適　応] 本態性低血圧，症候性低血圧，起立性低血圧

［副作用］　心悸亢進，口渴，悪心など
［禁　忌］　甲状腺機能亢進症，高血圧症の患者.

その他の昇圧薬

アメジニウム

エチレフリン

7 末梢循環改善薬

7.1 末梢循環障害

　末梢循環障害は，バージャー Buerger 病（閉塞性血栓血管炎），閉塞性動脈硬化症，糖尿病性細動脈硬化症などの閉塞性動脈疾患やレイノー Raynaud 病および先端紫藍症などの血管機能障害，あるいは，SLE，多発性関節リウマチ，神経障害および内分泌疾患に伴って生じる末梢部位の血液循環障害をいう．治療には，血管拡張作用や血小板凝集抑制作用を示す薬物が用いられる．肺動脈性肺高血圧症は，心臓から肺に血液を送る肺動脈の末梢の小動脈の内腔が狭くなり，肺動脈の血圧（肺動脈圧）が高くなる疾患で，その成因によって原発性肺高血圧症と特定の疾患に伴う肺高血圧症に大別されるが，いずれも予後は不良で，確定診断後の平均生存期間は 2〜3 年とされている．肺高血圧症には，さまざまな薬物治療が試みられ，現在では肺血管を拡張させる薬物が用いられるようになり，その治療効果が期待されている．

7.2 末梢循環改善薬（表 11-10）

7.2.1 ニコチン酸類

ヘプロニカート hepronicate，ニコチン酸 nicotinic acid，ニコチン酸アミド nicotinamide，トコフェロールニコチン酸エステル tocopherol nicotinate

　［薬理作用］　ニコチン酸は，生体内で NAD^+ または $NADP^+$ に変換されたのち，いくつかの脱水素酵素の補酵素として作用し，脂質代謝改善作用，血管平滑筋の直接的弛緩

表 11-10　末梢循環改善薬

分　類		薬物名
ニコチン酸類		ヘプロニカート，ニコチン酸，ニコチン酸アミド，トコフェロールニコチン酸エステル
プロスタグランジン類	PGE_1 製剤	アルプロスタジル，リマプロスト
	PGI_2 製剤	エポプロステノール，ベラプロスト，トレプロスチニル，イロプロスト
	非プロスタノイド	セレキシパグ
アドレナリン β 受容体作動薬		イソクスプリン
ホスホジエステラーゼ阻害薬	PDE3 阻害薬	シロスタゾール
	PDE5 阻害薬	シルデナフィル，タダラフィル
エンドセリン受容体遮断薬		ボセンタン，アンブリセンタン，マシテンタン
可溶性グアニル酸シクラーゼ活性化薬		リオシグアト

作用，血小板凝集抑制作用を示す．ヘプロニカートは，ニコチン酸でみられる一過性の血中濃度上昇を示さず，持続的な作用を示すニコチン酸誘導体である．トコフェロールニコチン酸エステルは，ビタミン E とニコチン酸をエステル結合させた誘導体で，微小循環系改善，脂質代謝改善，血管強化，血小板凝集抑制および血中酸素分圧上昇などの作用がある．

[適　応]　〈ヘプロニカート〉レイノー病，バージャー病，閉塞性動脈硬化症などの末梢循環障害，凍瘡，凍傷．

〈ニコチン酸およびニコチン酸アミド〉ニコチン酸欠乏症の予防および治療，ニコチン酸の需要が増大し，食事からの摂取が不十分な際の補給，口角炎，口内炎，舌炎，接触皮膚炎，湿疹，光線過敏性皮膚炎，メニエール症候群，末梢循環障害（レイノー病，四肢冷感，凍瘡，凍傷），耳鳴・難聴，SMON によるしびれ感のうちニコチン酸の欠乏または代謝障害が関与すると推定される場合．

〈トコフェロールニコチン酸エステル〉高血圧症，脂質異常症を伴う随伴症状，閉塞性動脈硬化症に伴う末梢循環障害．

[副作用]　心悸亢進，口渇，悪心など．

[禁　忌]　〈ヘプロニカート〉妊婦．〈ニコチン酸〉重症低血圧または動脈出血．

■ ニコチン酸類

ヘプロニカート　　　　　ニコチン酸　　　　　ニコチン酸アミド

トコフェロールニコチン酸エステル

7.2.2　プロスタグランジン類（2 章 8.4 p 66 参照）

　プロスタグランジン（PG）は，血管平滑筋細胞および血小板のプロスタノイド受容体に作用し，末梢循環を改善させる．プロスタノイド EP_2 および EP_4 受容体，プロスタノイド IP 受容体は，それぞれ G_s タンパク質に共役しており，細胞内 cAMP の増加を介して血管弛緩作用および血小板凝集抑制作用を示すことから，そのアゴニストが治療薬として用いられる（表 11-10）．

A　プロスタグランジン E_1（PGE_1）製剤

アルプロスタジル alprostadil，リマプロスト limaprost

　[薬理作用]　PGE_1 であるアルプロスタジルおよび経口投与可能な PGE_1 誘導体であるリマプロストは，それぞれプロスタノイド EP_2 および EP_4 受容体に作用し，血管弛緩

作用および血小板凝集抑制作用を示す．

［適　応］〈アルプロスタジルおよびアルプロスタジル アルファデクス（α-シクロデキストリン包接化合物）〉慢性動脈閉塞症における四肢潰瘍ならびに安静時疼痛の改善，振動病における末梢血行障害に伴う自覚症状の改善ならびに末梢循環・神経・運動機能障害の回復，糖尿病における皮膚潰瘍の改善，動脈管依存性先天性心疾患における動脈管の開存

〈アルプロスタジル〉進行性全身性硬化症・SLEにおける皮膚潰瘍の改善

〈リマプロスト アルファデクス〉閉塞性血栓血管炎に伴う潰瘍，疼痛および冷感などの虚血性諸症状の改善，後天性の腰部脊柱管狭窄症（SLR試験正常で，両側性の間欠跛行を呈する患者）に伴う自覚症状（下肢疼痛，下肢しびれ）および歩行能力の改善

［副作用］重大な副作用として，意識消失，間質性肺炎，心不全，脳出血，AST・ALTの著しい上昇などを伴う肝機能障害，黄疸，無呼吸発作などがあらわれることがある．

［禁　忌］子宮筋収縮作用が示されているため，妊婦には禁忌となっている．その他，重篤な心不全，出血のある患者には禁忌．アルプロスタジル アルファデクスはこれらに加え，重症の動脈硬化症および心臓あるいは脳に高度な循環障害，重症の肝疾患・腎疾患，非代償性の高度の出血，ショック状態および呼吸不全，未治療の貧血に禁忌

B　プロスタサイクリン（PGI₂）製剤

エポプロステノール epoprostenol，**ベラプロスト** beraprost，**トレプロスチニル** treprostinil，**イロプロスト** iloprost

［薬理作用］PGI₂製剤であるエポプロステノール，経口投与可能なPGI₂誘導体であるベラプロストおよびトレプロスチニルは，それぞれプロスタノイドIP受容体に作用し，血管拡張作用および血小板凝集抑制作用を示す．同じくPGI₂誘導体のイロプロストは，PGI₂よりも高い化学的安定性とより長い半減期を有しており，吸入薬として用いられる．

［適　応］〈エポプロステノール，トレプロスチニル，イロプロスト〉肺動脈性肺高血圧症
〈ベラプロスト〉原発性肺高血圧症，慢性動脈閉塞症に伴う潰瘍，疼痛および冷感の改善

［副作用］出血傾向，間質性肺炎，肝機能障害，狭心症，心筋梗塞など

［禁　忌］血小板凝集抑制作用により，出血を助長するため，出血しているまたは出血リスクが高い患者に禁忌．トレプロスチニルは，右心不全の急性増悪時の患者，重篤な左心機能障害，重篤な低血圧．イロプロストは，肺静脈閉塞性疾患を有する肺高血圧症（血管拡張作用により，肺水腫を誘発する），重度の冠動脈疾患または不安定狭心症，6ヵ月以内に心筋梗塞を発症，医師の管理下にない非代償性心不全，重度の不整脈，3ヵ月以内に脳血管障害を発症，肺高血圧症に関連しない心機能障害を伴う先天性または後天性心臓弁疾患（安全性が未確立のため）の患者には禁忌

C　選択的プロスタノイドIP受容体作動薬（非プロスタノイド）

セレキシパグ selexipag

［薬理作用］非プロスタノイドのプロスタノイドIP受容体作動薬で，生体内で活性代謝物（MRE-269）となり，主にMRE-269がIP受容体に作用し，肺動脈平滑筋細胞内のcAMPを増加させ，平滑筋弛緩および平滑筋細胞の増殖抑制を介して，肺血行動態を改善させる．

[適　応]　肺動脈性肺高血圧症

[副作用]　重大な副作用として，低血圧，出血，甲状腺機能異常がある．その他，頭痛，浮動性めまい，潮紅，下痢，悪心，腹痛，筋肉痛など

[禁　忌]　重度の肝障害（血中濃度が著しく上昇するため），肺静脈閉塞性疾患を有する肺高血圧症の患者（血管拡張作用により，肺水腫を誘発する）

■ プロスタグランジン製剤

アルプロスタジル　　　　　　　　　　リマプロスト

エポプロステノール　　　ベラプロスト　　　トレプロスチニル

イロプロスト　およびC*位エピマー　　　　　セレキシパグ

7.2.3　アドレナリンβ受容体作動薬

🔹 イソクスプリン　isoxsuprine

[薬理作用]　血管平滑筋細胞のアドレナリンβ_2受容体を刺激して，血管を拡張させる（3章 2.1.2C p 105 参照）．

[適　応]　ビュルガー Bürger 病，閉塞性動脈硬化症，血栓性静脈炎，静脈血栓症，レイノー病およびレイノー症候群，凍瘡，凍傷，特発性脱疽，糖尿病による末梢血管障害，頭部外傷後遺症，子宮収縮の抑制（切迫流・早産，過強陣痛），月経困難症

■ アドレナリンβ受容体作動薬

イソクスプリン

［副作用］　心悸亢進，めまい，顔面紅潮，血圧低下など
［禁　忌］　脳出血，分娩直後，胎盤早期剥離の患者

7.2.4　ホスホジエステラーゼ（PDE）阻害薬

シロスタゾール cilostazol

［薬理作用］　cAMP の分解酵素である PDE3 を選択的に阻害し，細胞内 cAMP の増加を介して，血管弛緩作用および血小板凝集抑制作用を示す（14 章 4.1.3 p 586 参照）．
［適　応］　慢性動脈閉塞症に基づく潰瘍，疼痛および冷感などの虚血性諸症状の改善，脳梗塞（心原性脳塞栓症を除く）発症後の再発抑制
［副作用］　重大な副作用として，うっ血性心不全，心筋梗塞，狭心症，心室頻拍などがある．その他，頭痛・頭重感，頻脈を生じることがある．
［禁　忌］　出血，うっ血性心不全，妊婦

シルデナフィル sildenafil，**タダラフィル** tadalafil

［薬理作用］　cGMP の分解酵素である PDE5 を選択的に阻害し，細胞内 cGMP の増加を介して，血管弛緩作用および血小板凝集抑制作用を示す（13 章 3.2 p 550 参照）．
［適　応］　肺動脈性肺高血圧症，勃起不全，前立腺肥大症に伴う排尿障害（タダラフィル）
［副作用］　頭痛，潮紅，鼻出血，めまいなど
［禁　忌］　硝酸薬または一酸化窒素供与薬（細胞内 cGMP 濃度が上昇し，降圧作用が増強する），可溶性グアニル酸シクラーゼ刺激薬を投与中（細胞内 cGMP 濃度が上昇し，全身血圧に相加的な影響を及ぼす），重度の腎・肝障害（血漿中濃度が上昇），CYP3A4 を強く阻害する薬物あるいは CYP3A4 を強く誘導する薬物を長期的に投与中（薬物代謝に影響を及ぼす），アミオダロンを投与中（シルデナフィル，QT 延長作用が増強する）の患者には禁忌

■ ホスホジエステラーゼ阻害薬

シロスタゾール　　　シルデナフィル　　　タダラフィル

7.2.5　エンドセリン受容体遮断薬

ボセンタン bosentan，**アンブリセンタン** ambrisentan，**マシテンタン** macitentan

［薬理作用］　エンドセリン（エンドセリン-1，ET-1）は，血管平滑筋細胞のエンドセリン ET_A および ET_B 受容体に作用してその収縮を惹起する．血管内皮細胞のエンドセリン ET_B 受容体に作用すると PGI_2 および NO の遊離を増加させる．肺高血圧症患者の血漿と肺組織では ET-1 濃度が上昇しており，肺高血圧症の病因的な役割を果たしていると考えられる．ボセンタンおよびマシテンタンは，エンドセリン ET_A および ET_B 受

容体を非選択的に遮断する一方で，アンブリセンタンは，ET_A 受容体選択性の高い薬物であり，いずれも肺高血圧症治療薬として用いられる．
[適応]〈共通〉肺動脈性肺高血圧症．〈ボセンタン〉全身性強皮症における手指潰瘍の発症抑制
[副作用] 頭痛，潮紅，鼻閉を生じることがある．重大な副作用として，貧血，体液貯留，心不全，間質性肺炎が報告されている．マシテンタンは，ほかの薬物と比較して，体液貯留や間質性肺炎などの副作用を生じにくい薬物として開発された．
[禁忌] 妊婦，中等度あるいは重度の肝障害に禁忌（肝障害を増悪させる）
〈ボセンタン〉薬物代謝に影響を及ぼすため，シクロスポリンまたはタクロリムス，グリベンクラミドを投与中の患者
〈マシテンタン〉強い CYP3A4 誘導薬を投与中の患者

■ エンドセリン受容体遮断薬

ボセンタン　　　アンブリセンタン　　　マシテンタン

7.2.6 可溶性グアニル酸シクラーゼ活性化薬

● リオシグアト　riociguat

[薬理作用] 血管平滑筋細胞の可溶性グアニル酸シクラーゼを直接活性化し，血管を拡張させる．
[適応] 外科的治療不適応または外科的治療後に残存・再発した慢性血栓塞栓性肺高血圧症，肺動脈性肺高血圧症
[副作用] 重大な副作用として，肺出血が報告されている．その他，めまい，消化不良などを生じることがある．
[禁忌] 妊婦，重度の肝機能障害，重度の腎機能障害，硝酸薬または一酸化窒素供与薬を投与中（細胞内 cGMP 濃度が上昇し，降圧作用が増強する），PDE5 阻害剤を投与中（細胞内 cGMP 濃度が上昇し，全身血圧に相加的な影響を及ぼす），アゾール系抗真菌薬，HIV プロテアーゼ阻害薬を投与中（CYP および P 糖タンパク質/BCRP 阻害により薬物代謝に影響を及ぼす）の患者には禁忌

■ 可溶性グアニル酸シクラーゼ活性薬

リオシグアト

12章 代謝系薬理

　生活習慣病 lifestyle-related diseases とは，食生活および運動習慣などの生活習慣に起因する疾患の総称である．悪性腫瘍，心臓病および脳血管疾患のほかに，脂質異常症，糖尿病，高血圧症，高尿酸血症（痛風）などが加わる．これら疾患は，いずれも生体の代謝系の異常により誘発される．平成26年度の調査では，高血圧症患者数は約1000万人，糖尿病は約300万人，脂質異常症は約200万人，高血圧症以外の心疾患は約170万人，悪性新生物（がん）は約160万人，脳血管疾患は約120万人および痛風患者数は約90万人と膨大な数となっている．これらの数値は実際に，患者と診断された場合のものである．一方，発症する危険性が高い予備群を含めるとその数は数倍に膨れ上がることとなるため，このような生活習慣病患者数の増加は，わが国の深刻な医療問題に発展している．悪性腫瘍，心疾患，高血圧症および脳血管疾患はすでに他章にて解説されているので，本章では，糖尿病，脂質異常症，高尿酸血症・痛風，骨粗鬆症および Ca^{2+} 代謝異常症への治療薬について解説する．

1 糖尿病治療薬

　糖尿病 diabetes mellitus は，血液中のグルコース濃度，すなわち血糖値の高い状態が持続することを主な徴候（主徴）とする代謝性疾患の1つである．わが国では高血圧症に次ぐ患者数で，その予備軍を含めると数百万人が対象者数となる．血糖値は，血中グルコース濃度を上昇させる機序と逆にそれを低下させる機序の平衡により一定値に調節されている．前者は，グルカゴンを主とする以外に糖質コルチコイドおよびアドレナリンなどの複数のホルモンが関与する．一方，後者はインスリンのみとなる．そのため，糖尿病での高血糖はインスリンの機能が低下した状態で誘発されるようになる．インスリンの不足した状態が重篤化すると，ケトアシドーシスおよび脱水状態に陥り，さまざまな合併症が引き起こされる．

　細胞内に取り込まれたグルコースは，解糖系からミトコンドリアのTCA回路を経て酸化的リン酸化経路へと至るエネルギー産生の基質となる．エネルギー産生では脂肪酸も基質になりうるが，TCA回路と解糖系のクロストークにより，解糖系が起動していないとTCA回路へのアセチルCoAの取り込み能が低下する．脂肪酸を基質とする効率よいエネルギー産生も糖代謝系が正常に起動してはじめて可能となる．糖尿病では糖代謝能が低下するので，脂肪酸から供給されるアセチルCoAがTCA回路で利用されなくなるため，過剰になったアセチルCoAをアセト酢酸およびアセトンに変換し，これら代謝産物がケトアシドーシスを誘発することとなる．その結果，全身の細胞機能が低下することとなり，神経性障害などの重篤な二次性障害が誘発される．つまり，糖尿病は，生体のエネルギー代謝が障害されることによる全身性の代謝疾患と考えられている．

糖尿病は，1型糖尿病と2型糖尿病に大別される．従来，若年発症型糖尿病と呼ばれていたのが1型糖尿病である．別名，インスリン依存性糖尿病 insulin-dependent diabetes mellitus（IDDM）とも呼ばれる．膵ランゲルハンス島β細胞の病変（機能低下）により，生体内で要求されるインスリン量を内分泌できないことにより誘発される．一方，2型糖尿病はインスリン非依存性糖尿病 non-insulin-dependent diabetes mellitus（NIDDM）と呼ばれる．別名，成人型糖尿病とも呼ばれ，インスリン分泌能はあるものの，生体が要求するインスリン分泌能を発揮できないため，相対的なインスリン不足に陥ることで誘発される．その他には，妊娠時に発症する妊娠糖尿病がある．この定義は，妊娠前には糖尿病を発症していないことが前提となっており，妊娠中に発症した，あるいは妊娠中にはじめて診断された軽度の血糖値異常（上昇）のことを指す．そのため，妊娠中に発症した明らかな糖尿病と診断されるものは含まれない．これは胎盤からのインスリン抵抗性を上昇させる因子の放出によるものである．妊娠時の高血糖は，胎児の過剰な発育（巨大児）を引き起こすだけでなく，新生児の心肥大，多血症，低血糖，電解質異常など代謝的障害の誘因となる．

糖尿病はさまざまな障害，すなわち合併症を誘発する．ケトアシドーシスのほかに重篤なのが，糖尿病性神経障害および糖尿病性腎症である．糖尿病により，神経系に知覚鈍麻，疼痛およびしびれ感を生じさせる．これは神経組織の障害によるもので，視神経が傷害されると失明に至る．この糖尿病による視覚障害は，緑内障によるものと双璧をなす．糖尿病は腎機能障害も誘発し，糖尿病性腎症と呼ばれている．これは，糖尿病による高血糖が全身の血管組織の弾性を低下させる全身性血管障害によるものである．腎臓で血液の濾過を行う糸球体を形成する毛細血管が傷害され，尿生成不全に陥る．横紋筋融解症のような急性腎不全とは異なり，経時的に腎機能が低下するため，患者の自覚はほとんどない．症状が進行すると，血糖値の制御に加え，電解質摂取の制御も必須となる．対処法は厳格な血糖値の制御と血管拡張による血流の維持しかない．重篤化すると透析の対象となる．

糖尿病の引き金は，インスリンへの感受性の低下を含めたインスリンの供給を上回る消費の増大により誘発される．そのため，インスリンの補充は最も効率のよい薬物治療となる．糖尿病の高血糖には，1型および2型を問わずインスリンが用いられる．インスリンは，膵臓のランゲルハンス島β細胞（B細胞）から内分泌されるペプチドホルモンである．プレプロインスリンとして翻訳され，小胞体内でプロインスリンに変換される．さらにプロインスリンはCペプチドが切除されることにより，インスリンへと成熟する（7章6.2 p 305参照）．血中グルコース濃度が上昇すると，ランゲルハンス島β細胞内にグルコーストランスポーター2 glucose transporter 2（GLUT2）を介してグルコースが取り込まれ，エネルギー産生が亢進される．その結果，細胞内のATP量が増加し，細胞膜のATP感受性K^+（K^+_{ATP}）チャネルが閉じる．その結果，細胞膜の再分極が抑制され，Ca^{2+}チャネルへの抑制が解除され，脱分極方向に膜電位の平衡状態が傾く．この細胞膜の脱分極により，インスリンが分泌され，血糖値を低下させる．そのため，ランゲルハンス島β細胞膜のK^+_{ATP}チャネルを遮断することで，インスリン分泌量を増加させることが可能となる（図12-1）．後述するスルホニル尿素（SU）剤は，このK^+_{ATP}チャネルを標的としたチャネル遮断薬である（表12-1）．

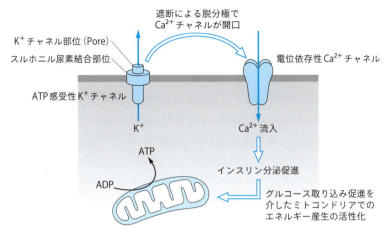

図 12-1 グルコースによるインスリン分泌過程

表 12-1 糖尿病治療薬の分類

分類		薬物
インスリン製剤	超速効型	インスリン リスプロ, インスリン アスパルト, インスリン グルリジン
	速効型	ヒト中性インスリン, インスリン注射液
	中間型	ヒトイソフェンインスリン水性懸濁液, 二相性プロタミン結晶性インスリンアナログ水性懸濁注射液（混合型）
	持効型	インスリン グラルギン, インスリン デテミル, インスリン デグルデク
GLP-1 受容体作動薬		リラグルチド, エキセナチド, リキシセナチド, デュラグルチド
DPP-4 阻害薬		シタグリプチン, ビルダグリプチン, アログリプチン, リナグリプチン, テネリグリプチン, アナグリプチン, サキサグリプチン, トレラグリプチン, オマリグリプチン
スルホニル尿素系薬	第1世代	クロルプロパミド, アセトヘキサミド, グリクロプラミド
	第2世代	グリクラジド, グリベンクラミド
	第3世代	グリメピリド
速効型インスリン分泌促進薬		ナテグリニド, ミチグリニド, レパグリニド
ビグアナイド系薬物		ブホルミン, メトホルミン
α-グルコシダーゼ阻害薬		アカルボース, ボグリボース, ミグリトール
インスリン抵抗性改善薬		ピオグリタゾン
SGLT2 阻害薬		イプラグリフロジン, トホグリフロジン, ダパグリフロジン, ルセオグリフロジン, カナグリフロジン, エンパグリフロジン
糖尿病性神経障害治療薬		エパルレスタット, プレガバリン, デュロキセチン, メキシレチン

1.1 インスリン製剤 insulin

インスリンは，遺伝子組換えあるいはインスリン誘導体（インスリンアナログ）が使用され，薬物としての作用時間で超速効型，速効型，中間型および持続型に分類される（**表 12-1**）．（7章 6.4 p 308 参照）さらに，さまざまな作用時間のインスリンを組み合わせた混合型も用いられている．インスリンは，Zn^{2+} と六量体の錯体を形成する．この錯体からインスリンが解離しやすくなると血糖値の低下作用が速効性となり，逆に解離しにくくなると遅効性かつ持続性の血糖降下作用を発揮する．

1.1.1 薬物の特徴とその適応

A 超速効型インスリン

超速効型には，インスリン リスプロ insulin lispro，インスリン アスパルト insulin aspart，およびインスリン グルリジン insulin glulisine がある．注入後，速やかに血糖降下作用が発揮され，ほかのインスリン製剤よりも生理的なインスリン分泌パターンに近いことが特徴である．最大効果は投与後20分以内にあらわれ，作用時間は3〜5時間程度で短い．このような性質から食後高血糖の時間帯での作用を狙い，食直前での投与（注射）で最も効率的な薬効が得られる．インスリンB鎖の28番目のプロリン残基と29番目のリジン残基を入れ替えたのが，インスリン リスプロである．このプロリン残基をアスパラギン酸に置換したのがインスリン アスパルトである．これらインスリン誘導体は，製剤中では六量体になっているものの，生体内への注入後（筋注あるいは皮下注）に速やかに二量体および単量体へと解離し，インスリンの生理活性を発揮する．一方，インスリン グルリジンは，B鎖3位のアスパラギン残基をリジンに，かつ29位のリジン酸残基をグルタミン酸に置換したもので，単量体のインスリンでも安定に存在できる．そのため，二量体あるいは六量体をほとんど形成しない．

B 速効型インスリン

速効型には，ヒト中性インスリンおよびインスリン注射液がある．即効型インスリンあるいはレギュラーインスリンと呼ばれることもある．生体内で産生されるインスリンと同じ構造を有する．Zn^{2+} と錯体を形成することで，安定性を確保している．超速効型インスリンに次いで投与後の二量体および単量体への解離が速い．投与後，比較的早い時間に血糖降下作用があらわれる．最大効果には投与後30分位で到達するので，食前30分を目安に投与し，食後高血糖を防止する目的で用いられる．投与後，5〜8時間くらいの作用時間となる．

C 中間型インスリン

中間型には，ヒトイソフェンインスリン水性懸濁液がある．イソフェンインスリンは，neutral protamine hagedorn（NPH）インスリンとも呼ばれ，Zn^{2+} およびプロタミンを添加することで結晶化されたものである．同様に Zn^{2+} およびプロタミンが添加されているインスリン リスプロ insulin lispro（遺伝子組換え）もある．最大効果を発揮するのは投与後1時間以降で，持続時間は約20時間である．血中インスリン濃度が急激に上昇することはなく，緩徐な血中濃度上昇の後，一定値が持続されるので，1日2回の投与により血中インスリン濃度を制御するために使用される．就寝前に投与することもある．超速効型あるいは即効型インスリンとの組み合わせで，遅効性を改善するのが混合型インスリンと呼ばれるもので，二相性プロタミン結晶性インスリンアナログ水性懸濁注射液などがある．即効型と中間型の混合製剤で，両者の混合比率で作用発現時間およびその後の作用時間が調節される．

D 持効型インスリン（持続型インスリン）

持効型あるいは持続型と呼ばれる薬物群には，インスリン グラルギン insulin glargine，インスリン デテミル insulin detemir およびインスリン デグルデク insulin degludec がある．いずれもインスリン構造の一部を遺伝子組換えにより修飾したもので，その作用時間は24〜48時間に及ぶ．食後の高血糖を制御するのではなく，インスリンの血中濃度の維持，すなわちインスリン基礎分泌の制御を目的として用いられる．作用時間は長時間にわたるが，即効性ではない．インスリン

グラルギンは，組織液のpHでは，その溶解度が低下し微細な沈殿を生じる．この沈殿から徐々にインスリンが溶出されることで長時間の放出を可能としている．インスリン デテミルは，アルブミンへの親和性が高く，投与後，速やかにアルブミンと複合体を形成し，緩徐な速度で解離することでインスリンの作用時間を延長する．インスリン デグルデクは，製剤中では二量体を形成しているが，投与部位で速やかに六量体を形成する．この六量体が緩徐な速度で二量体および単量体へと解離することでインスリンの効果を発揮させる．

インスリン製剤の副作用には，低血糖や過敏症などがある．

1.2 グルカゴン様ペプチド-1（GLP-1）受容体作動薬およびジペプチジルペプチダーゼⅣ（DPP-4）阻害薬

グルカゴン様ペプチド-1 glucagon-like peptide-1（GLP-1）は，インクレチンとも呼称される消化管ホルモンの一種である．消化管内に糖質（炭水化物）を認識し，下部小腸L細胞から分泌される．膵ランゲルハンス島からのインスリン分泌を促進させるだけでなく，グルカゴン分泌を抑制する．さらに胃に作用し，胃内容物の十二指腸への排出を遅延させ，食欲抑制作用も発揮する．膵ランゲルハンス島β細胞の増殖を誘発する作用も発揮するとされる．なお，インクレチンには，GLP-1のほかにグルコース依存性インスリン分泌刺激ポリペプチド glucose-dependent insulinotropic polypeptide（GIP）も含まれる．GIPは，十二指腸K細胞から分泌される．消化管内の脂肪が，その分泌を促進させる．GIPはインスリン分泌を促進させるのではなく，インスリンの異化を抑制することで，その半減期を延長させると考えられている．糖尿病患者では，GIPへの感受性が低下しているので，その治療薬としての有用性は低いとされている．

1.2.1 GLP-1誘導体

リラグルチド liraglutide, エキセナチド exenatide, リキシセナチド lixisenatide, デュラグルチド dulaglutide：GLP-1は，血液中でジペプチジルペプチダーゼⅣ dipeptidyl-peptidase Ⅳ（DPP-4）により速やかに加水分解される．そのため薬物にはDPP-4に抵抗性のヒトGLP-1アナログのリラグルチド，エキセナチド，デュラグルチドおよびリキシセナチドが2型糖尿病治療に用いられている．GLP-1は血糖値が正常レベルにあるときは膵ランゲルハンス島β細胞からのインスリン分泌を促進させない．つまり，これらGLP-1誘導体は高血糖のときのみインスリン分泌を促進させるので，SU剤のような低血糖を生じにくいことが特徴である．

1.2.2 DPP-4阻害薬

シタグリプチン sitagliptin, ビルダグリプチン vildagliptin, アログリプチン alogliptin, リナグリプチン linagliptin, テネリグリプチン teneligliptin, アナグリプチン anagliptin, サキサグリプチン saxagliptin, トレラグリプチン trelagliptin, オマリグリプチン omarigliptin：DPP-4を阻害することは，内因性GLP-1の機能を促進させることとなる．そのため，DPP-4阻害薬が2型糖尿病の治療に用いられる．DPP-4阻害薬として，シタグリプチン，ビルダグリプチン，アログリプチン，リナグリプチン，テネリグリプチン，アナグリプチンおよびサキサグリプチンなどがある．これらの薬物の作用により血中GLP-1濃度は上昇した状態が持続される．GLP-1は血糖値が上昇した状態でのみインスリン分泌を促進させる．そのため，食後のように血糖値が上昇したときに，インスリン分泌を促進させ，血糖降下作用をあらわすこととなる．速効型インスリン分泌促進薬は，食後高血糖の発生

に合わせて薬物を服用しなければならない点が，DPP-4 阻害薬との差異となる．

ジペプチジルペプチダーゼⅣ（DPP-4）阻害薬

シタグリプチン　　　ビルダグリプチン　　　アログリプチン　　　リナグリプチン

テネリグリプチン　　　アナグリプチン　　　サキサグリプチン

トレラグリプチン　　　オマリグリプチン

1.3 スルホニル尿素系薬物

スルホニル尿素 sulfonylurea **系薬物**は，その略号から一般的には **SU 剤**と呼称される．

クロルプロパミド chlorpropamide，**グリクロピラミド** glyclopyramide，**アセトヘキサミド** acetohexamide，**グリベンクラミド** glibenclamide，**グリクラジド** gliclazide，**グリメピリド** glimepiride：クロルプロパミド，アセトヘキサミドおよびグリクロピラミドは**第 1 世代 SU 剤**と呼ばれており，比較的緩徐な血糖降下作用を示す．グリクラジドおよびグリベンクラミドは**第 2 世代 SU 剤**と呼ばれ，第 1 世代よりも強力な血糖降下作用を発揮する．グリクラジドはインスリン分泌促進作用に加え，抗酸化作用および血小板機能改善作用を有する．グリメピリドは**第 3 世代 SU 剤**と呼ばれ，インスリン分泌促進作用は第 2 世代のそれよりも弱いにもかかわらず，血糖降下作用がグリベンクラミドと同様のレベルに達することから，インスリン抵抗性を改善する作用があると考えられている．なお，グリベンクラミドのインスリン分泌促進作用は SU 剤の中で最強とされる．そのため，グリベンクラミドからほかの SU 剤に切り替える場合，第 1 世代 SU 剤は適用できないので，代替薬物の選択が限られることに注意しなければならない．

［**薬理作用**］　膵臓のランゲルハンス島 β 細胞膜の K^+_{ATP} チャネルの**スルホニル尿素結合部位（SUR）1** に作用し，チャネルを遮断する（図 12-1）．その結果，細胞膜の K^+ 電流が遮断されるので，膜電位が上昇することにより膜の脱分極を引き金にして，インス

リンが強制的に分泌されることとなる．経口摂取可能なことが，インスリンとは異なるところである．なお，インスリン製剤は，不足するインスリンを補充するために使用されるので，1 型および 2 型糖尿病のいずれにも有効であるが，SU 剤はあくまでも内因性インスリン分泌を促進させる機序なので，インスリン分泌能がない場合には薬物の効果を期待することはできない．

[副作用] 強制的にインスリンを分泌させるので，本剤により膵ランゲルハンス島 β 細胞が疲弊する危険性があることに注意しなければならない．低血糖を生じやすいことに加え，体重増加を起こしやすいので，これらの薬物は，患者に対して食餌（食事）および運動療法を行うことが前提条件となっており，厳密な管理下に置かれた状態でないと効果は得られない．

K^+_{ATP} チャネルは，循環器系でも重要な役割を果たす．心筋細胞膜の場合には，K^+_{ATP} チャネルの SU 剤結合部位は SUR2A で，血管平滑筋細胞では，SUR2B で構成されている．グリベンクラミドおよびグリクラジドは SUR2A および SUR2B の両者に結合する（チャネル遮断作用を発揮する）．さらにグリベンクラミドは，細胞内に侵入し，ミトコンドリア K^+_{ATP} チャネルも遮断する．この作用により，心筋組織の虚血耐性を低下させ，血栓・塞栓症による心血管有害事象（心血管イベント）を誘発しやすくなることに注意を要する．なお，グリクラジドにはグリベンクラミドのような心血管事故を誘発する危険性は少ないので，ミトコンドリアへの作用はほとんどないと考えられている．

スルホニル尿素系薬物

クロルプロパミド，グリクロピラミド

クロルプロパミド R= CH_3
グリクロピラミド R=

アセトヘキサミド

グリベンクラミド

グリクラジド

グリメピリド

1.4 速効型インスリン分泌促進薬

インスリン製剤のなかの超速効型インスリンに相当するインスリン分泌促進薬である．

💊 **ナテグリニド** nateglinide, **ミチグリニド** mitiglinide, **レパグリニド** repaglinide

[薬理作用]　SU剤と同様に膵ランゲルハンス島β細胞のSUR1に作用し，インスリン分泌を促進させる．薬物の構造はスルホニル尿素構造ではないことが特徴の1つである．吸収効率が高く，速効性であると同時に作用時間は2時間程度の短時間作用型の薬物である．この特徴を用いて，食後高血糖を防止する目的で食直前に服用する．

[副作用]　服用後，短時間で血糖値を低下させるので，食直前の服用を指導しなければいけない．服用タイミングを誤ると，血糖値の上昇よりも先にインスリン分泌が促進され，低血糖に陥る．この点がGLP-1誘導体あるいはDPP-4阻害薬の作用と異なる点である．

■ 速効型インスリン分泌促進薬

ナテグリニド　　　　ミチグリニド　　　　レパグリニド

1.5　ビグアナイド系薬物

💊 **ブホルミン** buformin, **メトホルミン** metoformin

[薬理作用]　ビグアナイド系薬物は解糖系を亢進させ，肝臓での糖新生と腸管での糖吸収を抑制すると同時に，各組織での糖利用を促進させることで血糖値を低下させると考えられている．膵ランゲルハンス島β細胞からのインスリン分泌を促進させる作用はもたないことも特徴の1つである．

[適応]　肥満を伴う2型糖尿病治療薬として用いられる．以前はフェンホルミンも使用されたが，重篤な副作用として乳酸アシドーシスが明らかになり，一時的にビグアナイド系薬物の使用が控えられた．しかしながら，近年，2型糖尿病への有効性が臨床試験で示され，インスリン抵抗性を伴う2型糖尿病治療薬として再評価されている．その作用機序は長らく不明であったが，AMP活性化プロテインキナーゼ AMP-activated protein kinase（AMPK）の活性亢進を介する機序が示された．このAMPKは，アディポネクチンおよびレプチンでも活性化される．AMPKを活性化するAMPは，ATPの異化が過剰に亢進される状況下で蓄積する．AMPKがAMPにより活性化されると，グルコース取り込み，好気的解糖系，脂肪酸β酸化系およびミトコンドリア新生がそれぞれ亢進される．その一方で，グリコーゲン合成，糖新生および脂質合成の活性は低下する．つまり，AMPKは細胞のエネルギー産生に関与する代謝系を活性化することで，エネルギー不足を改善させるセンサーの役割を果たすと考えられている．

[副作用，禁忌]　フェンホルミンで問題となった有害事象の乳酸アシドーシスは，ブホルミンおよびメトホルミンの場合，腎機能および肝機能が低下していなければ，その発症の危険性はきわめて低い．ただし乳酸アシドーシスの既往患者などには禁忌である．

ビグアナイド系薬物

ブホルミン / メトホルミン

1.6 α-グルコシダーゼ阻害薬

食物中の炭水化物（多糖類）は，膵臓から分泌される α-アミラーゼ α-amylase の働きで二糖類へ，小腸絨毛刷子縁の α-グルコシダーゼ α-glucosidase によりグルコースなどの単糖へ加水分解され，腸管から生体内へ吸収される．多糖類は単糖にならなければ吸収されないので，α-アミラーゼあるいは α-グルコシダーゼを阻害すると食後高血糖が回避できることとなる．

● アカルボース acarbose, ボグリボース voglibose, ミグリトール miglitol

[薬理作用] アカルボースは，α-アミラーゼおよび α-グルコシダーゼの両者を阻害する．ボグリボースおよびミグリトールは，α-グルコシダーゼを阻害する．薬物が機能する場は，腸管内である．つまり，体内ではなく体外で作用することが特徴である．

[適　応] 食後高血糖を防止するので，薬物は食前に服用しなければならない．糖尿病の症状が，比較的軽症例に有効とされる．インスリンあるいはインスリン分泌促進作用を有する薬物との併用も行われる．糖尿病の食後過血糖の改善に用いられる．

[副作用] これらの薬物は，腸管内に二糖類および多糖類を留めることとなるため，腸内細菌による発酵を亢進させることとなる．そのため，腹部膨満感，放屁の増加，消化不良などの消化管障害を起こしやすい．インスリンあるいは SU 剤との併用の場合，消化管でのグルコース供給量が低下するので，低血糖を生じやすくなる．つまり，これら薬物による低血糖とは，薬物自体が血中グルコース濃度を低下させるのではなく，インスリンなどの血糖降下作用を増強させることになる．

α-グルコシダーゼ阻害薬

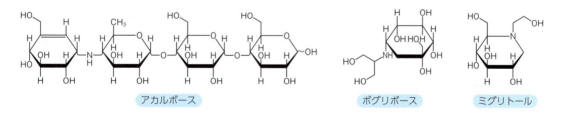

アカルボース / ボグリボース / ミグリトール

1.7 インスリン抵抗性改善薬

チアゾリジン誘導体と呼ばれる薬物で，標的となる細胞は脂肪細胞である．

● ピオグリタゾン pioglitazone

[薬理作用] 核内受容体のペルオキシソーム増殖因子活性化受容体 γ peroxisome proliferator-activated receptor γ（PPARγ）への作動薬（刺激薬）として作用する．その結果，脂肪細胞での腫瘍壊死因子-α tumor necrosis factor-α（TNF-α）の発現が抑制される．TNF-α は，インスリン抵抗性と呼ばれるインスリンへの感受性を低下させる糖尿病の

進展因子とされる．さらに脂肪前駆細胞にも作用し，小型脂肪細胞へと分化させる．TNF-αは大型脂肪細胞から分泌されるので，小型脂肪細胞数の増加は大型脂肪細胞数を減少させる．同時に，ピオグリタゾンは大型脂肪細胞のアポトーシスを誘導し，その数を減少させる作用も発揮する．さらに，TNF-αの遊離抑制は，アディポネクチン分泌を促進させることになるので，筋組織などのグルコース取り込みが促進され，高血糖を改善するだけでなく，脂質代謝も改善されると考えられている．

[適 応] インスリン抵抗性を改善し，高血糖を回避させるため，2型糖尿病に使用される．

[副作用，禁忌] 有害事象では，生体への水分およびNa$^+$貯留作用も発揮するので浮腫による体重増加を起こしやすい．体液貯留は心臓への負荷を増大させるので，心不全などの循環器障害を増悪させる．心不全およびその既往歴のある患者には禁忌である．その他には骨折および肝機能障害が重篤な障害となる．かつてはトログリタゾンも用いられたが，重篤な肝機能障害を誘発したため，現在では使用されていない．

■ インスリン抵抗性改善薬

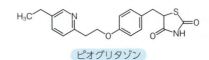

ピオグリタゾン

1.8 選択的Na$^+$/グルコース輸送体2（SGLT2）阻害薬

従来の高血糖改善薬とは異なる機序で，強力な血糖降下作用を発揮する．

イプラグリフロジン ipragliflozin, トホグリフロジン tofogliflozin,
ダパグリフロジン dapagliflozin, ルセオグリフロジン luseogliflozin,
カナグリフロジン canagliflozin, エンパグリフロジン empagliflozin

[薬理作用] 腎糸球体で血液が濾過される際，グルコースは原尿に移行するので，近位尿細管中でNa$^+$/グルコース輸送体2 sodium/glucose transporter 2（SGLT2）により再吸収される．糖尿病では血糖値が上昇し，原尿へ移行するグルコース量が増大する．その結果，尿中のグルコースを再吸収する能力を上回るグルコースが尿中に存在するため，糖尿が生じることとなる．従来の薬物は，インスリン分泌の促進，インスリン抵抗性の改善およびグルコース利用の促進により血糖値を低下させることで糖尿を改善することを目的としている．しかしながら，本剤は近位尿細管でSGLT2の選択的阻害を介し，尿中のグルコースの再吸収を抑制する．その結果，尿中のグルコース濃度を上昇させることで，積極的にグルコースを体外に排出させる．つまり，高血糖状態をつくり出す血液中の過剰なグルコースを強制的に排出することで，血糖値を降下させることを目的に使用する．なお，SGLT1には作用しないので，腸管でのグルコース吸収には影響しない．SGLT1は近位尿細管のヘンレループ側でも発現するが，尿細管でのグルコース吸収はSGLT2が約90％を担うので，食後高血糖でのグルコース排出促進にはSGLT2阻害の寄与が大きいこととなる．

[副作用，禁忌] 有害事象では尿中のグルコース濃度を上昇させるため，尿路感染症を誘発しやすくなる．加えて，グルコースに配位する水分子も尿中に留まるため，強い利

尿作用を発揮する．特に利尿薬などとの併用は脱水に陥りやすい．糖尿病での重症ケトーシスおよび前症状を含む昏睡では，インスリン製剤による血糖値と輸液による体液量の制御が必須となるので，SGLT2 阻害薬を用いることはできない．血糖値の制御（血糖値のコントロール）が良好な糖尿病患者に SGLT2 阻害薬を使用すると，グルコース供給量の減少（グルコース再吸収能の低下）がエネルギー産生のための脂肪酸代謝（β 酸化）の促進を介したアセチル CoA の産生を増大させることとなる．その結果，ケトーシスを誘発する危険性が高くなる．

選択的 SLGT-2 阻害薬

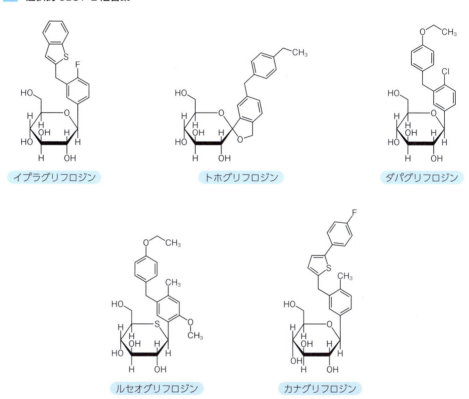

イプラグリフロジン　　　トホグリフロジン　　　ダパグリフロジン

ルセオグリフロジン　　　カナグリフロジン

1.9 糖尿病性神経障害治療薬

エパルレスタット epalrestat, **プレガバリン** pregabalin, **デュロキセチン** duloxetine, **メキシレチン** mexiletine：糖尿病では，血糖値が上昇すなわち過剰なグルコースが血液中に存在している．この過剰なグルコース濃度上昇を改善するため，**アルドース還元酵素**がグルコースをソルビトールに変換する．ソルビトールは，解糖系でフルクトースに変換されるが，糖尿病では解糖系の機能が低下しているためにこの反応が進まず，組織中にソルビトールが蓄積される．この蓄積が神経機能を低下させ，疼痛および感覚神経機能低下（知覚麻痺およびしびれ感）を特徴とする糖尿病性神経障害の誘因とされている．視神経では糖尿病網膜症が誘発され，失明に至ることがある．

［薬理作用］　エパルレスタットは，アルドース還元酵素の選択的阻害薬で，ソルビトールの眼組織を含む神経組織への蓄積を抑制する目的で使用される．プレガバリン（5 章 8.7 p 231 参照）は，中枢神経系の Ca^{2+} チャネルの $α_2δ$ サブユニットに作用し，Ca^{2+}

チャネル開口を抑制し，痛覚刺激に関与するサブスタンス P などの放出を抑制することで糖尿病による疼痛を緩和するために使用される．セロトニン・ノルアドレナリン再取り込み阻害薬のデュロキセチン（5 章 4.3.1D p 189 参照）および Na^+ チャネル遮断薬のメキシレチン（11 章 2.2.1B p 444 参照）も糖尿病での疼痛緩和のために使用される．

■ 糖尿病性神経障害治療薬

エパルレスタット　　プレガバリン　　デュロキセチン　　メキシレチン

2　脂質異常症治療薬

　脂質異常症 dyslipidemia とは，脂質代謝に障害があり，コレステロールなどの中性脂質の血中濃度が正常域からはずれ，持続する状態を指す．かつては高脂血症と呼ばれたが，2007 年に脂質異常症に名称が改められた．

　血液中ではリポタンパク質と脂質の複合体が形成され，その比重で**キロミクロン** chylomicron，**超低密度リポタンパク質** very low density lipoprotein（**VLDL**），**中間密度リポタンパク質** intermediate density lipoprotein（**IDL**），**低密度リポタンパク質** low density lipoprotein（**LDL**）および**高密度リポタンパク質** high density lipoprotein（**HDL**）に分類される．IDL は LDL に含められることが多いので，本書でも IDL および LDL を合わせて LDL と記載する（図 12-2，表 12-2）．キロミクロンは，食物から多量の脂質が腸管から吸収された際に形成される．VLDL はトリグリセリド（TG）を輸送する．コレステロールを輸送するのは LDL および HDL である．なお，LDL は，肝臓から肝臓以外の組織へコレステロールを輸送し，逆に HDL は肝臓以外の組織から肝臓へと，その輸送方向が異なる．脂質異常症では，VLDL あるいは LDL-コレステロールの血中濃度が正常域を超えて高い状態が持続するか，HDL-コレステロールが低い状態で持続することとなる．つまり，肝臓以外の組織，特に血管組織にトリグリセリドあるいはコレステロールが蓄積され，血管障害すなわち**アテローム性動脈硬化症**を誘発する．さらに症状が進展すると，脳梗塞および心筋梗塞を発症させることとなる．動脈硬化症は，ほかに細動脈硬化症および中膜動脈硬化症があるが，脂質代謝異常を基礎疾患とする患者数が多い．これらの理由から，脂質異常症治療薬は血栓・塞栓症を予防する**動脈硬化症治療薬**と位置付けられる．

　脂質代謝，特にコレステロールの生合成（同化）および異化は，いずれも肝臓で行われる．さらに腸管で食物から吸収されたコレステロールも肝臓に集積される．腸管での脂質の吸収には，胆汁酸が必須である．胆汁酸は腸管内でコレステロールを含む脂溶性栄養因子（脂溶性ビタミン類および必須脂肪酸など）とミセルを形成し，腸管内の脂溶性栄養素を小腸絨毛表面の水相を通過させ，吸収させる．胆汁酸は，コレステロールを基質として生合成されるので，胆汁酸はコレステロール異化の最終産物といえる．コレステロールは生体内で胆汁酸に異化されるほかにステロイドホルモンおよびビタミン D の基質になるが，それらへの利用量はきわめて微量であり，圧倒的に胆汁酸に変換されるものが多い．肝臓がコレステロールを必要とする理由は，この胆汁

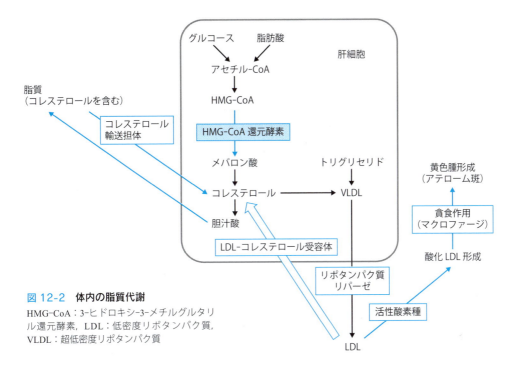

図12-2 体内の脂質代謝
HMG-CoA：3-ヒドロキシ-3-メチルグルタリル還元酵素，LDL：低密度リポタンパク質，VLDL：超低密度リポタンパク質

表12-2 リポタンパク質の分類と特徴

リポタンパク質	含有する脂質	脂質輸送経路
キロミクロン	トリグリセリド ＞ コレステロール	小腸から肝臓へトリグリセリドを輸送
VLDL	トリグリセリド ＞ コレステロール	肝臓からそれ以外の組織へトリグリセリドを輸送
LDL	トリグリセリド ＜ コレステロール	肝臓からそれ以外の組織へコレステロールを輸送
HDL	トリグリセリド ＜ コレステロール	肝臓以外の組織から肝臓へコレステロールを輸送

酸合成によるものである．そのため，肝臓以外の組織から肝臓に向かってコレステロールを輸送するHDLが必要となる．

　コレステロール摂取量が過剰になると，肝臓から肝臓以外の組織へのコレステロール輸送量が増大する結果，上述したようにLDL-コレステロール濃度が上昇する．コレステロールは細胞膜およびオルガネラ膜の脂質二重膜に強度を規定する因子である．本来のLDL-コレステロールの生理学的意義は，全身の細胞にコレステロールを供給することである．そのため，LDL-コレステロールが異物として認識されることはない．しかしながら，脂質異常症を発症している患者は，一般的に高血圧症などの循環器疾患を発症あるいはその境界領域にある場合が多く，炎症性の酸化反応が亢進した状態にある．その場合，LDL-コレステロールが血管組織内に浸潤すると活性酸素種などのラジカルによる酸化を受け，酸化LDL-コレステロール（酸化LDL）になる．この酸化LDL-コレステロールは異物として認識され，単球からマクロファージへの分化を促進させ，その食作用で貪食される．マクロファージ内に取り込まれた酸化LDL-コレステロールは脂肪滴を形成し，これを多数取り込むことによりマクロファージの泡沫化が生じる．この泡沫化したマクロファージが集積することでアテローム斑（粥腫）が形成される．

　薬物による治療戦略は，血中のコレステロール濃度が上昇している高コレステロール血症の場合は，LDL-コレステロールの血中濃度を低下させ，HDL-コレステロールのそれを上昇させる手段が取られる．一方，中性脂肪濃度が上昇する場合は，血中VLDL濃度を低下させることとな

る．そのため，HMG-CoA 還元酵素阻害薬，フィブラート系薬物，ニコチン酸系薬物，コレステロール排出促進薬，イオン交換樹脂およびコレステロールトランスポーター阻害薬が用いられる．

2.1 HMG-CoA 還元酵素阻害薬

プラバスタチン pravastatin，フルバスタチン fluvastatin，シンバスタチン simvastatin，アトルバスタチン atorvastatin，ピタバスタチン pitavastatin，ロスバスタチン rosuvastatin

[薬理作用] 肝臓でのコレステロール生合成を抑制することにより，内因性コレステロール供給を停止させる．その機序は，3-ヒドロキシ-3-メチルグルタリル CoA 還元酵素 3-hydroxy-3-methylglutaryl-CoA reductase（HMG-CoA 還元酵素）の選択的な阻害である（表 12-3）．この HMG-CoA 還元酵素は，コレステロール生合成経路のなかの律速酵素で，この阻害薬は，一般的にスタチン系薬物と呼ばれる．HMG-CoA からメバロン酸への還元を特異的に阻害するので，トリテルペンの基本構成単位のイソプレノイドの形成が阻止されるため，肝臓でのコレステロール生合成が停止する．肝臓でのコレステロールの生合成の停止の結果，胆汁酸を生合成するためのコレステロールを肝臓以外の組織から調達することになる．そのため，血中の HDL-コレステロールが増加することとなる．同時に，肝臓（肝細胞）のコレステロール減少は，DNA 鎖上の sterol-regulatory element（SRE）への SRE 結合タンパク質の結合を促進させ，LDL-コレステロール受容体の発現量を増加させる．その結果，肝細胞膜上の LDL-コレステロール受容体密度が上昇し，循環血中の LDL-コレステロール取り込み量が増加するので，その結果，血中 LDL-コレステロールが減少することになる．一方，肝臓以外の組織の細胞膜の LDL-コレステロール受容体密度は変化しない，あるいは低下する傾向にあるので，HDL だけでなく LDL も介した肝細胞のコレステロール取り込みが促進される．これらの機序を介して，血管壁などの組織に沈着したコレステロールが引き抜かれることとなる．

[適 応] 脂質異常症のなかでも血液中のコレステロール値が上昇する高コレステロール血症に用いられる．一方，血中トリグリセリド値が上昇する脂質異常症への効果は期待できない．

　薬物は，血中 LDL-コレステロール濃度を低下させる強さが約 15％程度のものをスタンダードスタチンと呼び，プラバスタチン，シンバスタチンおよびフルバスタチンがある．さらに LDL-コレステロール濃度を約 30％低下させるものをストロングスタチンと

表 12-3　脂質異常症治療薬の分類

分　類		薬　物
HMG-CoA 還元酵素阻害薬	スタンダード	プラバスタチン，フルバスタチン，シンバスタチン
	ストロング	アトルバスタチン，ピタバスタチン，ロスバスタチン
フィブラート系薬物		クロフィブラート，クリノフィブラート，ベザフィブラート，フェノフィブラート
ニコチン酸系薬物		ニコモール，ニセリトロール
コレステロール排出促進薬		プロブコール
PCSK9 阻害薬		エボロクマブ，アリロクマブ
MTP 阻害薬		ロミタピド
イオン交換樹脂		コレスチラミン，コレスチミド
コレステロールトランスポーター阻害薬		エゼチミブ
その他		イコサペント酸エチル，デキストラン硫酸

呼び，アトルバスタチン，ピタバスタチンおよびロスバスタチンがある．スタンダードスタチンの血中半減期はいずれも2時間以内で，ストロングスタチンのそれは10～20時間である．スタンダードスタチンから投与をはじめ，さらに強力な効果を期待するときにストロングスタチンへと切り替える．薬物の構造から open acid 型と lactone 型に分類されることもある．前者が活性体の薬物で，後者は肝細胞内でラクトン環がエステラーゼの作用で開裂し，open acid 型に変換され HMG-CoA 還元酵素阻害作用を発揮する．Lactone 型になるのはシンバスタチンだけで，ほかの薬物は open acid 型である．

　スタチン系薬物には，多面的効果 pleiotropic effects（あるいは多面的作用）がある．これはスタチン系薬物による LDL-コレステロールの血中濃度低下だけではなく，アテローム性動脈硬化症での粥腫破綻防止（粥腫安定化）を発揮する．加えて血管内皮機能改善効果，抗炎症作用および抗血栓作用などもあらわし，末梢循環障害を改善するのに有益な効果を発揮する．スタチン系薬物の HMG-CoA 還元酵素阻害により，イソプレノイド産生が抑制される．このイソプレノイドは，イソプレニル化により細胞内情報伝達系に関与するタンパク質の機能を修飾する．血管内皮細胞に作用し，一酸化窒素産生を活性化することも知られている．この他にもさまざまな反応系への作用が知られている．いずれも動脈硬化症の症状を改善するもので，スタチン系薬物は単なる脂質異常症の治療薬ではないと考えられている．

[副作用，禁忌，体内動態]　プラバスタチンおよびロスバスタチンは水溶性で，シンバスタチン，フルバスタチンおよびピタバスタチンは脂溶性薬物である．シンバスタチンとアトルバスタチンは CYP3A4，フルバスタチンは CYP2C9 による代謝を受ける．ピタバスタチンも CYP2C9 により代謝されるが，その速度がきわめて遅いので，プラバスタチンおよびロスバスタチンのように CYP による代謝を受けないスタチン系薬物とされる．これらの CYP による代謝を受けない薬物は，薬物相互作用を受けにくいとされる．

　重篤な有害事象（副作用）として，横紋筋融解症 rhabdomyolysis がある．これは骨格筋細胞が変性することにより，収縮装置を構成するミオシンなどのタンパク質およびクレアチンキナーゼのような筋組織に発現量が多いタンパク質が循環血中に漏出し，腎糸球体濾過膜にこれらタンパク質が吸着され，腎糸球体の血液濾過能を著しく低下させる．非可逆的な障害のため，重篤な場合は腎不全に陥る．薬物の血中濃度が高くなると発症する危険性が高くなるので，腎機能が低下している患者で発症しやすい．後述するフィブラート系薬物でも発症する危険性があり，スタチン系薬物とフィブラート系薬物の組み合わせ（同時投与）では発症頻度が上昇するので，腎機能に関する臨床検査値異

HMG-CoA 還元酵素阻害薬

プラバスタチン　　　フルバスタチン　　　シンバスタチン

アトルバスタチン　　　　　ピタバスタチン　　　　　ロスバスタチン

常が認められる患者にこの併用は禁忌である．LDL-コレステロール濃度が上昇（あるいは HDL-コレステロール濃度が低下）かつ VLDL 濃度が上昇している場合は，理論的にスタチン系薬物とフィブラート系薬物の併用は適切な対応である．この両者の併用で横紋筋融解症を発症した患者では腎機能に障害のあることが多いため，腎機能に異常がなければ，横紋筋融解症の危険性は非常に低いと理解される．

2.2 フィブラート系薬物

クロフィブラート clofibrate, クリノフィブラート clinofibrate, ベザフィブラート bezafibrate, フェノフィブラート fenofibrate

[薬理作用] 長年，作用機序が不明であったが，核内受容体の一種のペルオキシソーム増殖因子活性化受容体 α peroxisome proliferator-activated receptor α（PPARα）の作動薬として働くことが明らかにされた．この PPARα の刺激作用によりリポタンパク質リパーゼ lipoprotein lipase の発現量が増加し，トリグリセリド加水分解を促進させるので，血液中の VLDL が減少することとなる（レムナント減少効果）．さらに，肝細胞での脂肪酸の β 酸化および ω 酸化の活性化を介して脂肪酸消費を促進させるため，新たなトリグリセリド産生が抑制される．リポタンパク質リパーゼの抑制性制御因子のアポタンパク質 C-III の産生を抑制することでリポタンパク質リパーゼへの抑制を解除する．同時にアポタンパク質 A-I および A-II の産生を促進させることで HDL を増加させる作用も発揮する．

血中の LDL-コレステロールを低下させる作用を発揮する薬物もあり，肝細胞でのコレステロール合成を軽度に抑制するためと考えられている．ただし，この作用は HMG-CoA 還元酵素の阻害作用を介するものではなく，スタチン系薬物のコレステロール合成抑制作用よりも弱くなる．

[適応] スタチン系薬物が LDL-コレステロールの血中濃度が上昇する脂質異常症に用いられるのに対し，フィブラート系薬物は VLDL の血中濃度が上昇する場合（高トリグリセリド血症）に用いられる．適応としては，高脂血症である．

[副作用，禁忌] 腎機能が低下している患者では，スタチン系薬物との併用で横紋筋融解症を発症する危険度が上昇する．そのため，高コレステロール血症かつ高トリグリセリド血症の患者への投与では，腎機能に注意しなければならない．ただし，腎機能に関する臨床検査値異常が認められる患者に，両薬物の併用は禁忌である．なお，フェノフィブラートは腎尿細管の尿酸トランスポーター1 uriate transporter 1（URAT1）を阻害するので，その結果，尿中への尿酸排泄を促進させる．ただし，高尿酸血症の治療を目的と

した使用はなされない．

■ フィブラート系薬物

クロフィブラート

クリノフィブラート

ベザフィブラート

フェノフィブラート

2.3 ニコチン酸系薬物

ニコモール nicomol，**ニセリトロール** niceritrol：この他にトコフェロールニコチン酸エステルが用いられることもある．

[薬理作用] 血液中のトリグリセリドとLDL-コレステロール濃度を低下させ，かつHDL-コレステロール濃度を上昇させる傾向を示す．ニコチン酸にはG_iタンパク質が共役する受容体がある．この受容体は，Na^+チャネルを内蔵するニコチン性アセチルコリン受容体とは異なるものである．この受容体を介してアデニル酸シクラーゼ活性を低下させる結果，脂肪細胞からの脂肪酸供給（脂肪酸放出）を抑制し，トリグリセリド合成能を低下させる．加えて，リポタンパク質リパーゼ活性を上昇させ，トリグリセリド量を減少させる効果も示す．さらに，肝臓でのコレステロール生合成量を減少させる作用も発揮する．この作用機序は不明であるが，スタチン系薬物の作用機序と異なることは明らかにされている．

[適　応] 脂質異常症に用いられるほかに，ニコチン酸には細動脈および毛細血管，すなわち抵抗血管への拡張作用があり，閉塞性動脈硬化症あるいはレイノー病（レイノー症を含む）での末梢循環改善に有効な薬物である．

[副作用，禁忌] 脂質異常症にニコチン酸を用いる場合には，ビタミン補給よりも大量を必要とする．そのため，毛細血管拡張，特に顔面血管拡張によるほてりが生じやすい

■ ニコチン酸系薬物

ニコモール

ニセリトロール

ので，飲酒後と誤解を生じやすい．掻痒感および便秘なども発生頻度が高い．さらに，インスリン抵抗性を増悪するので注意を要する．

心血管系への作用では，抵抗血管を拡張させるので，低血圧症および出血を重篤化させる．重症低血圧症または動脈出血のある患者には禁忌である．

2.4 コレステロール排出促進薬

コレステロールの胆汁への排出を促進させる薬物である．

プロブコール probucol

[薬理作用] プロブコールを投与すると，その作用機序の詳細は不明であるが，血中LDL-コレステロール濃度を低下させるだけでなく，HDL-コレステロール濃度をも低下させる．ただし，LDL-コレステロール濃度の低下の度合いとHDL-コレステロールのそれを比較すると前者のほうが後者よりも勝るため，相対的にLDL-コレステロールが低下することとなり，肝臓からのそれ以外の組織へのコレステロール供給量を減少させる．

プロブコールのもう1つの重要な機序は，抗酸化作用と呼ばれるものである．プロブコールは強力な還元作用をもつジブチルヒドロキシトルエンをその構造の中に有しており，これにより，酸化的な反応性に富む活性酸素種 reactive oxygen species（ROS）と反応することで，ROSを消去する（抗酸化作用）．この抗酸化作用によりLDL-コレステロールが酸化LDL-コレステロールになることを抑制するので，マクロファージの泡沫化および単球からマクロファージへの活性化が抑制される．コレステロール生合成抑制作用も認められるが，スタチン系薬物の機序とは異なるものである．

[適　応] 家族性高コレステロール血症ホモ接合体で血中コレステロール濃度を低下させる薬物とされる．家族性高コレステロール血症ホモ接合体は，肝細胞のLDL-コレステロール受容体が変異しており，血中のLDL-コレステロールを取り込むことができないため，血中LDL-コレステロール濃度が異常な上昇をする．スタチン系薬物は，LDL-コレステロール受容体密度を上昇させることで血中LDL-コレステロール濃度を低下させるが，家族性高コレステロール血症ホモ接合体では，この機序が働かないこととなる．

[副作用，禁忌] プロブコールは，心電図上のQT間隔を延長させる．そのため，心室性不整脈を誘発しやすく，心室細動および心室粗動へと進展し，突然死の誘因となるので，重篤な心室性不整脈などをもつ患者には禁忌である．てんかん発作の既往歴がないにもかかわらず，突然，失神を起こすことが特徴である．低カリウム血症がある場合にはその危険性が上昇する．虚血性心疾患などの循環器疾患を有する患者に対しては慎重に投与されなければならない．その他に，横紋筋融解症，肝機能障害および消化管障害

コレステロール排出促進薬

プロブコール

を発症することがある.

2.5 前駆タンパク質変換酵素サブチリシン/ケキシン9(PCSK9)阻害薬

前駆タンパク質変換酵素サブチリシン/ケキシン9 proprotein convertase subtilisin/kexin type 9（PCSK9）は，肝細胞から分泌される．PCSK9は，肝細胞膜上のLDL-コレステロール数（受容体密度）の調節に関与すると考えられている．LDL-コレステロールは，細胞膜上のその受容体に結合し，リガンド/受容体複合体を形成すると，エンドソーム endosome を形成して細胞内に取り込まれる．その後，LDL-コレステロール受容体は，エンドソームから遊離され，細胞質に遊離されたLDL-コレステロール受容体は細胞膜に戻る（LDL-コレステロール受容体のリサイクリング）．その後，エンドソームはリソソームと融合することで，そのなかのLDL-コレステロールが加水分解される．その結果，コレステロールが供給され，細胞膜構成因子として，あるいは肝細胞では胆汁酸合成の基質として用いられる．PCSK9の発現量が増加すると，LDL-コレステロール受容体にPCSK9が結合する．この状態でLDL-コレステロールとその受容体の複合体が肝細胞膜上で形成されると，エンドソームで細胞内に取り込まれた後，LDL-コレステロールだけでなく，LDL-コレステロール受容体も加水分解される．その結果，肝細胞膜上のLDL-コレステロール受容体密度が低下し，肝細胞がLDL-コレステロールを取り込めない状態に陥り，スタチン系薬物が奏効しないこととなる．そこで，PCSK9を抗体で中和するため，エボロクマブおよびアリロクマブが用いられている．

 エボロクマブ evolocumab，アリロクマブ alirocumab

［薬理作用］ エボロクマブおよびアリロクマブともに，PCSK9に対するモノクローナル抗体（IgG）である．PCSK9を標的とし，肝細胞膜上でのLDL-コレステロール受容体とPCSK9の複合体形成を阻止する．その結果，肝細胞でのLDL-コレステロール受容体の細胞質から細胞膜へのリサイクリングを復活させ，肝細胞のLDL-コレステロール取り込み能を改善する．

［適　応］ PCSK9発現量が亢進しているスタチン抵抗性の家族性高コレステロール血症（ホモおよびヘテロ接合体）に用いられる．ただし，既往歴から心血管イベントの発症率（危険性）が高くなっていることを確認することが求められている．

これらの抗体は，スタチン系薬物と併用される．スタチン系薬物によるLDL-コレステロール受容体発現レベルの上昇に加え，抗PCSK9抗体によるLDL-コレステロール受容体リサイクリング能の改善で，血中LDL-コレステロール取り込み能を上昇させる．

［副作用］ PCSK9を中和することに起因することが明らかにされた．重篤な有害事象は認められていない．長期使用に伴う経過観察により，今後，それが明らかにされる．むしろ，過敏症などの抗体による有害事象が観察される．糖尿病あるいは筋肉痛などの報告例もあるが，PSCK9中和作用との因果関係は不明である．

2.6 ミクロソームトリグリセリド輸送タンパク質（MTP）阻害薬

生体内でトリグリセリドおよびコレステロールは，リポタンパク質により輸送される．リポタンパク質は，小腸上皮細胞でキロミクロンが，肝細胞でVLDLが形成される．キロミクロンは，腸管から吸収された脂質の輸送に利用される．一方，肝細胞で形成されたVLDLはトリグリセリドの含量が多い．このVLDLはリポタンパク質リパーゼによるトリグリセリドの加水分解でIDLとなり，さらに肝性トリグリセリドリパーゼ triglyceride lipase の作用でLDLへと変化する．

小腸上皮細胞でのキロミクロンおよび肝細胞でのVLDLの形成は，いずれもオルガネラの小胞体内腔にあるミクロソームトリグリセリド輸送タンパク質 microsomal triglyceride transfer protein あるいは microsomal triglyceride transfer protein large subunit（MTP）が，トリグリセリドをアポタンパク質 B apoprotein B（apo B）へ輸送することにより行われる．そこで，MTPを阻害するロミタピドが開発された．

🔹 ロミタピド lomitapide

［薬理作用］　ロミタピドは，MTPを阻害することで，小腸上皮細胞でのキロミクロンおよび肝細胞でのVLDL形成を抑制する．その結果，小腸から肝臓への脂質輸送能が低下し，脂質吸収能も低下させる．さらに肝細胞からのVLDL供給能も低下するので，LDL-コレステロール濃度を低下せることとなる．

［適　応］　家族性高コレステロール血症（ホモ接合体）での，血中脂質濃度低下を目的として使用される．上述した作用機序の結果，ロミタピドはLDL-コレステロールだけでなく，キロミクロン，VLDLおよびLDL濃度を低下させる．生体内の脂質代謝に影響するため，ほかの薬物で効果不十分あるいはその忍容性が不良な場合に使用することとなっている．

［副作用，禁忌］　肝機能障害を誘発しやすいので，肝機能が低下している場合は禁忌となる．服用時には，肝機能検査を定期的に行う必要がある．

　薬物の作用機序から脂質の輸送担体量を減少させるので，細胞増殖の活性が最も高い胚および胎児への毒性が確認されている．そのため，妊娠中およびその可能性のある場合には本剤を使用してはならない．加えて，脂質吸収能が低下するため，消化管障害を有する場合，脂質栄養素の吸収不良による栄養障害を誘発しやすくなる．消化管障害をもたない患者への投与でも，脂質栄養素の補充を指導しなければならない．

2.7　イオン交換樹脂

🔹 コレスチラミン colestylamine, コレスチミド colestimide（別名，コレスチラン）：陰イオン交換樹脂が用いられている．

［薬理作用］　小腸内腔で分泌された胆汁酸を吸着することにより，食物由来の脂質とのミセル形成および吸収を阻止する．イオン交換樹脂なので，消化管から吸収され血液中に薬物があらわれることはない．つまり，食物由来の脂質吸収を抑制することにより，外因性のコレステロールの取り込みを停止させることを目的として使用される．コレステロールは高級アルコールのため，水溶液中で解離することはない．そのため，陰イオン交換樹脂はコレステロールを吸着しない．つまり，胆汁酸が陰イオン交換樹脂に吸着され，それとミセルを形成しているコレステロールが樹脂に結果的に吸着されることとなる．

［適　応］　高コレステロール血症の治療で，外因性コレステロールの吸収を抑制する目的で使用される．家族性高コレステロール血症でも，同様の目的で使用される．

　さらに，透析患者では血中のリン酸イオン濃度上昇を抑制しなければならない．コレスチミド（コレスチラン）が，消化管での食物由来のリン酸イオンを吸着するので，透析患者での血中リン酸イオン濃度調節に有用であることが示されている．

　なお，抗リウマチ薬のレフルノミドは生体内で酸化的代謝により活性代謝物（A771726）に変換される．この活性代謝物は胆汁酸により再度吸収され腸肝循環をす

る結果，生体内の半減期は約2週間となる．コレスチラミンで腸管内に排出された薬物を吸着させ，再吸収を阻止することで薬物の半減期は約20時間に短縮される．

[副作用] 胆汁酸を吸着するので脂溶性ビタミンおよび脂質の吸収が抑制される．加えて負の電荷をもつ有機化合物も吸着するので，必須脂肪酸のような脂溶性栄養素の吸収も抑制される．これが長期にわたると栄養障害の誘因となる．スタチン系薬物は内因性のコレステロール供給量を減少させるので，イオン交換樹脂による外因性コレステロール供給量の減少は血中LDL-コレステロール濃度を低下させるのに有効な薬物療法である．しかしながら，スタチン系薬物のopen acid型薬物はカルボキシ基を有するため，イオン交換樹脂に吸着されてしまう．同時服用ではなく，薬物の摂取時間をずらす必要がある．

イオン交換樹脂は，消化管内を移動し，便中に排出される．そのため，便の硬度が増すことから，便秘および痔疾を増悪させることとなるので，注意を要する．

■ イオン交換樹脂

コレスチラミン　　コレスチミド

2.8　コレステロールトランスポーター阻害薬

💊 エゼチミブ ezetimibe

[薬理作用] エゼチミブは，肝臓および小腸でグルクロン酸抱合を受ける．この抱合体は薬物としての活性を発揮する活性代謝物である．コレステロールは空腸細胞の刷子縁に存在するコレステロールトランスポーター Nieman-Pick C1-like 1 (NPC1L1) タンパク質により生体内に吸収される．エゼチミブとその抱合体が，NPC1L1タンパク質を選択的に阻害することで消化管内の食物に由来するコレステロールの吸収を抑制する．なお，エゼチミブの抱合体は，胆汁中に分泌されるので腸管内に放出される．放出されたエゼチミブは再度コレステロールトランスポーターに作用するので，薬物が腸肝循環をすることとなる．つまり，エゼチミブによるコレステロール吸収抑制作用は持続的なものとなる．

[適　応] コレステロールの消化管での吸収を選択的に抑制するので，高コレステロール血症に用いられる．陰イオン交換樹脂は，ほかの薬物との併用で使用されるが，エゼチミブは単独で使用しても血中LDL-コレステロール濃度を低下させることが可能であるため，スタチン系薬物が効果を示さない家族性高コレステロール血症にも有効である．さらに，血中コレステロール値だけでなく，トリグリセリド濃度も低下させる．薬用量のスタチン系薬物とエゼチミブの併用は，スタチン系薬物の最大投与量に匹敵するLDL-コレステロールの血中濃度低下作用を発揮する．エゼチミブとの組み合わせでスタチン系薬物の投与量を減量させることが可能となるので，スタチン系薬物による有害

事象の発生を回避することが可能となる．

[副作用，禁忌]　陰イオン交換樹脂は，胆汁酸を吸着することにより非選択的に脂質吸収を抑制したが，エゼチミブはコレステロールの吸収のみを抑制する．そのため，イオン交換樹脂のような長期服用による脂溶性栄養素不足による栄養障害は生じない．なお，肝機能が低下している場合は，重篤な肝機能障害へと進展するので，スタチン系薬物との併用は禁忌となる．

■ コレステロールトランスポーター阻害薬

エゼチミブ

2.9　その他の薬物

イコサペント酸エチルおよびデキストラン硫酸が脂質異常症の治療に用いられる．

イコサペント酸エチル ethyl icosapentate（**EPA**）：脂質異常症治療薬というよりも末梢循環改善薬として用いられる．生体内では，EPA はアラキドン酸と競合し，血小板内でトロンボキサン thromboxan A_3（TXA_3）に，血管内皮細胞内でプロスタグランジン prostaglandin I_3（PGI_3）に変換される．TXA_3 の血小板凝集作用は TXA_2 のそれよりも非常に弱い一方で，PGI_3 の血小板凝集抑制作用は PGI_2 のそれに近い作用を発揮する．その結果，末梢血管を拡張させ，かつ血小板凝集抑制による末梢循環改善作用を示す．

オメガ-3 脂肪酸エチル omega-3-acid ethyl ester は EPA とドコサヘキサエン酸エチル docosahexaenoic acid ethylester（DHA）の混合物で，その薬理作用および適応は EPA と同じである．

[薬理作用]　フィブラート系薬物と同様に PPARα の発現量増加を経た活性化により，トリグリセリドの加水分解を促進させ，VLDL を減少させる．さらに，脂質代謝酵素の転写因子 sterol regulatory element-binding protein-1c（SREBP-1c）の活性を制御し，脂質代謝を活性化させる．

[適　応]　脂質異常症および末梢循環改善に用いられる．ただし，脂質異常症の治療に用いられる薬用量は，末梢循環改善に用いられるそれよりも高用量となる．

[副作用，禁忌]　上述したように，脂質異常症では末梢循環改善を示す量よりも高用量を服用するので，血小板凝集が抑制された状態となる．そのため出血傾向に陥るので出血（血友病，毛細血管脆弱症など）のある患者には禁忌である．EPA は脂肪酸のため，大量服用は消化管症状（下痢）を生じやすい．

デキストラン硫酸 dextran sulfate sodium sulfur

[薬理作用]　LPL および肝細胞でのトリグリセリドリパーゼを活性化し，トリグリセリドを加水分解する．

[適　応]　高トリグリセリド血症に用いられる．トリグリセリドの加水分解促進を介して，VLDL 濃度を低下させる．

[副作用]　重篤な副作用としてショックを生じることがある．

3　高尿酸血症・痛風治療薬

高尿酸血症 hyperurinemia とは，血液中の尿酸濃度が持続的に上昇する疾患のことである．尿酸は，アデニンヌクレオチドおよびグアニンヌクレオチドに代表されるプリン化合物の最終異化物である．これらヌクレオチドはアデノシンおよびグアノシンのヌクレオシドに代謝され，さらにヌクレオシドは塩基のヒポキサンチンへと代謝（異化）される．キサンチン酸化還元酵素 xanthine oxidoreductase は，通常，生体内ではヒポキサンチンをキサンチンへ酸化し，さらにキサンチンを尿酸へと酸化する（図 12-3）．そのため，キサンチン酸化酵素 xanthine oxidase と呼ばれることが多い．ヒト（成人男性）の場合，尿酸は 1 日あたり約 700 mg が産生され，その約 70％が尿中に，残り 30％が便中に排出される．ヒトを含めた霊長類ヒト上科以外の動物の大半は，尿酸を尿酸酸化酵素のウリカーゼ uricase の働きでアラントインに異化できる．そのため，霊長類ヒト上科以外の大半の動物でのプリン化合物の最終異化物（最終代謝産物）は，アラントインとなる．アラントインはきわめて水溶性が高いので，アラントインが生体内で析出することはない．つまり，霊長類ヒト上科以外の哺乳類の大半は，理論的に高尿酸血症を発症しない．霊長類ヒト上科の動物では進化の過程で，この尿酸酸化酵素の機能が欠損したために，高尿酸血症が誘発されることとなった．

高尿酸血症は，食物に由来するプリン化合物の過剰摂取，核酸代謝の亢進およびプリン代謝の異常などによる尿酸産生の亢進（尿酸産生過剰型）が考えられる．先天的なプリン代謝異常として，レッシュ・ナイハン症候群 Lesch-Nyhan syndrome が知られている．これは，ヒポキサンチン-グアニンホスホリボシルトランスフェラーゼ hypoxanthine-phosphoribosyl transferase（HGPRT）活性が欠損することにより誘発される．その結果，グアニンおよびヒポキサンチンをサルベージ経路でヌクレオチド再生産に利用できなくなるので，これらのプリン誘導体が尿酸へと酸化され，尿酸産生が過剰になる．これに加え尿酸排出能の低下（尿酸排泄能低下型）がある．フロセミドおよびチアジド系利尿薬は，尿酸排泄を低下させるので，これら薬物の有害事象の 1 つに数えられる．その他に，糖尿病によるケトアシドーシスもある．特に，脱水状態に陥ると発症頻度は上昇する．なお，新たな尿酸排泄の経路として，消化管内腔への尿酸排泄も提唱されている．この経路に関与するのが ATP 結合カセット ATP-binding cassette 構造を有する ABC トランスポーターファミリーに属する ABCG2 である．ABCG2 は，エネルギーを使用する能動輸送を担う輸送担体である．近年，ABCG2 が変異している高尿酸血症患者では，腎臓での尿酸排泄能が低下していないことが報告された．ABCG2 は，腎尿細管だけでなく，腸管組織でも発現しており，尿酸の腎外排泄経路としての腸管への尿酸排出という新たな経路が提唱されている．

尿酸は溶解度が低いため，血中濃度が 7 mg/dL より高い状態が持続すると，尿酸が析出（結

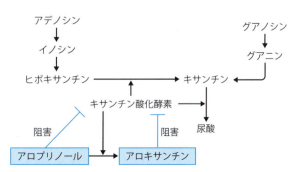

図 12-3　生体内でのプリン代謝と尿酸生成

晶化）し，組織に沈着することとなる．尿酸結晶の形状は針状で，その両端が鋭く尖っている．この結晶は生体に対し異物と認識されるので，マクロファージに貪食される．尿酸結晶の形状による物理的な障害に加え，尿酸結晶はマクロファージおよび滑膜細胞から炎症性サイトカインを放出させ，関節組織の炎症を進展させる．この関節での尿酸結晶による炎症は激痛を伴う．その痛さが患部の関節に風が当たっただけでも激痛を感ずるといわれることから，本症状は**痛風** gout と呼ばれる．

はじめての痛風発作は，突然，極度の痛みを伴って生じる単関節炎がほとんどを占める．好発部位は，足の第一指（拇趾）の付け根の関節である．この部位は末梢組織のなかでも末端に位置するので，体温が低くかつ冷却されやすいことから，体液への溶解度の低い尿酸が析出しやすいと考えられる．炎症部位の滑膜および浸潤した白血球では乳酸産生が亢進しているので，それらの周囲の pH が低下し，尿酸析出が促進されることとなる．この急性発作が反復されると慢性関節炎へと進展する．その結果，単関節炎から発熱を伴う多関節炎に移行する．痛風は重篤化すると慢性多発性関節炎となり，関節の変形と関節痛を引き起こす．尿酸結晶が腎臓に沈着することで誘発される腎機能障害のことを**痛風腎** gouty kidney と呼ぶ．痛風患者の約 30% で発症しており，重篤になると腎不全に陥る．腎尿細管内でも尿酸が析出しやすくなっており，尿酸結晶により尿路結石を形成しやすい状態にある．患者には明らかな性差があり，男性の発症頻度が女性のそれの約 20 倍といわれている．女性の罹患者数が少ないのは，女性ホルモンのエストロゲンが尿酸排泄促進作用を有するためと考えられている．

血液中の尿酸は，痛風の臨床的な指標と考えられてきた．一方，痛風を伴わない高尿酸血症は無痛性高尿酸血症と呼ばれる．近年，この無痛性高尿酸血症での血漿尿酸値と循環器疾患の発症頻度の関係が検討された．その結果，高血圧症，脂質異常症および肥満の発症あるいは進展に尿酸が原因因子の 1 つとして関与する可能性が示されている．尿酸は，単なるプリン塩基の最終異化物（最終代謝物）というだけではなく，活性酸素を捕捉するラジカル消去作用を有している．その能力は，生体内で強力な還元作用を発揮するアスコルビン酸以上とされる．生活習慣病が進行するとき，生体内は酸化的な状態にあるので，血液中の尿酸の増加は尿酸の抗酸化作用を利用した代償的な機序の 1 つと考えられる．その一方で，その濃度が過剰になると尿酸結晶の析出により，炎症反応を促進させることにもなるので，ある一定濃度以上に尿酸濃度が上昇するということは，病態生理学的な代償機序の破綻とも解釈できる．

3.1 尿酸排泄促進薬

痛風を治療するには，高尿酸血症を治療しなければならない．血液中の尿酸を排泄し，血中尿酸濃度を低下させる薬物を**尿酸排泄促進薬**と呼ぶ（**表 12-4**）．尿酸は腎近位尿細管の管腔側の **URAT1** により原尿から再吸収される．さらに近位尿細管の血管側の **GLUT9**（別名，**URATv1**）の作用で血液側に移行することで再吸収が完了する．この URAT1 を阻害すると，尿酸の再吸収が抑制されるので，尿中への尿酸排泄が促進されることとなる．尿酸クリアランスおよびクレアチニンクリアランスを測定し，尿酸排泄能が低下していることを確認してから使用されるべき薬物である．ベンズブロマロンとプロベネシドが用いられている．なお，痛風発作時の血中尿酸濃度の急激な変化は，症状の遷延化および増悪の誘因となるので，急性痛風発作時には使用しない．

ベンズブロマロン benzbromarone

[薬理作用] ベンズブロマロンは URAT1 および URATv1 を阻害することで，主たる尿

表 12-4　高尿酸血症・痛風治療薬の分類

分　類	薬　物
尿酸排泄促進薬	ベンズブロマロン，プロベネシド，ブコローム
尿酸産生阻害薬	アロプリノール，フェブキソスタット，トピロキソスタット
尿アルカリ化薬	クエン酸
痛風発作治療薬	コルヒチン，ステロイド性抗炎症薬，非ステロイド性抗炎症薬
その他	ラスブリカーゼ

酸再吸収経路を抑制する．その一方で，遠位尿細管での尿酸の尿への分泌には影響しないため，尿酸の尿中への排泄が促進されることとなる．なお，URAT1 は尿酸を再吸収する際に，有機アニオンを対向輸送で血液中から尿中へと移動させる．サリチル酸系薬物のアスピリンは，この有機アニオンの移動を抑制するので，尿酸の再吸収能を低下させ，尿酸排泄を減弱させる．

[適　応]　クレアチニンクリアランスが低下した状態でも使用可能で，ほかの薬物との併用が可能であることから，高尿酸血症治療での第 1 選択薬として用いられる．

[副作用，禁忌]　尿中の尿酸濃度を上昇させる．そのため，尿管内に尿酸が析出し，尿路結石を形成させやすくなる．そのため，水分摂取量を増加させ，排尿により尿酸を体外から除去するように指導しなければならない．尿酸は弱酸なので，尿の pH の酸性化は，その溶解度を著しく低下させる．後述する尿アルカリ化薬を用いて，尿の pH を上昇させることもある．加えて，肝機能障害の発生に注意しなければならない．肝障害を悪化させるので禁忌である．投与開始から数ヵ月間は，肝機能を定期的に測定する必要がある．

● プロベネシド　probenecid

[薬理作用]　薬用量で用いると近位尿細管での尿酸再吸収および遠位尿細管での尿酸分泌の両者を抑制する．この場合，尿酸の再吸収を抑制する度合いが分泌のそれを上回るため，結果的に尿酸再吸収が抑制されることとなる．一方，薬用量以下の少量を投与すると，尿酸再吸収には作用せず，尿酸分泌のみが抑制されるので，血中尿酸濃度が上昇する．

[適　応]　高尿酸血症に加え，ペニシリン系薬物，パラアミノサリチル酸，スルホニル尿素薬（SU 剤）およびメトトレキサートなどの薬物の排出を抑制するので，これら薬物の血中濃度維持（作用時間延長）を目的として用いられることもある．

[副作用，禁忌]　ベンズブロマロンと同様に，尿中の尿酸濃度を上昇させるので，尿路結石の発生に注意しなければならない．その他に，溶血性貧血あるいは再生不良性貧血を誘発することがあるので，定期的な血液検査が必要となる．血液障害などのある患者には禁忌である．

● ブコローム　bucolome：非ステロイド性抗炎症薬（NSAIDs）の一種で，尿酸排泄促進作用も併せもつ．尿酸排泄促進作用よりも，NSAIDs として痛風での痛みを緩和することで，痛風の症状を改善する目的（痛風の症状是正）で使用される．ブコロームは，血漿タンパク質に結合しているワルファリンを遊離させる作用も有するので，ワルファリンの増量をせずに，その有効血中濃度を上昇させる目的で使用されることもある．

尿酸排泄促進薬

ベンズブロマロン　　プロベネシド　　ブコローム

3.2　尿酸産生阻害薬

　尿酸は**キサンチン酸化還元酵素**の作用で，ヒポキサンチンおよびキサンチンが酸化されることにより形成される．尿酸産生が亢進している場合は，この酸化反応を阻害することで尿酸量を減少させることが有効な治療になる．キサンチン酸化還元酵素を阻害することで尿酸産生を停止させる薬物にはアロプリノール，フェブキソスタットおよびトピロキソスタットがある．これら薬物を使用すると，その作用機序の特性から血中尿酸値は低下するが，ヒポキサンチンおよびキサンチン濃度は上昇する．しかしながら，これらの代謝物の溶解度が尿酸のそれよりも高いことと，ヒポキサンチンが核酸代謝で利用されるため，尿酸のように析出することはない．血中および尿中の尿酸濃度を低下させるので，尿路結石を有する場合でも適用することが可能である．

アロプリノール allopurinol

　［薬理作用］ プリン骨格を有しており，キサンチン酸化還元酵素の酸化機能を阻害する．なお，本酵素の還元作用には影響しない．アロプリノール自体がキサンチン酸化還元酵素により酸化されオキシプリノールに変換される．オキシプリノールはアロキサンチンとも呼称され，キサンチン酸化還元酵素を阻害する．アロプリノールの血中半減期は約2時間であるのに対し，オキシプリノールのそれは20時間以上に及ぶ．これはオキシプリノールが尿細管で再吸収されるためである．これら代謝経路により，アロプリノール投与後の尿酸産生抑制作用は，投与初期にはアロプリノールの作用が，その後はオキシプリノールの作用が発揮されていることとなる．

　［副作用，相互作用］ キサンチン酸化還元酵素の阻害は，核酸誘導体薬物の代謝を抑制する．たとえば，アザチオプリンの代謝が抑制され，その免疫抑制作用が強化されるので，併用する場合にはアザチオプリンの投与量を減量しなければならない．テオフィリンおよびメルカプトプリンも大きな影響を受ける．なお，アロプリノールおよびオキシプリノールはプリン骨格を有するので，一部が核酸のサルベージ合成経路に取り込まれる．そのため，一部ヌクレオシドとなったものが尿中へ出現しており，代謝を介した副作用（有害事象）の一因になると考えられている．

フェブキソスタット febuxostat，トピロキソスタット topiroxostat

　［薬理作用］ フェブキソスタットおよびトピロキソスタットは，**プリン骨格をもたない選択的キサンチン酸化還元酵素阻害薬**である．アロプリノールがキサンチン酸化還元酵素の酸化型にのみ作用するのに対し，フェブキソスタットは酵素の酸化型および還元型を問わず活性中心に結合することで阻害作用をあらわす．そのため，フェブキソスタットはアロプリノールよりも強力なキサンチン酸化還元酵素阻害作用を発揮する．トピロキソスタットはキサンチン酸化還元酵素の活性中心にあるMo^{4+}に作用し酵素活性を阻

害する．フェブキソスタットと同様に基質特異性が高く，アロプリノールよりも強力な酵素阻害活性を示す．いずれの薬物もプリン骨格をもたないので，ほかの核酸代謝酵素には影響しない．

［副作用，禁忌，相互作用］ キサンチン酸化還元酵素の阻害能がアロプリノールよりも強力なので，アザチオプリンおよびメルカプトプリンとの併用は禁忌となる．ワルファリンおよび核酸誘導体との併用も注意を要する．

フェブキソスタットは，甲状腺刺激ホルモンの血中濃度を上昇させることがあるので，代謝機能への影響が懸念される．

■ 尿酸産生阻害薬

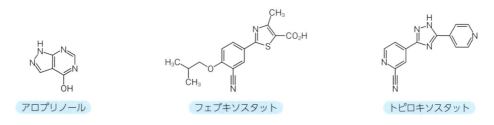

アロプリノール　　　　　フェブキソスタット　　　　　トピロキソスタット

3.3　尿アルカリ化薬

尿のpHは6以上7以下に維持されている．尿酸は溶解している溶液のpHが酸性側になると溶解度が著しく低下し析出するので，尿のpHが6.0未満の状態が持続するときに，クエン酸のナトリウム塩あるいはカリウム塩の合剤が用いられる．

● **クエン酸** citrate

［薬理作用］ クエン酸は代謝されることにより体液のpHを上昇させる作用を利用し，尿中の尿酸析出を抑制する目的で用いられる．この薬物は尿酸析出防止のほかに，アシドーシスの改善にも用いられる．腎機能が低下しているときには，電解質代謝が損なわれているので，Na^+ および K^+ を大量に含む本剤を用いることはできない．

［副作用］ 尿のpHが塩基性側になると，カリウム結石ができやすくなるので注意を要する．

3.4　痛風発作治療薬

痛風発作予防および発作初期には，アルカロイドの一種のコルヒチンが用いられる．

● **コルヒチン** colchicine

［薬理作用］ コルヒチンは，尿酸合成および排泄には影響しない．コルヒチンは顆粒球のチューブリンに結合し，チューブリンの微小管への重合を抑制する．その結果，好中球の分裂・活性化を阻止することで痛風発作を予防あるいは初期の発作を抑制する．

［適応］ 痛風発作の予防に用いられる．痛風発作に用いても効果は期待できない．

［副作用］ 微小管機能の抑制は，消化管機能にも影響し，消化管上皮細胞の増殖が抑制されるので，腹痛を伴う下痢および悪心（吐き気）が用量依存的にあらわれる．長期投与では骨髄抑制による再生不良性貧血様症状の有害事象も出現することがある．

痛風発作治療薬

コルヒチン

3.5 抗炎症薬

　痛風では，前述したように強い炎症反応による極度の痛みが生じている．この炎症反応で重要な役割を演じているのがプロスタノイドである．このプロスタノイドの産生を抑制し，痛風発作を寛解させる目的で使用されるのが抗炎症薬である．非ステロイド性抗炎症薬（NSAIDs）およびステロイド性抗炎症薬が用いられる（8章 2.1 p 336，2.3 p 341 参照）．これらの薬物は，痛風による炎症反応，特に痛みを軽減させる目的で使用されるものであり，痛風発作を軽減あるいは予防するものではない．痛風発作が最も強い時期（極期）に使用されるので，投与量は大量投与を原則とする．抗炎症薬としての使用量の2倍量まで使用される場合もある．投与量が大量投与となるので，消化管障害および腎機能低下を考慮し，投与期間は短期間とするのが原則である（NSAIDパルス療法）．NSAIDsが使用できない場合および多発性関節炎を発症している場合は，経口投与可能なステロイド性抗炎症薬のプレドニゾロンなどが用いられる．

3.6 その他の薬物

　💊 **ラスブリカーゼ** rasburicase：核酸誘導体の抗悪性腫瘍薬投与に起因する有害事象で高尿酸血症が生じることがある．その場合に，ラスブリカーゼが使用される．ラスブリカーゼは，尿酸酸化酵素のウリカーゼである．本酵素は尿酸を5-ヒドロキシイソ尿酸に酸化する．5-ヒドロキシイソ尿酸は，化学的に不安定なため，さらに非酵素的にアラントインと過酸化水素へと酸化される．なお，生成した過酸化水素はカタラーゼにより速やかに代謝される．アラントインの組織液への溶解度は尿酸のそれの5倍以上なので，尿酸のように析出するおそれはない．ラスブリカーゼは，抗悪性腫瘍薬を用いる4～24時間前に投与し，尿酸蓄積を回避する目的で使用される．

4 骨粗鬆症治療薬

　骨は，脊椎動物の形態保持および力学的強度を発揮するために必須の器官である．生体内の組織重量では最も大きな部分を占める．骨は，表層の緻密骨と内部の海綿骨から形成される．緻密骨は緻密質からなり，皮質骨とも呼ばれる．海綿骨は骨内部の骨梁を形成し，海綿の名の通り，無数の空間があり，造血組織の骨髄が充填される形状となっている．そのため，造血器官としても重要な役割を演ずる．

　骨組織は強固かつ安定した構造体であるため，物質移動が少ないと誤解されるが，実際には**破骨細胞** osteoclast と **骨芽細胞** osteoblast による Ca^{2+} の動的平衡状態にある．動的平衡状態とは，外見上は物質移動がない安定化状態にあるようにみえるが，単位時間あたりの増加分と減少分のような機能的に拮抗する状況がともに等しい状態をあらわす．

破骨細胞は，骨組織の分解を担当する．その際，骨組織からCa^{2+}が遊離されることとなる．この骨組織からのCa^{2+}遊離により，血液中のCa^{2+}濃度は上昇する．つまり，破骨細胞は血液へのCa^{2+}供給を担っており，このことを骨吸収 bone absorption と呼ぶ．骨吸収とは骨組織がCa^{2+}を吸収することではなく，Ca^{2+}を貯蔵している骨組織から血液がCa^{2+}を吸収している現象のことを示す用語である．一方，破骨細胞に対し機能的に拮抗する働きを担うのが骨芽細胞である．骨芽細胞は，骨組織の新生あるいは補強を担当する．新たな骨組織の形成時に組織へCa^{2+}を取り込ませるので，血液中のCa^{2+}濃度を低下させることとなる（骨吸収抑制作用あるいは骨形成作用）．これら破骨細胞と骨芽細胞の働きの結果，骨組織の強度および大きさが規定される．その働きの調節は，骨組織への力学的な負荷の大きさおよび組織損傷の度合いにより決定される．この骨組織での調節機構は，骨リモデリング bone remodeling と呼称される．ヒトの場合，20歳頃まで体躯の成長のため，破骨細胞よりも骨芽細胞の働きが優勢な状態が続くので骨量は増加する．その後40歳頃までは骨量は一定状態にあり，それ以降の骨量は漸減していく．この骨量が増加しない状態でも，骨リモデリングにより全骨量の約1/4が，新たな骨組織で置換される．

　骨粗鬆症 osteoporosis は，骨リモデリングの平衡状態が破綻し，骨吸収作用が骨形成作用を機能的に上回る結果，極端な骨量の減少が誘発され，骨組織の力学的強度が低下する状態である．そのため，体重そのものが骨組織への力学的負荷となり，骨折の危険性（骨折リスク）が上昇する．骨リモデリングは，皮質骨よりも海綿骨での活性が高いため，大腿骨頸部および椎骨で顕著な骨量減少が観察される．その結果，骨粗鬆症ではこれら骨組織の物理的な障害，すなわち骨折が生じやすい．

　副甲状腺ホルモン parathyroid hormone（PTH）およびカルシトニン calcitonin は生体内のCa^{2+}恒常性に関与するホルモンである．PTHは，破骨細胞を活性化させ，骨吸収を促進させる．一方，カルシトニンは，骨芽細胞を活性化し骨形成を促進させる（7章3.7 p 301 参照）．上述したように，骨量は40歳代以降の加齢とともに減少するので，老化は骨粗鬆症の重大な危険因子の1つである．老化に伴う骨粗鬆症（老人性骨粗鬆症）では骨形成能が低下し，骨吸収能が相対的に優勢になるため発症すると考えられている．別名Ⅱ型の骨代謝高回転型骨粗鬆症とも呼ばれる．老化は腎臓のPTHへの感受性を低下させるので，ビタミンDの活性化能を低下させる．その結果，腸管でのCa^{2+}吸収量が減少し，血中Ca^{2+}濃度が低下する．この血液中のCa^{2+}濃度低下に対する代償機序として，血液中のCa^{2+}濃度を上昇させるためにPTH分泌量が増大する．このPTH分泌量の増大は，骨吸収促進を介して骨量を減少させる方向に働くので，この一連の反応が持続することにより，骨粗鬆症が誘発されることとなる．

　女性の場合，エストロゲンが骨量を維持する働きを担う（7章8.1 p 321 参照）．これはエストロゲンが破骨細胞のPTHに対する感受性を低下させることにより，骨吸収を抑制する作用によるものである．閉経後の血中エストロゲン濃度の低下は，骨組織のPTHへの感受性を上昇させるため，骨吸収を促進させることとなる．特に，女性の高齢者で骨粗鬆症を発症する患者数が男性のそれよりも多いのは，閉経でのエストロゲン分泌能の低下によると考えられている．骨形成能を骨吸収能が上回るために誘発されるもので，閉経後骨粗鬆症あるいはⅠ型高代謝回転型と呼ばれる．その他に薬物の有害事象によるものおよび骨代謝に関与するビタミンDおよびビタミンKなどの栄養障害も骨粗鬆症を増悪させる因子とされる．骨粗鬆症の病態生理学的な解析から，骨粗鬆症の治療では，骨吸収を抑制および骨形成を促進させる薬物が用いられる（**表12-5**）．

表 12-5 骨粗鬆症治療薬の分類

分類		薬物
ビスホスホネート系薬物	第1世代	エチドロン酸
	第2世代	アレンドロン酸，パミドロン酸，イバンドロン酸
	第3世代	リセドロン酸，ミノドロン酸，ゾレドロン酸
選択的エストロゲン受容体修飾薬		ラロキシフェン，バセドキシフェン
カルシトニン製剤		カルシトニン，エルカトニン
副甲状腺ホルモン製剤		テリパラチド
抗 RANKL 抗体		デノスマブ
ビタミン K 関連薬物		メナテトレノン
フラボノイド系薬物		イプリフラボン
ビタミン D 関連薬物		アルファカルシドール，カルシトリオール，マキサカルシトール，エルデカルシトール
タンパク質同化ステロイド薬		メテノロン酢酸エステル
卵胞ホルモン薬		エストラジオール

4.1 ビスホスホネート系薬物

　代表的な骨粗鬆症治療薬であると同時に高カルシウム血症治療薬でもある．ピロリン酸のリン原子とリン原子間の酸素原子を炭素原子に置換した構造を有する．骨組織の水酸化リン酸カルシウム（ヒドロキシアパタイト）に類似した構造のため，骨組織に取り込まれる．破骨細胞が骨組織中のビスホスホネートを取り込むと，破骨細胞の機能を低下させるので骨吸収が抑制される．

　骨吸収が亢進すると，骨組織からヒドロキシアパタイトが遊離される．この血中濃度が上昇した状態が持続すると，骨以外の組織に沈着し，異所性骨化を引き起こす．特に異所性骨化反応が血管系で進行すると，その柔軟性が著しく障害されることとなり，心血管事故の誘因になる．ビスホスホネート系薬物は，ヒドロキシアパタイトに親和性があり，異所性骨化反応を抑制する．そのため，ビスホスホネート系薬物は骨ページェット病での骨組織からのヒドロキシアパタイトの遊離も抑制する．

　エチドロン酸 etidronate，アレンドロン酸 alendronate，パミドロン酸 pamidronate，イバンドロン酸 ibandronate，リセドロン酸 risedronate，ミノドロン酸 minodronate，ゾレドロン酸 zoledronate

　［薬理作用］　エチドロン酸の構造は炭素，酸素，リンおよび水素原子からなり，第1世代ビスホスホネート系薬物と呼称される．ピロリン酸に類似した構造のため，エネルギー産生で ATP に類似した誘導体を生成する．この類似体（誘導体）は，ATP としてのエネルギーの働きをしないため，破骨細胞の機能を低下させる．

　アレンドロン酸，パミドロン酸，イバンドロン酸，リセドロン酸，ミノドロン酸およびゾレドロン酸は，窒素原子が構造に加わっており，破骨細胞内のファルネシル二リン酸合成酵素を阻害することにより，タンパク質のイソプレニル化反応を抑制する．つまり，イソプレノイドの情報伝達系を抑制することで破骨細胞の機能を低下させる．

　アレンドロン酸，パミドロン酸およびイバンドロン酸は第2世代ビスホスホネート系薬物と呼ばれ，含窒素環構造を有するリセドロン酸，ミノドロン酸およびゾレドロン酸は第3世代ビスホスホネート系薬物と呼ばれる．

　［適応］　ビスホスホネート系薬物は，破骨細胞の活性を低下させることを目的として

使用される薬物で，主に骨粗鬆症の治療に用いられる．その他に，エチドロン酸は，異所性骨化反応の抑制および骨ページェット病にも用いられる．パミドロン酸およびゾレドロン酸は，悪性腫瘍での骨吸収促進による高カルシウム血症に用いられる．その他に，パミドロン酸は乳癌の溶骨性転移に，ゾレドロン酸は多発性骨髄腫での骨強度の低下にも用いられる．なお，アレンドロン酸およびリセドロン酸は，ステロイド性抗炎症薬の長期使用により誘発される<u>ステロイド性骨粗鬆症</u>への第 1 選択薬として用いられる．

[副作用，禁忌] ビスホスホネート系薬物の作用機序は，上述したようにエネルギー産生系あるいは細胞内情報伝達系を抑制するので，破骨細胞数が減少することとなる．骨芽細胞にもビスホスホネート系薬物は同様に作用するが，その感受性が破骨細胞のそれよりも低いので，理論的に骨芽細胞の変性は起こりにくい．しかしながら，ビスホスホネート系薬物は骨組織に親和性が高く，そのなかに蓄積されやすい．そのため，投与量の増量および長期服用では骨形成が阻害され，骨軟化症あるいは顎骨壊死が誘発されることがある．エチドロン酸は，骨石灰化抑制作用がほかのビスホスホネート系薬物よりも出現しやすいため，長期かつ高用量投与で骨軟化症を発症することがある．特に，歯科治療での抜歯（侵襲的歯科治療）後に発症しやすいので，<u>ビスホスホネート関連顎骨壊死</u> bisphosphonate-related osteonecrosis of the jaw (BRONJ) と呼ばれる．さらに重篤な障害では，ゾレドロン酸による腎機能症がある．急性尿細管壊死により誘発されるので，脱水および腎機能低下の状態での投与を避けるため，腎機能評価を行わなければならない．リセドロン酸やエチドロン酸などは高度な腎障害患者には禁忌である．

ビスホスホネート系薬物は，服用した場合，消化管からの吸収効率が低い．加えて，その物性は非常に吸着性が高いので，服用時に胃および小腸内に食物があると，その吸収が著しく抑制される．2 価あるいは 3 価の金属イオンと錯体を形成することでも腸管での吸収能を低下させる．そのため，朝食前の空腹時に服用することが求められる．薬物が食道内に長時間留まる（付着する）と，粘膜組織を傷害するため，十分量の水で服用することと服用後 30 分は臥床を避けなければいけない．

ビスホスホネート系薬物

エチドロン酸　　アレンドロン酸　　パミドロン酸

イバンドロン酸　　リセドロン酸　　ミノドロン酸　　ゾレドロン酸

4.2 選択的エストロゲン受容体修飾薬（SERM）

エストロゲンは破骨細胞の活性を低下させるので，骨吸収を抑制する方向に働く生理活性物質である．薬物にはラロキシフェンおよびバゼドキシフェンが用いられている．

💊 ラロキシフェン raloxifen，バゼドキシフェン bazedoxifen

[薬理作用] これらの薬物は，骨組織，脂肪組織および血管組織ではエストロゲン受容体（ER）アゴニストとして機能する．一方，子宮内膜組織および乳房組織ではエストロゲン受容体遮断作用を発揮する．これは，薬物が細胞内のERに結合したとき，エストロゲンが結合した場合とは異なる立体構造になるため，リガンド/受容体複合体が核内に移行したときの働きが異なることに起因すると考えられている．そのため，従来の受容体への作動薬（アゴニスト）および遮断薬（アンタゴニスト）の範疇とは性質を異にするという意味で，選択的エストロゲン受容体修飾薬（あるいは選択的エストロゲン受容体モジュレーター selective estrogen receptor modulator：SERM）と呼ばれている．エストロゲン様作用として，骨粗鬆症を促進させるIL-1，IL-6およびTNF-αの作用と機能的に拮抗すると同時に破骨細胞の分化・活性化に関与するRANKL（receptor activator of NF-κB ligand：NF-κB受容体活性化リガンド）の発現を抑制する．さらにRANKL阻害因子のオステオプロテジェリン osteoprotegerin の発現を促進させ，骨吸収を抑制する．骨芽細胞の分化および増殖を促進させるIGF-1およびTGF-βの発現も促進させる．

乳腺のエストロゲン受容体に対しては受容体遮断薬として機能するので，乳癌に対しては悪性腫瘍細胞の増殖を抑制する．なお，乳癌治療薬としてのSERMは，タモキシフェンが用いられている．エストロゲンは，血中脂質濃度を低下させるので，特に血中コレステロール値を低下させることが期待できる．なお，SERMは男性ホルモン様作用を示さない．

[適応] 骨組織でのエストロゲン様の作用を期待して用いるので，閉経後の比較的早期の骨粗鬆症治療に用いられる．その一方で，若年者および男性への効果は期待できない．

[副作用，禁忌] これらの薬物は，エストロゲンと同様に血液凝固を促進させるので，血栓形成による塞栓症の発生に注意しなければならない．深部静脈血栓症や肺塞栓症など，またはその既往歴のある患者には禁忌である．

なお，エストロゲンと同様に，血中LDL-コレステロールを低下させるので，アテローム性動脈硬化症の進展は抑制的に働くと期待されるが，実際には心血管系有害事象の発症率を低下させることはない．これは，エストロゲンの血栓形成促進作用が，脂質異常症の改善効果と拮抗するためと考えられる．

選択的エストロゲン受容体修飾薬

ラロキシフェン

バゼドキシフェン

4.3 カルシトニン製剤

カルシトニンは，甲状腺傍濾胞細胞（C細胞）から分泌されるホルモンである（7章3.7 p 301参照）．カルシトニンおよびエルカトニンが使用されている．カルシトニンはサケ由来のものである．一方，エルカトニンはウナギ由来のカルシトニンに化学的な修飾を加えたものである．ヒトカルシトニンは，生理学的な活性が低いので，魚類を由来とする薬物が用いられている．

🔹 カルシトニン calcitonin, エルカトニン elcatonin

［薬理作用］　破骨細胞に作用し骨吸収を抑制するので，血中 Ca^{2+} 濃度を低下させる．一方，骨芽細胞に対しては骨形成を促進させる．

［適　応］　高カルシウム血症に用いた場合，ビスホスホネート系薬物よりも作用を発揮する時間が早いことが特徴の1つである．その一方で，連用により薬物の効果が減弱される（escape効果）ので，休薬期間を設ける必要がある．骨ページェット病にも用いられる（エルカトニン）．

骨代謝高回転型の骨粗鬆症に有効とされるものの，骨量増加は弱いので，骨折防止を期待することはできない．しかしながら，鎮痛効果を併せもつので，骨粗鬆症での疼痛を軽減する目的で使用される．特に，骨粗鬆症での骨折後および錐体骨折による姿勢異常による疼痛改善に有効とされる．この鎮痛効果は中枢性のもので，末梢の知覚神経に直接作用するものではない．その詳細は不明であるが，モルヒネによる鎮痛効果とは異なるもので，セロトニン作動性神経を介すると考えられている．

［相互作用］　ビスホスホネート系薬物あるいはデノスマブとの併用で，低カルシウム血症を誘発しやすくなる．

4.4 副甲状腺ホルモン製剤

副甲状腺は，別名上皮小体とも呼称される．そのため，副甲状腺ホルモン parathyroid hormone（PTH）は上皮小体ホルモンとも呼ばれる．PTHは，破骨細胞を活性化させ，骨吸収促進を介して血液中の Ca^{2+} 濃度を上昇させる（7章4.3 p 302参照）．つまり，カルシトニンと機能的に拮抗するホルモンである．副甲状腺機能亢進症では，血中PTH濃度が恒常的に上昇した状態に陥るため，骨吸収が骨形成能を上回るので，骨量は減少し，骨質も低下する．ところが，PTHあるいはテリパラチドの間歇投与（1日おきの投与）を行うと，PTHにより破骨細胞だけでなく骨芽細胞も活性化される．その結果，骨を中心とした Ca^{2+} 代謝を活性化されることとなる．この Ca^{2+} 代謝能の上昇を介して，骨粗鬆症の症状を改善されると考えられる．骨芽細胞への分化促進および骨芽細胞のアポトーシス（細胞死）抑制作用が指摘されているが，その詳細な機序は不明である．

🔹 テリパラチド teriparatide：テリパラチドは，ヒトPTHの84アミノ酸のうちN末端から34番目までのペプチドである（7章4.4 p 303参照）．

［薬理作用］　上述したように，破骨細胞と骨芽細胞の両者を活性化することで，骨質および骨密度を改善する．

［適　応］　骨折の危険性の高い骨粗鬆症に用いられる．ほかの薬物が，骨吸収を抑制することで骨粗鬆症を改善することを目的としているのに対し，骨形成を促進させる機序が特徴の1つである．

［副作用，禁忌］　破骨細胞の活性も上昇させるので，高カルシウム血症および骨肉腫発

症の危険性の高い場合には使用できない（禁忌）．これは，破骨細胞の活性化により，骨強度が低下するためである．

4.5 抗RANKL抗体（モノクローナル抗体）

破骨細胞の増殖および分化を促進させる因子がNF-κB受容体活性化リガンドreceptor activator of nuclear kappa B ligand（RANKL）である．これは骨芽細胞およびストローマ細胞の膜表面に発現している．一方，破骨前駆細胞の細胞膜表面にはRANKLのリガンドとなるRANKが発現しており，骨芽細胞のRANKLが破骨前駆細胞のRANKと会合すると，破骨前駆細胞の増殖および分化の引き金が引かれる．この骨芽細胞と破骨細胞の相互作用（クロストーク crosstalk）により，骨組織でのCa^{2+}の動的平衡が保持されている．つまり，RANKLの機能を低下させることで，骨吸収が抑制されることとなる．このRANKLを標的とする抗体がデノスマブである．

デノスマブ denosumab

[薬理作用] デノスマブは，RANKLに対するモノクローナル抗体で，RANKLの機能を中和することにより破骨細胞の増殖とその分化を抑制する．その結果，骨吸収が抑制されることとなる．

[適　応] デノスマブは当初，多発性骨髄腫および固形癌の骨転移での骨吸収の過剰な亢進による骨強度低下および骨折を改善する目的で導入された．骨吸収の過剰更新による骨折という点では骨粗鬆症での骨折も同様の機序となるため，骨粗鬆症での骨吸収抑制にも用いられるようになった．

[副作用，禁忌] デノスマブはほかの薬物よりも強力な骨吸収抑制作用を発揮するので，低カルシウム血症を誘発することがある．低カルシウム血症のある患者には禁忌である．ビスホスホネート系薬物と同様に顎骨壊死および大腿骨非定形骨折も生じる危険性がある．なお，低カルシウム血症を防止するため，ビタミンDおよびCa^{2+}の摂取（補充）を指導しなければならない．

低カルシウム血症は，血中Ca^{2+}濃度が低下した状態で誘発される．これに加え，血中Ca^{2+}量は変化しないが，錯体形成によりCa^{2+}がキレートされ，生化学的反応に関与できない存在形態になり，実質的なCa^{2+}濃度が低下することによっても誘発される．大量輸血の際生じるクエン酸中毒がその典型的な例である．

生理学的条件下での筋組織の収縮にはCa^{2+}が必須である．このCa^{2+}が不足すると，筋組織のCa^{2+}に対する感受性が上昇し，少量のCa^{2+}でも筋組織の過剰な収縮が観察されるようになる．そのため，低カルシウム血症では，筋反射の亢進および痙攣が特徴ある症状として観察されることとなる．

4.6 ビタミンK関連薬物

骨芽細胞は，骨基質タンパク質のオステオカルシン osteocalcinを産生および分泌することで，骨石灰化の促進および血中Ca^{2+}濃度の維持に関与し，骨組織の代謝および構築に重要な役割を演ずると考えられている．特に，骨粗鬆症治療での骨密度とオステオカルシン濃度の変化が一致することから，オステオカルシンは骨形成のバイオマーカー biomarkerとされる．ビタミンK関連薬物としてビタミンK$_2$誘導体のメナテトレノンが用いられている．なお，ビタミンK$_1$誘導体のフィトナジオンは，ビタミンK欠乏による血液凝固障害の改善に用いられ，骨代謝障害には適用されない（14章3.2 p 579）．

メナテトレノン menatetrenone

[薬理作用] ビタミン K は，オステオカルシンの翻訳後修飾の **γ-カルボキシ化反応**の補酵素として働く．この修飾により生成する γ-カルボキシ化オステオカルシンがヒドロキシアパタイトを骨組織に吸着させ，骨量を増加させる．さらに，骨組織内のコラーゲンを増加させる作用も有し，骨質を改善させることで骨強度を上昇させる．そのため，ビタミン K は，血液凝固だけでなく，骨代謝でも重要な補酵素として機能する．

[適　応] メナテトレノンはビタミン K 不足による**低カルボキシ化オステオカルシン**が出現する骨粗鬆症の治療に用いられる（14 章 3.2 p 579 参照）．ビタミン K の摂取量が低下すると，その不足分を骨組織からの供給で補充する．そのため，ビタミン K の補充では，まず，肝臓でのビタミン K 不足が改善され，その後，骨組織が改善されることとなる．つまり，メナテトレノンの投与量は栄養学的なビタミン K 補充量よりも多量を必要とすることとなる．

[禁　忌] 上室性不整脈で誘発される塞栓症の予防を目的としたワルファリン投与を受けている場合，メナテトレノンの投与はワルファリンの血液凝固防止能を低下させるので禁忌である．その場合は，ワルファリンの代替薬として，第 Xa 因子阻害薬あるいは抗トロンビン薬が用いられる．

■ ビタミン K 関連薬

メナテトレノン

4.7 フラボノイド系薬物

イプリフラボン ipriflavone

ムラサキツユクサ由来のイソフラボン誘導体であるイプリフラボンが使用されている．作用機序に関して不明な点が多く，前述した薬物群よりも明らかに作用が劣るので使用頻度は低下している．

[薬理作用] 破骨細胞への直接作用で，骨吸収を抑制すると考えられている．エストロゲンによるカルシトニン分泌を促進させる間接作用も発揮する．前駆細胞から骨芽細胞への分化促進作用も有するとされるが，骨折予防効果に関しては臨床的根拠が乏しい状態にある．

[副作用，相互作用] 重篤な有害事象では，消化管潰瘍があるので注意を要する．血中タンパク質への結合率が高いので，構造が類似するワルファリンへの相互作用も起こしやすい．

■ フラボノイド系薬物

イプリフラボン

5 Ca²⁺ 代謝異常に伴う骨組織での疾患の治療薬

　ここでは，骨粗鬆症以外の Ca^{2+} 代謝異常による疾病の治療薬，すなわち副甲状腺機能低下症およびくる病を含む骨軟化症に用いられる薬物について解説する．なお，骨粗鬆症も破骨細胞と骨芽細胞の平衡状態の障害による Ca^{2+} 代謝異常であるため，ここで解説される薬物も骨粗鬆症の治療でほかの薬物と組み合わせて使用する治療薬として用いられる．

　副甲状腺機能亢進症によっても Ca^{2+} 代謝障害が誘発される．この場合，効果的な薬物治療はなく，外科的な処置による治療が行われる．副甲状腺機能低下症では，PTH の分泌不全による Ca^{2+} 代謝障害が誘発される．この場合は，不足している PTH を補充することが治療となる．

　悪性腫瘍に伴う高カルシウム血症の治療薬は，骨粗鬆症治療薬の抗 RANKL 抗体で解説した．悪性腫瘍による高カルシウム血症の治療に用いる場合，骨粗鬆症治療で用いられる投与量よりも高用量となる．この場合，悪性腫瘍を治療するのではなく，多発性骨髄腫などの悪性腫瘍による過剰な骨吸収による症状を改善し，骨折を防止する目的で使用されるものである．そのため，悪性腫瘍の治療と並行して使用されねばならない．

5.1 ビタミン D 関連薬物

　ビタミン D は，生体内でもコレステロールから生合成できるので，厳密な意味でのビタミンの定義からははずれる生理活性物質である．ビタミン D（コレカルシフェロール）は，紫外線（UV-B 波：Dorno 線）によりコレステロールから生成される．ただし，この状態では生理活性物質としては機能しない．肝臓および腎臓で，25 位および 1α 位にそれぞれ水酸基が導入されることで活性型ビタミン D_3 に変換され，Ca^{2+} 代謝を制御する生理活性物質として機能する．なお，腎不全あるいは肝機能障害はビタミン D_3 の活性化能を低下させることとなる．

アルファカルシドール alfacalcidol, カルシトリオール calcitriol,
マキサカルシトール maxacalcitol, ファレカルシトリオール falecalcitriol,
エルデカルシトール eldecalcitol

　［薬理作用］　活性型ビタミン D_3 は，腸管での Ca^{2+} およびリン酸イオンの吸収を促進させる．加えて，PTH とともに腎尿細管での Ca^{2+} およびリン酸イオンの再吸収を促進させる（7 章 5 p 304 参照）．消化管での食物からの摂取および腎臓での再吸収を介した Ca^{2+} およびリン酸イオンの供給に関与する．

　アルファカルシドールは 1 位に水酸基が導入されているが 25 位にはないので，生体内で水酸化反応を介して活性化される．カルシトリオールは水溶性が高いので，胆汁酸を介さずに直接，消化管で吸収される．吸収効率が高いので，アルファカルシドールの半量で目的とする薬効が得られる．マキサカルシトールは，骨組織への Ca^{2+} の取り込みを促進させ，かつ血清 Ca^{2+} 濃度を上昇させる作用が弱いので，ほかのビタミン D 関連薬物よりも高カルシウム血症を誘発しにくい．ファレカルシトリオールは，26 および 27 位にフッ素が導入され，経口摂取でも持続的かつ強力な作用を発揮する．エルデカルシトールは，2β 位にヒドロキシプロポキシ基が導入された活性型ビタミン D_3 誘導体で，アルファカルシドールよりも骨代謝を改善することが示されている．骨吸収抑制を介して骨量を増加させるので，骨粗鬆症に適用される．これら薬物の作用機序は，従来の補酵素のビタミンとしての働きよりも，特殊なビタミン D_3 受容体を介したものである．特にエルデカルシトールは，補酵素としての活性が弱く，血清 Ca^{2+} 濃度上昇作

用およびPTH分泌抑制のビタミンD_3様の作用は非常に活性が低い．その一方で，骨吸収を抑制して骨量を増加させることが骨折を予防に寄与すると考えられる．

［**適　応**］　副甲状腺機能低下症，慢性腎不全，くる病での骨軟化症，骨粗鬆症に用いられる．骨密度の上昇機能は期待できないが，上記疾患での新たな骨折（新規骨折）の予防には有効であることが認められている．この骨折予防は，骨質の改善によるものと考えられている．加えて，Ca^{2+}代謝改善による筋力回復が，新たな転倒を防止するため，特に高齢者での新規骨折の予防に有効とされる．骨粗鬆症治療にも用いられており，ビスホスホネート系薬物およびデノスマブと併用される．ビスホスホネート系薬物との併用では，高齢者の骨折リスクを軽減させることが示されている．エルデカルシトールは，特に前腕骨骨折の予防に顕著な効果を示す．なお，ファレカルシトリオールは，経口摂取でも持続的かつ強力な作用を発揮するが，骨粗鬆症には用いられない．

［**副作用**］　ビタミンDは脂溶性ビタミンなので，生体から積極的に排出する機序がない．そのため，過剰摂取による**ビタミンD過剰症** hypervitaminosis Dを生じる危険性がある．これは，腸管からのCa^{2+}吸収能の亢進によると考えられている．この過剰症では，骨以外の組織，特に血管組織へのCa^{2+}の沈着が顕著となり，血管組織の柔軟性に障害が生じる．さらに症状が進行すると，腎機能障害が誘発される．

■ ビタミンD関連薬

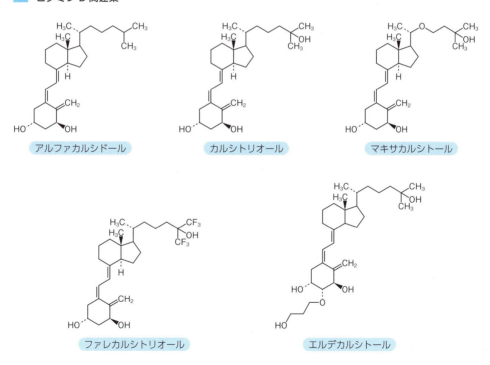

5.2　タンパク質同化ステロイド薬

男性ホルモンの生理学的作用は，男性化作用およびタンパク質同化作用に大別される（7章8.5 p 331参照）．後者のタンパク質同化作用とは，タンパク質の生合成を促進させる作用のことである．タンパク質は生体を構成する臓器（組織）の重要な構成成分であることから，この生合成能を上昇させることは，体力が消耗された状態からの回復を促進させる．**タンパク質同化ステロ**

イド薬は，男性ホルモンの男性化作用を弱め，かつタンパク質同化作用を強めたテストステロン誘導体である．

メテノロン酢酸エステル metenolone acetate

[**薬理作用**] 骨芽細胞に作用して，そのタンパク質合成能を高めることで骨代謝を改善する．

[**適　応**] 骨粗鬆症治療では，生体のタンパク質代謝を高める結果，骨機能も改善されることを期待して用いられる．適応は骨粗鬆症の改善であるが，骨組織を特定の標的としたものではない．

[**副作用，禁忌**] 男性ホルモンの男性化作用を弱めたものであるが，女性への長期使用は，女性の男性化作用を誘発する．特に，陰核肥大および声の低音化は非可逆性の障害となる．男性では前立腺肥大症および前立腺癌を進行させるので，アンドロゲン依存性悪性腫瘍には禁忌である．男女共に観察されるものでは，タンパク質同化作用を介した赤血球増大による多血症にも注意を要する．さらに電解質平衡障害（Na^+ 貯留）による心不全の重篤化もある．

■ タンパク質同化ステロイド薬

メテノロン酢酸エステル

5.3 卵胞ホルモン薬（7章 8.2 p 323 参照）

エストラジオール estradiol
破骨細胞および骨芽細胞の分化・増殖を含めた Ca^{2+} 代謝に及ぼす効果は SERM と同様である（本章 4.2 p 529 参照）．閉経後早期の使用で効果が期待できるが，骨粗鬆症に対する有効性は確立されていない．SERM とは異なり女性生殖器の悪性腫瘍を進行させる危険性がある．大規模臨床試験では，長期投与で骨粗鬆症を改善（骨折防止）する治療上の有益な効果よりも，血栓形成による塞栓症誘発（脳卒中，心筋梗塞，肺塞栓症など）の危険性が上回ることが示された．

■ 卵胞ホルモン薬

エストラジオール

13章 泌尿器系薬理

泌尿器系は，代謝産物（異化物）の排出，体液量の調節，体液のイオン組成および浸透圧の維持，血液 pH の調節に加え，レニンおよびエリスロポエチンなどの生理活性物質の分泌も担っており，生体の恒常性維持に重要な役割を担っている．腎機能が障害され腎不全に陥ると，体液の調節が損なわれ，全身にさまざまな障害が引き起こされる．本章では，泌尿器系疾患の病態生理，症状，薬物治療，作用薬物の薬理作用，適応および副作用を中心に概説する．

1 尿路系の構造と機能

尿路系は，腎臓，尿管，膀胱および尿道からなる．腎臓は，脊椎の両側で第 12 胸椎から第 3 腰椎の高さの後腹膜腔内にあり，皮質と髄質からなる腎実質と腎盂・腎杯からなる．腎実質には，腎臓 1 つあたりに約 100 万個存在する腎小体（糸球体，ボーマン嚢）と尿細管からなるネフロンが存在する（図 13-1）．ネフロンの尿細管は集合して集合管となり，腎乳頭に集まって乳頭管となり腎杯に開口している．腎杯は腎盂に移行する．腎盂に続く尿管は，直径約 5 mm，長さ約 30 cm 管状の臓器で後腹膜腔内を下降し，膀胱壁中を斜めに走りながら尿管口となって膀胱内に開口する．尿管の機能は，腎臓から膀胱への尿の輸送であり，尿管の平滑筋は蠕動運動をしている．膀胱は，骨盤腔の最前部にあり，膀胱底は，女性では子宮に接し，男性では直腸に接している．膀胱壁は，移行上皮からなる粘膜，筋層，漿膜の 3 層からなる．膀胱と尿道の機能は，尿を一定量溜めて体外へ排出する排尿調節を行うことであり，膀胱壁の主体を占める膀胱平滑筋，尿道への出口付近にある内膀胱括約筋および尿道が骨盤腔を出るところにある外膀胱括約筋（外尿道括約筋）がこれにかかわる．

1.1 腎小体の構造と機能

糸球体とボーマン嚢からなる腎小体は，生体内で血液を濾過して血漿からタンパク質を除いたものとほぼ同等の原尿を生成する唯一の組織である．糸球体の毛細血管内皮細胞，基底膜，足細胞は物質のふるいとして働く濾過膜を形成しており，赤血球や分子量 70,000 kDa 以上の大きな物質は，濾過膜を通過できない．糸球体で 1 分間に濾過される原尿の量を糸球体濾過量（GFR）といい，成人男子では約 125±25 mL/min であり，この GFR は，毛細血管の表面積，透過定数および有効濾過圧によって決まる．

$$GFR = K_f[(P_{GC} - P_T) - (P_{GC} - P_T)]$$

K_f：濾過定数，P_{GC}：糸球体毛細管内静水圧，P_T：ボーマン嚢内静水圧，P_{GC}：糸球体毛細管内膠質浸透圧，P_T：ボーマン嚢内膠質浸透圧

この糸球体に炎症が起こる病気を糸球体腎炎といい，濾過膜が正常に機能しないため，タンパク尿や血尿が出現する（図 13-1）．

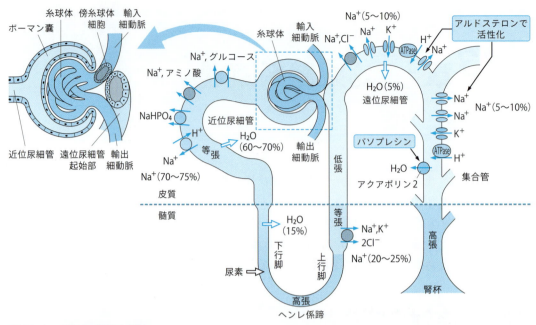

図 13-1　尿路系の構造と機能

1.2　尿細管・集合管の構造と機能

　尿細管は，近位尿細管（長さが約 1.5 cm で一層の立方上皮からなる），ヘンレ係蹄（下行脚と上行脚からなる）および遠位尿細管（長さ 5 mm）からなり，遠位尿細管が何本か集まって集合管を形成し腎杯に開口する（図 13-1）．尿細管・集合管の機能は，再吸収・分泌・濃縮である．糸球体で濾過された原尿の血漿タンパク質以外の血漿成分（ブドウ糖，アミノ酸，ビタミンなど）の大部分は，近位尿細管で能動輸送によって再吸収される．陽イオン（Na^+ など）は能動輸送，陰イオン（Cl^- など）や水は受動輸送により尿細管の各部位で一定の割合で再吸収される（図 13-1）．水は集合管でバソプレシンの作用によっても再吸収される．尿細管は，血液中不要物の分泌も行っている．後述する利尿薬の作用機序を理解するためには，尿細管・集合管での Na^+ および水の再吸収機構を理解しておくことが大変重要である．尿細管の NaCl 輸送には，経細胞経路と細胞間隙経路がある．経細胞経路を介した Na^+ の再吸収は，尿細管上皮細胞管腔膜に発現する部位特異性の高い Na^+ 輸送体を介して尿細管上皮細胞内に取り込まれ，Na^+, K^+-ATPase（Na^+ ポンプ）によって尿細管間質に再吸収され，傍尿細管毛細血管内へ入る．細胞間隙経路を介した Na^+ の再吸収は，密着結合のイオン透過性と NaCl の電気化学的ポテンシャルに依存して尿細管上皮細胞間隙から尿細管間質に再吸収され傍尿細管毛細血管内へ入る．利尿薬が主に関与するのは尿細管の部位特異性の高い Na^+ 輸送体で，近位尿細管上皮の尿細管腔膜には，Na^+-グルコース共輸送体の sodium-glucose cotransporter（SGLT）1 および 2 と Na^+/H^+ 交換機構がある．SGLT1，2 は，Na^+ とグルコースを再吸収する．尿細管上皮細胞内から Na^+/H^+ 交換機構を介して原尿中に分泌された H^+ は，炭酸脱水酵素により原尿中の HCO_3^- と反応し CO_2 と H_2O を生成する．CO_2 は尿細管腔膜を通過し細胞内に入り，再度炭酸脱水酵素の作用により H_2O と反応して HCO_3^- を産生し，Na^+-HCO_3^- 共輸送体を介して間質に放出される．Na^+ は，Na^+, K^+-ATPase を介しても間質に放出され，結果的に $NaHCO_3$ が原尿から再吸収されることに

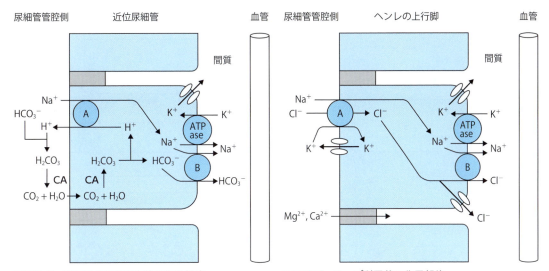

図 13-2　炭酸脱水酵素阻害薬の作用部位
CA：炭酸脱水酵素，A：Na^+/H^+ 交換機構
B：Na^+-HCO_3^- 共輸送体，ATPase：Na^+, K^+-ATPase
■：タイトジャンクション

図 13-3　ループ利尿薬の作用部位
A：Na^+-K^+-$2Cl^-$ 共輸送体，B：Na^+-Cl^- 共輸送体，
ATPase：Na^+, K^+-ATPase
■：タイトジャンクション

なる（図 13-2）．ヘンレの太い上行脚の尿細管腔膜には，Na^+-K^+-$2Cl^-$ 共輸送体と Na^+/H^+ 交換機構があり，原尿中の Na^+，K^+，Cl^- は，この Na^+-K^+-$2Cl^-$ 共輸送体を介して取り込まれる．Cl^- は上皮細胞基底膜の Cl^- チャネルまたは，Na^+-Cl^- 共輸送体を介して間質に放出される．一方，K^+ はリサイクルされる．この部位の上皮細胞は管腔膜には K^+ チャネルだけ，基底膜には K^+ チャネルと Cl^- チャネルを有するため，管腔は間質より陽性の電位となり，原尿中の Ca^{2+} や Mg^{2+} は，原尿から間質に再吸収される（図 13-3）．遠位尿細管上皮の尿細管腔膜には Na^+-Cl^- 共輸送体があり，原尿中の NaCl は，この共輸送体を介して再吸収される．Cl^- は基底膜上の Cl^- チャネルを介し，Na^+ は基底膜上の Na^+, K^+-ATPase を介し間質に再吸収される（図 13-4）．皮質集合管主細胞の管腔膜には尿細管上皮型 Na^+ チャネルが存在し，間質側膜にはバソプレシン V_2 受容体が，細胞内にはアルドステロンの受容体の鉱質コルチコイド受容体（MR）が発現して，Na^+ と水の再吸収を行っている．Na^+ が Na^+ チャネルから細胞内に流入すると管腔膜が脱分極し，主細胞内の K^+ が管腔膜上の K^+ チャネルを介して原尿中に流出する．集合管 A 型介在細胞は，管腔膜上の H^+ ポンプを用いて，H^+ を原尿中に放出する．これは，主細胞における原尿からの Na^+ 流入による管腔内側の間質に対する陰性電位による（図 13-5，6，7）．

アルドステロンは，主細胞内に入ると MR に結合する．このアルドステロン-MR 複合体は核内に入り，特定の DNA 配列と結合し，種々の遺伝子産物（アルドステロン誘導タンパク質，AIP）の産生を調節する．その結果，主細胞管腔膜上の Na^+ チャネル，基底膜上の Na^+-K^+ ポンプが活性化され，Na^+ 取り込みと K^+，H^+ 排泄が亢進する（図 13-6）．バソプレシンが主細胞間質側膜上のバソプレシン V_2 受容体に結合すると，アデニル酸シクラーゼの活性化，cAMP の産生，プロテインキナーゼ A（PKA）の活性化によるアクアポリン 2 の細胞管腔膜上への移行を介して水の再吸収を亢進する（図 13-7）．尿細管における Na^+ 吸収の 70～75％ は近位尿細管で，水吸収の 15％ はヘンレ係蹄で行われ，Na^+ および水の再吸収は部位による差が認められる（図 13-1）．

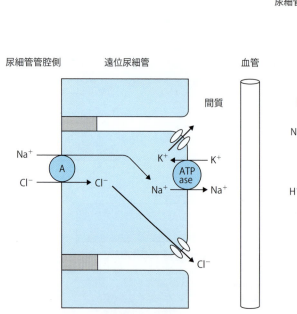

図 13-4 チアジド系利尿薬の作用部位
A：Na^+-Cl^- 共輸送体，ATPase：Na^+, K^+-ATPase

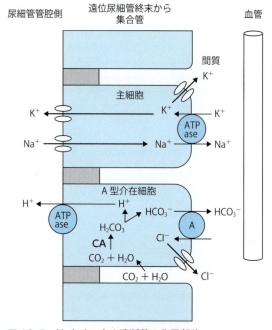

図 13-5 Na^+ チャネル遮断薬の作用部位
A：Cl^-/HCO_3^- 交換機構，ATPase：Na^+, K^+-ATPase

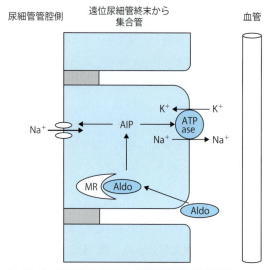

図 13-6 アルドステロン受容体遮断薬の作用部位
Aldo：アルドステロン，AIP：アルドステロン誘導タンパク質，ATPase：Na^+, K^+-ATPase，MR：鉱質コルチコイド受容体

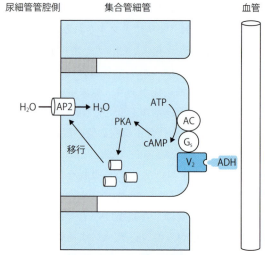

図 13-7 バソプレシン V_2 受容体遮断薬の作用部位
V_2：バソプレシン V_2 受容体，ADH：抗利尿ホルモン（バソプレシン），AC：アデニル酸シクラーゼ，G_s：GTP 結合タンパク，PKA：プロテインキナーゼA，AP2：アクアポリン2

1.3 蓄尿と排尿

　膀胱平滑筋と内膀胱括約筋は，自律神経支配［交感神経（L1〜L4）と副交感神経（S2〜S4）の二重支配］を受けていて排尿に働くため，排尿筋といわれている（3章1.1 p 85参照）．

　蓄尿過程での尿による排尿筋の伸展刺激は，交感神経排尿筋抑制反射と括約筋収縮反射を起こ

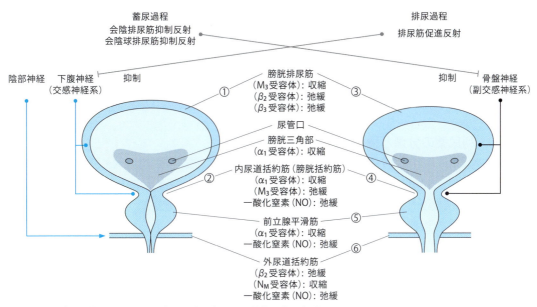

図 13-8 蓄尿・排尿の機序と膀胱の活動に作用する薬物の作用部位
蓄尿促進（過活動膀胱および痙縮性膀胱に作用）
①に作用する薬物
アセチルコリン M_3 受容体遮断薬，三環系抗うつ薬，アドレナリン β 受容体作動薬，平滑筋弛緩薬
②に作用する薬物
三環系抗うつ薬
排尿促進（弛緩性膀胱および前立腺肥大症に作用）
③に作用する薬物
アセチルコリン M_3 受容体作動薬，コリンエステラーゼ阻害薬
④に作用する薬物
アセチルコリン M_3 受容体作動薬，コリンエステラーゼ阻害薬，PDE5 阻害薬
⑤に作用する薬物
アドレナリン α_1 受容体遮断薬，PDE5 阻害薬
⑥に作用する薬物
PDE5 阻害薬

し，下腹神経の刺激による膀胱平滑筋の弛緩と内膀胱括約筋の収縮が起こる．その他に，陰部神経を介した随意的な外尿道括約筋の収縮によって尿漏れを防いでいる（尿道括約筋防御反射）．蓄尿過程では会陰筋の収縮が刺激となり，仙髄レベルでの反射弓（会陰排尿筋抑制反射），または橋・延髄までの反射弓を形成して（会陰球排尿筋抑制反射）骨盤神経を抑制し，膀胱平滑筋の収縮を抑制している．

随意的な排尿過程では，大脳からの排尿指令の抑制を随意的に解除し，まず陰部神経の抑制が起こり，外尿道括約筋は弛緩する．さらに，排尿筋促進反射が引き起こされ，下腹神経の抑制と骨盤神経の刺激による膀胱平滑筋収縮および内膀胱括約筋弛緩で排尿が起こる（図 13-8）．

2 腎臓に作用する薬物

腎臓に作用する薬物の代表は利尿薬である．利尿薬以外の腎臓に作用する薬物には，腎臓保護作用をもつ薬物や糖尿病治療薬である SGLT2 阻害薬，骨粗鬆症治療薬である活性型ビタミン D_3 誘導体などである．SGLT2 阻害薬と活性型ビタミン D_3 誘導体については，糖尿病治療薬および骨粗鬆症治療薬の章で扱う（12 章 1.8 p 508，5.1 p 534 参照）．

2.1 利尿薬

利尿薬は，尿量を増加させ細胞外液を減少させる薬物である．ただし，単に水の排泄を促すだけでなく，NaClの排泄を促進させる薬物である．臨床的には，心不全，高血圧，腎不全，ネフローゼ症候群による浮腫あるいは肝硬変による腹水貯留などに使用される．

2.1.1 利尿薬の分類と種類

利尿薬には，作用機序の観点から炭酸脱水酵素阻害薬，浸透圧利尿薬，Na^+-K^+-$2Cl^-$共輸送体阻害薬（ループ利尿薬），Na^+-Cl^-共輸送体阻害薬（チアジド系利尿薬とチアジド系類似利尿薬），尿細管上皮型Na^+チャネル遮断薬，アルドステロン受容体遮断薬（抗アルドステロン薬），バソプレシンV_2受容体遮断薬に分類される（表13-1）．

A　炭酸脱水酵素阻害薬

炭酸脱水酵素は，腎尿細管以外にも体内に広く分布しており，眼毛様体では眼房水の産生に関与している．

🔹 アセタゾラミド acetazolamide，ドルゾラミド dorzolamide，ブリンゾラミド brinzolamide

［薬理作用］　近位尿細管で$NaHCO_3$の取り込み機構に関与している炭酸脱水酵素を阻害して，$NaHCO_3$の取り込みを抑制し，結果的に水の再吸収を抑制する．このため，尿のアルカリ化と代謝性アシドーシスを誘発するが，代謝性アシドーシスによる原尿中のHCO_3^-減少のため利尿薬としての効果は弱い．その他に，眼毛様体におけるHCO_3^-の産生を抑制するため，眼房水の産生を抑制して眼圧を低下させる．上述のように近位尿細管では，Na^+/H^+交換機構を介して原尿中から$NaHCO_3$が再吸収されている．$NaHCO_3$の再吸収過程で働く炭酸脱水酵素を阻害することによって，HCO_3^-の再吸収を抑制し，結果的に水の再吸収を抑制して利尿効果を示すのが炭酸脱水酵素阻害薬である（図13-2参照）（5章5.3 p 196, 6章3.2 p 267参照）．

［適　応］　〈アセタゾラミド〉心性・肝性浮腫，緑内障，てんかん，肺気腫における呼吸性アシドーシス，メニエール症候群，睡眠時無呼吸症候群など
〈ドルゾラミドとブリンゾラミド〉緑内障，高眼圧症

［副作用］　ショック，骨髄抑制（無顆粒球症など），皮膚障害，肝性脳症の悪化，尿路結石，低カリウム血症，知覚異常，傾眠，代謝性アシドーシスの悪化など

［禁　忌］　高度な肝機能障害，急性腎不全，副腎機能不全，無尿など

表13-1　利尿薬の分類

分　類	薬　物
炭酸脱水酵素阻害薬	アセタゾラミド，ドルゾラミド，ブリンゾラミド
浸透圧利尿薬	イソソルビド，D-マンニトール
ループ利尿薬	フロセミド，ブメタニド，トラセミド，アゾセミド
チアジド系利尿薬	ヒドロクロロチアジド，トリクロロメチアジド，ベンチルヒドロクロロチアジド
チアジド系類似利尿薬	メチクラン，インダパミド，トリパミド，メフルシド
尿細管上皮型Na^+チャネル遮断薬	トリアムテレン
アルドステロン受容体遮断薬	スピロノラクトン，カンレノ酸カリウム，エプレレノン
バソプレシンV_2受容体遮断薬	トルバプタン，モザバプタン

[相互作用] 降圧薬やジギタリス製剤の作用増強のおそれがあり，カルバマゼピンの中毒症状の発現などもある．

[体内動態] 投与24時間以内にほとんどが尿中排泄される．

B 浸透圧利尿薬

 イソソルビド isosorbide, D-マンニトール mannitol

[薬理作用] これらの薬物は糸球体で濾過されるが，尿細管で再吸収されにくいため，ヘンレのループでの水とNa$^+$の再吸収を阻害する．全身で，細胞内外の浸透圧勾配を増大し，細胞内液の水を細胞外液に移動させる．そのため細胞外液量が増大し，血液の粘性が低下し，レニン分泌が抑制されるため腎血流量が増大する．腎髄質の血流量の増大は，腎髄質の尿素とNaClの減少をきたし，腎髄質の浸透圧を低下させ，腎臓の尿濃縮能を低下させる．ほとんどのイオンの腎排泄を亢進させる．

[適　応] 人工透析時の急激な細胞外液減少防止，緑内障の急性発作，脳浮腫，メニエール病など

[副作用] 急性腎不全，ショック，電解質異常など

[禁　忌] イソソルビドやD-マンニトールは，急性頭蓋内血腫時の脳圧低下を起こし再出血の危険性があるため禁忌

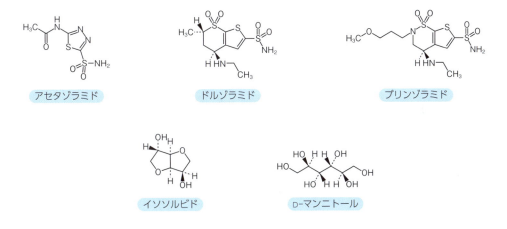

炭酸脱水酵素阻害薬と浸透圧利尿薬

アセタゾラミド　　ドルゾラミド　　ブリンゾラミド

イソソルビド　　D-マンニトール

C ループ利尿薬

 フロセミド furosemide, ブメタニド bumetanide, トラセミド torasemide, アゾセミド azosemide

[薬理作用] ヘンレのループの太い上行脚上皮細胞の管腔側膜上に存在するNa$^+$-K$^+$-2Cl$^-$共輸送体の機能を阻害し，この部位でのNa$^+$，Ca^{2+}，Mg^{2+}，Cl$^-$，水の再吸収を阻害する．遠位尿細管へのNa$^+$流入量を増加させ，K$^+$とH$^+$の排泄も亢進させる（11章5.3 p 476参照）．ループ利尿薬には糸球体濾過量増加作用があるため，腎機能低下例でも利尿効果が期待できる．トラセミドは，ループ利尿薬としての作用に加え，抗アルドステロン薬と類似した構造を有するので抗アルドステロン作用を併せもっている（図13-3参照）．

［適　応］　急性肺水腫，慢性うっ血性心不全，高血圧症，ネフローゼ症候群に伴う浮腫，肝硬変に伴う腹水，慢性腎不全に伴う浮腫など

［副作用］　低ナトリウム血症，低カルシウム血症，低マグネシウム血症，低カリウム血症などのような電解質異常，細胞外液量の著しい減少に伴う低血圧・腎血流量の減少や脱水，低クロライド性代謝性アルカローシス，内耳障害，高尿酸血症，高血糖，脂質異常症など

［禁　忌］　著しいNa^+喪失と細胞外液の減少している患者など

［相互作用］
- 低カリウム血症によるジギタリス製剤の作用増強がある．
- バルビツール酸誘導体の中枢抑制作用は，ループ利尿薬の起立性低血圧を増強させる．
- ループ利尿薬では，近位尿細管でのNa^+再吸収上昇が起こるので近位尿細管での炭酸リチウム，アミノグリコシド系抗生物質やセファロスポリン系抗生物質の再吸収が増強され，リチウムの血中濃度が上昇し，後2者による腎毒性の増強が起こる．
- 非ステロイド性抗炎症薬は，腎臓でのプロスタグランジン合成を阻害してNa^+と水の体内貯留を増加して利尿薬の作用を減弱する．
- アンギオテンシン変換酵素（ACE）阻害薬やアンギオテンシンⅡ受容体遮断薬（ARB）は，血中高カリウム血症の副作用があり，ループ利尿薬の副作用を相殺する．
- アミノグリコシド系抗生物質やシスプラチンの副作用（聴力障害）を増強させる．

ループ利尿薬

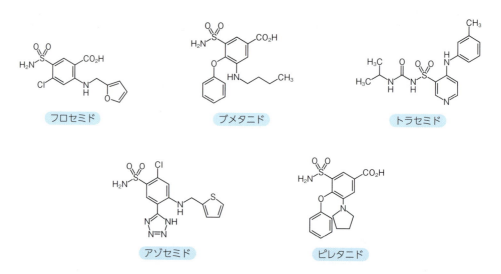

D　チアジド系利尿薬とチアジド系類似利尿薬

1）チアジド系利尿薬

ヒドロクロロチアジド hydrochlorothiazide，トリクロルメチアジド trichlormethiazide，ベンチルヒドロクロロチアジド benzylhydrochlorothiazide

2）チアジド系類似利尿薬

メチクラン meticrane，インダパミド indapamide，トリパミド toripamide，メフルシド mefruside

[薬理作用] 遠位尿細管上皮細胞の管腔側膜上に存在する Na^+-Cl^- 共輸送体を阻害して遠位尿細管における NaCl と水の再吸収を阻害する（図 13-4）．また，K^+ と H^+ の排泄も亢進させるが，尿酸や Ca^{2+} の排泄は低下する（11 章 5.3 p 475 参照）．
[適　応] 高血圧症，心臓・腎臓・肝臓の疾患による浮腫など
[副作用] 脱水，低血圧，低カリウム血症などの電解質異常，代謝性アルカローシス，高尿酸血症，耐糖能低下，脂質異常症，光線過敏症など
[禁　忌] 無尿，急性腎不全，体液中の Na^+，K^+ が明らかに減少している患者など
[相互作用]
・低カリウム血症によるジギタリス製剤の作用増強がある．
・バルビツール酸誘導体の中枢抑制作用は，チアジド系利尿薬の起立性低血圧を増強させる．
・チアジド系利尿薬では，近位尿細管での Na^+ 再吸収上昇が起こるので近位尿細管での炭酸リチウムの再吸収が増強され，リチウムの血中濃度が上昇する．
・非ステロイド性抗炎症薬は，腎臓でのプロスタグランジン合成を阻害して Na^+ と水の体内貯留を増加して利尿薬の作用を減弱する．
・ACE 阻害薬および ARB は，血中高カリウム血症の副作用があり，ループ利尿薬の副作用が相殺される．

チアジド系利尿薬とチアジド系類似利尿薬

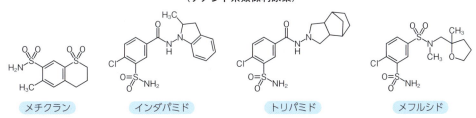

〈チアジド系利尿薬〉
ヒドロクロロチアジド　　トリクロルメチアジド　　ベンチルヒドロクロロチアジド

〈チアジド系類似利尿薬〉
メチクラン　　インダパミド　　トリパミド　　メフルシド

E　尿細管上皮型 Na^+ チャネル遮断薬

🔖 **トリアムテレン** triamterene

[薬理作用] 遠位尿細管・集合管に存在する主細胞の管腔側膜上のアミロライド型 Na^+ チャネルの機能を阻害して，この部位における Na^+ の再吸収と K^+ と H^+ の放出を抑制する（図 13-5）．Ca^{2+}，Mg^{2+} の排泄も抑制する．
[適　応] 高血圧症，心性，腎性ならびに肝性浮腫（通常ほかの低カリウム血症を生じやすい利尿薬と併用される）

［副作用］　急性腎不全，高カリウム血症，耐糖能低下，消化器症状（嘔気・嘔吐，下痢），頭痛など

［禁　忌］　急性腎不全，無尿，高カリウム血症など

［相互作用］　ループ利尿薬やチアジド系利尿薬の降圧作用と利尿作用を増強し，それらの副作用である低カリウム血症を改善する．

F　アルドステロン受容体遮断薬

 スピロノラクトン spironolactone, カンレノ酸カリウム potassium canrenoate, エプレレノン eplerenone

［薬理作用］　遠位尿細管・集合管の尿細管上皮の細胞内に存在する鉱質コルチコイド受容体（MR）の特異的遮断薬として作用し，アルドステロン誘発性のNa^+取り込み，K^+，H^+排泄亢進を阻害する（図13-6）（7章7.8 p318参照）．いずれもステロイド骨格を有する．

［適　応］　〈スピロノラクトン〉高血圧症，心性・腎性・肝性・特発性・栄養失調性浮腫，悪性腫瘍による浮腫および腹水など，〈カンレノ酸カリウム〉経口抗アルドステロン薬の服用が困難な原発性アルドステロン症，心性・肝性浮腫や開心術および開腹術時における水分・電解質代謝異常，〈エプレレノン〉高血圧症

［副作用］　高カリウム血症，代謝性アシドーシス，女性化乳房，インポテンツ，性欲減退，男性型多毛症，声の男性化，月経不順など

［禁　忌］　無尿または急性腎不全，高カリウム血症，アジソン病，タクロリムス，エプレレノンやミトタン服用中など

［相互作用］　ACE阻害薬やARBとの併用で，血中高カリウム血症の副作用が増強されるので注意が必要である．

［体内動態］　スピロノラクトンは，約80％が初回通過効果を受けるため半減期は短いが，抗アルドステロン作用を有する活性代謝物（7α-チオメチルスピロノラクトンやカンレノン）の生成のため，作用時間は長い．カンレノ酸カリウムはプロドラッグで，カンレノンに変換されて抗アルドステロン作用を示す．

G　バソプレシンV_2受容体遮断薬

 トルバプタン tolvaptan, モザバプタン mozavaptan

［薬理作用］　集合管上皮の間質側膜上に存在するバソプレシンV_2受容体を阻害して水の再吸収を抑制する．電解質に影響を与えずに水分だけを排泄することができる（図13-7参照）（7章2.3.2 p295参照）．

［適　応］　〈トルバプタン〉心不全および肝硬変における体液貯留，常染色体優性多発性囊胞腎，〈モザバプタン〉異所性抗利尿ホルモン産生腫瘍による抗利尿ホルモン不適合分泌症候群（SIADH）における低ナトリウム血症の改善

［副作用］　頻尿，多尿，脱水，口渇，便秘，吐き気，下痢など

［禁　忌］　トルバプタンは，無尿，口渇を感じないまたは水分摂取が困難，高ナトリウム血症，妊娠・妊婦など

［相互作用］　トルバプタンやモザバプタンはCYP3A4で代謝されるので，CYP3A4阻害薬や誘導薬との併用には注意が必要となる．

利尿薬（尿細管上皮型 Na⁺ チャネル遮断薬，アルドステロン受容体遮断薬，バソプレシン V₂ 受容体遮断薬）

〈尿細管上皮型 Na⁺ チャネル遮断薬〉

トリアムテレン

〈アルドステロン受容体遮断薬〉

スピロノラクトン　　カンレノ酸　　エプレレノン

〈バソプレシン V₂ 受容体遮断薬〉

トルバプタン　　モザバプタン

3 膀胱の活動に作用する薬物（図 13-8）

排尿障害には，膀胱の不随意の収縮による尿意切迫感を伴う過活動膀胱によるものと排尿に関与する神経の障害により膀胱機能に異常が生じた病態の神経因性膀胱がある．後者には，上位ニューロン障害（痙縮性膀胱）によるものと下位ニューロン障害（弛緩性膀胱）によるものがある．さらに，前立腺肥大症のために膀胱や尿道が圧迫されることによって，排尿障害を起こすものもある．膀胱の活動に作用する薬物は，排尿障害を改善する目的で使用され，大きく蓄尿を促す薬物と排尿を促す薬物に分けられる．

3.1 過活動膀胱および痙縮性膀胱治療薬（蓄尿を促す薬物）

膀胱の不随意の収縮や上位ニューロン障害による下位ニューロンの異常活性化による排尿筋の異常収縮を抑制する薬物としてアセチルコリン M₃ 受容体遮断薬（抗コリン薬），三環系抗うつ薬，アドレナリン β 受容体作動薬および平滑筋弛緩薬がある．

A　アセチルコリン M₃ 受容体遮断薬

プロピベリン propiverine, オキシブチニン oxybutynin, ソリフェナシン solifenacin succinate, イミダフェナシン imidafenacin, トルテロジン tolterodine tartrate, フェソテロジン fesoterodine（構造式については 3 章 3.2 p 138 参照）

［薬理作用］　アセチルコリン M₃ 受容体遮断薬は，膀胱の排尿筋に存在するアセチルコリン M₃ 受容体遮断作用により排尿筋を弛緩させる（図 13-8 ①）．プロピベリンとオキシブチニンは，電位依存性 Ca^{2+} チャネルを直接阻害して筋弛緩作用も示す（3 章 3.2 p 136 参照）．

[適　応]〈プロピベリン〉神経因性膀胱, 神経性頻尿, 不安定膀胱, 慢性膀胱炎や慢性前立腺炎による頻尿・尿失禁および過活動膀胱における尿意切迫感, 頻尿および切迫性尿失禁

〈オキシブチニン〉神経因性膀胱や不安定膀胱による頻尿・尿失禁

〈ソリフェナシン, イミダフェナシン, トルテロジン, フェソテロジン〉過活動膀胱における尿意切迫感, 頻尿および切迫性尿失禁

[副作用]　緑内障, 麻痺性イレウス, 尿閉, 血小板減少による出血傾向, 便秘, 眠気など

[相互作用]　抗コリン作用をもつ薬物との併用に注意.

B　三環系抗うつ薬

イミプラミン imipramine, クロミプラミン clomipramine, アミトリプチリン amitriptyline

[薬理作用]　三環系抗うつ薬は, 末梢性抗コリン作用により, 膀胱排尿筋弛緩作用とノルアドレナリン再取り込み阻害に基づくアドレナリン α 受容体刺激作用による膀胱括約筋収縮作用, さらに尿意覚醒を促進する作用あるいは抗利尿ホルモン分泌促進作用による尿量減少効果もある（図 13-8 ①）（5 章 4.3.1 p 188 参照）.

[適　応]〈イミプラミン, クロミプラミン〉遺尿症など

〈アミトリプチリン〉夜尿症など

[副作用]　悪性症候群, セロトニン症候群, てんかん発作, 無顆粒球症, 麻痺性イレウス, 間質性肺炎, 心不全, 心室頻拍, SIADH, 肝機能障害など

C　アドレナリン β 受容体作動薬

クレンブテロール clenbuterol, ミラベグロン mirabegron（構造式については 3 章 p 109 参照）

[薬理作用]　アドレナリン β_2, β_3 受容体作動薬は, 排尿筋のアドレナリン β 受容体を刺激することにより, 膀胱を弛緩させて蓄尿機能を亢進させる（図 13-8 ①）（3 章 2.1.2 p 107 参照）.

[適　応]〈クレンブテロール〉腹圧性尿失禁による尿失禁など

〈ミラベグロン〉過活動膀胱における尿意切迫感, 頻尿および切迫性尿失禁

[副作用]〈クレンブテロール〉重篤な血清 K^+ 値の低下など

〈ミラベグロン〉尿閉, 便秘, 口腔内乾燥, 動悸, 不整脈など

D　平滑筋弛緩薬

フラボキサート flavoxate

[薬理作用]　平滑筋弛緩薬のフラボキサートは, 排尿筋の電位依存性 Ca^{2+} チャネル阻害作用により細胞内への Ca^{2+} 流入を抑制する. 加えて, ホスホジエステラーゼ（PDE）阻害による排尿筋細胞内の cAMP 濃度の上昇によって排尿筋を弛緩させる（図 13-8 ①）.

[適　応]　神経性頻尿あるいは慢性前立腺炎, 慢性膀胱炎に伴う頻尿, 残尿感

[副作用]　重大な副作用は少なく, まれにアナフィラキシー様症状が出現

■ 平滑筋弛緩薬

フラボキサート

3.2 弛緩性膀胱および前立腺肥大症治療薬（排尿を促す薬物）

弛緩性膀胱では，下位ニューロンの活動低下による排尿筋の収縮低下があるため，収縮を促進する薬物としてアセチルコリン M_3 受容体作動薬（コリン作動薬）あるいはコリンエステラーゼ阻害薬が使われる．さらに前立腺肥大症による膀胱尿道の圧迫については，前立腺平滑筋の弛緩による圧迫を抑制するアドレナリン α_1 受容体遮断薬，5α-還元酵素Ⅱ型阻害薬，抗アンドロゲン薬（合成黄体ホルモン）およびホスホジエステラーゼ（PDE）5阻害薬などが使われる（図13-9）．

A　アセチルコリン M_3 受容体作動薬
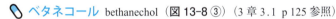 ベタネコール bethanechol（図13-8 ③）（3章 3.1 p 125 参照）

B　コリンエステラーゼ阻害薬
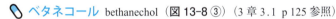 ネオスチグミン neostigmine, ジスチグミン distigmine（図13-8 ③）（3章 3.1.2 p 130 参照）

C　アドレナリン α_1 受容体遮断薬
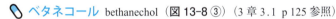 タムスロシン tamsulosin, シロドシン silodosin, ナフトピジル naftopidil, プラゾシン prazosin, テラゾシン terazosin, ウラピジル urapidil（3章 2.2.1 p 115 参照）

［薬理作用］　アドレナリン α_1 受容体遮断薬は，前立腺の平滑筋に存在するアドレナリン α_1 受容体を遮断することにより，前立腺によって圧迫されていた尿道を開口し排尿障害を改善する．タムスロシンとシロドシンは，アドレナリン α_{1A} 受容体への選択性が高く，ナフトピジルは，アドレナリン α_{1D} 受容体への選択性が高い（図13-8 ⑤）．

［適　応］　〈タムスロシン，シロドシン，ナフトピジル，プラゾシン，テラゾシン〉前立腺肥大症による排尿障害など

〈ウラピジル〉前立腺肥大症や神経因性膀胱による排尿障害など

［副作用］　〈タムスロシン，シロドシン，ナフトピジル，テラゾシン〉失神，意識喪失，肝機能障害や黄疸など

〈プラゾシン〉失神，意識喪失のほか狭心症など

〈ウラピジル〉肝機能障害など

D　5α-還元酵素阻害薬
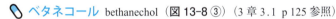 デュタステリド dutasteride

［薬理作用］　5α-還元酵素阻害薬は，前立腺細胞のなかでテストステロンをジヒドロテストステロン（5α-DHT）に変換する5α-還元酵素Ⅱ型の活性を抑制して前立腺細胞の

増殖を抑制し，肥大した前立腺を縮小させることによって尿道の圧迫を改善する．デュタステリドは，前立腺癌に多い5α-還元酵素Ⅰ型も抑制する（図13-9）（7章8.5.2B p 333 参照）．

［適　応］　前立腺肥大症
［副作用］　肝機能障害，黄疸，女性化乳房，勃起不全など．
［禁　忌］　重篤な肝機能障害のある場合など
［相互作用］　5α-還元酵素Ⅱ型阻害薬は，血液中の前立腺特異抗原（PSA）の値を約50%低下させるため，投与前，投与中はPSA値の測定と併せて前立腺癌の評価を行うことが必要である．デュタステリドは，CYP3A4により代謝されるのでCYP3A4を阻害または誘導する薬物との併用には，注意が必要である．

5α-還元酵素阻害薬

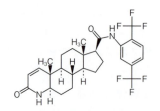

デュタステリド

E　抗アンドロゲン薬（合成黄体ホルモン）

🔹 **クロルマジノン酢酸エステル** chlormadinone acetate, **アリルエストレノール** allylestrenol, **ゲストノロンカプロン酸エステル** gestonorone caproate

［薬理作用］　抗アンドロゲン薬は，血中より選択的に取り込まれ，血中テストステロンの前立腺細胞への取り込みを阻害し，また，5α-還元酵素を抑制することによりテストステロンの5α-DHTへの変換を阻害することによって肥大した前立腺を縮小し，尿道の圧迫を改善する．さらに，クロルマジノンには，視床下部に対して負のフィードバックをかけて精巣からのテストステロン産生抑制作用が，ゲストノロンカプロン酸エステルには，ゴナドトロピンの分泌抑制作用がある．クロルマジノンとアリルエストレノールには，5α-DHTとアンドロゲン受容体との複合体形成阻害作用もある（図13-9）（7章8.5.2 p 332 参照）．

［適　応］〈クロルマジノン〉男性においては前立腺肥大症や前立腺癌
〈アリルエストレノール，ゲストノロンカプロン酸エステル〉前立腺肥大症
［副作用］〈クロルマジノン〉性機能障害，女性化乳房，肝機能障害，血栓症やうっ血性心不全，糖尿病や高血糖など
［禁　忌］　重篤な肝機能障害のある場合など
［相互作用］　抗アンドロゲン薬には，血液中の前立腺特異抗原（PSA）の値を約50%低下させるため，投与前，投与中はPSA値の測定と併せて前立腺癌の評価が必要となる．

F　ホスホジエステラーゼ（PDE）5阻害薬

🔹 **タダラフィル** tadalafil

［薬理作用］　PDE5阻害薬のタダラフィルは，一酸化窒素（NO）により産生される

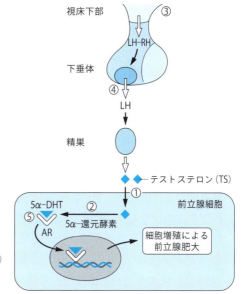

図 13-9　前立腺肥大と治療薬の作用機序
① テストステロン（TS）の前立腺細胞への取り込み阻害
② 5α-還元酵素の抑制
③ 視床下部に対する負のフィードバック
④ ゴナドトロピンの分泌抑制
⑤ ジヒドロテストステロン（5α-DHT）とアンドロゲン受容体（AR）の複合体形成阻害
LH-RH：性腺刺激ホルモン放出ホルモン，LH：性腺刺激ホルモン

cGMP の分解を抑制することにより，膀胱頸部・尿道および前立腺の平滑筋を弛緩して前立腺肥大症に伴う排尿障害を改善する（11章 7.2.4 p 496 参照）．また，血管平滑筋弛緩による下部尿路の血流改善作用が，膀胱組織障害を改善して排尿障害を改善する．

［適　応］　前立腺肥大症，勃起不全，肺動脈性高血圧症
［副作用］　消化不良，頭痛，CK 上昇，筋肉痛，ほてりなど
［相互作用］　タダラフィルと亜硝酸薬やアドレナリン α_1 受容体遮断薬との併用は，血管平滑筋弛緩作用が増強され，過度の血圧低下を生じる可能性がある．タダラフィルは，CYP3A4 により代謝されるので CYP3A4 を阻害または誘導する薬物との併用にも，注意が必要である．

■ ホスホジエステラーゼ（PDE）5 阻害薬

タダラフィル

4　急性，慢性腎不全治療薬

4.1　急性，慢性腎不全治療薬

4.1.1　急性腎不全

急性腎不全（現在は急性腎障害という）は，数時間〜数日の間に急速に腎機能が低下する病態である．腎機能が低下すると，過剰な水分の蓄積や電解質の異常をきたし，生命の危険を生じる

重篤な状態であり，早急に原因を突き止め，治療を行うとともに，透析治療などで体のバランスを整える必要がある．救急医療を必要とする重篤な疾患である．原因には，外傷による多量出血，手術や重症の感染症によって全身のさまざまな臓器が障害を受ける多臓器不全の一部として発症することが多い．加えて，薬物が原因となることもある．症状は，尿量減少（尿量が減少しない場合もある），浮腫，血尿，食欲低下，全身倦怠感，痙攣などが認められる．検査所見では，血液検査上，血清尿素窒素（BUN），血清クレアチニン（Cr），K^+ の高値を認める．超音波検査あるいはCT検査では，尿路の閉塞の有無を確認することもあり，腎臓の腫大も認められる．

急性腎不全の原因により，腎前性，腎（実質）性，腎後性に大別される．腎前性急性腎不全は，腎臓への血流低下のために引き起こされ，原因疾患としては，脱水症，ショック，熱傷，大量出血，うっ血性心不全，肝硬変，腎動脈狭窄症などがある．腎性急性腎不全は，腎臓自体に原因がある場合であり，腎臓での血流障害を引き起こす両側腎梗塞，腎動脈血栓，播種性血管内凝固症候群，血栓性血小板減少性紫斑病，溶血性尿毒症症候群などがある．また急性糸球体腎炎，急速進行性糸球体腎炎，ループス腎炎（全身性エリテマトーデス），抗好中球細胞質抗体（ANCA）関連血管炎，結節性多発性動脈炎などの糸球体疾患による．さらに，尿細管や間質が障害される急性間質性腎炎，急性尿細管壊死（薬剤性，横紋筋融解症など），慢性腎盂腎炎の急性増悪などが原因となることがある．腎後性急性腎不全は，腎臓より下部の尿路（尿管，膀胱，尿道）に原因がある場合で，両側尿管の閉塞（尿管結石など），膀胱・尿道の閉塞（前立腺肥大症など），骨盤内腫瘍などがある．

4.1.2　慢性腎不全

慢性腎不全は，血液を濾過して老廃物を取り除く腎臓の能力が数ヵ月〜数年をかけて徐々に低下するもので，血液のpH低下，エリスロポエチン分泌低下による貧血，尿毒素による神経症状，腎性副甲状腺機能亢進症による繊維性骨炎，中性脂肪濃度の上昇による動脈硬化のリスクが高くなる．主な原因は，糖尿病と高血圧である．症状には，夜間の排尿，疲労，吐き気，かゆみ，筋肉の引きつりや痙攣，感覚の喪失，錯乱，呼吸困難，皮膚の黄色化などがある．診断は血液と尿の検査によって行われ，高窒素血症，等張尿，夜間尿，代謝性アシドーシス，低カルシウム血症，高リン酸血症，低ナトリウム血症などが認められる．

4.1.3　急性腎不全の治療

腎前性急性腎不全では，補液（点滴），出血に対しては輸血を行う．腎性急性腎不全では，原疾患の加療，保存的加療を行う．腎後性急性腎不全では，尿路閉塞の原因除去，尿路系の圧の解除（尿管カテーテル挿入や腎ろう造設など）を行う．腎機能障害となる薬剤などがあればそれらを中止する（薬剤性腎症の原因）とともに，副腎皮質ホルモンを投与する．障害が進行し，全身状態が重篤な場合は，血液浄化治療（血液透析）を行う．

4.1.4　慢性腎不全の治療

慢性腎不全では，腎機能の低下や腎不全の合併症を予防するための治療が必要であり，具体的には，①血糖値と高血圧を良好にコントロールすれば，腎機能の低下を遅らせることができるので糖尿病や血圧コントロールのための薬物治療，②コレステロール値および中性脂肪値の上昇による動脈硬化の合併症コントロールのための薬物治療，③タンパク質，塩分，K^+，Pおよび水分の摂取制限，④K^+，P，副甲状腺ホルモン値コントロールのための薬物治療，⑤心不全また

は貧血に対する薬物治療が行われる．高血圧治療には，腎保護作用のある ACE 阻害薬や ARB が第1選択薬として用いられる．第2選択薬には，Ca^{2+} チャネル遮断薬が使われる．中性脂肪値とコレステロール値のコントロールのために，スタチンやフィブラート系などの薬物が用いられる．慢性腎不全では，血中電解質の異常を起こしてくるため，電解質管理のための薬物が用いられる．正常血清 Na^+ 値は，135〜145 mEq/L，正常血清 K^+ 値は，3.5〜5.0 mEq/L であるが，腎不全時には血中 Na^+ 濃度低下と K^+ 濃度上昇が起こり，不整脈や心停止を起こすリスクが高くなるため，ポリスチレンスルホン酸ナトリウム sodium polystyrene sulfonate などが使われる．腎臓での活性型ビタミン D_3（カルシトリオール）の産生低下により血液中の Ca^{2+} とカルシトリオールの濃度が低下し，副甲状腺ホルモン濃度の上昇を招く．慢性腎不全ではリン酸の排出低下による血液中のリン酸塩の増加が起こり，血管などの組織にカルシウムとリンの沈着物が形成される．このため，血液中のリン濃度を下げる目的で，沈降炭酸カルシウム，セベラマーおよび炭酸ランタンなどが用いられる．副甲状腺ホルモン濃度上昇に関しては，活性型ビタミン D_3 類似薬が使用されることがある．腎不全によって起こる腎性貧血は，腎臓でのエリスロポエチン産生低下によって起こるため，治療には遺伝子組換え型の人工エリスロポエチン製剤が使用される．このエリスロポエチン製剤を常用している人では，鉄が欠乏するとこれらの薬剤の効果が低下するため，ほとんどの場合，鉄の欠乏を予防するために静脈内注射で鉄を投与する必要がある．高齢者では心疾患を併発している場合が多く，貧血があるとこれが悪化するおそれがあるため，高齢者の貧血には，より積極的な治療が必要となる．また，糸球体の濾過機能が低下するために，血液中の BUN，Cr，尿酸などが上昇して高窒素血症（尿毒症）を引き起こしてくるため球形吸着炭による治療が行われる．中等度から重度のアシドーシスには重炭酸ナトリウムを使用する．出血傾向は，新鮮凍結血漿の投与，デスモプレシンあるいは結合型エストロゲン（血管強化剤として働く）などの薬物によって一時的に抑えることができる．このような治療は，外傷を負った後や手術や抜歯を受ける前などに必要になる．

4.1.5 血中電解質の異常に作用する薬物

1）高カリウム血症治療薬

 ポリスチレンスルホン酸ナトリウム sodium polystyrene sulfonate，
ポリスチレンスルホン酸カルシウム calcium polystyrene sulfonate

［薬理作用］ 高カリウム血症の治療に使用される薬物は，それぞれ Na^+ と Ca^{2+} を負荷したイオン交換樹脂で，腸管内の K^+ を交換して便中へ K^+ を排泄する．

［適　応］ 急性および慢性腎不全に伴う高カリウム血症

［副作用］〈ポリスチレンスルホン酸ナトリウム〉腸管穿孔，血中 Na^+ の上昇による浮腫や高血圧に加え，心不全など
〈ポリスチレンスルホン酸カルシウム〉腸管穿孔，腸閉塞など

［禁　忌］〈ポリスチレンスルホン酸カルシウム〉腸閉塞の患者

［相互作用］ ジギタリス製剤使用時には，特に血清 K^+ 濃度低下に注意が必要である．

2）高リン血症治療薬

 沈降炭酸カルシウム precipitated calcium carbonate，セベラマー sevelamer，
炭酸ランタン lanthanum carbonate，ビキサロマー bixalomer

［薬理作用］ 高リン血症治療薬は，消化管内で食物由来のリン酸イオンと結合して便中へのリン排出を促進する．

[適　応]　保存期および透析中の慢性腎不全患者の高リン血症改善．〈沈降炭酸カルシウム〉制酸薬

[副作用]　セベラマー塩酸塩は，腸管穿孔，腸閉塞，虚血性腸炎，消化管出血，肝機能障害，便秘など

[禁　忌]　〈セベラマー〉腸閉塞，〈沈降炭酸カルシウム〉甲状腺機能低下症

[相互作用]　沈降炭酸カルシウム，セベラマーや炭酸ランタンは，キレート作用により，テトラサイクリン系，ニューキノロン系抗菌薬の吸収阻害作用を示す．

3）高窒素血症の治療薬

球形吸着炭 spherical carbonaceous adsorbent

[薬理作用]　球形吸着炭は，腸内で尿毒症毒素を吸着して便として排出する．少量の酸素を含有し，炭素微結晶子がランダムに配置された難黒鉛化炭素構造である．

[適　応]　進行性慢性腎不全における尿毒症症状の改善および透析導入の遅延

[副作用]　便秘，食欲不振，吐き気，腹部膨満感，皮膚掻痒感など

[禁　忌]　消化管に通過障害のある患者

[相互作用]　吸着作用があるため，ほかの薬物を吸着することによる吸収抑制を引き起こす可能性がある．

血中電解質の異常に作用する薬物

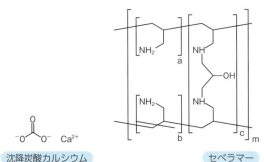

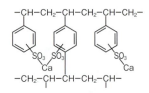

a, b：1級アミンの数
c　：架橋構造の数
n　：塩酸塩の数
m　：最小構成単位の繰り返しの数

沈降炭酸カルシウム　　セベラマー　　炭酸ランタン

4.1.6　腎性貧血に作用する薬物

エポエチンアルファ epoetin alfa，**エポエチンベータ** epoetin beta，**ダルベポエチンアルファ** darbepoetin alfa

[薬理作用]　遺伝子組換え型の人工エリスロポエチン製剤は，骨髄の赤血球前駆細胞に直接作用し，造血作用を発揮する．

[適　応]　〈エポエチンアルファ〉透析施行中の腎性貧血や未熟児貧血，手術施行患者の自己血貯血

〈ダルベポエチンアルファ〉腎性貧血, 骨髄異形成症候群に伴う貧血
〈エポエチンベータ〉透析患者の腎性貧血, 未熟児貧血, 手術施行患者の自己血貯血など
[副作用] 高血圧脳症, 脳出血, 心筋梗塞, 肺梗塞, 脳梗塞赤芽球癆や肝機能障害・黄疸など
[禁 忌] 本剤または他のエリスロポエチン製剤に過敏症の患者

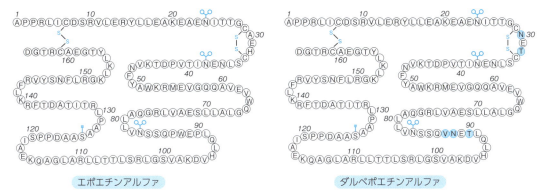

⚬⚬：N-グリコシド型糖鎖, ↑：O-グリコシド型糖鎖, －S－S－：ジスルフィド結合

4.1.7 代謝性アシドーシスの治療薬

代謝性アシドーシスは, pH 7.35 以下（正常値 7.35～7.45）で, HCO_3^-（正常値 22～28 mEq/l）が低下した病態であり, 炭酸水素ナトリウム sodium bicarbonate は, 全身性の制酸薬として作用し, アシドーシスを改善する.

5 ネフローゼ症候群治療薬

5.1 ネフローゼ症候群

ネフローゼ症候群は, 腎糸球体係蹄障害によるタンパク透過性亢進に基づく大量の尿タンパクとこれに伴う低タンパク血症を特徴とする症候群である. 尿タンパク量（1日尿タンパク 3.5 g 以上の持続）と低アルブミン血症（血清アルブミン 3.0 g/dL 以下）の両所見が基準を満たした場合に診断し, 明らかな原因疾患がないものを一次性, 原因疾患をもつものを二次性に分類する. ネフローゼ症候群は, 一次性糸球体疾患（原発性糸球体腎炎）によるものが最も多く, 二次性では糖尿病性腎症が最多となる. 二次性には薬剤性ネフローゼ症候群もあるが, 一般に原因となった薬の服用を中止することにより改善することが多く, 糸球体腎炎, 糖尿病, 膠原病などによるネフローゼ症候群と比較し治療しやすい. 本症候群では大量の尿タンパク, 低アルブミン血症・低タンパク血症に起因する浮腫, 腎機能低下, 脂質異常症, 凝固線溶系異常, 免疫異常症などさまざまな症状を伴う.

5.2 ネフローゼ症候群の治療

ネフローゼ症候群の治療薬は主に副腎皮質ステロイド薬（7章 7.5 p 313, 8章 2.3 p 341 参照）と免疫抑制薬（8章 5 p 353 参照）である. 実際, ネフローゼ症候群の病状や患者の全身状態などを総合的に判断してステロイド薬の投与量が決められる. 副腎皮質からの生理的なステロ

イドの分泌ピークは朝であることを考慮して，ステロイド薬投与も朝に行われる場合が多い．ステロイドの種類により生物学的活性は異なる．コルチゾールやコルチゾンのような短時間作用型のステロイド薬は，速効性がある一方，電解質コルチコイド作用も強く，種々の副作用が出現するため長期使用には適さない．実際には，主に中間型のプレドニゾロン prednisolone（PSL）が使用される．短期間に大量のステロイド薬を投与するパルス療法では，プレドニゾロンより Na^+ 貯留作用が少ないメチルプレドニゾロンが用いられる．さらに，ネフローゼ症候群の合併症で腸管浮腫による吸収不良が考えられる場合はステロイドの静注薬を考慮する必要がある．わが国で，保険適用がある原発性糸球体疾患によるネフローゼ症候群の治療に用いられる免疫抑制薬は，シクロスポリン，ミゾリビン，シクロホスファミドの3剤のみである．このステロイド薬と免疫抑制薬による治療に加えて，ネフローゼ症候群の主たる症候である浮腫の治療や腎保護を目的とした治療に種々の薬物が使用される．

　浮腫に対する治療を行う際には有効循環血漿量を評価することが大切で，浮腫の治療の本質は，Na^+ バランスを是正することである．ネフローゼ症候群における浮腫の病態生理（Na^+ 貯留）から考えると，Na^+ 摂取を制限して Na^+ 排泄を促進することである．浮腫の治療には利尿薬が有効で，ループ利尿薬が中心となるが，効果不十分な場合はチアジド系利尿薬を併用する．高カリウム血症を伴わない場合は，アルドステロン受容体遮断薬の併用も検討される．浮腫治療におけるアルブミン製剤の投与は慎重であるべきであり，単に浮腫軽減の目的で使用すべきではない．アルブミン濃度が 2.5 g/dL 以下で，膠質浸透圧の低下に起因する種々の症状の発現があり，ほかの方法では管理不能となった場合にアルブミン製剤の投与が検討される．

　腎保護を目的とした治療として，タンパク尿が持続するネフローゼ症候群患者に対しては，ACE 阻害薬や ARB の使用が推奨されている．これは，この2剤が糖尿病性腎症のタンパク尿減少と腎機能低下抑制に効果があることや慢性腎炎や腎硬化症を含む糸球体疾患においても抗タンパク尿効果および腎保護効果があることが示されているため，ネフローゼ症候群においてもレニン-アンギオテンシン-アルドステロン系阻害薬の有効性が十分期待される．高カリウム血症に注意したうえで，アルドステロン受容体遮断薬の併用も検討される．さらに，抗血小板薬にも慢性糸球体腎炎や糖尿病性腎症のタンパク尿を減少させる効果が示唆されており，ネフローゼ症候群に保険適用がある長時間作用型ジピリダモールが使用されることもある．

　ネフローゼ症候群では，しばしば高 LDL-コレステロール血症が認められる．これは，膠質浸透圧の低下により肝細胞でのアポリポプロテイン B の産生が促進されるため，高 LDL-コレステロール血症が起こる．この肝臓での産生増加に加えて，LDL-コレステロールの異化低下も高 LDL-コレステロール血症の原因と考えられている．さらに，ネフローゼ症候群では中性脂肪の上昇も認められる．高 LDL-コレステロール血症や脂質異常症は，腎臓内の動脈硬化性変化を助長することで腎機能低下のリスクになると考えられる．**HMG-CoA 還元酵素阻害薬**は，LDL-コレステロールレベルを有意に低下させ，中性脂肪も少なからず低下させる作用があり，さらに HMG-CoA 還元酵素阻害薬には，抗酸化作用，抗血小板凝集抑制作用，細胞増殖抑制作用，抗炎症作用など多彩な作用が知られている．長期にわたり高 LDL-コレステロール血症が持続する場合には，HMG-CoA 還元酵素阻害薬の使用が推奨される（12章 2.1 p 512 参照）．一方，**エゼチミブ**は，HMG-CoA 還元酵素阻害薬で十分な LDL-コレステロールを低下させることができない症例において使用される（12章 2.8 p 519 参照）．ほかの治療として LDL-アフェレシスがある．実際，わが国における研究で，巣状分節性糸球体硬化症の難治性ネフローゼ症候群における LDL-アフェレシスの有効性が示されている．

5.3 ネフローゼ症候群治療薬

5.3.1 副腎皮質ステロイド薬
7章7.5 p315ならびに8章2.3.1 p343を参照

5.3.2 免疫抑制薬
8章5 p353を参照

5.3.3 腎保護を目的にした薬物治療薬
腎保護を目的にした治療に用いられる薬物であるレニン-アンギオテンシン-アルドステロン系薬物（ACE阻害薬，ARB，11章3.3 p453参照），抗血小板薬（ジピリダモール，14章4.1.3 p587参照），脂質異常症治療薬（HMG-CoA還元酵素阻害薬，フィブラート系薬，エゼチミブ，12章2 p510参照）や浮腫改善のための利尿薬の薬理作用については，それぞれの章を参照願いたい．

6 慢性腎臓病

慢性腎臓病 chronic kidney disease（CKD）は，2002年に米国心臓財団によって提唱された概念であり，腎臓の障害（尿異常，画像診断・血液・病理で腎障害が明らか，特にタンパク尿）と糸球体濾過量（GFR）60 mL/分/1.73 m^2 未満の腎機能低下のいずれか，またはその両方が3ヵ月以上持続するものと定義されている．CKDの重症度は，原因（cause：C），腎機能（GFR：G），タンパク尿（アルブミン尿：A）によるCGA分類で評価する．

病　因：CKDにおける腎機能低下の最も大きな要因は，健常者においては加齢であり，GFRの低下速度は個人差が大きい．加齢に伴い肥満，高血圧症，糖尿病，脂質代謝異常による動脈硬化の危険因子を合併することが多くなり，腎機能低下を招きCKDを発症する．腎機能が低下すると，貧血，高血圧，タンパク尿，電解質異常の出現頻度が増加して腎機能低下が加速することになる．その他のCKD発症の危険因子として，CKDの家族歴，過去の健診における尿異常や腎機能異常および腎形態異常，高尿酸血症，NSAIDsなどの常用薬，膠原病，感染症，尿路結石などがある．

症　状：CKDは，初期には無症状で経過するが，病期が進行すると腎機能障害に関連する夜間多尿，浮腫，血圧上昇，貧血や電解質異常，骨代謝異常など，慢性腎不全症状が認められるようになる．

治　療：CKDの治療は，末期腎不全と心血管疾患（CVD）の発症阻止と進展抑制を目的として行われ，第一に生活習慣の改善が重要である．特に肥満の解消，禁煙や食塩制限，タンパク質摂取量制限を指導する．さらに，CKDの発症と進行にかかわる各種疾患（高血圧，糖尿病，脂質異常症など）の治療による腎保護を目的とした薬物治療や腎機能低下によって発症する疾患（貧血，骨代謝異常，電解質異常）に対する薬物治療が行われる．

7 糸球体腎炎

糸球体腎炎は，腎臓の血液濾過装置として働く糸球体の炎症によって発症し，その原因によっ

て一次性（原発性）と二次性（続発性）に区別される．一次性糸球体腎炎を組織病型で分類すると，メサンギウム増殖性糸球体腎炎（IgA 腎症，非 IgA 腎症），膜性増殖性糸球体腎炎，微小変化群，巣状糸球体硬化症，膜性腎症，管内増殖性糸球体腎炎，半月体形成糸球体腎炎に分けられる．急性糸球体腎炎に認められる組織病型は，管内増殖性糸球体腎炎，膜性増殖性糸球体腎炎，メサンギウム増殖性糸球体腎炎などがある．急速進行性糸球体腎炎を呈する代表の組織病型は，半月体形成糸球体腎炎である．慢性糸球体腎炎には多くの組織病型があり，メサンギウム増殖性糸球体腎炎，膜性増殖性糸球体腎炎，膜性腎症および巣状糸球体硬化症がある．しばしば多量のタンパク尿がみられ，ネフローゼ症候群を呈する糸球体腎炎は，微小変化群，巣状糸球体硬化症，膜性腎症，膜性増殖性糸球体腎炎である．二次性糸球体腎炎には，ループス腎炎，紫斑病性腎炎，糖尿病性糸球体硬化症，肝臓病に伴う腎炎などがある．

病因と症状：糸球体腎炎は，急性糸球体腎炎，慢性糸球体腎炎にかかわらず免疫複合体による糸球体障害によって発症する．急性糸球体腎炎には，感染を契機に発症する場合と感染以外の原因で発症する場合がある．前者は，先行感染（A 群 B 溶血性連鎖球菌が有名）の後，一定の潜伏期の後に菌体成分を抗原とした免疫複合体による糸球体障害によって発症し，血尿，尿タンパク，赤血球円柱などの沈渣異常，浮腫・胸腹水，高血圧，乏尿を主症状に皮膚，関節，中枢神経系障害，肺症状，胃腸症状などの急性腎炎症候群を呈する．後者には，膜性増殖性糸球体腎炎，メサンギウム増殖性糸球体腎炎などがある．

急速進行性糸球体腎炎は，腎臓の機能が数週間～数ヵ月間で低下し，さまざまな疾患の経過中に発症する症候群で非常に多岐にわたる．身体症状には全身倦怠感，浮腫，微熱，咳や呼吸苦などの肺症状がみられることもあるが，ほとんど身体症状がない場合もあり，血尿，尿タンパク，乏尿，赤血球円柱などの沈渣異常，貧血などの所見のみのこともある．

慢性糸球体腎炎は，ごく軽微な症状しか生じないのが通常であるため，障害に気付かないまま長期間が経過する．原因は，前述のように IgA 腎症をはじめとする免疫複合体による糸球体の炎症によって発症する．症状には，血尿，タンパク尿，高血圧，めまい，肩こり，浮腫，頭痛，倦怠感などがある．腎不全が進行すると，かゆみ，疲労，食欲不振，悪心・嘔吐，呼吸困難などを生じる．

治　療：糸球体腎炎の治療は，原則として塩分摂取を控え，過労を避けるなどの食事生活指導による治療を行う．軽症の糸球体腎炎の場合は，薬物療法を行わずに尿検査や血液検査を定期的に行って経過観察する．高血圧やネフローゼ症候群を認める場合は，ACE 阻害薬や ARB，副腎皮質ステロイド薬，免疫抑制薬，血小板凝集抑制薬を用いる．

8　薬剤性腎障害

薬剤性腎障害は，薬剤が原因となり，主に腎前性，腎実質性，腎後性の腎機能障害を起こすことによって発症する．その他，薬剤による糸球体障害，血管障害，電解質異常や急性・慢性腎障害によって発症する．

病　因：腎前性腎機能障害では腎血流の低下や糸球体血流低下が原因となり，高血圧症治療薬のような副作用として低血圧をきたす薬剤，シクロスポリンやタクロリムスなど腎血管を収縮させる薬剤によって起こる．

腎実質性腎機能障害には，アミノグリコシド系抗生物質やシスプラチンによる急性尿細管壊死や，ペニシリン系抗生物質によるアレルギー性の急性尿細管間質性腎炎がある．

腎後性腎機能障害は抗ウイルス薬などによる尿細管石灰化，化学療法薬使用での腫瘍崩壊症候

群で誘発された高尿酸血症による尿酸結石，ヒドララジンなどによる後腹膜線維化は，器質的・機能的に尿路の閉塞をきたして腎障害の原因となる．

　NSAIDsによる腎障害は，免疫反応による糸球体腎障害である．パミドロン酸などで発症する巣状分節性糸球体硬化症は，ポドサイト障害で腎不全を合併することが多い．

　マイトマイシンなどによる血管障害は，血栓性微小血管症を発症させ，スタチンなどの横紋筋融解症を引き起こす薬物は，ミオグロビンによる腎障害を起こす．

　電解質異常を誘発する薬物による低カリウム血症性腎症では，尿細管でアンモニアが増加し，尿細管間質で補体が活性化されることと嚢胞形成促進により腎障害が進行する．血清 K^+ 値が3 mEq/L 以下の状態で数ヵ月～数年経過することで発症し，低カリウム血症だけでなく，利尿薬や下剤の乱用による脱水を伴うことが多い．

　アセトアミノフェンで発症する慢性腎障害の腎乳頭壊死は，大量投与時に腎臓の CYP によってアセトアミノフェンが代謝され，グルタチオンの枯渇時に毒性の強い中間代謝物 NAPQI 生成による肝障害と腎腫大，消化器症状などを伴う急性腎障害を誘発することがある．

症　状：薬剤性腎障害の症状は，原因薬物と障害部位によって異なる．用量依存的に発症頻度が増加する薬物では無症状で経過する場合が多く，尿細管障害による多尿・頻尿・口渇・全身倦怠感・食欲不振などの症状がみられる．アレルギー性の急性尿細管間質性腎炎を発症する薬物は，被疑薬投与後2週間程度の潜伏期間後に発症，発熱，皮疹，関節痛，腰痛，血尿などの全身症状が出現する．その急性腎不全の発症は，急激かつ進行性である．検査値では，尿細管障害に伴って尿中 β-D-N アセチルグルコサミダーゼ（NAG），尿中 β_2-ミクログロブリンが増加し，赤血球や白血球をはじめ，多数の尿細管上皮細胞を認めることがある．尿細管性タンパク尿に加え，糸球体性タンパク尿が出現することもある．アレルギー性では，好酸球増加症，尿中好酸球の増加，高 IgE 血症を認める．腎前性の薬剤性腎障害では，濃縮尿が少量排泄される．

治　療：薬剤性腎障害治療の基本は，被疑薬の中止であるが，腎前性では必要に応じて補液を行う．腎実質性の急性尿細管壊死を起こす薬物，腎後性，糸球体腎障害では，被疑薬物の投与を中止して対症療法を行う．アレルギー性腎実質障害を起こす薬物は，高アレルゲン性薬物を中心に原因薬物を検索して被疑薬物の投与を中止し，重症の場合には副腎皮質ステロイド薬を短期間投与する．腫瘍崩壊症候群による高尿酸血症では，化学療法薬投与前の積極的な水分補給と尿のアルカリ化，アロプリノール（12章3.2 p 524 参照）の投与を行うことで予防する．後腹膜線維化には，腎内ステント・経皮的腎瘻増設術により，尿管内圧を低下させる．薬剤による巣状分節性糸球体硬化症は，早期に発見し薬剤中止とプレドニゾロンおよび ACE 阻害薬での治療が奏効するという報告がある．血栓性微小血管症では，被疑薬の投与を中止して対症療法を行い，場合により血漿交換が施行される．マイトマイシンによる血栓性血小板性紫斑病に対してはステロイド治療や免疫吸着治療が有効な場合がある．ミオグロビンによる腎障害では被疑薬の投与を中止し，軽症の場合は十分な飲水を指導，重症の場合は生理食塩水の点滴により脱水の改善と循環動態の安定を図り，D-マンニトール，炭酸水素ナトリウムの投与により酸性尿下で出現する尿細管障害を防止する．ループ利尿薬は尿の酸性化を助長するため注意が必要である．また腎機能低下時には血液透析を施行する．

9　膀胱炎

　膀胱炎は，急性膀胱炎，慢性膀胱炎，間質性膀胱炎，出血性膀胱炎に分類される．

9.1 急性膀胱炎

病　因：急性膀胱炎は，尿道から逆行性に細菌感染を起こすことによって発症することが主流の細菌感染症である．原因菌としては，グラム陰性桿菌の大腸菌が大部分（70％以上）を占めているが，ブドウ球菌属やプロテウス，肺炎桿菌属，腸球菌属などの細菌あるいは性感染症で問題となるクラミジア，ウレアプラズマ，マイコプラズマなどの関与もある．

症　状：急性膀胱炎では，排尿時痛，頻尿，残尿感，下腹部痛，尿混濁や血尿などがみられる．

治　療：急性膀胱炎の治療は，一般的にトリメトプリムとスルファメトキサゾールの合剤やフルオロキノロン類など，抗菌薬の経口投与により行われる（15章2.1 p620参照）．長期間の治療（7～14日間）は，最近の急性膀胱炎の既往がある患者，糖尿病患者，症状が1週間以上続く患者に対して行われる．

9.2 慢性膀胱炎

病　因：慢性膀胱炎には，細菌性と非細菌性があり，細菌性慢性膀胱炎には，前立腺肥大症，膀胱結石，尿路結石，糖尿病，腫瘍などの基礎疾患が存在することによる場合と急性膀胱炎の抗菌薬の治療における耐性菌が問題となる場合がある．非細菌性慢性膀胱炎は，一般的に原因となる基礎疾患や病原菌が特定できない．ただし，中高齢者で発症する非細菌性慢性膀胱炎は，女性ホルモンの低下による膀胱粘膜の変性・過敏によって起こる炎症が原因といわれている．

症　状：細菌性慢性膀胱炎では，頻尿と残尿感があらわれるが急性膀胱炎と比べて痛みは軽度である．非細菌性慢性膀胱炎では，頻尿や残尿感，濁った尿，軽い痛みなどの症状がみられる．

治　療：細菌性慢性膀胱炎は，急性膀胱炎と同様に抗菌薬による治療を行うが，耐性菌に効果のある抗菌薬を使用することが重要である．また，原因基礎疾患の治療も必要である．非細菌性慢性膀胱炎では，原因が特定されていないので対症療法になるが，中高齢者では，ホルモン補充療法が選択される．

9.3 間質性膀胱炎

病　因：主に中高齢の女性で発症する間質性膀胱炎は，膀胱粘膜の機能障害や免疫学的機序が想定されているが，その原因は不明である．線維筋痛症，シェーグレン症候群，過敏性腸症候群などを合併する場合がある．

症　状：慢性膀胱炎と同等で頻尿や膀胱痛などがみられる．

治　療：間質性膀胱炎は原因不明であるので対症療法となる．治療薬として消炎鎮痛薬，抗うつ薬，抗アレルギー薬，免疫抑制薬などが用いられる．ほかの広く用いられている治療法として内視鏡的膀胱水圧拡張術がある．膀胱内への薬物注入治療も行われており，ヘパリン，ジメチルスルホキシド（DMSO），ステロイドなどが用いられる．ボツリヌス毒素の膀胱壁内注入が行われることもある．

9.4 出血性膀胱炎

病　因：出血性膀胱炎の原因は，ウイルス性によるものが主流であり，ほかに細菌，抗がん剤の投与，食物・薬物アレルギーなどがある．ウイルス性は，主にアデノウイルスによるものである．薬剤性出血性膀胱炎の原因薬剤には，化学療法薬のアルキル化薬ナイトロジェンマスタード類，ペニシリン系抗生物質，抗アレルギー薬のトラニラスト，漢方薬（柴苓湯，小柴胡湯，柴朴

湯など）が報告されているが，特にアルキル化薬ナイトロジェンマスタード類のシクロホスファミド，イホスファミド，ブスルファンによるものが高頻度で重篤なものが多い．原因薬剤およびその代謝産物が腎臓から尿中に排泄され，濃縮されたこれらの物質と膀胱上皮が長時間接することにより，それらの毒性を受けやすいとされている．たとえば，アルキル化薬ナイトロジェンマスタード類のシクロホスファミドやイホスファミドは，肝臓で代謝され，その活性代謝産物であるアクロレインが腎臓から尿中に排泄され，それが直接的に尿路上皮細胞を傷害する．尿中に排泄されたアクロレインは尿路上皮細胞に取り込まれ，細胞質内で活性酸素物質を誘導し核内に取り込まれ，それがDNAを損傷して尿路上皮細胞を傷害するといわれている．ペニシリン系抗生物質による出血性膀胱炎では膀胱組織にIgG，IgM，C3などの沈着があり，漢方薬では好酸球の浸潤が認められており，何らかの免疫反応が原因とされている．

症　状：肉眼的血尿があるが膿尿はなく，排尿痛，血尿，頻尿，残尿感，軽度の発熱や尿意切迫感などの症状がある．重症例では膀胱内の凝血塊が原因の膀胱タンポナーデによる尿閉状態となり，膀胱痛を生じ，腎後性腎不全を併発することもある．

治　療：アデノウイルスに対する抗ウイルス薬がないため，この場合は十分な水分摂取により対応する．薬剤性出血性膀胱炎の予防には，膀胱の持続灌流，水分補給，およびアクレインによる場合はメスナ mesna（15章 3.2.1 p 651 参照）の投与がある．軽度の出血でヘマトクリットの低下がない例では，膀胱の生理食塩水持続灌流や硝酸銀，ミョウバンによる膀胱粘膜の焼灼でコントロールされる．数日でヘマトクリット値の低下がみられる中等度の出血では，血塊による尿路閉塞もあるため，血塊の除去と膀胱の生理食塩水持続灌流で再度血塊による閉塞を予防する．さらにミョウバン，硝酸銀の膀胱内注入やプロスタグランジン E_2 の膀胱内注入を行う．6単位以上の輸血を必要とする重度の出血は，生理食塩水の灌流やミョウバン，硝酸銀の膀胱内注入に反応せず，ホルマリンの膀胱内注入による固定を考慮する．なお，出血が重篤な場合は，外科的処置が行われる．

10 腎盂腎炎

腎盂腎炎は，急性腎盂腎炎と慢性腎盂腎炎に分類される．

10.1 急性腎盂腎炎

病　因：急性膀胱炎と同様に尿道から逆行性に細菌感染を起こすことにより発症する．

症　状：急激で突然の悪寒戦慄，高熱を生じ，全身倦怠感，食欲低下，頭痛を伴う．他覚的には左右どちらかの背部に叩打痛を認め，検査所見では，膿尿，細菌尿の検出が陽性となり，末梢血では白血球が増加する．

治　療：治療の基本は水分の補給と抗菌薬の投与で，発熱，脱水が著明な場合には，補液が必要となる．

10.2 慢性腎盂腎炎

慢性腎盂腎炎は，腎盂腎炎が慢性化したもので，急性腎盂腎炎の治療が奏効しなかった場合，反復する急性腎盂腎炎あるいはその症状が出現しない状態で腎盂腎炎が長期化した場合に発症する．慢性腎盂腎炎は，腎機能低下により腎不全に移行するという点で問題となる．

病　因：急性腎盂腎炎と同様に細菌感染であるが，大腸菌以外の複数種類の細菌による感染の

ケースもあり，尿路障害を起こす腎盂や尿管の悪性腫瘍，糖尿病，尿路結石，膀胱尿管逆流症，前立腺肥大症などの基礎疾患があると腎盂，間質の慢性炎症性病変を示し，炎症の反復・持続により進行性に腎実質の破壊と瘢痕化を示して慢性腎盂腎炎を発症しやすくなる．

症　状：症状が出現しない場合が多く，あらわれたとしても，全身倦怠感，頭痛などである．一方，急激な状態悪化がある場合には，高熱，腰背部痛，頻尿あるいは尿混濁などの症状がみられる．慢性期には腰痛，食欲低下や体重減少などがある．さらに症状が悪化すると，高血圧や腎機能障害による尿毒症症状が誘発される．

治　療：治療の基本は，水分摂取と抗菌薬投与である．抗菌薬治療は，慢性腎盂腎炎の再発を防止することを目的に，長期的に少量の薬物を使用する．慢性腎盂腎炎の原因疾患の治療を行うことが重要である．なお，腎不全発症時には，人工透析の治療が行われる．

11 尿路結石

尿路結石症は，腎臓から尿道までの尿路に結石が生じる疾患である．その年間罹患率も年々上昇を続けており，特に，壮年男性と閉経後女性で高頻度にみられる．結石のある部位で腎臓結石，尿管結石，膀胱結石，尿道結石に分類される．結石は，構成する成分により数種類の結石に分類され，シュウ酸カルシウム結石，リン酸カルシウム結石，尿酸結石およびこれらが混在する結石が最も高頻度にみられる．

病　因：尿路感染が原因となってリン酸マグネシウムアンモニウム結石が，遺伝性にはシスチン結石が認められることがある．結石形成の過程には，結晶形成や凝集などさまざまな因子が関与し，腎臓から尿道に至る尿路に通過障害や変形があると，尿流の停滞を招き結石を生じやすくなる．たとえば水腎症では腎結石，前立腺肥大症，神経因性膀胱では膀胱結石が生じやすく，長期臥床者では尿流停滞のほかに骨吸収も進み，これも結石の原因となる．慢性的に持続する尿路感染も結石形成の重要な一因で，尿素分解酵素を有するグラム陰性桿菌が尿素からアンモニアを形成し，尿をアルカリ化することでリン酸マグネシウムアンモニウムあるいはリン酸カルシウムが析出しやすくなり，結石を形成させる．逆に，酸性尿では尿酸結石やシスチン結石が形成されやすくなる．代謝異常は最も重要な危険因子で，高カルシウム尿症，高シュウ酸尿症，高尿酸尿症，低クエン酸尿症，低マグネシウム尿症などの異常所見が，結石形成に大きく関与している．まれに内服している薬剤が原因で結石が形成されることもあり，緑内障治療薬である<u>アセタゾラミド</u>（本章 2.1.1A p 542 参照），<u>活性型ビタミン D_3</u>（7 章 5 p 304，12 章 5.1 p 534 参照），尿酸排泄促進剤（<u>プロベネシド</u>）（12 章 3.1 p 523 参照），AIDS 治療薬<u>インジナビル</u>などがある．

症　状：疝痛発作（突然に生じる激しい痛み）と血尿がある．腎結石は無症候のうちに経過することが多いが，結石が尿管内に落下して尿流閉塞を起こし，腎盂内圧が急上昇すると，腰背部から側腹部にかける激痛や下腹部への放散痛が生じる．疝痛発作は，夜間や早朝に起きることが多く，通常，3～4 時間持続する．尿管結石の一部には腎盂腎炎を併発し，38～40℃ の発熱を呈することもある．下部尿管に位置する結石では同時に膀胱刺激症状を伴うことも多く，頻尿，残尿感や尿流の途絶が起こる．

治　療：自然排石を促進するため，利尿薬の<u>フロセミド</u>（本章 2.1.1C p 543，11 章 5.3.1C p 476 参照）や<u>イソソルビド</u>（本章 2.1.1B p 543 参照）が用いられる．また疝痛発作軽減には，抗コリン薬の<u>チメピジウム</u>，<u>チキジウム</u>，<u>ブチルスコポラミン</u>や<u>フロプロピオン</u>などが用いられる（3 章 3.2 p 134 参照）．

14章 血液系薬理

　動物は，全身に酸素および栄養素を運搬する手段として血管系を用いている．血液および血球を血管という閉鎖空間で流動的に移動させることは，生命の維持において非常に効率のよいシステムとなっている．しかしながら，血管の損傷は，その内容物の飛散を起こし，直接的な生命の危機につながる．このため，血管損傷に対し，速やかに止血を行うための血液凝固系を進化の過程で発達させてきた．一方，血管内では血液凝固を抑制する抗凝固系および血栓を溶解させる線溶系をそれぞれ発達させ，血管系というシステムを維持している．この仕組みの破綻は，血友病などの出血性疾患，脳血管障害や心筋梗塞などの血栓性疾患，動脈硬化などの血管系病変など，さまざまな病態を引き起こす原因となる．血液に関連した病変は，各種基礎疾患の結果あるいは原因として存在する．これらの知見は，病態生理と薬物治療の理解に非常に重要である．

1 血液の生理

　血液は，全身に酸素と栄養素を運搬すると同時に液性因子であるホルモンを介して生理機能を調節する重要な役割を担う器官である．血管は，体循環の動脈系および静脈系，毛細血管，肺循環系，心臓などから構成される（循環器系の構造に関しては，11章1.2 p436を参照）．分布する血液量は図14-1に示すように，全血液量の65％が体循環の静脈系に存在し，血液の貯蔵場所としての機能を担う．全血液量は，体重の1/13程度（成人では約4〜5L）で，出血でその1/3を失った場合には，生命の維持が困難となる．したがって，ヒトは止血機構として凝固系を発達させている．その制御はきわめて緻密であり，この機構の破綻は，同時に多くの病態を誘発することになる．血液凝固系の生理に関しては，本章3.1に詳述する．

　全身の臓器に配分される血液は，さまざまな生体内分子を含み，その種類と量は身体の変化を反映しているため，診断における重要な検査項目となる．採血された血液は，凝固系の活性化により，フィブリン fibrin が血塊を形成する．これを遠心分離した液体成分は，血清と呼ばれる．一方，採血と同時に抗凝固薬の作用により，凝固系を抑制して遠心分離により液体成分を分離したものは血漿と呼ばれ，このなかには凝固により消費されなかったフィブリノーゲンが含まれる．この遠心分離により生じる沈殿は，細胞成分を含有する．血液の細胞成分は血液全体の約

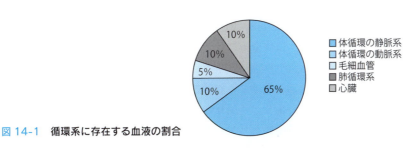

図 14-1　循環系に存在する血液の割合

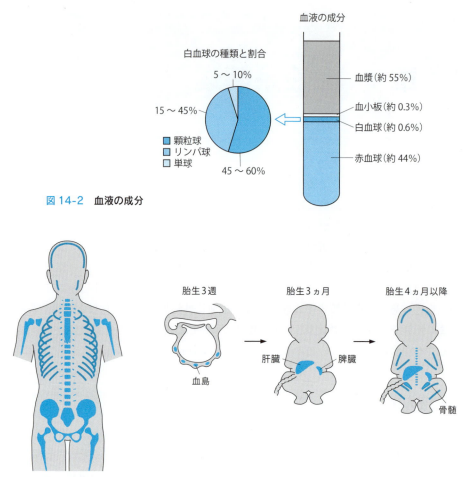

図 14-2 血液の成分

図 14-3 成人の赤色骨髄の部位（左）および胎生期の造血器官（右）

45％を占め，その約44％は赤血球であり，白血球は約0.6％である．白血球には，単球，リンパ球，顆粒球に分類される好中球，好塩基球および好酸球がある．それぞれの血球の存在比には幅があるものの，おおよその割合を図14-2に示す．血液全体に占める赤血球の容積を**ヘマトクリット** hematocrit (**Ht**) 値と呼び，健常な成人では，男性で40〜50％，女性で35〜45％の範囲に入る．

すべての血球細胞は，骨の赤色骨髄にある**造血幹細胞** hematopoietic stem cells と呼ばれる未分化な細胞から分化して産生される．成人では，椎骨，胸骨，肋骨，骨盤などに赤色骨髄が存在する（図14-3）．一方，ヒトの胎生期では血球の産生部位は異なる（図14-3）．胎生2ヵ月頃までは卵黄嚢の血島にある肝細胞が巨赤芽球様の赤血球を産生し，未熟な血管系へ供給している．その後，器官形成期になり，肝臓や脾臓での造血がはじまり，これは胎生7ヵ月頃まで継続する．肝臓において血液が産生され，これは，胎生4ヵ月頃からはじまる骨髄での造血に切り替えられていく．出生後の乳幼児では，ほぼ全身の骨で造血が行われているが，成長とともに前述の赤色骨髄のみとなる．

前述のように，すべての血球細胞は，多能性を有する造血幹細胞から分化して形成される．自然界ではこの分化は一方向性であり，逆戻りはできない．造血幹細胞は，盛んに自己複製をしているが，第一段階で，骨髄系幹細胞とリンパ系幹細胞に分化する．リンパ系幹細胞は，特異的な

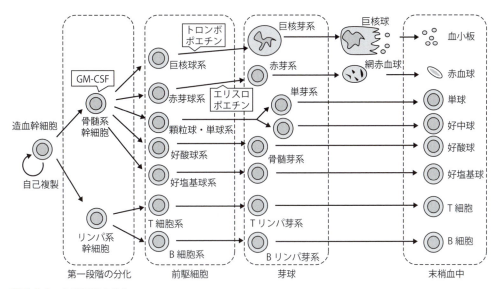

図 14-4　血球細胞の分化

サイトカインの作用により B 細胞系あるいは T 細胞系の前駆細胞となり，さらに B リンパ芽球や T リンパ芽球を経て，B 細胞はリンパ節や脾臓で，T 細胞は胸腺で成熟し，液性免疫や細胞性免疫などの特異的免疫機構を担う各種の B 細胞や T 細胞へと最終分化する（図 14-4）．一方，骨髄系幹細胞は，コロニー刺激因子の一種の GM-CSF（granulocyte macrophage colony stimulating factor）により，赤芽球系や単球系など各種の前駆細胞および芽球を経て，成熟血球となり，血液凝固や免疫機構などのさまざまな生体機能を担う．特に，血液系疾患と関連の深い赤血球は，赤芽球系前駆細胞がエリスロポエチン erythropoietin により赤芽球へと分化し，網赤血球を経て成熟する．血小板は巨核球系前駆細胞からトロンボポエチン thrombopoietin の作用により，巨核芽球，巨核球へと分化し，巨核球から断片的に分離する形式で血小板が産生される．

赤血球の分化誘導には腎臓で産生されるエリスロポエチンが重要な役割を果たしており，腎臓の疾患は赤血球減少と密接にかかわる．末梢血中の赤血球は 120 日程度の寿命を有し，役目を終えた赤血球は脾臓のマクロファージ系の細胞に貪食されて処理される．健常なヒトでは，末梢血中赤血球は一定に保たれており，日々，全血液量の 1/120 が産生され，同量が役目を終えて処理される．

血小板の分化誘導には，肝臓などで産生されるトロンボポエチンが重要な役割を果たしている．血小板は，トロンボポエチンの作用により分化した巨核芽球，そして巨核球から産生されるが，1 個の巨核球から数千個の血小板がつくられる．末梢血中の血小板は，10 日程度の寿命と考えられ，役目を終えた血小板は赤血球と同様に脾臓のマクロファージ系の細胞により貪食されて処理される．

全身で必要とされる酸素は，ヘモグロビン hemoglobin（Hb）分子に結合して，血液を介して届けられる．ヘモグロビンは，1 mL の血液に 150 mg 程度含まれるが，直接血中に存在した場合には血液の流動性を極端に損ねてしまう．血球成分の多くを占める赤血球は，その細胞膜のなかにヘモグロビンを封じ込めることにより，血中を移動してヘモグロビンおよび酸素の運搬を担っている．さらに，赤血球は凹凸のある変形性の高い構造を有し，通常は幅が 8 μm 程度であるが，狭いところで 5 μm 程度しかない毛細血管を変形しながら通過することが可能である（図

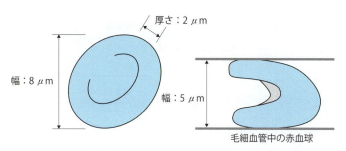

図 14-5 赤血球の形態変化

14-5）．その際に血管壁との接触面が多くなり，酸素の分配効率が高まると考えられる．赤血球中のヘモグロビンは4分子のヘム鉄を有し，各ヘム鉄が1分子の酸素と結合することができる．したがって，1つのヘモグロビンは，4分子の酸素を運搬することが可能であり，酸素の運搬能力は赤血球中のヘモグロビンの存在量に依存することとなる．

2 貧血治療薬

2.1 貧血

貧血 anemia とは，末梢血中の Hb 濃度が基準値以下に低下した状態と定義され，診断には，Hb 濃度，Ht 値，赤血球数（RBC）が用いられる．Hb 濃度には，年齢と性差がある．WHO の基準の貧血は，成人男性で 13 g/dL 未満，成人女性と 6〜14 歳の小児で 12 g/dL 未満，妊婦と 6 ヵ月〜6 歳の幼児で 11 g/dL 未満とされる．代表的な症状は，組織の酸素欠乏によるものとその代償作用が主で，頭痛，めまい，顔色不良，眼瞼結膜の蒼白，息切れ，動悸，頻脈および倦怠感・脱力感などがある．しかしながら，慢性的な場合には，無症状な場合も多い．貧血は，数種類に分類されるが，その診断に，赤血球の大きさ，Hb 濃度，RBC が用いられる．血液検査項目として，平均赤血球容積 mean corpuscular volum（MCV）と平均赤血球ヘモグロビン濃度 mean corpuscular hemoglobin concentration（MCHC）がある．MCV は，赤血球の容積の平均値であり，Ht 値および RBC から計算される．赤血球の容積の小さい小球性，正常な正球性，大きな大球性に分類される．MCHC は，赤血球あたりの Hb 濃度であり，Hb 値と Ht 値から計算される．Hb 濃度は，それが低い低色素性と正常な正色素性に分類される．これらの赤血球指数を表 14-1 にまとめる．

この赤血球指数から，貧血の種類をある程度鑑別することが可能であり，表 14-2 にその分類を示す．鉄に関連した鉄欠乏性貧血と鉄芽球性貧血では，幼若な赤血球が多くなり，ヘモグロビンの不足により，小球性低色素性貧血となる．巨赤芽球性貧血や再生不良性貧血では，赤血球の分化誘導の不具合から異常な赤血球が出現する．その一方でヘモグロビンには，直接かかわらないため，大球性正色素性貧血（再生不良性貧血には正球性正色素性貧血もある）となる．溶血性貧血では赤血球が破壊されて減少し，腎性貧血では赤血球の誘導因子の不足により赤血球数が減少するため，正球性正色素性貧血となる．

2.2 鉄欠乏性貧血およびその治療薬

鉄は 3 価鉄（Fe^{3+}）では吸収効率が低いので，2 価鉄（Fe^{2+}）として吸収される．吸収された

表 14-1 赤血球指数

赤血球指数	基準値	計算式	表示	分類	
MCV	81〜100 fL	Ht 値（%）÷RBC（10^6/mL）×10	赤血球1個の大きさ	80 以下	小球性
				81〜100	正球性
				101 以上	大球性
MCHC	31〜35%	Hb 濃度（g/dL）÷Ht 値（%）×100	赤血球1個あたりの Hb 濃度	30 以下	低色素性
				31〜35	正色素性

MCV：平均赤血球容積，MCHC：平均赤血球ヘモグロビン濃度，Ht：ヘマトクリット，RBC：赤血球数，Hb：ヘモグロビン

表 14-2 赤血球指数による貧血の鑑別

	小球性低色素性貧血	正球性正色素性貧血	大球性正色素性貧血
MCV	↓ 80 以下	→ 81〜100	↑ 101 以上
MCHC	↓ 30 以下	→ 31〜35	→ 31〜35
貧血の種類	鉄欠乏性貧血 鉄芽球性貧血	溶血性貧血 腎性貧血 再生不良性貧血	巨赤芽球性貧血

MCV：平均赤血球容積，MCHC：平均赤血球ヘモグロビン濃度
↑：上昇・増加，→：正常範囲，↓：低下・減少

Fe^{2+} は，小腸上皮細胞で3価鉄となり，血中ではトランスフェリン transferrin 1分子に2分子の鉄が結合して骨髄へ運搬される．骨髄で赤芽球の膜のトランスフェリン受容体を介して吸収され，ミトコンドリアに運ばれて，ヘム合成に利用される．このヘムはグロビンと結合してヘモグロビンとなり，分化成熟した赤血球として末梢血に供給される．通常はトランスフェリンの1/3に鉄が結合しており，残りの2/3は結合していない．すべてのトランスフェリンが鉄と結合する能力を総鉄結合能 total iron binding capacity（TIBC）と呼び，生体内のトランスフェリン量を反映する指標である．一方，鉄と結合していないトランスフェリンを鉄の結合能に換算したものが不飽和鉄結合能 unsaturated iron binding capacity（UIBC）で，血清鉄，TIBC および UIBC の検査は貧血の診断の重要な指標となる．

成人の体内には，3〜4g 程度の鉄が存在し，その 65〜70% はヘモグロビンと結合して循環赤血球中に存在する．その 20〜25% 程度は，フェリチン ferritin あるいはヘモジデリン hemosiderin などの貯蔵鉄として，肝臓，脾臓および骨髄に存在する．その他，少量はミオグロビンやシトクロムなどに組織鉄として存在する．これらの生体内の鉄が欠乏した場合には，ヘモグロビンの合成が阻害されることになる．鉄の1日の喪失量は，数 mg 程度であり，通常の食生活で十分に賄える量である．しかしながら，極端な偏食による鉄の供給不足，薬物や胃の外科的切除による鉄の吸収阻害，女性の月経や消化管出血など持続的な出血がある場合には，貧血を引き起こす．これを鉄欠乏性貧血 iron-deficiency anemia と呼ぶ．鉄欠乏性貧血は，これらの鉄の供給不足だけでなく，授乳，成長期などの鉄の需要の増加も原因の一因となる．

鉄欠乏性貧血では，MCV および MCHC が低下する．その一方で，少ない鉄を有効利用するためのトランスフェリンの代償的な産生で，TIBC および UIBC は上昇する．鉄欠乏性貧血患者の末梢血所見では，ヘモグロビンの含量低下に伴う小型・菲薄化した赤血球が認められ，スプーン状爪がみられる場合もある．

🔹 硫酸鉄 iron sulfate, クエン酸第一鉄ナトリウム sodium ferrous citrate,
フマル酸第一鉄 ferrous fumarate：種々の経口鉄剤が市販されているが，第一鉄が最もよく吸収されるため，鉄欠乏性貧血の治療では，鉄剤として硫酸鉄，クエン酸第一鉄ナトリウ

ム，フマル酸第一鉄の投与が行われる．

[薬理作用] 吸収後に血漿トランスフェリンによって骨髄やその他の臓器へ運ばれる．移行した鉄はヘモグロビンの成分として利用される．鉄剤は，鉄欠乏貧血に著効を示し，服用後1週間程度で網赤血球の増加に伴いHb値が上昇して症状が改善される．しかしながら，貯蔵鉄が正常レベルに戻るには数ヵ月を要するため，血清フェリチンを定期的に測定して，服薬の終了を判断する必要がある．

[適　応] 鉄欠乏性貧血

[副作用] 発疹，蕁麻疹，搔痒感など過敏症や悪心，嘔吐，食欲不振などの消化器障害に注意する必要がある．また，過剰投与では，消化器障害のほかに頻脈，血圧低下，チアノーゼなどが認められ，重篤な場合には，昏睡，肝壊死に至ることもある．

[禁　忌] 鉄欠乏状態にない患者（鉄過剰症のおそれがあるため）

[相互作用] 相互に吸収阻害するテトラサイクリン系抗生物質，ニューキノロン系抗菌薬，甲状腺ホルモン製剤などは併用に注意が必要である．

[体内動態] 血中濃度は6〜12時間を頂点とし，その後徐々に低下し，24時間後には服用前の値となる．硫酸鉄には徐放錠もあり，胃腸障害などの副作用の軽減が可能となる場合もある．

鉄欠乏性貧血治療薬

$FeSO_4$
硫酸鉄

$\left[\begin{array}{c}CH_2COO^-\\HO-C-COO^-\\CH_2COO^-\end{array}\right]_2 \cdot Fe^{2+} \ 4Na^+$
クエン酸第一鉄ナトリウム

フマル酸第一鉄 $\cdot Fe^{2+}$

2.3 巨赤芽球性貧血およびその治療薬

葉酸およびビタミンB_{12}は，DNA合成に関与するビタミンである．これらの欠乏は，骨髄の造血組織など細胞分裂が盛んな細胞で最も顕著に影響があらわれ，異常な赤芽球分化と骨髄での不十分な赤血球生成を特徴とする巨赤芽球性貧血を引き起こす．葉酸およびビタミンB_{12}のDNA合成における役割を図14-6に示す．デオキシウリジル酸からチミジル酸へのメチル化反応はDNA合成において必須である．この際のメチル基の供与は，ジヒドロ葉酸からテトラヒドロ葉酸（THF），そして5,10メチレンTHFへの代謝が担っている．葉酸は，ジヒドロ葉酸還元酵素によりジヒドロ葉酸およびTHFに還元されるため，葉酸の欠乏は，DNA合成および細胞増殖に大きな影響を及ぼす．ビタミンB_{12}は，コバラミンに対する総称的表現として用いられる．

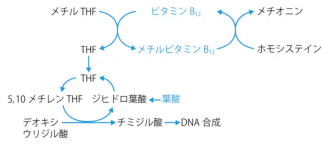

図14-6　DNA合成における葉酸およびビタミンB_{12}の作用
THF：テトラヒドロ葉酸

ビタミン B_{12} は，葉酸代謝活性と関連し，DNA の合成に影響を及ぼす．メチオニンの合成にかかわるメチオニンシンターゼは，ビタミン B_{12} 依存性酵素であり，THF 産生にもかかわる．

巨赤芽球性貧血では，DNA の合成が選択的に阻害されるが，タンパク質の合成は影響を受けにくく，細胞質は正常に成熟する．その一方で，核が未成熟となり，細胞質とのアンバランスから形態的に大型の赤芽球が出現する．これは，正常な赤血球に分化しないため，末梢血の赤血球が減少する．この影響は，ほかの芽球や巨核球系細胞にも生じるため，巨赤芽球性貧血では汎血球減少 pancytopenia が認められる．

巨赤芽球性貧血を代表する疾患として悪性貧血がある．これは胃の切除あるいは内因子・胃酸の分泌障害により，消化管からのビタミン B_{12} の吸収が阻害されることに起因する．貧血症状に加えて，末梢神経障害やめまい，ハンター Hunter 舌炎などが認められる．

- ビタミン B_{12} vitamin B_{12}（コバラミン cobalamin）：経口での服用は，吸収障害を原因とするため無効な場合が多く，筋注や静注で投与される．

   [薬理作用] 肝臓，腎臓中で 5′-デオキシアデノシル基と結合し，補酵素型ビタミン B_{12} に変換し，核酸合成，メチル基転移，グルタチオン還元反応，ATP 生成酵素の活性化などの生理作用に関与する．

   [適　応] 巨赤芽球性貧血，悪性貧血に伴う神経障害，ビタミン B_{12} 欠乏症の予防と治療など

   [副作用] 薬剤性アナフィラキシーではただちに投与を中止して処置する．その他，過敏症に注意する必要がある．

   [体内動態] 筋注では，投与後 5 時間で血中濃度は最大となり，72 時間以内に 60％が尿中に排泄される．

- 葉酸 folic acid：葉酸の欠乏が原因である巨赤芽球性貧血の場合には，葉酸が投与される．前述のように，ビタミン B_{12} と葉酸の代謝は密接にかかわり，ビタミン B_{12} 欠乏性の巨赤芽球性貧血は，葉酸投与によっても一部改善される．

   [薬理作用] 吸収された葉酸は，ジヒドロ葉酸還元酵素によってジヒドロ葉酸となり，

巨赤芽球性貧血治療薬

シアノコバラミン

葉酸

さらにテトラヒドロ葉酸となり，ビタミン B_{12} とともにプリンおよびピリミジン化合物の合成に補酵素としてかかわる．葉酸は，組織の機能維持に重要であるが，特に赤血球の正常な形成に関与し，大球性貧血に対して，網状赤血球および赤血球の成熟を促す．

[適 応] 葉酸欠乏症の予防および治療，妊産婦および授乳婦における葉酸の需要増大，吸収不全症候群，悪性貧血の補助療法など

[副作用] 食欲不振や悪心などの消化器障害，紅斑や搔痒感などの過敏症，浮腫や体重減少に注意を必要とする．

[体内動態] 経口投与では4時間後に血中濃度が最高となり，その後8時間まで減少していく．

2.4 溶血性貧血およびその治療薬

溶血性貧血 hemolytic anemia は，さまざまな原因により，赤血球が生理的な寿命を迎える前に血管内や脾臓で破壊され，貧血症状を示す疾患の総称である．原因としては，先天的な疾患に伴って生じる場合と後天的な疾患で，主に赤血球と外的要因との関連により生じる場合がある．代表的疾患を表14-3 にまとめる．血管内の血栓傾向を生じる疾患である播種性血管内凝固症候群（DIC）（本章 5 p 600 参照），血栓性血小板減少性紫斑病 thrombotic thrombocytopenic purpura（TTP），溶血性尿毒症症候群 hemolytic-uremic syndrome（HUS）などに伴い溶血性貧血が生じる．さらに，人工弁置換と赤血球の接触など物理的要因により，赤血球が破壊されて溶血性貧血が生じる場合もある．治療は，それぞれの原因疾患に対するものとなるが，脾臓による赤血球の破壊が原因である場合には脾摘が行われることがある．薬物治療では，プレドニゾロンなどの副腎皮質ステロイド corticosteroids が用いられ，適応外であるがシクロホスファミド cyclophosphamide やアザチオプリン azathioprine などの免疫抑制薬の服用や輸血が行われる場合もある．

🔖 プレドニゾロン prednisolone：免疫系の関与が疑われる溶血性貧血では，プレドニゾロンなどの副腎皮質ステロイドが第1選択薬である（7章 7.5.2 p 316，8章 2.3.1 p 343 参照）．

[薬理作用] 細胞質に存在するグルココルチコイド受容体に結合して核に移行する．核内では，二量体として，標的遺伝子のDNA配列を特異的に認識し，転写調節因子として機能する．グルココルチコイド受容体により発現調節を受けるタンパク質が抗炎症作用や免疫抑制作用を示すため，薬効が発揮される．

[適 応] 内分泌疾患，リウマチ性疾患，膠原病，アレルギー性疾患，溶血性貧血を含む血液疾患，その他各種疾患

[副作用] 誘発感染症の増悪があらわれることがある．持続性副腎機能不全や糖尿病などの内分泌性疾患，消化管潰瘍や消化管出血など消化性疾患，膵炎，精神変調やうつ状態にも注意が必要である．骨粗鬆症，緑内障，血栓症，心筋梗塞，硬膜外脂肪腫，腱断裂などを引き起こす可能性があるので十分な観察が必要である．

[禁 忌] 本剤の成分に対して過敏症の既往歴．有効な抗菌薬の存在しない感染症や全身の真菌症，消化性潰瘍，精神病，結核性疾患，単純疱疹性角膜炎，後囊白内障，緑内障，高血圧症，電解質異常，血栓症の各患者および最近行った内臓の手術創のある患

表14-3 先天性および後天性の溶血性貧血関連疾患

先天性	鎌状赤血球症，遺伝性球状赤血球症，ピルビン酸キナーゼ血栓症，グルコース-6-リン酸脱水素酵素血栓症
後天性	白血病，悪性リンパ腫，発作性夜間ヘモグロビン尿症，自己免疫性溶血性貧血，輸血，感染症

者，急性心筋梗塞を起こした患者

[相互作用] フェノバルビタールなどバルビツール酸誘導体，フェニトイン，リファンピシンはシトクロム P450 を誘導し，本剤の代謝が促進される．サリチル酸誘導体の腎排泄と肝代謝は本剤により促進され，サリチル酸誘導体の血中濃度が低下する．本剤の血液凝固促進作用により，ワルファリンの抗凝固作用が減弱される．

[体内動態] 経口投与の場合，血中濃度は 1 時間で最大となり，その後徐々に減少する．

■ 溶血性貧血治療薬

プレドニゾロン

2.5 腎性貧血およびその治療薬

前述のように，赤血球の分化誘導には，エリスロポエチンが重要な役割を果たしている．

赤血球は筋肉への酸素の供給を担うため，血中での赤血球の増加は，持久力に大きな貢献をする．このことから，赤血球の増加を目的としたドーピングとしてエリスロポエチンの投与が自転車競技などの選手で問題となった．エリスロポエチンは，生体内で産生される物質のため，ドーピングの判定が困難であったことも利用された理由としてあげられる．現在では，血液検査値から疑われる場合には，外部から投与された組換え型エリスロポエチンの検出が可能となっている．

エリスロポエチンは，生体内では主に腎臓で産生される．このため，慢性腎不全などの腎疾患患者では，エリスロポエチンの低下による赤血球の減少に起因する貧血が生じ，これを腎性貧血 renal anemia と呼ぶ．腎性貧血の発症頻度や程度は，腎疾患の進行に相関する．腎性貧血では，腎臓の機能低下による血清中尿素窒素やクレアチニン値の上昇が認められる．腎性貧血の治療では，低下したエリスロポエチンを投与により補うことで貧血症状は良好に改善されるが，基礎となる腎疾患が治癒するわけではない．

エリスロポエチンの遺伝子組換え体関連製剤として，エポエチンアルファ，エポエチンベータ，ダルベポエチンアルファ，エポエチンベータペゴルがある．それらの特徴と作用持続時間を表 14-4 に示す．2011 年に承認されたエポエチンベータペゴルは，ポリエチレングリコールの高

表 14-4 エリスロポエチンの遺伝子組換え体関連製剤

薬物名	特　徴	半減期
エポエチンアルファ	分子量 30 kDa の糖タンパク質であり，維持投与としては週に 2，3 回の投与が必要である．	7〜9 時間
エポエチンベータ	エポエチンアルファと糖鎖修飾が多少異なるが，作用はほぼ同様である．	7〜9 時間
ダルベポエチンアルファ	エポエチンアルファに新たな糖鎖を付加し，半減期を延ばした．	30〜40 時間
エポエチンベータペゴル	エポエチンベータにポリエチレングリコール（PEG）を結合させ，血中での分解を防ぎ，半減期を大幅に延ばした．	168〜217 時間

分子内にエポエチンベータを包み込み，血中酵素による分解を防ぎ，半減期を 10 倍以上に延長すことに成功した．このため，投与は数週間に 1 回で済むようになった．

🔹 **エポエチンアルファ** epoetin alfa：最初に開発された遺伝子組換えヒトエリスロポエチン製剤であり，分子量 30 kDa 前後の糖タンパク質である．

［薬理作用］ ヒトエリスロポエチン製剤は，主に後期赤芽球系前駆細胞に作用してコロニー形成を促進する．赤芽球系前駆細胞は，特異的エリスロポエチン受容体を有し，これにエリスロポエチン製剤が結合すると，JAK/STAT スーパーファミリーなどの細胞内情報伝達系や転写調節因子が活性化し，赤血球へ分化・増殖が促進される．

［適　応］ 透析施行中の腎性貧血，未熟児貧血

［副作用］ ショックおよびアナフィラキシーの場合には投与を中止して処置する．その他，高血圧性脳症，脳出血，心筋梗塞，肺梗塞，脳梗塞に注意が必要である．また，抗エリスロポエチン抗体産生を伴う赤芽球癆にも注意が必要である．

［禁　忌］ 本剤やほかのエリスロポエチン製剤・ダルベポエチンアルファ製剤に過敏症の場合

［体内動態］ 健康成人男性に静脈内投与した場合の血中濃度は，0.4 時間および 7 時間の二相性の減衰を示す．これは，透析施行中の腎性貧血患者でもほぼ同様である．未熟児に単回皮下投与した場合は，投与 8 時間後に最高血中濃度に達し，半減期は 10.4 時間の減衰を示す．

🔹 **エポエチンベータ** epoetin beta

［薬理作用］ エポエチンアルファと同様

［適　応］ 透析導入前の腎性貧血，透析施行中の腎性貧血，未熟児貧血，連続携行式腹膜灌流施行中の腎性貧血，手術施行患者の自己血貯血

［副作用，禁忌］ エポエチンアルファと同様

［体内動態］ 健康成人男性に静脈内投与した場合は，投与量により異なるが，3〜5 時間程度の半減期を示す．透析施行中の腎性貧血患者では，これが 8〜10 時間程度と遅延する傾向がみられる．

🔹 **ダルベポエチンアルファ** darbepoetin alfa：従来のエリスロポエチン製剤では，2 週または 4 週に 1 回の外来通院でよい保存期慢性腎臓病患者および腹膜透析患者においても，週 1 回から 2 週に 1 回のエリスロポエチン製剤投与が必要であった．ダルベポエチンアルファは，新たに 2 ヵ所の N-グリコシド型糖鎖の付加によりヒトエリスロポエチンの糖鎖に含まれるシアル酸の数を増加し，血中の半減期を延長させた製剤である．

［薬理作用］ エポエチンアルファと同様

［適　応］ 腎性貧血，骨髄異形成症候群に伴う貧血

［副作用，禁忌］ エポエチンアルファと同様

［体内動態］ 透析施行中の腎性貧血患者に単回静脈内投与した場合の血中半減期は，投与量により異なるが，30〜40 時間程度であり，エポエチンアルファやエポエチンベータの 3 倍に延長している．これにより投与頻度の減少が可能となっている．

🔹 **エポエチンベータペゴル** epoetin beta pegol：エポエチンベータペゴルは，エポエチンベータに 1 分子の直鎖メトキシポリエチレングリコールを化学的に結合した製剤である．これにより静脈内投与での血中半減期はヒトエリスロポエチン製剤の 5〜10 倍延長している．

［薬理作用］ エポエチンアルファと同様

［適　応］　腎性貧血
［副作用，禁忌］　エポエチンアルファと同様
［体内動態］　透析施行中の腎性貧血患者に単回静脈内投与した場合の血中半減期は，投与量により異なるが，170〜220 時間程度であり，エポエチンアルファやエポエチンベータの 5〜10 倍に延長している．これによりダルベポエチンアルファよりさらに投与頻度の減少が可能となっている．

■ 腎性貧血治療薬

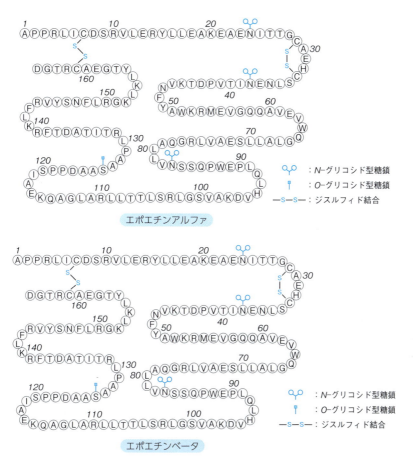

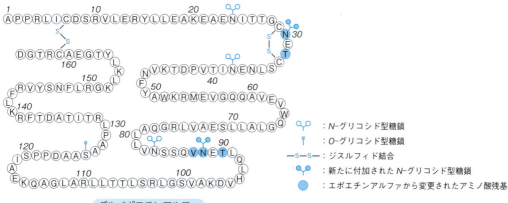

エポエチンベータペゴル

2.6 鉄芽球性貧血およびその治療薬

前述のように鉄の摂取不足や排出促進により、鉄が欠乏した状態が鉄欠乏性貧血である。しかしながら、体内に鉄が十分量存在するにもかかわらず、骨髄においてヘモグロビン合成のための鉄の利用に障害が生じた場合には、**鉄芽球性貧血** sideroblastic anemia となる場合がある。鉄芽球性貧血では、鉄が赤芽球内のミトコンドリアに蓄積することで、疾患特徴的な環状鉄芽球が認められる。鉄芽球性貧血では、鉄欠乏性貧血と同様に MCV および MCHC が低下するが、その一方で、鉄の消費減少に伴い血清フェリチンと血清鉄は上昇する。末梢血では、正球性と小球性赤血球の混在が認められる二相性貧血となる。鉄芽球性貧血は、先天性の場合もあるが、後天的な骨髄異形成症候群やイソニアジドやクロラムフェニコールなどの薬物が原因となる場合もある。基本的には、ミトコンドリアでのヘム合成に関連するデルタ-アミノレブリン酸（δ-ALA）、**ピリドキシン（ビタミン B_6）**、ヘム合成酵素などの活性低下あるいは不足により生じる。

ビタミン B_6 vitamin B_6 製剤（**ピリドキシン** pyridoxine、**ピリドキサールリン酸エステル** pyridoxal phosphate ester）：ビタミン B_6 欠乏による鉄芽球性貧血に対してビタミン B_6 製剤が用いられる。

［薬理作用］ピリドキシン（ビタミン B_6）は生体内でピリドキサールリン酸となって、アミノ酸脱炭酸酵素、トランスアミナーゼ、デアミナーゼ、モノアミン酸化酵素などの代謝酵素の補酵素として、アミノ酸やタンパク質の分解および合成に重要である。ビタミン B_6 の欠乏は、皮膚障害や血液系および神経系の障害を引き起こす。このような症例に対してビタミン B_6 製剤の投与が行われる。

［適応］ビタミン B_6 欠乏症の予防および治療。ビタミン B_6 の需要が増大し、食事からの摂取が不十分な場合の補充。ビタミン B_6 反応性貧血などのビタミン B_6 依存症、口角炎、口唇炎、舌炎、皮膚炎、末梢神経炎において B_6 欠乏がかかわる場合など

［副作用］新生児や乳幼児に大量に用いた場合にクレアチンキナーゼの上昇、血中および尿中ミオグロビンの上昇を特徴とする横紋筋融解症があらわれ、急性腎不全の重篤な腎障害に至る場合があるので注意が必要である。

［相互作用］レボドパの作用減弱に注意する。

［体内動態］経口投与で消化管から速やかにほぼ完全に吸収され、門脈経由で体内に取り込まれる。

鉄芽球性貧血の治療薬

ピリドキシン　　　　　　ピリドキサールリン酸エステル

2.7 再生不良性貧血およびその治療薬

　造血幹細胞の減少や機能不全により，造血障害が生じて貧血症状に至るのが再生不良性貧血 aplastic anemia である．血球3系統がすべて減少する汎血球減少，有核細胞減少および脂肪髄化など骨髄の低形成を特徴とし，放置した場合には予後不良となる．原因としては，ファンコーニ Fanconi 貧血などの先天的なものと，後天的で原因が特定できない特発性のもの，抗がん剤および放射線などの二次的なものがある．支持療法として，赤血球，血小板，顆粒球の輸血が行われる．造血機能の回復を目指した薬物療法として，シクロスポリンを用いた免疫療法，メテノロン酢酸エステルを用いたタンパク質同化ステロイド療法，顆粒球コロニー刺激因子 granulocyte-colony stimulating factor（G-CSF）やマクロファージコロニー刺激因子 macrophage-colony stimulating factor（M-CSF）を用いた白血球減少症の治療が行われる．G-CSF 製剤としては，O-グリコシド型糖鎖を有するレノグラスチム，遺伝子組換え型ヒト G-CSF であるフィルグラスチムがある．また，M-CSF 製剤としては，ミリモスチムがある．再生不良性貧血は，造血幹細胞を原因とする疾患のため，造血幹細胞移植が根治療法となるが，一般的にはステージ3～5の重症例で年齢が40歳未満かつヒト白血球型抗原 human leukocyte antigen（HLA）の適合するドナーが存在する場合に用いられる．造血幹細胞移植では，8～9割の高い長期生存率が得られている．

シクロスポリン ciclosporin

［薬理作用］リンパ球に対し特異的で可逆的に作用し，強力な免疫抑制作用を示す．T細胞においてシクロフィリンと複合体を形成し，T細胞活性化のシグナル伝達において重要な役割を果たすカルシニューリンに結合して活性を阻害する（8章5.5 p356参照）．これにより脱リン酸化による転写調節因子 NFAT の核移行が阻害され，インターロイキン-2などのサイトカイン産生が阻害され免疫系が抑制される．

［適　応］臓器移植における拒絶反応の抑制，骨髄移植による移植片対宿主病の抑制，ベーチェット Behçet 病，尋常性乾癬，膿疱性乾癬，乾癬性紅皮症，関節性乾癬，再生不良性貧血，ネフローゼ症候群など

［副作用］本剤は，多くの疾患に適応されるため，副作用もさまざまである．再生不良性貧血については，腎障害，血中クレアチニン上昇，尿素窒素（BUN）増加，多毛などに注意が必要である．

［禁　忌］本剤の成分に対し過敏症の既往歴のある患者，妊婦，妊娠している可能性のある婦人または授乳婦，肝臓または腎臓に障害のある患者で，コルヒチンを服用中の患者

［相互作用］シクロスポリンとタクロリムスはともに，薬物代謝酵素シトクロム P450 により代謝されるため，競合的拮抗により相互に血中濃度が上昇する可能性がある．ピタバスタチンやロスバスタチンとの併用により，これらの薬物の血漿中濃度が上昇する可能性があり，横紋筋融解症などの重篤な副作用が発現する場合がある．ボセンタンとの併用によりボセンタンの血中濃度が急激に上昇する可能性があり，ボセンタンの副作用発現頻度が増加する場合がある．アスナプレビルは，シクロスポリンの有機アニオントランスポーター阻害により，肝取り込みが抑制され，アスナプレビルの治療効果が減少するおそれがある．バニプレビルやグラゾプレビルは，シクロスポリンの有機アニオントランスポーター阻害により，これらの薬物の肝取り込みが抑制され，血中濃度が上昇するおそれがある．

[体内動態] 副作用軽減のため，血中濃度を測定し，適切な投与量を決定する．再生不良性貧血については，臨床試験を含めた使用経験が少ないことから，確立した指標はないが，目標血中濃度は 150～200 ng/mL を目安とし，投与が長期にわたる場合には 200 ng/mL を超えないことが望ましい．なお，健常成人に単回経口投与した場合の最高血中濃度到達時間は 1.4 時間である．

メテノロン酢酸エステル methenolone acetate：骨粗鬆症の治療薬であるタンパク質同化ステロイドのメテノロン酢酸エステルが再生不良性貧血の治療に用いられる（7 章 8.5.3 p 334 参照）．

[薬理作用] 肝臓および各種組織において生体内タンパク質の合成を促進し，生体内におけるタンパク質の異化を抑制する．また，ヘモグロビンや赤血球数の増加作用など造血作用を有する．

[適応] 骨粗鬆症．慢性腎疾患，悪性腫瘍，外傷，熱傷などにおける消耗状態の改善．再生不良性貧血における骨髄消耗状態の改善

[副作用] 肝機能障害や黄疸があらわれることがあるので，観察を十分に行う必要がある．

[禁忌] 前立腺癌などのアンドロゲン依存性悪性腫瘍およびその疑いのある患者，妊婦または妊娠している可能性のある女性

レノグラスチム lenograstim，**フィルグラスチム** filgrastim：G-CSF 製剤である．

[薬理作用] 骨髄中の顆粒球系前駆細胞に作用して成熟好中球への分化と増殖を促進する．

再生不良性貧血治療薬

―Ala-D-Ala-MeLeu-MeLeu-MeVal-N―Abu-MeGly-MeLeu-Val-MeLeu―

Abu=(2S)-2-アミノ酪酸　　MeLeu=N-メチルロイシン
MeGly=N-メチルグリシン　　MeVal=N-メチルバリン

シクロスポリン

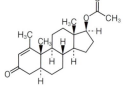

メテノロン酢酸エステル

TPLGPASSLP QSFLLKCLEQ VRKIQGDGAA LQEKLCATYK LCHPEELVLL
GHSLGIPWAP LSSCPSQALQ LAGCLSQLHS GLFLYQGLLQ ALEGISPELG
PTLDTLQLDV ADFATTIWQQ MEELGMAPAL QPTQGAMPAF ASAFQRRAGG
VLVASHLQSF LEVSYRVLRH LAQP

レノグラスチム

MTPLGPASSL PQSFLLKCLE QVRKIQGDGA ALQEKLCATY KLCHPEELVL
LGHSLGIPWA PLSSCPSQAL QLAGCLSQLH SGLFLYQGLL QALEGISPEL
GPTLDTLQLD VADFATTIWQ QMEELGMAPA LQPTQGAMPA FASAFQRRAG
GVLVASHLQS FLEVSYRVLR HLAQP

フィルグラスチム

［適　応］　造血幹細胞の末梢血中への動員，造血幹細胞移植時の好中球数の増加促進，がん化学療法による好中球減少症，骨髄異形成症候群に伴う好中球減少症，再生不良性貧血に伴う好中球減少症，先天性・特発性好中球減少症，ヒト免疫不全ウイルス（HIV）感染症の治療に支障をきたす好中球減少症，免疫抑制療法（腎移植）に伴う好中球減少症など

［副作用］　アナフィラキシーショック，間質性肺炎，骨髄芽球の増加，急性呼吸窮迫症候群，脾破裂，毛細血管漏出症候群に注意を要する．

［禁　忌］　本剤または他の顆粒球コロニー形成刺激因子製剤に過敏症の患者，骨髄中の芽球が十分減少していない骨髄性白血病患者および末梢血液中に芽球の認められる骨髄性白血病患者

ミリモスチム mirimosuchimu

［薬理作用］　ヒト単球系前駆細胞に作用して，単球・マクロファージの分化と増殖を促進する．

［適　応］　骨髄移植後の顆粒球増加促進，卵巣癌，急性骨髄性白血病の治療に伴う顆粒球減少症

［副作用］　アナフィラキシーショックのほか，全身性の症状に注意を要する．

［禁　忌］　本剤に過敏症の場合

3 止血薬

3.1 血液凝固系の生理

血管の外傷的損傷では，血管外のコラーゲン線維に血小板が付着して凝集が生じる．この血小板凝集で損傷が塞がらない場合には，フィブリノーゲン fibrinogen が分解されて不溶性のフィブリン fibrin 線維となる．フィブリンは血小板だけでなく，赤血球を巻き込んで凝集塊を形成し，止血 hemostasis に至る．血管の損傷により露出した血管内皮細胞下のコラーゲンに粘着性タンパク質のフォンビルブランド因子 von Willebrand factor（vWF）が結合し，これを介して血小板が付着する．これは，一次止血と呼ばれる可逆的な反応である．一方，付着した血小板が，アデノシン二リン酸（ADP）あるいはトロンボキサン A_2（TXA_2）を放出して凝集することで，フィブリン形成を促進させる．これは，二次止血と呼ばれる不可逆的な反応である．

血液凝固系は，最終的にフィブリン形成に至る．これには 2 つの血液凝固系が関与し，内因系および外因系と呼ばれる．これらの系には，血液凝固因子がカスケードのようにかかわり，活性が増幅されて伝えられていく．つまり，血液凝固は，タンパク質分解酵素と補因子の連鎖反応で形成される．概要を図 14-7 に示す．

たとえば，コラーゲンとの接触により第Ⅻ因子は活性型の第Ⅻa（a：active）因子となり，第Ⅺ因子を第Ⅺa 因子に変換する．内因系では，すべての凝固因子が血液のなかにあり，関与する凝固因子の活性化ステップが多く，進行に時間を要する．主に，血管の保護機構として機能している．一方，外因系は，外傷などによる血管の損傷により血管外の組織因子による第Ⅶ因子の活性化で引き起こされる．活性化された第Ⅶa 因子は，内因系と共通する第Ⅸ因子や第Ⅹ因子の活性化へとつながる．このように外因系は進行が速く，外傷による出血に対する止血機構を担っている．凝固因子による反応のなかには，Ca^{2+} イオンと陰性に荷電したリン脂質を必要とするも

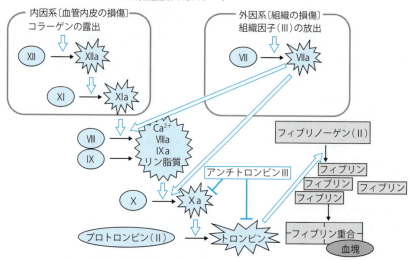

図 14-7　内因系および外因系による血液凝固
⊸：抑制

表 14-5　血液凝固因子の血漿含量と機能

因子	慣用名	血漿含量	活性体	活性体の機能
I	フィブリノーゲン	200〜400 mg/dL	フィブリン	ゲル形成
II	プロトロンビン	100〜150 mg/mL	トロンビン	プロテアーゼ（基質：I）
III	組織因子	組織にある	—	補助因子
IV	（カルシウム）	—	—	補助因子
V	不安定因子（ACグロブリン）	50〜100 mg/mL	Va	補助因子（酵素：Xa）
VI				
VII	安定因子（プロコンバーチン）	400 ng/mL	VIIa	プロテアーゼ（基質：IX，X）
VIII	抗血友病因子（AHF）	100〜200 ng/mL	VIIIa	補助因子（酵素：IXa）
IX	Christmas 因子	3〜5 mg/mL	IXa	プロテアーゼ（基質：X）
X	Stuart-Prower 因子	5〜10 mg/mL	Xa	プロテアーゼ（基質：II）
XI	PTA	6 mg/mL	XIa	プロテアーゼ（基質：IX）
XII	Hageman 因子	20〜30 mg/mL	XIIa	プロテアーゼ（基質：XIほか）
XIII	フィブリン安定因子	10〜20 mg/mL	XIIIa	プロテアーゼ（基質：XIIほか）
	プレカリクレイン	50 mg/mL	カリクレイン	プロテアーゼ
	高分子キニノーゲン	70 mg/mL	ブラジキニン	補助因子

のもあり，第IXa因子による第X因子への作用，第VIIa因子による第X因子への作用および第Xa因子による第II因子への作用が該当する．これらの血液凝固系は，血管内で不用意な凝固反応が進行しないように，抑制系により制御されている．ヘパリンやアンチトロンビンIIIは，多くの凝固因子に抑制をかけている．血管内皮細胞は，ヘパラン硫酸 heparan sulfate を細胞表面に提示し，血小板に関連した血栓の形成を抑制するが，同時に血管内皮細胞は，血液凝固を誘導する因子の産生を介して止血機構にかかわるという側面ももっている．さらに，後述する線溶系も凝固系と拮抗して作用している．凝固因子にはそれぞれ慣用名があるので，それぞれの血漿含量および機能を表 14-5 に示す．なお，VI因子は欠番であり，プレカリクレインと高分子キニノーゲンにはローマ数字での凝固因子名は割り当てられていない．

3.2 止血薬

血液凝固因子の第Ⅱ，Ⅶ，ⅨおよびⅩ因子は，肝臓でビタミン（V）K依存的に生合成される．したがって，VKの欠乏は，これらに凝固因子の供給不足を生じさせ，凝固系が働かずに出血傾向となる．VK欠乏時の出血傾向や低プロトロンビン血症にはフィトナジオン（VK$_1$）やメナテトレノン（VK$_2$）が用いられる．

フィトナジオン phytonadione

[薬理作用] ビタミンKとして，血液凝固因子の第Ⅱ，Ⅶ，ⅨおよびⅩ因子の生成を促進して，血液凝固機能を正常に維持する．新生児出血の予防などでは母体に対して投与される．

[適 応] 各種薬物（クマリン系抗凝固薬，サリチル酸，抗生物質など）投与中に起こる低プロトロンビン血症，胆道および胃腸障害に伴うVKの吸収障害，新生児の低プロトロンビン血症，肝障害に伴う低プロトロンビン血症，VK欠乏が推定される出血

[副作用，禁忌] 本剤に過敏症の場合やポリオキシエチレン硬化ヒマシ油を含有する医薬品に過敏症の既往歴がある場合には禁忌．血圧降下，胸内苦悶，呼吸困難などのショック症状に注意が必要である．過ビリルビン血症，過敏症，悪心・嘔吐など

[相互作用] ワルファリンなどクマリン系抗凝固薬の作用を減弱する．

[体内動態] 健康成人に30 mgを食後単回経口投与したとき，3.5時間で最高血中濃度（174 ng/mL）に達し，投与10時間以降は緩徐に減少する．

メナテトレノン menatetrenone

[薬理作用] VKは，生体内でトランス型VK$_2$（メナテトレノン）に変換される．血液凝固因子の第Ⅱ，Ⅶ，ⅨおよびⅩ因子の生成を促進して，血液凝固機能を正常に維持する．メナテトレノンは，止血効果以外にも骨形成促進作用と骨吸収抑制作用を有するため，低プロトロンビン血症以外にも，骨粗鬆症治療薬として用いられる．

[適 応] 新生児低プロトロンビン血症，分娩時出血，抗生物質投与中に起こる低プロトロンビン血症，クマリン系殺鼠剤中毒時に起こる低プロトロンビン血症，骨粗鬆症

[副作用，禁忌] 本剤に過敏症の場合には禁忌．胃部不快感，悪心・嘔吐，下痢など

[相互作用] ワルファリンなどクマリン系抗凝固薬の作用を減弱する．

[体内動態] 健康成人男性に15 mgを食後経口投与した場合，平均血漿中濃度は，投与後約1時間のタイムラグ後上昇し，投与後約6時間でピークに達する．

トラネキサム酸 tranexamic acid

[薬理作用] プラスミンplasminのフィブリンへの結合（リジン結合部位）阻害およびプラスミノーゲン活性化因子を抑制して，線溶系を阻害することにより止血作用を示す．

[適 応] 全身性線溶亢進が関与すると考えられる出血傾向（白血病，再生不良性貧血，紫斑病など，および手術中・術後の異常出血），局所線溶亢進が関与すると考えられる異常出血（肺出血，鼻出血，性器出血，腎出血，前立腺手術中・術後の異常出血）など

[禁 忌] 本剤に過敏症の場合やトロンビン投与中の患者

[相互作用] トロンビンとの併用により血栓形成傾向が増大する．また，ヘモコアグラーゼの大量併用で血栓形成傾向が発現し，バトロキソビンとの併用では血栓塞栓症のおそれがある．

［体内動態］　健康成人男性に 500 mg を単回経口投与した場合，約 2 時間で血漿中濃度が最大となり，その後徐々に減少する．

カルバゾクロムスルホン酸ナトリウム　carbazochrome sodium sulfonate

［薬理作用］　毛細血管に作用し血管透過性亢進を抑制し，血管抵抗値を増強する．その結果，血液凝固・線溶系，および呼吸や血圧に影響を与えずに出血時間を短縮し，止血作用を示す．

［適　応］　毛細血管抵抗性の減弱および透過性の亢進によると考えられる出血傾向，毛細血管抵抗性の減弱による皮膚あるいは粘膜および内膜からの出血，眼底出血・腎出血・子宮出血，毛細血管抵抗性の減弱による手術中・術後の異常出血

［副作用］　アナフィラキシーに注意が必要である．また，食欲不振，胃部不快感，悪心・嘔吐を生じることがある．

［体内動態］　150 mg を単回経口投与した場合，0.5～1 時間で血漿中濃度が最大となる．

アドレノクロムモノアミノグアニジン　adrenochrome monoaminoguanidine mesilate

［薬理作用］　主として血管壁に作用し，毛細血管抵抗性減弱および透過性増大による出血に対して止血作用を示す．

［適　応］　カルバゾクロムスルホン酸ナトリウムと同様である．

［副作用］　本剤に過敏症の場合，食欲不振，胃部不快感，悪心・嘔吐に注意が必要である．肝臓や腎臓の機能異常をきたすことがある．

［体内動態］　健常成人男子に対して 150 mg を経口投与した場合，投与後 1～2 時間で最高血中濃度に達し，その後減少し，7 時間後には最高血中濃度の 1/3 以下に減少する．

ポリドカノール　polidocanol

［薬理作用］　食道静脈瘤に対する内視鏡的硬化療法で用いる硬化剤であり，食道静脈瘤周囲へ注入することにより食道静脈瘤出血を止血し，食道静脈瘤を硬化，退縮させる．

［適　応］　食道静脈瘤出血の止血および食道静脈瘤の硬化退縮

［副作用］　アナフィラキシー，脳血管障害，食道潰瘍，出血性胃炎，胸痛，肺炎などに注意が必要である．肝臓や腎臓の機能異常をきたすことがある．本剤による内視鏡的食道静脈瘤硬化療法では，ときにショックなどの重篤な副作用が生じることがある．

［禁　忌］　本剤に過敏症やショックあるいは前ショック状態，多臓器障害あるいは DIC 状態，胃潰瘍出血，十二指腸潰瘍出血または胃びらん出血，内視鏡検査が危険と判断される患者，重篤な心疾患，動脈硬化または血管収縮性糖尿病，血液凝固阻止剤使用患者，投与部位ならびにその周辺に炎症または潰瘍のある患者，妊娠初期

［相互作用］　食道潰瘍，食道狭窄，胸水貯留の発現率が高くなる可能性があるため，5％オレイン酸モノエタノールアミン製剤の同時投与を回避する．

［体内動態］　静脈内投与であり，最高血漿中濃度は投与直後であり，その後数時間で急速に消失する．

モノエタノールアミンオレイン酸塩　monoethanolamine oleate

［薬理作用］　食道静脈瘤内に注入すると速やかに血管内皮細胞の傷害を引き起こし，フィブリン，血小板および赤血球の沈着，集積を起こさせて血栓を形成し，静脈瘤を硬化退縮させる．

［適　応］　食道静脈瘤出血の止血および食道静脈瘤の硬化退縮など

［副作用］　ショック，急性腎不全，DIC，肝性昏睡，重篤な血栓症，食道穿孔，重篤な

胃潰瘍などに注意する．

[禁　忌]　本剤に過敏症やショックあるいは前ショック状態，多臓器障害あるいは DIC 状態，胃潰瘍出血，十二指腸潰瘍出血または胃びらん出血，内視鏡検査が危険と判断される患者，心肺あるいは腎臓に重篤な合併症がある場合

[相互作用]　食道潰瘍，食道狭窄，胸水貯留の発現率が高くなる可能性があるため，ポリドカノール製剤の同時投与を回避する．

　血友病は，血液凝固第Ⅷや IX 因子活性が先天的に欠乏していることにより，出血傾向を示す遺伝性疾患で，その遺伝形式は X 連鎖劣性遺伝であり，一般的に男子にみられる．出血に対しては，止血薬や欠乏している凝固因子を静脈投与により補充する方法が用いられるが，出血する可能性のある行動を行う場合の予備的投与と出血時に完全に止血を確認する補充療法がある．

乾燥濃縮人血液凝固第Ⅷ因子　freeze-dried human blood-coagulation factor Ⅷ

[薬理作用]　血漿中の血液凝固第Ⅷ因子を補給し，その出血傾向を抑制する．

[適　応]　血液凝固第Ⅷ因子欠乏（血友病 A）患者に対し，血漿中の血液凝固第Ⅷ因子を補い，その出血傾向を抑制，フォンビルブランド von Willebrand 病患者に対し，血漿中のフォンビルブランド因子を補い，その出血傾向を抑制

[副作用]　アナフィラキシーのほか，悪心・嘔吐，倦怠感，頭痛，溶血性貧血，血圧上昇などが生じる場合がある．

[体内動態]　投与後，速やかに血中濃度は上昇し，30 分あるいは 2 時間後に最高値に達する．

乾燥濃縮人血液凝固第IX因子　freeze-dried human blood-coagulation factor IX

[薬理作用]　欠乏している血液凝固第IX因子の血中レベルを止血水準まで高め，出血を防止する．第IX因子レベルを補正し内因性凝固系不全，なかでも活性型第X因子の生成を正常化する．

[適　応]　血液凝固第IX因子欠乏患者の出血傾向を抑制

[副作用]　アナフィラキシー，過敏症，悪寒，腰痛などが生じる場合がある．

[体内動態]　血漿中濃度は投与後 30 分程度で最高となる．

止血薬

フィトナジオン

メナテトレノン

トラネキサム酸

カルバゾクロムスルホン酸ナトリウム

アドレノクロムモノアミノグアニジン

ポリドカノール

モノエタノールアミン：H_2N〜OH
オレイン酸：H_3C〜〜〜COOH
モノエタノールアミンオレイン酸塩

4 抗血栓薬

4.1 血小板凝集と抗血小板薬

　止血に関して，本章 3.1 において述べたように，一次止血および二次止血と密接にかかわる血球細胞が血小板である．血小板は，血栓形成機構において中心的な役割を担い，その粘着と凝集が止血作用において重要である．血小板はトロンボポエチンにより巨核球系前駆細胞から分化し，最終的に巨核球の細胞質が断片化してつくられる核のない細胞である．末梢血中の血小板の約 1/3 は脾臓内に分布し，残りが循環血中にあり，その寿命は 10 日程度である．

　血小板膜表面には糖タンパク質があり，これがコラーゲンやフォンビルブランド因子と結合し，損傷部位に接着する．その後，血小板は形態変化して偽足を出し，顆粒内の ADP やセロトニンなどを放出する．さらに，トロンボキサン A_2（TXA_2）や血小板活性化因子を産生し，これらが血小板表面の受容体に作用して凝集反応が誘発される．これには **GPⅡb/Ⅲa** や**フィブリノーゲン**も関与している．これらの血小板の活性化には，細胞内の Ca^{2+} の上昇が重要な役割を果たす．その一方で，血小板細胞内の cAMP 濃度の上昇は，Ca^{2+} 貯蔵部位への Ca^{2+} 取り込みを促進し，遊離 Ca^{2+} を減少させ，血小板凝集を抑制する．概要を図 14-8 に示す．

　したがって，Ca^{2+} および cAMP の血小板における関係を学ぶことは，血小板の活性化を理解するために重要である．プロスタグランジン I_2（PGI_2）が結合するプロスタノイド IP 受容体は，G タンパク質共役型受容体であり，この G_s と共役したシグナルは，アデニル酸シクラーゼを活性化し，Ca^{2+} 遊離を低下させて血小板凝集を抑制する．逆に，ADP $P2Y_{12}$ 受容体は，G_i と共役

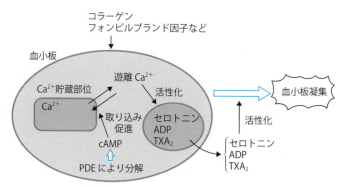

図 14-8　**血小板の活性化**
PDE：ホスホジエステラーゼ，ADP：アデノシンニリン酸，TXA_2：トロンボキサン A_2

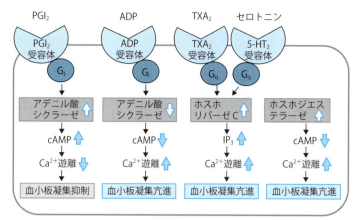

図 14-9　血小板受容体と細胞内情報伝達

しており，アデニル酸シクラーゼを抑制し，Ca^{2+} 遊離を上昇させて血小板凝集を亢進する．TXA_2 のプロスタノイド TP 受容体とセロトニン 5-HT_2 受容体は，G_q と共役し，ホスホリパーゼ C 活性化を介してイノシトール三リン酸（IP_3）産生を引き起こし，これも Ca^{2+} 遊離を増加させて血小板凝集を亢進する．cAMP の分解酵素であるホスホジエステラーゼ（PDE）は，細胞質の cAMP レベルの低下にかかわり，これも Ca^{2+} 遊離を増加させて血小板凝集を亢進させることとなる．これらの，血小板に作用する物質とその細胞内情報伝達は薬物の作用を理解するためにも重要である（図 14-9）．

4.1.1　トロンボキサン A_2（TXA_2）産生阻害薬

アスピリン aspirin

[薬理作用]　シクロオキシゲナーゼ活性の中心にあるセリン残基を不可逆的にアセチル化し，その活性を阻害する（2 章 8.4 p 70，8 章 2.2.1 p 337 参照）．結果的にシクロオキシゲナーゼがかかわるアラキドン酸代謝物の産生を抑制するので，血小板凝集を促進する血小板の TXA_2 と血小板凝集を抑制する血管内皮の PGI_2 の両方の産生を抑制することになる．しかしながら，低用量のアスピリンの服用は，核をもたず新たなシクロオキシゲナーゼの誘導が困難な血小板により有効に作用し，TXA_2 の産生阻害に起因する血小板の凝集抑制作用のほうが有意にあらわれる．アスピリンの用量を増やした場合には，血管内皮での PGI_2 の産生も抑制され，これをアスピリンジレンマと呼ぶ．

[適応]
- 狭心症，心筋梗塞，虚血性脳血管障害における血栓・塞栓形成の抑制
- 冠動脈バイパス術（CABG）あるいは経皮的冠動脈形成術（PCI）施行後における血栓・塞栓形成の抑制
- 川崎病（川崎病による心血管後遺症を含む）など

[副作用]　アナフィラキシーのほか，脳出血などの頭蓋内出血，肺出血，消化管出血，鼻出血，眼底出血，中毒性表皮壊死融解症，スティーブンス・ジョンソン Stevens-Johnson 症候群，中毒性表皮壊死症，剝脱性皮膚炎，再生不良性貧血，血小板減少，喘息発作の誘発，肝機能障害，消化性潰瘍，小腸・大腸潰瘍を伴う胃潰瘍・十二指腸潰瘍などの消化性潰瘍などを生じる場合がある．

[禁忌]　サリチル酸製剤に過敏症の既往歴，消化性潰瘍，出血傾向，アスピリン喘

息，出産予定日12週以内の妊婦，低出生体重児，新生児または乳児

[相互作用] 〈本剤および併用薬の作用増強〉抗凝固薬，血小板凝集抑制薬，血栓溶解薬，選択的セロトニン再取り込み阻害薬（皮膚の異常出血）
〈併用薬の作用増強〉糖尿病用薬（血糖降下作用増強），メトトレキサート（骨髄抑制，肝・腎・消化器障害などの副作用増強），リチウム製剤（血中リチウム濃度上昇），バルプロ酸ナトリウム，炭酸脱水酵素阻害薬，ザフィルルカスト（血漿中濃度上昇），PGD_2やTXA_2受容体遮断薬（血中濃度が上昇）
〈本剤の作用増強〉ベタメタゾン，プレドニゾロン，メチルプレドニゾロンなどの副腎皮質ホルモン剤（高用量のアスピリンと併用時にサリチル酸中毒を起こす）
〈併用薬の作用減弱〉尿酸排泄促進薬，チアジド系利尿薬，ループ利尿薬，非ステロイド性抗炎症薬（NSAIDs）（出血および腎機能低下），ニトログリセリン，フェニトイン（総濃度減少），アドレナリンβ受容体遮断薬，ACE阻害薬
〈本剤の作用減弱〉イブプロフェン，ナプロキセン
〈その他〉ドネペジル（消化性潰瘍），タクロリムスやシクロスポリン（腎障害），アルコール（消化管出血を増強）

[体内動態] 健康成人男性に本剤100 mgおよびアスピリン腸溶錠300 mgを早朝空腹時に単回経口投与した場合，100 mg投与時には投与4.5時間後および4.75時間後に，300 mg投与時には投与5.25時間後および5.75時間後に血漿中濃度は最高に達した．

- **オザグレル** ozagrel：TXA_2合成酵素を選択的に阻害してTXA_2産生を抑制する（8章4.3 p 350参照）．

- **イコサペント酸エチル** ethyl icosapentate

  [薬理作用] 血小板膜のイコサペント酸含有量を増加させ，アラキドン酸代謝を競合的に阻害する．その結果，TXA_2産生を抑制し，血小板凝集を抑える．

  [適 応] 閉塞性動脈硬化症に伴う潰瘍，疼痛および冷感の改善や脂質異常症

4.1.2 チエノピリジン誘導体

チエノピリジン誘導体である**チクロピジン**および**クロピドグレル**は，シトクロムP450によるその代謝活性物質が，血小板のADP $P2Y_{12}$受容体にADPが結合するのを阻害するため，ADP依存的な血小板凝集を抑制する．PCI施行後の再梗塞予防にアスピリンおよび作用点の異なるチクロピジンやクロピドグレルの併用が行われる．しかしながら，チクロピジンおよびクロピドグレルは，血小板凝集抑制作用の発現に時間を要する．チクロピジンに関しては，血栓性血小板減少性紫斑病（TTP），無顆粒球症および重篤な肝障害などの重大な副作用が発現する可能性があり，アスピリンとクロピドグレルの併用が推奨されている．一方，クロピドグレルは，シトクロムP450のCYP2C19の遺伝子多型により，その抗血小板作用が減弱され，ステント血栓症などの発症リスクが増大することが報告されている．**プラスグレル**は，チクロピジンおよびクロピドグレルと同じチエノピリジン誘導体であるが，早期から血小板凝集抑制作用を示し，さらにCYP2C19の遺伝子多型に影響を受けず，安定した血小板凝集抑制作用を示すと期待されている．近年，生体内での活性化を必要としないADP $P2Y_{12}$受容体遮断薬の**チカグレロル**が承認された．

- **チクロピジン** ticlopidine

  [薬理作用] 血小板のアデニル酸シクラーゼ活性を増強して血小板内cAMP産生を高め，血小板凝集能・放出能を抑制し，さらに赤血球の変形能増大などの血液レオロジー

（血液循環）的性状も改善する．したがって，脳および末梢の血管における血栓と塞栓の治療効果または血流障害の改善効果を示す．

[適応]
・血管手術および血液体外循環に伴う血栓・塞栓の治療ならびに血流障害の改善
・慢性動脈閉塞症に伴う潰瘍，疼痛および冷感などの阻血性諸症状の改善
・虚血性脳血管障害［一過性脳虚血発作（TIA），脳梗塞］に伴う血栓・塞栓の治療
・くも膜下出血術後の脳血管攣縮に伴う血流障害の改善

[副作用] TTP，無顆粒球症，重篤な肝障害，再生不良性貧血を含む汎血球減少症，赤芽球癆，血小板減少症，脳出血などの頭蓋内出血，消化管出血などの重篤な出血，中毒性表皮壊死融解症，スティーブンス・ジョンソン症候群，多形滲出性紅斑，紅皮症，消化性潰瘍，急性腎不全，間質性肺炎などに注意を要する．

[禁忌] 出血傾向となる血友病，頭蓋内出血，消化管出血，尿路出血，喀血，硝子体出血および本剤に過敏症の場合

[相互作用] バルビツール酸誘導体，テオフィリン，チザニジン，フェニトイン，ワルファリンなどの抗凝血薬，アスピリンなどの血小板凝集抑制作用を有する薬物，ウロキナーゼなどの血栓溶解薬およびシクロスポリンの併用には注意を要する．

[体内動態] 経口投与により，血中濃度は2時間で最大となる．血小板凝集能の低下は投与後24時間後に発現し，効果があらわれるまで数日要する．中止後の数日間は，血小板機能低下を示す．

クロピドグレル clopidogrel

[薬理作用] チクロピジンと同様に血小板膜上のADP $P2Y_{12}$ 受容体に選択的かつ不可逆的に結合し，PI3キナーゼの活性化を抑制することにより，GPⅡb/Ⅲaの活性化を阻害する．さらに，ADP受容体刺激によって起こる抑制性GTP結合タンパク質を介したアデニレートシクラーゼ活性の抑制を阻害し，cAMPを増加させ，血小板内の Ca^{2+} 濃度上昇を減弱させることにより，凝集反応を強力に抑制する．

[適応]
・心原性脳塞栓症を除く虚血性脳血管障害後の再発抑制
・PCIが適用される急性冠症候群，安定狭心症，陳旧性心筋梗塞
・末梢動脈疾患における血栓・塞栓形成の抑制

[副作用] 脳出血などの頭蓋内出血，硬膜下血腫，吐血，下血，胃腸出血，眼底出血，関節血腫などの出血の場合には投与を中止する．出血を伴う胃・十二指腸潰瘍，肝機能障害，黄疸，TTPの場合にも投与を中止する．また，間質性肺炎，好酸球性肺炎，血小板減少，無顆粒球症，再生不良性貧血を含む汎血球減少症，中毒性表皮壊死融解症，スティーブンス・ジョンソン症候群，多形滲出性紅斑，急性汎発性発疹性膿疱症，薬剤性過敏症症候群，後天性血友病，横紋筋融解症の場合にも投与を中止する．

[禁忌] 出血傾向となる血友病，頭蓋内出血，消化管出血，尿路出血，喀血，硝子体出血および本剤に過敏症の場合

[相互作用] ナプロキセンなどのNSAIDs，ワルファリンやヘパリンなどの抗凝固薬，アスピリンなどの血小板凝集抑制薬，CYP2C19を阻害するオメプラゾールおよびフルボキサミン，セルトラリンなどのSSRIの併用には注意を要する．

[体内動態] エステラーゼにより非活性代謝物となる．経口投与により，血中濃度は約

2時間で最大となる．

💊 プラスグレル prasugrel

［薬理作用］　プロドラッグであり，生体内で活性代謝物に変換された後，血小板膜上のADP受容体$P2Y_{12}$を選択的かつ非可逆的に阻害することで血小板凝集を抑制する．

［適　応］　PCIが適用される急性冠症候群，安定狭心症，陳旧性心筋梗塞などの虚血性心疾患

［副作用］　出血，TTP，肝機能障害，黄疸，無顆粒球症，再生不良性貧血を含む汎血球減少症に注意を要する．

［禁　忌］　出血している患者および本剤に過敏症の場合

［相互作用］　ワルファリンなどの抗凝固薬，アスピリンなどの血小板凝集抑制作用を有する薬物，ウロキナーゼなどの血栓溶解薬，ロキソプロフェンなどのNSAIDsの併用には注意を要する．

［体内動態］　経口投与後に速やかに活性代謝物R-138727に代謝され，活性代謝物R-138727の血漿中濃度を測定すると，1時間で最大となり，その後速やかに消失した．

4.1.3　ホスホジエステラーゼ（PDE）阻害薬

　シロスタゾールは，cAMPの分解にかかわるホスホジエステラーゼ（PDE）3を選択的に阻害し，血小板内のcAMP濃度を上昇させてCa^{2+}遊離を抑制し，血小板凝集を抑制する（11章7.2.4 p496参照）．シロスタゾールは，慢性動脈閉塞症に基づく潰瘍，疼痛および冷感などの虚血性症状の改善，脳梗塞発症後の再発抑制に適応される．ジピリダモールも血小板のPDE3を阻害する活性を有するものの，血小板凝集抑止作用は弱い．ジピリダモールは，むしろ内皮細胞からのPGI_2産生促進および血小板のTXA_2産生抑制により両者のバランスを改善する．さらに血小板，赤血球，血管内皮でのアデノシン再取り込みを阻害し，細胞外のアデノシン濃度を増加させる作用を有する．ジピリダモールは，狭心症，急性期を除く心筋梗塞，その他の虚血性心疾患やうっ血性心不全に適応される．

💊 シロスタゾール cilostazol

［薬理作用］　血小板のセロトニン放出を抑制するが，セロトニン，アデノシンの血小板への取り込みには影響を与えない．TXA_2による血小板凝集を抑制する．さらに，cAMPホスホジエステラーゼ活性を阻害することで，抗血小板作用および血管拡張作用をあらわす．

［適　応］
・慢性動脈閉塞症に基づく潰瘍，疼痛および冷感などの虚血性諸症状の改善
・心原性脳塞栓症を除く脳梗塞発症後の再発抑制

［副作用］　うっ血性心不全，心筋梗塞，狭心症，心室頻拍，脳出血などの頭蓋内出血や肺出血，消化管出血の場合，胃・十二指腸潰瘍，汎血球減少，無顆粒球症，血小板減少，間質性肺炎，肝機能障害や急性腎不全の場合には投与を中止する．

［禁　忌］　血友病，毛細血管脆弱症，消化管出血，頭蓋内出血，尿路出血，喀血，硝子体出血などの出血およびうっ血性心不全，本剤に過敏症の場合や妊婦や妊娠の可能性のある場合

［相互作用］　ワルファリンなどの抗凝固薬，アスピリン，チクロピジン，クロピドグレルなどの血小板凝集抑制薬，ウロキナーゼ，アルテプラーゼなどの血栓溶解薬，アルプ

ロスタジル，リマプロストアルファデクスなどの PGE₁ 製剤および誘導体，マクロライド系抗生物質などの CYP3A4 を阻害する薬物，リトナビルなどの HIV プロテアーゼ阻害薬，イトラコナゾール，ミコナゾールなどのアゾール系抗真菌薬，シメチジン，ジルチアゼム，グレープフルーツジュース，ジルチアゼムなどの CYP3A4 の基質となる薬物，オメプラゾールなどの CYP2C19 を阻害する薬物の併用には注意を要する．

[体内動態] 経口投与により血中濃度は約 3 時間で最大となる．

ジピリダモール dipyridamole

[薬理作用] 抗血小板作用による血栓・塞栓の抑制作用や尿タンパク減少作用を有する（11 章 4.4.4 p 472 参照）．心筋のミトコンドリア保護作用，冠動脈の副血行路系の発達促進作用，冠血管を拡張し冠血流量を増加する作用も示す．

[適 応]
・狭心症，急性期を除く心筋梗塞，その他の虚血性心疾患，うっ血性心不全
・ワルファリンとの併用による心臓弁置換術後の血栓・塞栓の抑制など

[副作用] 狭心症状悪化，出血傾向（眼底出血，消化管出血，脳出血など）および血小板減少などに注意を要する．

[禁 忌] 本剤に過敏症の場合には禁忌である．

[相互作用] アデノシンとの併用は禁忌である．テオフィリンやアミノフィリンなどのキサンチン系薬物，ダビガトランエテキシラート，ヘパリンなどの抗凝固薬，降圧薬との併用には注意を要する．

[体内動態] 経口投与により，血中濃度は約 1 時間で最大となる．

4.1.4 セロトニン受容体遮断薬

血小板にはセロトニン 5-HT₂ 受容体が発現しており，血小板凝集に関与する（2 章 8.3.5 p 64 参照）．サルポグレラートはこの受容体に選択的に拮抗し，血小板の凝集を抑制する．血管平滑筋における受容体にも作用し，血管の収縮を抑制する．サルポグレラートもシロスタゾールと同様に慢性動脈閉塞症に基づく潰瘍，疼痛および冷感などの虚血性症状の改善に適応される．

サルポグレラート sarpogrelate

[薬理作用] 血小板および血管平滑筋におけるセロトニン 5-HT₂ 受容体に対する特異的な拮抗作用を示し，抗血小板作用および血管収縮抑制作用を示す．

[適 応] 慢性動脈閉塞症に伴う潰瘍，疼痛および冷感などの虚血性諸症状の改善

[副作用] 脳出血，消化管出血，血小板減少，肝機能障害，黄疸，無顆粒球症などに注意を要する．

[禁 忌] 血友病，毛細血管脆弱症，消化管潰瘍，尿路出血，喀血，硝子体出血などにより出血している患者および妊婦や妊娠している可能性のある場合

[相互作用] ワルファリンなどの抗凝固薬，アスピリン，チクロピジン，シロスタゾールなどの血小板凝集抑制作用を有する薬物との併用には注意を要する．

[体内動態] 経口投与により，血中濃度は約 90 分で最大となる．

4.1.5 プロスタグランジン I₂（PGI₂）誘導体

血管内皮細胞から産生される PGI₂ は，血小板のプロスタノイド IP 受容体に作用して，生理的に血小板の凝集を抑制していると考えられる（2 章 8.4.5 p 70 参照）．PGI₂ の誘導体であるベラ

プロストは，血管拡張作用を示し肺高血圧症の治療に用いられる．

ベラプロスト beraprost

[薬理作用] 血小板および血管平滑筋の PGI_2 に対する受容体であるプロスタノイド IP 受容体に結合しアデニル酸シクラーゼを活性化し，細胞内 Ca^{2+} 濃度を低下させ抗血小板作用および血管拡張作用を示す（11 章 7.2.2B p 494 参照）．

[適　応] 慢性動脈閉塞症に伴う潰瘍，疼痛および冷感の改善．原発性肺高血圧症

[副作用] 出血傾向，ショック，失神，意識消失，間質性肺炎，肝機能障害，狭心症，心筋梗塞などに注意を要する．

[禁　忌] 出血している患者および妊婦や妊娠している可能性のある患者

[相互作用] ワルファリンなどの抗凝固薬，チクロピジンなどの抗血小板薬，ウロキナーゼなどの血栓溶解薬，ほかの PGI_2 製剤およびエンドセリン受容体遮断薬の併用に注

抗血小板薬

〈トロンボキサン A_2 産生阻害薬〉

アスピリン

〈チエノピリジン誘導体〉

チクロピジン　　クロピドグレル　　プラスグレル

〈ホスホジエステラーゼ阻害薬〉

シロスタゾール　　ジピリダモール

〈セロトニン受容体遮断薬〉　　〈プロスタグランジン I_2 誘導体〉

サルポグレラート　　ベラプロストナトリウム

意を要する．

[体内動態]　健康成人に単回経口投与した場合の血中半減期は，1.11 時間である．

4.2　血栓症と抗血液凝固薬

　血小板や凝固系による血栓形成作用と線溶系などによる抗血栓形成作用は，通常はバランスをとっているが，それが崩れた場合には，出血傾向あるいは血栓形成傾向が生じる．特に，血栓形成傾向が優位となる血栓症は，脳血管障害，心筋梗塞，肺塞栓症などの重篤な疾患を誘発する．血栓症には，動脈血栓症と静脈血栓症があり，動脈血栓症の形成には血小板が重要な役割を果たし，白色血栓とも呼ばれる．動脈血栓症を起こしやすい病態には，血栓性血小板減少性紫斑病（TTP），抗リン脂質症候群，全身性エリテマトーデスなどがある．血小板の関与が強い白色血栓の場合には，前述の抗血小板薬や後述する線溶薬が用いられる．一方，静脈血栓症は，凝固因子による血液凝固系の亢進がかかわる．ここで生じる血栓は，フィブリンに赤血球が多く取り込まれて赤くみえるため，赤色血栓と呼ばれる．静脈血栓症は，妊娠や薬物の副作用，凝固阻止因子の欠乏や機能不全などでしばしば認められる．動脈硬化では，血管内皮の損傷による酸化 LDL の沈着とその処理により死滅したマクロファージによる粥腫（プラーク）の蓄積が引き起こされる．この粥腫は血栓の形成を誘発し，心筋梗塞や脳梗塞の原因となる．これらの血栓症の治療には，ヘパリンおよびその類似薬やワルファリンが用いられる．

4.2.1　ヘパリンおよびその類似薬

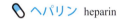ヘパリン　heparin

[薬理作用]　ヘパリンは，肥満細胞内の顆粒中にある酸性ムコ多糖であり，単独の分子ではなく，硫酸化された混合物として存在する．したがって，ヘパリンは用量ではなく，生物学的な活性単位として示される．その作用機序はアンチトロンビンⅢ（antithrombin Ⅲ）依存的である．アンチトロンビンⅢは，第Ⅹa因子やトロンビンなどのセリンプロテアーゼの活性部位に結合し，凝固系に対する抑制因子として重要な役割を果たしている．ヘパリンは，アンチトロンビンⅢと凝固因子に結合して，その構造を変化させて活性化し，アンチトロンビンⅢによる抗凝固作用を促進する（図 14-7）．ヘパリンカルシウムやヘパリンナトリウムは，DIC（本章 5 p 600 参照）および各種の血栓塞栓症に点滴静注などで用いられる．血管カテーテルや血液透析などの体外循環装置使用時の血液凝固防止に用いられる．なお，ヘパリン過剰投与や血液体外循環の処置後のヘパリンの中和には，プロタミンが用いられる．

[適　応]　血行障害に基づく疼痛と炎症性疾患．打撲，捻挫，挫傷などの外傷後の腫脹・血腫・腱鞘炎・筋肉痛・関節炎，肥厚性瘢痕・ケロイドの治療と予防，血栓性静脈炎，DIC など

[副作用]　本剤に過敏症の場合などには注意を要する．

[禁　忌]　血友病，血小板減少症，紫斑病などの出血性血液疾患，僅少な出血でも重大な結果を起こすことが予想される患者など

　ヘパリンの断片や合成物として低分子量ヘパリン low molecular weight heparin（LMWH）が開発されている．低分子量ヘパリンは，アンチトロンビンⅢと結合して，第Ⅹa因子を抑制するが，トロンビンと結合する部分が存在しないため，その作用は抗

第Xa因子作用が主である．したがって，出血傾向のコントロールが容易である．低分子量ヘパリンとして，ダルテパリン，パルナパリン，レビパリンが用いられる．エノキサパリンは，前述の低分子量ヘパリンであるが，下肢整形外科手術（股関節全置換術，膝関節全置換術，股関節骨折手術）施行患者における静脈血栓塞栓症の発症抑制に用いられる．

ダルテパリン dalteparin

[薬理作用] アンチトロンビンⅢとの相互作用により抗凝固作用を示す．平均分子量が約5,000と小さいため抗第Xa因子活性と比べて活性化部分トロンボプラスチン時間（APTT）*の延長活性が弱く，出血を起こす危険性は少ない．

[適 応] 血液体外循環時の灌流血液の凝固防止，DIC

[副作用] 呼吸困難や浮腫などのアナフィラキシーショック，頭蓋内出血や消化管出血，血小板減少，血栓症などに注意を要する．

[禁 忌] DICを除く高度な出血症状，ヘパリン起因性血小板減少症の既往歴がある場合，本剤の成分またはヘパリンやほかの低分子量ヘパリンに対し過敏症の既往歴がある場合，重篤な肝障害またはその既往歴がある場合，妊婦および妊娠している可能性がある場合

[相互作用] ヘパリンやワルファリンなどの抗凝固薬，アスピリン，ジピリダモールなどの血小板凝集抑制作用を有する薬物，イブプロフェンなどのNSAIDs，ウロキナーゼ，t-PA製剤などの血栓溶解薬，テトラサイクリン系抗生物質，強心配糖体の併用には注意を要する．

パルナパリン parnaparine

[薬理作用] ヘパリンと同様アンチトロンビンⅢを介する間接作用により抗凝固作用を示す．

[適 応] 血液体外循環時の灌流血液の凝固防止

[副作用] ヘパリン起因性血小板減少症などの著明な血小板減少，ショック，アナフィラキシーなどに注意を要する．

[禁 忌] 高度な出血症状，重篤な肝障害または既往歴を有する場合，ヘパリン起因性血小板減少症の既往歴を有する場合，および本剤に過敏症の場合，妊婦および妊娠している可能性がある場合

[相互作用] 抗凝固薬，アスピリンなどのサリチル酸誘導体，チクロピジンやジピリダモールなどの血小板凝集抑制薬，ウロキナーゼやt-PA製剤などの血栓溶解薬，NSAIDs，糖質副腎皮質ステロイド薬，デキストラン，テトラサイクリン系抗生物質，強心配糖体などの併用には注意を要する．

レビパリン reviparin

[薬理作用] アンチトロンビンⅢを介する作用により抗凝血作用を示す．未分画ヘパリンと比べて血液凝固第Ⅱa因子よりも第Xa因子への選択性が高いため，APTTの延長活性が弱く，出血を起こす危険性は少ない．

[適 応] 血液体外循環時の灌流血液の凝固防止

[副作用] 消化管出血などの出血，血栓症，血小板減少，ショックおよびアナフィラキ

---

* 部分トロンボプラスチン時間：部分トロンボプラスチン（リン脂質）を血漿に加え，さらにCa^{2+}を添加して測定する血液の凝固時間

シーなどに注意を要する.

[禁　忌]　本剤の成分またはヘパリンやほかの低分子量ヘパリンに対し過敏症の既往歴を有する場合，高度な出血症状を有する患者，重篤な肝障害またはその既往歴を有する場合，ヘパリン起因性血小板減少症の既往歴を有する場合，妊婦および妊娠している可能性がある場合

[相互作用]　ヘパリンやワルファリンなどの血液凝固阻止作用を有する薬物，チクロピジンやジピリダモールなどの血小板凝集抑制作用を有する薬物，アスピリンなどのサリチル酸誘導体，ジクロフェナクなどのNSAIDs，ウロキナーゼやt-PA製剤などの血栓溶解薬，ペニシリン系およびセファロスポリン系抗生物質，強心配糖体，ニトログリセリン，プロプラノロールの併用には注意を要する.

💊 エノキサパリン　enoxaparin

[薬理作用]　ヘパリンと同様

[適　応]　股関節全置換術，膝関節全置換術，股関節骨折手術の下肢整形外科手術施行

■ ヘパリンおよびその類似薬

ヘパリン

$R^1, R^3, R^4 = SO_3H$ または H
$R^2 = SO_3H$ または $COCH_3$
$R^5 = CO_2H, R^6 = H$
または
$R^5 = H, R^6 = CO_2H$

ダルテパリン

$R^1 = H$ または SO_3Na
$R^2 = COCH_3$ または SO_3Na
$n = 2 \sim 19$

パルナパリン

$R^1, R^3, R^4 = SO_3Na$ または H
$R^2 = SO_3Na$ または $COCH_3$
$R^5 = CO_2Na, R^6 = H$
または
$R^5 = H, R^6 = CO_2Na$
$n = 4 \sim 21$

レビパリン

R¹ = H または SO_3Na
R² = SO_3Na または $COCH_3$

$\begin{pmatrix} R^3 = H \\ R^4 = CO_2Na \end{pmatrix}$ または $\begin{pmatrix} R^3 = CO_2Na \\ R^4 = H \end{pmatrix}$

エノキサパリン

R¹, R³, R⁴ = SO_3Na または H
R² = SO_3Na または $COCH_3$
R⁵ = CO_2Na, R⁶ = H または R⁵ = H, R⁶ = CO_2Na
R⁷ = H, R⁸ = OH または R⁷ = OH, R⁸ = H
R⁹ = H, R¹⁰ = $NHSO_3Na$ または R⁹ = $NHSO_3Na$, R¹⁰ = H

患者における静脈血栓塞栓症の発症抑制．静脈血栓塞栓症の発症リスクの高い腹部手術施行患者における静脈血栓塞栓症の発症抑制

［副作用］　ショックおよびアナフィラキシー，血腫・出血，血小板減少，肝機能障害などには注意を要する．

［禁　忌］　本剤の成分またはヘパリンおよびヘパリン誘導体に過敏症の既往歴を有する場合，頭蓋内出血，後腹膜出血または他の重要器官における出血，急性細菌性心内膜炎，重度の腎障害，ヘパリン誘発性血小板減少症の既往歴を有する場合

［相互作用］　ヘパリン，ワルファリンなどの抗凝固薬，チクロピジンやジピリダモールなどの血小板凝集抑制薬，アスピリンなどのサリチル酸誘導体，デキストラン40，ウロキナーゼやt-PA製剤などの血栓溶解薬，ロキソプロフェンなどのNSAIDsの併用には注意を要する．

4.2.2　合成第Ⅹa因子阻害薬および直接第Ⅹa因子阻害薬

　2000年代以降第Ⅹa因子に特異性の高い製剤が開発されている．ここでは，ヘパリンおよびその類似薬とこれらの製剤を分けて記載する．完全化学合成によりアンチトロンビンⅢの活性化に必須の硫酸ペンタサッカライドのナトリウム塩として**フォンダパリヌクス**が開発された．フォンダパリヌクスは，アンチトロンビンⅢに対する選択性がきわめて高く，第Ⅹa因子に対する特異性が高い．一方，皮下注射で用いられるフォンダパリヌクスに対し，経口投与可能な**エドキサバン**も開発されている．ほかの第Ⅹa因子阻害薬として，DICに適応される**ダナパロイド**，非弁膜症性心房細動患者における虚血性脳卒中および全身性塞栓症の発症抑制に適応される**リバーロキサバン**および**アピキサバン**がある．

💊 フォンダパリヌクス fondaparinux

［薬理作用］　前述の通り．

［適　応］　静脈血栓塞栓症の発現リスクの高い下肢整形外科手術および腹部手術施行の患者における脈血栓塞栓症の発症抑制，急性肺血栓塞栓症

［副作用］　出血，肝機能障害，黄疸，アナフィラキシーなどに注意を要する．

［禁　忌］　出血している患者，急性細菌性心内膜炎，重度の腎障害および本剤に過敏症の場合

［相互作用］　ヘパリンなどの抗凝固薬，アスピリンなどの血小板凝集抑制作用を有する薬物，ウロキナーゼなどの血栓溶解薬の併用には注意を要する．

［体内動態］　皮下投与した場合に血中濃度は2時間で最大となる．

💊 エドキサバン edoxaban

［薬理作用］　前述の通り．

［適　応］
・非弁膜症性心房細動患者における虚血性脳卒中および全身性塞栓症の発症抑制
・静脈血栓塞栓症（深部静脈血栓症および肺血栓塞栓症）の治療および再発抑制
・膝関節全置換術，股関節全置換術，股関節骨折手術の静脈血栓塞栓症の発症抑制

［副作用］　出血，肝機能障害，黄疸，頭痛，下痢，悪心などに注意を要する．

［禁　忌］　出血している患者，急性細菌性心内膜炎，重度の腎障害および本剤に過敏症の場合など

［相互作用］　ヘパリンなどの抗凝固薬，アスピリンなどの血小板凝集抑制作用を有する薬物，ウロキナーゼなどの血栓溶解薬，キニジンなどのP糖タンパク質阻害作用を有する薬物との併用には注意を要する．

💊 ダナパロイド danaparoid

［薬理作用］　前述の通り．

［適　応］　DIC

［副作用］　アナフィラキシー，血小板減少症，出血，めまいなどの精神神経症状，発疹などの局所または全身の過敏反応，血球減少などの血液症状，肝臓および腎臓の機能障害，中性脂肪上昇などの代謝異常などに注意を要する．

［禁　忌］　出血している患者，血液透析が必要な患者，重篤な肝障害のある患者，本剤または亜硫酸塩に対し過敏症の患者，妊婦および妊娠している可能性のある場合，ヘパリン起因性血小板減少症の既往歴のある患者でヘパリン抗体と本剤との交差反応性のある患者，脳，脊椎や眼科の手術または頭部外傷後日の浅い患者

［相互作用］　ヘパリンなどの抗凝固薬，アスピリンなどの血小板凝集抑制作用を有する薬物，ウロキナーゼなどの血栓溶解薬，クロキサシリンなどのペニシリン系抗生物質，コルチコステロイド，ジゴキシンなどの強心配糖体，テトラサイクリン系抗生物質およびニトログリセリン製剤の併用には注意を要する．

［体内動態］　静脈内投与したときの半減期は17.4～27.8時間である．

💊 リバーロキサバン rivaroxaban

［薬理作用］　前述の通り．

［適　応］　非弁膜症性心房細動患者における虚血性脳卒中および全身性塞栓症の発症抑制，深部静脈血栓症および肺血栓塞栓症の治療および再発抑制

[**副作用**] 出血，肝機能障害，黄疸，間質性肺疾患，血小板減少などに注意を要する．
[**禁　忌**] 出血している患者，凝固障害を伴う肝疾患や中等度以上の肝障害のある患者，腎不全，妊婦および妊娠している可能性のある場合，急性細菌性心内膜炎，腎不全や重度の腎障害のある患者および本剤に過敏症の場合は禁忌である．HIVプロテアーゼ阻害薬，コビシスタットを含有する製剤，アゾール系抗真菌薬を投与中の場合など
[**相互作用**] リトナビルなどのHIVプロテアーゼ阻害薬，オムビタスビル・パリタプレビル・リトナビル，ヴィキラックス，コビシスタット含有製剤，イトラコナゾールなどのアゾール系抗真菌薬，ヘパリンなどの抗凝固薬，クロピドグレルなどの血小板凝集抑制作用を有する薬物，アスピリンなどのサリチル酸誘導体，ジクロフェナクなどのNSAIDs，ウロキナーゼなどの血栓溶解薬，フルコナゾール，ホスフルコナゾール，クラリスロマイシン，エリスロマイシン，リファンピシン，フェニトイン，カルバマゼピン，フェノバルビタール，セイヨウオトギリソウ含有食品などの併用には注意を要する．
[**体内動態**] 空腹時に経口投与した場合，血中濃度は0.5〜4時間で最大となり，半減

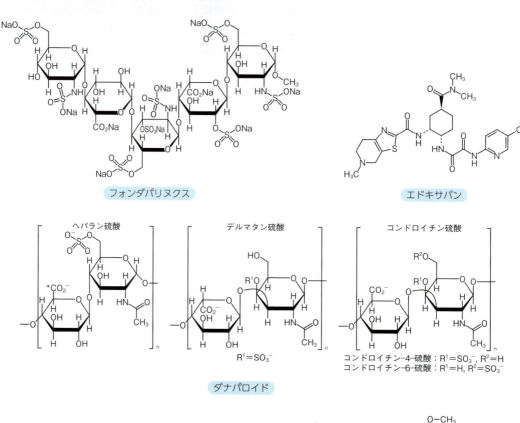

合成Xa因子阻害薬および直接Xa因子阻害薬

期は5〜13時間である．

🔹 **アピキサバン** apixaban

［薬理作用］ 前述の通り．

［適　応］ 非弁膜症性心房細動患者における虚血性脳卒中および全身性塞栓症の発症抑制

［副作用］ 出血，間質性肺疾患，肝機能障害，皮疹などの薬物過敏症，アレルギー性浮腫などのアナフィラキシー反応，味覚異常などの神経系障害，眼充血などの眼障害，血腫などの血管障害，呼吸器や胸郭および縦隔障害，胃腸障害，肝胆道系障害，腎および尿路障害，生殖系および乳房障害，皮膚および皮下組織障害に注意を要する．

［禁　忌］ 臨床的に問題となる出血症状，血液凝固異常および臨床的に重要な出血リスクを有する肝疾患，腎不全および本剤に過敏症の場合

［相互作用］ イトラコナゾールなどのアゾール系抗真菌薬，リトナビルなどのHIVプロテアーゼ阻害薬，クラリスロマイシンなどのマクロライド系抗菌薬，フルコナゾール，ナプロキセン，ジルチアゼム，リファンピシン，フェニトイン，カルバマゼピン，フェノバルビタール，セイヨウオトギリソウ含有食品，アスピリンなどの血小板凝集抑制作用を有する薬物，ワルファリンなどの抗凝固薬，ウロキナーゼなどの血栓溶解薬，ナプロキセンなどのNSAIDsの併用には注意を要する．

［体内動態］ 経口投与の場合，血中濃度は3〜3.5時間で最大となる．

4.2.3　経口抗血液凝固薬

　血液凝固因子の第II，VII，IXおよびX因子は，肝臓でビタミンK依存的に生合成される．これらの凝固因子は，グルタミン酸残基がγ-カルボキシ化される翻訳後修飾を受ける．この修飾は，これら因子の活性発現に必須である．γ-カルボキシ化の反応を担うカルボキシラーゼは，補因子としてビタミンKを必要とする．ビタミンK阻害薬のワルファリンは，ビタミンKを還元して活性を有するヒドロキノン型にすることを阻害する（図14-10）．この反応はビタミンKとワルファリンの構造が類似していることに起因し，拮抗的阻害となる．したがって，ワルファリン投与前にγ-カルボキシ化の翻訳後修飾を受けた凝固因子が存在する場合には，ワルファリンの効果は十分に発揮されず，凝固因子の寿命に従い，その効果の発現には数日程度の期間を要する．

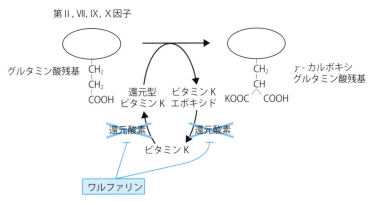

図14-10　ビタミンKサイクルとワルファリンの作用

表 14-6　ワルファリンと相互作用のある薬物

分類	作用減弱	作用増強
催眠鎮静薬	フェノバルビタールなど	抱水クロラール，トリクロホスナトリウム
抗てんかん薬	カルバマゼピン，プリミドン	エトトイン，バルプロ酸ナトリウム
解熱鎮痛消炎薬		アセトアミノフェン，セレコキシブなど
精神神経用薬	トラゾドン塩酸塩	メチルフェニデート塩酸塩，アミトリプチリン塩酸塩，フルボキサミンマレイン酸塩など
不整脈用薬		アミオダロン塩酸塩，プロパフェノン塩酸塩，キニジン硫酸塩水和物
脂質異常症用薬	コレスチラミン	シンバスタチン，クロフィブラート，デキストラン硫酸ナトリウムなど
消化性潰瘍薬		オメプラゾール，シメチジン
鎮吐薬	アプレピタント	
ホルモン薬		副腎皮質ホルモン（プレドニゾロンなど）*
痔疾用剤		トリベノシド
ビタミン K 製剤	フィトナジオン，メナテトレノン	
血小板凝集抑制薬		アスピリン
痛風治療薬		アロプリノール，プロベネシド

＊ 作用が増強または減弱

ワルファリン　warfarin

[薬理作用]　肝臓におけるビタミン K 依存性血液凝固因子の生合成をビタミン K 作用に拮抗することにより抑制し，抗血液凝固作用を示す．

[適　応]　静脈血栓症，心筋梗塞症，肺塞栓症，脳塞栓症，緩徐に進行する脳血栓症など血栓塞栓症の治療および予防

[副作用]　出血，皮膚壊死，肝機能障害などに注意を要する．

[禁　忌]　出血している患者および出血する可能性のある患者，重篤な肝障害・腎障害，中枢神経系の手術または外傷後日の浅い患者，妊婦および妊娠している可能性のある場合（胎児異常の可能性あり），骨粗鬆症治療用ビタミン K_2（メナテトレノン），リウマチ治療薬のイグラチモドを投与中および本剤に過敏症の場合

[相互作用]　ワルファリンは種々の薬物や疾患において，作用の変化が生じるため注意が必要である．また，表 14-6 に示すように多くの薬物が併用注意となっている．

[体内動態]　ワルファリンは，初回投与量 1〜5 mg を経口投与した後は，血液凝固能検査の検査値に基づき，数日間をかけて目標値領域に入るように維持投与量を決定する必要がある．

▎経口抗血液凝固薬

ワルファリン

4.2.4　抗トロンビン薬

セリンプロテアーゼであるトロンビンの標的アミノ酸のアルギニンと類似の構造を有する．これがトロンビンと結合してその作用を抑制する抗トロンビン薬として，アルガトロバン argatroban がある．アルガトロバンは，発症後 48 時間以内の脳血栓症急性期の神経症状や日常生活動作の改善，慢性動脈閉塞症における四肢潰瘍や安静時疼痛ならびに冷感などの改善などに適応される．2011 年に承認された直接トロンビン阻害薬である**ダビガトランエテキシラート** dabigatran etexilate は，体内の加水分解酵素により，活性体に変換されるプロドラッグである．アルガトロバンと同様にアルギニン類似構造を有し，トロンビンに結合して，その活性を阻害する．ダビガトランは，臨床試験から低分子量ヘパリンと比較して抗血栓効果が強く，出血の副作用が少なくないことが示され，脳出血の副作用発生率もワルファリンより低いとされている．このことから，ダビガトランは，非弁膜症性発作性心房細動 non-valvular atrial fibrillation（NVAF）患者における虚血性脳卒中および全身性塞栓症の発症抑制に適応される．

4.2.5 血栓溶解薬

われわれは凝固した血液を溶解する線溶系を有している．図 14-11 に示すように，血塊を直接分解するのは，プラスミンである．プラスミンは，トリプシン様作用を有し，フィブリンをはじめとして，フィブリノーゲン，第Ⅱ因子，第Ⅴ因子，第Ⅶ因子などを加水分解する．プラスミンは，**プラスミノーゲンアクティベーター** plasminogen activator（PA）の作用によりプラスミノーゲンから産生される．

生体内には 2 種類の PA が存在し，**組織型 PA**（tissue；t-PA）および**ウロキナーゼ** urokinase（u-PA）と呼ばれる（図 14-12）．t-PA は，フィブリンに対する親和性が高く，形成された血栓のフィブリンに結合し，血栓のプラスミノーゲンを活性化して，プラスミンとして血栓を溶解する．一方，ウロキナーゼは，血栓のフィブリンとの親和性は高くなく，血中においてプラスミノーゲンをプラスミンに転化し，血栓を溶解する．しかしながら，血中のプラスミンは，α_2 **プラス**

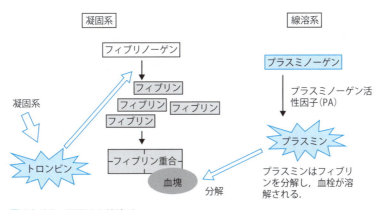

図 14-11　凝固系と線溶系

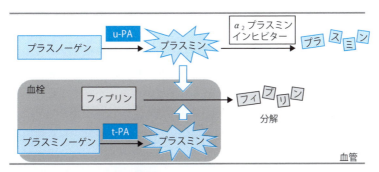

図 14-12　t-PA と u-PA の作用

ミンインヒビター α_2 plasmin inhibitor により，速やかに分解されるため，ウロキナーゼの血栓に対する作用は持続しない．

遺伝子組換え t-PA 製剤であるアルテプラーゼは，発症後 4.5 時間以内の虚血性脳血管障害急性期に伴う機能障害の改善および発症後 6 時間以内の急性心筋梗塞における冠動脈血栓の溶解に用いられる．その一方，出血の可能性のある患者には十分な注意が必要である．カテーテルを用いて冠動脈内に血栓溶解薬を直接流し込み，血栓を溶解させ血流を回復させる治療法を経皮経冠動脈血栓溶解療法 percutaneous transluminal coronary recanalization（PTCR）と呼び，冠動脈の再開通率は約 80％とされる．遺伝子組換え t-PA 製剤であるモンテプラーゼは，発症後 6 時間以内の急性心筋梗塞における冠動脈血栓の溶解に加えて，不安定な血行動態を伴う急性肺塞栓症における肺動脈血栓の溶解に適応がある．ウロキナーゼは，発症後 5 日以内で，CT 検査において出血の認められない血栓・閉塞性疾患および発症後 10 日以内の末梢動・静脈閉塞症の患者に適応があるが，出血性の副作用には注意が必要である．

アルテプラーゼ alteplase

［薬理作用］　血栓中のフィブリンに特異的に吸着してプラスミノーゲンをプラスミンに変換させ，このプラスミンがフィブリンを分解することで血栓を溶解する．

［適　応］　虚血性脳血管障害急性期に伴う機能障害の改善．急性心筋梗塞における冠動脈血栓の溶解

［副作用］　脳出血，消化管出血，肺出血，後腹膜出血などの重篤な出血，出血性脳梗塞，アナフィラキシー，心破裂，心タンポナーデ，血管浮腫，心室細動，心室頻拍などの重篤な不整脈などに注意を要する．

［禁　忌］　〈虚血性脳血管障害急性期〉出血している患者，くも膜下出血の疑いの患者，脳出血を起こすおそれの高い患者，出血するおそれの高い患者，経口抗凝固薬やヘパリンを投与している患者［プロトロンビン時間（PT）-国際標準値が 1.7 を超えるかまたは APTT が延長している場合］，重篤な肝障害患者，急性膵炎，投与前の血糖値が 50 mg/dL 未満の患者，発症時に痙攣発作が認められた患者および本剤に過敏症の場合

〈急性心筋梗塞〉出血状態，出血するおそれの高い患者，重篤な高血圧症の患者，重篤な肝障害患者，急性膵炎患者および本剤に過敏症の場合

［相互作用］　ヘパリンなどの血液抗凝固阻止作用を有する薬物，アスピリンなどの血小板凝集抑制作用を有する薬物，ウロキナーゼなどの血栓溶解薬，アプロチニンの併用には注意を要する．

［体内動態］　急性心筋梗塞に 43.5 万 IU/kg を静脈内投与した場合（投与量の 10％を急速に，残りを 1 時間かけて点滴静注）には，血中濃度は投与開始 55 分後に 1,303 IU/mL に達し，投与終了後速やかに血中から消失する．

モンテプラーゼ monteplase

［薬理作用］　フィブリンに対して親和性を有し，血栓部位でプラスミノーゲンをプラスミンに活性化させることによりフィブリンを分解し，血栓を溶解する．

［適　応］　急性心筋梗塞における冠動脈血栓の溶解．不安定な血行動態を伴う急性肺塞栓症における肺動脈血栓の溶解

［副作用］　重篤な出血，心破裂，心室中隔穿孔，心室細動，心室頻拍，ショック症状などに注意を要する．

［禁　忌］　出血している患者，2ヵ月以内に頭蓋内あるいは脊髄の手術または障害を受

けた患者，頭蓋内腫瘍，動静脈奇形，動脈瘤，出血性素因のある患者，重篤な高血圧症の場合

[相互作用]　t-PAなどの血栓溶解薬，ヘパリンなどの血液凝固阻止作用を有する薬物，

血栓溶解薬

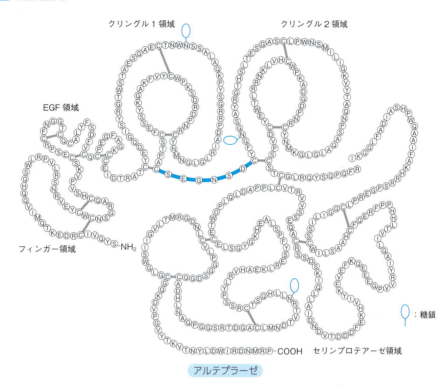

アスピリンなどの血小板凝集抑制作用を有する薬物の併用には注意を要する．

［体内動態］　健康成人男性にモンテプラーゼとして 738,000 IU を 3 分間で単回静脈内投与した場合には，投与開始後 5 分の平均血漿中濃度は 1,643.45 ng/mL で，以後，ほぼ二相性に消失した．

5　播種性血管内凝固症候群（DIC）およびその治療薬

悪性腫瘍や敗血症などの基礎疾患に合併して，凝固系を活性化させる因子が血流内に流入することで凝固系が亢進され，毛細血管に広くフィブリン血栓が多発して臓器障害に至る疾患が，**播種性血管内凝固症候群** disseminated intravascular coagulation（DIC）である．DIC を引き起こす基礎疾患には，ほかに，感染症，産科的疾患，手術や外傷に伴う組織損傷，血管病変などがある．特に，急性前骨髄球性白血病では，その発症率が高い．これは白血病細胞の表面に発現した組織因子が血管内で凝固系を活性化することに起因すると考えられている．化学療法などにより白血病細胞が破壊された場合には，細胞内の組織因子が放出され，症状が悪化する場合もある．その他，前立腺癌や肺癌などの悪性腫瘍でも発症率が高い．

症状としては，紫斑，消化管出血や血尿などの血液症状と呼吸困難，ショック，循環障害などの臓器症状が生じる．DIC では，凝固系の亢進と凝固因子の消費により，血小板数の減少，APTT および PT の延長が認められる．形成された血栓を溶解するために線溶系の亢進（二次線溶反応）が生じ，凝固と線溶が繰り返されることで，血小板や凝固因子の消費が進み枯渇していく．

DIC では，原因となっている基礎疾患の治療が優先されるが，一般的に基礎疾患が早期に改善できない場合も多く，抗凝固療法を行いながら凝固因子の補充療法が併用される．抗凝固療法では，前述したように，ヘパリンや低分子量ヘパリンおよび第Ⅹa 因子阻害薬のダナパロイドが用いられる．ヘパリンは副作用として出血傾向があり，使用頻度は低下している．なお，低分子量ヘパリンやダナパロイドでも出血に対する注意は必要である．

2008 年に DIC の治療薬として可溶型ヒトトロンボモデュリン製剤である**トロンボモデュリンアルファ**が承認された．**トロンボモデュリン**は，血管内皮細胞上に発現しており，血中のトロンビンを補足して，フィブリン生成を抑制する抗凝固因子である．トロンビンを結合したトロンボモジュリンは，凝固阻止因子である**プロテインＣ**を活性化して，第Ⅴa 因子や第Ⅷa 因子を不活性化する活性型プロテインＣに転換する作用もある．リコモジュリンは，臨床的に DIC の状態にあることが確認された場合にのみ使用され，基礎疾患に対する積極的治療が不可能で，DIC を回復させたとしても予後の改善が期待できない患者には，原則として投与しないこととされている．

さらに，合成セリンプロテアーゼ阻害薬であり，抗トロンビン活性を有する**ガベキサート**や**ナファモスタット**は，出血の副作用が少なく，線溶系の亢進した DIC に有効である（2 章 8.6.5 p 80，9 章 8.3.1 p 406 参照）．しかしながら，DIC における線溶系亢進は，血栓を溶解する生体反応であり，トラネキサム酸のような止血薬の投与は，全身性血栓症を引き起こす可能性から注意が必要である．

血小板や凝固因子の枯渇により，出血が認められる場合には，上記の薬物療法に併用して，補充療法が行われる．血小板の補充のために濃厚血小板，凝固因子の補充のために新鮮凍結血漿が用いられる．

　トロンボモデュリン　アルファ thrombomodulin alfa：構造は，ヒトトロンボモジュリンの 1～498 番目のアミノ酸残基からなる糖タンパク質である．

［薬理作用］　トロンビンによるプロテインCの活性化を促進する．活性化プロテインCは，第Ⅴa因子および第Ⅷa因子を不活化することによってトロンビンの生成を抑制して血液凝固系の活性化を阻害する．
［適　応］　DIC
［副作用］　出血などに注意を要する．
［禁　忌］　頭蓋内出血，肺出血，消化管出血，妊婦および妊娠している可能性のある場合および本剤に過敏症の場合
［相互作用］　ガベキサートなどの抗凝固薬，ウロキナーゼなどの血栓溶解薬，アスピリンなどの血小板凝集抑制作用を有する薬物の併用には注意を要する．
［体内動態］　健康成人男性に1,900 Uを2時間かけて静脈内持続投与したとき，血漿中のリコモジュリンは投与終了後にC_{max}に達し，その後二相性で消失した．

ガベキサート　gabexate

［薬理作用］　トロンビンおよび第X因子を阻害して抗凝固作用を示す．
［適　応］　トリプシン，カリクレイン，プラスミンなどのタンパク分解酵素逸脱を伴う急性膵炎，慢性再発性膵炎の急性増悪期および術後の急性膵炎．DIC
［副作用］　ショックおよびアナフィラキシーショック，注射部位の皮膚潰瘍・壊死，無顆粒球症，白血球減少，高カリウム血症などに注意を要する．
［禁　忌］　本剤に過敏症の場合は禁忌である．
［体内動態］　健康成人2 mg/kg/時間で持続静脈内投与した場合に投与開始後5～10分で定常状態となる．

ナファモスタット　nafamostat

［薬理作用］　トロンビンおよび血液凝固因子（第Ⅻa，Ⅹa，Ⅷa因子）を阻害して抗凝固作用を示す．
［適　応］　膵炎の急性症状の改善，DIC，出血性病変または出血傾向を有する患者の血液体外循環時の灌流血流の凝固防止
［副作用］　ショックおよびアナフィラキシー，高カリウム血症，低ナトリウム血症，血小板減少，肝機能障害，黄疸，白血球減少，発疹・紅斑・搔痒感などの皮膚症状，筋肉痛や関節痛，下痢，悪心・嘔吐，食欲不振など，適用部位の発赤または疼痛を伴う血管炎，血小板増多，泌尿器系障害などに注意を要する．
［禁　忌］　本剤に過敏症の場合は禁忌である．
［体内動態］　健康成人男性に本剤の10，20，40 mgを90分間かけて点滴静注したとき，血中未変化体濃度は点滴開始後60～90分後に最高となり，それぞれ16.4，61.5，93.2 ng/mLとなる．血中からの消失は速やかで投与終了1時間後ではそれぞれ5 ng/mL以下となる．

播種性血管内凝固症候群治療薬

ガベキサート

ナファモスタット

15章　化学療法薬

1　化学療法薬の概要

　化学療法 chemotherapy とは，化学物質を用いて選択的に病原体の増殖抑制や殺滅を行い，病因に対して直接的に作用する治療方法である．この治療法に用いられる薬物を化学療法薬と呼ぶ．この治療法は，抗生物質や抗ウイルス薬を用いた感染症治療を含むだけでなく，自己から生じる病原体である悪性新生物（がん）に対する治療法にまで拡大されている．

　化学療法では，エールリヒ Ehrlich によって提唱された選択毒性 selective toxicity の概念が必須である．選択毒性とは，宿主に害を及ぼさずに病原体のみに毒性を示すことである．選択性に乏しい化学療法薬は，宿主細胞にも毒性を示し有害事象を引き起こす．したがって，化学療法薬の作用点は，病原体に選択的であることが理想である．概念的には，質的選択性と量的選択性がある（図 15-1）．

　質的選択性とは，病原体のみに存在し，宿主には存在しない標的分子への作用を指す．質的選択性の具体例に，β-ラクタム系の細胞壁合成阻害薬がある．細胞壁をもたない動物細胞には，細胞壁ペプチドグリカンの合成酵素が存在しない．そのため，この酵素を阻害する β-ラクタム系抗菌薬は，細菌に対して特異的な殺細胞作用を発揮することとなる．

　一方，量的選択性では，病原体と宿主に共通して存在する分子が標的となるが，両分子に対する薬物の親和性が異なることを利用した特異性である．たとえば，ヒト酵素に比較して細菌の標的酵素に 1,000 倍の親和性で結合する薬物には，ヒト酵素に影響を及ぼさない濃度域で十分な抗菌活性が期待できる．ヒト細胞も細菌もタンパク質合成はリボソームが担うが，種差によるリボソームの構造多様性は，薬物親和性に差異を与える．したがって，テトラサイクリンのようなタンパク質合成阻害薬は，原核生物の 70s リボソームに高い親和性で結合し，一定の濃度範囲では細菌に選択的な増殖阻害活性を示す．

　宿主細胞から生じるがん細胞に選択毒性を示す薬物の創生は，一見困難なように思われる．しかしながら，染色体転座によって生じたがん細胞に特異的な融合タンパク質は，正常細胞には存在しないため，理論的には質的選択性が期待できる標的分子である．がん細胞の無秩序な増殖

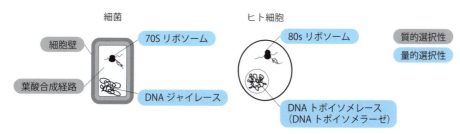

図 15-1　選択毒性

は，特異なシグナル伝達系に依存（oncogene addiction）する．このがん細胞の依存度が，正常細胞のそれを上回れば，量的選択性を利用した薬物治療も可能となる．

このように，感染症やがんに対する化学療法は，選択毒性の概念に基づき病原因子を取り除く薬物療法（原因療法）である．

2 感染症に作用する薬物

2.1 抗菌薬

抗菌薬は細菌の増殖に必須な過程を標的とする．具体的には，細菌の細胞壁合成，タンパク質合成，核酸代謝，細胞膜を標的とした抗菌薬が用いられている（表15-1）．細胞壁合成経路をはじめとする細菌に特徴的な細胞表層構造は哺乳動物には存在せず，質的選択性を与える標的となる．タンパク質合成および核酸合成経路は，哺乳動物と共通している部分があるが，標的タンパク質の構造が細菌と哺乳動物で異なっており，量的選択性を与える標的といえる．

抗菌薬は細菌に対して殺菌的あるいは静菌的に作用する．殺菌的作用とは細菌細胞の細胞死を誘導する作用を指し，静菌的作用とは細菌の増殖を停止させる作用を指す．一般的に，細胞壁合成阻害薬や細菌細胞のDNAを障害する抗菌薬は殺菌的に，タンパク質合成阻害薬やRNA合成阻害薬は静菌的に作用する．

抗菌薬がどの細菌の増殖を抑制するかは，それぞれの物性や標的によって大きく異なる．抗菌薬の抗菌スペクトルは，抗菌薬が有効・無効な細菌の分布を示したものである．有効な細菌が多い抗菌薬を広域抗菌薬，特定の細菌に対してのみ有効な抗菌薬を狭域抗菌薬と呼ぶ．抗菌活性と抗菌スペクトルの広さは無関係である．なお，「広域抗菌薬で治療しておけば起因菌の同定は不要」といった考えは厳に慎み，広域抗菌薬を漫然と使用することは絶対に避けるべきである．

2.1.1 β-ラクタム系抗菌薬

構造内にβ-ラクタム環をもつ．ペニシリン系，セフェム系，カルバペネム系およびモノバクタム系に分類される．β-ラクタム環が開裂して細菌の細胞壁の構成成分であるペプチドグリカン合成に必須のペニシリン結合タンパク質 penicillin-binding protein（PBP）に共有結合して，そのトランスペプチダーゼ活性を阻害する（図15-2）．これにより，細胞壁合成を阻害して，細菌細胞の溶菌を生じ，殺菌的に作用する．PBPは細胞膜に存在する．β-ラクタム系抗菌薬は水溶性で細胞内に浸透しないため，細胞内寄生菌に無効である．細胞壁をもたないマイコプラズマにも無効である．

A ペニシリン系抗菌薬

［薬理作用］β-ラクタム環に，5員環で硫黄を含むチアゾリジン環が結合した構造を基本骨格とする．

［適 応］ペニシリン系抗菌薬は，天然型ペニシリン，アミノペニシリン，抗黄色ブドウ球菌活性のあるペニシリン，抗緑膿菌活性のあるペニシリン，β-ラクタマーゼ阻害薬配合ペニシリンに大別することができる（図15-3）．この順に抗菌スペクトルが広くなる．

1) ペニシリンG penicillin G（ベンジルペニシリン benzylpenicillin）：カビの仲間である *Peni-*

表 15-1 抗菌薬の分類

作用機序	大分類	小分類	性　質	薬物名
細胞壁合成阻害	β-ラクタム系	ペニシリン系	天然型ペニシリン	ペニシリンG（ベンジルペニシリン）
			アミノペニシリン	アンピシリン，アモキシシリン
			抗黄色ブドウ球菌活性のあるペニシリン	クロキサシリン
			抗緑膿菌活性のあるペニシリン	ピペラシリン
			β-ラクタマーゼ阻害薬配合ペニシリン	アモキシシリン・クラブラン酸，アンピシリン・スルバクタム，タゾバクタム・ピペラシリン
		セフェム系	第1世代	セファゾリンなど
			第2世代	セフォチアム，セフメタゾールなど
			第3世代	セフォタキシム，セフトリアキソン，セフタジジム，セフカペンピボキシルなど
			第4世代	セフェピム，セフピロム，セフォゾプラン
		カルバペネム系	DHP阻害薬配合	イミペネム・シラスタチン
			DHP耐性	メロペネム，ドリペネム，ビアペネムなど
		モノバクタム系		アズトレオナム
	グリコペプチド系			バンコマイシン，テイコプラニン
	ホスホマイシン系			ホスホマイシン
タンパク質合成阻害	アミノグリコシド系			ストレプトマイシン，カナマイシン，ゲンタマイシン，トブラマイシン，アミカシンなど
			抗MRSA薬	アルベカシン
	マクロライド系		14員環	エリスロマイシンなど
			14員環	クラリスロマイシン
			15員環	アジスロマイシン
	テトラサイクリン系			テトラサイクリン，ミノサイクリン，ドキシサイクリンなど
	グリシルサイクリン系			チゲサイクリン
	クロラムフェニコール系			クロラムフェニコール
	リンコマイシン系			クリンダマイシンなど
	オキサゾリジノン系		抗MRSA薬，抗VRE薬	リネゾリド
	ストレプトグラミン系		抗VRE薬	キヌプリスチン・ダルホプリスチン
核酸代謝阻害	キノロン系	オールドキノロン		ナリジクス酸など
		ニューキノロン		ノルフロキサシン，レボフロキサシン，シプロフロキサシン，モキシフロキサシン，ガレノキサシン，トスフロキサシンなど
	スルホンアミド系			スルファメトキサゾール・トリメトプリム
	5-ニトロイミダゾール系			メトロニダゾール
細胞膜阻害	リポペプチド系		抗MRSA薬，抗VRE薬	ダプトマイシン
			耐性グラム陰性桿菌用薬	コリスチン
抗結核薬	リファマイシン系		CYP450誘導作用が大きい	リファンピシン
			CYP450誘導作用が比較的小さい	リファブチン
	その他			イソニアジド，エタンブトール，ピラジナミド，テラマニドなど

DHP：ジヒドロペプチダーゼ

cillium より分離された天然型ペニシリンである．ペニシリンGは酸に不安定であるため，点滴，筋注で投与される．一部のグラム陽性菌（連鎖球菌属，ブドウ球菌属，破傷風菌，ウェルシュ菌，ボツリヌス菌，炭疽菌），一部のグラム陰性菌（髄膜炎菌，淋菌），梅毒トレポネーマに効果がある．特に，A群連鎖球菌感染症，髄膜炎菌による細菌性髄膜炎および梅毒に対して第1選択

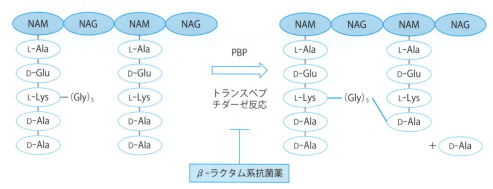

図 15-2　β-ラクタム系抗菌薬の作用機序
（Gly）₅：Gly が5つ結合したもの（ペンタグリシン），NAM：N-アセチルムラミン酸，NAG：N-アセチルグルコサミン，PBP：ペニシリン結合タンパク質

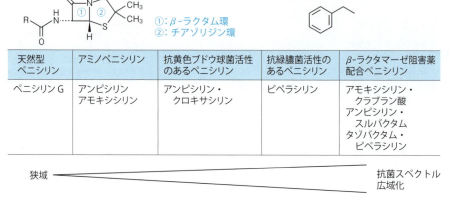

図 15-3　ペニシリン系抗菌薬の分類

薬となっている．

2) アミノペニシリン

🔹 **アンピシリン** ampicillin，**アモキシシリン** amoxicillin：アミノ基で修飾されているペニシリンである（構造式内丸印）．アンピシリン（アミノベンジルペニシリン）およびアモキシシリンがある．いずれも静注用，内服用製剤が存在するが，アモキシシリンのほうが経口投与時の吸収がよい．ペニシリン G と比較して，グラム陰性菌の淋菌，インフルエンザ菌あるいは大腸菌に対する効果が優れている．*Enterococcus faecalis* にはペニシリンよりも効果が高く，感受性がある場合には第1選択薬である．

　アモキシシリンの内服薬は，外来治療が可能な A 群連鎖球菌による急性咽頭炎，肺炎球菌あるいはインフルエンザ菌が主要な原因である急性中耳炎，急性副鼻腔炎において第1選択薬である．外来で治療可能な軽症の肺炎球菌による肺炎の場合にも用いられる．胃・十二指腸潰瘍の原因となる**ヘリコバクターピロリ** *Helicobacter pylori* の除菌においても，**プロトンポンプ阻害薬**と**クラリスロマイシン**（二次除菌では**メトロニダゾール**）とともに用いられている．

3) 抗黄色ブドウ球菌活性のあるペニシリン

🔹 **クロキサシリン** cloxacillin：ペニシリン G の汎用によって，黄色ブドウ球菌の**ペニシリナ**

ーゼ penicillinase 産生菌が増加している．その場合，ペニシリナーゼに抵抗性のある合成ペニシリンのクロキサシリンが用いられる．わが国では，クロキサシリンとアンピシリンの合剤として使用されている．メチシリン感受性黄色ブドウ球菌 methicillin-sensitive *Staphylococcus aureus*（MSSA）による膿瘍，関節炎および心内膜炎に用いられる．MSSA の治療のために用いられるペニシリン系抗菌薬として，クロキサシリンのほかに，わが国では未承認であるがジクロキサシリン dicloxacillin およびオキサシリン oxacillin がある．

4) 抗緑膿菌活性のあるペニシリン

💊 ピペラシリン piperacillin：天然型ペニシリンおよびアミノペニシリンは抗菌力に優れているものの，グラム陰性菌に対する効果が弱い．そこで抗菌薬に自然耐性を有する緑膿菌に対しても効果のある広域抗菌スペクトルをもつピペラシリンが開発されている．ペニシリン G あるいはアミノペニシリンと比べると，抗グラム陽性菌活性は低下するが，緑膿菌を含むグラム陰性菌に対して優れた抗菌活性を発揮する．特に，緑膿菌をカバーする必要がある場合には，ピペラシリンが用いられる．

5) β-ラクタマーゼ阻害薬配合ペニシリン

💊 アモキシシリン・クラブラン酸 amoxicillin clavulanate,
アンピシリン・スルバクタム ampicillin sulbactam,
タゾバクタム・ピペラシリン tazobactam piperacillin：β-ラクタマーゼは，ペニシリン系を含む β-ラクタム系抗菌薬を分解する．β-ラクタマーゼは菌体外に分泌されて，ペニシリンを分解することで細菌を β-ラクタム系抗菌薬から保護する．β-ラクタマーゼ阻害薬のクラブラン酸，スルバクタムおよびタゾバクタムは，β-ラクタマーゼによる β-ラクタムの分解を阻害することで，ペニシリン系抗菌薬の効果を発揮させる．わが国では，アモキシシリン・クラブラン酸，アンピシリン・スルバクタム，タゾバクタム・ピペラシリンが臨床応用されている．タゾバクタム・ピペラシリンは，注射薬として緑膿菌をカバーする必要のある重症感染症に用いられる．

［副作用］ ペニシリン系抗菌薬に対するアナフィラキシーショックが知られているため，ペニシリン系抗菌薬に対する過敏症の既往の患者には禁忌である．使用頻度の高いアミノペニシリンでは，偽膜性大腸炎を生じる頻度が高いとされる．アミノペニシリンおよびピペラシリンは伝染性単核球症の患者に投与すると皮疹が生じるため禁忌である．

ペニシリン系抗菌薬

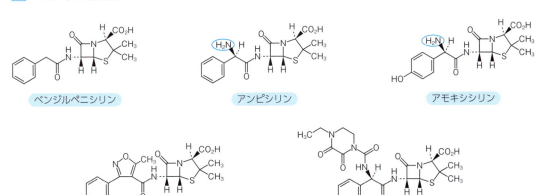

クラブラン酸　　スルバクタム　　タゾバクタム

B　セフェム系抗菌薬

[薬理作用]　β-ラクタム環に，硫黄を含んだ6員環のジヒドロチアジン環の結合した基本骨格を有する．

[適応]　開発された世代により，抗菌スペクトルが異なる．第3世代までは開発の世代が進むほど，グラム陰性菌に対する効果が高くなる一方で，グラム陽性菌に対する抗菌活性が減弱する．第4世代セフェムでは，グラム陽性菌に対する抗菌活性が高められている（図15-4）．

1）第1世代

セファゾリン cefazolin など：グラム陽性菌に対して強い抗菌活性をもち，大腸菌，肺炎桿菌など一部のグラム陰性菌に適応をもつ．ブドウ球菌属が主要な原因となる手術後の創傷感染の予防などに用いられる．メチシリン感受性黄色ブドウ球菌 methicillin-sensitive *Staphylococcus aureus*（MSSA）に対する第1選択薬である．

2）第2世代

セフォチアム cefotiam, **セフメタゾール** cefmetazole など：第1世代よりもグラム陽性菌に対する抗菌活性が劣るが，グラム陰性菌に対する抗菌スペクトルが拡大し，抗菌活性が上昇している．感性のあるインフルエンザ菌，モラキセラにも有効である．注射剤としてセフォチアム，セフメタゾール（厳密に分類するとセファマイシン系）が用いられている．

3）第3世代

セフォタキシム cefotaxime, **セフトリアキソン** ceftriaxone, **セフタジジム** ceftazidime, **セフカペンピボキシル** cefcapene pivoxyl など：グラム陰性菌に対するスペクトルがさらに拡大されており，セフタジジムは緑膿菌に対しても効果がある．セフォタキシムやセフトリアキソンは髄液に対する移行がよく，カルバペネム系抗菌薬のメロペネムと並んで細菌性髄膜炎の経験的治療の第1選択薬である．さまざまな重症感染症の経験的治療に用いら

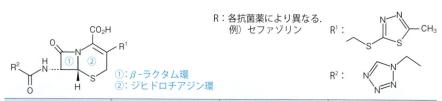

図 15-4　セフェム系抗菌薬の分類

れる．しかしながら，わが国でも第3世代セフェムを含むさまざまなβ-ラクタム系抗菌薬を分解可能な基質拡張型 β-ラクタマーゼ extended spectrum β-lactamase（ESBL）を産生するグラム陰性菌が分離されている．セフカペンピボキシルは，第3世代セフェムのセフカペンのプロドラッグで，エステラーゼで加水分解されセフカペンとなる．経口投与が可能である．

4) 第4世代

セフェピム cefepime，セフピロム cefpirome，セフォゾプラン cefozopran：第3世代セフェムで低下したグラム陽性細菌に対する効果が補強されている．セフェピムやセフピロム，セフォゾプランが院内肺炎や，抗悪性腫瘍薬による血球減少に伴って生じる発熱性好中球減少症などの重症感染症の経験的治療に用いられている．ただし，嫌気性細菌に対する効果は弱い．

［副作用］ペニシリン系抗菌薬と同様に，アナフィラキシーショックを含む過敏症があるので，過敏症の既往のある患者には禁忌である．

第3世代や第4世代セフェムは広い抗菌スペクトルをもつため，偽膜性大腸炎などの消化器症状を生じる可能性がある．ESBL産生菌などの耐性菌の広がりも考え，必要なときのみに用いるべきであり，漫然と使うことは厳に慎むべきである．

■ セフェム系抗菌薬

セファゾリン

セフォチアム

セフメタゾール

セフォタキシム

セフトリアキソン

セフタジジム

セフェピム

セフピロム

セフォゾプラン

C カルバペネム系抗菌薬

イミペネム・シラスタチン imipenem cilastatin, **メロペネム** meropenem, **ビアペネム** biapenem, **ドリペネム** doripenem など

[薬理作用] ペニシリン系抗菌薬でみられる環構造内の硫黄原子が炭素に置き換わっている．β-ラクタマーゼに対する安定性が付与されており，ESBL をはじめとする種々の β-ラクタマーゼに対し抵抗性である．

[適 応] ほかの β-ラクタム系抗菌薬と比較して高い安定性をもつため，抗菌スペクトルがきわめて広く，重症感染症の初期治療に用いられる．ESBL 産生菌による感染症でも選択される．広い抗菌スペクトルのため，無効な菌を理解しておくことが重要である．*Enterococcus faecium*, *Clostridium difficile*, **メチシリン耐性黄色ブドウ球菌** methicillin-resistant *Staphylococcus aureus*（**MRSA**），院内感染の原因菌として重要である *Stenotrophomonas maltophilia*，抗酸菌，クラミジア，レジオネラ，リケッチアおよびマイコプラズマには無効である．近年，カルバペネム系抗菌薬を分解可能な **メタロ-β-ラクタマーゼ** 産生グラム陰性菌などの分離例がわが国でも報告されている．カルバペネム系抗

カルバペネム系抗菌薬

イミペネム

シラスタチン

メロペネム

ビアペネム

ドリペネム

菌薬は重症時の経験的治療できわめて重要な薬剤である．そのため，耐性菌の蔓延を防ぐために，漫然と使用することは厳に慎むべきである．不適切な使用を防ぐために，抗MRSA薬などの耐性菌用薬と同様に，カルバペネム系抗菌薬の投与を届け出制にしている病院も多い．

イミペネムは腎臓のジヒドロペプチダーゼⅠ dihydropeptidase Ⅰ（DHP-Ⅰ）により分解されて，分解産物は腎毒性を生じる．そこでDHP-Ⅰ阻害薬であるシラスタチンの配合剤として用いられる．メロペネムやビアペネム，ドリペネムは，DHP-Ⅰによる分解に抵抗性であり，単剤で用いられる．

[副作用] ショックやアナフィラキシーの既往のある患者には禁忌である．加えて，腎毒性が知られている．痙攣や意識障害などが生じる場合もある．

[禁　忌] バルプロ酸ナトリウムとの併用により，バルプロ酸の血中濃度が低下し，てんかん発作が再発する場合があるため，禁忌である．

D　モノバクタム系抗菌薬

アズトレオナム aztreonam

[薬理作用] 好気性グラム陰性細菌のPBPに対して作用を示し，緑膿菌を含むグラム陰性菌の増殖を抑える．β-ラクタマーゼに対して抵抗性である．

[適　応] 緑膿菌を含むグラム陰性菌に適応がある．グラム陽性菌や嫌気性菌に対する効果はみられない．

[副作用] ペニシリンアレルギーのある患者には禁忌である．腎不全を生じる場合もある．

モノバクタム系抗菌薬

アズトレオナム

2.1.2　グリコペプチド系抗菌薬

バンコマイシン vancomycin，テイコプラニン teicoplanin

[薬理作用] 細胞壁合成の中間体に存在するD-アラニル-D-アラニンに結合することで，トランスペプチダーゼ反応を阻害する（図15-5a）．

[適　応] *Clostridium difficile* を含むグラム陽性菌に対して殺菌的に作用する．分子量が大きいため，経口投与では吸収されない一方で，水溶性が高く，静注で用いることが多い．経口吸収されないことを利用して，腸管内感染や，造血幹細胞移植前の消化管殺菌にバンコマイシンの散剤が用いられる．*Clostridium difficile* による偽膜性大腸炎に対する第1選択薬である．水溶性が高いため，胆管系や髄膜系への移行性は不良である．MRSAに対して効果を有するため，抗MRSA薬として用いられている．バンコマイシンに耐性を示すバンコマイシン耐性腸球菌 vancomycin-resistant *Enterococci*（VRE）で

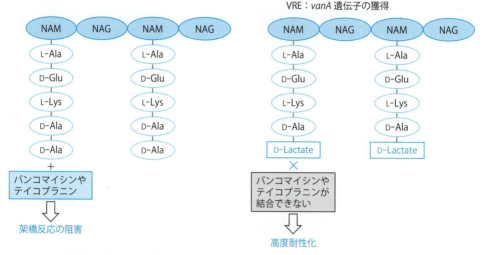

図 15-5　グリコペプチド系抗菌薬の作用機序と耐性
NAM：*N*-アセチルムラミン酸，NAG：*N*-アセチルグルコサミン

は，*vanA* 遺伝子を外来性に獲得することで，D-アラニル-D アラニン構造が D-アラニル-D-乳酸 lactate に変化し，グリコペプチド系抗菌薬が結合できないため，高度耐性を生じる（**図 15-5b**）．

［副作用］ グリコペプチド系抗菌薬の急速投与により，ヒスタミンの放出が起こり，上半身の蕁麻疹様の発疹，搔痒感などがみられる場合がある［レッドマン（レッドネック）症候群］ため，投与時には 60 分以上かけて緩徐に点滴する必要がある．

グリコペプチド系抗菌薬は腎排泄型薬剤であり，腎機能低下により薬剤が貯留する．腎毒性や聴覚障害が副作用として知られており，腎毒性を防ぐために，治療薬物モニタ

グリコペプチド系抗菌薬

バンコマイシン

テイコプラニン

リング therapeutic drug monitoring（TDM）が実施される薬剤の1つである．バンコマイシンの場合，血中濃度がトラフ値（投与直前30分以内の血中濃度）で10〜20 μg/mLが適当とされており，20 μg/mLを超えると腎障害のリスクが高まる．腎機能に応じて量や投与間隔を検討する必要がある．

2.1.3　ホスホマイシン系抗菌薬

ホスホマイシン fosfomycin

［薬理作用］　細菌の細胞質側で，UDP-*N*-アセチルグルコサミンからUDP-*N*-アセチルムラミン酸の生合成を阻害することで，細胞壁合成を停止する．

［適　応］　ブドウ球菌属，緑膿菌を含むグラム陰性菌に有効である．深在性皮膚感染症や，尿路感染症，感染性腸炎などに使用される．腸管出血性大腸菌に対して有効であったとの報告がある．

［副作用］　血球減少症，肝機能障害，痙攣などがあらわれることがある．

2.1.4　アミノグリコシド系抗菌薬

ストレプトマイシン streptomycin，**カナマイシン** kanamycin，**ゲンタマイシン** gentamycin，**トブラマイシン** tobramycin，**アミカシン** amikacin，**アルベカシン** arbekacin など

［薬理作用］　アミノ糖が複数結合した構造をとる．ストレプトマイシンはタンパク質合成装置であるリボソームの30Sサブユニットに結合し，タンパク質合成を阻害する．ほかのアミノグリコシド系抗菌薬は，30Sと50Sの両方に作用し，タンパク質合成を阻害する（図15-6）．

［適　応］　アミノグリコシド系抗菌薬は水溶性が高く，細胞膜を通過しにくい．好気性グラム陰性菌では細胞膜に存在する能動輸送系によって輸送されて細胞内に透過する．したがって緑膿菌を含む広範な好気性グラム陰性菌に対して効果をもち，能動輸送系の発達していない嫌気性菌に対しては無効である．クラミジアやリケッチア，レジオネラなどの細胞内寄生菌に対しては，宿主細胞の細胞膜を透過しないため無効である．高用量では一部のグラム陽性菌に対しても効果をもつ．**アルベカシン**は，抗MRSA薬としての適応がある．**ストレプトマイシン**や**カナマイシン**は結核菌に対して適応がある．水溶性が高いため，消化管からの吸収が悪く，静注や筋注で用いられる．

［副作用］　聴覚障害（不可逆性の聴力の低下，平衡感覚の異常），腎毒性などが知られている．腎毒性を防ぐために，TDMの対象となっている．

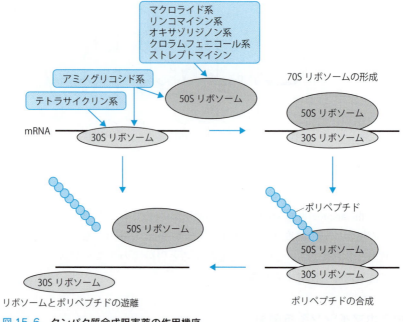

図 15-6 タンパク質合成阻害薬の作用機序

アミノグリコシド系抗菌薬

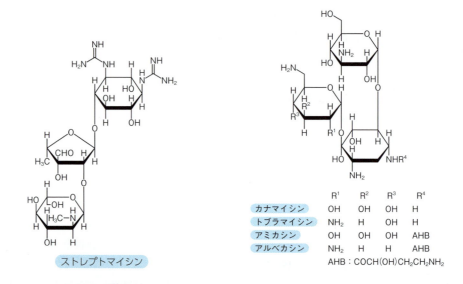

2.1.5 マクロライド系抗菌薬

🔹 **エリスロマイシン** erythromycin, **クラリスロマイシン** clarithromycin, **アジスロマイシン** azithromycin など

［薬理作用］ ラクトンを含む大環状構造をとる（14～16 員環）．タンパク質合成装置であるリボソームの 50S サブユニットに結合し，タンパク質合成を阻害することで，静菌的に作用する（図 15-6）．エリスロマイシンは経口投与されると，胃酸で分解されやすい．エリスロマイシンエチルコハク酸エステルはプロドラッグであり，胃酸による分

解に安定である．15員環のアジスロマイシンは半減期が長くなる．

[適応] グラム陽性菌およびグラム陰性菌に対して効果があるが，嫌気性菌に対しては効果が少ない．マクロライド系抗菌薬は脂溶性が比較的高く，細菌の細胞膜を透過しやすいので，細胞壁をもたないマイコプラズマ，細胞内寄生菌であるレジオネラ，クラミジア，リケッチアなどの細胞内寄生菌に対して効果がある．したがって，マイコプラズマ肺炎などの非定型肺炎の第1選択薬である．しかしながら，マクロライド耐性マイコプラズマが増加しつつある．

[副作用] 重篤な副作用としては心電図のQT延長がある．したがって，不整脈などの心疾患のある患者，低カルシウム血症あるいは低カリウム血症の患者には，特に注意が必要である．

[相互作用] マクロライド系抗菌薬は，CYP3A4を阻害する．したがって，CYP3A4で代謝されるピモジド，エルゴタミン，アスナプレビルの血中濃度が増加するため，併用禁忌である．CYP3A4で代謝される薬物と併用注意である．

■ マクロライド系抗菌薬

エリスロマイシン　　　　　クラリスロマイシン

アジスロマイシン

2.1.6 テトラサイクリン系抗菌薬

🔹 テトラサイクリン tetracycline，ミノサイクリン minocycline，ドキシサイクリン doxycycline など

[薬理作用] 4つの環構造からなる．タンパク質合成装置であるリボソームの30Sサブユニットに結合し，タンパク質合成を阻害する（図15-6）．

[適応] テトラサイクリンは脂溶性が高いため，細胞膜を容易に透過する．非常に広い抗菌スペクトルが特徴である．嫌気性菌を含むグラム陽性菌，グラム陰性菌，マイコ

プラズマ，リケッチア，クラミジア，レジオネラにも作用がある．マクロライドと並んで非定型肺炎の第1選択薬である．特に，マクロライド耐性のマイコプラズマに対して用いられる．

[副作用] 抗菌スペクトルの広さのために，菌交代症を生じる場合がある．歯や骨へ沈着して，発育阻害を生じるため，妊婦や8歳以下の小児には原則禁忌とされている．光線の照射部位に皮膚症状を生じる光線過敏症も知られている．

[相互作用] 金属イオンとキレートを形成し，腸管からの吸収が阻害される場合があるので，カルシウムを含む牛乳やマグネシウム，アルミニウム，ビスマスなどの金属イオンを含む製剤との併用には注意する．

テトラサイクリン系抗菌薬

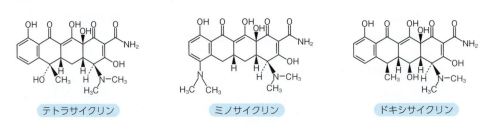

テトラサイクリン　　　　　ミノサイクリン　　　　　ドキシサイクリン

2.1.7 グリシルサイクリン系抗菌薬

チゲサイクリン tigecyclin

[薬理作用] テトラサイクリン系抗菌薬であるミノサイクリンの9位にグリシルアミド基が結合した構造をとる（構造式内丸印）．テトラサイクリン系と同様に30Sリボソームに結合し，タンパク質合成を阻害する（図15-6）．テトラサイクリン系抗菌薬とは30Sリボソームとの結合様式が異なること，排出ポンプへの認識性が異なることで，テトラサイクリンと交差耐性を示さない．

[適応] MRSAやグラム陰性菌の薬剤耐性菌に対して効果がある耐性菌用薬である．ただし，尿路感染の原因となるプロテウスあるいは緑膿菌に対しては無効である．テトラサイクリン系抗菌薬と副作用が共通しており，アレルギー反応も交差すると考えられている．

[副作用] 消化器系に対する副作用の頻度が高い．重篤な肝機能障害を生じる場合がある．テトラサイクリン系抗菌薬同様，歯や骨への沈着を生じ，発育不全を生じる．

2.1.8 クロラムフェニコール系抗菌薬

クロラムフェニコール chloramphenicol

[薬理作用] リボソームの50Sサブユニットに結合し，タンパク質合成を阻害することで静菌的に作用する（図15-6）．

[適応] グラム陽性菌，グラム陰性菌，嫌気性菌や，細胞内寄生菌にも効果を有する．点眼薬や軟膏などの外用に用いられる場合が多い．

[副作用] 小児にグレイgray症候群と呼ばれる致死的な副作用を生じる．再生不良性貧血，白血球減少症といった血液毒性が知られているため，内用薬として用いられることはあまりない．

グリシルサイクリン系抗菌薬とクロラムフェニコール系抗菌薬

チゲサイクリン　　　　クロラムフェニコール

2.1.9 リンコマイシン系抗菌薬

🔹 **クリンダマイシン** clindamycin など

[薬理作用]　マクロライド系同様に 50S リボソームに結合し，タンパク質合成を阻害して静菌的に作用する（図 15-6）．

[適　応]　グラム陽性菌に対して作用をもち，腹腔内感染を生じる *Bacteroides fragilis* を含む嫌気性菌に対して効果がある．嫌気性細菌の関与する感染症に広く用いられる．しかしながら，嫌気性細菌である *Clostridium difficile* に対しては無効である．

[副作用]　クリンダマイシンは下部消化管内の嫌気性菌の増殖を抑制するため，偽膜性大腸炎などの消化器症状を生じるリスクが高いとされている．

2.1.10 オキサゾリジノン系抗菌薬

🔹 **リネゾリド** linezolide

[薬理作用]　細菌の 50S リボソームと結合し，70S リボソーム複合体の形成を阻害することでタンパク質合成を阻害する（図 15-6）．

[適　応]　MRSA や VRE に対して効果をもち，抗 MRSA 薬，抗 VRE 薬として用いられる．肺への移行性がよく，MRSA 肺炎に対して優れた効果をもつので，バンコマイシンと並んで MRSA 肺炎に用いられる．

[副作用]　可逆的な貧血，白血球および血小板減少などの骨髄抑制が知られている．特に 2 週間以上の連続使用時に出現することが多い．

リンコマイシン系抗菌薬とオキサゾリジノン系抗菌薬

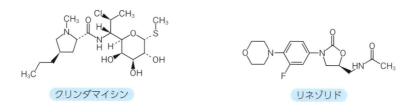

クリンダマイシン　　　　リネゾリド

2.1.11 ストレプトグラミン系抗菌薬

🔹 **キヌプリスチン・ダルホプリスチン** quinupristin dalfopristin

[薬理作用]　リボソームの 50S サブユニットに結合し，タンパク質合成を阻害する．キヌプリスチンとダルホプリスチンが 3：7 の割合で混合されており，相乗的な抗菌効果を発揮する．

[適　応] 腸球菌のうち，*Enterococcus faecium* に対して有効であり，VRE に対して，感受性を調べて用いることができる．

[副作用] 肝機能障害が知られているため，肝機能が低下した患者には慎重に投与する．

■ ストレプトグラミン系抗菌薬

キヌプリスチン　　　　　　　　　　　ダルホプリスチン

2.1.12　鼻腔内 MRSA 除菌剤

ムピロシン mupirocin

[薬理作用] イソロイシル tRNA 合成酵素を阻害し，タンパク質合成を停止させる．

[適　応] MRSA 保菌者の除菌を目的とした鼻軟膏が用いられている．MRSA 保菌者すべてが除菌の対象ではなく，侵襲性の高い手術を行う MRSA 保菌者など，限られた患者にのみ適用されている．

2.1.13　キノロン系抗菌薬

ノルフロキサシン norfloxacin，レボフロキサシン levofloxacin，シプロフロキサシン ciprofloxacin，モキシフロキサシン moxifloxacin，パズフロキサシン pazufloxacin など

[薬理作用] 最初に開発されたキノロン系抗菌薬は**ナリジクス酸** nalidixic acid である．これに改良が加えられて**ニューキノロン** new quinolone（**フルオロキノロン** fluoroquinolone）が開発された．ナリジクス酸はニューキノロンに対して，オールドキノロンと呼ばれている．ニューキノロンの環状構造に，フッ素が付加されている．フッ素の付加により，抗菌活性が格段に上昇する（構造式内丸印）．細菌の DNA 合成に必須な **DNA ジャイレース** DNA gyrase（トポイソメラーゼⅡ）および，染色体分配にかかわる**トポイソメラーゼⅣ** topoisomerase Ⅳの活性を阻害する．これらの酵素は，DNA の 2 重鎖切断と再結合により，DNA の超らせん構造を弛緩させる．キノロン系抗菌薬は，トポイソメラーゼによる DNA の 2 重鎖切断後の再結合を阻害して細菌 DNA の 2 重鎖切断を生じさせ，殺菌的に作用する（図 15-7）．

[適　応] 好気性グラム陰性菌，グラム陽性菌，クラミジア，マイコプラズマ，レジオネラに優れた抗菌活性をもつ．グラム陰性菌が主な原因である尿路感染（ただし，モキシフロキサシンは尿路への移行が悪い）に用いられる．また，呼吸器への移行がよいレ

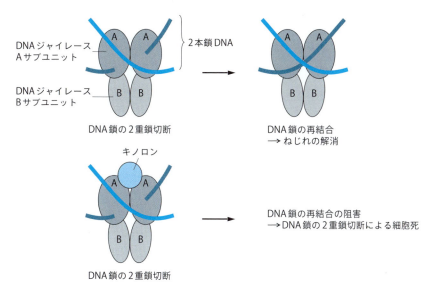

図 15-7　キノロン系抗菌薬の作用機序

ボフロキサシンなどは，肺炎などの呼吸器感染に好んで用いられる（呼吸器への効果が高いので，**レスピラトリーキノロン** respiratory quinolone と呼ばれる）．

　キノロン系抗菌薬の耐性は，DNA ジャイレースの A サブユニットをコードする *gyrA* 遺伝子および，トポイソメラーゼⅣの A サブユニットをコードする *parC* 遺伝子の quinolone resistance determinant region（QRDR）の変異によって生じる．

［副作用］　中枢症状（頭痛，めまい，混乱，見当識障害），光線過敏症などが知られている．高齢者の関節・腱の炎症によるアキレス腱断裂などには注意が必要である．妊婦，小児には原則禁忌である．

［相互作用］　金属イオンとキレートを形成し，吸収が阻害されるため，Al^{3+} や Mg^{2+} を含む制酸剤，鉄剤との併用には注意が必要である．

　フルルビプロフェンなどのフェニル酢酸系またはプロピオン酸系非ステロイド性抗炎症薬との併用により，キノロン系抗菌薬の γ-アミノ酪酸 $GABA_A$ 受容体阻害作用が増強されて，痙攣を起こす可能性があるため併用禁忌である．

キノロン系抗菌薬

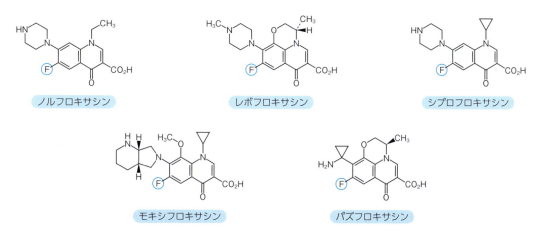

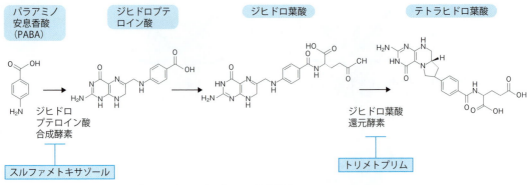

図 15-8　スルファメトキサゾール・トリメトプリムの作用機序

2.1.14　スルホンアミド系抗菌薬

スルファメトキサゾール・トリメトプリム sulfamethoxazole trimethoprim

［薬理作用］　サルファ剤である**スルファメトキサゾール**は，**トリメトプリム**との合剤（**ST合剤**）で用いられる．スルファメトキサゾールは細菌の葉酸合成過程でパラアミノ安息香酸と競合して，ジヒドロ葉酸の合成を阻害し，トリメトプリムはジヒドロ葉酸から活性葉酸（テトラヒドロ葉酸）への還元を阻害（ジヒドロ葉酸還元酵素阻害）することでDNA合成を阻害する．単独で用いるよりも合剤として用いると相乗的な殺菌効果が得られる（図15-8）．

［適応］　スルファメトキサゾール・トリメトプリムが5：1で配合されており，内服薬と注射剤がある．細菌性肺炎や，複雑性尿路感染症（基礎疾患のある患者，または尿路カテーテルの挿入のある患者に起こる尿路感染）などに用いられる．カルバペネム系抗菌薬耐性で，院内感染の原因菌として重要である *Stenotrophomonas maltophilia* の第1選択薬である．真菌である *Pneumocystis jirovecii* による肺炎（**ニューモシスチス肺炎**）の予防と治療にも適応がある．特に，HIV感染症患者のニューモシスチス肺炎の予防と治療に用いられる．

［副作用］　再生不良性貧血，溶血性貧血および巨赤芽球性貧血などの貧血症状あるいは汎血球減少症などの血液毒性が知られている．

スルホンアミド系抗菌薬

2.1.15　5-ニトロイミダゾール系抗菌薬

メトロニダゾール metronidazole

［薬理作用］　細菌や原虫細胞内で還元され，ニトロソ化合物へと変換される．このニトロソ化合物が，細菌・原虫のDNAの切断を生じることで殺菌的に作用する．

［適応］　特に，*Clostridium difficile* を含む嫌気性菌に対して有効である．内服薬，注

射剤，膣坐剤として用いられている．アモキシシリンとプロトンポンプ阻害薬の併用で，ヘリコバクターピロリの二次除菌に内服薬が用いられる．注射剤は腹腔内感染をはじめとする重症の嫌気性細菌感染症に用いられる．メトロニダゾールはトリコモナス，赤痢アメーバ，ランブル鞭毛虫をはじめとする原虫に対しても有効である．トリコモナス膣炎には膣坐剤が用いられている．がん性皮膚潰瘍部位の殺菌・臭気の軽減にも適応がある．

[副作用]　痙攣，意識障害，構語障害，錯乱，幻覚，小脳失調などの中枢神経症状（メトロニダゾール脳症）があらわれることがある．

[相互作用]　アルコールと同時摂取すると，ジスルフィラム様の嫌酒作用（アンタビューズ作用）が出現することがある．

2.1.16　リポペプチド系抗菌薬

ダプトマイシン daptomycin, コリスチンメタンスルホン酸 colistin methanesulfonate

[薬理作用]　MRSA や VRE に対して効果をもつダプトマイシンや，多剤耐性緑膿菌 multi-drug resistant *Pseudomonas aeruginosa*（MDRP），多剤耐性アシネトバクター multi-drug resistant *Acinetobacter*（MDRA），カルバペネム耐性腸内細菌科細菌 carbapenem-resistant *Enterobacteriaceae*（CRE）などの耐性グラム陰性菌に対して効果をもつコリスチンメタンスルホン酸の注射剤が承認されている．いずれも，細菌の細胞膜を標的としている．

ダプトマイシンはグラム陽性菌の細胞膜へ Ca^{2+} 濃度依存的に結合し，構造を変え，細胞膜に孔を形成する．これにより，細菌細胞内の K^+ が喪失され，殺菌的に作用する（図 15-9）．

コリスチンメタンスルホン酸はペプチドに脂肪酸が結合した構造をとる．脂肪酸がグラム陰性菌の外膜脂質と，アニオン部分が外膜表層のリポ多糖と相互作用して外膜の透過性を亢進させることで殺菌的に作用する（図 15-10）．したがって，グラム陽性菌に対しては無効である．

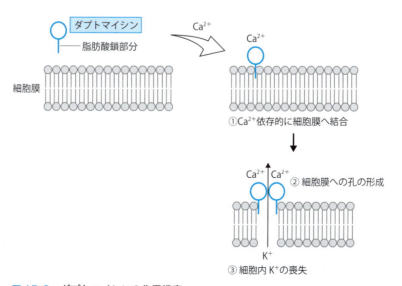

図 15-9　ダプトマイシンの作用機序

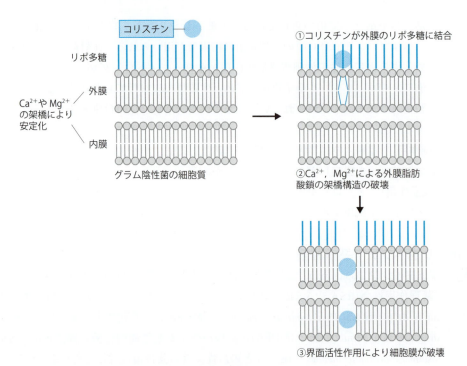

図 15-10 コリスチンメタンスルホン酸の作用機序

5-ニトロイミダゾール系抗菌薬とリポペプチド系抗菌薬

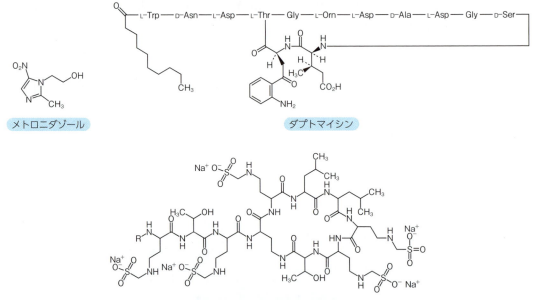

[適　応]　ダプトマイシンは抗 MRSA 薬である．ダプトマイシンは肺サーファクタントにより不活性化されるため，MRSA 肺炎には無効である．敗血症，心内膜炎および皮膚軟部感染症などでは，ほかの抗 MRSA 薬と並んで第 1 選択薬である．

　　　　コリスチンメタンスルホン酸は，近年問題となっている MDRP, MDRA および CRE に対して作用があり，2015 年に注射剤が承認された．分子量は大きく，経口投与では吸

収されない．内服薬は，腸管の殺菌や腸管内感染に用いられる．

[副作用] ダプトマイシンの副作用としてアナフィラキシー様症状，肝機能障害，横紋筋融解症および腎不全などが知られている．

コリスチンメタンスルホン酸の副作用として腎機能障害が知られている．同効薬のポリミキシンBに対する過敏症を有する患者には禁忌である．

2.1.17 抗結核薬

結核菌の増殖速度は遅く，抗菌薬による治療も長期化する．単剤での治療では容易に耐性を獲得するため，多剤を用いて治療する．排菌のある結核の標準治療では，リファマイシン系抗菌薬とイソニアジドに加えて，エタンブトール（またはストレプトマイシン），ピラジナミドの4剤で2ヵ月の治療後，リファマイシン系抗菌薬とイソニアジドの2剤で4ヵ月間治療を行う．近年は，多剤耐性結核（イソニアジドとリファマイシン系抗菌薬に耐性）が増加しているが，デラマニドは多剤耐性肺結核に効果がある．なお，イソニアジド単剤では，潜在性結核（排菌はないが結核の感染がある状態）の治療が行われる．

1) リファマイシン系抗菌薬

リファンピシン rifampicin, **リファブチン** rifabutin

[薬理作用] 細菌のRNAポリメラーゼを阻害することで静菌的に作用する．

[適応] イソニアジドとともに，結核のキードラッグである．結核菌を含む抗酸菌の治療に用いられる．リファブチンは，HIVと結核の共感染時に抗HIV薬との併用で用いられる場合が多い．

[副作用] リファマイシン系抗菌薬は肝機能障害を起こすことが知られている．結核治療は長期にわたることから，肝機能のモニタリングが重要である．リファマイシン系抗菌薬によって，汗などの体液が茶褐色に着色する．これらの作用は，治療には影響しないので服用を続けるようにあらかじめ患者に知らせておく必要がある．

[相互作用] リファンピシンは，CYP450の誘導作用が知られており，複数の薬物の血中濃度を低下させる．抗HIV薬の多くが，リファンピシンによりその血中濃度を低下させる．リファブチンはリファンピシンに比べてCYP450の誘導作用が弱いため，抗HIV薬との併用が可能である．

2) その他の抗結核薬

イソニアジド isoniazide

[薬理作用] 結核菌のミコール酸の生合成を阻害する．

[適応] リファマイシン系抗菌薬とともに，結核のキードラッグである．

[副作用] 重篤な肝機能障害が知られているので，投与中には肝機能のモニタリングが必要である．末梢神経障害が生じることがあるので，ビタミンB_6による予防が効果的である．

エタンブトール ethambutol

[作用機序] 作用機序については明らかにされていない．

[適応] 排菌のある結核に対し，イソニアジドおよびリファマイシン系抗菌薬との併用で用いる．

[副作用] 視神経障害による視力障害が知られているため，視神経炎や糖尿病患者，乳児や小児には原則禁忌であり，投与中は視力障害のモニタリングが必要である．重篤な

肝機能障害を生じる場合もある．

ピラジナミド pyrazinamide

[作用機序] 作用機序については明らかにされていない．

[適応] 排菌のある結核に対して，イソニアジドとリファマイシン系抗菌薬との併用で用いる．

[副作用] 肝機能障害が知られているため，肝機能障害時には禁忌である．尿酸値上昇および痛風を生じる場合がある．

デラマニド delamanid

[作用機序] 結核菌のミコール酸の生合成を阻害し，結核菌の増殖を阻害する．

[適応] 耐性菌用薬であり，原則として多剤耐性結核 multidrug resistant tuberculosis（MDR-Tb）あるいは超多剤耐性結核 extreme drug resistant tuberculosis（XDR-Tb）に使用する．

[副作用] 心電図上で QT 延長が比較的生じやすい．したがって，QT 延長を起こしやすい薬物の投与時，QT 延長を起こしやすい徐脈あるいは電解質異常のある患者には注意するべきである．この他に，めまいや頭痛などの症状，消化器症状があらわれる場合もある．

抗結核薬

リファンピシン　リファブチン　イソニアジド

エタンブトール　ピラジナミド　デラマニド

2.2 抗ウイルス薬

ウイルスは核酸とタンパク質の殻からなり，エネルギー産生やタンパク質合成を宿主細胞に依存する偏性寄生性の病原体である．タンパク質の殻の外に宿主の細胞に由来する脂質二重膜（エンベロープ）をもつものもある．ウイルスは，保有する核酸の種類から DNA ウイルス，プラス鎖 RNA ウイルスおよびマイナス鎖 RNA ウイルスに大別できる．ウイルスの生活環は多様であり，抗ウイルス薬が有効なウイルスは多くはない．現在までに，ヘルペスウイルス（DNA ウイルス），インフルエンザウイルス（マイナス鎖 RNA ウイルス），B 型肝炎ウイルス（DNA ウイルス），C 型肝炎ウイルス（プラス鎖 RNA ウイルス），ヒト免疫不全ウイルス human immunodeficiency virus（HIV）（マイナス鎖 RNA ウイルス）に対する抗ウイルス薬が開発されている（**表 15-2**）．

表 15-2 抗ウイルス薬の分類

分類	作用機序	性質	薬物名
抗ヘルペスウイルス薬	ウイルス DNA 合成の阻害		アシクロビル
		アシクロビルのプロドラッグ	バラシクロビル
			ガンシクロビル
		ガンシクロビルのプロドラッグ	バルガンシクロビル
			ビダラビン，ホスカルネット，ファムシクロビル
抗インフルエンザウイルス薬	ノイラミニダーゼ阻害	内服薬	オセルタミビル
		吸入剤	ザナミビル
		吸入剤（単回投与）	ラニナミビル
		注射剤	ペラミビル
	M2 タンパク質阻害	A 型インフルエンザのみ有効	アマンタジン
	RNA 依存性 RNA ポリメラーゼ阻害	耐性，新型・再興型ウイルス用．エボラウイルスにも有効	ファビピラビル
抗 B 型肝炎ウイルス薬	抗ウイルスタンパク質の誘導		インターフェロン製剤
	ヌクレオシド誘導体		ラミブジン，アデホビル，エンテカビル，テノホビル
抗 C 型肝炎ウイルス薬	RNA ポリメラーゼ阻害		リバビリン
	NS3/4A プロテアーゼ阻害薬（DAA）	第 1 世代	テラプレビル
		第 2 世代	シメプレビル，アスナプレビル，バニプレビル，グラゾプレビル
	NS5A 複製複合体阻害薬（DAA）		ダクラタスビル，レジパスビル，エルバスビル
	NS5B RNA ポリメラーゼ阻害薬（DAA）		ソホスブビル
抗 HIV 薬	ヌクレオシド系逆転写酵素阻害薬		ジドブジン，ジダノシン，ラミブジン，サニルブジン，アバカビル，テノホビル，エムトリシタビン
	非ヌクレオシド系逆転写酵素阻害薬		ネビラピン，エファビレンツ，エトラビリン，リルピビリン
	プロテアーゼ阻害薬		インジナビル，サキナビル，ネルフィナビル，リトナビル，ロピナビル，アタザナビル，ホスアンプレナビル，ダルナビル
	インテグラーゼ阻害薬		ラルテグラビル，エルビテグラビル，ドルテグラビル
	侵入阻害薬		マラビロク

DAA：直接作用型抗ウイルス薬

2.2.1 抗ヘルペスウイルス薬

1）ヌクレオシドアナログ

🔹 アシクロビル aciclovir，バラシクロビル valaciclovir，ガンシクロビル ganciclovir，バルガンシクロビル valganciclovir

［薬理作用］　アシクロビル，ガンシクロビルは感染細胞内でヘルペスウイルスのチミジンキナーゼによってリン酸化されて，三リン酸型となり，ウイルスの DNA ポリメラーゼを阻害する．ウイルス DNA に取り込まれ，ウイルスの DNA 鎖の形成を阻害する作用も有する．バラシクロビルとバルガンシクロビルはプロドラッグであり，それぞれアシクロビルとガンシクロビルにバリンが結合している．エステラーゼで代謝活性化されてアシクロビルまたはガンシクロビルに変換される（図 15-11）．

［適応］　アシクロビルおよびバラシクロビルは単純ヘルペス感染症や帯状疱疹に適応がある．造血幹細胞移植患者に対して予防的に内服薬を用いる．ガンシクロビルおよび

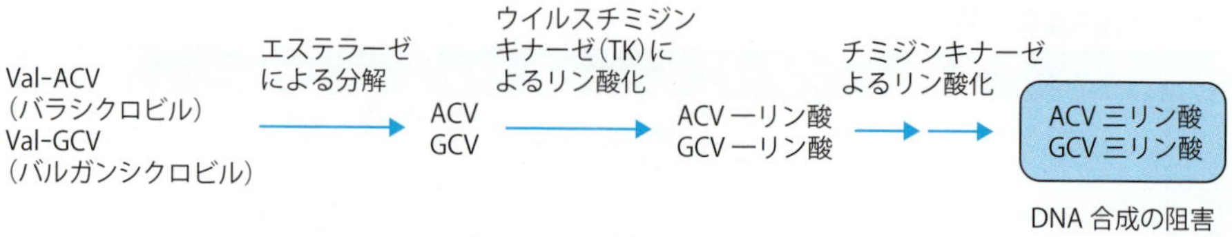

図 15-11　アシクロビルとガンシクロビルの代謝活性化
Val：バリン，ACV：アシクロビル，GCV：ガンシクロビル

Val-ACV（バラシクロビル）／Val-GCV（バルガンシクロビル）→ エステラーゼによる分解 → ACV／GCV → ウイルスチミジンキナーゼ(TK)によるリン酸化 → ACV一リン酸／GCV一リン酸 → チミジンキナーゼによるリン酸化 → ACV三リン酸／GCV三リン酸 → DNA合成の阻害

バルガンシクロビルは，AIDS発症時，悪性腫瘍患者，臓器移植・造血幹細胞移植時のサイトメガロウイルス感染症に対する適応がある．内服薬は，HIV感染症患者のサイトメガロウイルス感染症の予防に用いられる．

［副作用］　アナフィラキシーショック，血球減少，腎不全，精神神経症状，皮膚粘膜眼症候群，呼吸抑制，間質性肺炎，肝機能障害，急性膵炎などが知られている．

その他ファムシクロビル famciclovir がある．

2) その他の抗ヘルペス薬

ビダラビン vidarabine

［薬理作用］　細胞内で活性型の Ara-ATP となり，ウイルスの DNA 依存性 DNA ポリメラーゼに強力に結合する．

［適　応］　単純ヘルペス感染症および帯状疱疹に用いる外用薬，単純ヘルペス脳炎および免疫抑制患者における帯状疱疹に注射剤で用いられる．

［副作用］　注射剤で骨髄抑制，振戦，錯乱，幻覚などの精神神経症状，悪心・嘔吐などの消化器症状が知られている．

［禁　忌］　ペントスタチンはビダラビンの代謝に関与するアデノシンデアミナーゼの阻害作用を有する．その結果，ビダラビンの血中濃度を高め，重篤な副作用を生じさせるため，併用禁忌である．

ホスカルネット foscarnet

［薬理作用］　DNA ポリメラーゼのピロリン酸結合部位に直接結合して，DNA ポリメラーゼを阻害することでサイトメガロウイルスの増殖を抑制する．

［適　応］　AIDS 患者や造血幹細胞移植患者におけるサイトメガロウイルス感染症に注射剤で適応される．

［副作用］　腎不全，心不全，痙攣発作を生じる場合がある．貧血や顆粒球減少などの血液毒性や，電解質異常，悪心・嘔吐，知覚異常や頭痛などがみられる．

［禁　忌］　ペンタミジンとの併用は禁忌である．腎機能障害や低カリウム血症を増強させる．

■ 抗ヘルペスウイルス薬

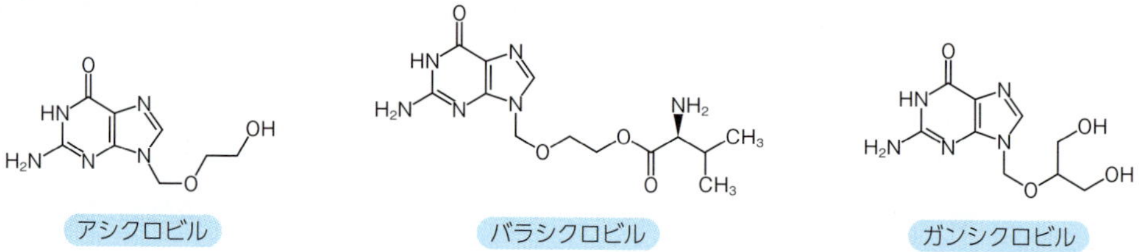

アシクロビル　　　バラシクロビル　　　ガンシクロビル

バルガンシクロビル　　　　　　　ホスカルネット

2.2.2 抗インフルエンザウイルス薬

A 型，B 型インフルエンザに有効なノイラミニダーゼ neuraminidase 阻害薬，A 型インフルエンザのみに有効なアマンタジン，耐性の新型・再興型ウイルスに有効で，エボラウイルスに対しても効果があるファビピラビルがある．

1) ノイラミニダーゼ阻害薬

オセルタミビル oseltamivir, ザナミビル zanamivir, ラニナミビル laninamivir, ペラミビル peramivir

[薬理作用] インフルエンザウイルスは宿主細胞内で増殖後，宿主細胞から放出される．ウイルス放出の際にノイラミニダーゼが宿主細胞表面の糖鎖であるシアル酸を加水分解する．ノイラミニダーゼ阻害薬はこの過程を阻害し，宿主細胞からのインフルエンザウイルスの放出を阻止する．

[適 応] オセルタミビルは経口で，ラニナミビルおよびザナミビルは吸入で用いる．ラニナミビルの吸入は1回のみの投与である．ペラミビルは静脈注射用薬で，重症化などにより経口投与や吸入による投与が難しい場合に用いられる．オセルタミビル，ザナミビルおよびラニナミビルは予防投与が可能である（ペラミビルの予防投与への適応はない）．

[副作用] 小児でのオセルタミビルの投与で異常行動の例が報告されているため，オセルタミビルは10歳以下の未成年では原則使用不可とされている．ザナミビル，ラニナミビル，ペラミビルについても投与中の異常行動に留意する必要がある．ザナミビルには気管支攣縮の報告があるため，ザナミビルおよびラニナミビルの気管支喘息あるいはCOPD 患者への使用は推奨されない．

2) その他の抗インフルエンザ薬

アマンタジン amantadine

[薬理作用] 抗パーキンソン病薬として用いられているが，インフルエンザウイルスに対する効果が明らかにされた（5 章 6.2 p 203 参照）．A 型インフルエンザウイルスのM2 タンパク質（イオンチャネル）を阻害することで，ウイルスの脱核を阻害する．

[適 応] A 型インフルエンザウイルスには有効であるが，B 型インフルエンザウイルスに対しては無効である．耐性ウイルスが増加し，その使用頻度は低下している．

[副作用] 精神神経作用

ファビピラビル favipiravir

[薬理作用] インフルエンザウイルスの RNA 依存性 RNA ポリメラーゼを阻害する．

[適 応] ノイラミニダーゼ阻害薬に対する耐性の新型・再興型ウイルスのみに対して承認されている．エボラウイルスに対する効果が注目され，2015年のアフリカでのパンデミックの際にエボラ出血熱の治療に用いられた．

[副作用] 催奇形性を有するため，妊婦には禁忌である．

抗インフルエンザウイルス薬

オセルタミビル　ザナミビル　ペラミビル　アマンタジン　ファビピラビル

2.2.3 抗肝炎ウイルス薬

肝炎を起こすウイルスにはA，B，CおよびE型がある．AおよびE型は経口感染し，多くの場合，自然に軽快し，慢性化することはまれである．BおよびC型肝炎ウイルスは血液感染し，慢性化しやすい．特にC型肝炎は，B型肝炎よりも慢性化の頻度が高く，高頻度に肝硬変および肝細胞癌に移行する．

A 抗B型肝炎ウイルス薬

B型肝炎ウイルスはヘパドナウイルス科のDNAウイルスで，そのゲノムDNAの複製には逆転写酵素が必要である．そのため逆転写酵素は，B型肝炎ウイルスの標的として重要である．

1) インターフェロン製剤

インターフェロンアルファ，ベータ interferon alpha, beta,

ペグインターフェロン PEG-interferon

［薬理作用］　組換えタンパク質製剤であり，標的細胞膜上のI型インターフェロン受容体に作用して，抗ウイルスタンパク質および免疫調節タンパク質の遺伝子発現を誘導する（9章8.1.2 p402参照）．免疫賦活作用もあり，抗ウイルス効果を発揮する．インターフェロン製剤は，血中半減期が3〜8時間と非常に短い．ペグインターフェロンは，インターフェロンアルファ-2aあるいは2bに分岐鎖ポリエチレングリコール（PEG）を共有結合させて安定化したものである．これにより，半減期が延長される．いずれも経口では効果がなく，注射剤で用いられる．B型肝炎では，インターフェロンアルファ-2a，アルファ-2b，インターフェロンベータ，ペグインターフェロンアルファ-2aが承認されている．

［適　応］　B型肝炎ウイルスおよびC型肝炎ウイルスによる肝炎に用いられる．

［副作用］　ほぼ全例に副作用がみられ，その種類は多様である．主なものに，関節痛あるいは発熱などのインフルエンザ様の症状，血球減少，うつあるいは自殺企図を含む精神症状，自己免疫疾患，間質性肺炎，心筋症，眼底出血および脳内出血などがある．自己免疫疾患のある患者には禁忌である．

［併用禁忌］　小柴胡湯との併用により，重篤な間質性肺炎が生じる場合がある

2) ヌクレオシド誘導体

ラミブジン lamivudine

［薬理作用］　ラミブジンは細胞内でリン酸化され，ラミブジン三リン酸に変換される．B型肝炎ウイルスのDNA複製時に，dCTPと競合しDNA合成を阻害する．DNA合成時に取り込まれて，次のヌクレオチド付加反応を阻止する（チェーンターミネーター）

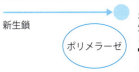
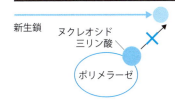

図 15-12　チェーンターミネーターによる核酸合成の阻害
チェーンターミネーター：新生 DNA 鎖に取り込まれ DNA 伸長反応を阻止する物質

ことで，DNA 合成を停止する（図 15-12）．ラミブジンの長期投与例では，高率に耐性ウイルスが生じるため，核酸アナログの第 1 選択薬ではなくなっている．
［適　応］　B 型慢性肝炎，HIV 感染症
［副作用］　頭痛やクレアチニンキナーゼ（CK）の増加が知られている．横紋筋融解症や血液障害などを生じる可能性がある．

🔘 アデホビル　adefovir
［薬理作用］　アデホビルはアデニンのアナログで，dATP と競合的に拮抗する．さらに，チェーンターミネーターとして DNA ポリメラーゼ（逆転写酵素）による DNA の伸長反応を停止する（図 15-12）．ラミブジン耐性ウイルスに対する効果が知られている．
［適　応］　B 型肝炎ウイルスによる慢性肝炎
［副作用］　腎機能障害と低リン酸血症を生じる可能性がある．

🔘 エンテカビル　entecavir
［薬理作用］　グアノシンと類似の構造をもつ核酸アナログであり，細胞内でリン酸化されてエンテカビル三リン酸に変換される．dGTP と競合することで，B 型肝炎ウイルスの DNA ポリメラーゼ（逆転写酵素）を阻害する．
［適　応］　B 型肝炎ウイルスによる肝機能異常を伴った肝疾患の治療
［副作用］　頭痛やめまいといった症状がみられる場合がある．催奇形性が知られているため，妊婦には有益性投与である．

🔘 テノホビル　tenofovir
［薬理作用］　アデノシン一リン酸の非環状ヌクレオシド誘導体である．テノホビルジソプロキシフマル酸塩として投与され，加水分解によりテノホビルを生じる．テノホビルは細胞内でリン酸化されて，テノホビル三リン酸となり，ウイルスの逆転写酵素と競合する．さらに，ウイルス DNA にチェーンターミネーターとして取り込まれてウイルスの DNA 合成を停止させる（図 15-12）．
［適　応］　B 型肝炎ウイルスによる肝機能異常を伴った肝疾患の治療
［副作用］　腎機能障害や低リン酸血症などを生じる可能性がある．

B　抗 C 型肝炎ウイルス薬

C 型肝炎は感染後，高率に慢性肝炎へと移行し，肝硬変や肝癌を発症する．長年，インターフェロン製剤とリバビリンの併用療法が行われてきたが，治療成績は不良であった．近年，直接作用型抗ウイルス薬 direct acting antivirals（DAAs）と呼ばれる C 型肝炎ウイルスの複製に必須なタンパク質を標的とする抗ウイルス薬が登場した．その結果，C 型肝炎ウイルスのジェノタイプ 1 型および 2 型ともに劇的に治療成績が向上している（表 15-3）．特に，ソホスブビル・レジパスビ

表 15-3 抗 C 型肝炎ウイルス薬の分類と併用療法

C 型肝炎遺伝子型	薬物名	適応
ジェノタイプ 1 型	ソホスブビル・レジパスビル合剤	慢性肝炎・代償性肝硬変
	ダクラタスビル＋アスナプレビル	慢性肝炎・代償性肝硬変
	シメプレビル or バニプレビル＋ペグインターフェロン＋リバビリン	慢性肝炎
ジェノタイプ 2 型	ソホスブビル＋リバビリン	慢性肝炎・代償性肝硬変
	ペグインターフェロン＋リバビリン	慢性肝炎
	ペグインターフェロンアルファ-2a または他のインターフェロン製剤	未治療・低ウイルス量の慢性肝炎
	テラプレビル＋ペグインターフェロン＋リバビリン	慢性肝炎

ルの合剤は，ジェノタイプ 1 型ウイルスの C 型肝炎を対象とした臨床試験で非常に高い治癒率を達成した．

1） **インターフェロン製剤**：C 型肝炎では，インターフェロンアルファ-1，アルファ-2a，アルファ-2b，インターフェロンベータ，ペグインターフェロンアルファ-2a，アルファ-2b が承認されている．本章「2.2.3A．抗 B 型肝炎ウイルス薬」p 628 を参照．

2） **RNA ポリメラーゼ阻害薬**

💊 **リバビリン** ribavirin

［薬理作用］ グアノシンに類似したプリンヌクレオシドアナログである．ウイルスの RNA ポリメラーゼを阻害する．

［適　応］ ペグインターフェロンとの併用で C 型肝炎の治療に用いられる．

［副作用］ リバビリンには蓄積性があり，肝臓内に長期間残存する．副作用には溶血性貧血，リンパ球減少，高尿酸結晶，掻痒感，皮疹，咳嗽，鼻閉などが知られている．貧血を有する患者や心疾患を有する患者には慎重に適応する必要がある．妊娠中および授乳中の患者への投与は禁忌である．

3） **NS3/4A プロテアーゼ阻害薬**

💊 **テラプレビル** telaprevir

［薬理作用］ C 型肝炎ウイルスの成熟に必須な NS3/4A プロテアーゼを阻害する第 1 世代の抗ウイルス薬である．特に，ジェノタイプ 1 型の C 型肝炎ウイルスの NS3/4A プロテアーゼを直接阻害し，その増殖を抑制する．

［適　応］ ジェノタイプ 1 型の抗ウイルス量の C 型慢性肝炎の治療にペグインターフェロンとリバビリンとの併用で用いられる．ジェノタイプ 2 型の C 型慢性肝炎におけるインターフェロンとリバビリンによる治療後の再燃・無効例にも適応される．

［副作用］ 副作用として，皮膚症状が多くの例でみられる．このうちの数％では，スティーブンス・ジョンソン Stevens-Johnson 症候群などの重篤な皮疹が生じている．

💊 **シメプレビル** simeprevir

［薬理作用］ C 型肝炎ウイルスの NS3/4A プロテアーゼ活性を阻害する第 2 世代のプロテアーゼ阻害薬である．直鎖状の構造をもつテラプレビルと異なり，分子内に環状構造をもつ．分子の構造が異なるため，テラプレビル耐性変異に対して交差耐性を示さない場合がある．

［適　応］ ジェノタイプ 1 型の抗ウイルス型 C 型慢性肝炎に対し，シメプレビル・ペグインターフェロン・リバビリンとの併用療法が用いられる．

［副作用］ 肝臓のトランスポーターの阻害により一過性に血中ビリルビン濃度を上昇さ

せるため，注意が必要である．

アスナプレビル asunaprevir

［薬理作用］　NS3/4A プロテアーゼを阻害する第 2 世代プロテアーゼ阻害薬である．

［適　応］　ダクラタスビルとの併用療法でジェノタイプ 1 型の慢性肝炎，代償性肝硬変に用いる．

［副作用］　肝機能障害・肝不全や貧血，消化器症状などがあらわれる．

［相互作用］　アスナプレビルは CYP3A および OATP の基質である．P 糖タンパク質の阻害作用および CYP3A4 の誘導作用も知られている．したがって，CYP3A を阻害するアゾール系抗真菌薬や HIV プロテアーゼ阻害薬，CYP3A の誘導作用をもつリファマイシン系抗菌薬，非ヌクレオシド系逆転写酵素阻害薬，カルバマゼピン，フェニトイン，フェノバルビタール，セイヨウオトギリソウ（セント・ジョーンズワート）含有食品，OATP 阻害作用をもつシクロスポリンとは併用禁忌である．

バニプレビル vaniprevir

［薬理作用］　第 2 世代プロテアーゼ阻害薬である．

［適　応］　ジェノタイプ 1 型，特に 1b 型 C 型肝炎ウイルスに対し強い抗ウイルス活性を発揮する．ペグインターフェロン製剤およびリバビリンとの併用で，ジェノタイプ 1 型の C 型肝炎への適応がある．

［副作用］　頭痛あるいは軽症から中等度の胃腸障害などがあらわれる．まれに重症化することがあるので，注意が必要である．肝機能障害や肝不全などの重篤な副作用も知られている．

［相互作用］　CYP3A によって代謝されるため，CYP3A を誘導または阻害する薬物により血中濃度の低下を生じる場合がある．したがって，CYP3A を阻害するアゾール系抗真菌薬，マクロライド系抗菌薬，Ca^{2+} チャネル遮断薬および HIV プロテアーゼ阻害薬，CYP3A を誘導するリファンピシン，リファブチン，フェニトイン，カルバマゼピン，フェノバルビタール，デキサメタゾンおよびリルピビリンを除く非ヌクレオシド系逆転写酵素阻害薬などと併用禁忌である．

4）NS5A 複製複合体阻害薬

ダクラタスビル daclatasvir

［薬理作用］　C 型肝炎ウイルスの NS5A 複製複合体は，C 型肝炎ウイルスの粒子形成時にコアタンパク質と相互作用し，ウイルス RNA の複製に重要な役割を果たすと考えられている．ダクラタスビルは，NS5A 複製複合体を阻害することで，ウイルスの複製を阻止する．

［適　応］　アスナプレビルとの併用でジェノタイプ 1 型の慢性肝炎や代償性肝硬変例に用いられる．

［副作用］　副作用として，鼻咽頭炎，頭痛，AST/ALT の上昇がある．

［相互作用］　ダクラタスビルは CYP3A4 の基質であり，P 糖タンパク質等の阻害作用がある．アスナプレビルは，CYP2D6，有機アニオントランスポーター（OATP）阻害活性が報告されている．したがって，CYP3A4 を誘導あるいは阻害する薬物，OATP の阻害薬および治療域の狭い CYP2D6 の基質は併用禁忌である．

5）NS5B RNA ポリメラーゼ阻害薬

 ソホスブビル sofosbuvir

[薬理作用]　C型肝炎ウイルスのNS5BはRNA依存性RNAポリメラーゼをコードしている．ソホスブビルは，肝細胞内でウリジン三リン酸型に変換されて，HS5B RNAポリメラーゼにより複製中のゲノムに取り込まれて，チェーンターミネーターとして働き，RNA合成を停止させる．なお，ヒトのDNAポリメラーゼおよびRNAポリメラーゼは阻害しない．

[適　応]　ジェノタイプ2型のC型肝炎と代償性肝硬変に対し，リバビリンとの併用で用いる．

[副作用]　リバビリンとの併用時に，貧血が多くみられるため，ヘモグロビン値を定期的に調べる．ヘモグロビン値の低下がみられた場合には，リバビリンの用量を減少させる．

[相互作用]　ソホスブビルは，P糖タンパク質の基質である．したがって，P糖タンパク質の誘導作用のあるリファンピシン，カルバマゼピン，フェニトインおよびセイヨウオトギリソウ（セント・ジョーンズワート）含有食品と併用することで血中濃度が低下するため，併用禁忌である．

6）合　剤

レジパスビル・ソホスブビル合剤　ledipasvir sofosbuvir

[薬理作用]　レジパスビルは，ダクラタスビルと同様にNS5A複製複合体阻害薬である．前述のソホスブビルとの合剤として用いられる．

[適　応]　ジェノタイプ1型のC型肝炎あるいは代償性肝硬変に用いられる．臨床試験では，レジパスビル・ソホスブビル療法で，SVR12（治療後12週目にウイルスが検出されないこと．ウイルスの根絶の指標である）が100％であり，きわめて高い治療成績を示している．

[副作用]　掻痒感・発疹，口内炎，頭痛，貧血などが報告されている．

[相互作用]　ソホスブビルは，P糖タンパク質の基質である．したがって，P糖タンパク質の誘導作用があるリファンピシン，カルバマゼピン，フェニトインあるいはセイヨウオトギリソウ（セント・ジョーンズワート）含有食品と併用することで血中濃度が低下するため，併用禁忌である．

　制酸剤，ヒスタミンH_2受容体遮断薬，プロトンポンプ阻害薬は，胃内pHを上昇させてレジパスビルの溶解性を低下させる．その結果，レジパスビルの血中濃度を低下させるため，併用注意である．ジゴキシン，ロスバスタチン，テノホビルは，レジパスビルのP糖タンパク質に対する阻害作用により血中濃度を上昇させるため，併用注意である．

抗肝炎ウイルス薬

ラミブジン　　　　　アデホビル　　　　　エンテカビル

テノホビル　　リバビリン　　テラプレビル

シメプレビル　　アスナプレビル

バニプレビル　　ダクラタスビル

ソホスブビル　　レジパスビル

2.2.4 抗HIV薬

　HIVは，宿主のCD4陽性T細胞に侵入後，RNAゲノムがウイルスの逆転写酵素により逆転写されてDNAを生じる．このウイルスDNAは，インテグラーゼにより染色体内に挿入され，プロウイルスとなる．挿入されたゲノムを鋳型に，宿主のRNAポリメラーゼによってmRNAが転

表 15-4　HIV 感染症に対する ART 療法の例（初回治療）

	薬物名			薬物名
非ヌクレオシド系逆転写酵素阻害薬	エファビレンツ			エムトリシタビン・テノホビル合剤
	エファビレンツ			アバカビル・ラミブジン合剤
プロテアーゼ阻害薬	ダルナビル＋少量リトナビル		ヌクレオシド系逆転写酵素阻害薬 (2 剤)	エムトリシタビン・テノホビル合剤
	ダルナビル＋少量リトナビル	＋		アバカビル・ラミブジン合剤
	アタザナビル＋少量リトナビル			エムトリシタビン・テノホビル合剤
	アタザナビル＋少量リトナビル			アバカビル・ラミブジン合剤
インテグラーゼ阻害薬	ラルテグラビル			エムトリシタビン・テノホビル合剤
	ラルテグラビル			アバカビル・ラミブジン合剤
	ドルテグラビル			エムトリシタビン・テノホビル合剤

合　剤
リルピビリン・エムトリシタビン・テノホビル合剤
エルテグラビル・コビシスタット・エムトリシタビン・テノホビル合剤
ドルテグラビル・アバカビル・ラミブジン合剤

写され，さらにタンパク質が合成される．この合成されたタンパク質は，**プロテアーゼ**によって切断を受け，成熟ウイルスを放出する．

　抗 HIV 薬として，①HIV の RNA ゲノムの逆転写に必須な逆転写酵素の阻害薬（**ヌクレオシド系**または**非ヌクレオシド系逆転写酵素阻害薬**），②ウイルスの成熟に必須なプロテアーゼの阻害薬（**プロテアーゼ阻害薬**），③逆転写されたウイルスゲノムの染色体への挿入の阻害薬（**インテグラーゼ阻害薬**），④ウイルスの侵入阻害薬（**侵入阻害薬**）が開発されている．

　抗 HIV 療法の目的は，HIV-RNA を検出限界以下に抑制することであり，現在のところウイルスが完全に排除されることはない．したがって，HIV の治療は一生涯の長い期間継続して行われる．ウイルスゲノムに変異が生じる頻度は非常に高く，容易に耐性ウイルスを生じるため，これらの薬剤を組み合せた多剤併用療法が行われる（**抗レトロウイルス療法** anti-retroviral therapy：ART 療法）．一般には，ヌクレオシド系逆転写酵素阻害薬 2 剤と，非ヌクレオシド系逆転写酵素阻害薬，プロテアーゼ阻害薬あるいはインテグラーゼ阻害薬 1 剤で治療する（**表 15-4**）．治療中に HIV-RNA 量の増加や CD4 陽性細胞の低下といった病勢の進行をみた場合には，耐性ウイルスの可能性を考えなければならない．

1）ヌクレオシド系逆転写酵素阻害薬

ジドブジン zidovudine，**ジダノシン** didanosine，**ラミブジン** lamivudine，**サニルブジン** sanilvudine，**アバカビル** abacavir，**テノホビル** tenofovir，**エムトリシタビン** emtricitabine

［薬理作用］　HIV ゲノムの逆転写を行う逆転写酵素に結合して阻害するヌクレオシド型の医薬品である．ジドブジンが世界初の抗 HIV 薬として承認されて以来，ジダノシン，ラミブジン，サニルブジン，アバカビル，テノホビルおよびエムトリシタビンといったヌクレオシド系逆転写酵素阻害薬が承認されている．

［適　応］　HIV 感染症に対して，非ヌクレオシド系逆転写酵素阻害薬，プロテアーゼ阻害薬，インテグラーゼ阻害薬または侵入阻害薬と併用で用いられる．初回治療では，アバカビル・ラミブジンの合剤あるいはエムトリシタビン・テノホビルの合剤がよく用いられている．

［副作用］　ジドブジンには胃腸症状，頭痛，骨髄抑制や，重篤な乳酸アシドーシスが知

られている．アバカビルには過敏症，乳酸アシドーシス，ラミブジンには乳酸アシドーシス，エムトリシタビンには乳酸アシドーシス，腎機能障害，骨粗鬆症などの副作用が知られている．

2）非ヌクレオシド系逆転写酵素阻害薬

🔖 **ネビラピン** nevirapine, **エファビレンツ** efavirenz, **エトラビリン** etravirine, **リルピビリン** rilpivirine

[薬理作用] HIVゲノムの逆転写を行う逆転写酵素に結合して阻害する，非ヌクレオシド型の医薬品である．ネビラピン，エファビレンツ，エトラビリン，リルピビリンが開発されている．

[適 応] HIV感染症に対して，ヌクレオシド系逆転写酵素阻害薬との併用で用いられる．

[副作用] エファビレンツには精神神経症状，皮疹，リルピビリンには頭痛，悪心，不眠が報告されている．

[相互作用] いずれもCYP450によって代謝される．エファビレンツはCYP3A4を，エトラビリンはCYP2C9，2C19を阻害することが知られている．

3）プロテアーゼ阻害薬

🔖 **インジナビル** indinavir, **サキナビル** saquinavir, **ネルフィナビル** nerfinavir, **リトナビル** ritonavir, **ロピナビル** lopinavir, **アタザナビル** atazanavir, **ホスアンプレナビル** fosamprenavir, **ダルナビル** darunavir

[薬理作用] HIVゲノムは，逆転写されて染色体内に挿入された後，宿主のRNAポリメラーゼによって転写されて，mRNAが合成される．合成されたmRNAを鋳型にタンパク質が合成される．このタンパク質は，ウイルスのプロテアーゼによって切断されて成熟タンパク質となる．プロテアーゼ阻害薬は，成熟タンパク質の生成を阻害することで，HIVの増殖を抑制する．インジナビル，サキナビル，ネルフィナビル，リトナビル，ロピナビル，アタザナビル，ホスアンプレナビルおよびダルナビルが承認されている．

[適 応] HIV感染症に対して，ヌクレオシド系逆転写酵素阻害薬との併用で用いられる．ヌクレオシド系逆転写酵素阻害薬の合剤と併用する単剤のほかに，1日1回，1回1錠でリルピビリン・エムトリシタビン・テノホビル3剤の服用が可能な合剤が開発されている．リトナビルのCYP3A4阻害作用を利用して，ほかのプロテアーゼ阻害薬の血中濃度を増加させる目的で，低用量のリトナビルを併用する（リトナビルブースト）．

[副作用] 脂質異常症や胃腸症状が共通してみられる場合が多い．アタザナビルやホスアンプレナビル，ダルナビルでは，皮疹が多くみられる．

[相互作用] CYP3A4の基質であるため，CYP3A4の阻害や誘導を起こす薬剤との併用により，血中濃度の増加や減少が起こる．特にCYP3A4を強力に誘導するリファンピシンは血中濃度を低下させるため，併用禁忌である．HIV感染時の結核治療では，プロテアーゼ阻害薬とCYP3A4誘導作用の比較的小さいリファブチンが併用される．

4）インテグラーゼ阻害薬

🔖 **ラルテグラビル** raltegravir, **エルビテグラビル** elvitegravir, **ドルテグラビル** dolutegravir

[薬理作用] 逆転写されたHIVゲノムは，宿主の染色体に挿入されて，プロウイルス

として存在する．この過程は，ウイルスのインテグラーゼが触媒する．インテグラーゼ阻害薬は，この過程を阻害し，HIVの増殖を阻止する．

[適　応] ヌクレオシド系逆転写酵素阻害薬との併用で用いられる．ラルテグラビル，ドルテグラビルの単剤のほか，1日1回，1回1錠で，3剤を服用可能なエルテグラビル・コビシスタット・エムトリシタビン・テノホビル合剤（コビシスタットは，CYP3Aの選択的な阻害作用により薬物の血中濃度を維持するために配合されている）や，ドルテグラビル・アバカビル・ラミブジン合剤が開発されている．

[副作用] 頭痛や胃腸症状，肝機能障害，過敏症などが知られている．

5) 侵入阻害薬

マラビロク maraviroc

[薬理作用] HIVが細胞に侵入する際には，受容体であるCD4と，補受容体であるケモカイン受容体CCR5またはCXCR4に結合する．マラビロクは，CCR5に選択的に結合することで，HIVの細胞内への侵入を阻害する．

抗HIV薬

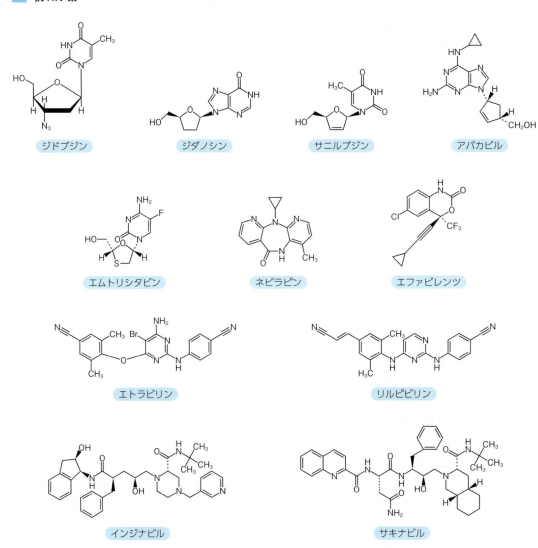

ネルフィナビル　　リトナビル

ロピナビル　　アタザナビル

ホスアンプレナビル　　ダルナビル

ラルテグラビル　　エルビテグラビル

ドルテグラビル　　マラビロク

ラミブジン，テノホビルは「抗肝炎ウイルス薬」を参照

[適応] CCR5指向性のHIVに対して有効であるが，CXCR4指向性，もしくはCCR5/CXCR4二重指向性のHIVの侵入は阻害しない．したがって，患者のもつウイルスの指向性を検査したうえで用いる．

[副作用] 胃腸症状や頭痛が副作用として知られている．

[相互作用]　マラビロクはCYP3Aによって代謝されるため，CYP3Aを阻害する薬物や誘導する薬物とは併用注意である．

2.3　抗真菌薬

真菌細胞膜のエルゴステロールの合成を阻害するアゾール系とベンジルアミン系抗真菌薬，エルゴステロールに結合して細胞膜を不安定化するポリエン系抗真菌薬，細胞壁の構成成分である1,3-β-D-グルカンの合成を阻害するキャンディン系抗真菌薬，核酸合成に拮抗するフルシトシンが開発されている（表15-5）．

A　アゾール系抗真菌薬

イミダゾール系とトリアゾール系に大別される．トリアゾール系のほうが歴史的には新しく，全身投与を行うアゾール系の主流となっている．

1）イミダゾール系

ミコナゾール miconazole，クロトリマゾール clotrimazole，ケトコナゾール ketoconazole

2）トリアゾール系

フルコナゾール fluconazole，イトラコナゾール itraconazole，ボリコナゾール voriconazole

[薬理作用]　アゾール系抗真菌薬は，真菌の細胞膜に存在するエルゴステロールの生合成に必須のラノステロール C-14a デメチラーゼを阻害することで，殺菌的に作用する．

[適応]　イミダゾール系のクロトリマゾールやケトコナゾールは，皮膚粘膜真菌症に用いられ，ミコナゾールはクリプトコックス属，カンジダ属，アスペルギルスなどによる深在性真菌症に注射剤で用いられる．トリアゾール系のフルコナゾールは内服薬および静注剤があるが，アスペルギルスに対しては効果が低い．イトラコナゾールは，カンジダ，マラセチア，アスペルギルス，クリプトコックスによる深在性皮膚真菌症，表在性皮膚真菌症および爪白癬に対して内服薬，注射剤で用いられる．

ボリコナゾールは抗真菌スペクトルが広く，フルコナゾール，イトラコナゾールやアムホテリシンBが無効な真菌に対しても有効である．髄液移行性に優れており，クリプトコックス髄膜炎にも用いられる．注射剤あるいは内服薬として用いられる．ボリコナゾールは，TDM対象薬である．

[副作用]　肝機能障害，腎機能障害，皮膚症状が知られている．

[相互作用]　アゾール系抗真菌薬はCYP3A4を阻害するため，CYP3A4により代謝を受ける薬物の血中濃度が高くなる可能性がある．このため，CYP3A4により代謝されるトリアゾラムやスタチン系薬との相互作用に注意が必要である．

表15-5　抗真菌薬の分類

作用機序	大分類	小分類	薬物名
エルゴステロール合成阻害	アゾール系	イミダゾール系	ミコナゾール，クロトリマゾール，ケトコナゾール
		トリアゾール系	フルコナゾール，イトラコナゾール，ボリコナゾール
	ベンジルアミン系		テルビナフィン，ブテナフィン
エルゴステロールに結合	ポリエン系		アムホテリシンB，ナイスタチン
β-グルカン合成阻害	キャンディン系		ミカファンギン，カスポファンギン
核酸代謝阻害	ピリミジン系		フルシトシン

B　ベンジルアミン系

　テルビナフィン terbinafine，　ブテナフィン butenafine

［薬理作用］　真菌のエルゴステロール合成を阻害する．

［適　応］　皮膚糸状菌やカンジダなどによる表在性および深在性真菌症に適応される．外用薬を白癬に用いる．内服薬は爪への移行がよく，爪白癬の治療に用いられる．

［副作用］　肝毒性が副作用として知られており，長期投与を行う場合には，肝機能のモニタリングが必要となる．

C　ポリエン系抗真菌薬

　アムホテリシン B amphotericin B，　ナイスタチン nystatin

［薬理作用］　真菌の細胞膜のエルゴステロールに結合し，細胞膜の透過性を亢進させることで真菌細胞に殺菌的に作用する．

［適　応］　幅広いスペクトルをもつ．アスペルギルス属，カンジダ属，クリプトコックス属，ムコール属などを含む幅広い真菌に対して有効である．

消化管から吸収されないため，静脈注射で用いられる．口腔カンジダや食道カンジダには，内服薬がある．副作用の軽減のため，リポソーム製剤が用いられている．

［副作用］　アムホテリシン B は，輸入腎細動脈を収縮させ，腎毒性を生じる．肝機能障害を生じることもある．定期的に腎機能検査，肝機能検査，血清電解質をモニタリングする必要がある．

抗真菌薬

〈イミダゾール系〉

ミコナゾール　　クロトリマゾール　　ケトコナゾール

〈トリアゾール系〉

フルコナゾール　　イトラコナゾール　　ボリコナゾール

〈ベンジルアミン系〉

テルビナフィン　　ブテナフィン

〈ポリエン系〉

アムホテリシン B

ナイスタチン

〈キャンディン系〉

ミカファンギン

カスポファンギン

〈ピリミジン系〉

フルシトシン

D　キャンディン系抗真菌薬

🔹 **ミカファンギン** micafungin, **カスポファンギン** caspofungin

［薬理作用］　真菌細胞壁の構成成分である 1,3-β-D-グルカン の生合成を阻害することで抗真菌活性を発揮する．

［適　応］　アスペルギルスやカンジダに強い抗真菌活性をもち，真菌血症や呼吸器真菌症などといった深在性真菌症，真菌が原因と考えられる発熱性好中球減少症の治療に用いられる．造血幹細胞移植患者のアスペルギルス，カンジダの感染予防に用いられる．

［副作用］　肝機能障害，消化器症状，腎機能障害や血液毒性が知られている．

E　ピリミジン系抗真菌薬

🔹 **フルシトシン** flucytocine

［薬理作用］　5-フルオロシトシンであり，フッ化ピリミジンアナログで，DNA あるいは RNA に取り込まれて真菌の増殖を抑制する．

［副作用］　血液毒性を生じる場合がある．

［相互作用］　テガフール・ギメラシル・オテラシル配合剤と併用すると，ギメラシルによりフルオロウラシルの代謝が阻害されて血中濃度が上昇する．その結果，重篤な血液障害，口内炎，下痢が生じるため，併用禁忌である．テガフール・ギメラシル・オテラシル配合剤投与後少なくとも 7 日間は投与を避ける．

2.4　抗原虫・抗寄生虫薬（表 15-6）

　原虫は，細胞壁をもたない単細胞真核生物である．アメーバのような根足虫類（赤痢アメーバなど），運動するための鞭毛をもつ鞭毛虫類（トリパノソーマ，ランブル鞭毛虫，膣トリコモナスなど），運動機能はなく胞子を形成する胞子虫（マラリア，クリプトスポリジウム，トキソプラズマなど），絨毛をもつ有毛虫類（ブラストシスチスなど）に分類される．寄生虫は多細胞真核生物である．寄生虫は，線虫類（回虫，蟯虫，糞線虫，糸状虫，鞭虫など），吸虫類（肝吸虫など），条虫類など（日本海裂頭条虫，エキノコックスなど）に分類される．

2.4.1　抗原虫薬

A　抗マラリア薬

🔹 **キニーネ** quinine

［薬理作用］　マラリア原虫が赤血球を破壊して，血中に遊離する際に毒性を示す（原形質毒）．

［適　応］　内服薬がわが国で承認されている．注射剤は未承認であるが，日本医療研究開発機構（AMED）の熱帯病治療薬研究班薬剤使用機関に常備されており，重症マラリアに用いられる．

［副作用］　過敏症や耳鳴り，高音性難聴，吐き気，めまい，低血糖，QT 延長が知られている．胎盤を容易に通過し，早産・死産などを起こす可能性があるため，妊婦には禁忌である．

🔹 **メフロキン** mefloquine

［薬理作用］　マラリア原虫は宿主の赤血球中のヘモグロビンを取り込んで分解し，アミノ酸を得る．このとき遊離するヘムは原虫に毒性を示す．そこで遊離ヘムを重合させて

表 15-6 抗原虫・寄生虫薬の分類

薬物名	有効な疾患	わが国での承認
抗原虫薬		
キニーネ	マラリア	○（内服薬のみ．注射剤は未承認）
メフロキン		○
アトバコン・プログアニル		○
アルテメテル・ルメファントリン		○
アーテスネート		未承認
クロロキン		未承認
ドキシサイクリン		マラリア予防・治療での承認はなし
クリンダマイシン		マラリア予防・治療での承認はなし
メトロニダゾール	トリコモナス原虫感染症，ジアルジア感染症，アメーバ赤痢	○
パロモマイシン	アメーバ赤痢，ランブル鞭毛虫感染症	○
抗寄生虫薬		
イベルメクチン	腸管糞線虫感染症，疥癬，オンコセルカ症	○（腸管糞線虫，疥癬に適応あり）
プラジカンテル	肝吸虫症，肺吸虫症，横川吸虫，住血吸虫，条虫	○（吸虫に適応あり）
メベンダゾール	鞭虫症	○
アルベンダゾール	エキノコックス症（包虫症），回虫症，線虫症	○（エキノコックス症に適応あり）
ピランテル	鉤虫，回虫，蟯虫，東洋毛様線虫	○
ジエチルカルバマジン	フィラリア症	○

ヘモゾインを合成し，無毒化している．メフロキンは，ヘムの重合の阻害作用および食胞の機能阻害により，ヘモゾインの合成を阻害して赤内分裂体（シゾント）除去作用を示す．

［適　応］　わが国で承認されている抗マラリア薬である．タイ国境地帯ではメフロキン耐性が報告されているため注意が必要である．マラリア流行地への渡航の際に予防のために内服で用いられる．

［副作用］　呼吸抑制や循環不全，めまいやふらつきなどを生じることがある．

［相互作用］　キニーネとの併用により，心臓に対する毒性が生じる可能性があるため併用禁忌である．

アトバコン・プログアニル atovaquone proguanil

［薬理作用］　アトバコンとプログアニルの合剤である．アトバコンは，マラリア原虫ミトコンドリアの電子伝達系複合体Ⅲを選択的に阻害する．プログアニルは，ジヒドロ葉酸還元酵素を阻害する．

［適　応］　わが国で承認されている抗マラリア薬である．治療のほか，マラリア流行地に渡航する場合の予防内服として用いられる．

［副作用］　皮膚粘膜眼症候群，重度の肝機能障害，汎血球減少症などが知られている．

アルテメテル・ルメファントリン artemether lumefantrine

［薬理作用］　アルテメテルは天然物から抽出されたアルテミシニンの誘導体である．アルテミシニンはイベルメクチンとともに 2015 年ノーベル生理学・医学賞の受賞対象になった．作用機序は明確ではないが，ミトコンドリアでの酸化的リン酸化の阻害，ヘムの重合阻害によるヘモゾインの合成阻害などが考えられている．ルメファントリンは，ヘモゾインの合成を阻害すると考えられている．

［適　応］　マラリア治療薬として推奨されており，重症化が想定される場合に有効である．

[副作用] 消化器症状，頭痛，めまい，咳などが知られている．遅発性の溶血性貧血を生じる場合がある．

抗マラリア薬

キニーネ　　メフロキン　　アトバコン　　プログアニル

アルテメテル　　ルメファントリン

B 抗トリコモナス薬

🔹 メトロニダゾール metronidazole：本章 2.1.15 p 620 を参照．

C 抗アメーバ薬

🔹 パロモマイシン paromomycin

[薬理作用] アミノグリコシド系の化合物である．原虫のリボソーム RNA との不可逆的な結合により，タンパク質合成を阻害すると考えられている．

抗アメーバ薬

パロモマイシン A：R_1＝H, R_2＝CH_2NH_2
パロモマイシン B：R_1＝CH_2NH_2, R_2＝H

パロモマイシン

[適応] アメーバ赤痢やランブル鞭毛虫感染症に用いられる．水溶性が高く，ほとんど吸収されない．

[副作用] アミノグリコシド系抗菌薬に特徴的な聴覚障害や，腎機能障害が知られている．アミノグリコシド系抗菌薬に対して過敏症のある患者には禁忌である．

2.4.2 抗寄生虫薬

イベルメクチン ivermectin

[薬理作用] 無脊椎動物の神経細胞や筋肉細胞に存在するグルタミン酸作動性 Cl^- チャネルに選択的に結合し，Cl^- 透過性を高める．その結果，神経および筋肉の過分極を生じることで，筋肉の麻痺を引き起こす．大村智らが単離し，2015年ノーベル生理学・医学賞を受賞した．

[適応] わが国では腸管糞線虫感染や疥癬（ヒゼンダニが原因）に適応がある．海外では，フィラリアが原因となるオンコセルカ症（河川盲目症）の予防と治療に適応されている．

[副作用] 肝機能障害や腎機能障害が生じる場合がある．

プラジカンテル praziquantel

[薬理作用] 吸虫体に取り込まれ，外皮膜のリン脂質と相互作用し，吸虫の膜構造を不安定化することで，Ca^{2+} の流入を促進し，致死させる．

[適応] 肝吸虫症，肺吸虫症，横川吸虫症に適応がある．住血吸虫に対しても有効であるが，わが国では承認されていない．条虫に対しても効果がある．

[副作用] 過敏症，吐き気，下痢，頭痛，腹痛，肝機能障害などが知られている．

[相互作用] CYP3Aにより代謝されるため，CYP3Aを誘導するリファンピシンとは併用禁忌である．

メベンダゾール mebendazole

[薬理作用] 微小管の形成阻害，グルコースの取り込み阻害，グリコーゲンの合成抑制およびATP合成の抑制作用などが知られている．

[適応] 鞭虫症

[副作用] アナフィラキシーショック，皮膚粘膜眼症候群，肝機能異常，消化器症状が報告されている．

アルベンダゾール albendazole

[薬理作用] 微小管形成阻害およびフマル酸還元酵素阻害などの阻害作用が考えられている．

[適応] エキノコックス症（包虫症）に対して適応が承認されている，回虫，線虫にも有効であるが，承認されていない．

[副作用] 汎血球減少症，肝機能障害，皮膚粘膜眼症候群などが報告されている．

ピランテル pyrantel

[薬理作用] 寄生虫体の神経接合部位に作用し，脱分極を生じさせる．これにより痙攣性の麻痺を生じる．コリンエステラーゼ抑制作用も示す．

[適応] 経口投与ではほとんど吸収されず，鉤虫，回虫，蟯虫，東洋毛様線虫に有効であるが，鞭虫には無効である．

[副作用] 頭痛，腹痛，悪心・嘔吐が報告されている．

ジエチルカルバマジン diethylcarbamazine

[薬理作用] フィラリア成虫の酸素消費を抑制するとともに，宿主に対する抗体産生量，貪食能の亢進作用によってミクロフィラリアに殺虫作用を示すと考えられている．

[適応] フィラリア症に対して適応がある．

[副作用] 発熱，リンパ節腫脹，浮腫，搔痒感，悪寒，筋肉痛，皮疹が生じる場合がある．

抗寄生虫薬

イベルメクチン　　プラジカンテル　　メベンダゾール

アルベンダゾール　　ピランテル　　ジエチルカルバマジン

2.5 ワクチン・トキソイド・抗毒素

2.5.1 ワクチン vaccine

ワクチンとは感染症に対する免疫力を高めて，予防あるいは治療を行うための製剤である．病原体を弱毒化あるいは不活性化したもの，もしくは組換え体の病原体タンパク質をヒトに接種することで，抗体の産生を促す（表 15-7）．弱毒生ワクチンは病原性の弱いウイルスや生菌を摂取する．したがって妊婦や易感染者，免疫抑制作用のある薬物（ステロイド性抗炎症薬，免疫抑制薬など）を投与している患者に対しては原則禁忌である．不活化ワクチンは，病原性を消失させたウイルスや細菌成分で免疫する．インフルエンザウイルスワクチンは，鶏卵を用いて増殖させたウイルスを不活性化したものであり，卵アレルギーの患者には注意が必要である．重度の卵アレルギーの患者には投与禁忌である．

2.5.2 トキソイド toxoid

細菌が産生する毒素タンパク質を，ホルマリンを用いて無毒化し，免疫する．ジフテリアトキソイド，破傷風トキソイドが実用化されている（表 15-7）．

2.5.3 抗毒素 antitoxin

病原体や毒蛇が産生する毒素やトキソイドをウマに免疫して毒素を中和する抗体を産生させて，ウマ血清から精製したウマ免疫グロブリン製剤である．ボツリヌス症，ガス壊疽およびジフ

表 15-7 ワクチン・トキソイドの分類

種類	病原体の種類	感染症	ワクチン名	特徴	定期接種
不活化ワクチン	ウイルス	ポリオ	DPT-IPV[*1]		○
		日本脳炎			○
		B型肝炎			○
		子宮頸癌	HPVワクチン[*2]		
	細菌	百日咳	DPT-IPV[*1]		○
		肺炎球菌感染症		莢膜多糖にジフテリアトキソイドが結合．小児用と成人用がある	○
		Hib感染症			○
		髄膜炎菌感染症		莢膜多糖にジフテリアトキソイドが結合	
生ワクチン	ウイルス	麻しん	MRワクチン[*3]		○
		風しん	MRワクチン[*3]		○
		水痘			○
		流行性耳下腺炎			
		ロタウイルス感染症			
	細菌	結核	BCG		○
トキソイド		ジフテリア	DPT-IPV[*1]		○
		破傷風	DPT-IPV[*1]		○
抗毒素		ジフテリア			
		破傷風			
		ボツリヌス症			
		マムシ咬傷			
		ハブ咬傷			

[*1] DPT-IPV：ジフテリア・百日咳・破傷風-不活化ポリオワクチン diphteria/pertussis/tetanus-inactivated polio vaccine
[*2] HPVワクチン：ヒトパピローマウイルスワクチン
[*3] MRワクチン：麻しん・風しんワクチン measles/rubella vaccine

テリアや，マムシあるいはハブによる咬傷に対して用いられている（表 15-7）．ショックやアナフィラキシーなどの過敏症を生じる場合があるため，ウマ血清過敏症試験を行ってから投与する．過敏症の既往のある患者には原則禁忌である．

3 抗悪性腫瘍薬

3.1 悪性腫瘍の病態と治療

分裂能を有する細胞が，異常な増殖能を獲得することによって悪性腫瘍が生じる．悪性腫瘍は，増殖シグナルの自己充足，増殖抑制機構への不応性，細胞死の回避，無制限な複製などによって無秩序な増殖を可能にする．悪性腫瘍がさらに領域を拡大するためには，血管新生による栄養や酸素の供給と周辺組織への浸潤・転移が必要になる．

悪性腫瘍のうち，外胚葉や内胚葉に由来する乳腺，消化管や呼吸器などの粘膜上皮や腺組織から発生する腫瘍が上皮性腫瘍（癌腫）である．一方，中胚葉に由来する結合組織，脂肪，筋肉，骨などが腫瘍化したものが間葉系腫瘍（肉腫）である．その他，白血病やリンパ腫といった血液腫瘍もある．癌，肉腫および血液腫瘍をすべて合わせて「がん（悪性腫瘍）」と表現する．

複数の遺伝子にエラーを蓄積して,「がん」が生じる.とりわけ,大腸癌の多段階発がん説はよく知られている.大腸粘膜のがん抑制遺伝子 *APC*（adenomatous polyposis coli）に機能不全変異が起こると腺腫が発生し,がん遺伝子 *K-ras* の活性化変異,がん抑制遺伝子 *DCC*（deletion in colorectal carcinoma）や *p53* の機能不全変異が蓄積して大腸癌が発生する.

がんは原発巣に留まらず,浸潤・転移して領域拡大を図る.浸潤過程では,粘膜層に生じた腫瘍塊の細胞間接着が低下し,腫瘍細胞が遊走をはじめる.上皮組織と間葉組織の間の障壁である基底膜を分解する能力を獲得したがん細胞は,間葉組織に存在する血管やリンパ管を介して全身へ転移していく.なかには,血管やリンパ管を介さずに,腹腔内や胸腔内へ播種して転移する場合もある.

悪性腫瘍の進行を病期分類で表現することが一般化している.International Union against Cancer の提唱した TNM 分類が広く用いられている.腫瘍 tumor を意味する T は,原発巣の大きさや浸潤の程度をあらわす.リンパ節 lymph node を意味する N は,リンパ節転移の有無や程度をあらわす.転移 metastasis を意味する M は,遠隔転移の有無をあらわす.これらの TNM の程度をもとに病期（ステージ）を決定する.

悪性腫瘍の治療には,主に外科手術,放射線療法および薬物療法がある.それぞれを単独で用いることもあるが,組み合わせて治療効果の増大を期待することも多い.たとえば,固形癌の外科的切除は完治が期待できる治療方法であるが,浸潤が著しいなど腫瘍組織を完全に除去できない場合は,放射線治療や薬物療法を組み合わせる.

薬物療法は目的や対象疾患によって,①完全寛解を期待する治療（白血病やリンパ腫など）,②進行・再発がん患者の延命,全身状態の改善および症状の予防・緩和,③術後補助化学療法（乳癌の再発防止など）,④術前化学療法（乳癌の乳房温存術の前の病巣縮小など）,⑤局所療法（肝細胞癌の肝動脈内注入など）に分類される.

がんの化学療法も,選択毒性の概念に基づいている.アルキル化薬や微小管阻害薬をはじめとする古典的な抗悪性腫瘍薬は,がん細胞の無秩序な増殖に関連した選択性を利用して用いられる.すなわち,正常細胞より速い増殖性と細胞周期チェックポイント機能の喪失は,がん細胞に特異的な性質である.アルキル化薬による DNA 付加物の除去および微小管機能異常を修復するための時間稼ぎができない悪性腫瘍細胞は,これらの薬物に感受性が高いといえる.その一方で,この特異性には限界があり,程度の差はあれ,正常細胞も傷害される.その意味では,古典的な抗悪性腫瘍薬は量的選択性を期待した薬物といえる.これに対し,近年,開発が著しい分子標的治療薬には,質的選択性を期待して創出された抗悪性腫瘍薬が複数存在する.これらの薬物は,悪性腫瘍を特異的に攻撃するようデザインされているため,古典的な抗悪性腫瘍薬のような増殖性の正常細胞に対する毒性が軽減されている.しかしながら,各分子標的薬に特徴的な副作用の発現が近年問題となっており,それらの薬学的管理の重要性も高まっている.

3.2 抗悪性腫瘍薬

代表的な抗悪性腫瘍薬は,それらの作用機序をもとにいくつかのグループに分類される（**表 15-8**）.以下,これらの分類グループの具体例を用いて説明する.同じグループに属するほかの医薬品については,表に詳細を示す.ただし,適応については,悪性腫瘍に関連するもの以外は省略する.

表 15-8　抗悪性腫瘍薬の分類

大分類	小分類	薬物例
アルキル化薬	ナイトロジェンマスタード系薬物	シクロホスファミド，イホスファミド，メルファラン
	ニトロソウレア系薬物	ニムスチン，ラニムスチン，カルムスチン
	トリアゼン系薬物	ダカルバジン
白金製剤		シスプラチン，カルボプラチン，オキサリプラチン
代謝拮抗薬	ピリミジン代謝拮抗薬	フルオロウラシル，シタラビン
	プリン代謝拮抗薬	メルカプトプリン
	葉酸代謝拮抗薬	メトトレキサート，ペメトレキセド
	その他	ヒドロキシカルバミド
抗腫瘍抗生物質	アントラサイクリン系	ドキソルビシン，エピルビシン
	ブレオマイシン系	ブレオマイシン
	その他	アクチノマイシン D，マイトマイシン C
微小管機能阻害薬	微小管重合阻害薬	ビンクリスチン，ペメトレキセド
	微小管脱重合阻害薬	パクリタキセル
トポイソメラーゼ阻害薬	トポイソメラーゼ I 阻害薬	イリノテカン
	トポイソメラーゼ II 阻害薬	エトポシド
ホルモン関連薬	エストロゲン受容体遮断薬	タモキシフェン，フルベストラント
	アンドロゲン受容体遮断薬	ビカルタミド
	アロマターゼ阻害薬	アナストロゾール，エキセメスタン
	LH-RH 受容体作用薬	リュープロレリン，デガレリクス
分子標的治療薬	抗体医薬品	リツキシマブ，トラスツズマブ
	低分子薬（キナーゼ阻害薬）	イマチニブ，ゲフィチニブ
	低分子薬（キナーゼ阻害薬以外）	ボルテゾミブ，ボリノスタット
分化誘導療法薬		トレチノイン，タミバロテン，三酸化ヒ素
その他		サリドマイド誘導体，インターフェロン製剤，L-アスパラギナーゼ

3.2.1　アルキル化薬（表 15-9）

シクロホスファミド　cyclophosphamide（CPA）

［薬理作用］　**ナイトロジェンマスタード系薬物**であるシクロホスファミドは，不活性なプロドラッグとして注射投与される．肝臓の代謝酵素により代謝され，活性本体であるホスホラミドマスタードに変換される（図 15-13，p 651）．この活性代謝物は，容易に塩素原子を失い，窒素1つと炭素2つからなる不安定な環状構造を形成する．近傍に求核的な官能基が存在すれば，不安定な環状構造が開環し，アルキル化が起こる．DNA鎖上のグアニン塩基の7位の窒素原子は，シクロホスファミドの標的となることが知られている（図 15-14，p 651）．シクロホスファミドは，分子内に2つの反応性部位を有するため，1分子が2本の DNA 鎖間で反応して架橋を形成する（図 15-14）．

　シクロホスファミドを代表とするアルキル化薬の作用は，細胞周期とは無関係に細胞内で起こる化学反応である．グアニンなどの求核性官能基は，がん細胞に限らず正常細胞にも存在する．そのため，がん細胞に対する選択毒性が期待できないように思われがちである．しかしながら，細胞周期のチェックポイント機能を考えると，選択性が見出せる．すなわち，チェックポイント機構が機能している正常細胞では，アルキル化 DNA を修復するまで細胞周期の進行を遅らせることができる．一方で，チェックポイント機能が異常になり無秩序な増殖能を獲得したがん細胞では，アルキル化 DNA をもち越したまま細胞周期を進行させ，細胞死に至る．したがって，細胞増殖が活発でチェックポイント機能が働かないがん細胞のほうが，正常細胞よりもアルキル化薬への感受

表 15-9 アルキル化薬

薬物名		剤型	適応	重大な副作用	禁忌
ナイトロジェンマスタード系薬物	シクロホスファミド	注射	下記疾患の自覚的ならびに他覚的症状の寛解：多発性骨髄腫，悪性リンパ腫，肺癌，乳癌，急性白血病，真性多血症，子宮頸癌，子宮体癌，卵巣癌，神経腫瘍（神経芽腫，網膜芽腫），骨腫瘍 【併用療法】慢性リンパ性白血病，慢性骨髄性白血病，咽頭癌，胃癌，膵癌，肝細胞癌，結腸癌，睾丸腫瘍，絨毛性疾患（絨毛癌，破壊胞状奇胎，胞状奇胎），横紋筋肉腫，悪性黒色腫，乳癌（手術可能例における術前，あるいは術後化学療法），褐色細胞腫 下記疾患における造血幹細胞移植の前治療：急性白血病，慢性骨髄性白血病，骨髄異形成症候群，重症再生不良性貧血，悪性リンパ腫，遺伝性疾患（免疫不全，先天性代謝障害および先天性血液疾患：ファンコーニ貧血，ウィスコット-オールドリッチ症候群，ハンター病など）	ショック，アナフィラキシー．骨髄抑制．出血性膀胱炎．排尿障害．イレウス，胃腸出血．間質性肺炎，肺線維症．心筋障害．心不全．心タンポナーデ．心膜炎．SIADH．TEN，SJS．肝機能障害，黄疸．急性腎不全．横紋筋融解症	ペントスタチンを投与中の患者，本剤の成分に対し重篤な過敏症の既往歴のある患者，重症感染症を合併している患者
		錠	下記疾患の自覚的ならびに他覚的症状の寛解：多発性骨髄腫，悪性リンパ腫（ホジキン病，リンパ肉腫，細網肉腫），乳癌，急性白血病，真性多血症，肺癌，神経腫瘍（神経芽腫，網膜芽腫），骨腫瘍	ショック，アナフィラキシー．骨髄抑制．出血性膀胱炎．排尿障害．イレウス，胃腸出血．間質性肺炎，肺線維症．心筋障害．心不全．SIADH．TEN，SJS．肝機能障害，黄疸．急性腎不全．横紋筋融解症	
		散	【併用療法】慢性リンパ性白血病，慢性骨髄性白血病，咽頭癌，胃癌，膵癌，肝細胞癌，結腸癌，子宮頸癌，子宮体癌，卵巣癌，睾丸腫瘍，絨毛性疾患（絨毛癌，破壊胞状奇胎，胞状奇胎），横紋筋肉腫，悪性黒色腫	骨髄抑制．出血性膀胱炎．排尿障害．イレウス．胃腸出血．間質性肺炎，肺線維症．心筋障害．心不全．SIADH．TEN，SJS．肝機能障害，黄疸．急性腎不全．横紋筋融解症	
	イホスファミド	注射	下記疾患の自覚的ならびに他覚的症状の寛解：小細胞肺癌，前立腺癌，子宮頸癌，骨肉腫．再発または難治性の胚細胞腫瘍（精巣腫瘍，卵巣腫瘍，性腺外腫瘍），悪性リンパ腫 【併用療法】悪性骨・軟部腫瘍，小児悪性固形腫瘍（ユーイング肉腫ファミリー腫瘍，横紋筋肉腫，神経芽腫，網膜芽腫，肝芽腫，腎芽腫など）	骨髄抑制．出血性膀胱炎．排尿障害．ファンコーニ症候群．急性腎不全．意識障害．幻覚．錯乱．錐体外路症状．脳症．間質性肺炎．肺水腫．心筋障害．不整脈．SIADH．急性膵炎	ペントスタチンを投与中の患者，本剤の成分に対し重篤な過敏症の既往歴のある患者，腎臓または膀胱に重篤な障害のある患者
	メルファラン	注射	下記疾患における造血幹細胞移植時の前治療：白血病，悪性リンパ腫，多発性骨髄腫，小児固形腫瘍	感染症．出血．ショック，アナフィラキシー．胃腸障害．重篤な肝機能障害，黄疸．心筋症，不整脈．間質性肺炎，肺線維症．溶血性貧血	重症感染症を合併している患者，本剤の成分に対し過敏症の既往歴のある患者

表 15-9 （つづき）

	薬物名	剤型	適応	重大な副作用	禁忌
ナイトロジェンマスタード系薬物	メルファラン	錠	多発性骨髄腫の自覚的ならびに他覚的症状の寛解	骨髄抑制，ショック，アナフィラキシー．重篤な肝機能障害，黄疸，間質性肺炎，肺線維症．溶血性貧血	白血球数 2000/mm³ 以下または血小板数 50000/mm³ 以下に減少した患者，本剤の成分に対し過敏症の既往歴のある患者
	ベンダムスチン	注射	再発または難治性の下記疾患：低悪性度 B 細胞性非ホジキンリンパ腫，マントル細胞リンパ腫	骨髄抑制．感染症．間質性肺疾患．TLS．重篤な皮膚症状．ショック，アナフィラキシー	本剤の成分に対し重篤な過敏症の既往歴のある患者，妊婦または妊娠している可能性のある婦人
ニトロソウレア系薬物	ニムスチン	注射	下記疾患の自覚的ならびに他覚的症状の寛解：脳腫瘍，消化器癌（胃癌，肝細胞癌，結腸・直腸癌），肺癌，悪性リンパ腫，慢性白血病	骨髄抑制，間質性肺炎	骨髄機能抑制のある患者，本剤の成分に対し重篤な過敏症の既往歴のある患者
	ラニムスチン	注射	膠芽腫，骨髄腫，悪性リンパ腫，慢性骨髄性白血病，真性多血症，本態性血小板増多症		
	カルムスチン	脳内留置用剤	悪性神経膠腫	痙攣，大発作痙攣．脳浮腫，頭蓋内圧上昇，水頭症，脳ヘルニア，創傷治癒不良．感染症．血栓塞栓症．出血	本剤の成分に対し過敏症の既往歴のある患者，妊婦または妊娠している可能性のある婦人
トリアゼン系薬物	ダカルバジン	注射	悪性黒色腫，ホジキン病（ホジキンリンパ腫），褐色細胞腫	アナフィラキシーショック，骨髄抑制，重篤な肝機能障害	本剤の成分に対し重篤な過敏症の既往歴のある患者，妊婦または妊娠している可能性のある婦人
	テモゾロミド	カプセル	悪性神経膠腫	骨髄抑制．ニューモシスチス肺炎，感染症．間質性肺炎．脳出血．アナフィラキシー．肝機能障害，黄疸．TEN, SJS	本剤またはダカルバジンに対し過敏症の既往歴のある患者，妊婦または妊娠している可能性のある婦人
その他	プロカルバジン	カプセル	悪性リンパ腫（ホジキン病，細網肉腫，リンパ肉腫）【併用療法】悪性星細胞腫，乏突起膠腫成分を有する神経膠腫	間質性肺炎，骨髄抑制，痙攣発作	本剤の成分に対し重篤な過敏症の既往歴のある患者，アルコール（飲酒）を摂取中の患者
	ブスルファン	注射	同種造血幹細胞移植の前治療．ユーイング肉腫ファミリー腫瘍，神経芽細胞腫における自家造血幹細胞移植の前治療	静脈閉塞性肝疾患，感染症，出血．ショック，アナフィラキシー．痙攣，肺胞出血・喀血，間質性肺炎，呼吸不全，急性呼吸窮迫症候群．心筋症．胃腸障害	重症感染症を合併している患者，本剤の成分に対し過敏症の既往歴のある患者，妊婦または妊娠している可能性のある婦人
		散	慢性骨髄性白血病，真性多血症	骨髄抑制．間質性肺炎，肺線維症．白内障	本剤の成分に対し重篤な過敏症の既往歴のある患者

SIADH：抗利尿ホルモン不適合分泌症候群，TEN：中毒性表皮壊死融解症 toxic epidermal necrolysis，SJS：皮膚粘膜眼症候群 Stevens-Johnson syndrome, TLS：腫瘍崩壊症候群

性が高いことになる．

［適応］単剤または他の抗悪性腫瘍薬との併用によって，各種悪性腫瘍の薬物治療に用いられる（表 15-9）．加えて，造血幹細胞移植の前治療にも用いられる．

［副作用］白血球減少，悪心・嘔吐，下痢，口内炎，脱毛などが高頻度に起こる．その他の重大な副作用については，表 15-9 に示す．

シクロホスファミドに特徴的な副作用として，出血性膀胱炎があげられる．シクロホスファミドの代謝活性化の過程で生じる副産物アクロレイン（図 15-13）が膀胱上皮を障害することによって発症する．アクロレインは SH 基などの求核性官能基との反応性

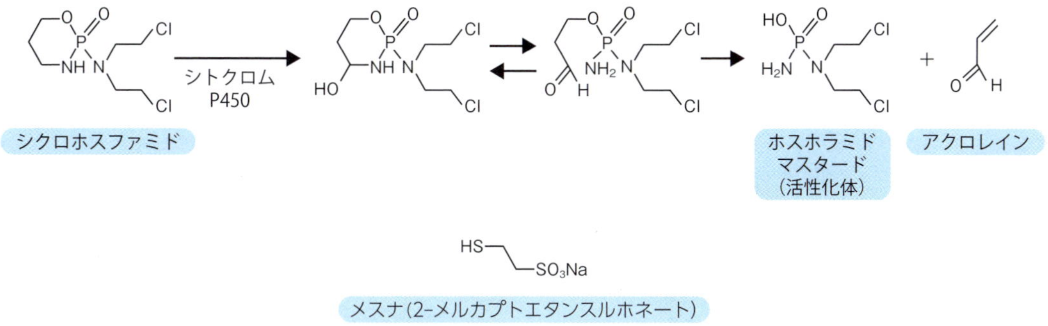

図 15-13 ナイトロジェンマスタード系薬物の活性化

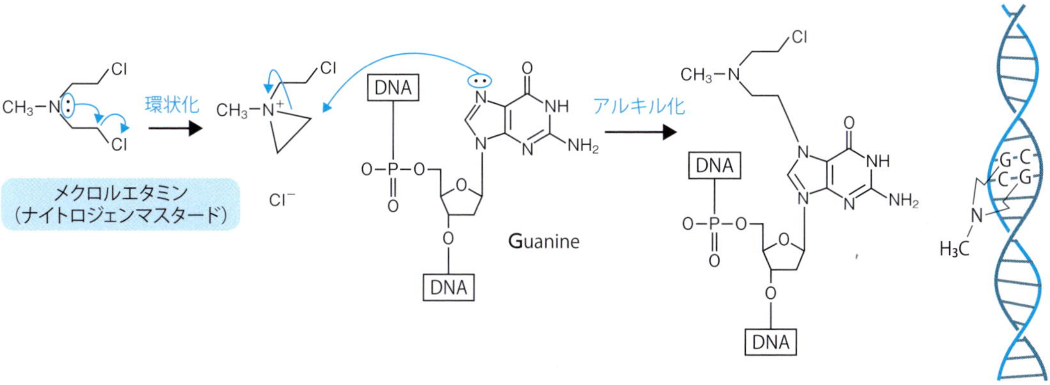

図 15-14 ナイトロジェンマスタード系薬物の作用機序

を有するため，生体成分との化学反応が副作用の本体と考えられている．そこで，SH基を有するメスナ mesna（sodium 2-mercaptoethanesulfonate）（**図 15-13**）を投与することによって反応性のアクロレインを捕獲し，出血性膀胱炎を予防することができる．

アルキル化薬は DNA に付加体を形成するため，二次がんのリスクがある．長期にわたる反復投与では，さらにリスクが上昇する．

［禁　忌］ペントスタチンを投与中の患者，本剤の成分に対し重篤な過敏症の既往歴のある患者，重症感染症を合併している患者

［相互作用］ペントスタチンとの併用は禁忌である．シクロホスファミドには，用量依存性の心毒性がある．詳細な機序は不明であるが，心筋細胞に影響を及ぼす ATP の代謝をペントスタチンが阻害するため，両剤の併用により心毒性が増強すると考えられている．

［体内動態］CYP2B6 などが，シクロホスファミドの代謝活性化に関与する．

💊 ニムスチン nimustine, ラニムスチン ranimustine, カルムスチン carmustine, ダカルバジン dacarbazine, テモゾロミド temozolomide, プロカルバジン procarbazine, ブスルファン busulfan：ニトロソウレア系アルキル化薬であるニムスチンやラニムスチンは，脳血管バリアを通過するため，脳内腫瘍に用いられる数少ない抗悪性腫瘍薬である．カルムスチンは，脳内留置型製剤として，悪性神経膠腫の外科的切除に併せて用いる．トリアゼン系アルキル化薬のダカルバジンは，ホジキンリンパ腫の併用化学療法に用いられる抗悪性腫瘍薬の1つである．その他，プロカルバジンとブスルファンが，アルキル化薬に分類される．

アルキル化薬

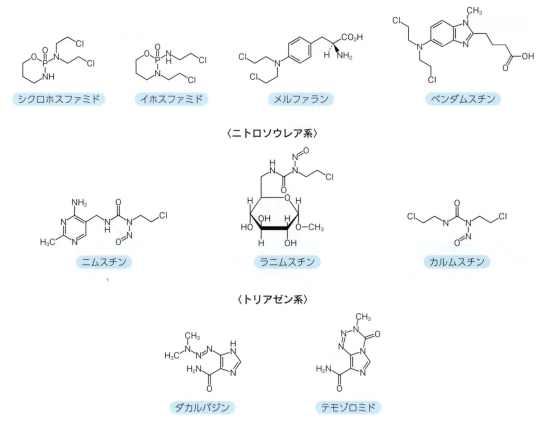

3.2.2 白金製剤（表15-10）

シスプラチン cisplatin

[薬理作用] 塩素イオン濃度の低下により，シスプラチンの塩素原子は水分子と置き換わり反応性の高い活性中間体となる（図15-15）．血中に比較して塩素イオン濃度の低い細胞内環境では，速やかにこの活性化が起こる．がん細胞内で活性化されたシスプラチンの白金原子は，DNA塩基などの生体成分と配位結合を形成し，DNA合成や細胞分裂を阻害する．シスプラチンは，2つの反応性部位を有するため，1分子のシスプラチンが，同一鎖内または2本のDNA鎖間に架橋を形成する（図15-16）．この架橋の95％は，同一鎖内の隣接するグアニン間もしくはグアニン-アデニン間に形成される．

[適 応] 単剤または他の抗悪性腫瘍薬との併用によって，各種悪性腫瘍の薬物治療に用いられる（表15-10参照）．

表 15-10　白金製剤

	薬物名	剤型	適応	重大な副作用	禁忌
白金製剤	シスプラチン	注射	睾丸腫瘍, 膀胱癌, 腎盂・尿管腫瘍, 前立腺癌, 卵巣癌, 頭頸部癌, 非小細胞肺癌, 食道癌, 子宮頸癌, 神経芽細胞腫, 胃癌, 小細胞肺癌, 骨肉腫, 胚細胞腫瘍（精巣腫瘍, 卵巣腫瘍, 性腺外腫瘍）, 悪性胸膜中皮腫, 胆道癌【併用療法】悪性骨腫瘍, 子宮体癌（術後化学療法, 転移・再発時化学療法）, 再発・難治性悪性リンパ腫, 小児悪性固形腫瘍（横紋筋肉腫, 神経芽腫, 肝芽腫その他肝原発悪性腫瘍, 髄芽腫等）	急性腎不全, 骨髄抑制, ショック, アナフィラキシー, 聴力低下・難聴, 耳鳴, うっ血乳頭, 球後視神経炎, 皮質盲, 脳梗塞, 一過性脳虚血発作, HUS, 心筋梗塞, 狭心症, うっ血性心不全, 不整脈, 溶血性貧血, 間質性肺炎, SIADH, 劇症肝炎, 肝機能障害, 黄疸, 消化管出血, 消化管潰瘍, 消化管穿孔, 急性膵炎, 高血糖, 糖尿病の悪化, 横紋筋融解症, 白質脳症（可逆性後白質脳症症候群を含む）, 静脈血栓塞栓症	重篤な腎障害のある患者, 本剤または他の白金を含む薬剤に対し過敏症の既往歴のある患者, 妊婦または妊娠している可能性のある婦人
	カルボプラチン	注射	頭頸部癌, 小細胞肺癌, 睾丸腫瘍, 卵巣癌, 子宮頸癌, 悪性リンパ腫, 非小細胞肺癌, 乳癌【併用療法】小児悪性固形腫瘍（神経芽腫・網膜芽腫・肝芽腫・中枢神経系胚細胞腫瘍, 再発または難治性のユーイング肉腫ファミリー腫瘍・腎芽腫）	骨髄抑制, ショック, アナフィラキシー, 間質性肺炎, 急性腎不全, ファンコーニ症候群, 肝不全, 肝機能障害, 黄疸, 消化管壊死・穿孔・出血・潰瘍, 出血性腸炎, 偽膜性大腸炎, 麻痺性イレウス, 脳梗塞, 肺梗塞, 血栓・塞栓症, 心筋梗塞, うっ血性心不全, HUS, 急性呼吸窮迫症候群, DIC, 急性膵炎, 難聴, 白質脳症（可逆性後白質脳症症候群を含む）, TLS	重篤な骨髄抑制のある患者, 本剤または他の白金を含む薬剤に対し重篤な過敏症の既往歴のある患者, 妊婦または妊娠している可能性のある婦人
	ネダプラチン	注射	頭頸部癌, 小細胞肺癌, 非小細胞肺癌, 食道癌, 膀胱癌, 精巣（睾丸）腫瘍, 卵巣癌, 子宮頸癌	ショック, アナフィラキシー, 骨髄抑制, 腎不全, アダムス・ストークス発作, 難聴・聴力低下, 耳鳴, 間質性肺炎, SIADH	重篤な骨髄抑制のある患者, 重篤な腎障害のある患者, 本剤または他の白金を含む薬剤に対し重篤な過敏症の既往歴のある患者, 妊婦または妊娠している可能性のある婦人
	オキサリプラチン	注射	治癒切除不能な進行・再発の結腸・直腸癌, 結腸癌における術後補助化学療法, 治癒切除不能な膵癌, 胃癌	末梢神経症状, ショック, アナフィラキシー, 間質性肺炎, 肺線維症, 骨髄機能抑制, HUS, 薬剤誘発性血小板減少症, 溶血性貧血, 視野欠損, 視野障害, 視神経炎, 視力低下, 血栓塞栓症, 心室性不整脈, 心筋梗塞, 肝静脈閉塞症, 急性腎不全, 白質脳症（可逆性後白質脳症症候群を含む）, 高アンモニア血症, 横紋筋融解症, 難聴, 感染症, 肝機能障害	機能障害を伴う重度の感覚異常または知覚不全のある患者, 本剤または他の白金を含む薬剤に対し過敏症の既往歴のある患者, 妊婦または妊娠している可能性のある婦人
	ミリプラチン	注射	肝細胞癌におけるリピオドリゼーション	肝機能障害, 黄疸, 肝不全, 肝・胆道障害, 感染症, 骨髄抑制, ショック, アナフィラキシー, 間質性肺炎, 急性腎不全	本剤, ほかの白金を含む薬剤またはヨード系薬剤に対する重篤な過敏症の既往歴のある患者, 重篤な甲状腺疾患のある患者, 妊婦または妊娠している可能性のある婦人

HUS：溶血性尿毒症症候群, SIADH：抗利尿ホルモン不適合分泌症候群, DIC：播種性血管内凝固症候群, TLS：腫瘍崩壊症候群

[副作用]　頻度の高い副作用には, 嘔気・嘔吐, 食欲不振, 全身倦怠感, 脱毛, 白血球減少, 貧血, 血小板減少, BUN 上昇, クレアチニンクリアランス値低下, 血清クレアチニン上昇などがある. その他の重大な副作用については, 表 15-10 に示す.

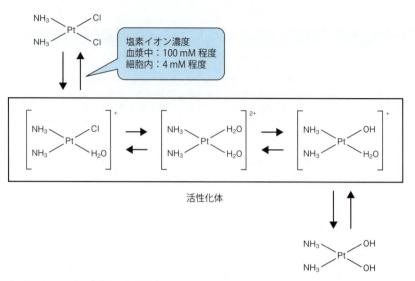

図 15-15　シスプラチンの活性化

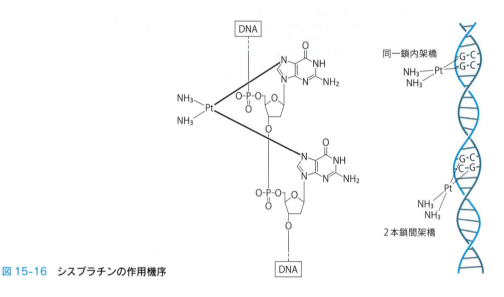

図 15-16　シスプラチンの作用機序

　シスプラチンの使用によって，急性腎不全などの重篤な腎障害があらわれることがある．近位尿細管へ移行したシスプラチンが，尿細管上皮細胞へ蓄積し，壊死を引き起こすと考えられている．したがって，水分負荷と利尿薬を用いて尿中シスプラチン濃度を低く保つことで，腎障害を予防することができる．

　高音域の聴力低下，難聴，耳鳴などの聴覚障害があらわれることがある．投与量が増すと，発現頻度が高くなる．1日投与量 80 mg/m²（体表面積）以上，総投与量 300 mg/m²（体表面積）を超えると聴覚障害の傾向は顕著となる．投与量の観察を行いながら投与することが重要である．

　[禁　忌]　重篤な腎障害のある患者，本剤または他の白金を含む薬剤に対し過敏症の既往歴のある患者，妊婦または妊娠している可能性のある婦人

　[体内動態]　シスプラチンは主に尿中に排泄される．したがって，重篤な腎障害のある患者では，腎障害を増悪させることがある．腎からの排泄が遅れ，重篤な副作用が発現

することもある.

🔹 **カルボプラチン** carboplatin，**ネダプラチン** nedaplatin，**オキサリプラチン** oxaliplatin，**ミリプラチン** miriplatin：シスプラチンに比較して，カルボプラチンの腎毒性や悪心・嘔吐などの副作用は軽減されている．したがって，高齢者や全身状態 performance status（PS）が不良の患者に対しては，シスプラチンに代えてカルボプラチンを用いることがある．オキサリプラチンは，結腸直腸癌の併用化学療法に用いられる．ミリプラチンは，肝細胞癌のリピオドリゼーションに用いられる．リピオドリゼーションとは，油性造影剤（ヨード化ケシ油脂肪酸エチルエステル）に懸濁して肝動脈内に投与する局所療法である．

■ 白金製剤

シスプラチン　　カルボプラチン　　ネダプラチン

オキサリプラチン　　ミリプラチン

3.2.3 代謝拮抗薬

A ピリミジン代謝拮抗薬（表 15-11）

1）フッ化ピリミジン系薬物

🔹 **フルオロウラシル** fluorouracil（5-FU）

[薬理作用]　核酸塩基のウラシルとチミンに似た構造を有する 5-FU は，腫瘍細胞内に取り込まれたウラシルと同様に，リボースまたはデオキシリボースを付加されてヌクレオシドに代謝される．さらに，リン酸化を受けて，リボース付加体は 5-フルオロウラシル三リン酸（5-FUTP）に，デオキシリボースは 5-フルオロデオキシウラシル一リン酸（5-FdUMP）に変換されて活性化型になる.

5-FUTP は，RNA に組み込まれるため，メッセンジャー RNA（mRNA）やリボソーム RNA（rRNA）の機能阻害を引き起こし，抗腫瘍効果を発現すると考えられている．他方，5-FdUMP は，**チミジル酸合成酵素**と不可逆的に結合し，デオキシウリジン一リン酸（dUMP）への 1 炭素付加反応を停止させる．DNA の材料の 1 つであるデオキシチミジン一リン酸（dTMP）が枯渇することによって，がん細胞の DNA 合成が阻害される．

5-FdUMP によるチミジル酸合成酵素の阻害効果を増強する目的で，活性型葉酸である**レボホリナート** levofolinate（表 15-12）を併用する．チミジル酸合成酵素による dUMP への 1 炭素付加反応は，活性型葉酸を補酵素として利用する．レボホリナートを 5-FU と併用することによって，5-FdUM，活性型葉酸およびチミジル酸合成酵素からなる三元複合体が形成され，5-FU の薬効が増強される．

表 15-11 ピリミジン代謝拮抗薬

	薬物名	剤型	適応	重大な副作用	禁忌
フッ化ピリミジン系薬物	フルオロウラシル (5-FU)	注射	下記疾患の自覚的ならびに他覚的症状の寛解：胃癌，肝細胞癌，結腸・直腸癌，乳癌，膵癌，子宮頸癌，子宮体癌，卵巣癌 【ほかの抗悪性腫瘍薬または放射線と併用】食道癌，肺癌，頭頸部腫瘍 〈併用療法〉頭頸部癌 【レボホリナート・フルオロウラシル持続静注併用療法】結腸・直腸癌，治癒切除不能な膵癌	激しい下痢，脱水症状．重篤な腸炎．骨髄機能抑制，ショック，アナフィラキシー．白質脳症．うっ血性心不全，心筋梗塞，安静狭心症．腎障害．間質性肺炎．肝機能障害，黄疸．消化管潰瘍．重篤な口内炎．急性膵炎．高アンモニア血症．肝・胆道障害．手足症候群．嗅覚障害	本剤の成分に対し重篤な過敏症の既往歴のある患者，テガフール・ギメラシル・オテラシルカリウム配合剤投与中の患者および投与中止後 7 日以内の患者
		錠	下記諸疾患の自覚的および他覚的症状の寛解：消化器癌（胃癌，結腸・直腸癌），乳癌，子宮頸癌		
		軟膏	皮膚悪性腫瘍	皮膚塗布部の激しい疼痛	
	カペシタビン	錠	手術不能または再発乳癌，結腸癌における術後補助化学療法，治癒切除不能な進行・再発の結腸・直腸癌，胃癌	脱水症状，手足症候群．心障害．肝障害，黄疸．腎障害．骨髄抑制．口内炎．間質性肺炎．重篤な腸炎．重篤な精神神経系障害（白質脳症等）．血栓塞栓症，STS	本剤の成分またはフルオロウラシルに対し過敏症の既往歴のある患者，テガフール・ギメラシル・オテラシルカリウム配合剤投与中の患者および投与中止後 7 日以内の患者，重篤な腎障害のある患者，妊婦または妊娠している可能性のある婦人
	ドキシフルリジン (5′-DFUR)	カプセル	胃癌，結腸・直腸癌，乳癌，子宮頸癌，膀胱癌	脱水症状．急性腎不全．骨髄機能抑制，溶血性貧血．重篤な腸炎．重篤な精神神経障害（白質脳症等）．間質性肺炎．心不全．肝障害，黄疸．急性膵炎．嗅覚脱失	本剤の成分に対し重篤な過敏症の既往歴のある患者，テガフール・ギメラシル・オテラシルカリウム配合剤投与中の患者および投与中止後 7 日以内の患者
	テガフール・ウラシル配合剤 (UFT)	カプセル 顆粒	【テガフール・ウラシル通常療法】次の疾患の自覚的ならびに他覚的症状の寛解：頭頸部癌，胃癌，結腸・直腸癌，肝細胞癌，胆嚢・胆管癌，膵臓癌，肺癌，乳癌，膀胱癌，前立腺癌，子宮頸癌 【ホリナート・テガフール・ウラシル療法】結腸・直腸癌	骨髄抑制．溶血性貧血等の血液障害．劇症肝炎等の重篤な肝機能障害，肝硬変．脱水症状，重篤な腸炎．精神神経障害（白質脳症等）．狭心症，心筋梗塞，不整脈．急性腎不全．ネフローゼ症候群．嗅覚脱失．間質性肺炎．急性膵炎．重篤な口内炎．消化管潰瘍・出血，TEN，SJS	重篤な骨髄抑制，重篤な下痢のある患者，重篤な感染症を合併している患者，本剤の成分に対し重篤な過敏症の既往歴のある患者，テガフール・ギメラシル・オテラシルカリウム配合剤投与中の患者および投与中止後 7 日以内の患者，妊婦または妊娠している可能性のある婦人
	テガフール・ギメラシル・オテラシルカリウム配合剤 (TS-1)	カプセル 顆粒 口腔内崩壊錠	胃癌，結腸・直腸癌，頭頸部癌，非小細胞肺癌，手術不能または再発乳癌，膵癌，胆道癌	骨髄抑制．溶血性貧血．DIC．重篤な肝機能障害．激しい下痢，重篤な腸炎．間質性肺炎．心筋梗塞，狭心症，不整脈，心不全．重篤な口内炎，消化管潰瘍．消化管出血，消化管穿孔．急性腎不全，ネフローゼ症候群，TEN，SJS，精神神経障害（白質脳症等）．急性膵炎．横紋筋融解症．嗅覚脱失．涙道閉塞	本剤の成分に対し重篤な過敏症の既往歴のある患者，重篤な骨髄抑制，重篤な腎障害，重篤な肝障害のある患者，ほかのフッ化ピリミジン系抗悪性腫瘍薬やフルシトシンを投与中の患者，妊婦または妊娠している可能性のある婦人

表 15-11 （つづき）

	薬物名	剤型	適応	重大な副作用	禁忌
シチジン系薬物	シタラビン (Ara-C)	注射	急性白血病（赤白血病，慢性骨髄性白血病の急性転化例を含む），消化器癌（胃癌，膵癌，肝細胞癌，結腸癌等），肺癌，乳癌，女性性器癌（子宮癌等）など．ただし他の抗悪性腫瘍（フルオロウラシル，マイトマイシンC，シクロホスファミド水和物，メトトレキサート，ビンクリスチン硫酸塩，ビンブラスチン硫酸塩等）と併用する場合に限る．膀胱腫瘍	骨髄抑制．ショック．消化管障害．急性呼吸促迫症候群．間質性肺炎．急性心膜炎．心囊液貯留．中枢神経系障害	本剤に対し重篤な過敏症の既往歴のある患者
		注射（大量療法）	【シタラビン大量療法】再発または難治性の下記疾患：急性白血病（急性骨髄性白血病，急性リンパ性白血病）・悪性リンパ腫　ただし，急性リンパ性白血病および悪性リンパ腫については他の抗悪性腫瘍薬と併用する場合に限る	骨髄抑制．ショック．シタラビン症候群．急性呼吸促迫症候群．間質性肺炎．肝機能障害．黄疸．不整脈．心不全．消化管障害．中枢神経系障害．肝膿瘍．急性膵炎．肺浮腫．有痛性紅斑	本剤に対し重篤な過敏症の既往歴のある患者，重篤な感染症を合併している患者
	シタラビンオクホスファート	カプセル	成人急性非リンパ性白血病，骨髄異形成症候群	骨髄抑制．間質性肺炎	本剤に対し重篤な過敏症の既往歴のある患者
	エノシタビン (BH-AC)	注射	急性白血病（慢性白血病の急性転化を含む）	ショック．重篤な過敏症．血液障害	本剤に対し重篤な過敏症の既往歴のある患者
	ゲムシタビン (GEM)	注射	非小細胞肺癌，膵癌，胆道癌，尿路上皮癌．手術不能または再発乳癌．がん化学療法後に増悪した卵巣癌．再発または難治性の悪性リンパ腫	骨髄抑制．間質性肺炎．アナフィラキシー．心筋梗塞．うっ血性心不全．肺水腫．気管支痙攣．ARDS．腎不全．HUS．皮膚障害．肝機能障害．黄疸．白質脳症	重度な骨髄抑制のある患者，胸部単純X線写真で明らかで，かつ臨床症状のある間質性肺炎または肺線維症のある患者．胸部への放射線療法を施行している患者．重症感染症を合併している患者．本剤の成分に対し重篤な過敏症の既往歴のある患者．妊婦または妊娠している可能性のある婦人

SJS：皮膚粘膜眼症候群 Stevens-Johnson syndrome，DIC：播種性血管内凝固症候群，TEN：中毒性表皮壊死融解症 toxic epidermal necrolysis，ARDS：成人呼吸促迫症候群

活性型葉酸

ホリナート

レボホリナート

[適　応]　単剤または他の抗悪性腫瘍薬との併用によって，消化器癌や乳癌などの固形癌の薬物治療に用いられる．レボホリナートとの併用療法が，結腸・直腸癌や膵臓癌に用いられる．詳細は，表 15-11 に示す．

[副作用]　食欲不振，下痢・軟便，全身倦怠感，悪心・嘔吐，白血球減少，口内炎，色

表 15-12 活性型葉酸

薬物名		剤型	適応	重大な副作用	備考
活性型葉酸前駆体	ホリナート	注射	葉酸代謝拮抗薬の毒性軽減	ショック，アナフィラキシー	本剤の成分に対し重篤な過敏症の既往歴のある患者
		錠	葉酸代謝拮抗薬の毒性軽減，結腸・直腸癌に対するテガフール・ウラシルの抗腫瘍効果の増強	骨髄抑制，溶血性貧血等の血液障害，劇症肝炎等の重篤な肝機能障害，脱水症状，重篤な腸炎，精神神経障害（白質脳症等），狭心症，心筋梗塞，不整脈，急性腎不全，ネフローゼ症候群，嗅覚脱失，間質性肺炎，急性膵炎，重篤な口内炎，消化管潰瘍，消化管出血，SJS，Lyell 症候群，ショック，アナフィラキシー	重篤な骨髄抑制のある患者，下痢（水様便）のある患者，重篤な感染症を合併している患者，本剤の成分またはテガフール・ウラシル配合剤の成分に対し重篤な過敏症の既往歴のある患者，テガフール・ギメラシル・オテラシルカリウム配合剤投与中の患者および投与中止後7日以内の患者，妊婦または妊娠している可能性のある婦人
	レボホリナート	注射	胃癌（手術不能または再発），結腸・直腸癌，膵癌（治癒切除不能）に対するフルオロウラシルの抗腫瘍効果の増強	激しい下痢，重篤な腸炎，骨髄抑制，ショック，アナフィラキシー，白質脳症，精神・神経障害，うっ血性心不全，心筋梗塞，安静狭心症，肝機能障害，急性腎不全，間質性肺炎，消化管潰瘍，重篤な口内炎，手足症候群，DIC，嗅覚脱失，高アンモニア血症，急性膵炎，劇症肝炎，肝硬変，心室性頻拍，ネフローゼ症候群，SJS，TEN，溶血性貧血	重篤な骨髄抑制のある患者，下痢のある患者，重篤な感染症を合併している患者，多量の腹水，胸水のある患者，重篤な心疾患またはその既往歴のある患者，全身状態が悪化している患者，本剤の成分またはフルオロウラシルに対し重篤な過敏症の既往歴のある患者，テガフール・ギメラシル・オテラシルカリウム配合剤投与中の患者および投与中止後7日以内の患者

SJS：皮膚粘膜眼症候群 Stevens-Johnson syndrome，Lyell 症候群：中毒性表皮壊死症，DIC：播種性血管内凝固症候群

素沈着，脱毛などの頻度が比較的高い．重篤な下痢によって脱水症状にまで至ることがあるので，このような症状があらわれた場合には投与を中止し，補液などの適切な処置を行うことが重要である．その他の重大な副作用については，表 15-11 に示す．

[禁忌] テガフール・ギメラシル・オテラシルカリウム配合剤投与中の患者および投与中止後 7 日以内の患者，本剤の成分に対し重篤な過敏症の既往歴のある患者

[相互作用] ギメラシルが 5-FU の代謝を阻害するため，5-FU の血中濃度が著しく上昇する．テガフール・ギメラシル・オテラシルカリウム配合剤の投与中や投与中止後すぐに 5-FU を用いると，重篤な血液障害や下痢，口内炎等の消化管障害などが発現するおそれがある．なお，ギメラシル投与中止後 7 日間は，5-FU を投与できない．

[体内動態] 5-FU は，肝臓に多く分布するジヒドロピリミジンデヒドロゲナーゼ（DPD）によって異化代謝される．5-FU の血中半減期は非常に短い．1 回の静脈注射で投与すると，血中濃度ピークで代謝が飽和するため，非線形の薬物動態が観察される．単回静脈注射と持続投与を組み合わせた用法がある．

🔹 テガフール tegafur，カペシタビン capecitabine，ドキシフルリジン doxifluridine：これらは，すべて 5-FU のプロドラッグであり，抗腫瘍効果の本体は 5-FU である．テガフールは，ウラシル uracil またはギメラシル・オテラシルカリウム gimeracil・oteracil potassium との合剤として用いられる．前者はホリナートと併用されることがある（表 15-11，12）．ウラシルやギメラシルは，テガフールから生じた 5-FU の代謝を阻害し，血中濃度を上昇させることによって 5-FU の抗腫瘍効果を増強する．経口投与されたオテラシルカリウムは主に消化管に分布し，5-FU から 5-FdUM への活性化を担う orotate phosphoribosyltransferase を選択的に阻害する．その結果，5-FU の抗腫瘍作用を損なわずに，消化管でのみ 5-FU の毒性を軽減する．

2）シチジン系薬物

🔹 **シタラビン** cytarabine（Ara-C），**シタラビンオクホスファート** cytarabine ocfosphate，**エノシタビン** enocitabine，**ゲムシタビン** gemcitabine：シチジン系薬物には，Ara-C とそのプロドラッグであるシタラビンオクホスファートやエノシタビンに加え，Ara-C 類縁体のゲムシタビンが含まれる．Ara-C は，細胞内で Ara-CTP に変換され，dCTP と競合して DNA 合成を阻害する．Ara-C は，急性白血病に対する化学療法に重要な薬物であり，**ゲムシタビン**は，非小細胞肺癌，膵癌，乳癌などの固形腫瘍に有効性を示す．

ピリミジン代謝拮抗薬

〈フッ化ピリミジン系〉

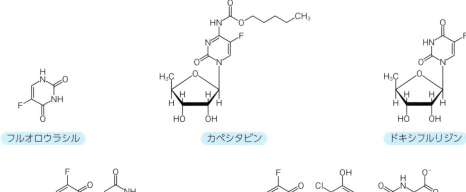

フルオロウラシル　　カペシタビン　　ドキシフルリジン

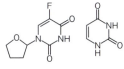

テガフール・ウラシル配合剤

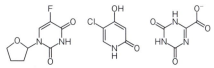

テガフール・ギメラシル・オテラシルカリウム配合剤

〈シチジン系〉

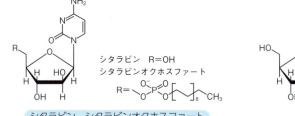

シタラビン，シタラビンオクホスファート　　エノシタビン

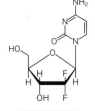

ゲムシタビン

B　プリン代謝拮抗薬（表 15-13）

🔹 **メルカプトプリン** mercaptopurine（6-MP）

　　［薬理作用］　6-MP は細胞内でリン酸化糖の付加を受け，イノシン酸のチオ同族体 thio-inosinic acid（TIMP）に変換される．この TIMP はアデニンヌクレオチドやグアニンヌクレオチドの生合成を阻害する．さらに代謝を受けた TIMP は，6-チオグアニンヌクレオチドに変換され，DNA や RNA に取り込まれて抗腫瘍作用を示す．

　　［適　応］　急性白血病，慢性骨髄性白血病の寛解

　　［副作用］　副作用発現頻度が明確となる調査は実施されていないが，骨髄抑制や肝機能障害などの重篤な副作用が起こることがある．

　　［禁　忌］　フェブキソスタットあるいはトピロキソスタットを投与中の患者，本剤の成

表 15-13 プリン代謝拮抗薬

薬物名	剤型	適応	重大な副作用	禁忌
メルカプトプリン (6-MP)	散剤	下記疾患の自覚的ならびに他覚的症状の寛解：急性白血病，慢性骨髄性白血病	骨髄抑制	本剤の成分に対し重篤な過敏症の既往歴のある患者，フェブキソスタット，トピロキソスタットを投与中の患者
クラドリビン	注射	ヘアリーセル白血病（再発・再燃または治療抵抗性）低悪性度または濾胞性 B 細胞性非ホジキンリンパ腫，マントル細胞リンパ腫	骨髄抑制，重症日和見感染，消化管出血，重篤な神経毒性，TLS，間質性肺炎，重篤な皮膚障害，急性腎不全	本剤の成分に対し過敏症の既往歴のある患者，妊婦または妊娠している可能性のある婦人
ネララビン	注射	（再発または難治性）T 細胞急性リンパ性白血病，T 細胞リンパ芽球性リンパ腫	神経系障害．血液障害．錯乱状態．感染症．TLS．横紋筋融解症．劇症肝炎，肝機能障害，黄疸	本剤の成分に対し過敏症の既往歴のある患者
フルダラビンリン酸エステル	注射	貧血または血小板減少症を伴う慢性リンパ性白血病．（再発または難治性）低悪性度 B 細胞性非ホジキンリンパ腫，マントル細胞リンパ腫．下記疾患における同種造血幹細胞移植の前治療：急性骨髄性白血病，骨髄異形成症候群，慢性骨髄性白血病，慢性リンパ性白血病，悪性リンパ腫，多発性骨髄腫	骨髄抑制．間質性肺炎．精神神経障害．TLS．重症日和見感染．自己免疫性溶血性貧血．自己免疫性血小板減少症．赤芽球癆．脳出血，肺出血，消化管出血．出血性膀胱炎．重篤な皮膚障害．心不全．PML	重篤な腎障害のある患者，妊婦または妊娠している可能性のある婦人，ペントスタチンを投与中の患者，フルダラビンリン酸エステルにより溶血性貧血を起こしたことのある患者，本剤の成分に対し過敏症の既往歴のある患者，重症感染症を合併している患者
	錠	（再発または難治性）低悪性度 B 細胞性非ホジキンリンパ腫，マントル細胞リンパ腫．貧血または血小板減少症を伴う慢性リンパ性白血病		重篤な腎障害のある患者，妊婦または妊娠している可能性のある婦人，ペントスタチンを投与中の患者，フルダラビンリン酸エステルにより溶血性貧血を起こしたことのある患者，本剤の成分に対し過敏症の既往歴のある患者

TLS：腫瘍崩壊症候群，PML：進行性多巣性白質脳症

分に対し重篤な過敏症の既往歴のある患者

[相互作用] フェブキソスタットやトピロキソスタットと同時に用いると骨髄抑制などの副作用を増強する可能性がある．6-MP の代謝酵素であるキサンチンオキシダーゼが，フェブキソスタットやトピロキソスタットによって阻害されるため，6-MP の血中濃度が上昇すると考えられている．

クラドリビン cladribine, フルダラビン fludarabine, ネララビン nelarabine：クラドリビン，フルダラビン，ネララビンがプリン代謝拮抗薬である．初期のアデノシン類縁体は，アデノシンデアミナーゼ adenosine deaminase（ADA）によって急速に不活性化されたため，臨床応用には限界があった．クラドリビンとフルダラビンは，ADA による脱アミノ化に抵抗性を示し，臨床応用に至ったアデノシン類縁体である．

■ プリン代謝拮抗薬

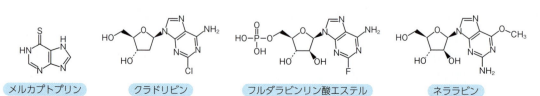

メルカプトプリン　クラドリビン　フルダラビンリン酸エステル　ネララビン

C 葉酸代謝拮抗薬（表 15-14）

 メトトレキサート methotrexate（MTX）

[薬理作用] 水溶性ビタミンの1つである葉酸は，核酸やアミノ酸などの生合成過程で，炭素原子の授受に必須の因子である．還元型葉酸であるテトラヒドロ葉酸（FH4）が活性型であり，分子内に炭素原子をホルミル基やメチレン基として捕捉し，プリン塩基の生合成やチミジル酸合成酵素のメチル基転移反応の過程で，炭素原子担体として機能する（図15-17）．FH4は炭素原子を受け渡すと，不活性型（酸化型）のジヒドロ葉酸（FH2）となる．不活性なFH2を還元して，活性化型のFH4にリサイクルする酵素が**ジヒドロ葉酸還元酵素** dihydrofolate reductase（**DHFR**）である．メトトレキサート（MTX）はDHFRの拮抗阻害薬であり，FH4へのリサイクルを停止させる．その結果，プリンやdTMPといったDNAの材料の供給を断ち，細胞増殖を抑制する．

メトトレキサート・ホリナート救援療法では，葉酸を能動的に取り込む機構が欠落している骨肉腫などのがん細胞に対し，大量のMTXを投与することによって受動的に取り込ませる．一方，正常細胞も同様に取り込むため，葉酸欠乏による骨髄抑制などの副作用が発生する．そこで，一定時間MTXに曝した後に，活性型葉酸である**ホリナートカルシウム** calcium folinate（別名：ロイコボリン，表15-12）を投与し，MTXの解毒を行う．能動的にロイコボリンを取り込むことのできる正常細胞だけが救援され，がん

表 15-14 葉酸代謝拮抗薬，その他

	薬物名	剤型	適応	重大な副作用	禁忌
葉酸代謝拮抗薬	メトトレキサート（MTX）	注射	下記疾患の自覚的ならびに他覚的症状の寛解：急性白血病，慢性リンパ性白血病，慢性骨髄性白血病，絨毛性疾患【CMF療法】乳癌【メトトレキサート・ホリナート救援療法】肉腫（骨肉腫，軟部肉腫等），急性白血病の中枢神経系および睾丸への浸潤に対する寛解，悪性リンパ腫の中枢神経系への浸潤に対する寛解【メトトレキサート・フルオロウラシル交代療法】胃癌に対するフルオロウラシルの抗腫瘍効果増強【M-VAC療法】尿路上皮癌	ショック，アナフィラキシー．**骨髄抑制．感染症**．劇症肝炎，肝不全．急性腎不全．間質性肺炎．TEN，SJS．出血性腸炎．膵炎．骨粗鬆症．中枢神経障害（白質脳症等）．ギランバレー症候群	本剤の成分に対し重篤な過敏症の既往歴のある患者，肝機能障害，腎障害のある患者，胸水，腹水等のある患者
		錠	下記疾患の自覚的ならびに他覚的症状の寛解：急性白血病，慢性リンパ性白血病，慢性骨髄性白血病，絨毛性疾患（絨毛癌，破壊胞状奇胎，胞状奇胎）		
	ペメトレキセド	注射	悪性胸膜中皮腫，切除不能な進行・再発の非小細胞肺癌	**骨髄抑制．感染症．間質性肺炎**．ショック，アナフィラキシー．重度の下痢．脱水．腎不全．TEN，STS	本剤の成分に対し重篤な過敏症の既往歴のある患者，重度な骨髄抑制のある患者，妊婦または妊娠している可能性のある婦人
その他	ヒドロキシカルバミド	カプセル	慢性骨髄性白血病，本態性血小板血症，真性多血症	**骨髄抑制**，間質性肺炎，皮膚潰瘍	本剤の成分に対し過敏症の既往歴のある患者，妊婦または妊娠している可能性のある婦人

TEN：中毒性表皮壊死融解症 toxic epidermal necrolysis，SJS：皮膚粘膜眼症候群 Stevens-Johnson syndrome

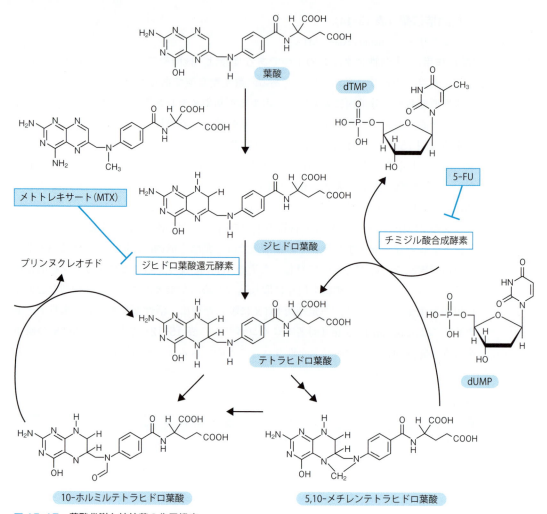

図15-17　葉酸代謝と拮抗薬の作用機序
⊣は「抑制」をあらわす．

細胞では葉酸欠乏状態が持続する．
　メトトレキサート・フルオロウラシル交代療法では，MTX前投与でプリンの生合成を低下させると，細胞内のホスホリボシル二リン酸 phosphoribosyl pyrophosphate が増加する．これによって，効率よく5-FUの代謝活性化が起こり，抗腫瘍効果が増強されると考えられている．

[適　応]　単剤または他の抗悪性腫瘍薬との併用によって，各種悪性腫瘍の薬物治療に用いられる（表15-14参照）．
[副作用]　白血球減少，嘔気・嘔吐，食欲不振，貧血，ALT（GPT）上昇，AST（GOT）上昇，脱毛，口内炎などの頻度が比較的高い．その他の重大な副作用については，表15-14に示す．
[禁　忌]　肝障害あるいは腎障害のある患者，胸水あるいは腹水などのある患者および本剤の成分に対し重篤な過敏症の既往歴のある患者
[相互作用]　非ステロイド性抗炎症薬によって，腎臓でのプロスタグランジン合成が阻害される．それによって，腎血流量の低下や水分貯留が起こり，排泄が遅延するために

MTXの副作用（骨髄抑制，肝・腎・消化管障害など）が増強される．

尿を酸性化する利尿薬（フロセミド，エタクリン酸，チアジド系利尿薬など）は，尿細管内でMTXを結晶化させて腎障害を引き起こす．

[体内動態]　腎機能が正常な場合，MTXは尿中へ排泄される．メトトレキサート・ホリナート救援療法時に大量投与されるMTXは，尿pHが酸性に傾くことによって，尿細管内で結晶化するおそれがある．したがって，炭酸水素ナトリウム（メイロン）や利尿薬アセタゾラミドを投与して尿をアルカリ化し，十分な水分を補給することによってMTXの排泄を促して腎障害を予防する．

- ペメトレキセド pemetrexed：ペメトレキセドはMTXと同様に葉酸類縁体ではあるが，DHFR以外にチミジル酸合成酵素，グリシンアミドリボヌクレオチドホルミルトランスフェラーゼ（GARFT）など複数の葉酸代謝酵素を同時に阻害する．適応は，悪性胸膜中皮腫，切除不能な進行・再発の非小細胞肺癌である．

■ 葉酸代謝拮抗薬

メトトレキサート　　　　　　　　　　　　ペメトレキセド

D　その他の代謝拮抗薬（表15-14）

- ヒドロキシカルバミド hydroxycarbamide：ヒドロキシカルバミドは，リボヌクレオチドをデオキシリボヌクレオチドに変換する酵素であるリボヌクレオチドレダクターゼを阻害する．これによって，DNA合成を阻害する．

■ その他の代謝拮抗薬

ヒドロキシカルバミド

3.2.4　抗腫瘍抗生物質

A　アントラサイクリン系抗腫瘍抗生物質（表15-15）

- ドキソルビシン doxorubicin（別名：アドリアマイシン adriamycin）：アントラサイクリン系抗生物質は，イタリアの土壌から単離された放線菌がつくり出す天然物化合物として同定された．現在では，ドキソルビシンの誘導体や類縁体が多数合成されている．

[薬理作用]　アントラサイクリン系化合物による抗腫瘍作用の作用機序として，複数の機構が考えられている．

①　トポイソメラーゼⅡ阻害活性：ドキソルビシンは，トポイソメラーゼⅡと結合し，本酵素活性に依存したDNA切断を引き起こす．トポイソメラーゼⅡは，DNAの切断活性と再結合活性を併せもつ酵素であるが，ドキソルビシンはトポイソメラーゼⅡの

表 15-15　抗腫瘍抗生物質

	薬物名	剤型	適応	重大な副作用	禁忌	総投与量制限
アントラサイクリン系薬物	アクラルビシン	注射	胃癌，肺癌，乳癌，卵巣癌，悪性リンパ腫，急性白血病の自覚的ならびに他覚的症状の寛解および改善	心筋障害，骨髄抑制	心機能異常またはその既往歴のある患者．本剤の成分に対し重篤な過敏症の既往歴のある患者	アントラサイクリン系薬物投与後症例に投与する場合，本剤の総投与量が 600 mg（力価）以上では心電図異常の発現が増加する.
	アムルビシン	注射	非小細胞肺癌，小細胞肺癌	骨髄抑制，間質性肺炎，胃・十二指腸潰瘍	重篤な骨髄機能抑制や感染症合併のある患者．胸部単純 X 線写真で明らかで，かつ臨床症状のある間質性肺炎または肺線維症の患者．心機能異常またはその既往歴のある患者．アントラサイクリン系薬物等心毒性を有する薬剤による前治療が限界量に達している患者．本剤の成分に対し重篤な過敏症の既往歴のある患者．妊婦または妊娠している可能性のある婦人	
	イダルビシン	注射	急性骨髄性白血病（慢性骨髄性白血病の急性転化を含む）	心筋障害，骨髄抑制，口内炎，ショック，完全房室ブロック等の不整脈	心機能異常またはその既往歴のある患者．本剤に対し重篤な過敏症の既往歴のある患者．重篤な感染症を合併している患者．ほかのアントラサイクリン系薬物等心毒性を有する薬剤による前治療が限界量に達している患者．重篤な肝機能障害・腎障害のある患者	120 mg/m² （体表面積）
	エピルビシン	注射	下記疾患の自覚的ならびに他覚的症状の寛解：急性白血病，悪性リンパ腫，乳癌，卵巣癌，胃癌，肝癌，尿路上皮癌（膀胱癌，腎盂・尿管腫瘍）【併用療法】乳癌（手術可能例における術前，あるいは術後化学療法）	心筋障害，骨髄抑制，ショック，アナフィラキシー，間質性肺炎，萎縮膀胱，肝・胆道障害，胃潰瘍，十二指腸潰瘍，消化管出血	心機能異常またはその既往歴のある患者．本剤に対し重篤な過敏症の既往歴のある患者．ほかのアントラサイクリン系薬物等心毒性を有する薬剤による前治療が限界量に達している患者	900 mg/m² （体表面積）
	ダウノルビシン	注射	急性白血病（慢性骨髄性白血病の急性転化を含む）	心筋障害，骨髄抑制，ショック，ネフローゼ症候群	心機能異常またはその既往歴のある患者．本剤の成分に対し重篤な過敏症の既往歴のある患者	25 mg/kg

表 15-15 （つづき）

薬物名		剤型	適応	重大な副作用	禁忌	総投与量制限
アントラサイクリン系薬物	ドキソルビシン	注射	下記疾患の自覚的および他覚的症状の寛解：悪性リンパ腫，肺癌，消化器癌（胃癌，胆嚢・胆管癌，膵臓癌，肝細胞癌，結腸癌，直腸癌等），乳癌，膀胱腫瘍，骨肉腫【併用療法】乳癌（手術可能例における術前，あるいは術後化学療法），子宮体癌（術後化学療法，転移・再発時化学療法），悪性骨・軟部腫瘍，悪性骨腫瘍，多発性骨髄腫，小児悪性固形腫瘍（ユーイング肉腫ファミリー腫瘍，横紋筋肉腫，神経芽腫，網膜芽腫，肝芽腫，腎芽腫等）	心筋障害，骨髄抑制，出血，ショック，間質性肺炎，萎縮膀胱（膀胱腔内注入療法）	心機能異常またはその既往歴のある患者，本剤の成分に対し重篤な過敏症の既往歴のある患者	500 mg/m²（体表面積）
		リポソーム封入注射	がん化学療法後に増悪した卵巣癌，エイズ関連カポジ肉腫	心筋障害，骨髄抑制，infusion reaction，手足症候群，口内炎，肝機能障害，間質性肺疾患，肺塞栓症，深部静脈血栓症	従来のドキソルビシン塩酸塩製剤または本剤の成分に対して過敏症の既往歴のある患者	
	ピラルビシン	注射	下記疾患の自覚的・他覚的症状の寛解ならびに改善：頭頸部癌，乳癌，胃癌，尿路上皮癌（膀胱癌，腎盂・尿管腫瘍），卵巣癌，子宮癌，急性白血病，悪性リンパ腫	心筋障害，骨髄抑制，ショック，間質性肺炎，萎縮膀胱（膀胱内注入療法）	心機能異常またはその既往歴のある患者，本剤に対し重篤な過敏症の既往歴のある患者，ほかのアントラサイクリン系薬物等心毒性を有する薬剤による前治療が限界量に達している患者	950 mg/m²（体表面積）
	ミトキサントロン	注射	急性白血病（慢性骨髄性白血病の急性転化を含む），悪性リンパ腫，乳癌，肝細胞癌	うっ血性心不全，心筋障害，心筋梗塞，骨髄抑制，汎血球減少，間質性肺炎，ショック，アナフィラキシー	心機能異常またはその既往歴のある患者，本剤の成分に対し重篤な過敏症の既往歴のある患者	160 mg/m²（体表面積）
ブレオマイシン系薬物	ブレオマイシン（BLM）	注射	皮膚癌，頭頸部癌（上顎癌，舌癌，口唇癌，咽頭癌，喉頭癌，口腔癌等），肺癌（特に原発性および転移性扁平上皮癌），食道癌，悪性リンパ腫，子宮頸癌，神経膠腫，甲状腺癌，胚細胞腫瘍（精巣腫瘍，卵巣腫瘍，性腺外腫瘍）	間質性肺炎・肺線維症，ショック，出血	重篤な肺機能障害，胸部X線写真上びまん性の線維化病変および著明な病変を呈する患者，本剤の成分および類似化合物（ペプロマイシン）に対する過敏症の既往歴のある患者，重篤な腎機能障害・心疾患のある患者，胸部およびその周辺部への放射線照射を受けている患者	300 mg（力価），胚細胞腫瘍に対しては 360 mg（力価）以下
		軟膏	皮膚悪性腫瘍	間質性肺炎・肺線維症	重篤な肺機能障害，胸部X線写真上びまん性の線維化病変および著明な病変を呈する患者，本剤の成分および類似化合物（ペプロマイシン）に対する過敏症の既往歴のある患者，重篤な腎機能障害・心疾患のある患者，胸部およびその周辺部への放射線照射を受けている患者	

表15-15 （つづき）

	薬物名	剤型	適応	重大な副作用	禁忌	総投与量制限
ブレオマイシン系薬物	ペプロマイシン（PEP）	注射	皮膚癌，頭頸部悪性腫瘍（上顎癌，舌癌・その他の口腔癌，咽頭癌，喉頭癌），肺癌（扁平上皮癌），前立腺癌，悪性リンパ腫	間質性肺炎・肺線維症，ショック	重篤な肺機能障害，胸部X線写真上びまん性の線維化病変および著明な病変を呈する患者，本剤の成分および類似化合物（ブレオマイシン）に対する過敏症の既往歴のある患者，重篤な腎機能障害・心疾患のある患者，胸部およびその周辺部への放射線照射を受けている患者	150 mg（力価）
その他	アクチノマイシンD	注射	ウィルムス腫瘍，絨毛上皮腫，破壊性胞状奇胎【併用療法】小児悪性固形腫瘍（ユーイング肉腫ファミリー腫瘍，横紋筋肉腫，腎芽腫その他腎原発悪性腫瘍）	骨髄抑制，アナフィラキシー，肝静脈閉塞症，DIC，TEN，SJS，多形紅斑	本剤の成分に対し過敏症の既往歴のある患者，水痘または帯状疱疹の患者	
	マイトマイシンC	注射	下記疾患の自覚的ならびに他覚的症状の寛解：慢性リンパ性白血病，慢性骨髄性白血病，胃癌，結腸・直腸癌，肺癌，膵癌，肝細胞癌，子宮頸癌，子宮体癌，乳癌，頭頸部腫瘍，膀胱腫瘍	HUS，微小血管症性溶血性貧血，急性腎不全等の重篤な腎障害，骨髄抑制，間質性肺炎，肺線維症，ショック，アナフィラキシー，肝・胆道障害（肝動脈内投与）	本剤の成分に対し重篤な過敏症の既往歴のある患者	

DIC：播種性血管内凝固症候群，TEN：中毒性表皮壊死融解症 toxic epidermal necrolysis，SJS：皮膚粘膜眼症候群 Stevens-Johnson syndrome，HUS：溶血性尿毒症症候群

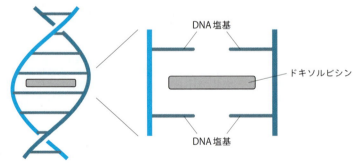

図15-18 インターカレーション

DNA再結合活性を阻害する．これによって，がん細胞に致死的な2本鎖DNA切断を引き起こす（本章3.2.6を参照）．

　② **インターカレーション**：アントラサイクリンの平面構造は，DNA二重らせんの塩基対の重層平面構造の隙間に入り込む（インターカレーション，**図15-18**）．これによって，二重らせん構造が部分的に解け，DNAやRNAの合成が抑制されると考えられている．

　③ **活性酸素産生**：アントラサイクリン構造のキノン環がセミキノンラジカルに代謝され，酸素と反応することによってスーパーオキシド O_2^- を発生する．スーパーオキシドラジカルは，DNAや細胞膜などを酸化的に障害する．このフリーラジカル産生は，アントラサイクリン系薬物による心毒性の原因とも考えられている．

　[**適応**]　単剤または他の抗悪性腫瘍薬との併用によって，急性白血病から固形腫瘍に

至るまで，各種悪性腫瘍の薬物治療に用いられる（**表 15-15** 参照）．

[**副作用**] 脱毛，白血球減少，悪心・嘔吐，食欲不振，口内炎，血小板減少，貧血・赤血球減少，心電図異常などの頻度が比較的高い．その他の重大な副作用については，**表 15-15** に示す．

　心筋障害については，特に十分な観察が必要である．ときに心不全に至ることがあるので，心機能異常が認められた場合には投与を中止する．アントラサイクリン系薬物は蓄積性があるため，累積投与量が制限値を超えないように注意する必要がある．ドキソルビシンの場合，総投与量制限値（500 mg/m² 体表面積）を上回ると重篤な心筋障害を起こす頻度が高まる．

[**禁　忌**] 心機能異常またはその既往歴のある患者，本剤の成分に対し重篤な過敏症の既往歴のある患者

[**相互作用**] 投与前の心臓部あるいは縦隔への放射線照射は，潜在的にアントラサイクリン系薬物の心毒性を増強させるおそれがある．

[**体内動態**] 経口投与による吸収性は悪く，静脈内投与される．一般に，アントラサイクリン系薬物は，血漿タンパク質や組織への著しい結合性を示し，脳を除く臓器に広く分布する．

　エピルビシン epirubicin：ドキソルビシンの立体異性体であるエピルビシンは，ドキソルビシンと同等の抗腫瘍効果を維持しつつ，毒性が軽減されている．エピルビシンの総投与量制限値は 900 mg/m² 体表面積であり，ドキソルビシンよりも投与総量を増やすことができる．

■ アントラサイクリン系抗腫瘍抗生物質

ドキソルビシン　　　エピルビシン

アクラルビシン　　　ピラルビシン　　　アムルビシン

ダウノルビシン　　　　ミトキサントロン　　　　イダルビシン

B　ブレオマイシン系抗腫瘍抗生物質（表15-15）

ブレオマイシン bleomycin（BLM）：BLMは，福岡県の土壌から分離された放線菌の培養液中に見出された複雑な構造の化合物の混合物である．主要な活性成分はBLM A_2（含有率55〜70％）である．

[**薬理作用**]　BLMは，その複雑な構造上にDNA結合部位と第一鉄（Fe^{2+}）結合部位を有する．まず，BLMがDNAにインターカレートし，二重らせんを部分的に解く．次に，Fe^{2+}の触媒作用によって，分子状酸素からラジカルを産生させてDNA鎖を切断する．このDNA切断機構は，鉄触媒による化学的（非酵素的）切断であり，トポイソメラーゼ阻害による酵素的なDNA切断とは区別される．

[**適　応**]　皮膚癌，頭頸部癌，扁平上皮肺癌，食道癌などの扁平上皮癌に著効する．その他，悪性リンパ腫にも用いられる．その他の適応は，表15-15に示す．

[**副作用**]　間質性肺炎・肺線維症などの重篤な肺症状，皮膚の硬化・色素沈着，発熱・悪寒，脱毛，食欲不振・体重減少，全身倦怠感，悪心・嘔吐，口内炎，爪の変化などの頻度が比較的高い．その他の重大な副作用については，表15-15に示す．

　肺に基礎疾患を有する患者や60歳以上の高齢者では，比較的低用量でも間質性肺炎や肺線維症の発現頻度が高くなる．

[**禁　忌**]　重篤な肺機能障害，胸部X線写真上びまん性の線維化病変および著明な病変

ブレオマイシン系抗腫瘍抗生物質

ブレオマイシン A_2　R=

ブレオマイシン

ペプロマイシン

を呈する患者，本剤の成分および類似化合物（ペプロマイシン）に対する過敏症の既往歴のある患者，重篤な腎機能障害のある患者，重篤な心疾患のある患者，胸部およびその周辺部への放射線照射を受けている患者．

[相互作用]　胸部周辺への放射線照射など肺に障害を与える可能性のある治療との併用は，重篤な肺症状を発現するリスクを高める．

[体内動態]　特徴的な体内動態を示し，BLM A_2 は皮膚によく分布する．皮膚，肺，腎臓および膀胱に分布した本剤は活性型であるが，肝臓，脾臓など他の臓器では不活化型である．BLM は皮膚癌，頭頸部癌などに有効性を示すが，造血器障害は起こさない．BLM を分解するブレオマイシンヒドロキシラーゼの発現の有無が，BLM 感受性の決定要因と考えられている．

C その他の抗腫瘍抗生物質（表 15-15）

アクチノマイシン D（actinomycin D），**マイトマイシン C**（mitomycin C）：アクチノマイシン D とマイトマイシン C も放線菌に由来する．ウィルムス腫瘍やユーイング肉腫など小児がんに用いられるアクチノマイシン D は，DNA へのインターカレーションを起こし，RNA 合成を阻害する．マイトマイシン C は，天然のアルキル化薬のプロドラッグとしての性質がある．すなわち，生体内で DT-ジアホラーゼ，シトクロム P450 レダクターゼなどによって還元的に代謝され，活性代謝物に変換される．活性化マイトマイシン C は，DNA 塩基のグアニンに共有結合して架橋を形成する．

その他の抗腫瘍抗生物質

MeGly = N-メチルグリシン
MeVal = N-メチルバリン

アクチノマイシン D

マイトマイシン C

3.2.5 微小管機能阻害薬

微小管は，αチューブリンとβチューブリンのヘテロ二量体が重合した細胞骨格である．その管状構造の端では，チューブリンの重合と脱重合が常に起こり，動的平衡状態を保っている．主な微小管の機能には，細胞質分裂時の染色体分配，細胞運動，神経軸索の構造維持や物質輸送がある．微小管機能阻害薬は，微小管機能を妨げることによって作用する抗悪性腫瘍薬である．

A タキサン系微小管脱重合阻害薬（表 15-16）

パクリタキセル paclitaxel：パクリタキセルは，太平洋イチイに由来する植物アルカロイドである．

[薬理作用] パクリタキセルを含むタキサン系薬物は，チューブリンに結合して微小管の脱重合を阻害する．その結果，微小管の安定化・過剰形成を引き起こし，染色体分配時に形成される紡錘体の機能を障害することによって細胞分裂を阻害する．

表 15-16 微小管作用薬

	薬物名	剤型	適応	重大な副作用	禁忌
微小管脱重合阻害薬	ドセタキセル	注射	乳癌，非小細胞肺癌，胃癌，頭頸部癌．卵巣癌，食道癌，子宮体癌．前立腺癌	骨髄抑制．ショック，アナフィラキシー．黄疸，肝不全，肝機能障害．急性腎不全．間質性肺炎，肺線維症．心不全．腸管穿孔．胃腸出血，虚血性大腸炎，大腸炎．イレウス．急性呼吸促迫症候群．急性膵炎．SJS, Lyell症候群，多形紅斑．心タンポナーデ，肺水腫，浮腫・体液貯留．心筋梗塞，静脈血栓塞栓症．感染症．SIADH	重篤な骨髄抑制のある患者，感染症を合併している患者，発熱を有し感染症の疑われる患者，本剤またはポリソルベート80含有製剤）に対し重篤な過敏症の既往歴のある患者，妊婦または妊娠している可能性のある婦人
	パクリタキセル	注射	卵巣癌，非小細胞肺癌，乳癌，胃癌，子宮体癌，再発または遠隔転移を有する頭頸部癌，再発または遠隔転移を有する食道癌，血管肉腫，進行または再発の子宮頸癌，再発または難治性の胚細胞腫瘍（精巣腫瘍，卵巣腫瘍，性腺外腫瘍）	ショック，アナフィラキシー．骨髄抑制．末梢神経障害，麻痺．間質性肺炎，肺線維症．急性呼吸窮迫症候群．心筋梗塞，うっ血性心不全，心伝導障害．肺塞栓，血栓性静脈炎，脳卒中，肺水腫，難聴，耳鳴．消化管壊死，消化管穿孔・出血・潰瘍．重篤な腸炎．腸管閉塞，腸管麻痺．肝機能障害，黄疸．膵炎．急性腎不全．TEN, SJS. DIC. TLS. 白質脳症（可逆性後白質脳症症候群を含む）	重篤な骨髄抑制のある患者，感染症を合併している患者，本剤またはポリオキシエチレンヒマシ油含有製剤（たとえばシクロスポリン注射液等）に対し過敏症の既往歴のある患者，妊婦または妊娠している可能性のある婦人，次の薬剤を投与中の患者：ジスルフィラム，シアナミド，カルモフール，プロカルバジン塩酸塩
	パクリタキセル（アルブミン懸濁型）	注射	乳癌，胃癌，非小細胞肺癌，治癒切除不能な膵癌	骨髄抑制．感染症．末梢神経障害，麻痺．脳神経麻痺．ショック，アナフィラキシー．間質性肺炎，肺線維症．急性呼吸窮迫症候群．心筋梗塞，うっ血性心不全，心伝導障害．脳卒中，肺塞栓，肺水腫，血栓性静脈炎．難聴，耳鳴．消化管壊死，消化管穿孔，消化管出血，消化管潰瘍．重篤な腸炎．腸管閉塞，腸管麻痺．肝機能障害，黄疸．膵炎．急性腎不全．TEN, SJS. DIC	重篤な骨髄抑制のある患者，感染症を合併している患者，本剤またはパクリタキセル，アルブミンに対し過敏症の既往歴のある患者．妊婦または妊娠している可能性のある婦人
	カバジタキセル	注射	前立腺癌	骨髄抑制．腎不全．消化管出血，消化管穿孔，イレウス，重篤な腸炎．重篤な下痢．感染症．不整脈．心不全．アナフィラキシーショック．末梢神経障害．肝不全，肝機能障害．DIC, 急性膵炎．SJS. 心タンポナーデ，浮腫，体液貯留．心筋梗塞，静脈血栓塞栓症．間質性肺疾患	重篤な骨髄抑制のある患者，感染症を合併している患者，発熱し感染症の疑われる患者，肝機能障害を有する患者，本剤またはポリソルベート80含有製剤に対し重篤な過敏症の既往歴のある患者

表 15-16 （つづき）

	薬物名	剤型	適応	重大な副作用	禁忌
微小管重合阻害薬	ビンクリスチン	注射	白血病（急性白血病，慢性白血病の急性転化時を含む），悪性リンパ腫（細網肉腫，リンパ肉腫，ホジキン病），小児腫瘍（神経芽腫，ウィルムス腫瘍，横紋筋肉腫，睾丸胎児性癌，血管肉腫等）【併用療法】多発性骨髄腫，悪性星細胞腫，乏突起膠腫成分を有する神経膠腫，褐色細胞腫	末梢神経障害（神経麻痺，筋麻痺，痙攣等），骨髄抑制，錯乱，昏睡，イレウス，消化管出血，消化管穿孔，SIADH，アナフィラキシー，心筋虚血，脳梗塞，難聴，呼吸困難，気管支痙攣，間質性肺炎，肝機能障害，黄疸	本剤の成分に対し重篤な過敏症の既往歴のある患者，脱髄性シャルコー・マリー・トゥース病の患者，髄腔内には投与しないこと
	ビノレルビン	注射	非小細胞肺癌，手術不能または再発乳癌	骨髄抑制，間質性肺炎，肺水腫，気管支痙攣，麻痺性イレウス，心不全，心筋梗塞，狭心症，ショック，アナフィラキシー，肺塞栓症，SIADH，急性腎不全，急性膵炎	骨髄機能低下の著しい患者，重篤な感染症を合併している患者，本剤および他のビンカアルカロイド系抗悪性腫瘍薬の成分に対し重篤な過敏症の既往歴のある患者，髄腔内には投与しないこと
	ビンデシン	注射	下記疾患の自覚的ならびに他覚的症状の寛解：急性白血病（慢性骨髄性白血病の急性転化を含む），悪性リンパ腫，肺癌，食道癌	SIADH，麻痺性イレウス，消化管出血，間質性肺炎，心筋虚血，脳梗塞，神経麻痺，痙攣，聴覚異常，筋力低下，知覚異常，末梢神経障害，アナフィラキシー	本剤の成分に対し重篤な過敏症の既往歴のある患者，髄腔内には投与しないこと
	ビンブラスチン	注射	下記疾患の自覚的ならびに他覚的症状の寛解：悪性リンパ腫，絨毛性疾患（絨毛癌，破壊胞状奇胎，胞状奇胎），再発または難治性の胚細胞腫瘍（精巣腫瘍，卵巣腫瘍，性腺外腫瘍），ランゲルハンス細胞組織球症	骨髄抑制，知覚異常，末梢神経炎，痙攣，錯乱，昏睡，昏蒙，イレウス，消化管出血，ショック，アナフィラキシー，心筋虚血，脳梗塞，難聴，呼吸困難，気管支痙攣，SIADH	本剤の成分に対し重篤な過敏症の既往歴のある患者，髄腔内には投与しないこと
	エリブリン	注射	手術不能または再発乳癌	骨髄抑制，感染症，末梢神経障害（末梢性ニューロパチー），肝機能障害，間質性肺炎	重度の骨髄抑制のある患者，本剤の成分に対し過敏症の既往歴のある患者，妊婦または妊娠している可能性のある婦人

DIC：播種性血管内凝固症候群，SJS：皮膚粘膜眼症候群 Stevens-Johnson syndrome，Lyell 症候群：中毒性表皮壊死症，SIADH：抗利尿ホルモン不適合分泌症候群，TEN：中毒性表皮壊死融解症 toxic epidermal necrolysis，TLS：腫瘍崩壊症候群

［適応］卵巣癌，乳癌，胃癌，非小細胞肺癌など多くの悪性腫瘍に適応がある（**表 15-16 参照**）．

［副作用］骨髄抑制，好中球数減少，末梢神経障害，関節痛，筋肉痛，悪心・嘔吐，脱毛，発熱，肝機能検査値異常，腎機能検査値異常などの頻度が比較的高い．その他の重大な副作用については，**表 15-16** に示す．

［禁忌］重篤な骨髄抑制のある患者，感染症を合併している患者，本剤またはポリオキシエチレンヒマシ油含有製剤（たとえばシクロスポリン注射液など）に対し過敏症の既往歴のある患者，妊婦または妊娠している可能性のある婦人，ジスルフィラム，シアナミド，カルモフール，プロカルバジン塩酸塩を投与中の患者．

［相互作用］パクリタキセルは難溶性であるため，溶解性をあげるために溶媒としてア

ルコールを含有する．そのため，ジスルフィラム，シアナミド，カルモフール，プロカルバジン塩酸塩と併用するとアルコール反応（顔面潮紅，血圧降下，悪心，頻脈，めまい，呼吸困難，視力低下など）を起こすおそれがある．ただし，アルブミン懸濁型製剤では，ヒト血清アルブミンと結合させることによってパクリタキセルの難溶性の問題が解決されたため，添加物としてのアルコールを含まない．

[体内動態] 強い組織結合性を有し，中枢神経系を除く各臓器・組織に速やかに移行する．肝臓で代謝され，胆汁中に排泄される．

B ビンカアルカロイド系微小管重合阻害薬（表15-16）

ビンクリスチン vincristine：ビンクリスチンなどのビンカアルカロイドは，ニチニチソウに由来する植物アルカロイドである．

[薬理作用] ビンクリスチンは，チューブリンに結合して微小管の重合を阻害する．その結果，微小管が機能せず，有糸分裂が中断される．

[適　応] 単剤または多剤との併用で，白血病から固形腫瘍まで幅広い悪性腫瘍に適応がある．その他の適応は，表15-16に示す．

[副作用] 骨髄抑制，末梢神経障害，脱毛，肝機能異常，下肢深部反射減弱・消失，食欲不振，悪心・嘔吐などの頻度が比較的高い．その他の重大な副作用については，表15-16に示す．

末梢神経障害は，麻痺性のイレウスを引き起こすことがある．神経軸索の微小管機能障害によって神経症状が生じると考えられている．

[禁　忌] 本剤の成分に対し重篤な過敏症の既往歴のある患者，脱髄性シャルコー・マリー・トゥース病の患者，髄腔内への投与が禁忌である．

[相互作用] 本剤の代謝は肝臓のCYP3Aが担うため，CYP3Aを阻害する薬剤との併

微小管機能阻害薬

〈タキサン系〉

パクリタキセル

ドセタキセル

カバジタキセル

⟨ビンカアルカロイド系⟩

	R¹	R²	R³
ビンクリスチン	−CHO	−OCH$_3$	−O−C(=O)CH$_3$
ビンブラスチン	−CH$_3$	−OCH$_3$	−O−C(=O)CH$_3$
ビンデシン	−CH$_3$	−NH$_2$	−OH

ビンクリスチン，ビンブラスチン，ビンデシン

ビノレルビン

エリブリン

用によって，本剤の血中濃度が上昇する可能性がある．

[体内動態] 広い分布容積を有する．主として肝臓のCYP3Aで代謝され，胆汁中に排泄される．

C　その他微小管機能阻害薬（表15-16）

エリブリン eribulin：海洋生物クロイソカイメンに由来する天然物化合物ハリコンドリンBの部分構造の類縁体である．

[薬理作用] エリブリンは，チューブリンの重合を阻害することによって微小管の伸長を抑制し，正常な紡錘体形成を阻害する．その結果，細胞分裂を停止させる．

[適　応] 手術不能または再発乳癌

[副作用] 骨髄抑制，脱毛症，疲労，食欲減退，悪心・嘔吐，口内炎，味覚異常，肝機能異常，CK（CPK）上昇，発熱，末梢神経障害，頭痛，下痢などの頻度が比較的高い．その他の重大な副作用については，表15-16に示す．

[禁　忌] 重度な骨髄抑制のある患者，本剤の成分に対し過敏症の既往歴のある患者，妊婦または妊娠している可能性のある婦人への投与が禁忌である．

3.2.6 トポイソメラーゼ阻害薬

トポイソメラーゼは，高度にねじれた二本鎖DNAを巻き戻してねじれを解き，DNA複製や転写に対する物理的な障壁を解消する酵素である．トポイソメラーゼⅠによる一本鎖切断やトポイソメラーゼⅡによる二本鎖切断によって，ねじれたDNAを巻き戻して歪みを解消する（図15-19）．両酵素は，切断されたDNA鎖を再結合させ，歪みのない二本鎖DNAに戻す．トポイソメラーゼ阻害薬は，トポイソメラーゼ機能を妨げることによって作用する抗悪性腫瘍薬である．

A　トポイソメラーゼⅠ阻害薬（表15-17）

イリノテカン irinotecan：イリノテカンは，中国産の喜樹の抽出物から単離された抗腫瘍性アルカロイドであるカンプトテシンの誘導体である．

［薬理作用］　イリノテカンはプロドラッグであり，生体内でカルボキシルエステラーゼにより加水分解されて活性代謝物SN-38に変換される．SN-38はトポイソメラーゼⅠに結合し，DNA再結合反応を阻害する．これによって，トポイソメラーゼⅠによるDNA切断状態が持続され，細胞周期の停止やアポトーシスを誘導する．したがって，トポイソメラーゼ阻害薬によるDNA切断は，酵素依存的なDNA切断といえる（本章3.2.4.B.を参照）．

［適応］　肺癌，胃癌，子宮頸癌，卵巣癌，胃癌（手術不能または再発），結腸・直腸癌（手術不能または再発），乳癌（手術不能または再発）など多くの悪性腫瘍に適応がある．その他の適応は，表15-17に示す．

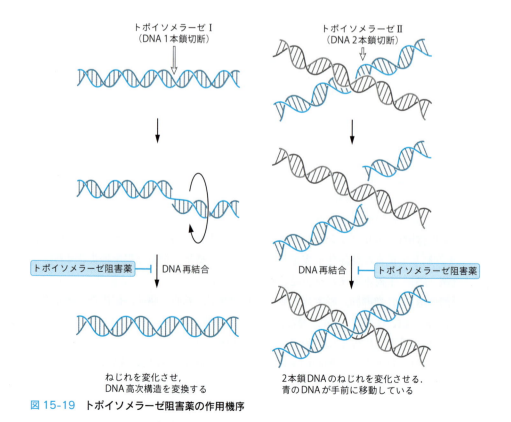

図15-19　トポイソメラーゼ阻害薬の作用機序

表 15-17　トポイソメラーゼ阻害薬

薬物名		剤型	適応	重大な副作用	禁忌
トポイソメラーゼⅠ阻害薬	イリノテカン	注射	小細胞肺癌，非小細胞肺癌，子宮頸癌，卵巣癌，胃癌（手術不能または再発），結腸・直腸癌（手術不能または再発），乳癌（手術不能または再発），有棘細胞癌，悪性リンパ腫（非ホジキンリンパ腫），小児悪性固形腫瘍，治癒切除不能な膵癌	骨髄抑制，重度な下痢，腸炎，腸管穿孔，消化管出血，腸閉塞，間質性肺炎，ショック，アナフィラキシー，肝機能障害，黄疸，急性腎不全，血栓塞栓症，脳梗塞，心筋梗塞，狭心症発作，心室性期外収縮	骨髄抑制のある患者，感染症を合併している患者，下痢（水様便）のある患者，腸管麻痺・腸閉塞のある患者
	ノギテカン	注射	小細胞肺癌，がん化学療法後に増悪した卵巣癌，小児悪性固形腫瘍，進行または再発の子宮頸癌	骨髄抑制，消化管出血，間質性肺炎，肺塞栓症，深部静脈血栓症	重篤な骨髄抑制のある患者，重篤な感染症を合併している患者，妊婦または妊娠している可能性のある婦人，授乳中の患者，本剤の成分に対し過敏症の既往歴のある患者
トポイソメラーゼⅡ阻害薬	エトポシド	注射	小細胞肺癌，悪性リンパ腫，急性白血病，睾丸腫瘍，膀胱癌，絨毛性疾患，胚細胞腫瘍（精巣腫瘍，卵巣腫瘍，性腺外腫瘍） 【併用療法】 小児悪性固形腫瘍（ユーイング肉腫ファミリー腫瘍，横紋筋肉腫，神経芽腫，網膜芽腫，肝芽腫その他肝原発悪性腫瘍，腎芽腫その他腎原発悪性腫瘍等）	骨髄抑制，ショック，アナフィラキシー，間質性肺炎	重篤な骨髄抑制のある患者，本剤に対する重篤な過敏症の既往歴のある患者，妊婦または妊娠している可能性のある婦人
		カプセル	小細胞肺癌，悪性リンパ腫，子宮頸癌，がん化学療法後に増悪した卵巣癌		
	ソブゾキサン	細粒	下記疾患の自覚的ならびに他覚的症状の寛解： 悪性リンパ腫，成人T細胞白血病リンパ腫	骨髄抑制，間質性肺炎	重篤な骨髄抑制のある患者，本剤に対する重篤な過敏症の既往歴のある患者
	アントラサイクリン系薬物		抗腫瘍抗生物質の頁を参照		

[副作用]　骨髄抑制，重度な下痢，悪心・嘔吐などの頻度が比較的高い．その他の重大な副作用については，表 15-17 に示す．

　骨髄抑制によって，致命的な副作用が生じるおそれがある．白血球減少（好中球減少）が生じた場合は，観察を十分に行い，症状の程度に応じて G-CSF 製剤などを投与する．発熱を伴う場合は，適切な抗菌薬を投与し，感染症対策を行う．

　重度な下痢があらわれることがある．下痢の持続によって脱水・電解質異常などを起こし，重篤な白血球・好中球減少を伴う場合は，致命的な経過をたどることがある．そのため，ロペラミドなどの止瀉薬を投与する．脱水症状がある場合には，輸液，電解質補充を行う．

[禁　忌]　骨髄抑制のある患者，感染症を合併している患者，下痢（水様便）のある患者，腸管麻痺・腸閉塞のある患者

[相互作用]　アタザナビルとの併用で，骨髄抑制，下痢などの副作用が増強するおそれがある．SN-38 は，主に肝臓の UDP-グルクロン酸転移酵素 1A1（UGT1A1）によって解毒され，グルクロン酸抱合体となる．アタザナビルは UGT 阻害作用があるため，SN-38 の代謝が遅延すると考えられる．

[体内動態] SN-38 は，UGT1A1 によりグルクロン酸抱合され，主に胆汁中に排泄される．しかしながら，腸内細菌の β-グルクロニダーゼによって脱抱合され，活性型の SN-38 に戻ることが知られている．

B トポイソメラーゼⅡ阻害薬（表 15-17）

エトポシド etoposide（VP-16）：エトポシドは，メギ科の植物に由来するポドフィロトキシンの半合成誘導体である．

[薬理作用] エトポシドはトポイソメラーゼⅡに結合し，DNA 再結合反応を阻害する．これによって，DNA 二本鎖切断が生じ，細胞周期の停止やアポトーシスを誘導する．

[適　応] 単剤または併用で，小細胞肺癌，悪性リンパ腫，小児悪性腫瘍などに適応がある．その他の適応は，表 15-17 に示す．

[副作用] 骨髄抑制，食欲不振，脱毛，悪心・嘔吐，倦怠感，発熱，口内炎などの頻度が比較的高い．その他の重大な副作用については，表 15-17 に示す．

[禁　忌] 重篤な骨髄抑制のある患者，本剤に対する重篤な過敏症の既往歴のある患者，妊婦または妊娠している可能性のある婦人

[体内動態] 通常，エトポシドは，静脈注射で投与されるが，経口投与も可能である．

C その他のトポイソメラーゼⅡ阻害薬（表 15-17）

エトポシド以外に，**ソブゾキサン** sobuzoxane が臨床使用されている．アントラサイクリン系抗腫瘍抗生物質の作用機構の1つが，トポイソメラーゼⅡ阻害である（本章 3.2.4 p 663 参照）．

トポイソメラーゼ阻害薬

イリノテカン　　　　SN-38　　　　エトポシド

ノギテカン　　　　　　　　　ソブゾキサン

3.2.7 ホルモン関連抗悪性腫瘍薬

A ステロイドホルモン受容体遮断薬（表15-18）

乳腺は女性ホルモン（エストロゲン）の標的臓器であり，前立腺は男性ホルモン（アンドロゲン）の標的臓器である．これらの性ホルモン標的臓器の細胞増殖は，性ホルモンに依存するため，抗エストロゲン療法は乳癌に，抗アンドロゲン療法は前立腺癌に有効である．

1) エストロゲン受容体遮断薬

タモキシフェン tamoxifen

[薬理作用] ステロイドホルモンが，標的臓器細胞の細胞質に存在する受容体に結合すると，受容体構造が変化して核内へ移行する．核内移行した受容体は，特定のDNA配列（ホルモン応答配列）に結合し，標的組織の増殖を促す遺伝子の転写活性化を引き起こす（図15-20）．

タモキシフェンは，乳癌細胞のエストロゲン受容体に結合し，競合的に抗エストロゲン作用を発現する．タモキシフェンは，エストロゲン依存性乳癌に抗腫瘍作用を発揮する（7章8.3.1 p 326参照）．

[適 応] 乳癌

[副作用] 無月経，月経異常などの女性生殖器系副作用，悪心・嘔吐，食欲不振などの頻度が比較的高い．その他の重大な副作用については，表15-18に示す．

タモキシフェンは選択的エストロゲン受容体モジュレーター selective estrogen receptor modulator（SERM）であり，子宮ではアゴニストとして作用する．本剤の使用によって，子宮体癌，子宮肉腫，子宮内膜ポリープ，子宮内膜増殖症，子宮内膜症がみられることがある．

[禁 忌] 妊婦または妊娠している可能性のある婦人，本剤の成分に対し過敏症の既往歴のある患者への投与が禁忌である．

[体内動態] 主として肝代謝酵素CYP3A4およびCYP2D6により代謝される．

トレミフェン toremifene，**フルベストラント** fulvestrant，**メピチオスタン** mepitiostan：これらは，タモキシフェンと同様にエストロゲン受容体の競合的遮断薬である．これに加えて，フルベストラントは，エストロゲン受容体の分解を促して発現を低下させる活性を有し，選択的エストロゲン受容体ダウンレギュレーター selective estrogen receptor downregulator（SERD）とも呼ばれる．トレミフェンとフルベストラントは動物実験で生殖毒性を発現したため，適応が閉経後乳癌に限られている．

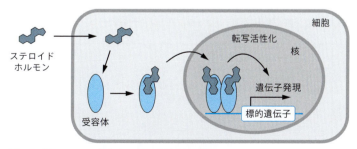

図15-20 ステロイドホルモン受容体の機能

表 15-18　ホルモン関連

	薬物名	剤型	適応	重大な副作用	禁忌
エストロゲン受容体遮断薬	タモキシフェン	錠	乳癌	視力異常，視覚障害．血栓塞栓症，静脈炎．劇症肝炎．肝炎，胆汁うっ滞，肝不全．高カルシウム血症．子宮筋腫，子宮内膜ポリープ，子宮内膜増殖症，子宮内膜症．アナフィラキシー，血管浮腫．SJS．水疱性類天疱瘡．膵炎	妊婦または妊娠している可能性のある婦人，本剤の成分に対し過敏症の既往歴のある患者
	トレミフェン	錠	閉経後乳癌	血栓塞栓症，静脈炎．肝機能障害，黄疸．子宮筋腫	妊婦または妊娠している可能性のある婦人，授乳婦，QT延長またはその既往歴のある患者，低カリウム血症のある患者，クラスⅠA（キニジン，プロカインアミド等）またはクラスⅢ（アミオダロン，ソタロール等）の抗不整脈薬を投与中の患者
	フルベストラント	注射	閉経後乳癌	肝機能障害．血栓塞栓症	妊婦または妊娠している可能性のある婦人，授乳婦，本剤の成分に対し過敏症の既往歴のある患者
	メピチオスタン	カプセル	乳癌		アンドロゲン依存性悪性腫瘍およびその疑いのある患者，妊婦または妊娠している可能性のある婦人
アンドロゲン受容体遮断薬	ビカルタミド	錠 OD錠	前立腺癌	劇症肝炎，肝機能障害，黄疸．白血球・血小板減少．間質性肺炎．心不全，心筋梗塞	本剤の成分に対し過敏症の既往歴のある患者，小児，女性
	フルタミド	錠	前立腺癌	重篤な肝機能障害．間質性肺炎．心不全，心筋梗塞	肝機能障害のある患者，本剤に対する過敏症の既往歴のある患者
アロマターゼ阻害薬	アナストロゾール	錠	閉経後乳癌	アナフィラキシー，血管浮腫，蕁麻疹．肝機能障害，黄疸．間質性肺炎．血栓塞栓症	妊婦または妊娠している可能性のある婦人，授乳婦，本剤の成分に対し過敏症の既往歴のある患者
	レトロゾール	錠	閉経後乳癌	血栓症，塞栓症．心不全，狭心症．肝機能障害，黄疸．TEN	妊婦または妊娠している可能性のある婦人，授乳婦，本剤の成分に対し過敏症の既往歴のある患者
	エキセメスタン	錠	閉経後乳癌	肝炎，肝機能障害，黄疸	妊婦または妊娠している可能性のある婦人，授乳婦，本剤の成分に対し過敏症の既往歴のある患者
LH-RH受容体作動薬	ゴセレリン	注射	前立腺癌，閉経前乳癌	アナフィラキシー．間質性肺炎．肝機能障害，黄疸．糖尿病の発症または増悪．心不全．血栓塞栓症	妊婦または妊娠している可能性のある婦人，授乳婦，本剤の成分またはLH-RH作動薬に対し過敏症の既往歴のある患者
	リュープロレリン	注射	前立腺癌，閉経前乳癌	間質性肺炎．肝機能障害，黄疸．糖尿病の発症または増悪．下垂体卒中．心筋梗塞，脳梗塞．静脈血栓症．肺塞栓症等の血栓塞栓症．うつ状態．骨疼痛の一過性増悪．尿路閉塞，脊髄圧迫．心不全	本剤の成分または合成LH-RH，LH-RH誘導体に対して，過敏症の既往歴のある患者．妊婦または妊娠している可能性のある婦人，授乳婦
LH-RH受容体遮断薬	デガレリクス	注射	前立腺癌	間質性肺疾患．肝機能障害．糖尿病増悪．ショック，アナフィラキシー．心不全．血栓塞栓症	本剤の成分に対し過敏症の既往歴のある患者
黄体ホルモン薬	メドロキシプロゲステロン酢酸エステル	錠	乳癌，子宮体癌（内膜癌）	血栓症．うっ血性心不全．アナフィラキシー．乳頭水腫	血栓症を起こすおそれの高い患者，妊婦または妊娠している可能性のある婦人，本剤の成分に対し過敏症の既往歴のある患者，診断未確定の性器出血，尿路出血，乳房病変のある患者，重篤な肝機能障害のある患者，高カルシウム血症の患者
	クロルマジノン酢酸エステル	錠	前立腺癌	うっ血性心不全，血栓症，劇症肝炎，肝機能障害，黄疸，糖尿病，糖尿病の悪化，高血糖	重篤な肝機能障害・肝疾患のある患者

表 15-18 （つづき）

	薬物名	剤型	適応	重大な副作用	禁忌
卵胞ホルモン薬	エチニルエストラジオール	錠	前立腺癌，閉経後の末期乳癌（男性ホルモン療法抵抗性）	血栓症，心不全，狭心症	エストロゲン依存性悪性腫瘍，未治療の子宮内膜増殖症のある患者，血栓性静脈炎または塞栓症またはその既往歴のある患者，オムビタスビル水和物・パリタプレビル水和物・リトナビル配合剤を投与中の患者
	エストラムスチンリン酸エステル	カプセル	前立腺癌	血栓塞栓症．心筋梗塞，心不全，狭心症．血管浮腫．胸水．肝機能障害．黄疸	本剤，エストラジオールまたはナイトロジェンマスタード系薬物に過敏症の既往歴のある患者．血栓性静脈炎，脳血栓，肺塞栓等の血栓塞栓性障害，虚血等の重篤な冠血管疾患，またはその既往歴のある患者．重篤な肝機能障害のある患者．重篤な血液障害のある患者．消化性潰瘍のある患者
アンドロゲン合成酵素阻害薬	アビラテロン酢酸エステル	錠	去勢抵抗性前立腺癌	心障害．劇症肝炎，肝不全，肝機能障害．低カリウム血症．血小板減少．横紋筋融解症	本剤の成分に対し過敏症の既往歴のある患者，重度の肝機能障害患者（Child-Pugh 分類 C）

SJS：皮膚粘膜眼症候群 Stevens-Johnson syndrome，TEN：中毒性表皮壊死融解症 toxic epidermal necrolysis

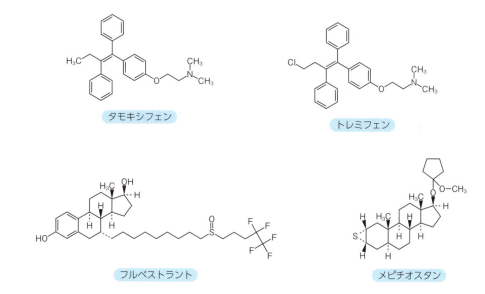

エストロゲン受容体遮断薬

タモキシフェン　　トレミフェン　　フルベストラント　　メピチオスタン

2）アンドロゲン受容体遮断薬

ビカルタミド bicalutamide

[薬理作用]　ビカルタミドは，前立腺癌細胞のアンドロゲン受容体に結合し，抗アンドロゲン作用を発現する．ビカルタミドは，アンドロゲン依存性前立腺癌に抗腫瘍作用を発揮する．

[適応]　前立腺癌

[副作用]　乳房腫脹，乳房圧痛，肝機能障害などの頻度が比較的高い．その他の重大な副作用については，表 15-18 に示す．

[禁忌]　本剤の成分に対し過敏症の既往歴のある患者，小児，女性への投与．

［体内動態］　主として肝代謝酵素 CYP3A4 を阻害する．

■ アンドロゲン受容体遮断薬

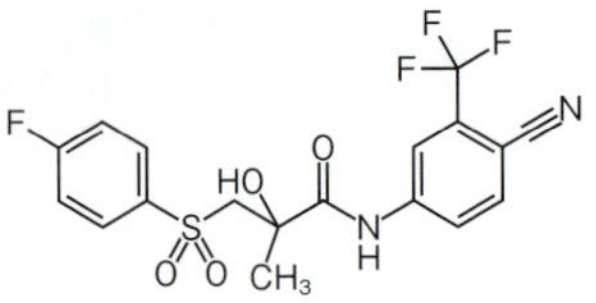

ビカルタミド 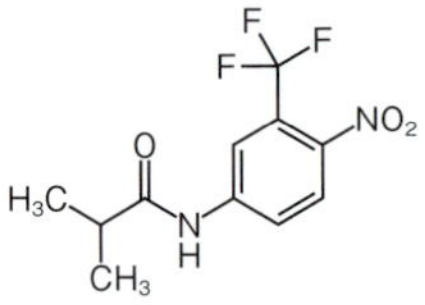　　　　　　　フルタミド

💊 **フルタミド** flutamide：フルタミドによって引き起こされる劇症肝炎などの**重篤な肝機能障害**による死亡例が報告されている．定期的な肝機能検査を行うなど，患者の状態を十分に観察する必要がある．肝機能障害のある患者へのフルタミドの投与は，重篤な肝機能障害に至るおそれがあるため，禁忌である．

B　アロマターゼ阻害薬（表15-18）

脳下垂体から分泌される**黄体形成ホルモン** luteinizing hormone（**LH**）と**卵胞刺激ホルモン** follicle stimulating hormone（**FSH**）は，**性腺刺激ホルモン** gonadotropin（**Gn**）と呼ばれ，卵巣からのエストロゲン産生や精巣からのアンドロゲン産生を促す．卵巣機能が活発な閉経前は，Gn の作用を受けた卵巣がエストロゲン産生を担う．しかしながら，卵巣機能が低下する閉経後のエストロゲンは，脂肪組織などの**アロマターゼ**によるアンドロゲンからエストロゲンへの変換によって産生される．したがって，卵巣のエストロゲン産生を抑制することが，閉経前のホルモン依存性乳癌に有効な治療法である．他方，閉経後のホルモン依存性乳癌には，アロマターゼの阻害が有効である（図15-21）．

💊 **アナストロゾール** anastrozole

［薬理作用］　アロマターゼの別名は CYP19 であり，シトクロム P450 ファミリーに属する酸化還元酵素である．脂肪組織などに分布するアロマターゼは，アンドロゲンを酸化的に芳香環化することによってエストロゲンを産生する．アナストロゾールは，アロマターゼ活性を阻害することによってエストロゲン生成を阻害し，閉経後乳癌へのエストロゲン供給を遮断する（7章 8.3.2 p 326 参照）．

［適　応］　閉経後乳癌

［副作用］　関節痛，肝機能異常，ほてり，発疹などの頻度が比較的高い．その他の重大

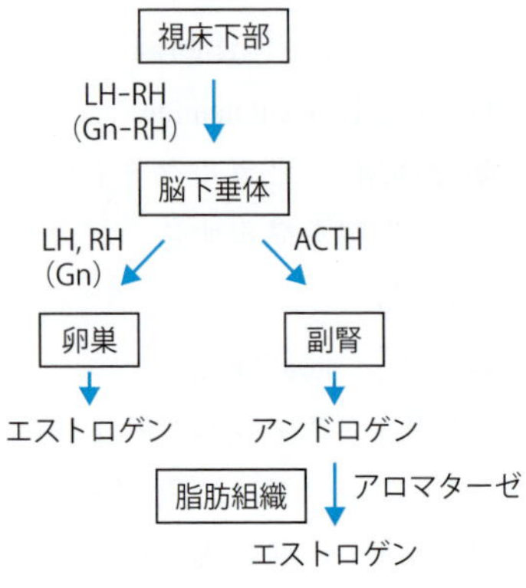

図 15-21　エストロゲン産生調節経路と標的臓器
LH-RH：黄体形成ホルモン放出ホルモン
Gn-RH：性腺刺激ホルモン放出ホルモン
LH：黄体形成ホルモン
FSH：卵胞刺激ホルモン
Gn：性腺刺激ホルモン
ACTH：副腎皮質刺激ホルモン

な副作用については，表 15-18 に示す．

閉経後のエストロゲン供給源を断つことによって，骨粗鬆症や骨折が起こりやすくなるため，骨密度などの骨状態を定期的に観察することが望ましい．

［禁　忌］　妊婦または妊娠している可能性のある婦人，授乳婦，本剤の成分に対し過敏症の既往歴のある患者．

レトロゾール letrozole，エキセメスタン exemestane：レトロゾールは，アナストロゾールと同様に，非ステロイド型の構造を有する．一方，エキセメスタンは，ステロイド型である．両者はアロマターゼへの結合様式が異なるため，交差耐性を生じにくい．したがって，非ステロイド型アロマターゼ阻害薬を用いた薬物療法で再発した閉経後乳癌に，ステロイド型アロマターゼ阻害薬と多剤との併用療法が有効なことがある．逆に，ステロイド型への耐性例に，非ステロイド型の併用療法が有効なことがある．交差耐性を生じた場合には，エストロゲン受容体遮断薬のタモキシフェン，トレミフェンおよびフルベストラントが選択できる．

アロマターゼ阻害薬

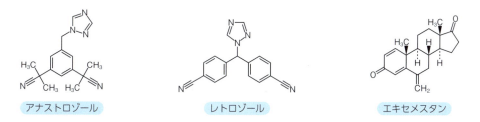

アナストロゾール　　　　　レトロゾール　　　　　エキセメスタン

C　LH-RH 受容体作用薬（表 15-18）

脳下垂体からの Gn（LH や FSH）分泌がエストロゲンやテストステロンの産生を促すが，下垂体は視床下部から分泌される黄体形成ホルモン放出ホルモン luteinizing hormone-releasing hormone（LH-RH，別名：gonadotropin-releasing hormone，Gn-RH）の刺激を受けて Gn を分泌する（図 15-21）．

1）LH-RH 受容体作動薬

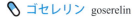
ゴセレリン goserelin

［薬理作用］　ゴセレリンは LH-RH 受容体作動薬として下垂体の LH-RH 受容体に作用する．初期刺激時には Gn の分泌を促すが，継続的な刺激により LH-RH 受容体の発現低下を引き起こす．結果的に，下垂体は LH-RH に不応となり，Gn 分泌を低下させる．これによって，精巣からのアンドロゲン分泌や卵巣からのエストロゲン分泌が抑制される（7 章 2.2.3 p 289 参照）．

［適　応］　前立腺癌と閉経前乳癌に適応がある．原則としてホルモン受容体の発現の有無を確認し，ホルモン受容体が陰性と判断された場合には本剤を使用しない．

［副作用］　肝臓・胆管系障害などの頻度が比較的高い．その他の重大な副作用については，表 15-18 に示す．

［禁　忌］　妊婦または妊娠している可能性のある婦人，授乳中の婦人，本剤の成分または LH-RH 作動薬に対し過敏症の既往歴のある患者．

［体内動態］　4 週（28 日）ごとに 1 回皮下投与する徐放性製剤である．

リュープロレリン leuprorelin：ゴセレリンと同様に，リュープロレリンは，前立腺癌と閉経前乳癌の内分泌療法に使用されている LH-RH アゴニストである．

2) LH-RH 受容体遮断薬

デガレリクス degarelix：LH-RH（Gn-RH）アンタゴニストである．下垂体 GnRH 受容体と可逆的に結合し，Gn の放出を抑制する．その結果，精巣からのテストステロン分泌を抑制する．前立腺癌の内分泌療法に使用されている．

■ LH-RH（Gn-RH）受容体作動薬，受容体遮断薬

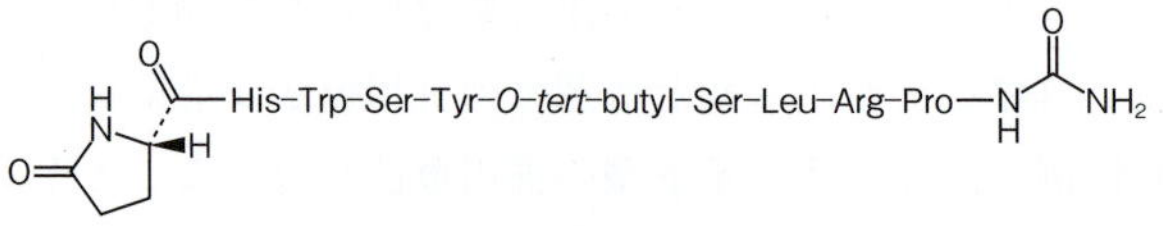

ゴセレリン

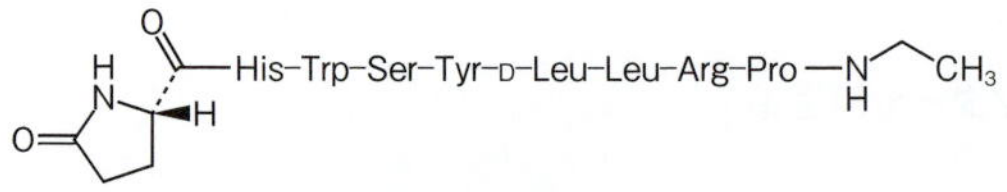

リュープロレリン

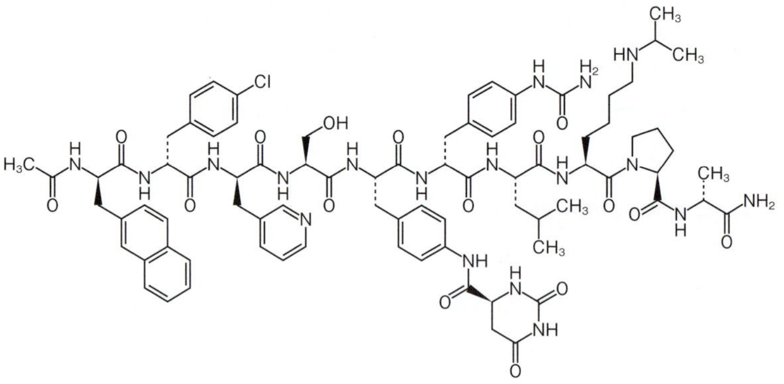

デガレリクス

D その他のホルモン関連抗悪性腫瘍薬

メドロキシプロゲステロン酢酸エステル medroxyprogesterone acetate（7 章 8.4.2 p 327 参照），
クロルマジノン酢酸エステル chlormadinone acetate（7 章 8.4.2 p 328，8.5.2 p 332 参照），
エチニルエストラジオール ethinylestradiol（7 章 8.2 p 323 参照），
エストラムスチンリン酸エステル estramustine phosphate,
アビラテロン酢酸エステル abiraterone acetate（7 章 8.5.2 p 333 参照）：メドロキシプロゲステロンは，下垂体，副腎，性腺系への抑制作用と抗エストロゲン作用を有し，乳癌や子宮体癌に用いられる．エストラムスチンは，エストラジオールとナイトロジェンマスタード（本章 3.2.1 p 648 参照）を結合させた化合物であり，抗アンドロゲン作用に加えて細胞毒性がある．エストラムスチンは，前立腺癌に適応がある．アビラテロン酢酸エステルは，生体内で加水分解によって活性代謝物アビラテロンに変換され，アンドロゲン合成酵素である 17α-hydroxylase/C17, 20-lyase（CYP17）を阻害する．アビラテロン酢酸エステル

は，去勢抵抗性前立腺癌に適応がある．

その他のホルモン関連抗悪性腫瘍薬

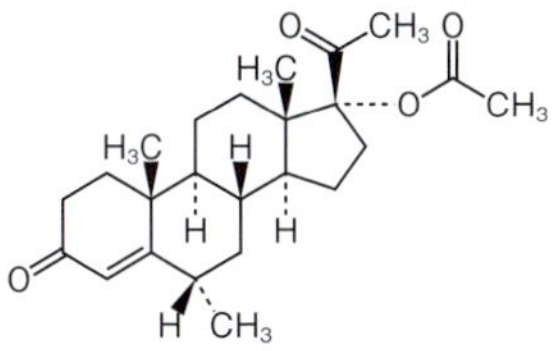

メドロキシプロゲステロン酢酸エステル

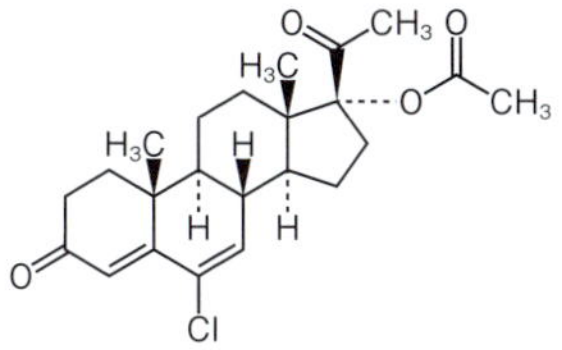

クロルマジノン酢酸エステル

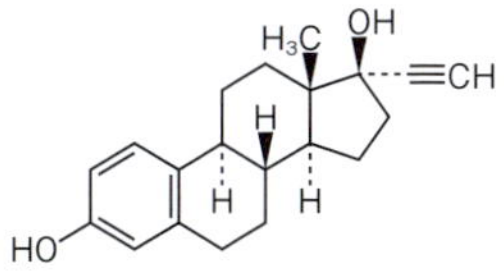

エチニルエストラジオール

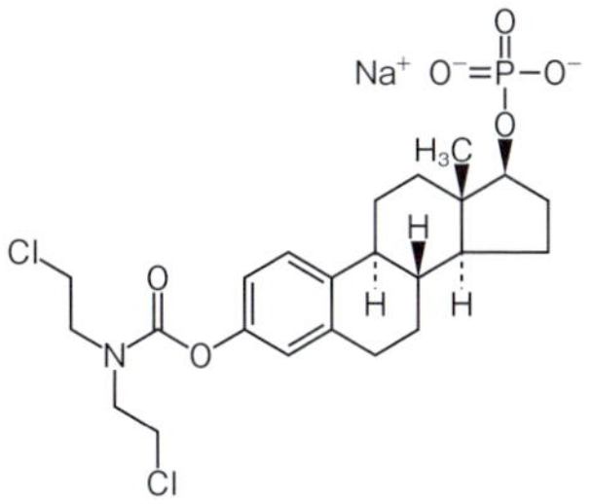

エストラムスチンリン酸エステル

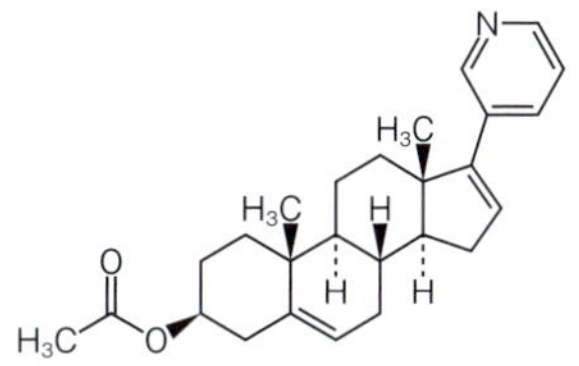

アビラテロン酢酸エステル

3.2.8 分子標的治療薬

細胞の分裂増殖を促す分泌性の因子を増殖因子と総称する．細胞外に分泌された増殖因子は，膜貫通型受容体の細胞外領域に結合し，受容体の構造変化と多量体化を介して細胞内へ情報を伝達する．細胞内シグナル伝達網は，細胞の増殖や生存を促す遺伝子の転写や翻訳を引き起こす（図 15-22）．

しばしば，悪性腫瘍細胞には，異常に活性化した増殖シグナルへ依存する傾向がみられる（oncogene addiction）．すなわち，ある種の悪性腫瘍細胞は，正常細胞に比較して，特定のシグナル経路の阻害に脆弱性を示す．この性質は，抗悪性腫瘍薬に量的または質的な選択性を付与するうえで有用であり，正常細胞には影響を与えず悪性腫瘍のみを攻撃するがん分子標的治療の概念基盤である．

がん分子標的治療薬は，低分子薬と抗体医薬品に分類することができる．一般に，低分子薬の標的分子は細胞質内に存在し，抗体医薬品の標的分子は細胞外に存在する．

A 低分子薬

1）キナーゼ阻害薬（表 15-19）：さまざまな細胞内シグナル伝達様式が知られている．基質をリン酸化する酵素のキナーゼは，がん分子標的薬の標的分子のなかでも中心的な存在である．キナーゼは，ATP の一番端（γ位）のリン酸を基質へ転移する酵素である．プロテインキナーゼには，チロシンの水酸基をリン酸化するチロシンキナーゼ，セリンやスレオニンの水酸基をリン酸化するセリンスレオニンキナーゼがある．リン酸化によって電荷状態が変化し，基質の構造的・機能的な変化が起こり，下流へ情報を伝達する．悪性腫瘍が依存するキナーゼを阻害することによって，腫瘍細胞の増殖抑制や細胞死が期待できる．多くのキナーゼ阻害薬は，キナーゼの活性中心に結合し，競合的に ATP 結合を阻害する．

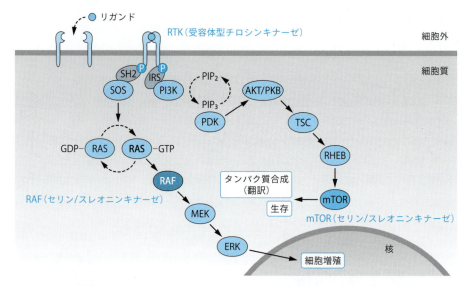

図 15-22　細胞増殖，生存シグナル

SH2：src-homology2 domain（アダプタータンパク質），SOS：son fo sevenless（グアニンヌクレオチド変換因子），RAS：rat sarcoma（低分子量 GTPase），RAF：rapidly accelerated fibrosarcoma（セリンスレオニンキナーゼ），MEK：mitogen-activated protein kinase/extracellular signal-regulated kinase kinase（MAPK/ERK kinase）（セリンスレオニンキナーゼ），ERK：extracellular signal-regulated kinase（セリンスレオニンキナーゼ）
IRS：insulin receptor substrate（アダプタータンパク質），PI3K：phosphoinositide 3-kinase（イノシトールリン脂質キナーゼ），PDK：PIP3-dependent kinase（セリンスレオニンキナーゼ），AKT/PKB：v-akt murine thymoma viral oncogene homolog 1/protein kinase B（セリンスレオニンキナーゼ），TSC：tuberous sclerosis complex（GTPase 活性化タンパク質），RHEB：RAS homologue enriched in brain（低分子量 GTPase），mTOR：mammalian target of rapamycin（セリンスレオニンキナーゼ）

(a) チロシンキナーゼ阻害薬　tyrosine kinase inhibitor（TKI）

イマチニブ　imatinib

[薬理作用]

① **慢性骨髄性白血病** chronic myelogenous leukemia（CML）**および急性リンパ性白血病** acute lymphoblastic leukemia（ALL）**に対する作用**：正常な骨髄造血幹細胞の増殖は，シグナル伝達の制御により適正なレベルに保たれている．一方，がん化した血球系細胞は，異常活性化された増殖シグナルによって無制限の増殖を起こす．CML や ALL の一部では，9 番染色体と 22 番染色体が転座を起こし，ABL（abelson tyrosine kinase）遺伝子と BCR（breakpoint cluster region）遺伝子が融合した BCR-ABL 遺伝子をもつ異常染色体（**フィラデルフィア** Philadelphia **染色体**）が形成される（図 15-23, p 687）．この融合遺伝子から転写・翻訳される BCR-ABL タンパク質は，チロシンキナーゼ活性が亢進されており，過剰な増殖シグナルを伝達することによって白血病の病態を形成する．イマチニブは，BCR-ABL チロシンキナーゼの ATP 結合部位に競合的に結合し，基質のリン酸化や下流へのシグナル伝達を阻害する．

② **消化管間質腫瘍** gastrointestinal stromal tumor（GIST）**に対する作用**：GIST は胃や小腸などの消化管間葉系に由来する腫瘍であり，粘膜に発生するがんとは性質が異なる．消化管神経叢のカハール介在細胞に分化する予定の細胞が，悪性腫瘍化したものと考えられている．遺伝子の突然変異によって生じた恒常的活性化型の **KIT**（別名：stem cell factor receptor：CD117）チロシンキナーゼが，GIST の原因の 1 つと考えられている．イマチニブは，BCR-ABL と同様に，KIT のチロシンキナーゼ活性も阻害する．

表 15-19　分子標的薬（キナーゼ阻害薬）

標的分子	薬物名	剤型	適応	重大な副作用	禁忌
BCR-ABLなど	イマチニブ	錠	慢性骨髄性白血病，フィラデルフィア染色体陽性急性リンパ性白血病	骨髄抑制．出血（脳出血，硬膜下出血）．消化管出血．GAVE．消化管穿孔，腫瘍出血．肝機能障害，黄疸，肝不全．重篤な体液貯留（胸水，腹水，肺水腫，心膜滲出液，うっ血性心不全，心タンポナーデ）．感染症．重篤な腎障害．間質性肺炎，肺線維症．重篤な皮膚症状．ショック，アナフィラキシー．心膜炎．脳浮腫．頭蓋内圧上昇．麻痺性イレウス．血栓症，塞栓症．横紋筋融解症．TLS．肺高血圧症	本剤の成分に対し過敏症の既往歴のある患者，妊婦または妊娠している可能性のある婦人
	ダサチニブ	錠	慢性骨髄性白血病，再発または難治性のフィラデルフィア染色体陽性急性リンパ性白血病	骨髄抑制．出血．体液貯留．感染症．間質性肺疾患．TLS．心電図QT延長．心不全．心筋梗塞．急性腎不全．肺動脈性肺高血圧症	本剤の成分に対し過敏症の既往歴のある患者，妊婦または妊娠している可能性のある婦人
	ニロチニブ	カプセル	慢性期または移行期の慢性骨髄性白血病	骨髄抑制．QT間隔延長．心筋梗塞，狭心症，心不全．末梢動脈閉塞性疾患．脳梗塞，一過性脳虚血発作．高血糖．心膜炎．出血．感染症．肝炎，肝機能障害，黄疸，膵炎．体液貯留，うっ血性心不全．心タンポナーデ．間質性肺疾患．脳浮腫．消化管穿孔．TLS	本剤の成分に対し過敏症の既往歴のある患者，妊婦または妊娠している可能性のある婦人
EGFR/HER2など	ゲフィチニブ	錠	EGFR遺伝子変異陽性の手術不能または再発非小細胞肺癌	急性肺障害，間質性肺炎．重度の下痢．脱水．TEN，SJS，多形紅斑．肝炎，肝機能障害，黄疸，肝不全．血尿，出血性膀胱炎．急性膵炎．消化管穿孔・潰瘍・出血	本剤の成分に対し過敏症の既往歴のある患者，妊婦または妊娠している可能性のある婦人（原則禁忌）
	エルロチニブ	錠	切除不能な再発・進行性で，がん化学療法施行後に増悪した非小細胞肺癌．EGFR遺伝子変異陽性の切除不能な再発・進行性で，がん化学療法未治療の非小細胞肺癌．治癒切除不能な膵癌	間質性肺疾患．肝炎，肝不全，肝機能障害．重度の下痢．急性腎不全．重度の皮膚障害，SJS，TEN，多形紅斑．消化管穿孔・角膜穿孔，角膜潰瘍	本剤の成分に対し過敏症の既往歴のある患者
	オシメルチニブ	錠	EGFRチロシンキナーゼ阻害薬に抵抗性のEGFR T790M変異陽性の手術不能または再発非小細胞肺癌	間質性肺疾患，QT間隔延長，血小板減少，好中球減少，白血球減少，貧血，肝機能障害	本剤の成分に対し過敏症の既往歴のある患者，妊婦または妊娠している可能性のある婦人
	ラパチニブ	錠	HER2過剰発現が確認された手術不能または再発乳癌	肝機能障害．間質性肺疾患．心障害．下痢．QT間隔延長．重度の皮膚障害	本剤の成分に対し過敏症の既往歴のある患者，妊婦または妊娠している可能性のある婦人
	アファチニブ	錠	EGFR遺伝子変異陽性の手術不能または再発非小細胞肺癌	間質性肺疾患．重度の下痢．重度の皮膚障害．肝不全，肝機能障害．心障害．SJS．消化管潰瘍・出血	本剤の成分に対し過敏症の既往歴のある患者
ALKなど	クリゾチニブ	カプセル	ALK融合遺伝子陽性の切除不能な進行・再発の非小細胞肺癌	間質性肺疾患．劇症肝炎，肝不全，肝機能障害．QT間隔延長，徐脈．血液障害．心不全	本剤の成分に対し過敏症の既往歴のある患者
	アレクチニブ	カプセル	ALK融合遺伝子陽性の切除不能な進行・再発の非小細胞肺癌	間質性肺疾患．肝機能障害．好中球・白血球減少．消化管穿孔．血栓塞栓症	本剤の成分に対し過敏症の既往歴のある患者，妊婦または妊娠している可能性のある婦人

表 15-19 （つづき）

標的分子	薬物名	剤型	適応	重大な副作用	禁忌
VEGFRなど	スニチニブ	カプセル	イマチニブ抵抗性の消化管間質腫瘍，根治切除不能または転移性の腎細胞癌，膵神経内分泌腫瘍	骨髄抑制．感染症．高血圧．出血．消化管穿孔．QT間隔延長，心室性不整脈（Torsade de pointesを含む）．心不全．左室駆出率低下．肺塞栓症，深部静脈血栓症．血栓性微小血管症．一過性脳虚血発作，脳梗塞．DIC．てんかん様発作，可逆性後白質脳症症候群．急性膵炎．甲状腺機能障害．肝不全，肝機能障害，黄疸．間質性肺炎．急性腎不全，ネフローゼ症候群．横紋筋融解症，ミオパシー．副腎機能不全．TLS，SJS，多形紅斑	本剤の成分に対し過敏症の既往歴のある患者，妊婦または妊娠している可能性のある婦人
	アキシチニブ	錠	根治切除不能または転移性の腎細胞癌	高血圧，高血圧クリーゼ．動・静脈血栓塞栓症．出血，消化管穿孔，瘻孔形成．甲状腺機能障害．創傷治癒遅延．可逆性後白質脳症症候群．肝機能障害．心不全	本剤の成分に対し過敏症の既往歴のある患者，妊婦または妊娠している可能性のある婦人
	パゾパニブ	錠	悪性軟部腫瘍，根治切除不能または転移性の腎細胞癌	肝不全，肝機能障害．高血圧，高血圧クリーゼ．心機能障害，QT間隔延長，心室性不整脈（Torsade de pointesを含む）．動・静脈血栓性事象．出血．消化管穿孔，消化管瘻．甲状腺機能障害．ネフローゼ症候群．タンパク尿，感染症．創傷治癒遅延．間質性肺炎．血栓性微小血管症．可逆性後白質脳症症候群．膵炎．網膜剥離	本剤の成分に対し過敏症の既往歴のある患者，妊婦または妊娠している可能性のある婦人
	レンバチニブ	カプセル	根治切除不能な甲状腺癌	高血圧．出血．動・静脈血栓塞栓症．肝機能障害．腎障害．消化管穿孔．瘻孔形成．可逆性後白質脳症症候群．心障害．手足症候群．感染症．骨髄抑制．低カルシウム血症．創傷治癒遅延	本剤の成分に対し過敏症の既往歴のある患者，妊婦または妊娠している可能性のある婦人
RAFなど	ベムラフェニブ	錠	BRAF遺伝子変異を有する根治切除不能な悪性黒色腫	有棘細胞癌．悪性腫瘍（二次発癌）．アナフィラキシー，過敏症．SJS，TEN，多形紅斑，紅皮症（剥脱性皮膚炎等）．薬剤性過敏症症候群．QT間隔延長．肝不全，肝機能障害，黄疸	本剤の成分に対し過敏症の既往歴のある患者
	ソラフェニブ	錠	根治切除不能または転移性の腎細胞癌，切除不能な肝細胞癌，根治切除不能な分化型甲状腺癌	手足症候群．剥脱性皮膚炎．TEN，SJS，多形紅斑．ケラトアカントーマ．皮膚有棘細胞癌．出血．劇症肝炎，肝機能障害・黄疸，肝不全，肝性脳症．急性肺障害，間質性肺炎．高血圧クリーゼ．可逆性後白質脳症．心筋虚血・心筋梗塞．うっ血性心不全．消化管穿孔・潰瘍．出血性腸炎，虚血性腸炎．白血球・好中球・リンパ球・血小板減少．貧血．膵炎．腎不全．ネフローゼ症候群．タンパク尿．低ナトリウム血症．ショック，アナフィラキシー．横紋筋融解症．低カルシウム血症	本剤の成分に対し重篤な過敏症の既往歴のある患者，妊婦または妊娠している可能性のある婦人

表 15-19 （つづき）

標的分子	薬物名	剤型	適応	重大な副作用	禁忌
RAF など	レゴラフェニブ	錠	治癒切除不能な進行・再発の結腸・直腸癌，がん化学療法後に増悪した消化管間質腫瘍	手足症候群，TEN，SJS，多形紅斑，劇症肝炎，肝不全，肝機能障害，黄疸，出血，間質性肺疾患，血栓塞栓症，高血圧，高血圧クリーゼ，可逆性後白質脳症，消化管穿孔，消化管瘻，血小板減少	本剤の成分に対し過敏症の既往歴のある患者，妊婦または妊娠している可能性のある婦人
MEK	トラメチニブ	錠	BRAF 遺伝子変異を有する根治切除不能な悪性黒色腫	心障害，肝機能障害，間質性肺疾患，横紋筋融解症，深部静脈血栓症，肺塞栓症，脳血管障害	本剤の成分に対し過敏症の既往歴のある患者
mTOR	テムシロリムス	注射	根治切除不能または転移性の腎細胞癌	間質性肺疾患，重度の infusion reaction，静脈血栓塞栓症（深部静脈血栓症，肺塞栓症等），血栓性静脈炎，腎不全，消化管穿孔，心嚢液貯留，胸水，痙攣，脳出血，高血糖，感染症，SJS，横紋筋融解症，口内炎，骨髄抑制	本剤の成分またはシロリムス誘導体に対し重度の過敏症の既往歴のある患者，妊婦または妊娠している可能性のある婦人
	エベロリムス	錠	根治切除不能または転移性の腎細胞癌，膵神経内分泌腫瘍，手術不能または再発乳癌，結節性硬化症に伴う腎血管筋脂肪腫，結節性硬化症に伴う上衣下巨細胞性星細胞腫	間質性肺疾患，感染症，腎不全，高血糖，骨髄抑制，口内炎，アナフィラキシー，急性呼吸窮迫症候群，肺塞栓症，深部静脈血栓症，悪性腫瘍（二次発癌），PML，BK ウイルス腎症，血栓性微小血管障害，肺胞タンパク症，心嚢液貯留	本剤の成分またはシロリムス誘導体に対し過敏症の既往歴のある患者，妊婦または妊娠している可能性のある婦人

GAVE：胃前庭部毛細血管拡張症 gastric antral vascular ectasia，TLS：腫瘍崩壊症候群，TEN：中毒性表皮壊死融解症 toxic epidermal necrolysis，SJS：皮膚粘膜眼症候群 Stevens-Johnson syndrome，DIC：播種性血管内凝固症候群，PML：進行性多巣性白質脳症，BCR-ABL：breakpoint cluster region-abelson チロシンキナーゼ，EGFR：皮成長因子受容体 epidermal growth factor receptor，HER2：human epidermal growth factor receptor type2，ALK：anaplastic lymphoma kinase，MEK：mitogen-activated protein kinase（MAPK）/extracellular signal-regulated kinase（ERK）kinase（チロシン/セリンスレオニンキナーゼ），VEGFR：血管内皮増殖因子受容体 vascular endothelial growth factor receptor，RAF：rapidly accelerated fibrosarcoma（セリンスレオニンキナーゼ），mTOR：mammalian target of rapamycin（セリンスレオニンキナーゼ）

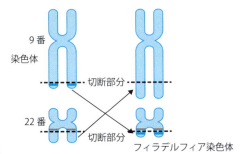

図 15-23　染色体転座

　③ FIP1L1-PDGFRα 陽性の疾患に対する作用：イマチニブは，KIT と同じく受容体型チロシンキナーゼである血小板由来増殖因子受容体 platelet-derived growth factor receptor（PDGFR）に対しても阻害効果を発揮する．

　［適　応］　慢性骨髄性白血病，フィラデルフィア染色体陽性の急性リンパ性白血病，KIT（CD117）陽性消化管間質腫瘍，FIP1L1-PDGFRα 陽性の疾患（好酸球増多症候群，慢性好酸球性白血病）

　［副作用］　嘔気・嘔吐，骨髄抑制，発疹，浮腫，筋痙攣，下痢，倦怠感，食欲不振，血清リン低下，血糖値上昇，血清カリウム減少，血清カルシウム低下，肝機能異常，クレアチニン上昇などの頻度が比較的高い．その他の重大な副作用については，表 15-19

に示す.

[禁　忌]　本剤の成分に対し過敏症の既往歴のある患者，妊婦または妊娠している可能性のある婦人への投与が禁忌である.

ゲフィチニブ gefitinib

[薬理作用]　上皮成長因子受容体 epidermal growth factor receptor（EGFR）は，多様な悪性腫瘍での過剰発現や恒常的活性化しており，腫瘍の増殖・維持に関与していると考えられている．一部の非小細胞肺癌では，*EGFR* 遺伝子の点突然変異や部分欠失によって，チロシンキナーゼ活性が亢進している．ゲフィチニブは，EGFR チロシンキナーゼに対する ATP 競合型の阻害剤であるが，特に変異型 EGFR に有効性を示す.

[適　応]　*EGFR* 遺伝子変異陽性の手術不能または再発非小細胞肺癌

[副作用]　発疹・ざ瘡，下痢，皮膚乾燥，肝機能異常，急性肺障害・間質性肺炎などの頻度が比較的高い．その他の重大な副作用については，表 15-19 に示す.

[禁　忌]　本剤の成分に対し過敏症の既往歴のある患者への投与が禁忌，妊婦または妊娠している可能性のある婦人への投与が原則禁忌である.

その他のチロシンキナーゼ阻害薬：① BCR-ABL 阻害薬［ダサチニブ dasatinib，ニロチニブ nilotinib］，② EGFR 阻害薬［エルロチニブ erlotinib，オシメルチニブ osimertinib］，③ EGFR/HER2（human epidermal growth factor receptor type2）阻害薬［アファチニブ afatinib，ラパチニブ lapatinib］，④ ALK 阻害薬［クリゾチニブ crizotinib，アレクチニブ alectinib］，⑤ VEGFR（vascular endothelial growth factor receptor）阻害薬［スニチニブ sunitinib，アキシチニブ axitinib，パゾパニブ pazopanib，レンバチニブ lenvatinib］

このうち VEGFR 阻害薬は，VEGFR 以外にも PDGFR や KIT など複数のキナーゼに阻害活性を示す．EGFR/HER2 阻害薬のアファチニブは，ATP 結合ポケットに共有結合を形成する不可逆的 TKI であり，ゲフィチニブやエルロチニブに対する耐性を克服する目的で開発された．しかしながら，消化管や皮膚への副作用が強く出る．EGFR 阻害薬のオシメルチニブも不可逆的 TKI であるが，アファチニブに比較して副作用が軽微である.

チロシンキナーゼ阻害薬

〈標的：BCR-ABL など〉

イマチニブ

ダサチニブ

ニロチニブ

〈標的：EGFR/HER2 など〉

ゲフィチニブ

エルロチニブ

オシメルチニブ

ラパチニブ

アファチニブ

〈標的：ALK など〉

クリゾチニブ

アレクチニブ

〈標的：VEGFR〉

スニチニブ

アキシチニブ

パゾパニブ

レンバチニブ

(b) RAF 阻害薬，MEK 阻害薬

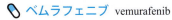 ベムラフェニブ vemurafenib

［薬理作用］　ベムラフェニブは，RAF キナーゼファミリー（図 15-22）のうち，BRAF の活性化変異体（V600 変異体など）のセリンスレオニンキナーゼ活性を阻害する．

［適　応］　BRAF 遺伝子変異を有する根治切除不能な悪性黒色腫．
［副作用］　関節痛，発疹（湿疹，丘疹など），筋骨格痛，脱毛症，疲労，光線過敏症などの頻度が比較的高い．その他の重大な副作用については，表 15-19 に示す．
［禁　忌］　本剤の成分に対し過敏症の既往歴のある患者への投与が原則禁忌である．

💊 **ソラフェニブ** sorafenib，**レゴラフェニブ** regorafenib：両者とも，RAF キナーゼ以外に，VEGFR，PDGFR，KIT など複数のキナーゼを阻害する．

💊 **トラメチニブ** trametinib：BRAF 阻害薬との併用により，BRAF 阻害薬への耐性獲得を抑制すると考えられている．BRAF 阻害薬との併用で単剤投与に比較して，抗腫瘍効果を増強する．

(c) mTOR（mammalian target of rapamycin）阻害薬

💊 **テムシロリムス** temsirolimus

［薬理作用］　mTOR は，細胞の栄養や代謝状況を感知し，タンパク質合成，細胞の成長，増殖や生存を制御する．受容体型キナーゼなどを介した PI3 キナーゼ phosphoinositide 3-kinase（PI3K）の活性化は，セリンスレオニンキナーゼ AKT の活性化を介して，mTOR を活性化する．この経路は，PI3K/AKT/mTOR シグナル経路と呼ばれ，多くの悪性腫瘍で活性化がみられる（図 15-22）．

テムシロリムスは，抗腫瘍作用を有する免疫抑制剤ラパマイシンの誘導体であり，FK506 結合タンパク質（FKBP）と結合して mTOR のセリンスレオニンキナーゼ活性を阻害する．mTOR 活性の低下によって，細胞周期の進行は抑制される．さらに，血管新生に重要な低酸素誘導性転写因子（HIF）や血管内皮増殖因子（VEGF）の発現を抑制することによって，腫瘍細胞への酸素や栄養の供給を抑制する．

［適　応］　根治切除不能または転移性の腎細胞癌．
［副作用］　発疹，口内炎，高コレステロール血症，高トリグリセリド血症，食欲不振，ALT（GPT）上昇，高血糖，無力症，悪心，貧血，粘膜炎などの頻度が比較的高い．その他の重大な副作用については，表 15-19 に示す．
［禁　忌］　本剤の成分またはシロリムス誘導体に対し重度の過敏症の既往歴のある患者，妊婦または妊娠している可能性のある婦人
［相互作用］　本剤による免疫抑制下で生ワクチン（乾燥弱毒生麻しんワクチン，乾燥弱毒生風しんワクチン，経口生ポリオワクチン，乾燥 BCG など）を接種すると発症して病原性をあらわす可能性があるので併用禁忌である．

💊 **エベロリムス** everolimus：免疫抑制薬としても用いられる．

■ キナーゼ阻害薬

〈標的：RAF など〉

ベムラフェニブ　　　　　ソラフェニブ

レゴラフェニブ

トラメチニブ

〈標的：mTOR など〉

テムシロリムス

エベロリムス

2）**プロテアソーム阻害薬**（表 15-20）：プロテアソームは，細胞内で不要になったタンパク

表 15-20　分子標的薬（キナーゼ阻害薬以外）

標的	薬物名	剤型	適応	重大な副作用	禁忌
プロテアソーム	ボルテゾミブ	注射	多発性骨髄腫，マントル細胞リンパ腫	肺障害．心障害．末梢神経障害．骨髄抑制．イレウス．肝機能障害．低血圧．TLS．SJS，TEN．発熱．可逆性後白質脳症症候群．PML	ボルテゾミブ，マンニトールまたはホウ素に対して過敏症の既往歴のある患者
プロテアソーム	カルフィルゾミブ	注射	再発または難治性の多発性骨髄腫	心障害，間質性肺疾患，肺高血圧症，肝不全，肝機能障害，急性腎不全，TLS，骨髄抑制，infusion reaction，血栓性微小血管症，可逆性後白質脳症症候群，脳症，高血圧，高血圧クリーゼ，静脈血栓塞栓症，出血，感染症，消化管穿孔	本剤の成分に対し過敏症の既往歴のある患者，妊婦または妊娠している可能性のある婦人
プロテアソーム	イキサゾミブクエン酸エステル	カプセル	再発または難治性の多発性骨髄腫	血小板減少症，重度の下痢，SJS，末梢神経障害，可逆性後白質脳症症候群	本剤の成分に対し過敏症のある患者，妊婦または妊娠している可能性のある婦人
HDAC	ボリノスタット	カプセル	皮膚T細胞性リンパ腫	肺塞栓症，深部静脈血栓症．血小板減少症．貧血．脱水症状．高血糖．腎不全	本剤の成分に対し過敏症の既往歴のある患者，重度の肝機能障害患者
HDAC	パノビノスタット	カプセル	再発または難治性の多発性骨髄腫	重度の下痢．脱水症状．骨髄抑制．出血．感染症．QT間隔延長．心障害．肝機能障害．腎不全．静脈血栓塞栓症．低血圧．起立性低血圧．失神．意識消失	
DMT	アザシチジン	注射	骨髄異形成症候群	骨髄抑制．感染症．出血．間質性肺疾患．心障害．ショック，アナフィラキシー．肝機能障害．黄疸．腎不全．腎尿細管性アシドーシス．低血圧	本剤の成分に対し過敏症の既往歴のある患者，妊婦または妊娠している可能性のある婦人

TLS：腫瘍崩壊症候群，SJS：皮膚粘膜眼症候群 Stevens-Johnson syndrome, TEN：中毒性表皮壊死融解症 toxic epidermal necrolysis, PML：進行性多巣性白質脳症，HDAC：ヒストン脱アセチル化酵素 histone deacetylase, DMT：DNA メチルトランスフェラーゼ DNA methyltransferase

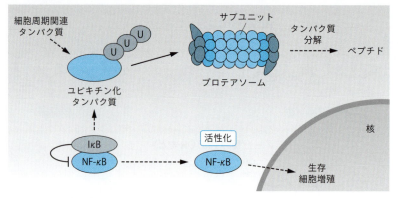

図 15-24 プロテアソームによる NF-κB の活性化機構

Ⓤ：ユビキチン，NF-κB：nuclear factor-kappa B（転写因子），I-κB：inhibitor of kappa B（NF-κB 抑制因子）

質を分解する役割を担っている．特定のタンパク質の要不要を仕分ける目印として，不要なタンパク質にユビキチンを付加する．ユビキチン化されたタンパク質は，タンパク質分解装置であるプロテアソームによって分解される．

ボルテゾミブ bortezomib

[薬理作用] 細胞増殖やアポトーシス抑制に関与する転写因子である NF-κB の機能発現に，プロテアソーム活性が必要である．NF-κB の核移行を抑制する IκB は，サイトカインなどの刺激に応じてプロテアソームによって分解され，NF-κB が転写因子として作用できるようになる（図15-24）．ボルテゾミブは，腫瘍細胞のプロテアソームを可逆的に阻害し，増殖を抑制しアポトーシスを誘導する．

[適 応] 多発性骨髄腫，マントル細胞リンパ腫．

[副作用] 骨髄抑制，食欲不振，下痢，発疹，便秘，悪心・嘔吐，LDH 上昇，CRP 上昇，発熱，体重減少，末梢性ニューロパチー，低ナトリウム血症，Al-P 増加，倦怠感，，肝機能異常，高血糖，高カリウム血症，感覚減退，帯状疱疹などの頻度が比較的高い．その他の重大な副作用については，表15-20 に示す．

[禁 忌] ボルテゾミブ，マンニトールまたはホウ素に対して過敏症の既往歴のある患者．

プロテアソーム阻害薬

ボルテゾミブ　　　　　カルフィルゾミブ　　　　　イキサゾミブクエン酸エステル

3）**ヒストン脱アセチル化酵素** histone deacetylase（HDAC）**阻害薬**（表15-20）：ヒストンは，リジンやアルギニンといった塩基性アミノ酸に富むタンパク質で，プラスに荷電する性質がある．他方，リン酸エステルをバックボーンとする DNA は，マイナスに荷電する．したがって，

ヒストンと DNA は互いに電気的に引き合い，強固になったクロマチン構造が転写因子の接近を妨げる．ヒストンのリジン残基が，ヒストンアセチル化酵素によってアセチル化されると，アミドに変換されてプラス荷電が殺殺される．したがって，ヒストンのアセチル化によってクロマチンは開いた状態になり，DNA との相互作用が容易になった転写因子が遺伝子発現を促す．HDAC は，アセチル化されたヒストンからアセチル基を離脱させる酵素であり，近傍の遺伝子発現を抑制する．

ボリノスタット vorinostat

[薬理作用] ボリノスタットは HDAC を阻害し，ヒストンにアセチル基を蓄積させ，クロマチン構造を弛緩させる．転写が活性化されたがん抑制遺伝子などによって，腫瘍細胞の分化やアポトーシスを誘導する．

[適 応] 皮膚 T 細胞性リンパ腫

[副作用] 下痢，疲労，悪心，食欲不振，血小板減少症，味覚異常，貧血，肺塞栓症，高血糖などの頻度が比較的高い．その他の重大な副作用については，表 15-20 に示す．

[禁 忌] 本剤の成分に対し過敏症の既往歴のある患者，重度の肝機能障害患者．

ヒストン脱アセチル化酵素阻害薬

ボリノスタット　　　　パノビノスタット

4) DNA メチルトランスフェラーゼ（DMT）阻害薬（表 15-20）

アザシチジン azacitidine

[薬理作用] アザシチジンは，シチジンと同様にリン酸化され，アザシチジン三リン酸（Aza-CTP）となり RNA へ取り込まれる．Aza-CTP は，RNA に組み込まれるとタンパク質合成を阻害し，殺細胞作用を示す．また，アザシチジンは，リボヌクレオチドリダクターゼによってデオキシ体へ変換され，アザデオキシシチジン三リン酸（Aza-dCTP）となり，DNA へも取り込まれる．DNA に組み込まれると，Aza-dCTP は DNA メチルトランスフェラーゼ（DNA methyltransferase：DMT）と不可逆的に結合して，非競合的に酵素活性を阻害する．DNA のメチル化は，遺伝子発現を抑制する機構の 1 つであるので，メチル化レベルの低下は，メチル化によって抑制されていた遺伝子を再び発現させ，分化誘導作用や増殖抑制作用を起こす．

[適 応] 骨髄異形成症候群

[副作用] 骨髄抑制，便秘，注射部位反応（紅斑，発疹，搔痒感，硬結など），倦怠感，発熱，ALT（GPT）上昇，食欲不振，発疹，ALP 上昇，AST（GOT）上昇，血中アルブミン減少などの頻度が比較的高い．その他の重大な副作用については，表 15-20 に示す．

[禁 忌] 本剤の成分に対し過敏症の既往歴のある患者，妊婦または妊娠している可能性のある婦人への投与が禁忌である．

DNAメチルトランスフェラーゼ阻害薬

アザシチジン

B 抗体医薬品（表15-21）

抗体は分子量15万程度の高分子であるため，細胞内へは移行せず，それらの標的分子は細胞外に存在する．細胞外へ分泌された増殖因子や膜タンパク質の細胞外領域などが，これら標的分子の典型例である．

[薬理作用] 抗原の特異的認識と抗体依存性の細胞障害を利用することによって，抗体を抗悪性腫瘍薬として利用することができる．抗体医薬品による主な抗腫瘍作用には，以下の5つがあげられる（図15-25）．

① 抗体依存性細胞傷害 antibody-dependent cellular cytotoxicity（ADCC）

多くの抗体医薬品に共通した作用機序である．NK細胞やマクロファージを介した細胞性免疫を引き起こす．

② 補体依存性細胞傷害 complement-dependent cytotoxicity（CDC）

多くの抗体医薬品に共通した作用機序である．腫瘍細胞表面に補体複合体を形成し，細胞を溶解する．

③ 中和作用（リガンドまたは受容体機能の遮断）

たとえば，ベバシズマブ bevacizumab は，VEGF（リガンド）に対する中和抗体であり，VEGF受容体への結合を阻害する．パニツムマブ panitumumab は，EGF受容体に対する抗体であり，EGF（リガンド）の結合を阻害する（その他の作用機序もある）．

ニボルマブ nivolumab，ペムブロリズマブ pembrolizumab やイピリムマブ ipilimumab も中和抗体の例である．これらは，腫瘍細胞が細胞性免疫から回避する機構（免疫チェックポイント）をブロックすることによって，腫瘍免疫を再活性化する．

④ 受容体脱感作（受容体の内在化に伴う細胞表面への発現の低下）

パニツムマブは，EGF受容体（EGFR）に対する抗体であり，細胞内へのEGFRの内在化を誘導する（その他の作用機序もある）．

⑤ 細胞傷害性薬物の送達

ゲムツズマブオゾガマイシン gemtuzumab ozogamicin は抗腫瘍抗生物質カリケアマイシン誘導体を，トラスツズマブエムタンシン trastuzumab emtansine は微小管重合阻害薬エムタンシンを，それぞれの標的分子を発現する腫瘍細胞に送達し，選択的細胞傷害を引き起こす．^{90}Y イブリツモマブチウキセタン ^{90}Y ibritumomab tiuxetan は，CD20陽性リンパ腫に放射性イットリウムを送達する．

通常モノクローナル抗体は，マウス由来細胞で作製される．しかしながら，異種の抗体を医薬品として用いるのは，2つの大きな問題がある．1つは，異種タンパク質に対

表 15-21 分子標的薬（抗体）

標的分子	薬物名	剤型	適応	重大な副作用	禁忌
EGFR	セツキシマブ	注射	EGFR 陽性の治癒切除不能な進行・再発の結腸・直腸癌，頭頸部癌	重度の infusion reaction，重度の皮膚症状，間質性肺疾患，心不全，重度の下痢，血栓塞栓症，感染症	本剤の成分に対し重篤な過敏症の既往歴のある患者
EGFR	パニツムマブ	注射	KRAS 遺伝子野生型の治癒切除不能な進行・再発の結腸・直腸癌	重度の皮膚障害，間質性肺疾患（間質性肺炎，肺線維症，肺臓炎，肺浸潤），重度の infusion reaction，重度の下痢，低マグネシウム血症，TEN，SJS	本剤の成分に対し重度の過敏症の既往歴のある患者
HER2	トラスツズマブ	注射	HER2 過剰発現が確認された乳癌，HER2 過剰発現が確認された治癒切除不能な進行・再発の胃癌	心障害，アナフィラキシー，間質性肺炎・肺障害，白血球・好中球・血小板減少，貧血，肝不全，黄疸，肝炎，肝機能障害，腎障害，昏睡，脳血管障害，脳浮腫，敗血症	本剤の成分に対し過敏症の既往歴のある患者
HER2	トラスツズマブ エムタンシン	注射	HER2 陽性の手術不能または再発乳癌	間質性肺疾患，心障害，過敏症，infusion reaction，肝機能障害，肝不全，血小板減少症，末梢神経障害	本剤の成分またはトラスツズマブ（遺伝子組換え）に対し過敏症（過敏症と鑑別困難で死亡につながるおそれのある重篤な infusion reaction を含む）の既往歴のある患者，妊婦または妊娠している可能性のある婦人
HER2	ペルツズマブ	注射	HER2 陽性の手術不能または再発乳癌	好中球・白血球減少症，infusion reaction，アナフィラキシー，過敏症，間質性肺疾患	本剤の成分に対し過敏症の既往歴のある患者，妊婦または妊娠している可能性のある婦人
CD20	リツキシマブ	注射	CD20 陽性の B 細胞性非ホジキンリンパ腫，免疫抑制状態下の CD20 陽性 B 細胞性リンパ増殖疾患，ヴェゲナ肉芽腫症，顕微鏡的多発血管炎，難治性のネフローゼ症候群，インジウム（^{111}In）イブリツモマブ チウキセタン注射液およびイットリウム（^{90}Y）イブリツモマブ チウキセタン注射液投与の前投与	アナフィラキシー，肺障害，心障害，TLS，B 型肝炎ウイルスによる劇症肝炎，肝炎の増悪，肝機能障害，黄疸，皮膚粘膜症状，汎血球減少，白血球・好中球減少，無顆粒球症，血小板減少，感染症，PML，間質性肺炎，心障害，腎障害，消化管穿孔・閉塞，血圧低下，可逆性後白質脳症症候群等の脳神経症状	本剤の成分またはマウスタンパク質由来製品に対する重篤な過敏症またはアナフィラキシー反応の既往歴のある患者
CD20	^{90}Y イブリツモマブ チウキセタン	注射	CD20 陽性の再発または難治性の下記疾患：低悪性度 B 細胞性非ホジキンリンパ腫，マントル細胞リンパ腫	骨髄抑制，重篤な皮膚障害，感染症	本品の成分，マウスタンパク質由来製品またはリツキシマブ（遺伝子組換え）に対する重篤な過敏症の既往歴のある患者，妊婦または妊娠している可能性のある女性
CCR4	モガムリズマブ	注射	CCR4 陽性の成人 T 細胞白血病リンパ腫，再発または難治性の CCR4 陽性の末梢性 T 細胞リンパ腫，皮膚 T 細胞リンパ腫	infusion reaction，重度の皮膚障害，感染症，B 型肝炎ウイルスによる劇症肝炎，肝炎，TLS，重度の血液毒性，肝機能障害，間質性肺疾患，高血糖	本剤の成分に対し過敏症の既往歴のある患者
CD33	ゲムツズマブオゾガマイシン	注射	再発または難治性の CD33 陽性の急性骨髄性白血病	infusion reaction，重篤な過敏症，血液障害（骨髄抑制等），感染症，出血，DIC，口内炎，肝機能障害，腎障害，TLS，肺障害，間質性肺炎	本剤の成分に対し重篤な過敏症の既往歴のある患者

表 15-21 （つづき）

標的分子	薬物名	剤型	適応	重大な副作用	禁忌
VEGF	ベバシズマブ	注射	治癒切除不能な進行・再発の結腸・直腸癌，扁平上皮癌を除く切除不能な進行・再発の非小細胞肺癌，卵巣癌，手術不能または再発乳癌，悪性神経膠腫	ショック，アナフィラキシー．消化管穿孔．瘻孔．創傷治癒遅延．出血．血栓塞栓症．高血圧性脳症．高血圧性クリーゼ．可逆性後白質脳症候群．ネフローゼ症候群．骨髄抑制．感染症．うっ血性心不全．間質性肺炎．血栓性微小血管症	本剤の成分に対し過敏症の既往歴のある患者，喀血の既往のある患者
VEGFR	ラムシルマブ	注射	治癒切除不能な進行・再発の胃癌	動・静脈血栓塞栓症．infusion reaction．消化管穿孔．出血．好中球減少症．白血球減少症．うっ血性心不全．創傷治癒障害．瘻孔．可逆性後白質脳症症候群	本剤の成分に対し重篤な過敏症の既往歴のある患者，妊婦または妊娠している可能性のある婦人
PD-1	ニボルマブ	注射	根治切除不能な悪性黒色腫，切除不能な進行・再発の非小細胞肺癌，根治切除不能または転移性の腎細胞癌，再発または難治性の古典的ホジキンリンパ腫，再発または遠隔転移を有する頭頸部癌，がん化学療法後に増悪した治癒切除不能な進行・再発の胃癌	間質性肺疾患，重症筋無力症，心筋炎，筋炎，横紋筋融解症，大腸炎，重度の下痢，1型糖尿病，免疫性血小板減少性紫斑病，肝機能障害，肝炎，硬化性胆管炎，甲状腺機能障害，神経障害，腎障害，副腎障害，脳炎，重度の皮膚障害，静脈血栓塞栓症，infusion reaction	本剤の成分に対し過敏症の既往歴のある患者
PD-1	ペムブロリズマブ	注射	根治切除不能な悪性黒色腫，PD-L1 陽性の切除不能な進行・再発の非小細胞肺癌，再発または難治性の古典的ホジキンリンパ腫，がん化学療法後に増悪した根治切除不能な尿路上皮癌	間質性肺疾患，大腸炎，重度の下痢，SJS，多形紅斑，類天疱瘡，神経障害，肝機能障害，肝炎，甲状腺機能障害，下垂体機能障害，副腎機能障害，1型糖尿病，腎障害，膵炎，筋炎，横紋筋融解症，重症筋無力症，心筋炎，脳炎，髄膜炎，免疫性血小板減少性紫斑病，溶血性貧血，赤芽球癆，infusion reaction	本剤の成分に対し過敏症の既往歴のある患者
CTLA-4	イピリムマブ	注射	根治切除不能な悪性黒色腫	大腸炎，消化管穿孔，重度の下痢．肝不全，肝機能障害．重度の皮膚障害．下垂体炎，下垂体機能低下症，甲状腺機能低下症，副腎機能不全．末梢神経障害．腎障害．間質性肺疾患．infusion reaction	本剤の成分に対し重度の過敏症の既往歴のある患者

TEN：中毒性表皮壊死融解症 toxic epidermal necrolysis，SJS：皮膚粘膜眼症候群 Stevens-Johnson syndrome，PML：進行性多巣性白質脳症，DIC：播種性血管内凝固症候群，TLS：腫瘍崩壊症候群，EGFR：上皮成長因子受容体 epidermal growth factor receptor，HER2：human epidermal growth factor receptor type2，CD20：cluster of differentiation 20，CCR4：C-C ケモカイン受容体 4 C-C chemokine receptor 4，CD33：cluster of differentiation 33，VEGF：血管内皮増殖因子 vascular endothelial growth factor，VEGFR：VEGF 受容体，PD-1：programed cell death，CTLA-4：細胞傷害性 T リンパ球抗原 cytotoxic T-lymphocyte antigen 4

する免疫反応である．繰り返し投与すれば，重篤な過敏反応のリスクが上がる．もう1つの問題は，ヒトの補体やエフェクター細胞の活性化効率の低さがあげられる．そこで，これらの問題を解決するために，遺伝子組換え技術を利用して，マウス抗体とヒト抗体のキメラ抗体が開発された．マウス由来の抗原認識部位（可変領域）を残し，Fc領域を含む他の部分をヒト抗体に置き換えることによって，上述の問題を克服した（図15-26）．さらに，マウス由来の抗原性を低下させるために，可変領域中の相補性決定領域のみをマウス由来とし，残りの部分すべてをヒト抗体に組換えたヒト化抗体が開発された（図15-26）．さらに，すべての部分がヒトIgG遺伝子に由来する完全ヒト抗体も開発されている．これは，マウス抗体遺伝子をヒトの遺伝子に置き換えたトランスジェニックマウスを用いて作製される（図15-26）．このような構造上の特徴は，抗体医

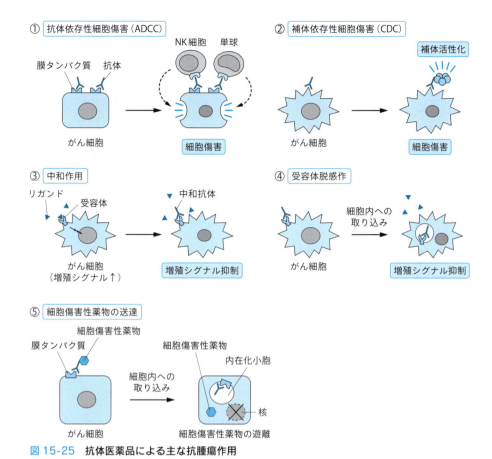

図 15-25 抗体医薬品による主な抗腫瘍作用

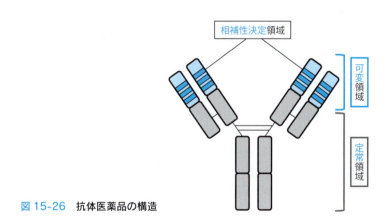

図 15-26 抗体医薬品の構造

薬品の命名法に反映されている．すなわち，キメラ抗体は xi，ヒト化抗体は zu，ヒト抗体は u が，モノクローナル抗体を意味する mab の前につくように命名されている．たとえば，リツキシマブ ritu**xi**mab はキメラ抗体，トラスツズマブ trastu**zu**mab はヒト化抗体，パニツムマブ panitum**u**mab はヒト抗体である．

［適　応］　表 15-21 に示す．

［副作用］　infusion reaction などの過敏症が，抗体医薬品に共通する副作用である．その他の個別の重大な副作用については，表 15-21 に示す．

[禁忌] 各薬品の成分に対し過敏症の既往歴のある患者への投与が共通した禁忌である．その他の個別の禁忌については，表 15-21 に示す．

3.2.9 急性前骨髄球性白血病治療薬（表 15-22）

トレチノイン tretinoin

[薬理作用] 急性前骨髄球性白血病では，15 番と 17 番染色体の相互転座によって PML（promyelocytic leukemia）遺伝子とレチノイン酸受容体 retinoic acid receptor α（RARα）遺伝子の融合遺伝子 *PML-RARα* が形成される．PML-RARα 融合タンパク質は，前骨髄球から分葉好中球への分化を抑制する性質がある．RARα のリガンドであるトレチノインを大量に処理すると，PML-RARα 融合タンパク質の分化抑制が解かれ，前骨髄球からの分化が誘導される．

[適応] 急性前骨髄球性白血病

[副作用] トリグリセリド上昇，レチノイン酸症候群，肝機能異常，発熱などの頻度が比較的高い．その他の重大な副作用については，表 15-22 に示す．

[禁忌] 妊婦または妊娠している可能性のある婦人，本剤の成分に対し過敏症の既往歴のある患者，肝機能障害・腎機能障害のある患者，ビタミン A 製剤を投与中の患者，ビタミン A 過剰症の患者への投与が禁忌である．

[相互作用] ビタミン A 製剤との併用は禁忌である．ビタミン A 過剰症と類似した副作用症状を起こすおそれがある．

タミバロテン tamibarotene，**三酸化ヒ素** arsenic trioxide：合成レチノイドのタミバロテンや三酸化ヒ素も急性前骨髄球性白血病の分化誘導療法に用いられる．

急性前骨髄球性白血病治療薬

トレチノイン　　タミバロテン　　三酸化ヒ素

3.2.10 サリドマイド誘導体（表 15-22）

サリドマイド thalidomide

[薬理作用] 血管新生の抑制，TNF-α や IL-6 の産生抑制，末梢血中の NK 細胞の増加，細胞障害性 T 細胞の増殖，ヒト骨髄腫細胞などの腫瘍細胞に対するアポトーシス誘導と細胞増殖抑制など多様な作用機序が想定されている．

[適応] 再発または難治性の多発性骨髄腫

[副作用] 眠気，便秘，口内乾燥などの頻度が比較的高い．本剤には催奇形性がある．その他の重大な副作用については，表 15-22 に示す．

[禁忌] 妊婦または妊娠している可能性のある婦人，安全管理手順を遵守できない患者，本剤の成分に対し過敏症の既往歴のある患者への投与が禁忌である．

レナリドミド lenalidomide：レナリドミドが臨床使用されている．

表 15-22 その他の抗悪性腫瘍薬

	薬物名	剤型	適応	重大な副作用	禁忌
急性前骨髄球性白血病治療薬	トレチノイン	カプセル	急性前骨髄球性白血病	レチノイン酸症候群．白血球増多症．血栓症．血管炎．感染症．錯乱	妊婦または妊娠している可能性のある婦人，本剤の成分に対し過敏症の既往歴のある患者，肝障害・腎障害のある患者，ビタミンA製剤を投与中の患者，ビタミンA過剰症の患者
	タミバロテン	錠	再発または難治性の急性前骨髄球性白血病	レチノイン酸症候群．感染症．白血球増加症．間質性肺疾患．縦隔炎．横紋筋融解症	妊婦または妊娠している可能性のある婦人，本剤の成分に対し過敏症の既往歴のある患者，ビタミンA製剤を投与中の患者，ビタミンA過剰症の患者
	三酸化ヒ素	注射	再発または難治性の急性前骨髄球性白血病	心電図QT延長．APL分化症候群．白血球増加症．汎血球減少．無顆粒球症．白血球減少．血小板減少	ヒ素に対して過敏症の既往歴のある患者，妊婦または妊娠している可能性のある婦人
サリドマイド誘導体	サリドマイド	カプセル	再発または難治性の多発性骨髄腫	催奇形性．深部静脈血栓症，肺塞栓症．脳梗塞．末梢神経障害．骨髄機能抑制．感染症．間質性肺炎．消化管穿孔．虚血性心疾患．SJS．Lyell症候群．嗜眠状態．傾眠．鎮静．痙攣．起立性低血圧．心不全．不整脈．甲状腺機能低下症．TLS．肝機能障害	妊婦または妊娠している可能性のある婦人，安全管理手順を遵守できない患者，本剤の成分に対し過敏症の既往歴のある患者
	レナリドミド	カプセル	再発または難治性の多発性骨髄腫	深部静脈血栓症．肺塞栓症．脳梗塞．一過性脳虚血発作．骨髄抑制．感染症．SJS, TEN．TLS．間質性肺疾患．心筋梗塞．心不全．不整脈．末梢神経障害．甲状腺機能低下症．消化管穿孔．起立性低血圧．痙攣．肝機能障害．黄疸．重篤な腎障害	妊婦または妊娠している可能性のある婦人，適正管理手順を遵守できない患者，本剤の成分に対し過敏症の既往歴のある患者
インターフェロン製剤	インターフェロンアルファ	注射	腎癌，多発性骨髄腫，ヘアリー細胞白血病，慢性骨髄性白血病	間質性肺炎．抑うつ．糖尿病．自己免疫現象．重篤な肝機能障害．急性腎不全，ネフローゼ症候群等の重篤な腎障害．HUS．汎血球減少無顆粒球症．白血球・血小板減少．敗血症，肺炎等の重篤な感染症．ショック．狭心症．心筋梗塞．心筋症．心不全．消化管出血（下血，血便等）．脳出血．脳梗塞．錯乱．痙攣．幻覚・妄想．四肢の筋力低下．顔面神経麻痺．末梢神経障害．網膜症．難聴．皮膚潰瘍．無菌性髄膜炎	本剤の成分または他のインターフェロン製剤に対し過敏症の既往歴のある患者，ワクチン等生物学的製剤に対し過敏症の既往歴のある患者，小柴胡湯を投与中の患者，自己免疫性肝炎の患者
	インターフェロンベータ	注射	膠芽腫，髄芽腫，星細胞腫，皮膚悪性黒色腫	間質性肺炎．重篤なうつ状態，自殺企図，躁状態，攻撃的行動．糖尿病．自己免疫現象．ショック．SJS．重篤な肝機能障害．急性腎不全．HUS．脳出血．脳梗塞．心不全．敗血症．網膜症．痙攣．認知症様症状．麻痺．汎血球減少，白血球減少（2,000/mm³未満），顆粒球減少（1,000/mm³未満），血小板減少（50,000/mm³未満），ネフローゼ症候群	自己免疫性肝炎の患者，小柴胡湯を投与中の患者，本剤の成分およびウシ由来物質に対し過敏症の既往歴のある患者，ワクチン等生物学的製剤に対し過敏症の既往歴のある患者

表 15-22 （つづき）

	薬物名	剤型	適応	重大な副作用	禁忌
インターフェロン製剤	インターフェロンガンマ-1a	注射	腎癌	間質性肺炎．ショック．重篤なうつ状態．急性腎不全．心不全．白血球減少．血小板減少．汎血球減少．自己免疫現象．糖尿病	本剤または他のインターフェロン製剤に対し過敏症の既往歴のある患者．ワクチン等生物学的製剤に対し過敏症の既往歴のある患者
インターロイキン製剤	テセロイキン	注射	血管肉腫，腎癌	体液貯留．うっ血性心不全．抑うつ．自殺企図．誘発感染症．感染症の増悪．自己免疫現象	本剤の成分に対し過敏症の既往歴のある患者．ワクチン等生物学的製剤に対し過敏症の既往歴のある患者
	セルモロイキン	注射	血管肉腫	体液貯留．間質性肺炎，PIE 症候群．抑うつ．自殺企図．誘発感染症．感染症の増悪	本剤の成分に対して過敏症の既往歴のある患者．ワクチン等生物学的製剤に対して過敏症の既往歴のある患者
その他	L-アスパラギナーゼ	注射	急性白血病（慢性白血病の急性転化例を含む），悪性リンパ腫	ショック，アナフィラキシー．脳出血．脳梗塞．肺出血等の重篤な凝固異常．重篤な急性膵炎．意識障害を伴う高アンモニア血症．昏睡．意識障害．見当識障害．肝不全等の重篤な肝障害．脳の器質的障害．骨髄抑制．肺炎．敗血症等の重度の感染症	本剤の成分に対し重篤な過敏症の既往歴のある患者

SJS：皮膚粘膜眼症候群 Stevens-Johnson syndrome，Lyell 症候群：中毒性表皮壊死症，TLS：腫瘍崩壊症候群，TEN：中毒性表皮壊死融解症 toxic epidermal necrolysis，HUS：溶血性尿毒症症候群

サリドマイド類縁体

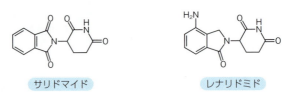

サリドマイド　　　　　レナリドミド

3.2.11　その他の抗悪性腫瘍薬（表 15-22）

インターフェロン interferon 類，インターロイキン interleukine 類，L-アスパラギナーゼ L-Asparaginase が臨床使用されている．

16章 消毒薬

　感染制御の方法には，滅菌と消毒がある．日本薬局方によると，滅菌とは，「すべての微生物を殺滅または除去すること」である．一方，消毒は「生存する微生物の数を減らすために用いられる処置法で，必ずしも微生物をすべて殺滅したり除去するものではない」とあり，感染症を起こさないレベルにまで病原性を低下させることである．したがって，人体に施すことができるのは消毒である．消毒薬には一定の抗菌スペクトルがあるため，消毒対象を見極めて，適切な消毒薬を選択する必要がある．消毒薬は非特異的な化学反応によって殺菌作用を発揮するため，さまざまな要因によって消毒効率が減弱される．これらには，①対象物の汚れあるいは有機物の存在，②pH，③作用時間，④濃度および⑤ほかの薬品との相互作用などが含まれる．

　消毒効率によって，消毒薬はレベル分類される（表16-1）．高水準消毒薬は，芽胞を含めあらゆる微生物の消毒に使用できるが，反応性が高いために人体には用いられない．中水準消毒薬は，芽胞は消毒できないが，人体に用いることができ，その消毒効率は比較的良好である．低水準消毒薬は，一般細菌以外には無効なことが多いが，クロルヘキシジンを除き粘膜にも用いることができる．したがって，消毒対象によって使い分けることが重要となる（表16-2）．

表 16-1　消毒薬の分類

水準	消毒薬	作用機序	非生体（器具など）	人体 非粘膜	人体 粘膜	芽胞	ウイルス エンベロープなし	ウイルス エンベロープあり	真菌	一般細菌
高水準	グルタラール	生体分子の科学的修飾	○	×	×	○	○	○	○	○
	フタラール	生体分子の科学的修飾	○	×	×	○	○	○	○	○
	過酢酸	ラジカルによる酸化作用	○	×	×	○	○	○	○	○
中水準	次亜塩素酸ナトリウム	ハロゲンによる酸化作用	△*1	×	×	○	○	○	○	○
	ヨードホルム	ハロゲンによる酸化作用	×	○	○	△	○	○	○	○
	アルコール系	脱水，タンパク質変性，脱脂	○	○	×	×	△	○	△	○
	フェノール系	タンパク質変性	○	○	×	×	△	×	△	○
低水準	4級アンモニウム系	細胞内容物の漏出，タンパク質変性	○	○	○	×	×	×	△	○
	両性界面活性剤系		○	○	○	×	×	×	△	○
	クロルヘキシジングルコン酸塩		○	○	×	×	×	×	△	○
その他	ホルマリン	生体分子の科学的修飾	○	△*2	×	△	○	○	○	○
	オキシドール	ラジカルによる酸化作用	×	○	○	△	○	○	○	○
	アクリノール	細菌呼吸酵素阻害	×	○	○	×	×	×	×	○

*1 金属は不可
*2 歯科領域で使用することがある

表 16-2　消毒薬

分　類	一般名	適　応	禁　忌
アルデヒド系	グルタラール glutaral	医療器具の化学的殺菌・消毒	
	フタラール phtharal	医療器具の化学的殺菌・消毒	
	ホルマリン formalin	医療機器の消毒，手術室・病室・家具・器具・物品などの消毒 歯科領域における感染根管の消毒	
過酸化物系	過酢酸 peracetic acid	医療器具の化学的滅菌または殺菌・消毒	
	オキシドール oxydol	創傷・潰瘍の殺菌・消毒，外耳・中耳の炎症，鼻炎，咽喉頭炎，扁桃炎などの粘膜の炎症，口腔粘膜の消毒，齲窩および根管の清掃・消毒，歯の清浄，口内炎の洗口	瘻孔，挫創など本剤を使用した際に体腔に染み込むおそれのある部位
塩素系	次亜塩素酸ナトリウム sodium hypochlorite	手指・皮膚の消毒，手術部位（手術野）の皮膚の消毒，手術部位（手術野）の粘膜の消毒，医療機器の消毒，手術室・病室・家具・器具・物品などの消毒，排泄物の消毒，HBウイルスの消毒，患者用プール水の消毒	
ヨウ素系	ヨウ素 iodine	手術部位（手術野）の皮膚の消毒，手術部位（手術野）の粘膜の消毒，皮膚・粘膜の創傷部位の消毒，熱傷皮膚面の消毒	損傷皮膚および粘膜，本剤またはヨウ素に対し過敏症の既往歴のある患者
	ポビドンヨード povidone-iodine	手術部位（手術野）の皮膚の消毒，手術部位（手術野）の粘膜の消毒，皮膚・粘膜の創傷部位の消毒，熱傷皮膚面の消毒，感染皮膚面の消毒	本剤またはヨウ素に対し過敏症の既往歴のある患者
	ヨードホルム iodoform	創傷・潰瘍の殺菌・消毒，歯牙根管の防腐，創傷・潰瘍の殺菌・消毒	ヨード過敏症の患者，腎機能障害のある患者，心障害のある患者
	ヨードチンキ iodine tincture	皮膚表面の一般消毒，創傷・潰瘍の殺菌・消毒，歯肉および口腔粘膜の消毒，歯根の消毒	ヨード過敏症の患者
アルコール系	イソプロパノール isopropanol	手指・皮膚の消毒，医療機器の消毒	損傷皮膚および粘膜
	エタノール ethanol	手指・皮膚の消毒，手術部位（手術野）の皮膚の消毒，医療機器の消毒	損傷皮膚および粘膜
フェノール系	クレゾール石けん液 saponated cresol solution	手指・皮膚の消毒，手術部位（手術野）の皮膚の消毒，医療機器の消毒，手術室・病室・家具・器具・物品等の消毒，排泄物の消毒，膣の洗浄	損傷皮膚
	フェノール phenol	手指・皮膚の消毒，医療用具の消毒，手術室・病室・家具・器具・物品などの消毒，排泄物の消毒，痒疹（小児ストロフルスを含む），蕁麻疹，虫さされの鎮痒	損傷皮膚および粘膜
4級アンモニウム系	ベンザルコニウム benzalkonium	手指・皮膚の消毒，手術部位（手術野）の皮膚の消毒，手術部位（手術野）の粘膜の消毒，皮膚・粘膜の創傷部位の消毒，感染皮膚面の消毒，医療機器の消毒，手術室・病室・家具・器具・物品等の消毒，膣洗浄，結膜嚢の洗浄・消毒	
	ベンゼトニウム benzethonium	手指・皮膚の消毒，手術部位（手術野）の皮膚の消毒，手術部位（手術野）の粘膜の消毒，皮膚・粘膜の創傷部位の消毒，感染皮膚面の消毒，医療機器の消毒，手術室・病室・家具・器具・物品等の消毒，膣洗浄，結膜嚢の洗浄・消毒	
両性界面活性剤系	アルキルジアミノエチルグリシン alkyldiaminoethylglycine	医療用具の消毒，手術室・病室・家具・器具・物品などの消毒，手指・皮膚の消毒，手術部位（手術野）の皮膚の消毒，手術部位（手術野）の粘膜の消毒，皮膚・粘膜の創傷部位の消毒	
ビグアナイド系	クロルヘキシジン chlorhexidine	手指・皮膚の消毒，手術部位（手術野）の皮膚の消毒，皮膚の創傷部位の消毒，医療機器の消毒，手術室・病室・家具・器具・物品等の消毒，結膜嚢の洗浄・消毒，産婦人科・泌尿器科における外陰・外性器の皮膚消毒	クロルヘキシジン製剤に対し過敏症の既往歴のある患者，脳，脊髄，耳（内耳，中耳，外耳），膣，膀胱，口腔などの粘膜面，損傷皮膚および粘膜，眼

表 16-2 （つづき）

分類	一般名	適応	禁忌
その他	過マンガン酸カリウム potassium permanganate	創傷・潰瘍・局所性多汗症・臭汗症の殺菌および収れん	
	アクリノール acrinol	化膿局所の消毒（泌尿器・産婦人科術中術後，化膿性疾患［せつ，よう，扁桃炎，副鼻腔炎，中耳炎］），口腔領域における化膿局所の消毒	
	マーキュロクロム mercurochrome	皮膚表面の一般消毒，創傷・潰瘍の殺菌・消毒	本剤または他の水銀製剤に対し過敏症の既往歴のある患者，臍帯ヘルニアの小児，粘膜面，口に触れる可能性のある部位（乳頭など）の消毒

消毒薬

〈アルデヒド系消毒薬〉

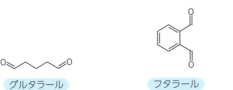

グルタラール　　フタラール　　ホルマリン

〈過酸化物系消毒薬〉　　　　〈ハロゲン系消毒薬〉

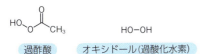 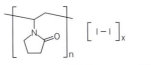

過酢酸　オキシドール(過酸化水素)　次亜塩素酸ナトリウム　ポビドンヨード　ヨードホルム

〈アルコール系消毒薬，フェノール系消毒薬〉

イソプロパノール　エタノール　クレゾール　フェノール

〈4級アンモニウム系消毒薬〉

ベンザルコニウム　　ベンゼトニウム

〈両性界面活性剤系消毒薬〉

アルキルジアミノエチルグリシン

〈ビグアナイド系消毒薬〉

クロルヘキシジン

〈その他の消毒薬〉

過マンガン酸カリウム

アクリノール

マーキュロクロム

●本書における薬学教育モデル・コアカリキュラム（平成25年度改訂版）対応

薬学教育モデル・コアカリキュラム SBO			対応章
E1　薬の作用と体の変化（1）薬の作用			
①薬の作用	1.	薬の用量と作用の関係を説明できる.	2章
	2.	アゴニスト（作用薬，作動薬，刺激薬）とアンタゴニスト（拮抗薬，遮断薬）について説明できる.	
	3.	薬物が作用するしくみについて，受容体，酵素，イオンチャネルおよびトランスポーターを例に挙げて説明できる.	
	4.	代表的な受容体を列挙し，刺激あるいは遮断された場合の生理反応を説明できる.	
	5.	薬物の作用発現に関連する代表的な細胞内情報伝達系を列挙し，活性化あるいは抑制された場合の生理反応を説明できる.（C6（6）【②細胞内情報伝達】1.～5.参照）	
	6.	薬物の体内動態（吸収，分布，代謝，排泄）と薬効発現の関わりについて説明できる.	
	7.	薬物の選択（禁忌を含む），用法，用量の変更が必要となる要因（年齢，疾病，妊娠等）について具体例を挙げて説明できる.	
	8.	薬理作用に由来する代表的な薬物相互作用を列挙し，その機序を説明できる.（E4（1）【②吸収】5.【④代謝】5.【⑤排泄】5.参照）	
	9.	薬物依存性，耐性について具体例を挙げて説明できる.	

以下，薬理学領域のみ対応

薬学教育モデル・コアカリキュラム SBO			対応章
E2　薬理・病態・薬物治療			
（1）神経系の疾患と薬			
①自律神経系に作用する薬	1.	交感神経系に作用し，その支配器官の機能を修飾する代表的な薬物を挙げ，薬理作用，機序，主な副作用を説明できる.	3章
	2.	副交感神経系に作用し，その支配器官の機能を修飾する代表的な薬物を挙げ，薬理作用，機序，主な副作用を説明できる.	
	3.	神経節に作用する代表的な薬物を挙げ，薬理作用，機序，主な副作用を説明できる.	
②体性神経系に作用する薬・筋の疾患の薬，病態，治療	1.	知覚神経に作用する代表的な薬物（局所麻酔薬など）を挙げ，薬理作用，機序，主な副作用を説明できる.	4章
	2.	運動神経に作用する代表的な薬物を挙げ，薬理作用，機序，主な副作用を説明できる.	
③中枢神経系の疾患の薬，病態，治療	1.	全身麻酔薬，催眠薬の薬理（薬理作用，機序，主な副作用）および臨床適用を説明できる.	5章
	2.	麻薬性鎮痛薬，非麻薬性鎮痛薬の薬理（薬理作用，機序，主な副作用）および臨床適用（WHO三段階除痛ラダーを含む）を説明できる.	
	3.	中枢興奮薬の薬理（薬理作用，機序，主な副作用）および臨床適用を説明できる.	
	4.	統合失調症について，治療薬の薬理（薬理作用，機序，主な副作用），および病態（病態生理，症状等）・薬物治療（医薬品の選択等）を説明できる.	
	5.	うつ病，躁うつ病（双極性障害）について，治療薬の薬理（薬理作用，機序，主な副作用），および病態（病態生理，症状等）・薬物治療（医薬品の選択等）を説明できる.	
	6.	不安神経症（パニック障害と全般性不安障害），心身症，不眠症について，治療薬の薬理（薬理作用，機序，主な副作用），および病態（病態生理，症状等）・薬物治療（医薬品の選択等）を説明できる.	
	7.	てんかんについて，治療薬の薬理（薬理作用，機序，主な副作用），および病態（病態生理，症状等）・薬物治療（医薬品の選択等）を説明できる.	
	8.	脳血管疾患（脳内出血，脳梗塞（脳血栓，脳塞栓，一過性脳虚血），くも膜下出血）について，治療薬の薬理（薬理作用，機序，主な副作用），および病態（病態生理，症状等）・薬物治療（医薬品の選択等）を説明できる.	
	9.	Parkinson（パーキンソン）病について，治療薬の薬理（薬理作用，機序，主	

		な副作用），および病態（病態生理，症状等）・薬物治療（医薬品の選択等）を説明できる．	
		10. 認知症（Alzheimer（アルツハイマー）型認知症，脳血管性認知症等）について，治療薬の薬理（薬理作用，機序，主な副作用），および病態（病態生理，症状等）・薬物治療（医薬品の選択等）を説明できる．	
		11. 片頭痛について，治療薬の薬理（薬理作用，機序，主な副作用），および病態（病態生理，症状等）・薬物治療（医薬品の選択等）について説明できる．	
	④化学構造と薬効	1. 神経系の疾患に用いられる代表的な薬物の基本構造と薬効（薬理・薬物動態）の関連を概説できる．	3〜5章
(2) 免疫・炎症・アレルギーおよび骨・関節の疾患と薬			
	①抗炎症薬	1. 抗炎症薬（ステロイド性および非ステロイド性）および解熱性鎮痛薬の薬理（薬理作用，機序，主な副作用）および臨床適用を説明できる．	8章
		2. 抗炎症薬の作用機序に基づいて炎症について説明できる．	
	②免疫・炎症・アレルギー疾患の薬，病態，治療	1. アレルギー治療薬（抗ヒスタミン薬，抗アレルギー薬等）の薬理（薬理作用，機序，主な副作用）および臨床適用を説明できる．	8章
		2. 免疫抑制薬の薬理（薬理作用，機序，主な副作用）および臨床適用を説明できる．	
		3. 以下のアレルギー疾患について，治療薬の薬理（薬理作用，機序，主な副作用），および病態（病態生理，症状等）・薬物治療（医薬品の選択等）を説明できる． アトピー性皮膚炎，蕁麻疹，接触性皮膚炎，アレルギー性鼻炎，アレルギー性結膜炎，花粉症，消化管アレルギー，気管支喘息（重複）	
		4. 以下の薬物アレルギーについて，原因薬物，病態（病態生理，症状等）および対処法を説明できる． Stevens-Johnson（スティーブンス-ジョンソン）症候群，中毒性表皮壊死症（重複），薬剤性過敏症症候群，薬疹	2章
		5. アナフィラキシーショックについて，治療薬の薬理（薬理作用，機序，主な副作用），および病態（病態生理，症状等）・薬物治療（医薬品の選択等）を説明できる．	
		7. 以下の臓器特異的自己免疫疾患について，治療薬の薬理（薬理作用，機序，主な副作用），および病態（病態生理，症状等）・薬物治療（医薬品の選択等）を説明できる． バセドウ病（重複），橋本病（重複），悪性貧血（重複），アジソン病，1型糖尿病（重複），重症筋無力症，多発性硬化症，特発性血小板減少性紫斑病，自己免疫性溶血性貧血（重複），シェーグレン症候群	8章
		8. 以下の全身性自己免疫疾患について，治療薬の薬理（薬理作用，機序，主な副作用），および病態（病態生理，症状等）・薬物治療（医薬品の選択等）を説明できる． 全身性エリテマトーデス，強皮症，多発筋炎/皮膚筋炎，関節リウマチ（重複）	
	③骨・関節・カルシウム代謝疾患の薬，病態，治療	1. 関節リウマチについて，治療薬の薬理（薬理作用，機序，主な副作用），および病態（病態生理，症状等）・薬物治療（医薬品の選択等）を説明できる．	8章
		2. 骨粗鬆症について，治療薬の薬理（薬理作用，機序，主な副作用），および病態（病態生理，症状等）・薬物治療（医薬品の選択等）を説明できる．	12章
		3. 変形性関節症について，治療薬の薬理（薬理作用，機序，主な副作用），および病態（病態生理，症状等）・薬物治療（医薬品の選択等）を説明できる．	8章
		4. カルシウム代謝の異常を伴う疾患（副甲状腺機能亢進（低下）症，骨軟化症（くる病を含む），悪性腫瘍に伴う高カルシウム血症）について，治療薬の薬理（薬理作用，機序，主な副作用），および病態（病態生理，症状等）・薬物治療（医薬品の選択等）を説明できる．	12章
	④化学構造と薬効	1. 免疫・炎症・アレルギー疾患に用いられる代表的な薬物の基本構造と薬効（薬理・薬物動態）の関連を概説できる．	8章
(3) 循環器系・血液系・造血器系・泌尿器系・生殖器系の疾患と薬			
		1. 以下の不整脈および関連疾患について，治療薬の薬理（薬理作用，機序，主な副作用），および病態（病態生理，症状等）・薬物治療（医薬品の選択等）を説明できる． 不整脈の例示：上室性期外収縮（PAC），心室性期外収縮（PVC），心房細動	

①循環器系疾患の薬, 病態, 治療		(Af), 発作性上室頻拍 (PSVT), WPW症候群, 心室頻拍 (VT), 心室細動 (VF), 房室ブロック, QT延長症候群	11章
	2.	急性および慢性心不全について, 治療薬の薬理 (薬理作用, 機序, 主な副作用), および病態 (病態生理, 症状等)・薬物治療 (医薬品の選択等) を説明できる.	
	3.	虚血性心疾患 (狭心症, 心筋梗塞) について, 治療薬の薬理 (薬理作用, 機序, 主な副作用), および病態 (病態生理, 症状等)・薬物治療 (医薬品の選択等) を説明できる.	
	4.	以下の高血圧症について, 治療薬の薬理 (薬理作用, 機序, 主な副作用), および病態 (病態生理, 症状等)・薬物治療 (医薬品の選択等) を説明できる. 本態性高血圧症, 二次性高血圧症 (腎性高血圧症, 腎血管性高血圧症を含む)	
②血液・造血器系疾患の薬, 病態, 治療	1.	止血薬の薬理 (薬理作用, 機序, 主な副作用) および臨床適用を説明できる.	14章
	2.	抗血栓薬, 抗凝固薬および血栓溶解薬の薬理 (薬理作用, 機序, 主な副作用) および臨床適用を説明できる.	
	3.	以下の貧血について, 治療薬の薬理 (薬理作用, 機序, 主な副作用), および病態 (病態生理, 症状等)・薬物治療 (医薬品の選択等) を説明できる. 鉄欠乏性貧血, 巨赤芽球性貧血 (悪性貧血等), 再生不良性貧血, 自己免疫性溶血性貧血 (AIHA), 腎性貧血, 鉄芽球性貧血	
	4.	播種性血管内凝固症候群 (DIC) について, 治療薬の薬理 (薬理作用, 機序, 主な副作用), および病態 (病態生理, 症状等)・薬物治療 (医薬品の選択等) を説明できる.	
	5.	以下の疾患について治療薬の薬理 (薬理作用, 機序, 主な副作用), および病態 (病態生理, 症状等)・薬物治療 (医薬品の選択等) を説明できる. 血友病, 血栓性血小板減少性紫斑病 (TTP), 白血球減少症, 血栓塞栓症, 白血病 (重複), 悪性リンパ腫 (重複) (E2 (7)【⑧悪性腫瘍の薬, 病態, 治療】参照)	
③泌尿器系, 生殖器系疾患の薬, 病態, 薬物治療	1.	利尿薬の薬理 (薬理作用, 機序, 主な副作用) および臨床適用を説明できる.	13章
	2.	急性および慢性腎不全について, 治療薬の薬理 (薬理作用, 機序, 主な副作用), および病態 (病態生理, 症状等)・薬物治療 (医薬品の選択等) を説明できる.	
	3.	ネフローゼ症候群について, 治療薬の薬理 (薬理作用, 機序, 主な副作用), および病態 (病態生理, 症状等)・薬物治療 (医薬品の選択等) を説明できる.	
	4.	過活動膀胱および低活動膀胱について, 治療薬の薬理 (薬理作用, 機序, 主な副作用), および病態 (病態生理, 症状等)・薬物治療 (医薬品の選択等) を説明できる.	
	5.	以下の泌尿器系疾患について, 治療薬の薬理 (薬理作用, 機序, 主な副作用), および病態 (病態生理, 症状等)・薬物治療 (医薬品の選択等) を説明できる. 慢性腎臓病 (CKD), 糸球体腎炎 (重複), 糖尿病性腎症 (重複), 薬剤性腎症 (重複), 腎盂腎炎 (重複), 膀胱炎 (重複), 尿路感染症 (重複), 尿路結石	
	6.	以下の生殖器系疾患について, 治療薬の薬理 (薬理作用, 機序, 主な副作用), および病態 (病態生理, 症状等)・薬物治療 (医薬品の選択等) を説明できる. 前立腺肥大症, 子宮内膜症, 子宮筋腫	7章
	7.	妊娠・分娩・避妊に関連して用いられる薬物について, 薬理 (薬理作用, 機序, 主な副作用), および薬物治療 (医薬品の選択等) を説明できる.	
④化学構造と薬効	1.	循環系・泌尿器系・生殖器系疾患の疾患に用いられる代表的な薬物の基本構造と薬効 (薬理・薬物動態) の関連を概説できる.	7章, 11章, 13章
(4) 呼吸器系・消化器系の疾患と薬			
①呼吸器系疾患の薬, 病態, 治療	1.	気管支喘息について, 治療薬の薬理 (薬理作用, 機序, 主な副作用), および病態 (病態生理, 症状等)・薬物治療 (医薬品の選択等) を説明できる.	10章
	2.	慢性閉塞性肺疾患および喫煙に関連する疾患 (ニコチン依存症を含む) について, 治療薬の薬理 (薬理作用, 機序, 主な副作用), および病態 (病態生理, 症状等)・薬物治療 (医薬品の選択等) を説明できる.	
	3.	間質性肺炎について, 治療薬の薬理 (薬理作用, 機序, 主な副作用), および病態 (病態生理, 症状等)・薬物治療 (医薬品の選択等) を説明できる.	
	4.	鎮咳薬, 去痰薬, 呼吸興奮薬の薬理 (薬理作用, 機序, 主な副作用) および臨床適用を説明できる.	

②消化器系疾患の薬，病態，治療	1. 以下の上部消化器疾患について，治療薬の薬理（薬理作用，機序，主な副作用），および病態（病態生理，症状）・薬物治療（医薬品の選択等）を説明できる．胃食道逆流症（逆流性食道炎を含む），消化性潰瘍，胃炎		9章
	2. 炎症性腸疾患（潰瘍性大腸炎，クローン病等）について，治療薬の薬理（薬理作用，機序，主な副作用），および病態（病態生理，症状等）・薬物治療（医薬品の選択等）を説明できる．		
	3. 肝疾患（肝炎，肝硬変（ウイルス性を含む），薬剤性肝障害）について，治療薬の薬理（薬理作用，機序，主な副作用），および病態（病態生理，症状等）・薬物治療（医薬品の選択等）を説明できる．		
	4. 膵炎について，治療薬の薬理（薬理作用，機序，主な副作用），および病態（病態生理，症状等）・薬物治療（医薬品の選択等）を説明できる．		
	5. 胆道疾患（胆石症，胆道炎）について，治療薬の薬理（薬理作用，機序，主な副作用），および病態（病態生理，症状等）・薬物治療（医薬品の選択等）を説明できる．		
	6. 機能性消化管障害（過敏性腸症候群を含む）について，治療薬の薬理（薬理作用，機序，主な副作用），および病態（病態生理，症状等）・薬物治療（医薬品の選択等）を説明できる．		
	7. 便秘・下痢について，治療薬の薬理（薬理作用，機序，主な副作用），および病態（病態生理，症状等）・薬物治療（医薬品の選択等）を説明できる．		
	8. 悪心・嘔吐について，治療薬および関連薬物（催吐薬）の薬理（薬理作用，機序，主な副作用），および病態（病態生理，症状等）・薬物治療（医薬品の選択等）を説明できる．		
	9. 痔について，治療薬の薬理（薬理作用，機序，主な副作用），および病態（病態生理，症状等）・薬物治療（医薬品の選択等）を説明できる．		
③化学構造と薬効	1. 呼吸器系・消化器系の疾患に用いられる代表的な薬物の基本構造と薬効（薬理・薬物動態）の関連を概説できる．		

（5）代謝系・内分泌系の疾患と薬

①代謝系疾患の薬，病態，治療	1. 糖尿病とその合併症について，治療薬の薬理（薬理作用，機序，主な副作用），および病態（病態生理，症状等）・薬物治療（医薬品の選択等）を説明できる．		12章
	2. 脂質異常症について，治療薬の薬理（薬理作用，機序，主な副作用），および病態（病態生理，症状等）・薬物治療（医薬品の選択等）を説明できる．		
	3. 高尿酸血症・痛風について，治療薬の薬理（薬理作用，機序，主な副作用），および病態（病態生理，症状等）・薬物治療（医薬品の選択等）を説明できる．		
②内分泌系疾患の薬，病態，治療	1. 性ホルモン関連薬の薬理（薬理作用，機序，主な副作用）および臨床適用を説明できる．		7章
	2. Basedow（バセドウ）病について，治療薬の薬理（薬理作用，機序，主な副作用），および病態（病態生理，症状等）・薬物治療（医薬品の選択等）を説明できる．		
	3. 甲状腺炎（慢性（橋本病），亜急性）について，治療薬の薬理（薬理作用，機序，主な副作用），および病態（病態生理，症状等）・薬物治療（医薬品の選択等）を説明できる．		
	4. 尿崩症について，治療薬の薬理（薬理作用，機序，主な副作用），および病態（病態生理，症状等）・薬物治療（医薬品の選択等）を説明できる．		
	5. 以下の疾患について説明できる． 先端巨大症，高プロラクチン血症，下垂体機能低下症，ADH不適合分泌症候群（SIADH），副甲状腺機能亢進症・低下症，Cushing（クッシング）症候群，アルドステロン症，褐色細胞腫，副腎不全（急性，慢性），子宮内膜症（重複），アジソン病（重複）		
③化学構造と薬効	1. 代謝系・内分布系の疾患に用いられる代表的な薬物の基本構造と薬効（薬理・薬物動態）の関連を概説できる．		7章, 12章

（6）感覚器・皮膚の疾患と薬

①眼疾患の薬，病態，治療	1. 緑内障について，治療薬の薬理（薬理作用，機序，主な副作用），および病態（病態生理，症状等）・薬物治療（医薬品の選択等）を説明できる．		
	2. 白内障について，治療薬の薬理（薬理作用，機序，主な副作用），および病態（病態生理，症状等）・薬物治療（医薬品の選択等）を説明できる．		

		3. 加齢性黄斑変性について，治療薬の薬理（薬理作用，機序，主な副作用），および病態（病態生理，症状等）・薬物治療（医薬品の選択等）を説明できる．	
②耳鼻咽喉疾患の薬，病態，治療	1. めまい（動揺病，Meniere（メニエール）病等）について，治療薬の薬理（薬理作用，機序，主な副作用），および病態（病態生理，症状等）・薬物治療（医薬品の選択等）を説明できる．		6章
③皮膚疾患の薬，病態，治療	1. アトピー性皮膚炎について，治療薬の薬理（薬理作用，機序，主な副作用），および病態（病態生理，症状等）・薬物治療（医薬品の選択等）を説明できる．（E2（2）【②免疫・炎症・アレルギーの薬，病態，治療】参照）		
	2. 皮膚真菌症について，治療薬の薬理（薬理作用，機序，主な副作用），および病態（病態生理，症状等）・薬物治療（医薬品の選択等）を説明できる．（E2（7）【⑤真菌感染症の薬，病態，治療】参照）		
	3. 褥瘡について，治療薬の薬理（薬理作用，機序，主な副作用），および病態（病態生理，症状等）・薬物治療（医薬品の選択等）を説明できる．		
④化学構造と薬効	1. 感覚器・皮膚の疾患に用いられる代表的な薬物の基本構造と薬効（薬理・薬物動態）の関連を概説できる．		
(7) 病原微生物（感染症）・悪性新生物（がん）と薬			
①抗菌薬	1. 以下の抗菌薬の薬理（薬理作用，機序，抗菌スペクトル，主な副作用，相互作用，組織移行性）および臨床適用を説明できる． β-ラクタム系，テトラサイクリン系，マクロライド系，アミノ配糖体（アミノグリコシド）系，キノロン系，グリコペプチド系，抗結核薬，サルファ剤（ST合剤を含む），その他の抗菌薬		
	2. 細菌感染症に関係する代表的な生物学的製剤（ワクチン等）を挙げ，その作用機序を説明できる．		
④ウイルス感染症およびプリオン病の薬，病態，治療	1. ヘルペスウイルス感染症（単純ヘルペス，水痘・帯状疱疹）について，治療薬の薬理（薬理作用，機序，主な副作用），予防方法および病態（病態生理，症状等）・薬物治療（医薬品の選択等）を説明できる．		15章-2
	2. サイトメガロウイルス感染症について，治療薬の薬理（薬理作用，機序，主な副作用），および病態（病態生理，症状等）・薬物治療（医薬品の選択等）を説明できる．		
	3. インフルエンザについて，治療薬の薬理（薬理作用，機序，主な副作用），感染経路と予防方法および病態（病態生理，症状等）・薬物治療（医薬品の選択等）を説明できる．		
	4. ウイルス性肝炎（HAV，HBV，HCV）について，治療薬の薬理（薬理作用，機序，主な副作用），感染経路と予防方法および病態（病態生理（急性肝炎，慢性肝炎，肝硬変，肝細胞がん），症状等）・薬物治療（医薬品の選択等）を説明できる．（重複）		
	5. 後天性免疫不全症候群（AIDS）について，治療薬の薬理（薬理作用，機序，主な副作用），感染経路と予防方法および病態（病態生理，症状等）・薬物治療（医薬品の選択等）を説明できる．		
⑤真菌感染症の薬，病態，治療	1. 抗真菌薬の薬理（薬理作用，機序，主な副作用）および臨床適用を説明できる．		
⑥原虫・寄生虫感染症の薬，病態，治療	1. 以下の原虫感染症について，治療薬の薬理（薬理作用，機序，主な副作用），および病態（病態生理，症状等）・薬物治療（医薬品の選択等）を説明できる． マラリア，トキソプラズマ症，トリコモナス症，アメーバ赤痢		
⑧悪性腫瘍の薬，病態，治療	1. 以下の抗悪性腫瘍薬の薬理（薬理作用，機序，主な副作用，相互作用，組織移行性）および臨床適用を説明できる． アルキル化薬，代謝拮抗薬，抗腫瘍抗生物質，微小管阻害薬，トポイソメラーゼ阻害薬，抗腫瘍ホルモン関連薬，白金製剤，分子標的治療薬，その他の抗悪性腫瘍薬		15章-3
⑩化学構造と薬効	病原微生物・悪性新生物が関わる疾患に用いられる代表的な薬物の基本構造と薬効（薬理・薬物動態）の関連を概説できる．		15章
(8) バイオ・細胞医薬品とゲノム情報			
①組換え体医薬品	1. 組換え体医薬品の特色と有用性を説明できる．		2章
	2. 代表的な組換え体医薬品を列挙できる．		
	3. 組換え体医薬品の安全性について概説できる．		

索引

◆ 和文索引

あ

アウエルバッハ神経叢 367
アカシジア 175
アカルボース 507
アカンプロサート 235
アキシチニブ 688
悪性高熱症 146
悪性症候群 146,178,372
アクタリット 364
アクチノマイシン D 669
アクチン 142,435
アクラトニウム 125,388
アクリジニウム 423
アクロレイン 561,650
アコチアミド 372
アゴニスト 14,283
アザシチジン 693
アザセトロン 64,386
アザチオプリン 353,396,525
亜酸化窒素 165
アシクロビル 625
アジスロマイシン 430,614
アジソン病 313
亜硝酸アミル 466
アジルサルタン 77,483
アズトレオナム 611
アスナプレビル 403,631
アスピリン 70,230,337,583
──喘息 24
アズレンスルホン酸 383
アセタゾラミド 196,428,542
アセチル CoA 92
アセチルコリン（ACh）26,88,123,159
──血圧反転 124
──生合成と遊離 92
──分解 93
アセチルコリンエステラーゼ 251
アセチルコリン作動性神経 199
アセチルコリン受容体 93
　アセチルコリン M_3 受容体
　　──作動薬 549
　　──遮断薬 547
アセチルシステイン 414
アセチルフェネトライド 197
アセトアミノフェン 230,344
アセトヘキサミド 504
アセナピン 181
アセブトロール 120,471,485
アセメタシン 337
アゼラスチン 59,348,424
アゼルニジピン 477
アゾセミド 543

アゾール系抗真菌薬 274,638
アタザナビル 635
アダプタータンパク質 32
アダリムマブ 365,396
圧受容器反射 438
圧負荷 452
アップレギュレーション 122
アデニル酸シクラーゼ活性化薬 459
アデノシン 159,162,237,448
アデノシン三リン酸 448
アデノシン三リン酸二ナトリウム 247,280
アデノシン受容体 162
　アデノシン $A_{1,2}$ 受容体 420
　アデノシン A_{2A} 受容体遮断薬 205
アテノロール 120,470,485
アデホビル 402,629
アテローム斑 511
アトバコン 642
アトピー性皮膚炎 272
アトルバスタチン 512
アドレナリン（Ad）89,98,152,160,320,418,490
──血圧反転 99
アドレナリン作動性神経遮断薬 121
アドレナリン受容体 27,93
　アドレナリン α 受容体 94
　　──作動薬 103
　　──遮断薬 112
　アドレナリン α_1 受容体 95,176
　　──作動薬 103,262
　　──遮断薬 115,264,484,549
　アドレナリン α_2 受容体 95,174
　　──作動薬 103,266,487
　　──遮断薬 116
　アドレナリン α_2 ヘテロ受容体 191
　アドレナリン α, β 受容体
　　──作動薬 98,264
　　──遮断薬 121
　アドレナリン β 受容体 94,95
　　──作動薬 105,495,548
　　──遮断薬 116,119,266,455,470,485
　アドレナリン β_1 受容体
　　──作動薬 105
　　──遮断薬 120
　アドレナリン β_2 受容体
　　──作動薬 105,416
　アドレナリン β_3 受容体作動薬 108
アドレノクロムモノアミノグアニジン 580
アトロピン 133,378,448
アナグリプチン 503
アナストロゾール 326,680
アナフィラキシー型 416
アナフィラキシーショック 23

アナフィラキシー遅延反応物質 68
アナボリックホルモン 333
アバカビル 634
アバタセプト 366
アピキサバン 595
アビラテロン（酢酸エステル）333,682
アファチニブ 688
アプラクロニジン 104,266
アフリベルセプト 269
アプリンジン 444
アプレピタント 385
アフロクアロン 210
アポタンパク質 514
アポモルヒネ 203
アマンタジン 203,247,627
アミオダロン 447
アミカシン 613
アミトリプチリン 188,548
アミノ安息香酸エチル 150,387
アミノグリコシド系抗菌薬 613
アミノフィリン 420
アミノペニシリン 606
アムホテリシン B 639
アムロジピン 468,477
アメジニウム 111,491
アモキサピン 188
アモキシシリン 606,607
アモスラロール 121,485
アモバルビタール 173
アラキドン酸 67
アラセプリル 75,480
アラニジピン 477
アラントイン 521
アリエンス 24
アリスキレン 78,484
アリピプラゾール 180
アリメマジン 59
アリルアミン系抗真菌薬 275
アリルエストレノール 332,550
アリール酢酸系薬物 338
アリル炭化水素受容体 28
──核内輸送体 33
アリロクマブ 517
アルガトロバン 596
アルキル化薬 354,648
アルコール依存症 233
アルコール代謝 35
アルコール脱水素酵素 234
アルジオキサ 378,383
アルツハイマー型認知症 161,250,251
アルツハイマー病 159
アルデヒド脱水素酵素 234
アルテプラーゼ 598
アルテメテル 642
アルドース還元酵素 509

和文索引

アルドステロン受容体遮断薬　318, 454
アルファカルシドール　304, 534
アルブミン懸濁型製剤　672
アルプラゾラム　183, 387
アルプレノロール　119
アルプロスタジル　493
アルプロスタジルアルファデクス　276
アルベカシン　613
アルベンダゾール　644
アルミニウム脳症　377
アレクチニブ　688
アレルギー
　――疾患　345
　――性結膜炎　262
　――性鼻炎　279
　――治療薬　347
　――様反応　24
アレルゲン　24
アレンドロン酸　528
アログリプチン　503
アロステリック調節因子　22
アロステリック部位　22
アロチノロール　121, 485
アロプリノール　524
アロマターゼ阻害薬　326, 680
アンギオテンシノーゲン　72
アンギオテンシンⅠ　72
アンギオテンシンⅡ　72
アンギオテンシンⅡ受容体　73
　――遮断薬　76, 454, 483
　アンギオテンシンⅡ AT$_{1,2}$ 受容体　73
アンギオテンシン変換酵素　72, 318
　――阻害薬　23, 74, 453, 480
安全域　12
アンタゴニスト　14, 283
アンテドラッグ　42
アントラキノン系配糖体　389
アントラサイクリン系抗腫瘍抗生物質　663, 676
アントラニル酸系薬物　338
アンドロゲン　320, 677
　アンドロゲン合成酵素　682
　　　――阻害薬　333
　アンドロゲン受容体遮断薬　679
アンピシリン　606, 607
アンピロキシカム　337
アンフェタミン　110, 238
アンフェナック　337
アンブリセンタン　496
アンブロキソール　415
アンベノニウム　130
アンレキサノクス　350, 425

胃　368
イオンチャネル
　――型グルタミン酸受容体　161
　――内蔵型受容体　25, 63, 284
　――内蔵型受容体情報伝達系　29
異型狭心症　464
イコサペント酸エチル　520, 584
胃酸　368
胃酸分泌　373
　――機構　376
　――抑制薬　378
異常自動能　439
異常薬物反応　24
移植片対宿主反応　347
イストラデフィリン　205
イソクスプリン　105, 330, 495
イソソルビド　543
イソニアジド　36, 623
イソフェンインスリン　502
イソフルラン　164
イソプレナリン　105, 418
イソプロパノール　702
イソプロピルウノプロストン　70, 264
一塩基多型　53
Ⅰ型アレルギー　346
　――反応　23, 279
1型糖尿病　308
一次止血　577
一次知覚神経　147
一次的作用　12
一硝酸イソソルビド　466
1回膜貫通型受容体　27
一過性作用　12
遺伝子多型　53, 380
イトプリド　371
イトラコナゾール　638
胃粘膜血流改善薬　382
胃粘膜防御因子増強薬　382
イノシトール 1, 4, 5 三リン酸　31
イバンドロン酸　528
イピリムマブ　694
イフェンプロジル　244
イブジラスト　244, 350
イブプロフェン　337, 339
イプラグリフロジン　508
イプラトロピウム　136, 423
イプリフラボン　533
イベルメクチン　644
イマチニブ　684
イミダゾール系　638
イミダフェナシン　136, 547
イミダプリル　75, 480
イミプラミン　188, 548
イミペネム　610
イリノテカン　53, 674
イルベサルタン　77, 483
イレウス　672
イロプロスト　494
いんきんたむし　274
インクレチン　306, 503
インジセトロン　64, 386
インジナビル　635
インスリン　305, 371, 499
　――依存性糖尿病　500
　――抵抗性改善薬　507
　――非依存性糖尿病　500
インスリン　アスパルト　502
インスリン　グラルギン　502
インスリン　グルリジン　502
インスリン　デグルデク　502
インスリン　デテミル　502
インスリン　リスプロ　502
インスリン様成長因子Ⅰ　293
陰性症状　175, 180, 181
インダカテロール　107, 419
インターカレーション　666, 669
インダパミド　475, 544
インターフェロン
　――アルファ　628
　――受容体　27
　――ベータ　628
インターロイキン受容体　27
インテグラーゼ　633
　――阻害薬　634, 635
インド蛇木　121
インドメタシン　70, 337, 338
インドールアミン　159
インフリキシマブ　364, 396

ヴォーン・ウィリアムズ分類　442
右脚　435
ウメクリジニウム　136, 419, 423
ウラシル　658
ウラピジル　115, 484, 549
ウリカーゼ　521
ウリナスタチン　406
ウルソデオキシコール酸　405
ウロキナーゼ　597
運動神経　141

え

エイコサテトラエン酸　67
エイコサノイド　66
　――作用　69
　――分解　68
エイコサペンタエン酸　67
会陰排尿筋抑制反射　541
エカベト　378, 383
エキセナチド　503
エキセメスタン　326, 681
エキソサイトーシス　91
エグアレン　378
エスシタロプラム　64, 188
エスゾピクロン　172
エスタゾラム　171
エストラジオール　320, 321, 323, 536
　――安息香酸エステル　323
　――プロピオン酸エステル　323
エストラムスチンリン酸エステル　682
エストリオール　323
エストロゲン　320, 527, 677
エストロゲン受容体　28, 530, 677
　――遮断薬　325, 677
エスモロール　120

エゼチミブ 519
エソメプラゾール 379
エタネルセプト 365
エタノール 233,702
エダラボン 249
エタンブトール 623
エチゾラム 171,183,212
エチドロン酸 528
エチニルエストラジオール 323,682
エチニルエストラジオール・ノルエチステロン 329
エチレフリン 102,491
エドキサバン 593
エトスクシミド 195
エトトイン 193
エトドラク 337,338
エトポシド 676
エトラビリン 635
エトレチナート 278
エドロホニウム 130
エナラプリル 75,453,480
エノキサパリン 591
エノシタビン 659
エバスチン 59
エパルレスタット 231,509
エピナスチン 59,424
エピルビシン 667
エファビレンツ 635
エフェドリン 110,418
エプタゾシン 225
エプラジノン 412
エプレレノン 318,454,477,546
エペリゾン 209
エベロリムス 353,355,690
エポエチンアルファ 554,572
エポエチンベータ 554,572
エポエチンベータペゴル 572
エホニジピン 468,477
エポプロステノール 494
エボロクマブ 517
エムトリシタビン 634
エリスロポエチン 537,565
エリスロマイシン 430,614
エリブリン 673
エルカトニン 302,531
エルゴステロール 638
エルゴタミン 114,258
エルゴトキシン 114
エルゴメトリン 114
エルデカルシトール 304,534,535
エルビテグラビル 635
エルロチニブ 688
エレトリプタン 64,258
遠位尿細管 538
塩化バリウム 413
塩基性ヘリックス・ループ・ヘリックス・モチーフ 28
エンザルタミド 333
炎症 335
　──五大徴候 335
　──病態 335
炎症性サイトカイン 429

炎症性の酸化反応 511
延髄 153,156,163
　──興奮薬 428
エンタカポン 204
エンテカビル 402,629
エンテロクロマフィン細胞 61
エンテロクロマフィン様細胞 55,135
エンドクリン 54
エンドセリン受容体遮断薬 496
エンドソーム 517
エンパグリフロジン 508

黄体形成ホルモン 292,680
　──放出ホルモン 681
黄体ホルモン 320,327
嘔吐 383
嘔吐中枢 217,384
横紋筋融解症 513
オキサゾラム 183
オキサゾリジノン系抗菌薬 617
オキサトミド 59,70,424
オキサプロジン 337
オキサリプラチン 655
オキシカム系薬物 340
オキシコドン 219,230
オキシトシン 295
オキシドール 702
オキシトロピウム 136,423
オキシブチニン 136,547
オキシブプロカイン 150
オキシメテバノール 411
オキセサゼイン 149,151,387
オクスカルバゼピン 198
オクトレオチド 290,294
オザグレル 70,350,426,584
オシメルチニブ 688
オステオカルシン 532
オステオプロテジェリン 530
オセルタミビル 627
オータコイド 54
オーダーメイド 3
オッディ括約筋 369
オテラシルカリウム 658
オートクリン 54
オピオイド 215
オピオイド受容体 215,411
　オピオイドδ受容体 215
　オピオイドκ受容体 215
　オピオイドμ受容体 215
オピオイド鎮痛薬 213,216
オピオイドローテーション 220,222
オーファン受容体 25
オマリグリプチン 503
オマリズマブ 422
オムビタスビル 403
オメガ-3 脂肪酸エチル 520
オメプラゾール 379
オーラノフィン 361
オランザピン 64,180
オルソステリック部位 22

オルプリノン 459
オルメサルタン メドキソミル 77,483
オレキシン 159,162
オレキシン受容体 174
オロダテロール 106,419
オロパタジン 59
オンダンセトロン 64,386

外因性コレステロール 518
開口チャネル遮断薬 253
咳嗽 411,416
外尿道括約筋 541
海馬 154,250
灰白質 157
海綿骨 526
潰瘍性大腸炎 346,395
解離定数 10
化学受容器引金帯 156,176,217,371,412
化学的切断 668
化学療法 603
可逆的競合的アンタゴニスト 16
可逆的抗コリンエステラーゼ薬 130
可逆的非競合的アンタゴニスト 16
角化症 277
角質層 271
覚せい剤取締法 110
核内受容体 28,285
　──情報伝達系 33
角膜治療薬 270
下行性痛覚抑制系 213
下行性伝導路 157
過酢酸 702
下垂体 153,287
下垂体前葉機能低下症 313
ガス壊疽 645
ガス性 164
ガストリン 369
ガストリン/コレシストキニン CCK2 受容体遮断薬 381
カスポファンギン 641
家族性高コレステロール血症ホモ接合体 516
肩関節周囲炎 207
活性型ビタミン D_3 誘導体 304
活性酸素種 414,516
活動電位 434
カテコール O-メチル転移酵素 90,419
　──阻害薬 204
カテコールアミン 159,457
　──系昇圧薬 490
　──生合成 89
　──分解 90
カナキヌマブ 353
カナグリフロジン 508
カナマイシン 613
ガニレリクス 289
ガバペンチン 195,231

和文索引　**713**

ガバペンチン エナカルビル　197
過敏性腸症候群　398
カフェイン　237
下部小腸 L 細胞　503
カプトプリル　75,480
過分極　29
ガベキサート　80,406,601
カペシタビン　658
カベルゴリン　203,290,294
可変領域　696
カモスタット　80,406
可溶性グアニル酸シクラーゼ活性化薬　497
空咳　413
ガランタミン　130,252
カリウム結石　525
カリクレイン　78
カリケアマイシン　694
カリジン　78
　——合成　79
顆粒膜細胞　321
カルシウム誘発カルシウム放出　436
カルシトニン　301,527,531
カルシトリオール　534
カルシニューリン阻害薬　341,355
カルテオロール　119,266,485
カルニチン　372
カルバコール　125
カルバゾクロムスルホン酸ナトリウム　580
カルバペネム系抗菌薬　610
カルバペネム耐性腸内細菌科細菌　621
カルバマゼピン　195,231
カルビドパ　200
カルプロニウム　125
カルベジロール　121,445,455,485
カルペリチド　461
カルボプラチン　655
カルムスチン　651
カルメロース　390
カルモジュリン　437
加齢黄斑変性　268
肝硬変　401
ガンシクロビル　625
間質細胞　331
間質性肺炎　402,429,668,688
間質性膀胱炎　560
癌腫　646
肝性脳症　390
間接型交感神経作動薬　110
間接型コリン作動薬　126
間接作用　12
関節リウマチ　346
　——治療薬　360
乾癬　277
完全アゴニスト　14
完全逆アゴニスト　15
完全ヒト抗体　50
乾燥 BCG・日本株　360
乾燥酵母　372
乾燥水酸化アルミニウムゲル　376
乾燥濃縮人血液凝固第Ⅷ因子　581
乾燥濃縮人血液凝固第Ⅸ因子　581
間代性痙攣　241
カンデサルタン シレキセチル　77,454,483
がん疼痛　213,229
間脳　155
カンレノ酸カリウム　318,546

気管　410
気管支
　——拡張薬　136,416
　——喘息　410,416
　——分泌腺　414
　——平滑筋　410,416
キサンチン　521
　——酸化還元酵素　521,524
　——酸化酵素　521
　——誘導体　420
気道狭窄　416
キナーゼ阻害薬　683
キナプリル　75,480
キニジン　442
キニナーゼⅠ　79
キニナーゼⅡ　72,79
キニーネ　641
キニノーゲン　79
キヌプリスチン　617
機能性ディスペプシア　372
機能的ブロックライン　441
キノロン系抗菌薬　618
揮発性液体　164
気分安定薬　191
気分障害治療薬　186
キメラ型抗体　50
ギメラシル　658
逆アゴニスト　15
逆転写酵素　633
ギャップ結合　434,435
キャンディン系抗真菌薬　641
球形吸着炭　554
吸収性制酸薬　376
吸収における相互作用　44
球状層　309
求心性インパルス　413
急性冠症候群　463,464
急性作用　12
急性心筋梗塞　463
急性腎不全　551
急性膵炎　406
急性前骨髄球性白血病治療薬　698
急性副腎皮質機能不全　314
急性膀胱炎　560
急性リンパ性白血病　684
吸着薬　393
吸入投与　38
吸入麻酔薬　162,164
橋　153,156
強オピオイド　220,229
競合的アンタゴニスト　16

——解離定数　19
狭心症　462
強心薬　456
強直間代発作　192
強迫性障害　183
莢膜細胞　321
強膜流出路　262
局所作用　12
局所ホルモン　54
局所麻酔薬　148
虚血　462
　——性心疾患　463
巨赤芽球性貧血　568
去痰効果　414
去痰薬　414
キロミクロン　510,518
筋萎縮性側索硬化症　248
近位尿細管　538
筋小胞体　142,438
　——Ca^{2+} ポンプ　436
禁断症状　218
金チオリンゴ酸ナトリウム　361
緊張型頭痛　255
筋肉内注射　38

く

グアイフェネシン　412,415
クアゼパム　171
グアナベンズ　104,487
グアニル酸シクラーゼ　27,33
グアニル酸シクラーゼ C 受容体作動薬　400
グアネチジン　122
クエチアピン　64,181
クエン酸　525
　——第一鉄ナトリウム　567
　——中毒　532
　——マグネシウム　390
グスペリムス　353,355
薬の開発　4
屈曲反射　158
クッシング症候群　313,319
クッシング病　319
組換え体医薬品　48
くも膜下出血　244
クラーク　24
クラドリビン　660
グラニセトロン　64,386
クラブラン酸　607
クララ細胞　415
クラリスロマイシン　430,614
クラーレ　143
グリクラジド　504
グリクロピラミド　504
グリコーゲン分解　100
グリコピロニウム　136,423
グリコペプチド系抗菌薬　611
グリシルサイクリン系抗菌薬　616
グリシン　23,159,161
クリスタリン　268
クリゾチニブ　688

714　索引

クリノフィブラート　514
グリベンクラミド　504
グリメピリド　504
クリンダマイシン　617
グルカゴン　305,371,503
　──様ペプチド-1　503
グルコース依存性インスリン分泌刺激
　ポリペプチド　503
グルコーストランスポーター 2　500
グルタチオン　268
グルタミン酸　23,26
　──AMPA 受容体　197
　──NMDA 受容体　23,26,163,
　　175
　──仮説　251
　──神経系　175
グルタラール　702
くる病　534,535
グレイ症候群　616
クレチン症　300
クレマスチン　59
クレンブテロール　107,418,548
クロカプラミン　179
クロキサシリン　606
クロキサゾラム　183
クロザピン　181
クロチアゼパム　183
クロトリマゾール　274,638
クロナゼパム　196
クロニジン　103,487
クロバザム　196
クロピドグレル　585
クロフィブラート　514
クロフェダノール　412
クロペラスチン　412
クロミフェン　325
クロミプラミン　188,548
クロモグリク酸　349,425
クロラゼプ酸　184
クロラムフェニコール　616
　──系抗菌薬　616
クロルジアゼポキシド　183
クロルゾキサゾン　211
クロルフェニラミン　59
クロルフェネシンカルバミン酸エステ
　ル　209
クロルプロパミド　504
クロルプロマジン　177,387
クロルヘキシジン　702
クロルマジノン酢酸エステル　328,
　332,550,682
クローン病　346,395
群発頭痛　255

頸肩腕症候群　207
経口投与　37
経口避妊薬　329
形質転換成長因子受容体　27
痙縮性膀胱　547
痙性麻痺　207

頸動脈小体　427
経皮投与　39
撃発活動　439
ゲストノロンカプロン酸エステル
　332,550
ケタミン　167
血圧調節（機構）　438,473
血液/ガス分配係数　164
血液精巣関門　40,41
血液胎盤関門　40,41
血液脳関門　40,425
血液脳脊髄液関門　40,41
血管拡張薬　488
血管収縮薬　270
血管新生増殖因子　268
血管内皮型 NO 合成酵素　58
血管内皮細胞増殖因子　430
月経　323
　──困難症　329
　──周期　322
　──前症候群　329
結合型エストロゲン　323
血漿タンパク質　40
血小板活性化因子　349
血小板減少性紫斑病　347
　　血栓性──　570
血小板由来増殖因子　430
　──受容体　687
欠神発作　192
結石形成　562
血栓溶解薬　597
ケトアシドーシス　499
ケトコナゾール　638
ケトチフェン　59,348,424
ケトプロフェン　337
解熱鎮痛薬　213,344
ケノデオキシコール酸　405
ゲノミック作用　342
ゲノム創薬　5,53
ゲノム薬理学　3,53
ゲファルナート　382,383
ゲフィチニブ　688
ケミカルメディエーター遊離抑制薬
　349,425
ゲムシタビン　659
ゲムツズマブオゾガマイシン　694
ゲメプロスト　70
下痢（症）　391,675
原因療法　604
肩関節周囲炎　207
嫌酒薬　234
ゲンタマイシン　613
原発性アルドステロン症　318

抗 B 型肝炎ウイルス薬　628
抗 C 型肝炎ウイルス薬　629
抗 HIV 薬　633
抗 RANKL 抗体　532
抗 TNF-α 抗体　396
抗悪性腫瘍薬　646

抗悪性腫瘍溶連菌製剤　360
抗アメーバ薬　643
抗アレルギー薬　58,272,424
抗アンドロゲン薬　332
高アンモニア血症　390
抗インフルエンザウイルス薬　627
抗エストロゲン薬　325
好塩基球　55
抗炎症性サイトカイン　429
抗炎症薬　335,526
高カリウム血症治療薬　553
高カルシウム血症　377,534
　──治療薬　528
交感神経（系）　85,88
　──抑制薬　112,484
抗寄生虫薬　644
口腔内投与　38
高血圧症　473
　──治療薬　474
抗結核薬　623
抗血栓薬　582
抗原-IgE 抗体複合体　55
抗原認識部位　696
膠原病　360
抗甲状腺薬　300
抗コリンエステラーゼ薬　126
抗コリン薬　132,168,262,378
後根神経節　147
交叉性伸展反射　208
交差反応　24
抗酸化作用　516
好酸球　420
　──浸潤　426
鉱質コルチコイド　318
抗酒薬　234
抗腫瘍抗生物質　648,663
抗消化性潰瘍薬　58
恒常活性　15
恒常性　283
甲状腺　296
甲状腺機能亢進症治療薬　301
甲状腺刺激ホルモン　292
　──放出ホルモン　288
甲状腺ペルオキシダーゼ（TPO）　297
甲状腺傍濾胞細胞　531
甲状腺ホルモン　297
　──関連薬　300
高水準消毒薬　701
合成アトロピン類似薬　134
合成ケイ酸アルミニウム　376
合成コリンエステル類　125
向精神薬　175
合成男性ホルモン　331
構成的アンドロスタン受容体　28
合成糖質コルチコイド　315
光線力学的治療用製剤　269
酵素内蔵型受容体　27,285
　──情報伝達系　32
抗体依存性細胞傷害（作用）　52,694
抗体医薬品　422,683,694
　──構造　697
抗体型分子標的薬　50

高窒素血症治療薬　554
好中球　525
抗てんかん薬　191
後天性免疫不全症候群　346
後頭葉　154
抗毒素　645
高トリグリセリド血症　514
抗トリコモナス薬　643
抗トロンビン薬　596
抗トロンボキサン薬　426
高ナトリウム血症　377
高尿酸血症　521
抗認知症薬　250
更年期障害　323
抗パーキンソン病薬　136
抗ヒスタミン薬　58,272,425
抗不安薬　183
後負荷　452
抗不整脈薬
　　Ⅰ群――　442
　　　Ⅰa群――　442
　　　Ⅰb群――　444
　　　Ⅰc群――　444
　　Ⅱ群――　445
　　Ⅲ群――　447
　　Ⅳ群――　447
高プロラクチン血症　176,178
興奮作用　12
興奮性アミノ酸　159
興奮伝導　29
抗ペプシン薬　378
抗ヘルペスウイルス薬　625
硬膜外出血　244
硬膜外麻酔　148
硬膜下出血　244
高マグネシウム血症　377
抗マラリア薬　641
高密度リポタンパク質　510
抗利尿ホルモン　294
　　――不適合分泌症候群　178
効力　10,11
抗緑膿菌活性のあるペニシリン　607
高リン血症治療薬　553
抗ロイコトリエン薬　424
コカイン　149
コキシブ系薬物　340
呼吸管理薬　423
呼吸興奮薬　241
呼吸中枢　217,427
呼吸ニューロン　428
黒質　155,199
黒質-線条体系　160,175
固形癌　532
孤児受容体　25
ゴセレリン　289,681
孤束核　411
骨芽細胞　526,536
骨吸収　527
骨髄抑制　675
骨粗鬆症　527
　　骨代謝高回転型――　527
　　ステロイド性――　529

　　――治療薬　526
骨転移　532
骨軟化症　534,535
骨リモデリング　527
骨量　527
コデイン　214,218,230,411
ゴナドトロピン放出ホルモン　289
ゴナドレリン　289
コバラミン　568,569
個別化医療　3,54
固有活性　14
固有心筋　433
コリスチンメタンスルホン酸　621
コリン　92
　　――仮説　251
　　――作動薬　123,264
コリンアセチルトランスフェラーゼ　92
コリンエステラーゼ　127
　　――阻害薬　126,549
コリンエステル類　123
コルチコステロン　28
コルチコレリン　288
コルチゾール　28,312,313
コルヒチン　525
コルホルシンダロパート　460
コレカルシフェロール　534
コレシストキニン　370,371
コレスチミド　518
コレスチラミン　518
コレステロール吸収　519
コレステロールトランスポーター　519
　　――阻害薬　519
コレステロール排出促進薬　516
コレラ毒素感受性　30
コロニー刺激因子受容体　27
混合型交感神経作動薬　109
コンドロイチン硫酸エステルナトリウム　270
コンフォメーション　14

さ

細菌性慢性膀胱炎　560
サイクリックAMP　30
サイクリックGMP　33
最小肺胞内濃度　164
再審査　6
再生不良性貧血　575
最大効果　10,11
最大受容体占有率　10,11
催胆作用　405
サイトカイン受容体　27
細胞外シグナル制御キナーゼ　32
細胞傷害性T細胞　347
細胞増殖シグナル抑制薬　355
細胞内受容体　28,285
細胞内情報伝達系　28
細胞膜受容体　283
催眠薬　168
　　バルビツール酸系――　168,173

　　非ベンゾジアゼピン系――　168,173
　　ベンゾジアゼピン系――　169
サイロキシン　297
サイログロブリン　296
杯細胞　414,415
サキサグリプチン　503
サキナビル　635
左脚　435
サケカルシトニン　302
殺菌性止瀉薬　394
殺菌的作用　604
作動薬　14
ザナミビル　627
サニルブジン　634
サブスタンスP　385
サラゾスルファピリジン　362,395
サリチル酸　337
　　――系薬物　337
　　――ワセリン　278
　　――誘導体　395
サリドマイド　698
サリン　127
ザルトプロフェン　337
サルブタモール　107,418
サルポグレラート　64,587
サルメテロール　107,418
酸化LDL-コレステロール　511
Ⅲ型アレルギー　23,347
酸化マグネシウム　376,390
三環系抗うつ薬　186,231
三叉神経血管説　256
三酸化ヒ素　698
3段階除痛ラダー　229
散瞳薬　134,262
三量体サブユニット　27

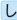

次亜塩素酸ナトリウム　702
ジアシルグリセロール　31
ジアゼパム　183,196,212
シアナミド　235
ジアミン酸化酵素　55
シェーグレン症候群　125
ジエチルカルバマジン　645
ジエノゲスト　328
痔核　407
子癇　330
弛緩出血　330
弛緩性膀胱　547
ジギタリス製剤　456
子宮
　　――筋腫　330
　　――弛緩薬　330
　　――収縮薬　330
　　――腺筋症　329
　　――内膜症　329
　　――復古不全　330
糸球体　537
糸球体腎炎　347,557
糸球体濾過　42

——量 537
ジクアホソルナトリウム 270
シグナル伝達兼転写活性化因子 32
シグモイドの薬物-受容体結合曲線 8
シクレソニド 421
シクロオキシゲナーゼ（COX） 67, 336
シクロスポリン 353,356,575
ジクロフェナク 337,339
シクロペントラート 134,262
シクロホスファミド 353,354,648
ジクロロイソプレナリン 116
刺激作用 12
刺激性瀉下薬 388
刺激伝導系 433
刺激薬 14
持効型インスリン 502
視交叉上核 162,173
ジゴキシン 448,456
自己免疫疾患 346
視索上核 155
自殺企図 402
脂質異常症 510
止瀉薬 391
視床 153,155
視床下核 155
視床下部 153,155,287
視床下部ホルモン 287
次硝酸ビスマス 392
シシリアン・ギャンビット分類 442
ジスチグミン 130,264,549
ジストニア 175
シスプラチン 652
ジスルフィラム 235
耳石 278
脂腺 272
持続型インスリン 502
持続性作用 12
ジソピラミド 442
シタグリプチン 503
ジダノシン 634
シタラビン 659
シタラビンオクホスファート 659
シチコリン 247,406
質的選択性 603,647
室傍核 155
シード化合物 5
シトクロム P450 41,45
ジドブジン 634
ジドロゲステロン 327
シナカルセト 303
シナプス前アドレナリン α_2 受容体遮断薬 189
シナプティックノイズ 254
ジノプロスト 70
ジノプロストン 70
ジヒドロエルゴタミン 114
ジヒドロエルゴトキシン 114
ジヒドロコデイン 219,230,411
ジヒドロテストステロン生成抑制薬 333

ジヒドロピリジン（DHP）受容体 142,436
ジヒドロピリジン系 Ca^{2+} チャネル遮断薬 468,477
ジヒドロペプチダーゼⅠ 611
ジヒドロ葉酸還元酵素 363,661
ジピベフリン 102,264
ジピリダモール 472,587
ジフェニドール 280
ジフェンヒドラミン 59,348
——ジプロフィリン配合 281
ジブカイン 150
ジフテリア 645
ジフテリアトキソイド 645
ジプロフィリン 420
シプロフロキサシン 618
シプロヘプタジン 59,64
ジペプチジルペプチダーゼⅣ 503
シベレスタット 430
シベンゾリン 442
次没食子酸ビスマス 392
シメチジン 60,379
ジメチルイソプロピルアズレン 276
ジメチルスルホキシド 560
ジメチルフェニルピペラジニウム 140
シメプレビル 403,630
ジメモルファン 412
ジメンヒドリナート 59,281
ジモルホラミン 241,428
社会不安障害 183
弱オピオイド 218,229
若年発症型糖尿病 500
瀉下薬 388,390
遮断薬 14
集合管 538
重症筋無力症 346,347
重症発作 420
十二指腸 369
十二指腸 K 細胞 503
終板（活動）電位 142,147
絨毛膜羊膜炎 330
収斂薬 392
粥腫 464,511
主作用 12
出血性膀胱炎 560,650
術後シバリング 220,223
腫瘍 647
腫瘍壊死因子 364,396
——α 507
受容体 8
——脱感作 694
——構造 16
——理論 24
峻下作用 389
昇圧薬 490
漿液性分泌 415
——促進 415
消化管 367
消化管間質腫瘍 684
消化性潰瘍 373,375
——治療薬 134

松果体 61
消化薬 373
上丘-下丘間除脳固縮 208
上行性痛覚伝導系 213
上行性伝導路 157
上行性網様体賦活系 162
硝酸イソソルビド 466
硝酸薬 465
小腸 ClC-2 クロライドチャネル活性化薬 389
消毒薬 701
小脳 156
上皮下受容器 411
上皮小体 531
——ホルモン 531
上皮成長因子受容体 27,688
小発作 192
静脈内注射 38
静脈麻酔薬 162,166
初回通過効果 37
食後高血糖 507
褥瘡 276
食欲抑制薬 240
女性ホルモン 321
しらくも 274
シラザプリル 75,480
シラスタチン 610,611
ジラゼプ 472
自律神経系 85,88
自律神経支配の優位性 138
自律神経節 85
ジルチアゼム 447,469,478
シルデナフィル 496
シルドプロット 19
シルニジピン 477
痔瘻 407
シロスタゾール 496,586
シロドシン 115,549
心因性疼痛 214
腎盂腎炎 561
侵害受容器 411
侵害受容性疼痛 213
心筋梗塞 462
心筋障害 667
——マーカー 462
ジンク・フィンガー・モチーフ 28,33
神経筋接合部 141,145
神経原線維変化 250
神経遮断性鎮痛 167,223
神経障害性疼痛 213,231
神経性血圧調節 438
神経成長因子受容体 27
神経二重支配 86
浸潤麻酔 148
腎症 308
腎障害 654
腎小体 537
新生児無呼吸症候群 420
腎性貧血 571
身体的依存 218
伸張反射 158

和文索引 **717**

心的外傷後ストレス障害　183
心電図　435
　　──異常　667
浸透圧性瀉下薬　390
浸透圧性利尿薬　543
侵入阻害薬　634,636
心拍出量　438
シンバスタチン　512
心不全　450
腎不全　513
心房性ナトリウム利尿ペプチド　452
　　──受容体　27
親和性　8,9,11

膵炎治療薬　406
膵外分泌機能　407
水酸化マグネシウム　376
膵臓ホルモン　307
　　──関連薬　308
錐体外路（系）　176,199
　　──症状　178,180,181,372
　　──不随意運動　155
錐体交叉　157
睡眠時無呼吸症候群　428
睡眠発作　239
膵ランゲルハンス島　503
水利胆作用　405
頭蓋内出血　244
スガマデクス　145
スキサメトニウム　145
スクラルファート　378
スコポラミン　133
　　──半合成誘導体　134
スタンダードスタチン　512
スチーブンソン　24
スチリペントール　197
スティーブンス・ジョンソン症候群　23,379
ステロイド依存性　395
ステロイド性抗炎症薬　70,272,396,421,526
ステロイド性骨粗鬆症　529
ステロイド抵抗性　395
ステロイドホルモン受容体遮断薬　677
ストリキニーネ　242
ストレプトグラミン系抗菌薬　617
ストレプトマイシン　613,623
ストロングスタチン　512
スニチニブ　688
スピペロン　179
スピロノラクトン　318,454,477,546
スプラタスト　351,426
スボレキサント　174
スマトリプタン　64,258
スリンダク　337,338
スルチアム　197
スルトプリド　179
スルバクタム　607
スルピリド　179,371

スルファジアジン銀　276
スルファメトキサゾール　620
スルホニル尿素
　　──系薬物　500,504
　　──結合部位（SUR）1　504
スルホンアミド系抗菌薬　620

生活習慣病　499
静菌的作用　604
制酸薬　375
成人型糖尿病　500
精神的依存　218
精製白糖・ポビドンヨード　276
性腺刺激ホルモン　680
　　──放出ホルモン　289
製造販売後調査　6
製造販売後臨床試験　6
生体内利用率　37
成長ホルモン　293
　　──分泌抑制ホルモン　290
　　──放出ホルモン　289
制吐薬　384
正のフィードバック　285
青斑核　160
生物学的製剤　358
性ホルモン　320
セカンドメッセンジャー　31
咳　411
脊髄　153,156,163
脊髄くも膜下麻酔　148
脊髄後角　147
脊髄反射中枢　158
咳中枢　216,411,412
セクレチン　369
セコバルビタール　173
セチプチリン　189
セチリジン　59
節後ニューロン　85
接触性皮膚炎　347
摂食調節中枢　240
節前ニューロン　85
切迫流・早産　330
セトラキサート　378,382
セビメリン　125
セファゾリン　608
セフェピム　609
セフェム系抗菌薬　608
セフォゾプラン　609
セフォタキシム　608
セフォチアム　608
セフカペンピボキシル　608
セフタジジム　608
セフトリアキソン　608
セフピロム　609
セフメタゾール　608
セベラマー　553
セボフルラン　165
セラトロダスト　70,350,426
セリプロロール　120,485
セリンスレオニンキナーゼ　683

──型受容体　27
セルトラリン　64,188
セレキシパグ　494
セレギリン　204
セレコキシブ　70,337,340
セロトニン　26,61,159,160,369
　　──合成と分解　61
　　──分布　61
　　──遊離　62
　　──歴史　61
セロトニン受容体　63
　　──作動薬　65
　　──遮断薬　65,587
5-HT$_1$受容体　63
5-HT$_{1A}$受容体
　　──作動薬　185
5-HT$_{1B}$受容体　258
5-HT$_{1D}$受容体　258
5-HT$_2$受容体　63
5-HT$_{2A}$受容体　176
5-HT$_{2C}$受容体　177
5-HT$_3$受容体　26,63
　　──遮断薬　386,399
5-HT$_4$受容体
　　──作動薬　372
セロトニントランスポーター　65
　　──阻害薬　183
セロトニン・ノルアドレナリン再取り込み阻害薬　186,189
線維芽細胞増殖因子　430
線維柱帯-シュレム管　262
前駆タンパク質変換酵素サブチリシン/ケキシン9　517
前向性健忘　169
線条体　153,199
全身作用　12
全身性エリテマトーデス　346
全身麻酔薬　162
選択的Na$^+$/グルコース輸送体2阻害薬　508
選択的アドレナリンα_1受容体
　　──作動薬　262
　　──遮断薬　115
選択的アドレナリンα_2受容体
　　──作動薬　103
　　──遮断薬　116
選択的アドレナリンβ_1受容体
　　──作動薬　105
　　──遮断薬　120
選択的アドレナリンβ_2受容体
　　──作動薬　105
選択的アドレナリンβ_3受容体
　　──作動薬　108
選択的エストロゲン受容体修飾薬　529
選択的エストロゲン受容体ダウンレギュレーター　677
選択的エストロゲン受容体モジュレーター　677
選択的セロトニン再取り込み阻害薬　185,186,188
選択的プロスタノイドIP受容体作動

718 索引

薬 494
選択毒性 603
前庭神経 386
先天性免疫不全症候群 345
前頭葉 154
センノシドA・B 388
全般性不安障害 183
全般発作 192
前負荷 452
前立腺肥大症治療薬 549
前臨床試験 5

早期後脱分極 439
双極性感情障害 186,191
造血幹細胞 564
増殖因子受容体 430
　──結合タンパク質2 32
増殖期 322
相補性決定領域 696
掻痒症治療薬 230
束状層 309
側頭葉 154
組織型PA 597
組織修復促進薬 383
ソタロール 119,447
速効型インスリン 502
　──分泌促進薬 505
ゾテピン 179
ゾニサミド 196,205
ゾピクロン 172
ソブゾキサン 676
ソホスブビル 405,631,632
ソマトスタチン 371
ソマトレリン 290
ソマトロピン 293
ソマン 127
ソラフェニブ 690
ソリフェナシン 136,547
ゾリンジャー・エリソン症候群 375
ゾルピデム 172
ゾルミトリプタン 64,258
ゾレドロン酸 528

第Ⅰ〜Ⅲ相試験 5
第Ⅳ相試験 6
第Ⅷ脳神経 386
第Xa因子阻害薬 592
体液性血圧調節 438
体幹肥満 314
代謝拮抗薬 648
代謝性アルカローシス 377
代謝における相互作用 45
大十二指腸乳頭 369
帯状疱疹 625
大動脈小体 427
大脳基底核 154
大脳皮質 154,250
大脳皮質拡延性抑制 255

大脳辺縁系 154
ダイノルフィン 215
体表面12誘導心電図 435
太平洋イチイ 670
退薬症候 171,218
唾液腺 368
タカルシトール 278
ダカルバジン 651
タキキニンNK₁受容体 385
タキサン系微小管脱重合阻害薬 670
タキフィラキシー 110,111
ダクラタスビル 403,631
タクロリムス 273,353,357,396
多形性心室頻拍 441
多元受容体標的抗精神病薬 180
多剤耐性アシネトバクター 621
多剤耐性結核 624
多剤耐性緑膿菌 621
ダサチニブ 688
多シナプス経路 206
多シナプス反射 158
　──電位 208
タゾバクタム 607
タダラフィル 496,550
脱感作 31
脱分極 29
ダナパロイド 593
ダパグリフロジン 508
多発性骨髄腫 532
ダビガトランエテキシラート 597
ダプトマイシン 621
タフルプロスト 70,264
タブン 127
タペンタドール 226,230
タミバロテン 698
たむし 274
タムスロシン 115,549
多面的効果 513
多面的作用 513
タモキシフェン 326,677
タリペキソール 203
タルチレリン 288
ダルテパリン 590
ダルナビル 635
ダルベポエチンアルファ 554,572
ダルホプリスチン 617
炭酸水素ナトリウム 376,555,663
炭酸脱水酵素 428
　──阻害薬 267,542
炭酸ランタン 553
炭酸リチウム 191
短時間作用型アドレナリンβ₂受容体作動薬 419
単シナプス経路 206
単シナプス反射電位 208
胆汁酸 518
断酒補助薬 235
単純ヘルペス感染症 625
男性化作用 535
男性ホルモン 331
胆石 405
淡蒼球 154

タンドスピロン 64,185
ダントロレン 145,164,178
タンニン酸アルブミン 392
タンパク質同化作用 535
タンパク質同化ステロイド薬 535
タンパク質同化ホルモン 333
タンパク尿 557

チアジド系利尿薬 474,544
チアジド系類似利尿薬 475,544
チアプリド 246
チアプロフェン酸 337
チアマゾール 300
チアミラール 166
チアラミド 337
遅延型 416
遅延後脱分極 439
チェーン-ストークス呼吸 218,420
チェーンターミネーター 629
チオトロピウム 136,423
チオペンタール 166
チキジウム 134
チクロピジン 584
チゲサイクリン 616
治験 5
チザニジン 104,211
致死作用 12
チペピジン 412
チミジル酸合成酵素 655
緻密質 526
チミペロン 179
チメピジウム 134,406
チモロール 119,266
注意欠陥多動性障害 239
中間型インスリン 502
中間密度リポタンパク質 510
中水準消毒薬 701
中枢興奮薬 236
中枢神経系アミノ酸 160
中枢神経系の構造 153
中枢性アセチルコリン受容体遮断薬 204
中枢性筋弛緩薬 206
中枢性交感神経抑制薬 487
中脳 153,156
中脳-辺縁系 160,175,177
中和作用 694
チューブリン 525,670
腸運動調節薬 398
腸運動抑制薬 393
聴覚 278
　──障害 654
腸肝循環 43
腸管神経系 367
腸管内容物水分量調節薬 399
腸クロム親和性細胞 61,369
腸クロム親和性様細胞 55,369
長時間作用型アドレナリンβ₂受容体作動薬 419
長時間作用型抗ムスカリン薬 423

和文索引 **719**

チョウセンアサガオ 132
超速効型インスリン 502
超多剤耐性結核 624
超短時間作用型バルビツール酸誘導体 166
超低密度リポタンパク質 510
直接型交感神経作動薬 98
直接型コリン作動薬 123
直接作用 12
直接作用型抗HCV薬 403
直接的レニン阻害薬 484
直腸静脈叢 407
直腸内投与 39
チラミン 111
治療係数 12
治療濃度域 12
治療薬物モニタリング 191
チロシンキナーゼ 48, 430, 683
　──型受容体 27
　──阻害薬 684
鎮暈薬 279
鎮痙薬 134
沈降炭酸カルシウム 376, 553

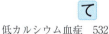

椎間板ヘルニア 207
痛風腎 522
痛風発作 522
　──治療薬 525
ツベルクリン反応 347
ツロブテロール 107, 418

【て】

低カルシウム血症 532
低カルボキシ化オステオカルシン 533
定型抗精神病薬 176
低血圧症 489
　──治療薬 490
テイコプラニン 611
低酸素誘導因子1β 33
低水準消毒薬 701
低分子型分子標的薬 48
低分子抗リウマチ薬 361
低分子薬 683
低分子量Gタンパク質 31
低密度リポタンパク質 510
低用量ピル 329
テオフィリン 237, 420
テオブロミン 237
テガフール 658
デガレリクス 682
デキサメタゾン 70, 316, 344, 396
デキストラン硫酸 520
デキストロメトルファン 412
デクスメデトミジン 174
テストステロンエナント酸エステル 332
テストステロンプロピオン酸エステル 331

デスフルラン 165
デスモプレシン 294, 295
鉄芽球性貧血 574
鉄欠乏性貧血 566
テトラエチルアンモニウム 140
テトラカイン 150
テトラコサクチド 292
テトラサイクリン 615
　──系抗菌薬 615
テトラメチルアンモニウム 140
テネリグリプチン 503
デノスマブ 532
デノパミン 105, 458
テノホビル 629, 634
テプレノン 382
テムシロリムス 690
テモカプリル 75, 480
テモゾロミド 651
デュタステリド 333, 549
デュラグルチド 503
デュロキセチン 64, 189, 509
テラゾシン 115, 484, 549
デラプリル 75, 480
テラプレビル 403, 630
デラマニド 624
テーラメイド 3
テリパラチド 303, 531
テルグリド 291
テルビナフィン 275, 639
テルブタリン 106, 418
テルミサルタン 77, 483
転移 647
電位依存性Na⁺チャネル 193
てんかん重積症 192, 196
電気化学的情報伝達 29
天井効果 229
伝達 29
伝達麻酔 148
天然ケイ酸アルミニウム 393
天然コリン作動性アルカロイド 125

【と】

頭蓋内出血 244
動眼神経核 217
洞結節 434
統合失調症治療薬 175
糖質コルチコイド 312
　──関連薬 313
糖質コルチコイド受容体 28, 33, 312
　──α 342
頭頂葉 154
疼痛緩和 510
糖尿病 308
　──性神経障害 500, 509
　──性腎症 500
　──妊娠 500
動揺病 279, 384, 386
　──治療薬 281
ドカルパミン 110, 458
ドキサゾシン 115, 484
ドキサプラム 427

ドキシサイクリン 615
ドキシフルリジン 658
トキソイド 645
ドキソルビシン 663
毒性作用 12
特発性肺線維症 429
ドコサヘキサエン酸エチル 520
トコフェロールニコチン酸エステル 492
トシリズマブ 365
ドスレピン 188
突発性睡眠 203
ドネペジル 130, 251
ドパミン 89, 109, 159, 160, 457
ドパミンβ-水酸化酵素 89
ドパミンD₂受容体 175, 176
　──遮断薬 371, 384
　──部分アゴニスト 180
ドパミン作動性神経 199
ドパミン受容体作動薬 203
ドパミン神経系 175
ドパミン前駆体 200
トピラマート 195
トピロキソスタット 524
トファシチニブ 353, 358
ドブタミン 102, 458
トブラマイシン 613
トポイソメラーゼⅠ 674
　──阻害薬 674
トポイソメラーゼⅡ 663, 674
　──阻害薬 676
トポイソメラーゼⅣ 618
　──阻害薬 648, 674
トホグリフロジン 508
トラスツズマブエムタンシン 694
トラセミド 543
トラゾドン 188
トラニラスト 349, 425
トラネキサム酸 579
トラフェルミン 276
ドラベ症候群 197
トラボプロスト 70, 264
トラマドール 225, 230
トラメチニブ 690
トランスフェリン 567
トランスペプチダーゼ 604
トランドラプリル 75, 480
トリアゼン系アルキル化薬 651
トリアゾラム 170
トリアゾール系 638
トリアムシノロン 316, 396
トリアムテレン 477, 545
トリグリセリドリパーゼ 520
トリクロホスナトリウム 174
トリクロルメチアジド 474, 544
トリパミド 475, 544
トリヘキシフェニジル 136, 178, 204
ドリペネム 610
トリミプラミン 188
トリメタジオン 195
トリメタファン 140
トリメトキノール 106, 418

トリメトプリム　620
トリメブチン　398
トリヨードサイロニン　297
トリロスタン　320
トルサード・ド・ポアンツ　441
ドルゾラミド　267,542
ドルテグラビル　635
トルテロジン　136,547
トルバプタン　295,546
トレチノイン　698
トレチノイントコフェリル　276
トレプロスチニル　494
トレミフェン　326,677
トレラグリプチン　503
ドロキシドパ　102,204,490
トロキシピド　382
トログリタゾン　508
ドロスピレノン　329
トロピカミド　134,262
ドロペリドール　167
トロポニン　435
トロポニンC　142
トロポミオシン　435
トロンボキサン　66
　トロンボキサンA₂　67
　　——合成阻害薬　350
　　——産生阻害薬　583
　　——受容体遮断薬　350
　トロンボキサンA₃　520
トロンボポエチン　565
トロンボモデュリン　アルファ　600
ドンペリドン　371

な

内因性オピオイドペプチド　215
内因性交感神経刺激作用　117,470
内活性　14
内在化　31
ナイスタチン　639
内臓痛覚　399
ナイトロジェンマスタード　648
内分泌系ホルモン受容体　28
内分泌腺　283
内膀胱括約筋　540
長井長義　110
ナテグリニド　506
ナトリウム利尿ペプチド受容体　33
ナドロール　119,445,485
7回膜貫通型受容体　27
ナファゾリン　103,270
ナファモスタット　80,406,601
ナファレリン　289
ナフトピジル　115,549
ナブメトン　337
ナプロキセン　337,339
ナラトリプタン　64,258
ナルコレプシー　239
ナルデメジン　390
ナルフラフィン　230
ナロキソン　228,428

に

II型アレルギー　346
2型糖尿病　308
ニカルジピン　477
肉腫　646
ニコチン　139,140
ニコチン酸　492
ニコチン酸アミド　492
ニコチン酸系薬物　515
ニコチン性アセチルコリン受容体
　26,95,96,159
ニコチン様作用　95
ニコモール　515
ニコランジル　467
ニザチジン　60,379
二次止血　577
二次性高血圧症　473
二次的作用　12
二重盲検法　37
ニセリトロール　515
ニセルゴリン　244
ニソルジピン　477
ニチニチソウ　672
ニトラゼパム　171,196
ニトレンジピン　477
ニトログリセリン　465
ニトロソウレア系アルキル化薬　651
ニトロプルシドナトリウム　488
ニフェカラント　447
ニフェジピン　468,477
ニプラジロール　119,266,485
ニボルマブ　694
ニムスチン　651
ニメタゼパム　171
乳癌　680,681
乳酸アシドーシス　506
ニューキノロン　618
ニューモシスチス肺炎　620
ニューヨーク心臓協会の心機能分類
　451
尿アルカリ化薬　525
尿細管
　——再吸収　43
　——分泌　42
尿酸酸化酵素　521
尿酸産生過剰型　521
尿酸トランスポーター1　514
尿酸排泄促進薬　522
尿酸排泄能低下型　521
尿素　278
尿道括約筋防御反射　541
尿崩症　294
尿路結石症　562
ニルバジピン　477
ニロチニブ　688
妊娠糖尿病　500
認知症　250
　アルツハイマー型——　161,250,
　　251
　レビー小体型——　251
ニンテダニブ　430

ぬ

ヌクレオシド
　——アナログ　625
　——系　634
　——誘導体　628

ね

ネオスチグミン　130,143,144,549
ネダプラチン　655
ネビラピン　635
ネフローゼ症候群　555
ネフロン　537
ネモナプリド　179
ネララビン　660
ネルフィナビル　635
粘液水腫　300
粘液線毛輸送　414

の

ノイラミニダーゼ阻害薬　627
脳幹　156,162
脳幹網様体賦活系　156
脳血管性認知症　250
脳梗塞　244
脳神経賦活薬　246
脳性ナトリウム利尿ペプチド　452
脳卒中　244
濃度-効果曲線　8
濃度-反応曲線　8,10,11
脳内出血　244
脳保護薬　248
ノスカピン　412
ノルアドレナリン（NA）　88,101,
　159,160,320
　——生合成　89
　——前駆体　204
　——分解　90
　——遊離と再取り込み　91
ノルアドレナリン作動性・特異的セロ
　トニン作動性抗うつ薬　189
ノルエチステロン　328
ノルゲストレル・エチニルエストラジ
　オール　323
ノルトリプチリン　188
ノルフロキサシン　618
ノンゲノミック作用　342
ノンレム睡眠　168

は

バイアス・アゴニスト　21,32
バイアス・アンタゴニスト　32
バイオ医薬品　47
肺サーファクタント　410,622
肺伸張受容器　411,413
ハイスループットスクリーニング　5
排泄における相互作用　45
肺線維芽細胞　429
肺線維症　668

和文索引　**721**

肺動脈性肺高血圧症　492
排尿筋　540
排便反射　370
肺胞　410, 429
肺胞Ⅱ型細胞　415
肺毛細血管　429
排卵誘発薬　325
パーキンソン病　89, 199
　——治療薬　200
　——様症状　175, 180
白質　157
白内障　268
　——治療薬　268
麦門冬湯　413
パクリタキセル　670
バクロフェン　210
破骨細胞　526, 528
播種性血管内凝固症候群　570, 600
破傷風トキソイド　645
バシリキシマブ　353, 358
ハシリドコロ　132
パズフロキサシン　618
バセドウ病　299
バゼドキシフェン　530
パゾパニブ　688
バソプレシン　294
　バソプレシンV_2受容体　539
　　——遮断薬　546
麦角アルカロイド　112
白金製剤　648, 652
パニック障害　183
バニプレビル　403, 631
パパベリン　413
ハプテン　23
パミドロン酸　528
パラクリン　54
バラシクロビル　625
パラチオン　127
パラトルモン　302
バランス麻酔　223
パリペリドン　180
　——パルミチン酸エステル　180
バルガンシクロビル　625
バルサルタン　77, 483
パルナパリン　590
バルニジピン　477
バルビタール　173
バルビツール酸
　——系薬物　173
　——結合部位　170
バルビツール酸誘導体　196
　——結合部位　173
バルビツレート受容体　193
バルプロ酸（ナトリウム）　195, 231
バレニクリン　140
ハロキサゾラム　172
パロキセチン　64, 188
ハロタン　164
パロノセトロン　64, 386
ハロペリドール　179
　——デカン酸エステル　179
パロモマイシン　643

パンクレリパーゼ　407
バンコマイシン　611
　——耐性腸球菌　611
反跳性不眠　170

ひ

ビアペネム　610
ヒアルロン酸ナトリウム　270
ピオグリタゾン　507
非オピオイド鎮痛薬　213
被殻　154
皮下注射　38
ビガバトリン　198
ビカルタミド　332, 679
ビキサロマー　553
非器質的疼痛　214
非吸収性制酸薬　376
非競合的アンタゴニスト　16
ビグアナイド系薬物　506
鼻腔投与　38
ピクロトキシン　241
　——結合部位　173, 241
非酵素的切断　668
ピコスルファート　388
ビサコジル　388
尾状核　154
微小管　525
　——機能阻害薬　648, 670
ヒス束　435
ヒスタミン　54, 159, 160, 369
　——生合成と分解　55
　——生理作用と薬理作用　56
　——分布　55
　——遊離　55
ヒスタミン受容体　56
　——遮断薬　58
ヒスタミンH_1受容体　177
　——遮断薬　58, 281, 348, 386
ヒスタミンH_2受容体
　——遮断薬　378
ヒスタミン-N-メチル転移酵素　55
非ステロイド性抗炎症薬　23, 70, 213, 335, 375, 421, 526
ヒストンアセチル化酵素　693
ヒストン脱アセチル化酵素阻害薬　692
ビスホスホネート関連顎骨壊死　529
ビスホスホネート系薬物　528
非選択的アドレナリン$α$受容体遮断薬　112
非選択的アドレナリン$β$受容体
　——作動薬　105
　——遮断薬　119
ビソプロロール　120, 445, 455, 471, 485
ピタバスタチン　512
ビタミンB_6　574
ビタミンB_{12}　568, 569
ビタミンD過剰症　535
ビタミンD関連薬物　534
ビタミンK関連薬物　532

ビダラビン　626
非定型抗精神病薬　176
ヒトイソフェンインスリン水性懸濁液　502
ヒト化抗体　50
ヒト下垂体性性腺刺激ホルモン（HMG）　292
ヒト絨毛性性腺刺激ホルモン　292
ヒト中性インスリン　502
ヒドララジン　489
ヒドロキシアパタイト　528
ヒドロキシカルバミド　663
ヒドロキシジン　185
ヒドロキシプロゲステロン　327
ヒドロクロロチアジド　474, 544
ヒドロコルチゾン　313, 343, 396, 421
非ヌクレオシド系逆転写酵素阻害薬　634, 635
ピパンペロン　179
皮膚作用薬　271
皮膚真菌症　273
皮膚粘膜眼症候群　379
ピペラシリン　607
ビペリデン　136, 178, 204
ピペリドレート　137, 330, 405
非ベンゾジアゼピン系薬物　173
ヒポキサンチン　521
ヒポキサンチン-グアニンホスホリボシルオランスフェラーゼ　521
ヒマシ油　388
ビマトプロスト　70, 264
肥満細胞　55
ピモジド　179
ピモベンダン　459
百日咳毒素感受性　31
表皮　272
表面麻酔　148
ヒヨス　132
ピラジナミド　623, 624
ピランテル　644
ビランテロール　106, 419
ピリジン-2-アルドキシムメチルクロリド　130
ピリドキサールリン酸エステル　574
ピリドキシン　574
ピリドスチグミン　130
ピリミジン系抗真菌薬　641
ピリミジン代謝拮抗薬　655
非臨床試験　5
ピル　329
ピルジカイニド　444
ビルダグリプチン　503
ピルフェニドン　429
ピルメノール　442
ピレノキシン　268
ピレンゼピン　135, 378
ピロカルピン　125, 264
ピロキシカム　337, 340
広場恐怖症　183
ピロヘプチン　136, 204
ビンカアルカロイド系微小管重合阻害薬　672

ビンクリスチン　672
貧血
　　鉄芽球性——　574
　　鉄欠乏性——　566
　　溶血性——　570
貧血性除脳固縮　208
ピンドロール　119,485
頻尿治療薬　136

ふ

ファスジル　245
ファーストメッセンジャー　31
ファーター乳頭　369
ファビピラビル　627
ファモチジン　60,379
ファルネシル二リン酸合成酵素　528
ファレカルシトリオール　304,534,535
不安定狭心症　463
フィッシャー比　402
フィトナジオン　579
フィナステリド　333
フィブラート系薬物　514
フィブリノーゲン　577
フィブリン　563
フィラデルフィア染色体　684
フィルグラスチム　576
フェキソフェナジン　59,348
フェソテロジン　136,547
フェニトイン　193
フェニルアルキルアミン系 Ca^{2+} チャネル遮断薬　469
フェニルエタノールアミン N-メチル転移酵素　89
フェニルエチルアミン　96
フェニレフリン　103,262
フェノテロール　107,418
フェノバルビタール　196
フェノフィブラート　514
フェブキソスタット　524
フェリチン　567
フェロジピン　477
フェンタニル　168,222,230
フェントラミン　115
不応期　441
フォリトロピンアルファ　292
フォリトロピンベータ　292
フォレスター分類　451
フォンダパリヌクス　593
不可逆的競合的アンタゴニスト　16
不可逆的非競合的アンタゴニスト　16
不規則的下行性麻痺　163
副交感神経（系）　85,88
　　——作動薬　123
　　——遮断薬　132
副甲状腺機能低下症　534,535
副甲状腺ホルモン　302,527,531
　　——関連薬　303
副作用　12
副腎髄質　309
副腎髄質ホルモン　310,320

副腎皮質　309
副腎皮質刺激ホルモン　292
　　——放出ホルモン　288
副腎皮質ステロイド（薬）　335,341,421
副腎皮質ホルモン　310
　　——生合成阻害薬　319
ブクラデシンナトリウム　276,460
ブコローム　523
ブシラミン　362
不随意運動　199
ブスルファン　651
不整脈治療薬　439
ブセレリン　289
フタラール　702
ブチリルコリンエステラーゼ　251
ブチルスコポラミン　134,405
ブデソニド　316,396,421
ブテナフィン　639
ぶどう膜　262
フドステイン　415
ブトロピウム　134,405
ブナゾシン　115,264,484
負のフィードバック　285
ブピバカイン　150
ブフェトロール　119
ブプレノルフィン　223,230
部分アゴニスト　14
部分発作　192
ブホルミン　506
フマル酸第一鉄　567
ブメタニド　543
プラーク　464
プラジカンテル　644
ブラジキニン　78
　　——合成　79
　　——受容体　80
　　——分解　79
プラスグレル　586
プラスミノーゲンアクチベーター　597
プラゼパム　184
プラセボ　36
　　——効果　36
プラゾシン　115,484,549
プラノプロフェン　337
プラバスタチン　512
フラボキサート　548
フラボノイド系薬物　533
プラミペキソール　203
プランルカスト　70,351,424
プリジノール　211
プリミドン　196
ブリモニジン　104,266
ブリンゾラミド　267,542
プリン代謝拮抗薬　659
フルオシノニド　316
フルオロウラシル　655
フルオロキノロン　618
プルキンエ線維　435
フルコナゾール　638
フルジアゼパム　183

フルシトシン　641
フルタゾラム　183
フルタミド　332,680
フルダラビン　660
フルチカゾン　316
　　——プロピオン酸エステル　421
フルトプラゼパム　184
フルニトラゼパム　171
フルバスタチン　512
フルフェナジンデカン酸エステル　179
フルフェナム酸　337
フルベストラント　326,677
フルボキサミン　64,188
フルマゼニル　170,185,428
フルラゼパム　172
フルルビプロフェン　337
ブレオマイシン　668
ブレオマイシンヒドロキシラーゼ　669
フレカイニド　444
プレガバリン　231,509
プレグナン X 受容体　28
プレグネノロン　310,321
ブレチリウム　122
プレドニゾロン　70,316,343,396,570
プロカイン　150
プロカインアミド　442
プロカテロール　107,418
プロカルバジン　651
プロキシフィリン　420
プログアニル　642
プログルミド　381
プログルメタシン　337
プロクロルペラジン　387
プロゲステロン　320,327
プロゲストーゲン　320
プロスタグランジン　66,330
　　——合成　66
　　——受容体　27
　　——類　337,493
プロスタグランジン I_2 誘導体　587
プロスタグランジン I_3　520
プロスタグランジン製剤　264
プロスタグランジン E_1 製剤　493
プロスタノイド　421,526
プロスタノイド受容体　27,68
　　プロスタノイド EP 受容体作動薬　382
　　プロスタノイド IP 受容体作動薬　494
　　プロスタノイド TP 受容体遮断薬　426
フロセミド　476,543
プロタミン　502
ブロチゾラム　171
プロチレリン　288
プロテアーゼ　634
　　——阻害薬　634,635
プロテアソーム阻害薬　691
プロテインキナーゼ　48
　　——C　31

──G 33
プロテインホスファターゼ2A 31
プロドラッグ 41
プロトンポンプインヒビター 379
ブロナンセリン 180
プロパフェノン 444
プロパンテリン 134, 378, 398, 406
プロピオン酸系薬物 339
プロピトカイン 151
プロピベリン 136, 547
プロピルチオウラシル 300
プロフェナミン 136, 204
プロブコール 516
プロプラノロール 119, 445, 485
フロプロピオン 405, 406
プロベネシド 523
プロポフォール 166
ブロマゼパム 183
ブロムヘキシン 415
ブロムペリドール 179
プロメタジン 59
ブロメライン 276
ブロモクリプチン 203, 291
ブロモバレリル尿素 174
プロラクチン 294
 ──放出抑制ホルモン 290
分化誘導療法薬 648
分子標的（治療）薬 48, 648, 683
分泌期 322
分布における相互作用 44

平滑筋弛緩薬 548
平均赤血球ヘモグロビン濃度 566
平均赤血球容積 566
閉経後骨粗鬆症 527
閉経後乳癌 680
閉経前乳癌 681
平衡感覚 278
ペガプタニブ 269
ヘキサメトニウム 140
ペグインターフェロン 628
ペグビソマント 293
ベクロニウム 144
ベクロメタゾン（プロピオン酸エステル） 316, 421
ベザフィブラート 514
ベタキソロール 120, 266, 471, 485
ベタネコール 125, 549
ベタヒスチン 280
ベタメタゾン 316, 344, 396
ペチジン 220, 230
ベナゼプリル 75, 480
ベニジピン 477
ペニシリナーゼ 606
ペニシリン
 ──系抗菌薬 604
 ──結合タンパク質 604
 ──ショック 24
 ──抗緑膿菌活性のある── 607
ペニシリンG 604

ベネキサート 382
ベバシズマブ 694
ヘパリン 589
ヘパリンナトリウム 273
ヘパリン類似物質 278
ベバントロール 121, 485
ペプチド受容体 27
ベプリジル 447
ヘプロニカート 492
ヘマトクリット 564
ペミロラストカリウム 425
ペムブロリズマブ 694
ベムラフェニブ 689
ペメトレキセド 663
ヘモグロビン 565
ベラドンナ 132
ベラパミル 447, 469
ベラプロスト 70, 494, 588
ペラミビル 627
ペランパネル 197
ヘリコバクターピロリ感染 375
ペリンドプリル 75, 480
ペルオキシソーム増殖因子活性化受容体 28
 ──α 514
 ──γ 507
ペルゴリド 203
ヘルシンキ宣言 5
ベルテポルフィン 269
ヘルパーT細胞 345, 426
ベルベリン 394
ペロスピロン 64, 180
変形性脊椎症 207
ベンザルコニウム 702
ベンジルアミン系 639
片頭痛 255
 ──治療薬 256
ベンズブロマロン 522
ベンゼトニウム 702
ベンセラジド 201
ベンゾカイン 150
ベンゾジアゼピン
 ──系薬物 23, 168, 169, 183
 ──結合部位 169, 170, 172
 ──誘導体 184, 196
ベンゾジアゼピン受容体 193
 ──遮断薬 170
ベンゾチアゼピン系Ca^{2+}チャネル遮断薬 469, 478
ペンタゾシン 224
ベンチルヒドロクロロチアジド 474, 544
ペンテトラゾール 242
ペントキシベリン 412
ペントバルビタール 173
ベンプロペリン 412
ベンラファキシン 189
ヘンレ係蹄 538

抱合 41

膀胱炎 559
芳香性健胃生薬 371
傍糸球体細胞 112
房室結節 434
放射性イットリウム 694
抱水クロラール 174
放線菌 663, 668
膨張性緩下薬 390
傍濾胞細胞 296
ボグリボース 507
母子感染 401
保湿外用薬 273
ホスアプレピタント 385
ホスアンプレナビル 635
ホスカルネット 626
ホスフェニトイン 193
ホスホジエステラーゼ 237, 583
ホスホジエステラーゼ阻害（薬） 420, 496, 586
 ──3阻害薬 459
 ──5阻害薬 550
ホスホマイシン 613
 ──系抗菌薬 613
ホスホリパーゼA$_2$ 66, 337, 421
ホスホリパーゼC 31
ボセンタン 496
補体依存性細胞傷害（作用） 52, 694
ボツリヌス症 645
ポドサイト障害 559
ポドフィロトキシン 676
ボノプラザン 380
ポビドンヨード 702
ボーマン嚢 537
ホメオスタシス 283
ホモ接合体 518
ポラプレジンク 383
ポリエン系抗真菌薬 639
ポリカルボフィルカルシウム 399
ボリコナゾール 638
ポリスチレンスルホン酸カルシウム 553
ポリスチレンスルホン酸ナトリウム 553
ポリドカノール 580
ポリノスタット 693
ボルテゾミブ 692
ホルモテロール 107, 418
ホルモン 283
 ──関連抗悪性腫瘍薬 677
 ──関連薬 648
 ──受容体 27
本態性高血圧症 473

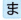

マイスナー神経叢 367
マイトマイシンC 669
マウス抗体 50
麻黄 110
マキサカルシトール 304, 534
膜安定化作用 117
膜消化 370

マクロファージ 345, 347
　　──泡沫化 511
マクロライド系抗菌薬 430, 614
マザチコール 136, 204
マシテンタン 496
マジンドール 240
麻酔経過 163
麻酔補助薬 168
マスト細胞 55
末梢化学受容器 427
末梢循環改善薬 492
末梢循環障害 492
末梢神経障害 308
末梢性オピオイドμ受容体遮断薬 390
末梢性交感神経抑制薬 487
末梢性芳香族L-アミノ酸脱炭酸酵素阻害薬 201
マニジピン 477
マプロチリン 188
麻薬拮抗性鎮痛薬 216, 223, 224, 225
麻薬拮抗薬 227
麻薬性鎮咳薬 412
麻薬性鎮痛薬 213, 216
マラソン 127
マラチオン 127
マラビロク 636
マルチキナーゼ阻害薬 48
満月様顔貌 314
慢性炎症性疾患 396
慢性肝炎 401
慢性呼吸器疾患 410
慢性骨髄性白血病 684
慢性作用 12
慢性腎臓病 557
慢性腎不全 535, 552
慢性頭痛 255
慢性膀胱炎 560

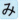

ミアンセリン 189
ミオクロニー発作 192
ミオシン 142, 435
ミオシン軽鎖 437
　　──キナーゼ 437
　　──ホスファターゼ 437
ミカファンギン 641
右季肋部痛 405
ミグリトール 507
ミクロソームトリグリセリド輸送タンパク質 518
ミコナゾール 275, 638
ミコフェノール酸モフェチル 353, 354
水虫 274
ミソプロストール 70, 382
ミゾリビン 353, 354
ミダゾラム 167, 171
ミチグリニド 506
ミトタン 320
ミドドリン 103, 491

ミネラルコルチコイド 318
ミノキシジル 278
ミノサイクリン 615
ミノドロン酸 528
脈絡膜 268
ミラベグロン 108, 548
ミリプラチン 655
ミリモスチム 577
ミルタザピン 189
ミルナシプラン 64, 189
ミルリノン 459

ムスカリン 125
ムスカリン性アセチルコリン受容体 27, 95, 159, 176
　　──遮断薬 423
ムスカリン様作用 95
むずむず脚症候群 197
ムピロシン 618

メイロン 663
メカセルミン 293
メキサゾラム 183
メキシレチン 231, 444, 509, 510
メキタジン 59, 424
メクロフェノキサート 246
メサドン 221, 230
メサラジン 395
メストラノール 323
メスナ 651
メタクアロン 210
メタコリン 125
メダゼパム 183
メタンフェタミン 110, 238
メチオニンエンケファリン 215
メチクラン 475, 544
メチシリン耐性黄色ブドウ球菌 610
メチラポン 319
メチルエフェドリン 110, 418
メチルエルゴメトリン 114
メチルジゴキシン 456
メチルテストステロン 331
メチルドパ 104
メチルフェニデート 239
メチルプレドニゾロン 343, 421
滅菌 701
メテノロン酢酸エステル 334, 536, 576
メトカルバモール 209
メトキサレン 278
メトキシフェナミン 418
メトクロプラミド 371
メトトレキサート 363, 661
　　──ホリナート救援療法 661
メトプロロール 120, 471, 485
メトホルミン 506
メドロキシプロゲステロン酢酸エステル 327, 682

メトロニダゾール 620, 643
メナテトレノン 533, 579
メニエール症候群 386
メニエール病 279
　　──治療薬 280
メピチオスタン 326, 677
メピバカイン 150
メフェナム酸 337, 338
メフェネシン 208
メフルシド 475, 544
メフロキン 641
メベンゾラート 134, 398
メベンダゾール 644
メポリズマブ 422
めまい 279
メマンチン 253
メラトニン 61, 159, 162
メラトニン受容体 173
　メラトニン$MT_{1,2}$受容体 62
メルカプトプリン 525, 659
メルゼブルクの三徴 299
メロキシカム 337, 340
メロペネム 610
免疫
　　──関連疾患 345
　　──増強薬 359
　　──チェックポイント 694
　　──抑制薬 353, 363, 396

網状層 309
網膜症 308
毛様体筋 261
毛様体小帯 261
モキシフロキサシン 618
モザバプタン 295, 546
モサプラミン 179
モサプリド 64, 372
モダフィニル 240
持ち越し効果 170
モノアミン 159, 160
　　──トランスポーター 91, 149, 238
モノアミン酸化酵素 62, 90, 419
　　──阻害薬 204
モノアミン酸化酵素B 55
モノエタノールアミンオレイン酸塩 580
モノクローナル抗体 422
モノバクタム系抗菌薬 611
モフェゾラク 337
モメタゾン（フランカルボン酸エステル） 316, 421
モルヒネ 214, 216, 230
モルヒネ-6-グルクロニド 218
モンテプラーゼ 598
モンテルカスト 70, 351, 424

野牛様肩 314
薬剤性

和文索引

――QT 延長症候群　441
――消化性潰瘍　382
――腎障害　558
――ネフローゼ症候群　555
薬物アレルギー　23
薬物依存性　215
薬物嫌悪性　215
薬物受容体　8
薬物-受容体結合曲線　8,10
薬物性パーキンソン症候群　179
薬物相互作用　43
薬物代謝酵素　41
薬物動態（学）　3,37
――的相互作用　23
薬物標的　8
薬用炭　393
薬理遺伝学　3,53
薬理学　3
――の歴史　4
薬力学　3
――的相互作用　23
薬理作用　7,12
ヤヌスキナーゼ　32
――阻害薬　358

ゆ

有害事象　12
有機リン化合物　127
有効性　8,10

よ

ヨウ化カリウム　301
ヨウ化ナトリウム　301
溶血性尿毒症症候群　570
溶血性貧血　570
葉酸　568,569
葉酸代謝拮抗薬　661
陽性症状　175,176,180,181
陽性変時作用　98
陽性変力作用　98
ヨウ素　276
腰椎麻酔　148
腰背痛症　207
用量-反応曲線　8,10,11
用量比　18
容量負荷　452
予期性悪心　387
抑制作用　12
抑制性アミノ酸　159
余剰受容体　20
予備受容体　20
ヨヒンビン　116
ヨヒンベキ　116
IV型アレルギー　347
四環系抗うつ薬　188

ら

ライディッヒ細胞　331
ラクツロース　390

ラコサミド　198
ラジカル消去作用　414
ラスブリカーゼ　526
ラタノプロスト　70,264
ラニチジン　60,379
ラニナミビル　627
ラニビズマブ　269
ラニムスチン　651
ラノステロール C-14a デメチラーゼ　638
ラパチニブ　688
ラパマイシン　690
ラフチジン　60,379
ラベタロール　121,485
ラベプラゾール　379
ラマトロバン　70,350,426
ラミブジン　402,628,634
ラメルテオン　173
ラモセトロン　64,386,399
ラモトリギン　195
ラルテグラビル　635
ラロキシフェン　530
ランゲルハンス島細胞　305
　ランゲルハンス島β細胞　500
ランジオロール　120
卵巣周期　322
ランソプラゾール　379
卵胞刺激ホルモン　292,680
卵胞ホルモン　320,323
卵胞膜細胞　321

り

リアノジン受容体　142,436
リエントリー　441
リオシグアト　497
リオチロニン　300
リガンド　14
――開口型イオンチャネル受容体　25
――活性化型転写因子　28
リキシセナチド　503
リサイクリング　31
リザトリプタン　64,258
リシノプリル　75,453,480
リスペリドン　64,180
リセドロン酸　528
リソソーム　517
リゾチーム　276
離脱症状　218,314
リツキシマブ　353
リドカイン　150,231,444
リード化合物　5
リトドリン　107,330
リトナビル　635
リナグリプチン　503
リナクロチド　400
利尿薬　542
リネゾリド　617
リパスジル　265
リバスチグミン　130,252
リバーストリヨードサイロニン　297

リバビリン　402,630
リバーロキサバン　593
リピオドリゼーション　655
リファブチン　623
リファマイシン系抗菌薬　623
リファンピシン　623
リポコルチン　421
リポタンパク質　510
リポペプチド系抗菌薬　621
リマプロスト　70,493
リモデリング　433
流産・早産治療薬　137
硫酸鉄　567
硫酸マグネシウム　330,390
リュープロレリン　289,682
量的選択性　603,647
緑内障　126,263
リラグルチド　503
リルゾール　249
リルピビリン　635
リルマザホン　171
リンコマイシン系抗菌薬　617
リン酸イオン　518
臨床試験　5
リンパ球増殖抑制薬　355
リンパ節　647

る

ルイスの三重反応　58
ルセオグリフロジン　508
ルビプロストン　389
ルフィナミド　197
ループス腎炎　347
ループ利尿薬　476,543
ルメファントリン　642

れ

レアギン　422
レゴラフェニブ　690
レジパスビル　403,632
レストレスレッグス症候群　197
レスピラトリーキノロン　619
レセルピン　121,487
レチノイド X 受容体　33
レチノイン酸受容体　28,698
裂肛　407
レッドネック症候群　612
レッドマン症候群　612
レトロゾール　326,681
レナリドミド　698
レニン　72
――阻害薬　78
レニン-アンギオテンシン-アルドステロン系　433
――阻害薬　453,480
レニン-アンギオテンシン系　72
レノグラスチム　576
レノックス-ガストー症候群　197
レパグリニド　506
レバミピド　270,382

レバロルファン 228, 411, 428
レビー小体型認知症 251
レビパリン 590
レフルノミド 363, 518
レベチラセタム 196
レボチロキシン 300
レボドパ 200
──作用増強薬 205
レボノルゲストレル 328
レボブノロール 121, 266
レボブピバカイン 150
レボフロキサシン 618
レボホリナート 655
レボメトルファン 412
レミフェンタニル 168, 223
レム睡眠 168
レムナント 514
連合野 154
レンズ核 153
レンチナン 360

レンバチニブ 688

ロイコトリエン 66, 421
──合成 67
ロイコトリエン受容体 69
──遮断薬 351, 424
ロイシンエンケファリン 215
労作性狭心症 464
老人性骨粗鬆症 527
老人斑 250
ロキサチジン酢酸エステル 60, 379
ロキシスロマイシン 430
ロキソプロフェン 337, 339
ロクロニウム 144
ロサルタン 77, 483
ロスバスタチン 512
ロチゴチン 203
ロートエキス 378

ロピナビル 635
ロピニロール 203
ロピバカイン 151
ロフェプラミン 188
ロフラゼプ酸エチル 184
ロペラミド 393
濾胞 296
ロミタピド 518
ロメリジン 257
ロラゼパム 183, 387
ロルノキシカム 337
ロルメタゼパム 171

ワクシニアウイルス接種家兎炎症皮膚
　抽出液 232
ワクチン 645
ワルファリン 23, 533, 596

欧文索引

数字

5-HT（5-hydroxytryptamine） 61
 5-HT$_1$ 受容体 63
 5-HT$_{1A}$ 受容体作動薬 185
 5-HT$_{1B}$ 受容体 258
 5-HT$_{1D}$ 受容体 258
 5-HT$_2$ 受容体 63
 5-HT$_{2A}$ 受容体 176
 5-HT$_{2C}$ 受容体 177
 5-HT$_3$ 受容体 26, 63
  ——遮断薬 386, 399
 5-HT$_4$ 受容体作動薬 372
5-ニトロイミダゾール系抗菌薬 620
5-ヒドロキシインドール O-メチル転移酵素 62
5-ヒドロキシトリプタミン 61
5-リポキシゲナーゼ阻害薬 70
5α-還元酵素阻害薬 549
17α-dydrogesterone 327
17α-hydroxylase 682
17α-methyltestosterone 331
17β-エストラジオール 28
50%致死量 12
50%中毒量 12
50%有効濃度 10
50%有効量 10
^{90}Y イブリツモマブチウキセタン 694

A

α-アミラーゼ 507
α 運動ニューロン 206
α 型ヒト心房性ナトリウム利尿ポリペプチド 461
α-グルコシダーゼ 507
 ——阻害薬 507
α-固縮 208
α 作用 94
α 受容体（アドレナリン α 受容体） 94
 ——作動薬 103
 ——遮断薬 112
 α$_1$ 受容体（アドレナリン α$_1$ 受容体） 95, 176
  ——作動薬 103, 262
  ——遮断薬 115, 264, 484, 549
 α$_2$ 受容体（アドレナリン α$_2$ 受容体） 95, 174
  ——作動薬 103, 266, 487
  ——遮断薬 116
α-メチルドパ（α-methyldopa） 487
α, β 受容体（アドレナリン α, β 受容体）
 ——作動薬 98
 ——遮断薬 121
α$_2$ プラスミンインヒビター（α$_2$ plasmin inhibitor） 597, 598
α$_2$ ヘテロ受容体 191
α$_2$δ サブユニット 509
A 型ボツリヌス毒素 147

A 細胞 305
abacavir 634
abatacept 366
abiraterone acetate 333, 682
acamprosate 235
acarbose 507
ACE（angiotensin converting enzyme） 72, 318
 ——阻害薬 23, 74, 453, 480
acebutolol 120, 471, 485
acetaminophen 344
acetazolamide 196, 428, 542
acethylcysteine 414
acetohexamide 504
acetylcholine（ACh） ☞アセチルコリン
acetylpheneturide 197
AChE 阻害薬 372
aciclovir 625
aclatonium 125, 388
aclidinium 423
acotiamide 372
actarit 364
ACTH（adrenocorticotropic hormone） 292
actinomycin D 669
acute stroke 244
adalimumab 365, 396
ADCC（antibody-dependent cellular cytotoxicity） 52, 694
adefovir 402, 629
adenosine 448
adenosine triphosphate disodium 280
ADH（alcohol dehydrogenase） 234, 294
ADHD（attention deficit hyperactivity disorder） 239
ADME 37
adrenaline（Ad） ☞アドレナリン
adrenochrome monoaminoguanidine mesilate 580
ADRs（adverse drug reactions） 24
afatinib 688
affinity 8
aflibercept 269
afloqualone 210
age-related macular degeneration 268
agonist 14
AhR（aryl hydrocarbon receptor） 28
AKT 690
alacepril 75, 480
albendazole 644
albumin tannate 392
ALDH（aldehyde dehydrogenase） 234
aldioxa 378, 383
alectinib 688
alendronate 528
alfacalcidol 304, 534
alimemazine 59
alirocumab 517
aliskiren 78, 484

ALK 阻害薬 688
ALL（acute lymphoblastic leukemia） 684
allergic rhinitis 279
allopurinol 524
allosteric modulator 22
allosteric site 22
allylestrenol 332, 550
aloglipin 503
alprazolam 183, 387
alprenolol 119
alprostadil 493
alprostadil alfadex 276
ALS（amyotrophic lateral sclerosis） 248
alteplase 598
amantadine 203, 247, 627
ambenonium 130
ambrisentan 496
ambroxol 415
amezinium 111, 491
amikacin 613
aminophylline 420
amiodarone 447
amitriptyline 188, 548
amlexanox 350, 425
amlodipine 468, 477
amobarbital 173
amosulalol 121, 485
amoxapine 188
amoxicillin 606, 607
AMPA 受容体 161, 197
amphetamine 110, 238
amphotericin B 639
ampicillin 606, 607
AMPK（AMP-activated protein kinase） 506
AMP 活性化プロテインキナーゼ 506
anagliptin 503
anaphylactic shock 23
anastrozole 326, 680
androgens 320
angiotensin Ⅱ 72
ANP（atrial natriuretic peptide） 452
 ——受容体 27
antagonist 14
antitoxin 645
apixaban 595
apomorphine 203
apraclonidine 104, 266
aprepitant 385
aprindine 444
aranidipine 477
ARB 76, 454, 483
arbekacin 613
argatroban 596
aripiprazole 180
ARNT 33
arotinolol 121, 485
arsenic trioxide 698
artemether 642
Arthus 型 416

aselastine 59
asenapine 181
aspirin 70, 337, 583
aspirin-induced asthma 24
asunaprevir 403, 631
AT_1 受容体 73
　──遮断薬 454, 483
AT_2 受容体 73
atazanavir 635
atenolol 120, 470, 485
atonic bleeding 330
atopic dermatitis 272
atorvastatin 512
atovaquone 642
ATP (adenosine triphosphate) 247, 448
　──感受性 K^+ チャネル 305, 500
　──結合カセット構造 521
atropine 133, 378, 448
Auerbach 神経叢 367
auranofin 361
autocoid 54
AVP (vasopressin) 294
axitinib 688
azacitidine 693
azasetron 64, 386
azathioprine 353, 396
azelastine 348, 424
azelnidipine 477
azilsartan 77, 483
azithromycin 430, 614
azosemide 543
aztreonam 611
azulenesulfonate 383

$β$-アレスチン 31
$β$-エンドルフィン 215
$β$-グルクロニダーゼ 676
$β$ 作用 94
$β$ 受容体（アドレナリン $β$ 受容体） 94, 95
　──作動薬 105, 495, 548
　──遮断薬 116, 119, 266, 455, 470, 485
$β_1$ 受容体（アドレナリン $β_1$ 受容体）
　──作動薬 105
　──遮断薬 120
$β_2$ 受容体（アドレナリン $β_2$ 受容体）
　──作動薬 105, 416
$β_3$ 受容体（アドレナリン $β_3$ 受容体）
　作動薬 108
$β$-ラクタマーゼ阻害薬配合ペニシリン 607
$β$-ラクタム系抗菌薬 604
$β_2$-ミクログロブリン 559
$β$-D-N アセチルグルコサミダーゼ 559
B 型肝炎 401
　──治療薬 402
B 型ボツリヌス毒素 147

B 細胞 305, 345
$B_{1,2}$ 受容体（ブラジキニン $B_{1,2}$ 受容体） 80
B_{max} (maximal binding) 10, 11
baclofen 210
barbital 173
barnidipine 477
basal activity 15
basiliximab 358
bazedoxifene 530
BBB (blood-brain barrier) 40
BCR-ABL 684
　──阻害薬 688
BCSFB (blood-cerebrospinal fluid barrier) 41
beclometasone dipropionate 316, 421
benazepril 75, 480
benexate 382
benidipine 477
benproperine 412
benserazide 201
benzalkonium 702
benzbromarone 522
benzethonium 702
benzocaine 150, 387
benzylhydrochlorothiazide 474, 544
bepridil 447
berapamil 447
beraprost 70, 494, 588
berberine 394
betahistine 280
betamethasone 316, 344, 396
betaxolol 120, 266, 471, 485
bethanechol 125, 549
bevacizumab 694
bevantolol 121, 485
bezafibrate 514
bHLH (basic helix-loop-helix) モチーフ 28
biapenem 610
biased agonist 21, 32
biased antagonist 32
bicalutamide 332, 679
bimatoprost 70, 264
bioavailability 37
biperiden 136, 204
bisacodyl 388
bismuth subgallate 392
bismuth subnitrate 392
bisoprolol 120, 445, 455, 471, 485
bixalomer 553
bleomycin 668
blonanserin 180
blood-placenta barrier 41
blood-testis barrier 41
BNP 452
bone absorption 527
bone remodeling 527
bortezomib 692
bosentan 496
boturinus toxin type A 147
boturinus toxin type B 147

bradykinin 78
brain stem 156
bretylium 122
brimonidine 104, 266
brinzolamide 267, 542
bromazepam 183
bromhexine 415
bromocriptine 203, 291
bromovalerylurea 174
bromperidol 179
BRONJ 529
brotizolam 171
bucillamine 362
bucladesine 460
bucladesine sodium 276
bucolome 523
budesonide 316, 396, 421
bufetolol 119
buformin 506
bumetanide 543
bunazosin 115, 264, 484
bupivacaine 150
buprenorphine 223
buserelin 289
busulfan 651
butenafine 639
butropium 134, 405
butylscopolamine 134

C

C 型肝炎 401
　──治療薬 402
C 細胞 531
C 線維末端受容器 411
C ペプチド 305
Ca^{2+} 感受性増強薬 459
Ca^{2+} センシタイザー 459
Ca^{2+} チャネル 434
　──作用薬 195
　──遮断薬 23, 467, 477
cabergoline 203, 290, 294
caffeine 237
calcitonin 527, 531
calcitonin salmon 302
calcitriol 534
calcium polystyrene sulfonate 553
CAM (chorioamnionitis) 330
camostat 80, 406
cAMP 30
　──依存的プロテインキナーゼ 31
canagliflozin 508
candesartan cilexetil 77, 454, 483
capecitabine 658
captopril 75, 480
CAR (constitutive androstane receptor) 28, 33
carbacol 125
carbamazepine 195
carbazochrome sodium sulfonate 580
carbidopa 200
carboplatin 655

carmellose 390
carmustine 651
carnitine 372
carperitide 461
carpronium 125
carteolol 119,266,485
carvedilol 121,445,455,485
caspofungin 641
castor oil 388
CAT 92
cataract 268
CCK (cholecystokinin) 370
CCR5 636
CD4 636
　　——陽性 T 細胞 633
CDC (complement-dependent cytotoxicity) 52,694
cefazolin 608
cefcapene pivoxyl 608
cefepime 609
cefmetazole 608
cefotaxime 608
cefotiam 608
cefozopran 609
cefpirome 609
ceftazidime 608
ceftriaxone 608
celecoxib 70,340
celiprolol 120,485
cerebllum 156
cerebral basal ganglia 154
cerebral cortex 154
cerebral limbic system 154
cetirizine 59
cetraxate 378,382
cevimeline 125
cGMP 33
Charcot の三徴 406
chemotherapy 603
chenodeoxycholic acid 405
Cheyne-Stokes 呼吸 218
chloral hydrate 174
chloramphenicol 616
chlordiazepoxide 183
chlorhexidine 702
chlormadinone acetate 328,332,550, 682
chlorphenesin carbamate 209
chlorpheniramine 59
chlorpromazine 177,387
chlorpropamide 504
chlorzoxazone 211
chondroitin sulfate sodium 270
choroid 268
chylomicron 510
cibenzoline 442
ciclesonide 421
ciclosporin 575
cilastatin 610
cilazapril 75,480
cilnidipine 477
cilostazol 496,586

cimetidine 60,379
cinacalcet 303
ciprofloxacin 618
cisplatin 652
citicoline 247,406
citrate 525
CKD (chronic kidney disease) 557
cladribine 660
clarithromycin 430,614
clavulanate 607
clemastine 59
clenbuterol 107,418,548
clindamycin 617
clinofibrate 514
clobazam 196
clocapramine 179
clofedanol 412
clofibrate 514
clomiphene 325
clomipramine 188,548
clonazepam 196
clonic convulsion 241
clonidine 103,487
cloperastine 412
clopidogrel 585
clorazepate 184
clotiazepam 183
clotrimazole 274,638
cloxacillin 606
cloxazolam 183
clozapine 181
CML (chronic myelogenous leukemia) 684
CNI (calcineurin inhibitor) 341,355
cobalamin 569
cocaine 149
codeine 218,411
colchicine 525
colestimide 518
colestyramine 518
colforsin daropate 460
colistin methanesulfonate 621
collagen disease 360
competitive antagonist 16
COMT 90,419
　　——阻害薬 204
concentration-effect curve 8
concentration-response curve 8
COPD 410,416,427
corticorelin 288
corticosterone 28
cortisol 28,313
COX (cyclooxygenase) 336
　　COX-1 67,337,338
　　COX-2 67,337
COX 阻害薬 70
CRE (carbapenem-resistant *Enterobacteriaceae*) 621
CRH (corticotropin-releasing hormone) 288
crizotinib 688
Crohn's disease 395

cromoglicate 349,425
CSD (cortical spreading depression) 255
CSF (colony-stimulating factor) 受容体 27
CTZ (chemoreceptor trigger zone) 156,176,217,371,412
CXCR4 636
cyanamide 235
cyclopentolate 134,262
cyclophosphamide 354,648
cyclosporine 356
CYP (cytochrome P450) 41,45
　　CYP2D6 218
cyproheptadine 59,64
Cys LT$_1$ 受容体 424
cytarabine 659
cytarabine ocfosphate 659
cytokine receptor 27

δ 受容体（オピオイド δ 受容体） 215
D 細胞 305
D$_2$ 受容体（ドパミン D$_2$ 受容体） 175,176
　　——遮断薬 371,384
　　——部分アゴニスト 180
d-ツボクラリン 143
D-ペニシラミン 362
D-マンニトール 543
dabigatran etexilate 597
dacarbazine 651
daclatasvir 403,631
DAD 439
dalfopristin 617
dalteparin 590
danaparoid 593
dantrolene 145
DAO 55
dapagliflozin 508
daptomycin 621
darbepoetin alfa 554,572
darunavir 635
dasatinib 688
DBH 89
DCI (dichloroisoprenaline) 117
DCI (peripheral aromatic L-amino acid decarboxylase inhibitors) 201
decubitus 276
degarelix 682
delamanid 624
delapril 75,480
dementia 250
denopamine 105,458
denosumab 532
depolarization 29
dermatomycosis 273
desensitization 31
desflurane 165
desmopressin 295
dexamethasone 70,316,344,396

dexmedetomidine 174
dextran sulfate sodium sulfur 520
dextromethorphan 412
DG (diacylglycerol) 31
DHA (docosahexaenoic acid ethylester) 520
DHFR (dihydrofolate reductase) 661
DHP-Ⅰ (dihydropeptidase Ⅰ) 611
DHP 受容体 142
diazepam 183, 196, 212
dibucaine 150
DIC (disseminated intravascular coagulation) 570, 600
diclofenac 339
didanosine 634
diencephalon 155
dienogest 328
diethylcarbamazine 645
difenidol 280
digoxin 448, 456
dihydrocodeine 219, 411
dihydroergotamine 114
dihydroergotoxine 114
dilazep 472
diltiazem 447, 469, 478
dimemorfan 412
dimenhydrinate 59, 281
dimethyl isopropylazulene 276
dimorpholamine 241, 428
dinoprost 70
dinoprostone 70
diphenhydramine 59, 348
──diprophylline 281
dipivefrine 102, 264
diprophylline 420
dipyridamole 472, 587
disopyramide 442
distigmine 130, 264, 549
disulfiram 235
dl-クロルフェニラミン 349
dl-ヒヨスチアミン 132
dl-chlorpheniramine 349
DMARDs 361
DMPP (dimethylphenylpiperazinium) 140
DMT 阻害薬 693
DNA ジャイレース 618
DNA メチルトランスフェラーゼ 693
──阻害薬 693
dobutamine 102, 458
docarpamine 110, 458
dolutegravir 635
domperidone 371
donepezil 130, 251
dopamine 109, 160, 457
doripenem 610
dorzolamide 267, 542
dose ratio 18
dose-response curve 8
dosulepin 188
double blind test 37

doxapram 427
doxazosin 115, 484
doxifluridine 658
doxorubicin 663
doxycycline 615
DPP-4 (dipeptidylpeptidase Ⅳ) 503
Dravet syndrome 197
dried aluminum hydroxide gel 376
dried yeast 372
droperidol 167
drospirenone 329
droxidopa 102, 204, 490
drug allergy 23
drug receptor 8
drug-receptor binding curve 8
drug target 8
d-tubocurarine 143
dulaglutide 503
duloxetine 64, 189, 509
dutasteride 333, 549
dyslipidemia 510
dysmenorrhea 329

E_{max} (maximal effect) 10, 11
EAD 439
ebastine 59
EC_{50} 10, 11
EC cell 369
ecabet 378, 383
ECL cell 55, 369
eclampsia 330
ED_{50} 10, 11
edaravone 249
edoxaban 593
edrophonium 130
efavirenz 635
efficacy 8
efonidipine 468, 477
EGF (epidermal growth factor) 受容体 27
──遺伝子 688
──阻害薬 688
egualen 378
eicosanoid 66
elcatonin 302, 531
eldecalcitol 304, 534
electrochemical transmission 29
eletriptan 64, 258
elvitegravir 635
empagliflozin 508
emtricitabine 634
enalapril 75, 453, 480
endometriosis 329
enocitabine 659
eNOS 58
enoxaparin 591
entacapone 204
entecavir 402, 629
enzalutamide 333
EP 受容体作動薬 382

EPA (ethyl icosapentate) 520
epalrestat 509
eperisone 209
ephedrine 110, 418
epinastine 59, 424
epirubicin 667
eplerenone 318, 454, 477, 546
epoetin alfa 554, 572
epoetin beta 554, 572
epoetin beta pegol 572
epoprostenol 494
eprazinone 412
eptazocine 225
ergometrine 114
ergot alkaloids 112
ergotamine 114, 258
ergotoxine 114
eribulin 673
ERK 32
erlotinib 688
erythromycin 430, 614
erythropoietin 565
escitalopram 64, 188
esmolol 120
esomeprazole 379
estazolam 171
estradiol 320, 323, 536
estradiol benzoate 323
estradiol dipropionate 323
estramustine phosphate 682
estriol 323
estrogens 320
eszopiclone 172
etanercept 365
ethambutol 623
ethanol 233, 702
ethinylestradiol 682
ethosuximide 195
ethotoin 193
ethyl aminobenzoate 150, 387
ethyl icosapentate 584
ethyl L-cysteine 414
ethyl loflazepate 184
ethynylestradiol 323
ethynylestradiol-norethisterone 329
etidronate 528
etilefrine 102, 491
etizolam 171, 183, 212
etodolac 338
etoposide 676
etravirine 635
etretinate 278
everolimus 355, 690
evolocumab 517
exemestane 326, 681
exenatide 503
ezetimibe 519

falecalcitriol 304, 534
famotidine 60, 379

fasudil 245
favipiravir 627
Fc 領域 696
febuxostat 524
felodipine 477
fenofibrate 514
fenoterol 107, 418
fentanyl 222
ferritin 567
ferrous fumarate 567
fesoterodine 136, 547
fexofenadine 59, 348
FGF (fibroblast growth factor) 430
fibrin 563
fibrinogen 577
filgrastim 576
finasteride 333
first-pass effect 37
Fischer ratio 402
FK 結合タンパク質（FKBP） 357, 690
flavoxate 548
flecainide 444
flopropione 405, 406
fluconazole 638
flucytocine 641
fludarabine 660
fludiazepam 183
flumazenil 170, 185, 428
flunitrazepam 171
fluocinonide 316
fluoroquinolone 618
fluorouracil 655
fluphenazine decanoate 179
flurazepam 172
flutamide 332, 680
flutazolam 183
fluticasone 316
fluticasone propionate 421
flutoprazepam 184
fluvastatin 512
fluvoxamine 64, 188
folic acid 569
fondaparinux 593
formoterol 107, 418
Forrester 分類 451
fosamprenavir 635
fosaprepitant 385
foscarnet 626
fosfomycin 613
fosphenytoin 193
freeze-dried human blood-coagulation factor Ⅷ 581
freeze-dried human blood-coagulation factor Ⅸ 581
FSH (follicle stimulating hormone) 292, 680
fudosteine 415
full agonist 14
full inverse agonist 15
fulvestrant 326, 677
furosemide 476, 543

G

γ-アミノ酪酸 26, 159, 161, 428
　——GABA_A 受容体 23, 26, 161, 163, 166, 169, 172, 183, 184, 428
　——作用薬 196
　——GABA_B 受容体 210
γ 運動ニューロン 206
γ-固縮 208
γ ループ 207
G タンパク質共役型受容体 27, 284
　——キナーゼ G 31
　——情報伝達系 30
G$α_1$ サブユニット 31
G$α_s$ サブユニット 30
GABA 161, 428
　——結合部位 170
　——作動性神経 199
　——トランスアミナーゼ 161
GABA_A 受容体 23, 26, 161, 163, 166, 169, 172, 183, 184, 428
　——作用薬 196
GABA_B 受容体 210
gabapentin 195
gabapentin enacarbil 197
gabexate 80, 406, 601
galantamine 130, 252
ganciclovir 625
ganirelix 289
gastrin 369
GC (glucocorticoids) 335
GCP (good clinical practice) 5
gefarnate 382, 383
gefitinib 688
gemcitabine 659
gemeprost 70
gemtuzumab ozogamicin 694
genomic 作用 342
gentamycin 613
gestonorone caproate 332, 550
GFR 537
GH (growth hormon) 293
GHIH (growth hormone-inhibiting hormone) 290
GHRH (growth hormone-releasing hormone) 289
gimeracil 658
GIP (glucose-dependent insulinotropic polypeptide) 503
GIST (gastrointestinal stromal tumor) 684
glaucoma 263
glibenclamide 504
gliclazide 504
glimepiride 504
globus pallidus 154
GLP (good laboratory practice) 5
GLP-1 (glucagon-like peptide-1) 503
glucagon 305
GLUT2 500
GLUT9 522

glutaral 702
glutathione 268
glycine 161
glyclopyramide 504
glycopyrronium 136, 423
GM-CSF 565
Gn (gonadotropin) 680
GnRH (gonadotropin releasing-hormone) 289
gold sodium thiomalate 361
gonadorelin 289
goserelin 289, 681
gouty kidney 522
GPCR (G protein-coupled receptors) 27, 284
granisetron 64, 386
Grb2 32
GRK (protein-coupled receptor kinase) 31
guaifenesin 412, 415
guanabenz 104, 487
guanethidine 122
guanylate cyclase 33
gusupelimus 355
GVHD (graft versus host disease) 347

H

H_1 受容体 177
　——遮断薬 58, 281, 386
H_2 受容体遮断薬（H_2 ブロッカー） 378
haloperidol 179
haloperidol decanoate 179
halothane 164
haloxazolam 172
Hb (hemoglobin) 565
hCG (human chorionic gonadotropin) 292
HDAC 阻害薬 692
HDL (high density lipoprotein) 510
Helicobacter pylori 除菌 380, 381
heparin 589
heparin sodium 273
heparinoid 278
hepronicate 492
HER2 阻害薬 688
hexamethonium 140
HIF-1β 33
histamine 54, 160
HMG-CoA 還元酵素阻害薬 512
Ht (hematocrit) 564
HTS (high-throughput screening) 5
HUS 570
hydralazine 489
hydrochlorothiazide 474, 544
hydrocortisone 313, 343, 396, 421
hydroxycarbamide 663
hydroxyprogesterone 327
hydroxyzine 185
hyperpolarization 29

hyperurinemia 521
hypervitaminosis D 535
hypothalamus 155

I

ibandronate 528
IBS (irritable bowel syndrome) 398
ibudilast 244, 350
ibuprofen 339
IDDM (insulin-dependent diabetes mellitus) 500
IDL (intermediate density lipoprotein) 510
ifenprodil 244
IFN (interferon) 受容体 27
IgE (抗体) 23, 416, 422
　　——産生 426
IGF-1 293
IL-2 355
IL-5 422
iloprost 494
imatinib 684
imidafenacin 136, 547
imidapril 75, 480
imipenem 610
imipramine 188, 548
indacaterol 107, 419
indapamide 475, 544
indinavir 635
indisetron 64, 386
indometacin 70, 338
infliximab 364, 396
infusion reaction 697
inhalation administration 38
inhalation anesthetics 164
insulin 305
insulin aspart 502
insulin degludec 502
insulin detemir 502
insulin glargine 502
insulin glulisine 502
insulin lispro 502
interferon alfa 628
interferon beta 628
internalization 31
intracellular signal transduction pathway 28
intramuscular injection 38
intranasal administration 38
intra-oral administration 38
intravenous anesthetics 166
intravenous injection 38
intrinsic activity 14
inverse agonist 15
ionotropic receptors 25
IP (interstitial pneumonia) 429
IP 受容体作動薬 494
IP₃ 31
　IP₃ 受容体 438
IPF (idiopathic pulmonary fibrosis) 429

ipilimumab 694
ipragliflozin 508
ipratropium 136, 423
ipriflavone 533
irbesartan 77, 483
irinotecan 674
iron sulfate 567
irreversible competitive antagonist 16
irreversible non-competitive antagonist 16
ISA (intrinsic sympathomimetic activity) 117, 470
isoamyl nitrite 466
isoflurane 164
isoniazide 623
isoprenaline 105, 418
isopropanol 702
isopropyl unoprostone 70, 264
isosorbide 543
isosorbide dinitrate 466
isosorbide mononitrate 466
isoxsuprine 105, 495
istradefylline 205
itopride 371
itraconazole 638
ivermectin 644

J

JAK (Janus kinase) 32
　　——阻害薬 358

K

κ 受容体（オピオイド κ 受容体） 215
K⁺ チャネル 434
　K⁺ATP チャネル 500, 504, 505
K⁺ 保持性利尿薬 318, 477
K_D（値） 10, 11
kallidin 78
kallikrein 78
kanamycin 613
keratosis 277
ketamine 167
ketoconazole 638
ketotifen 59, 348, 424
KIT 684

L

L-3,4-ジヒドロキシフェニルアラニン 89
L-carbocistetine 415
L-DOPA 89
L-glutamic acid 160
L-エチルシステイン 414
L-カルボシステイン 415
L-グルタミン酸 159, 160
L-ヒスチジン脱炭酸酵素 55
l-ヒヨスチアミン 132
l-ヒヨスチン 132

L-メチルシステイン 414
LABA (long-acting adrenergic β₂ agonist) 419
labetalol 121, 485
lacosamide 198
lactone 型 513
lactulose 390
lafutidine 60, 379
LAMA (long-acting anti-muscarinic agent) 423
lamivudine 402, 628, 634
lamotrigine 195
landiolol 120
laninamivir 627
lansoprazole 379
lanthanum carbonate 553
lapatinib 688
latanoprost 70, 264
LD₅₀ 12
LDL (low density lipoprotein) 510, 518
LDL-アフェレシス 556
LDL-コレステロール受容体 512, 517
ledipasvir 403, 632
leflunomide 363
lenalidomide 698
Lennox-Gastaut syndrome 197
lenograstim 576
lentinan 360
lenvatinib 688
lethal effect 12
letrozole 326, 681
leuprorelin 289, 682
levallorphan 228, 428
levetiracetam 196
levobunolol 121, 266
levobupivacaine 150
levodopa 200
levofloxacin 618
levofolinate 655
levonorgestrel 328
levothyroxine 300
LH (luteinizing hormone) 292, 680
　　——サージ 322
LH-RH (luteinizing hormone-releasing hormone) 681
　　——受容体作用薬 681
　　——受容体遮断薬 682
lidocaine 150, 444
lifestyle-related diseases 499
ligand 14
ligand-activated transcription factor 28
ligand-gated ion channel receptors 25
limaprost 70, 493
linaclotide 400
linagliptin 503
linezolide 617
liothyronine 300
liraglutide 503
lisinopril 75, 453, 480

lithium carbonate 191
lixisenatide 503
lofepramine 188
lomerizine 257
lomitapide 518
loperamide 393
lopinavir 635
lorazepam 183,387
lormetazepam 171
losartan 77,483
loxoprofen 339
LT (leukotriene) 66
　──受容体遮断薬 70,351
lubiprostone 389
lumefantrine 642
lung surfactant 410
luseogliflozin 508
lymph node 647
lysozyme 276

M

μ受容体（オピオイドμ受容体） 215
M2タンパク質 627
M₃受容体（アセチルコリンM₃受容体）
　──作動薬 549
　──遮断薬 547
MAC (minimum alveolar concentration) 164
macitentan 496
magnesium citrate 390
magnesium hydroxide 376
magnesium oxide 376,390
magnesium sulfate 390
malathion 127
malathon 127
manidipine 477
mannitol 543
MAO 90,419
　──阻害薬 204
MAOB 55
maprotiline 188
maraviroc 636
MARTA (multi-acting receptor-targeting antipsychotics) 180
mast cell 55
maxacalcitol 304,534
mazaticol 136,204
mazindol 240
MCHC 566
MCV 566
MDRA (multi-drug resistant Acinetobacter) 621
MDRP (multi-drug resistant Pseudomonas aeruginosa) 621
mebendazole 644
mecasermin 293
meclofenoxate 246
medazepam 183
medicinal carbon 393
medroxyprogesterone acetate 327, 682

medulla oblongata 156
mefenamic acid 338
mefloquine 641
mefruside 475,544
Meissner 神経叢 367
MEK阻害薬 689
meloxicam 340
memantine 253
menatetrenone 533,579
Meniere's disease 279
mepenzolate 134,398
mepitiostan 326,677
mepivacaine 150
mepolizumab 422
mequitazine 59,424
mercaptopurine 659
meropenem 610
mesalazine 395
mesencephalon 156
mesna 651
mestranol 323
metabolic alkalosis 377
metastasis 647
metenolone acetate 334,536
methacholine 125
methadone 221
methamphetamine 110,238
methenolone acetate 576
methocarbamol 209
methotrexate 363,661
methoxsalen 278
methoxyphenamine 418
methyl L-cysteine 414
methyldigoxin 456
methyldopa 104
methylephedrine 110,418
methylergometrine 114
methylphenidate 239
methylprednisolone 343,421
methyrapone 319
meticrane 475,544
metoclopramide 371
metformin 506
metoprolol 120,471,485
metronidazole 620,643
mexazolam 183
mexiletine 444,509
mianserine 189
micafungin 641
miconazole 275,638
microsomal triglyceride transfer protein 518
midazolam 167,171
midodrine 103,491
miglitol 507
milnacipran 64,189
milrinone 459
minocycline 615
minodronate 528
minoxidil 278
mirabegron 108,548
mirimosuchimu 577

miriplatin 655
mirtazapine 189
misoprostol 70,382
mitiglinide 506
mitomycin C 669
mitotane 320
mizoribine 354
modafinil 240
mometasone 316
mometasone furoate 421
monoamine 160
monoethanolamine oleate 580
montelukast 70,351,424
monteplase 598
morphine 216
mosapramine 179
mosapride 64,372
motion sickness 279
moxifloxacin 618
mozavaptan 295,546
MPTP 221
MRSA (methicillin-resistant *Staphylococcus aureus*) 610
MSA (membrane stabilizing action) 117
MT₁,₂受容体（メラトニンMT₁,₂受容体） 62,173
mTOR 690
　──阻害薬 690
MTP (microsomal triglyceride transfer protein large subunit) 518
mupirocin 618
muscarine 125
mycophenolate mofetil 354

N

N-メチルスコポラミン 134
N-メチルフェニルピペリジン構造 220
Na⁺/グルコース輸送体2 508
Na⁺チャネル 434
　──作用薬 193
Na⁺ポンプ 434
Na⁺/Ca²⁺交換機構 434
Na⁺-Cl⁻共輸送体 539
Na⁺-K⁺-2Cl⁻共輸送体 539
Na⁺,K⁺-ATPase 434
nadolol 119,445,485
nafamostat 80,406,601
nafarelin 289
naftopidil 115,549
naldemedine 390
nalfurafine 230
naloxone 228,428
naphazoline 103,270
naproxen 339
naratriptan 64,258
NaSSA (noradrenergic and specific serotonergic antidepressant) 189
nateglinide 506
natural aluminum silicate 393

NCX 434
nedaplatin 655
nelarabine 660
nemonapride 179
neostigmine 130,549
nerfinavir 635
neurofibrillary tangle 250
neuromuscular junction 141
nevirapine 635
new quinolone 618
New York Heart Association の心機能分類 451
NF-κB 692
——受容体活性化リガンド 532
NGF (nerve growth factor) 受容体 27
nicardipine 477
nicergoline 244
niceritrol 515
nicomol 515
nicorandil 467
nicotinamide 492
nicotine 139,140
nicotinic acid 492
NIDDM (non-insulin-dependent diabetes mellitus) 500
nifedipine 468,477
nifekarant 447
nilotinib 688
nilvadipine 477
nimetazepam 171
nimustine 651
nintedanib 430
nipradilol 119,266,485
nisoldipine 477
nitrazepam 171,196
nitrendipine 477
nitroglycerin 465
nitrousoxide 165
nivolumab 694
nizatidine 60,379
NMDA 受容体 23,26,161,163,175
N-methylscopolamine 134
nociceptive pain 213
non-competitive antagonist 16
non-genomic 作用 342
non-REM 睡眠 168
noradrenaline 101,160
norethisterone 328
norfloxacin 618
nortriptyline 188
noscapine 412
NPC1L1 タンパク質 519
NPH (neutral protamine hagedorn) 502
NPR (natriuretic peptide receptor) 33
NS3/4A プロテアーゼ阻害薬 403,630
NS5A 複製複合体阻害薬 403,631
NS5B RNA ポリメラーゼ阻害薬 405,631

NSAIDs (non-steroidal anti-inflammatory drugs) 70,213,230,335,337,375,421,526
——パルス療法 526
nucleus caudatus 154
nystatin 639

O

ω_1 受容体 161,169,171,172
ω_2 受容体 161,169
octreotide 290,294
Oddi 括約筋 369
off-target adverse effect 12
olanzapine 64,180
olmesartan medoxomil 77,483
olodaterol 419
olopatadine 59
olprinone 459
omalizumab 422
omarigliptin 503
ombitasvir 403
omega-3-acid ethyl ester 520
omeprazole 379
oncogene addiction 604,683
ondansetron 64,386
on-target adverse effect 12
open acid 型 513
opioid 215
oral administration 37
orthosteric site 22
oseltamivir 627
osimertinib 688
osteoblast 526
osteocalcin 532
osteoclast 526
osteoporosis 527
osteoprotegerin 530
oteracil potassium 658
otolith 278
OX受容体 (オレキシン OX 受容体) 174
oxaliplatin 655
oxatomide 59,70,424
oxazolam 183
oxcarbazepine 198
oxethazaine 151,387
oxitropium 136
OXT (oxytocin) 295
oxybuprocaine 150
oxybutynin 136,547
oxycodone 219
oxydol 702
oxymetebanol 411
oxytropium 423
ozagrel 70,350,426,584

P

P 波 435
pA_2 (値) 18,19
paclitaxel 670

PAF (platelet activating factor) 349
paliperidone 180
paliperidone palmitate 180
palonosetron 64,386
PAM (pralidoxime) 130
pamidronate 528
pancrelipase 407
parathion 127
parnaparine 590
paromomycin 643
paroxetine 64,188
partial agonist 14
pazopanib 688
pazufloxacin 618
PBP (penicillin-binding protein) 604
P-CAB 379,380
PCSK9 517
PD (pharmacodynamics) 3
PDE 阻害薬 496
——3 阻害薬 459
——5 阻害薬 550
PDGF 430
pegaptanib 269
PEG-interferon 628
pegvisomant 293
pembrolizumab 694
pemetrexed 663
pemirolast potassium 425
penicillamine 362
penicillin G 604
penicillinase 607
penicillin-induced shock 24
pentazocine 224
pentetrazol 242
pentobarbital 173
pentoxyverine 412
peptic ulcer 373
peracetic acid 702
peramivir 627
perampanel 197
percutaneous administration 39
pergolide 203
perindopril 75,480
perospirone 64,180
personalized medicine 54
pethidine 220
PG (prostaglandin) 66,337
PG 製剤 264
 PGE$_1$
  ——製剤 493
  ——誘導体 70
 PGE$_2$ 70
 PGF$_{2\alpha}$ 70
  ——誘導体 70
 PGI$_2$ 誘導体 70,587
 PGI$_3$ 520
PGt (pharmacogenetics) 53
PGx (pharmacogenomics) 3,53
pharmacology 3
phenobarbital 196
phentolamine 115
phenylephrine 103,262

phenytoin 193
phtharal 702
phytonadione 579
PI3キナーゼ 690
picoslufate 388
picrotoxin 241
PIF (prolactin inhibiting factor) 290
pilocarpine 125,264
pilsicainide 444
pimobendan 459
pimozide 179
pindolol 119,485
pioglitazone 507
PIP$_2$ 31
piperacillin 607
piperidolate 137,405
pirenoxine 268
pirenzepine 135,378
pirfenidone 429
pirmenol 442
piroheptine 136,204
piroxicam 340
pitavastatin 512
PK (pharmacokinetics) 3
PKA (protein kinase A) 31
PKC (protein kinase C) 31
PKG (protein kinase G) 33
PLA$_2$ 66
──阻害薬 70
placebo 36
placebo effect 36
PLC (phospholipase C) 31
pleiotropic effects 513
PML-RARα 698
PMS (post marketing surveillance) 6
PMS (premenstrual syndrome) 329
polaprezinc 383
polidocanol 580
polycarbophil calcium 399
pons 156
potassium canrenoate 318,546
potassium iodide 301
potency 10
povidone-iodine 702
PP2A (protein phosphatase 2A) 31
PPAR (peroxisome proliferator-activated receptor) 28,33
──α 514
──γ 507
PPI (proton pump inhibitor) 379
pramipexole 203
pranlukast 70,351,424
prasugrel 586
pravastatin 512
prazepam 184
praziquantel 644
prazosin 115,484,549
precipitated calcium carbonate 376,553
prednisolone 70,316,343,396,570
pregabalin 231,509

pregnenolone 321
pridinol 211
primidone 196
probenecid 523
probucol 516
procainamide 442
procaine 150
procarbazine 651
procaterol 107,418
prochlorperazine 387
profenamine 136,204
progesterone 320,327
progestogen 320
proglumide 381
proguanil 642
prolactin 294
promethazine 59
promyelocytic leukemia 698
propafenone 444
propantheline 134,378,398,406
propitocaine 151
propiverine 136,547
propofol 166
propranolol 119,445,485
propylthiouracil 300
protein kinase 48
protirelin 288
proxyphylline 420
pseudo-allergic reaction 24
psoriasis 277
PTH (parathyroid hormone) 527,531
PTSD 183
pulmonary fibroblasts 429
Purkinje線維 435
putamen 154
PXR (pregnane X receptor) 28
pyrantel 644
pyrazinamide 624
pyridostigmine 130
pyridoxal phosphate ester 574
pyridoxine 574

QRS波 435
quazepam 171
quetiapine 64,181
quinapril 75,480
quinidine 442
quinine 641
quinupristin 617

RA (rheumatoid arthritis) 346
RAA 433
──系阻害薬 453,480
rabeprazole 379
RAF阻害薬 689
raloxifen 530
raltegravir 635

ramatroban 70,350
ramelteon 173
ramosetron 64,386,399
ranibizumab 269
ranimustine 651
ranitidine 60,379
RANK 532
RANKL 530,532
RAR (retinoic acid receptor) 28
RARα (retinoic acid receptor α) 698
RAS (brainstem reticular activating system) 156
rasburicase 526
reagin 422
rebamipide 382
receptor 8
──conformation 16
──serine/threonine kinase 27
──theory 24
──tyrosine kinase 27
rectal administration 39
recycling 31
regorafenib 690
REM睡眠 168
remifentanil 223
repaglinide 506
reserpine 121,487
respiratory quinolone 619
reversible competitive antagonist 16
reversible non-competitive antagonist 16
reviparin 590
rhabdomyolysis 513
Rhoキナーゼ 245
──阻害薬 265
ribavirin 402,630
rifabutin 623
rifampicin 623
rilmazafone 171
rilpivirine 635
riluzole 249
riociguat 497
ripasudil 265
risedronate 528
risperidone 64,180
ritodrine 107
ritonavir 635
rivaroxaban 593
rivastigmine 130,252
rizatriptan 64,258
RNAポリメラーゼ阻害薬 630
rocuronium 144
RomeⅢ診断基準 398
ropinirole 203
ropivacaine 151
ROS (reactive oxygen species) 516
rosuvastatin 512
rotigotine 203
roxatidine acetate 60,379
roxithromycin 430
rufinamide 197
RXR (retinoid X receptor) 33

S

S字状の薬物-受容体結合曲線 8
SABA (short-acting adrenergic $β_2$ agonist) 419
safety margin 12
salazosulfapyridine 362, 395
salbutamol 107, 418
salicylic acid vaseline 278
salmeterol 107, 418
salycilic acid 337
sanilvudine 634
saquinavir 635
sarin 127
sarpogrelate 64, 587
saxagliptin 503
Schild plot 19
scopolamine 133
scopolamine butylbromide 405
Scopolia extract 378
secobarbital 173
second messenger 31
secretin 369
selective toxicity 603
selegiline 204
selexipag 494
senile plaque 250
sennoside A・B 388
seratrodast 70, 350, 426
SERCA 436
SERD (selective estrogen receptor downregulator) 677
SERM (selective estrogen receptor modulator) 529, 677
serotonin 61, 160
sertraline 64, 188
setiptiline 189
sevelamer 553
sevoflurane 165
SGLT1 508
SGLT2 508
——阻害薬 508
SH2ドメイン 32
Shay & Sunのバランス説 373
SIADH 178
Sicilian Gambit分類 442
sildenafil 496
silodosin 115, 549
simeprevir 403, 630
simvastatin 512
sitagliptin 503
sivelestat 430
SLE (systemic lupus erythematosus) 346
small G protein 31
SN-38 674
SNP 53
SNRI (serotonin-noradrenaline reuptake inhibitor) 186, 189
sobuzoxane 676
sodium bicarbonate 555
sodium ferrous citrate 567
sodium hyaluronate 270
sodium hydrogen carbonate 376
sodium hypochlorite 702
sodium nitroprusside 488
sodium polystyrene sulfonate 553
sodium valproate 195
sofosbuvir 405, 631, 632
solifenacin 136
solifenacin succinate 547
soman 127
somatorelin 290
somatropin 293
sorafenib 690
sotalol 119, 447
spare receptor 20
spherical carbonaceous adsorbent 554
spinal cord 156
spiperone 179
spironolactone 318, 454, 477, 546
SRE (sterol-regulatory element) 512
SREBP-1c 520
SRS-A 68
SSRI (selective serotonin reuptake inhibitor) 185, 186, 188
STAT 32
Stevens-Johnson症候群 23, 379
stiripentol 197
Straubの挙尾反応 217
streptomycin 613
strychnine 242
SU剤 500, 504
subcutaneous injection 38
subinvolution of the uterus 330
sucralfate 378
sugammadex 145
sulbactam 607
sulfamethoxazole 620
sulindac 338
sulpiride 179, 371
sultiame 197
sultopride 179
sumatriptan 64, 258
sunitinib 688
suplatast 351, 426
suvorexant 174
suxamethonium 145
synthetic aluminum silicate 376

T

T型Ca^{2+}チャネル 193
T細胞 420
T波 435
tabun 127
tacalcitol 278
tacrolimus 357, 396
tadalafil 496, 550
tafluprost 70, 264
talipexole 203
taltirelin 288
tamibarotene 698
tamoxifen 326, 677
tamsulosin 115, 549
tandospirone 64, 185
tapentadol 226
tazobactam 607
TD_{50} 12
tegafur 658
teicoplanin 611
telaprevir 403, 630
telmisartan 77, 483
temocapril 75, 480
temozolomide 651
temsirolimus 690
teneligliptin 503
tenofovir 629, 634
teprenone 382
terazosin 115, 484, 549
terbinafine 275, 639
terbutaline 106, 418
terguride 291
teriparatide 303, 531
testosterone enanthate 332
testosterone propionate 331
tetracaine 150
tetracosactide 292
tetracycline 615
tetraethylammonium 140
TGF (transforming growth factor) 受容体 27
Th2サイトカイン阻害薬 351, 426
thalamus 155
thalidomide 698
theobromine 237
theophylline 237, 420
therapeutic window 12
thiamazole 300
thiamylal sodium 166
thiopental sodium 166
thrombomodulin alfa 600
thrombopoietin 565
TI (therapeutic index) 12
tiapride 246
ticlopidine 584
tigecyclin 616
timepidium 134, 406
timiperone 179
timolol 119, 266
tiotropium 136, 423
tipepidine 412
tiquizium 134
tizanidine 104, 211
TMA (tetramethylammonium) 140
TNF-$α$ 364, 507
tobramycin 613
tocilizumab 365
tocopherol nicotinate 492
tofacitinib 358
tofogliflozin 508
tolterodine 136
tolterodine tartrate 547
tolvaptan 295, 546

topiramate 195
topiroxostat 524
torasemide 543
toremifene 326, 677
toripamide 544
Torsades de Pointes 441
toxic effect 12
toxoid 645
TP 受容体遮断薬 426
t-PA 597
trafermin 276
tramadol 225
trametinib 690
trandolapril 75, 480
tranexamic acid 579
tranilast 349, 425
transferrin 567
trastuzumab emtansine 694
travoprost 70, 264
trazodone 188
trelagliptin 503
treprostinil 494
tretinoin 698
tretinoin tocoferil 276
TRH（thyrotropin-releasing hormone） 288
triamcinolone 316, 396
triamterene 477, 545
triazolam 170
trichlormethiazide 474, 544
triclofos sodium 174
triggered activity 439
trihexyphenidyl 136, 204
trilostane 320
trimebutine 398
trimetaphan 140
trimethadione 195
trimethoprim 620
trimetoquinol 106, 418
trimipramine 188
tripamide 475
tropicamide 134, 262
troxipide 382
TSH（thyroid stimulating hormone） 292
TTP 570
tulobuterol 107, 418

tumor 647
two-cell/two-gonadotropin モデル 322
TXA_2 67
　TXA_2 合成酵素 426
　──阻害薬 70, 350
　TXA_2 産生阻害薬 583
　TXA_2 受容体遮断薬 70, 350
TXA_3 520
tyramine 111
tyrosine kinase 48

UDP-グルクロン酸転移酵素 1A1 675
UGT1A1 675
ulcerative colitis 395
ulinastatin 406
umeclidinium 136, 423
u-PA 597
uracil 658
urapidil 115, 484, 549
URAT1 514
URATv1 522
urea 278
uricase 521
ursodeoxycholic acid 405
uterine myoma 330

vaccine 645
valaciclovir 625
valganciclovir 625
valsartan 77, 483
vancomycin 611
vaniprevir 403, 631
varenicline 140
Vater 乳頭 369
Vaughan-Williams 分類 442
VC（vomiting center） 384
vecuronium 144
VEGF（vascular endothelial growth factor） 268, 430
　──阻害薬 269
VEGFR 阻害薬 688
vemurafenib 689

venlafaxine 189
verapamil 469
verteporfin 269
vidarabine 626
vigabatrin 198
vilanterol 419
vildagliptin 503
vincristine 672
vitamin B_6 574
vitamin B_{12} 569
VLDL（very low density lipoprotein） 510, 518
voglibose 507
vonoprazan 380
voriconazole 638
vorinostat 693
VRE（vancomycin-resistant *Enterococci*） 611

warfarin 596
wearing-off 現象 201, 205
WHO 3 段階除痛ラダー 220
WHO 方式がん疼痛治療法 229

xanthine oxidase 521
xanthine oxidoreductase 521

yohimbine 116

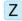

zanamivir 627
zidovudine 634
zinc finger motif 28
zoledronate 528
zolmitriptan 64, 258
zolpidem 172
zonisamide 196, 205
zopiclone 172
zotepine 179

薬系薬理学書

2018年7月10日　第1版第1刷発行	編集者　立川英一，田野中浩一，
2024年2月10日　第1版第3刷発行	弘瀬雅教
	発行者　小立健太
	発行所　株式会社　南　江　堂
	〒113-8410　東京都文京区本郷三丁目42番6号
	☎（出版）03-3811-7236　（営業）03-3811-7239
	ホームページ https://www.nankodo.co.jp/
	印刷・製本　三美印刷
	装丁　坂田佐武郎

Pharmacology for Pharmacy
©Nankodo Co., Ltd., 2018

定価は表紙に表示してあります．　　　　　　　　　　　Printed and Bound in Japan
落丁・乱丁の場合はお取り替えいたします．　　　　　　ISBN 978-4-524-40329-5
ご意見・お問い合わせはホームページまでお寄せください．

本書の無断複製を禁じます．

JCOPY〈出版者著作権管理機構　委託出版物〉

本書の無断複製は，著作権法上での例外を除き禁じられています．複製される場合は，そのつど事前に，出版者著作権管理機構（TEL 03-5244-5088, FAX 03-5244-5089, e-mail: info@jcopy.or.jp）の許諾を得てください．

本書の複製（複写，スキャン，デジタルデータ化等）を無許諾で行う行為は，著作権法上での限られた例外（「私的使用のための複製」等）を除き禁じられています．大学，病院，企業等の内部において，業務上使用する目的で上記の行為を行うことは私的使用には該当せず違法です．また私的使用であっても，代行業者等の第三者に依頼して上記の行為を行うことは違法です．